全国中医药行业高等教育"十四五"规划教材
全国高等中医药院校规划教材（第十一版）教学参考书

中医眼科学

（供中医学、中西医临床医学等专业用）

主　编　彭清华（湖南中医药大学）
副主编　李志英（广州中医药大学）
　　　　谢学军（成都中医药大学）
　　　　肖家翔（贵州中医药大学）
　　　　洪　亮（江西中医药大学）
　　　　孙　河（黑龙江中医药大学）
　　　　姚小磊（湖南中医药大学）

U0308056

中国中医药出版社
·北京·

图书在版编目（CIP）数据

中医眼科学 / 彭清华主编 . —北京：中国中医药
出版社，2021.6
全国中医药行业高等教育"十四五"规划教材教学参考书
ISBN 978-7-5132-6921-6

Ⅰ . ①中… Ⅱ . ①彭… Ⅲ . ①中医五官科学—眼科学—
中医学院—教材 Ⅳ . ① R276.7

中国版本图书馆 CIP 数据核字（2021）第 065123 号

中国中医药出版社出版

北京经济技术开发区科创十三街 31 号院二区 8 号楼
邮政编码　100176
传真　010-64405721
保定市西城胶印有限公司印刷
各地新华书店经销

开本 787×1092　1/16　印张 45　彩插 2.25　字数 1034 千字
2021 年 6 月第 1 版　2021 年 6 月第 1 次印刷
书号　ISBN 978-7-5132-6921-6

定价　165.00 元
网址　www.cptcm.com

服 务 热 线　010-64405720　　微信服务号　zgzyycbs
购 书 热 线　010-89535836　　微商城网址　https://kdt.im/LIdUGr
维 权 打 假　010-64405753　　天猫旗舰店网址　https://zgzyycbs.tmall.com

如有印装质量问题请与本社出版部联系（010-64405510）

全国中医药行业高等教育"十四五"规划教材
全国高等中医药院校规划教材（第十一版） 教学参考书

《中医眼科学》编委会

内容简介

　　本书为全国中医药行业高等教育规划教材《中医眼科学》的配套用书，全书分总论、各论、附录三篇。上篇总论共七章，包括绪论、眼的解剖与生理功能、眼与脏腑经络气血的生理关系、病因病机、眼科诊法、眼科治疗概要、眼病的护理与预防；下篇各论共八章，包括胞睑疾病、两眦疾病、白睛疾病、黑睛疾病、瞳神疾病、目眶疾病、外伤眼病、其他眼病；附录包括眼部先天异常、眼部常见肿瘤概要、常见全身疾病的眼部表现、眼科相关正常值、方剂名录。本书上、下篇的各章节，分别从教学目的与要求、教学内容、教学重点、教学难点及复习思考题等方面编写；对各论的每一个疾病，分别从概述、历史沿革、病因病机、临床表现、诊断依据、鉴别诊断、治疗、预后与转归、预防与调护、文献选录、现代研究等方面进行编写。本书可作为教学的补充和满足教师教学之所需，也可作为临床医师和研究生、本科生学习之参考。

编写说明

为适应当前全国高等中医药院校教学的需要，在中国中医药出版社的大力支持下，由全国 22 所中医药大学、医科大学中医学院及香港中文大学的专家共同编写了这本具有一定深度和广度的教学参考书。该书为全国中医药行业高等教育规划教材《中医眼科学》的配套用书，可作为教学的补充和满足教师教学之所需，也可作为临床医师和研究生、本科生学习之参考。

本书以全国中医药行业高等教育"十三五"规划教材《中医眼科学》为基础，以教学大纲为依据，突出中医特色，根据中医眼科学学科的特点，全面系统地介绍了中医学宝库中眼科学的丰富内容，力求全面而正确地反映本学科的发展历史、基础理论、基本技能和对眼病的辨证论治及预防的经验，同时，也能反映现代在中医眼科基础理论、临床辨证、治疗方法和对某些疾病证治方面的新成果、新进展。

全书分总论、各论、附录三篇。上篇总论共七章，包括绪论、眼的解剖与生理功能、眼与脏腑经络气血的生理关系、病因病机、眼科诊法、眼科治疗概要、眼病的护理与预防；下篇各论共八章，包括胞睑疾病、两眦疾病、白睛疾病、黑睛疾病、瞳神疾病、目眶疾病、外伤眼病、其他眼病；附录包括眼部先天异常、眼部常见肿瘤概要、常见全身疾病的眼部表现、眼科相关正常值、方剂名录。

为了拓宽和加深教材知识，丰富教学内容，方便教学参考，我们对本书上、下篇的各章节，分别从教学目的与要求、教学内容、教学重点与难点及复习思考题等方面编写。其中在教学内容中，对各论的每一个疾病，分别从概述、历史沿革、病因病机、临床表现、诊断依据、鉴别诊断、治疗、预后与转归、预防与调护、文献选录、现代研究等方面进行编写。

本书除"弱视"及附录内容外，全部采用中医病名，以体现中医特色。

本书附有大量的表格、黑白插图和彩色图片，以增强教学和学习的直观感,帮助学生理解、加深印象和认识疾病,掌握教学内容。

本书参考 2020 年版《中华人民共和国药典》,使用规范的中西药药名。如中药药名,不用元参、丹皮、银花、龙胆草、白蒺藜、生地、川贝等,而用玄参、牡丹皮、金银花、龙胆、蒺藜、生地黄、川贝母等;西药用通用名,如不用噻吗洛尔、阿托品滴眼液、阿昔洛韦眼膏、双星明眼药水等,而用马来酸噻吗洛尔滴眼液、硫酸阿托品滴眼液、阿昔洛韦滴眼液、托吡卡胺滴眼液等。

本教学参考书由高等医药院校的中医或中西医结合眼科专家编写完成,其中总论第一章由谢学军、姚小磊编写,第二章由李杜军、逯晶、彭清华编写,第三章由肖家翔、郭承伟、李文娟编写,第四章由洪亮编写,第五章由彭清华、谢学军、仝警安、喻娟编写,第六章由丁淑华、杨光、姚小磊、欧阳云、刘晓清编写,第七章由刘正明编写;各论第八章由孙河、卜文超编写,第九章由赫群编写,第十章由谢学军、陈国孝、李洁编写,第十一章由彭清华、霍勤编写,第十二章由李志英、张殿建、林颖、仝警安、矫红、陈向东、杨毅敬编写,第十三章由肖家翔、李建超编写,第十四章由李全智、魏丽娟编写,第十五章由郭承伟、赵建浩编写;附录由彭俊、周亚莎、廖林丽编写。书中所附彩图主要由李志英教授提供,仝警安教授、谢学军教授、姚小磊教授提供了部分图片。湖南中医药大学教务处及第一中医临床学院、广州中医药大学、成都中医药大学、贵州中医药大学、江西中医药大学、黑龙江中医药大学等单位对本书的编写给予了大力支持,尤其是担任编写秘书的欧阳云、彭俊在编写过程中做了大量的工作,湖南中医药大学谭涵宇、蒋鹏飞、王英、欧晨等参与了统稿和文字校对等工作。对以上单位和个人,一并致以衷心的感谢!

由于编者的学术水平和能力有限,书中不足之处在所难免,祈望各院校师生在使用过程中提出宝贵意见,以便再版时修订提高。

本书编委会

2020 年 12 月

目 录

下篇　各论

附录

上篇 总 论

第一章 绪 论 ▷▷▷▷

【教学目的】

了解中医眼科发展的概况。

【教学要求】

扼要介绍我国古代有关眼病记载的史料；按历史年代顺序介绍主要的中医眼科著作和成就；简要介绍中华人民共和国成立以后中医眼科发展的概要及学习中医眼科学的重要意义。

第一节　中医眼科学发展史简况

中医眼科学具有悠久的历史，它积淀了我国人民几千年来与眼病做斗争的丰富经验，是历代医家尤其是眼科医家的智慧结晶，是中医学的重要组成部分。它的形成与发展同社会及整个中医学的发展有着密切的内在联系，其发展进程可大致划分为以下 5 个时期。

一、萌芽时期（南北朝以前）

在我国南北朝以前，尚没有系统的眼科学专著，但随着人们对眼及眼病认识的深入，眼科的构建已初见端倪，体现在如下方面：

（一）早期非医学史料中已有散在眼及眼病的记述

最早记载眼及眼病的文字资料可追溯到前 14 世纪～前 13 世纪的殷代武丁时代，河南安阳殷墟出土的甲骨文中载有"贞王弗疾目""大目不丧明"等，可见当时已将

"眼"这一视觉器官称为"目",眼发生病变称为"疾目",眼病造成的视力丧失称为"丧明"。西周时代对眼病的认识已有了进步,如《诗经·灵台》载有"矇瞍奏公",据《毛传》注释:"有眸子而无见曰矇,无眸子曰瞍。"即视力已丧失,根据眼球中的瞳孔完好与否区分为两类。春秋战国以后,有关眼及眼病的记载日益增多,如《韩非子·解老篇》对"盲"下的定义:"目不能决黑白之色,谓之盲。"《荀子·非相篇》谓"尧舜参眸子",《史记·项羽本纪》亦有"项羽亦重瞳子"之说,这是世界上对瞳孔异常最早的描述之一。《春秋左传·僖公二十四年》有"目不识五色之章为昧"之句,是世界上有关色盲的最早概念。《山海经》记有"眴目""眯""瞢"等眼的病证名,以及7种治疗眼病的药物,如《西山经》谓:"植楮……食之不眯。"《墨子·贵义篇》有"今有药于此,食之则耳加聪,目加明"的记述,显示当时已有作用于眼的内服药。《淮南子》中记载用梣木(秦皮)治疗眼病,还载有"目中有疵,不害于视,不可灼也",表明当时已有治疗眼病的灼烙术。《晋书》亦载有手术治疗眼病的方法,谓:"帝目有瘤疾,使医割之。"《庄子·外物篇》载有"眦㑊可休老",提出了按摩眼眦周围对眼有保健防衰之功。值得一提的是,前4世纪的扁鹊已成为最早的五官科医生,正如《史记·扁鹊仓公列传》称:"扁鹊过洛阳,闻周人爱老人,遂为耳目痹医。"

(二)秦汉医学著作为建立中医眼科学做了先期准备

大约成书于战国末期的《黄帝内经》,集先秦医学之大成,奠定了临床各科的发展基础,眼科的许多基本理论亦源于此。秦汉时期有《神农本草经》,书中载有可用于防治眼病的药物达80余味。东汉末年张仲景著有《伤寒杂病论》,该书有关通过眼症与全身脉证合参辨证论治疾病的原则,为后世眼科的整体辨治起到了示范效应。晋代王叔和著的《脉经》一书,已提及眼病的鉴别诊断,同时有专节论述眼病脉象。皇甫谧的《针灸甲乙经》总结了先秦两汉的针灸学成就,其中有30余穴在主治中提到了眼病,以头面部穴位居多。此外,葛洪的《肘后备急方》、龚庆宣的《刘涓子鬼遗方》、陶弘景的《肘后百一方》等,亦分别载有医治眼病的针灸穴位与方药。

(三)重要文献简介

1.《黄帝内经》

《黄帝内经》托名黄帝所著,成书于战国至秦汉时期。它集先秦医学之大成,不仅较全面地阐述了中医学的基础理论和学术特点,亦奠定了临床各科发展的基础。中医眼科学的五轮、八廓、内外障学说及脏腑辨证等许多基本理论都源于《黄帝内经》。

《黄帝内经》中有关眼科方面的论述有238条之多。其中《素问》116条,《灵枢》122条,可归纳为生理、病理、诊断及治疗四个部分。该书从整体观念出发,用大量的经文阐述了眼是机体的一部分,与脏腑经络有密切关系,五脏六腑之精气皆不断上输于目,脏腑经络有病又可外显于目。同时,它首次明确指出了眼部的主要解剖结构名称,对眼的生理功能也做了精辟的论述,涉及眼部疾病计40余种;对眼病病因的论述,涉及内因、外因和医源性致病等多个方面;对眼病的诊断,从病位、病性等方面进行阐述；对眼病的治疗，涉及较多的针灸和少量药物的记载。

2.《神农本草经》

《神农本草经》托名神农所著，是我国现存最早的药物学专著，大约成书于秦汉时期，比较全面地总结了秦汉以前，甚至远古的药学成就。全书3卷，收集药物365味，其中明目或治疗眼病的药物80余味。如决明子，主青盲、目淫肤、赤白膜、眼赤痛、泪出；白芷，主侵目泣出；秦皮，主目中青翳白膜；伏翼（夜明砂），主目瞑、夜视有精光等。经长期临床实践表明，书中所载大多数药物的功效比较正确，至今仍为眼科所常用，这充分反映了当时眼科药物治疗已达到较高水平。

3.《伤寒杂病论》

《伤寒杂病论》为东汉张仲景博采东汉以前基础医学和临床医学之精华，并结合自己临床经验撰集而成。该书以六经论伤寒及以脏腑论杂病，首创了理、法、方、药和辨证论治的原则，对临床各科均具有普遍的指导意义。虽然该书主要阐述全身性疾病，但涉及眼部病证有关条文20余条，列眼部病证20余种。其中所载"狐惑"一病，主要表现为目赤如鸠眼、阴部及口腔溃疡，并提出清热、解毒、除湿的治法，至今仍为眼科治疗该病的常用方法之一。书中所列诸多方剂，如麻黄汤、五苓散、小柴胡汤、承气汤、白虎汤、苓桂术甘汤、炙甘草汤、泻心汤等至今仍为眼科广泛应用。仲景所创的六经辨证，对后世中医眼科应用全身辨证和经方治疗眼病影响深远。如近代著名中医眼科专家陈达夫教授，通过多年潜心研究和临床探索，将仲景六经辨证大法与眼科传统的局部辨证及全身辨证有机结合起来，创立了独具一格的中医眼科六经辨证理论体系。

二、奠基时期（隋代～唐代）

隋唐时期，中医眼科从基础理论到临床实践等方面都有了很大进展，其发展的重要标志体现在如下方面：

（一）医学分科教育为中医眼科学的建立奠定了基础

唐初武德年间，设置了负责医疗保健和管辖医学教育的太医署。太医署设九科，眼病、耳病与口齿病一并从原所依附的内、外科分出，组成耳目口齿科，这是中医眼科朝着专科方向发展的重要一步。

（二）眼科专著问世为中医眼科学的建立开辟了道路

《隋书·经籍志》载有《陶氏疗目方》和甘浚之的《疗耳目方》，可谓我国最早的眼科方书，惜已散佚。《外台秘要》转载的《天竺经论眼》，以及《通志·艺文略》记载的《龙树眼论》和《刘皓眼论准的歌》，均为我国早期的眼科专书。其中《龙树眼论》目前被公认为我国第一部眼科专著，《刘皓眼论准的歌》则是在《龙树眼论》的影响下著成，眼科著名的五轮学说、内外障学说均源自该书，对后世中医眼科学术的发展影响深远。

（三）重要医籍中的眼科论述为中医眼科的建立创造了条件

这一时期重要医籍的记载说明对眼病的认识与研究均取得了较大进展。如隋代巢元方等人所著的《诸病源候论》有"目病诸候"一卷，载有眼病38候，加上与全身病相关的眼症，共计收入眼病50余种，对后世眼科病证学的发展起了先导作用。唐初孙思邈撰集《备急千金要方》，书中载有眼病十九因，为后世眼科病因病机学说的形成做出了贡献。晚唐王焘编撰的《外台秘要·卷第二十一》中有专篇论述眼科，认为眼产生辨色视物之功必须具备三个条件：一是"黑白分明，肝管无滞"，即眼的组织结构须正常；二是"外托三光"，即须有光线照明；三是"内因神识"，即须大脑的整合，这种见解与现代眼科的认识十分相似。书中有我国关于针拨白内障的最早记载。

此外，唐代已能配制义眼。据《太平御览》记载："唐崔睢失一目，以珠代之。"《吴越备史》亦载，唐立武选，周宝参选时"为铁钩摘一目"，用"木睛以代之"，并称此木睛"视之如真睛"。可见我国为世界上配制义眼最早的国家，并且已达到一定水准。

（四）重要文献简介

1.《诸病源候论》

《诸病源候论》为隋代巢元方等人所撰（610年），是我国现存的第一部病因病理专书。全书分67门，列证候1720条。该书卷二十八目为目病诸候，载列目病38候。此外，在风病、虚劳病、解散病、伤寒病、时气病、温病、妇人病、小儿病等诸候中记载与目病有关的证候18候，共计56候。在眼的解剖方面，该书首次使用了睑、眉、睫毛、缘等解剖名称；在眼病的病因病机方面，该书强调目病之因以风热为先，脏腑失和可致目病，但以肝脏病机为主；在眼病的病名方面，该书收载了不少新的眼病病名，如针眼、蜡目、雀目、目偏视、目珠管、伤寒毒攻眼、时气毒攻眼、热病毒攻眼、温病毒攻眼等。该书对许多眼病的病证描述形象而具体，其中有些病证是最早的记载。如《诸病源候论·目病诸候》中雀目候谓："人有昼而睛明，至瞑则不见物，世谓之雀目。言其如鸟雀，瞑便无所见也。"这种入暮则视物不清的夜盲症描述，在欧洲到17世纪才有记载。又如目肥候，其症为"白睛上生点注，或如浮萍，或如榆荚。有如胡粉色者，有作青黑色者，似羹上脂，致令目暗，世呼为肥目"。可见该书对内障和外障眼病均有了较系统的认识。

2.《备急千金要方》《千金翼方》

《备急千金要方》简称《千金要方》，为唐代孙思邈著，成书于7世纪中叶，共30卷。该书虽名为方书，但内容却十分丰富，较系统地总结了唐代以前的医学成就，其卷六和卷三十集中记载了眼科方面的资料。《千金翼方》是孙氏为补充《千金要方》所撰，亦分为30卷，眼科中药资料收载于该书卷一之中。

《千金要方》首次对眼病的病因进行了总结，明确提出了易致眼病的19种因素，为后世中医眼科病因病机学说的形成奠定了基础；对眼部病证的记载较多，达百余个，其中首次记载了老人目昏；对眼病的治疗，主张内治与外治并重，其中对外治用药方面的记载尤为详细，介绍内服和外用药方共 81 首，首先提出羊肝治疗雀目的方法，书中载有点、熏、洗、渍、熨、敷等外治法，并首次记载了赤白膜（胬肉攀睛）的割除手术。书中还记载了较系统的眼科针灸资料，如卷六载有 28 种眼病及卷三十载有 34 种眼病证候的针灸处方，大大超过了以前各书。所以，《备急千金要方》《千金翼方》对后世眼科影响很大。

3.《外台秘要》

《外台秘要》为晚唐时期王焘所编（752 年），是汇集唐代及其以前的数十种医学著作分类选编而成。全书共 40 卷，卷二十一集中收载眼科资料。该书作者首次采用证候分类法，将眼病分为 19 类，对各类眼病，简述证候，并有治疗处方，这种分类法为后世许多眼科著作所采用。该书卷二十一首先记载了印度医学理论《天竺经论眼》，谓眼为六神之主，身由地、水、火、风四大原质所成。在眼的解剖生理方面，认为眼乃轻膜裹水，外膜白睛重数有三，而黑睛水膜只有一重；对眼的生理功能也有新的见解。在眼病的病机方面，提出了绿翳青盲之类的眼病为"皆从内肝管缺眼孔不通所致"的独特见解。在眼病鉴别诊断方面也有较大提高，如强调绿翳青盲（类似于西医学的青光眼）须与脑流青盲（类似于西医学的白内障）相鉴别。在眼病的治疗方面，以内治法为主，针灸治疗则只用灸法而未采用针法，并提出脑流青盲（晶珠变混的内障眼病）的治疗"宜用金蓖决，一针之后豁若开云而见白日"，这是我国首次提到"金蓖决"治法的医著。此外，该书还辑录了晋唐间医书中有关诊治眼病的大量资料，收载了 150 余首眼科方剂，并且将其按 19 类眼病进行了分类。因此，该书是一部很有价值的参考文献。

4.《龙树眼论》

《龙树眼论》是我国著名的眼科专著。因原书已散佚，其作者和成书年代均不详。但在北宋《崇文总目》（1034～1042 年）中首次记载了此书，后见于南宋初叶郑樵所著《通志》（1161 年），可见唐代确有此书。再从唐代白居易（772～846 年）"案上谩铺龙树论，盒中虚撚决明丸"及元稹（779～831 年）"复有比丘溢，早传龙树方"的诗句来看，说明《龙树眼论》一书在唐代较为盛行，故推测此书应为唐代或唐代以前的著作。至明代金礼蒙编著的《医方类聚》中则将其改名为《龙树菩萨眼论》，后世所见者即是从《医方类聚》中辑出之本。

据该书体裁格式，大体可分为总论与各论两部分。总论有"眼疾因起，谬误失理，应伏宜治，栝理诚约"四节，各论三十节。总论所述病因病机与《诸病源候论》相似，多主张风热为病；对有关医德方面的见解，与《外台秘要》所载略同。各论所载的眼病资料缺乏分类，排列也无一定规律，其收载处方或无方名，或处方名同而药异，这些都符合隋唐时期眼科文献的一般情况。书中所用的眼部解剖名词和病证名多见于隋唐时期文献，并有所发展。收载的病证主要有内障、绿盲、乌风、黑风、雀目、青盲、坐起生花、瘀眼（神膏混浊）、瘀热（外障眼病）、天行赤眼、暴风、息肉眼（小眦赤脉）、顺翳、逆翳、翳如旋螺、损翳（蟹睛）、倒睫、漏睛眼、睑皮里生赤肉、上睑皮里有核、粟子疾、风眼胎赤、疼痛突出、撞刺生翳、撞打睛出、神祟眼及偏风牵行等 30 余种。对眼病的治疗，提出内障（圆翳内障）"唯用金针拨之"；绿盲"初觉即疗之"；睑皮里有核宜"翻眼皮,可针破,捻去物";粟子疾可"翻眼皮,其针拨去";对胬肉攀睛的治疗,首创割烙法等。此外,该书对每一病证依次介绍症状,或病名,或病因,或病机,再介绍治疗,或预后,或注意事项等,初步形成了中医眼科的辨证论治体系,这对后世眼科的发展影响很大。

5.《刘皓眼论准的歌》

《刘皓眼论准的歌》是我国早期眼科专著,原著亦已散佚。该书名首载于南宋初叶郑樵所著《通志》,提示该书是宋代以前的文献。该书在《宋史》中又称为《刘皓眼论审的歌》,据日本人丹波元胤考证,现存《秘传眼科龙木论》中"审的歌"即属《刘皓眼论准的歌》的内容。

该书为诗歌载体,将眼病分为内障、外障72症,这是我国最早论述内外障具体内容的文献;所载"五轮歌",首次指出了眼科五轮的解剖位置,并将各部与五脏联系起来,即"眼中赤翳血轮心,黑睛属肾水轮深,白睛属肺气轮应,肝应风轮位亦沉,总管肉轮脾脏应,两睑脾应病亦侵"。这些对后世中医眼科学术的发展影响深远。

三、独立发展时期(宋代～元代)

宋元时期,中医眼科学有了长足的进步,从基础理论到临床实践均已具备了独立发展的内外环境,其体现在如下方面:

(一)设立眼科为专科建设打开了发展空间

北宋元丰年间,太医局将眼科从耳目口齿科分离出来,单独教授,将《龙树眼论》列为专科教材之一,并有专习眼科的学生。从此,中医眼科作为一门独立的学科得以发展起来。

(二)眼科基本理论的创立为中医眼科学的独立发展提供了内在依据

宋代以来,眼科领域出现"五轮""八廓""内外障七十二症"等学说,反映了中医眼科独特理论的形成,成为眼科这门独立学科所必须具备的理论框架。五轮学说起源于《黄帝内经》,完善于宋代,北宋王怀隐的《太平圣惠方》中对五轮的配位做了改动,强调"五轮应于五脏",将五轮与五脏紧密地联系起来。南宋杨士瀛的《仁斋直指方》对五轮的脏腑配属及定位更加明确,推进了五轮学说的临床应用。南宋开始出现八廓学说,陈言的《三因极一病证方论》首次提出"八廓"一词,但无具体内容,其后的《葆光道人眼科龙木集》论述了八廓的具体名称及其与脏腑的关系。元代危亦林的《世医得效方》以绘图的方式,将八廓分属于眼部外表的八个部位,配上了"天、地、水、火、风、雷、山、泽"八象名词。元末托名孙思邈著的《银海精微》又为八廓加上了八卦名称,至此,八廓学说有了较为完善的内容。与此同时,宋元时期医家辑前人眼科著述而成的《秘传眼科龙木论》提出了"内外障七十二症"学说,并有相应的治法与方药,眼科辨证论治体系初具。

（三）眼科治疗方法及药物不断丰富深化了中医眼科的内涵建设

北宋之初的《太平圣惠方》收载治疗眼病的方剂 500 余首，并详细介绍了金针拨内障及胬肉割烙术。其后的《圣济总录》载有眼科方 700 余首。此期著名的眼科专书《银海精微》除介绍五轮八廓的基本理论外，还重点讲述了 81 种眼病的证因脉治，并附有简明插图。该书还载有治疗眼病药物的药性及外用药的制法，可谓一应俱全。在这一时期，许叔微的《普济本事方》、刘完素的《素问玄机原病式》及《宣明论方》、张从正的《儒门事亲》、李杲的《兰室秘藏》及《脾胃论》等书中皆有不少关于眼科的论述，丰富了眼科理论及治疗手段，推进了眼科学术向前发展。

此外，宋代已开始使用眼镜，如南宋的《洞天清录》中载有"叆叇，老人不辨细书，以此掩目则明"。《正字通》注释："叆叇即眼镜。"此处当为用眼镜矫正老视。

（四）重要文献简介

1.《太平圣惠方》

《太平圣惠方》为北宋之初王怀隐等人集体编撰，成书于 902 年，收集了北宋以前的各种医学著作。全书共 100 卷，卷三十二、三十三为眼科专篇。该书收载的眼科病证约 60 种，其中新病名有坠睛、眼睑垂肿、睑生风粟、眼血灌瞳仁、眼被物撞打、眼赤脉冲贯黑睛、丹石毒草攻眼等。在眼生理解剖方面，该书并载《黄帝内经》《外台秘要》《刘皓眼论准的歌》三家之说；对五轮学说的论述，该书对五轮的配位进行了改动，并应用《黄帝内经》之五行生克原理，将五轮学说首次明确地运用于眼病的病机理论方面，从而推进了五轮学说的临床应用，更以"眼通脏腑，气贯五轮"的著名学术观点强调以五轮学说为基础的整体观念；在眼病的病因方面，该书在《备急千金要方》十九因之基础上，去掉五因，又添十因；在眼病的治疗方面，该书较全面地介绍了前代眼科的内治与外治方药，收载眼科方 500 余首，对眼科手术的收集也较全面，尤其是对金针拨内障法的介绍较为详细。因此，该书有较高的参考价值。

2.《圣济总录》

《圣济总录》为北宋末叶由朝廷组织编撰，将宋代及宋代以前历代医籍及民间验方整理汇编而成，刊于 1117 年。全书共 200 卷，第 102～113 卷为眼目门。该书体裁承《太平圣惠方》，每一病证的条目下先论病因病机，后述症状，再列多个方剂。该书收录的眼科病证有 58 种，载方达 700 余首，介绍了治疗眼病的钩、割、针、劆等手术方法，以及熨、烙、淋洗、包扎等外治法。该书未载录五轮学说及金针拨内障法。该书收集资料丰富，是一部具有研究价值的历史医学文献。

3.《世医得效方》

《世医得效方》为元代危亦林所著，成书于 1345 年。全书共计 19 卷，卷十六为眼科资料。其内容分总论、各论、附篇三部分。总论主要阐述五轮八廓学说。对五轮学说，该书遵循《黄帝内经》的生理解剖观点，将五轮所配眼位与《灵枢·大惑论》所划眼部和脏腑相应的关系相吻合，形成沿用至今的五轮配位法；对八廓学说，该书不仅首次配上了八象名称，而且还将每廓配属了眼位，充实了八廓学说内容。各论列眼病 72 症，颇似对《刘皓眼论准的歌》的白话解，多数眼病有治有方，少数病证被认为难治或不可治；其治疗方法以内治为主，外治甚少，更无手术治疗。附篇是对各论的补遗，介绍危亦林对 16 种眼病的辨证论治，与各论所述 72 症没有明显的联系。

4.《秘传眼科龙木论》

《秘传眼科龙木论》简称《龙木论》，现存的最早版本是明代万历三年黄毅刊行本，但该书并非明代医著，据考证，为宋末元初之医家辑前人著作而成。全书共 10 卷，其内容可分为三部分。第一部分由《龙树眼论》《刘皓眼论准的歌》及其他部分组成，即卷一至卷六；第二部分由诸家秘要名方、针灸经、诸药辨证药性组成，即卷七至卷十；第三部分为《葆光道人眼科龙木集》，其内容辑自《太平圣惠方》《黄帝内经》《七十二证眼论》等医著。

《秘传眼科龙木论》为我国古代著名的眼科专著，在形成眼科独具特色的理论体系和治疗方法上，占有重要的历史地位。本书的主要成就：其一，将眼病分内障与外障两大类，创病证归纳大纲，这对后世眼科的发展影响深远。如《世医得效方》《医宗金鉴》的眼科部分，《一草亭目科全书》《秘传眼科七十二症全书》等眼科医著，在编写体例上均沿用本书以内外障为纲、病证为目之方法。其二，列眼病 72 症，初具眼科辨证论治之体系。该书所列 72 症，比较全面地概括了宋代以前所认识的眼病，并且所载的病证名开始从前代较为笼统的目赤痛、失明、目翳等常见病证名向更能揭示眼病的病因、病机、病位特点之病证名分化，如圆翳内障、胎患内障、惊振内障、高风雀目等。对眼病的记载，采用先冠以病证名，再描述病变的初期表现、演变后症状、病因病机和治疗方法，并提示必要的禁忌，歌诀随后，继列方药。可见，对眼病的编写，从病名、症状、病因病机、病程演变，到治疗方药各个环节都已基本具备，已初具眼科辨证论治的体系。该书对眼病的这种归纳方法，奠定了眼科病证学基础。其三，保存了历史上有案可稽却又散佚的眼科名著——《龙树眼论》《刘皓眼论准的歌》，从而使后人得知五轮学说的最早记载。其四，重内外合治，集唐宋眼科治疗学之大成。在《备急千金要方》《外台秘要》等医著中，所载疗目方药多为广收单方、验方、秘方而成，其药物组成无明显规律，但本书在疗目方剂的药物组成上开始出现用药规律，即注重调理脏腑功能，尤以调理肝肾为多，清肝泻火解毒之剂也被大量运用，从而使眼病的治疗与脏腑功能失调等病因病机得以密切结合，使眼科方剂从前代主要选择经验方转变为有一定法度的便于掌握和推广应用的方剂，从而促进了中医眼科脏腑辨证的发展。对眼病的外治，该书在较全面系统地介绍眼科外治法的同时，病证的选择更为合理，并且绝大多数病证都采用内外合治的方法。

5.《银海精微》

《银海精微》著者及成书年代均不详，托名孙思邈著，据考为宋代以后、明代以前的中医眼科著作。全书共 2 卷，其内容可分为三部分。第一部分为序论；第二部分为各论，重点介绍 81 种眼病的病因病机与证治，并附有简明插图；第三部分为附篇，从眼的生理、病理、辨证与治疗，到中药药性、炮制、常用方剂、外用药制法等一应俱全，这部分的文字较前两部分精炼，不像是原作，很有可能是后人补辑的。

《银海精微》是一部我国著名的早期眼科专著。该书始终遵循《黄帝内经》所倡导的整体观思想来阐述眼的生理及眼病的病理、诊断和治疗。对眼生理的论述，该书强调眼须依赖脏腑气血的濡养，谓："目者，肝之外候也，肝肾之气充则精彩光明。""眼者，乃五脏之专精也；目者，乃心之窍也；瞳仁者，肾之精也。宗精之水所以不出行，血裹之，气辅之，共奏于目。"对眼病病机的阐述，认为脏腑功能失调及阴阳气血失和是导致目病发生的内在原因，从而形成了具有中医特色的眼科发病学，如论述痛如神祟的病机是"阴阳升降不和，气血偏盛，相攻使然"、蝇翅黑花的病机是"肾水衰，肾水不能济于肝木则虚热"、坐起生花的病机是"肝血衰，肝肾二经虚"等。该书十分推崇五轮学说，于首篇即详细叙述五轮与五脏的分属，绘制五轮八廓图，并认为眼病"或蕴积风热，或七情之气，郁结不散，上攻眼目，各随五脏所属而见"。根据黑睛风轮属肝之论，认为花翳白陷责之于"肝风热极"，这种用五轮联系五脏去认识眼病的观点，对后世五轮辨证的形成产生了深远的影响。关于眼病的治疗，该书强调内服药物兼顾外治，并力主祛邪。可见，《银海精微》在理论上崇尚《黄帝内经》，始终贯穿眼脏一体、天人合一的观点，在临床上从辨证立论到遣方用药都符合实际，是一部很有价值的参考文献。

四、兴盛时期（明代～清代鸦片战争之前）

明清两代是中医眼科学发展的鼎盛时期。这一时期，不论是眼科文献的数量和质量，还是眼科理论与临床知识的深度和广度，均大大超过以往各代。其兴盛之势可体现在如下方面：

（一）中医眼科专著大量涌现，营造了浓厚的眼科学术氛围

元末明初倪维德撰《原机启微》，该书总结前人之经验，结合自身临床体会，深入地阐析了眼病的病因病机，倡导药物与手术并用，内治与外治同施，遣方用药强调君臣佐使，是一部在理论和实际应用上均有很高价值的眼科专著。明末傅仁宇纂辑的《审视瑶函》，又名《眼科大全》，转录前人论述，结合本人经验著成，兼收并蓄，持论公允，内容丰富，实用性强，为中医眼科必读之书。清代黄庭镜编著的《目经大成》，后经邓赞夫增补而成《目科正宗》，于1810年出版，该书发挥和充实了五轮、八廓学说；继承和整理了针拨术，总结出著名的针拨八法（审机、点睛、射覆、探骊、扰海、卷帘、圆镜、完璧）；强调端正医疗作风，提倡详细记录病历；勇于实践，敢于革新，修订病名，如将多年沿袭的"黄膜上冲"修正为"黄液上冲"，使之符合临床实际。该书在中医眼科学术体系中有较高的学术地位。清代顾锡著《银海指南》，较为全面地论述了眼病的病因病机及辨证要点；比较详细地阐述了眼与全身病的关系，堪称这方面的代表作；其循经用药可谓独树一帜。此外，袁学渊的《秘传眼科七十二症全书》、邓苑的《一草亭目科全书》、马云从的《眼科阐微》、王行冲的《眼科百问》、颜筱园的《眼科约编》、张廷桂的《眼科要旨》，以及撰人不详的《异授眼科》及《眼科奇书》，对后世眼科均产生了积极影响。

（二）著名医家充实了中医眼科理论与临床，提高了眼科整体水平

明代王肯堂所辑的《证治准绳》，有眼病专篇，收载眼部病证170余种，凡肉眼所能见到的症状，几乎描绘无遗，书中的病证名多为后世眼科所采用；首次提出了瞳神含有神水、神膏，使瞳神更具解剖学特征。明代朝鲜人金礼蒙等汇集的《医方类聚》，保存了较完整的《龙树眼论》原文，收录了26部医籍中有关眼科的论述，以及59种文献中的眼科方剂计1300余首，其数量之多前所未有；而且内服外用俱全，膏丹丸散均有，食疗药膳齐备。明代杨继洲的著作《针灸大成》，叙述了106个穴位治疗眼病的功效，记载了63种眼病的90余首针灸处方，是眼科针灸较为系统的总结。清初张璐编著的《张氏医通》，详述了金针拨障术的适应证、操作方法，以及拨针的制造与消毒等。书中提及"过梁针"使用、术中常见出血情况及处理措施，足见其有较高的手术水平。此外，如朱橚等编汇的《普济方》、徐春甫著的《古今医统大全》、李时珍著的《本草纲目》、张介宾著的《景岳全书》、吴谦等编纂的《医宗金鉴》等，均有眼科专病、专方、专药的记载，推动了眼科理论与临床不断向纵深发展。

（四）重要文献简介

1.《原机启微》

《原机启微》为元末明初倪维德所撰，刊于1370年，共2卷。原著佚失，今之所见《原机启微》辑录于《薛氏医案》与《古今医统大全》。上卷按病因病机将眼部病证分为18类，即淫热反克之病、风热不制之病、七情五贼劳役饥饱之病、血为邪盛凝而不行之病、气为怒伤散而不聚之病、血气不分混而遂结之病、热积必溃之病、阳衰不能抗阴之病、阴弱不能配阳之病、心火乘金水衰反制之病、内急外弛之病、奇经客邪之病、为物所伤之病、伤寒愈后之病、强阳搏实阴之病、亡血过多之病、斑疹余毒之病、深疳为害之病。这种病因病机分类法，充分体现了中医学之"同病异治""异病同治"精神，为中医眼科创立了系统的审证求因、辨证论治理论体系，突破了自唐宋以来把眼囿于局部而使病陷于孤立的传统思维。在阐述眼病的病因病机方面，突出内因为主导的思想；治疗以内服中药为主，对外障眼病还恰当地配合外用药物或手术治疗。下卷为附方，首论用药组方原则，继列治疗眼病的方剂40余首和前贤医案10篇。每首方剂均有明确的君臣佐使，用药以升发药、清热药及调和胃气药居多。因该书论述理论比较系统，临床实用，故对后世中医眼科学的发展影响深远。

2.《普济方》

《普济方》为明初朱橚与滕硕编著，成书于1406年，是一部广泛收集明代以前医著之作。该书原为168卷，清初编《四库全书》时将其改为426卷，100余门。该书"身形"部"眼目门"载有眼科资料16卷。"眼目门"是由数十种医籍中的眼科资料汇成，而且大多是原文摘要，对眼部病证的不同记述多达300余种，为明清时期中医眼科病名的大量增加奠定了基础。书中所列每个病证项下，首述该病的病因病机、症状或预后等；次列若干处方，包括主治、剂量、用法等。因该书收集资料丰富，载方众多，故

有重要的学术参考价值。

此外，据陈明举考证，该书所引用的资料基本上都是摘要，唯独全文收载了《龙木论》，与黄毅刊行的《龙木论》基本相同，但比黄毅本早169年。这可谓是当今所能见到的最早的《龙木论》，对校勘研究《龙木论》具有较大的参考价值。

3.《医方类聚》

《医方类聚》是朝鲜人金礼蒙等汇集150多种明代以前的中医古籍编成的一部巨著，成书于1446年。该书卷六十四至卷七十为"眼门"，不仅全文收录《龙树菩萨眼论》，而且还汇集了其他26部古籍中有关眼科的论述和59种文献中的眼科方剂。该书是目前唯一保存有完整的《龙树眼论》原文的文献，因而是研究中医眼科学的重要资料。

4.《薛氏医案》

《薛氏医案》为明代薛己所撰。薛氏根据嘉靖壬辰南京礼部祭司主事王庭所藏《原机启微》抄本，校印整理而收录于《薛氏医案》，同时还有王庭所加的《原机启微》序言，从而使已近绝传的《原机启微》得以流传至今。目前所能见到的《原机启微》单行本就是从《薛氏医案》中辑录的。此外，该书在《原机启微》之后附录了各医家论述摘要、前贤医案、按十剂分类的40余个处方，以及治疗小儿眼病的25个处方，具有较高的参考价值。

5.《古今医统大全》

《古今医统大全》为明代徐春甫所著，成书于1556年，共100卷。该书同样收载了《原机启微》十八篇内容，但无序言和附录。

该书在眼科总论部分，载有五轮病证、八廓病证，并简要论述各轮的病因病机、所主病证及其治法；阐述各廓的所属脏腑及所主病证。同时，该书首次对八廓学说提出异议，认为于理不通，也无临床价值。各论列述圆翳、冰翳、滑翳等72症，对眼病的治疗提出行血为治目之纲、散热为治目之要的治疗学观点。

6.《证治准绳》

《证治准绳》为明代王肯堂所撰集，成书于1602年。全书包含伤寒、疡医、幼科、女科、杂病证治准绳及杂病证治类方六个部分，又名《六科证治准绳》。该书在杂病中的"七窍门"中列有眼科专篇。眼科专篇的内容可分为三部分：第一部分为总论，列历代有关论目的文献，述说五轮八廓、开导法、点眼药法、钩割针烙法等；第二部分为各论，分述眼科病证170余种，对肉眼所能见到的眼病，几乎均做了描述；第三部分为附录，汇集治疗眼病的单方、针灸，并附有前贤医案28则。

《证治准绳》虽非眼科专著，但书中所载眼论是自唐代以来，在中医眼科发展史中占有十分重要地位的医著。该书对眼科的基础理论及临床病证的论述，均较前人有较大的发展。在眼的生理解剖方面，该书首次阐述了神水、神膏、神光、真气、真血、真精的含义及其相互关系；对五轮学说的论述，该书不仅首次对五轮、八廓名词的含义进行了诠释，而且首次将过去八廓与五轮重叠的配位法改为八方配位法；对眼部病证的记载，该书大胆地突破了自唐代以来大多拘泥的"七十二症"之说，全面详细地记载了当时所知的 170 多种眼部病证，当今眼科临床中医诊断所用病名大多源于本书。对眼病的分类，该书以症统病，即先按症状分类法将眼病分为 41 类，每类又列若干证，如目痛类分为白睛痛、天行赤热证、暴风客热证、火胀大头证、羞明怕热证、睑硬睛疼证、赤痛如邪证、气眼证、痛如针刺证、热结膀胱证、大小雷头风证、左右偏头风证、阴邪风证、阳邪风证、卒脑风证、颠顶风证、游风证、邪风证等 18 种。对眼病的治疗，该书主张采用内治与外治兼用。其中用手术方法治疗目偏视为王氏首次提出，他在"瞳神反背"中指出："其珠斜翻侧转，白向外而黑向内也，药不能疗，止用拨治，须久久精熟，能识其向人何，或带上带下之分，然后拨之，则疗在反掌。"可见，《证治准绳》是一部具有较高参考价值的医著。

7.《景岳全书》

《景岳全书》为明代张景岳所撰，成书于 1640 年。全书共 64 卷，在杂证谟的眼目卷及古方八阵的因阵中均列有眼科专篇。

《景岳全书》对眼科基础理论的论述，既重经典，亦取众家，更敢于提出自己不同的见解。在眼目卷首，张氏摘引了《黄帝内经》有关眼目的经文 31 条，并命题为"经义"。同时，也客观地引述了对眼科具有影响的 7 条名家论述，命名为"述古"。这 7 条论述各有侧重，有的偏于病因，有的则侧重于治疗禁忌，有的以五轮为纲论述眼与五脏的关系，有的指出退翳时的用药先后所宜，有的是阐述眼科外用药多辛热、慎用苦寒的道理。此外，还有李东垣所补充脾与眼关系的论述。可见，书中"述古"七条展示了中医眼科辨证论治的规律和治疗手段的丰富，以及眼与脏腑的密切关系。对明清时期众家所推崇的"五轮八廓学说"以及"七十二症之说"，张氏提出"眼目一证，虽古有五轮八廓及七十二证之辨，余尝细察之，似皆非切当之论，徒资惑乱，不足凭也"的反对意见。这种学术争鸣，有利于学术发展。

对眼科辨证的阐述，该书强调八纲辨证，在八纲中更突出虚实，谓："凡病目者，非火有余则阴不足耳，但辨以虚实二字，可尽之矣。"对内障的辨证，该书提出将内障分为两大类：一类是瞳神内有障蒙蔽（即圆翳内障），另一类是瞳神内无障遮蔽，唯珠或瞳神散大等。可以说，这是有关狭义内障与广义内障之分的最早论述。对内障病因的认识，张氏也不受内障多虚之束缚，提出内障既有肾气不足所致者，也有因七情不节、肝气上逆或夹火邪而蒙昧不明者，再次强调虚实二纲对眼科临床辨证的指导意义。

对眼病的治疗，既强调整体，也不忽略局部，其治疗方法包括内服药、外用药（洗剂、散剂、膏剂）、点刺出血等。其中，对火邪内炎上攻于目的外治方法，张氏继承了前人王节斋关于冰片的论述，认为如火之微者所致眼病，因热势不深，可用黄连膏之类点之，浮热去而目疾自愈；若火之甚者，欲以寒凉济此炎炎之盛势，反而产生闭热之害，故以冰片点眼，取其辛热，以散其邪，以散其热，达到拔出火邪之目的。故赞点眼药材用辛热，洗眼用热汤。

8.《审视瑶函》

《审视瑶函》为明末傅仁宇所撰眼科专著，刊于 1644 年，又名《眼科大全》。全书共 6 卷。卷首介绍前贤名医医案 24 例、五轮八廓定位图、运气学说等。卷一所载目为至宝论、五轮八廓所属论、钩割针烙宜戒慎论等，是从不同角度阐述眼科临床与理论方面的一些重要问题，并提出了许多独特的见解。其中，"识病辨证详明金玉赋"全面系统地总结了眼病辨证经验，其参考价值尤高，其理论精深而明确实用。卷二为全文转录《原机启微》18篇论述。卷三至卷六按病证分节，详述108种眼症的症状、诊断和治疗。此外，书中还附有详细的针灸资料、手术方法、外用药的处方及配制法。因该书具有篇幅大、内容多、论述精的特点，故又名《眼科大全》，是一部流传极广、参考价值较高的眼科专著。

9.《张氏医通》

《张氏医通》为清代张璐所著，成书于1695年，全书共16卷。该书在"七窍门"中汇集了明清以前20余种医著中的眼科资料，其内容可分为总论和各论两部分。总论阐述眼的生理解剖、病因病机，以及外用药、手术等内容。对五轮八廓学说，该书只赞成五轮学说，不推崇八廓学说，认为八廓与治疗无关。其各论部分，宗《证治准绳》体裁，按症状分类，以症统病，列述约160种眼症。该书对各病证的阐述具体而通俗，是一部比较实用的参考文献。

10.《医宗金鉴》

《医宗金鉴》为清代吴谦等人所辑的一部丛书，成书于1722年，全书共90卷。该书卷七十七至卷七十八为"眼科心法要诀"。其总论部分，主要阐述五轮、八廓及三因学说等，对八廓不配五脏而只配六腑与命门、包络，为其特殊之处；各论部分，主要根据《龙木论》的病名，先述内外障72症（内障24症、外障48症），后补遗10症，因此，该书实述眼病82症。其体例是每症之前，冠以歌诀，后附注释，并重配方剂。"眼科心法要诀"中载106个内服方和7个外用方，但没有手术治疗方法。对眼胞菌毒、针眼、眼丹、胞生痰核、椒疮、粟疮、皮翻证、目中胬肉等需要手术治疗的眼病，吴氏则将其收载于《医宗金鉴·外科心法要诀》中。该书采用七言诗歌，便于记诵，内容简明，适于初学者参考。

11.《目经大成》

《目经大成》为清代黄庭镜所著，全书3卷。卷一述及眼的解剖、生理、辨证、治疗及一些杂论；卷二阐述12类病因、81症及似因非症8条；卷三收载200余首方。该书是一部自成一格的眼科专著，有不少突出的见解。该书的主要特点：其一，对五轮八廓学说的新见解。该书认为"方以日月，定名曰轮"，乃是以日月之圆与转来比喻目之五轮；又曰"张小使大，开扩五轮之旨，故曰廓"，意指八廓由五轮扩大而来，对五轮八廓的含义做了新的解释。在五轮八廓的配位方面，黄氏认为五轮中血轮的部位除两眦外，还应包括内眦头如珠之肉（即泪阜），水轮包括金井（瞳孔）及膏中状如水晶棋子之"珠"；对八廓则从命名到眼部配位均另立新说。其二，对针拨术的发展。该书对针拨术总结出了审机、点睛、射覆、探骊、扰海、卷帘、圆镜、完璧等八法，使手术操作过程规范化，并首先提出进针的部分。其三，独创病名多。该书对很多病名做了改动，其中有的改得比原名贴切，如将"黄膜上冲"改为"黄液上冲"；但有些改得并不合理，如"春水扬波""虚潭呈月"等已不符合医学病证命名原则。其四，强调端正医风与详细记录病历。黄氏反对迷信与巫医，强调诊病时要耐心细心，处理时既要慎重又要大胆；为便于总结经验教训，要详细做好病例记录。其五，处方详细，便于应用。该书所载248首方，每个方剂的药物组成与制作法、服用法、适应证、方解等均很详细，便于临床选择应用。

总之，该书虽有不少缺点，但也有很多独到之处。以后，该书曾经邓赞夫增补，易名为《眼科正宗》，于1810年出版。

12.《银海指南》

《银海指南》为清代顾锡所著之眼科专著，成书于1807年，又名《眼科大成》，全书共4卷。卷一阐述眼科五轮八廓、五运六气、六淫七情与眼病的关系等。卷二主要叙述脏腑主病、气血疾郁等杂病及临床各科常见疾病的病因病机、眼部表现和治疗原则。卷三选载眼科常用内服方药170余首、外用方10余首及其制法。卷四收录眼科医案170余例。书中以病因、脏腑等分析、归纳眼部病证的方法，明确而实用；治疗以内治为主，外治除主张运用药物外，不赞成施用手术。本书最显著的特点是对眼病的病因病机之论述精辟而详尽，对眼科病因病机学说的发展产生了深远的影响。

五、衰落与复兴时期（清代鸦片战争以后至今）

自1840年鸦片战争以后直到1949年中华人民共和国诞生前，以及从中华人民共和国成立后至今，中医眼科经历了两个截然不同的阶段。

（一）半殖民地半封建社会中的中医眼科发展停滞衰落

清代鸦片战争以后的百余年间，我国逐步沦为半殖民地半封建社会，帝国主义的侵略，反动政府的扼杀与摧残，使中医学处于岌岌可危的境地，中医眼科亦受到相应影响。其间在眼科医家的不懈努力下，编印了极为有限的眼科专著，如黄岩的《秘传眼科纂要》、陈国笃的《眼科六要》、刘耀先的《眼科金镜》、康维恂的《眼科菁华录》、王锡鑫的《眼科切要》等。此外，在西医眼科传入的影响下，出现了具有中西医眼科结合倾向的专著，如徐庶遥的《中国眼科学》、陈滋的《中西眼科汇通》，其学术思想具有进步意义，但由于历史条件的限制，未能取得明显的成就。

（二）中华人民共和国成立后的中医眼科蓬勃发展

1955年在北京成立了中医研究院（现为中国中医科学院），开设了研究中医眼科的科室；1956年起全国各地相继建立了中医院校，培养了一大批中医眼科教师与医师；1959年后，一批西医学习中医的眼科医生加入中医眼科队伍，壮大了中医眼科的力量；1960年出版了第一部全国统编的《中医眼科学》教材；1978年后，陕西、四川、北京、湖南等地的中医药院校先后招收了中医眼科硕士、博士研究生，培养了具有较高学术水平的一代新人；1980年后，各省市陆续成立了中医眼科学会、中西医结合眼科学会，为中医眼科及中西医结合眼科学术发展搭建了平台；1987年后，一些中医药院校开设了中医五官科专业，专门培养眼科人才；20世纪80年代后期，创办了《中西医结合眼科杂志》《中国中医眼科杂志》《中医眼耳鼻咽喉杂志》，促进了中医及中西医结合眼科学术的研讨、争鸣与发展，经过不断努力，《中国中医眼科杂志》已进入中文核心期刊行列。

中华人民共和国成立以来，我国出版了大量中医及中西医结合的眼科专著。有名老中医的经验总结，如路际平著的《眼科临症笔记》、陆南山著的《眼科临证录》、姚和清著的《眼科证治经验》、陈达夫著的《中医眼科六经法要》、庞赞襄著的《中医眼科临床实践》、张望之著的《眼科探骊》、黄叔仁著的《眼病的辨证论治》、陆绵绵著的《中西医结合治疗眼病》，以及韦玉英编写的《韦文贵眼科临床经验选》、马德祥编写的《陈溪南眼科经验》、周奉建编写的《张皆春眼科证治》、彭清华主编的《中医眼科名家十讲》和《全国中医眼科名家学术经验集》。有文献方面的整理，如杨维周编的《中医眼科历代方剂汇编》、曹建辉编著的《眼科外用中药与临床》等。有专业参考书，如唐由之等主编的《中医眼科全书》、李传课主编的《新编中医眼科学》和《中医药学高级丛书·中医眼科学》、曾庆华等主编的《眼科针灸治疗学》、彭清华主编的《中西医结合眼底病学》和《中西医结合眼科学》、王明芳等主编的《中国传统临床医学丛书·中医眼科学》、李志英著的《中医眼科疾病图谱》等。众多眼科论著的出版发行，对继承和弘扬中医眼科学发挥了重要作用。

随着时代的进步，科学技术的发展，大量现代仪器设备如裂隙灯显微镜、检眼镜、眼压计、视野计、眼底照相机、眼超声检查仪、眼电生理检查仪、眼科计算机图像检测分析仪及眼用激光机等，在中医眼科临床中广泛应用，提高了诊疗水平。既往中医眼科疾病多以肉眼观察到的形态来命名，而其中眼底病由于古人受历史条件的限制，不能微观眼底变化，常以患者的自觉症状为命名依据，这种自觉症状可以是多种眼底病的共同表现，也可以是一种眼底病的不同阶段，难以明确疾病的本质和部位，给诊疗带来了困难。当代中医眼科利用检查设备就能观察眼底的病理变化，为诊治这类疾病创造了条件。20世纪80年代，湖南学者彭清华等提出应规范中医眼科病名并对暴盲病名进行分化；1993年欧阳琦主编的《临床必读》和新世纪规划教材《中医眼科学》根据眼底的不同表现，创立了部分眼底病新的病名，推动中医眼科学向前发展。

为了加强中医医疗技术标准规范化建设，国家中医药管理局从1983年开始编制了部分中医病证诊疗标准，在部分省市试行；经过10余年实践和多次审定，于1994年6月发布了《中医病证诊断疗效标准》，其中眼科46个病证规定了病证名、诊断依据、证候分类、疗效评定标准。1997年10月1日，由朱文锋教授为主编制的《中医临床诊疗术语》作为国家标准在全国实施，其中包括中医眼科标准病名91个，新增了目倦、酸碱伤目等多个病名。2007年11月，国家中医药管理局推出了18个眼科重点专科（专病）建设项目及7个特色专科（专病）建设项目。2011年6月，国家中医药管理局发布了22个专业95个病种的《中医诊疗方案》及《中医临床路径》，其中包括7个眼科病种。2012年7月，中华中医药学会发布了20个病种的《中医眼科常见病诊疗指南》，中医临床路径和诊病指南的制定，有力地促进了中医眼科标准规范化建设。

近年来，中医眼科在手术、针灸、药物等方面都取得了较大发展，一些眼科疑难病症进入了现代科研领域，并取得了阶段性成果，已研制出了获国家市场监督管理总局批准生产的专治眼科疾病的多种中药新药。在广大中医眼科工作者的共同努力下，中医眼科事业蒸蒸日上，展现了广阔的发展前景。

第二节　学习眼科的重要性

一、学习眼科是临床实际的需要

中医眼科学是在中医基本理论指导下，认识和研究眼的解剖、生理及眼病的病因、病机、各种临床表现、诊断、辨证、治疗与预防的一门临床学科，其任务是防治眼病，维护人体视觉器官的健康。医学的发展，要求分工精细，临床各科逐渐独立，在各自的领域内向纵深拓展。独具特色的中医眼科早已形成了独立的学科，但这种分科并不意味着与其他学科的绝对分离。眼作为视觉器官，是机体的一部分，应统一于整个机体。不少眼病可引起全身症状，如绿风内障（急性闭角型青光眼）引起恶心、呕吐等消化道反应；突起睛高（眶蜂窝织炎）引起头痛、发热等全身感染症状。相反，亦有全身性疾病引起的眼病，如风湿病引起瞳神紧小、瞳神干缺（前葡萄膜炎），以及消渴内障（糖尿病性视网膜病变）等。对于一个眼病患者来说，可能是独立的眼病，或是眼病及其所致的全身病，或是全身病及其所致的眼病，或是同时存在不相干的眼病与全身病等。在这种错综复杂的情况下，学习以整体观为主的中医眼科学具有重要的临床意义。一个眼科医生须以整体观为出发点，全面观察，综合分析，才能制订正确的诊疗方案。因心血管、内分泌、血液等系统疾病，以及颅脑外伤、妊娠高血压综合征、小儿麻疹、脑炎与脑膜炎、脑肿瘤、梅毒、获得性免疫缺陷综合征、癔症等，在眼部或可有一定的症状表现，因此其他各科医生对眼科亦应该有所了解。故具备必要的眼科知识，对临床各科医生提高诊疗水平大有裨益。

二、学习眼科是社会发展的需要

随着社会的发展，具备眼科专科知识的必要性日益增加。一是社会经济的急剧变革，心理社会因素和情绪刺激对人类的影响越来越大，随之产生的心身疾病增多，与心身疾病有关的眼科病证，如绿风内障与青风内障（青光眼）、视瞻有色（中心性浆液性脉络膜视网膜病变）等亦不断增多；二是随着机械化程度的提高及交通工具的发达，随之而来的人身伤害增多，作为眼这样的外露器官受到伤害的机会增加尤为突出，除直接损伤外，还可由颅脑外伤导致青盲（视神经萎缩）等；三是由于与计算机相关的电子产品的广泛应用，阴极射线引起的白涩症（干眼）、目倦（视疲劳）等亦成为临床常见病证；四是随着老年人口增多而出现老年病增加，眼科疾病如圆翳内障（年龄相关性白内障）、视瞻昏渺（年龄相关性黄斑变性）等患者日益增多；五是随着人们物质文化生活水平的提高，对健康保健的愿望及对美的追求也越来越高，如眼部美容、视力保健等，特别是近年来青少年近视的发病率逐年增高，给社会带来极大影响。这些随着社会发展而产生的医疗需求，尤其是未来与眼科密切相关的热点医学——心身医学、老年医学、康复医学、保健医学等是中医眼科学能发挥其特长与优势的领域。因此，学习中医眼科学有重要的临床实用价值及社会意义。

【教学重点】

重点介绍中医眼科学发展进程中每个时期的特点，对中医眼科学发展有重要意义的重点古典医籍——《黄帝内经》《龙树眼论》《外台秘要·卷第二十一》《世医得效方》《秘传眼科龙木论》《原机启微》《审视瑶函》《目经大成》《证治准绳》等的各自特点，强调中医眼科独立成科的时间及中医眼科与其他临床学科的关系。

【教学难点】

《黄帝内经》《龙树眼论》《外台秘要·卷第二十一》《世医得效方》《秘传眼科龙木论》《原机启微》《审视瑶函》《目经大成》《证治准绳》等古典医籍对中医眼科学发展所做出的主要贡献；通过本章的学习让学生理解以整体观为主的中医眼科学具有重要的临床意义。

【复习思考题】

1. 按时间顺序中医眼科学发展进程可分为哪几个时期？
2. 中医眼科学独立成科于哪个年代？
3. 目前被公认为是我国第一部眼科专著的医籍是什么？其主要特点是什么？
4.《原机启微》的主要学术思想是什么？
5. 明清时期著名的中医眼科专著有哪些？
6.《证治准绳》为何人撰著？该书对中医眼科学发展的主要贡献是什么？
7. 如何理解眼作为视觉器官，是机体的一部分，应统一于整个机体？

第二章　眼的解剖与生理功能 ▷▷▷▷

【教学目的】

1. 掌握眼球的解剖结构、生理功能。
2. 掌握神水、神光、玄府、真精、真气、真血的概念。
3. 熟悉眼附属器及视路的结构和生理功能。
4. 了解视路、眼球的血液供应及神经分布。
5. 了解中医对眼解剖与生理的认识。

【教学要求】

详细讲解眼球的解剖结构、生理功能，以及眼附属器和视路的结构与生理功能；讲授中医对眼珠、胞睑、泪泉、眼带、眼眶、玄府等的解剖认识，对神光、真精、真气、真血等生理功能的认识。采用课堂讲授，配合幻灯片、图片、眼病模型和临床实例进行讲解。

眼为视觉器官，包括眼球、视路和眼附属器三部分。眼球接受视信息，经视路向皮质视中枢传递，从而完成视觉功能；眼附属器具有保护、容纳眼球及保证眼球的转动等作用。

第一节　眼球的解剖与生理

眼球近似球形，正常眼球前后径，出生时约 16mm，3 岁时约 23mm。成年时，眼球前后径约 24mm，水平径 23.5mm，垂直径较水平径略短 1mm。

眼球位于眼眶内，大约后 2/3 由脂肪等软组织包裹。眼球向前平视时，突出于外侧眶缘 12～14mm，一般两眼突出度差不超过 2mm。

眼球由眼球壁和眼球内容物两部分组成（附彩图 2-1）。

一、眼球壁

眼球壁分 3 层，外层为纤维膜，中层为葡萄膜，内层为视网膜。

（一）外层纤维膜

纤维膜由纤维组织构成。前 1/6 为透明的角膜，后 5/6 为瓷白色的巩膜，两者相交区域为角膜缘，共同构成完整封闭的眼球外壁，具有保护眼内组织和维持眼球形状的作用。

1. 角膜

角膜位于眼球前极中央，为稍向前凸的横椭圆形透明组织，成人角膜横径 11.5～12mm，垂直径 10.5～11mm。角膜前表面曲率半径约 7.8mm，后表面曲率半径约 6.8mm。角膜周边厚约 1mm，中心厚 0.5～0.55mm。

组织学上，角膜从外至内分为以下 5 层（图 2-1）：

（1）上皮细胞层：上皮细胞层由 5～6 层鳞状上皮细胞构成，排列整齐，表层无角化，基底细胞无色素，再生能力极强，损伤后在无感染的条件下，约 24 小时内修复，不遗留瘢痕。因与结膜上皮层有一定联系，病变时可相互影响。但角膜上皮层内不含有结膜上皮层的杯状细胞，炎症时多无分泌物出现。

（2）前弹力层：前弹力层是一无细胞成分的均质透明薄膜，前面光滑，上皮细胞层易与之分离。抵抗力弱，极易损伤，且不能再生。损伤后由新生的结缔组织代替，形成较薄瘢痕组织，称为"角膜云翳"。

（3）基质层：基质层约占角膜总厚度的 90%，由与角膜表面平行的胶原纤维束薄板组成。纤维薄板排列规则，屈光指数相同，该层向周围延伸至巩膜组织中，病变时多相互影响。基质层无再生能力，病变或损伤后由不透明的瘢痕组织代替，形成瘢痕，称为"角膜斑翳"或"角膜白斑"。

（4）后弹力层：后弹力层是一层较坚韧的透明均质膜，由胶原纤维组成，在前房角处分成细条并移行到小梁组织中，损伤后可再生。后弹力层疏松地附着在基质层上，富于弹性，抵抗力强，当病变溃穿角膜基质层时，因眼内压力的作用，此层向前膨出，可暂不穿孔；一旦溃破，角膜穿孔，部分虹膜脱出，而愈合过程中角膜瘢痕组织中嵌有虹膜组织者，称为"粘连性角膜白斑"。

（5）内皮细胞层：内皮细胞层由六角形单层扁平细胞构成，位于角膜最内面，紧贴后弹力层。角膜内皮细胞数量正常为 $2899\pm410/mm^2$，随年龄的增长而逐渐减少。细胞间紧密连接，具有角膜 - 房水屏障功能。正常情况下，房水不能透过此层渗入到角膜组织中。当其损伤后，房水渗入到角膜组织，可引起基质层水肿。内皮细胞损伤后不能再生，受损后缺损区由邻近细胞扩张和移行来覆盖。如其失去代偿功能，会出现角膜水肿或大疱性角膜病变。

角膜表面有一层泪膜，称"角膜前泪膜"。泪膜分为 3 层，表面为脂质层，中间为水液层，底部为黏蛋白层。其主要作用

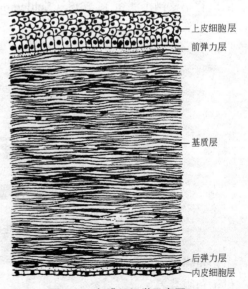

图 2-1 角膜组织学示意图

为润滑角膜以防其干燥，同时便于氧气供给。

角膜透明、无血管，其营养代谢主要来自房水、泪膜和角膜缘血管网。其代谢所需要的氧气，约 80% 来自空气。

角膜富含三叉神经末梢，感觉极其灵敏。

角膜是眼球重要的屈光介质之一，总屈光力为 +43D（Diopter，屈光度）。

2. 巩膜

巩膜由致密的、相互交错的胶原纤维组成，前接角膜，在后部与视神经相交处分内、外两层，外 2/3 移行于视神经鞘膜，内 1/3 呈细小筛状孔，此处极薄，称为"巩膜筛板"，视神经纤维束由此穿出眼球。巩膜厚度差异较大，视神经周围最厚约 1mm，各直肌附着处较薄，约为 0.3mm，巩膜筛板处最薄。因此，巩膜筛板处抵抗力弱，易受眼内压的影响。若眼压升高压迫视盘，会出现生理凹陷加深、扩大的病理改变。

巩膜表面由眼球筋膜及球结膜覆盖，内面紧贴睫状体、脉络膜。

组织学上巩膜由表层巩膜、巩膜实质层及棕黑板层构成。

巩膜呈乳白色、不透明，质地坚韧、有弹性且坚固。表面组织富有血管、神经，炎症时疼痛较明显；深层组织血管、神经少，代谢缓慢，病变时反应不剧烈，病程多较长。

3. 角膜缘

角膜缘是从透明角膜嵌入不透明巩膜的过渡区域，没有十分明确的界线，宽约 1mm。组织学上多认为角膜缘前界起于角膜前弹力层止端，后缘为角膜后弹力层止端。角膜、巩膜和结膜三者在此处汇合，是临床部分眼内手术常用切口部位或重要标志，解剖结构上是前房角及房水引流系统的所在部位，组织学上还是角膜干细胞所在之处，十分重要。

角膜缘内面是前房角组织（图 2-2）。前房角前界的标志为许瓦伯（Schwalbe）线，依次有小梁网（滤帘）、输淋（Schlemm）管（又称巩膜静脉窦）、巩膜突、睫状体带及虹膜根部。

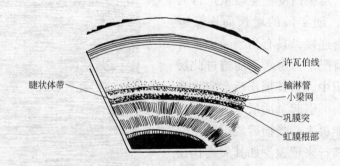

图 2-2　正常前房角结构示意图

角膜缘血管网主要由表面的结膜后动脉与深部的睫状前动脉的小分支联络构成，可供给角膜营养。

（二）中层葡萄膜

葡萄膜具有丰富的血管及色素，故又称为血管膜和色素膜，具有供给眼球营养、遮光和暗室的作用。从前至后，可将其分为三部分：虹膜、睫状体、脉络膜。

1. 虹膜

虹膜位于角膜后面，为圆盘状，其周边根部与睫状体相连，直伸晶状体前面，由此将眼球前部腔隙分隔成前房和后房两部分，虹膜悬在房水中。其表面呈高低不平的辐射状隆起的条纹，形成虹膜纹理和隐窝。

虹膜中央有一直径为 2.5～4mm 的圆孔，称"瞳孔"，其大小与年龄、屈光及精神状态等因素有关。瞳孔周围有呈环形排列的瞳孔括约肌，受副交感神经支配，兴奋时瞳孔缩小；有呈放射状排列的瞳孔开大肌，受交感神经支配，兴奋时具有扩大瞳孔的作用。瞳孔的缩小、开大动作可以调节进入眼内光线的多少。当光线直接照射一眼瞳孔时，可引起两眼瞳孔均缩小的现象，称为"瞳孔对光反射"。光照眼的瞳孔缩小，称"直接对光反射"；对侧眼的瞳孔缩小，称"间接对光反射"。眼视近时，瞳孔缩小，并发生调节和集合作用，称"瞳孔近反射"。

在组织学上，虹膜主要由前面的基质层和后面的色素上皮层构成。基质层是由疏松的结缔组织和虹膜色素细胞组成的框架网，神经、血管行走其间。虹膜基质内有丰富的动脉、静脉和毛细血管，被丰富的色素掩盖，正常情况下看不到血管。虹膜颜色决定于基质内色素细胞的色素含量，如色素致密则虹膜呈棕色，色素较少则虹膜呈蓝色或灰色。色素上皮层分前、后两层，两层细胞中均含丰富而致密的黑色素，故虹膜后面呈深黑颜色。后层的色素上皮在瞳孔缘向前翻转为一条细窄的黑色环形花边，称"瞳孔领"。

虹膜具有丰富的血管和密布的三叉神经纤维网，感觉特别敏锐。发生炎症时，虹膜肿胀，纹理消失，并有剧烈的眼痛及大量的渗出，甚至出血。

2. 睫状体

睫状体在巩膜内面，前接虹膜根部，后与脉络膜相连，是宽 6～7mm 的环带组织（图 2-3），其色深褐，矢状面约呈三角形，基底朝向虹膜根部（图 2-4）。前 1/3 肥厚，称"睫状冠"，宽约 2mm，富含血管，有 70～80 个纵行放射状突起，称"睫状突"；后 2/3 薄而扁平，称为"睫状体扁平部"。扁平部与脉络膜相连处呈锯齿状，称"锯齿缘"。睫状突上皮细胞产生房水，房水可供给眼球内组织营养，维持眼内压。

睫状体主要由睫状肌和睫状上皮细胞组成。睫状肌由外侧的纵行、中间的放射状和前内侧的环形三组肌纤维组成，均为平滑肌，受副交感神经支配。睫状体到晶状体赤道部由纤细的晶状体悬韧带联系。睫状肌的舒缩对晶状体起调节作用和房水外流作用，即睫状肌之环形肌纤维收缩，晶状体悬韧带松弛，晶状体借助自身弹性变凸，屈光力增加，以达到视近的目的，这一作用称"调节"。其中纵行肌纤维收缩，牵引前部脉络膜，将巩膜突向后拉，使小梁网开放，有利于房水的外流。此外，若睫状肌长时间收缩，会出现调节过度而发生近视现象；又因牵引前部脉络膜影响锯齿缘部视网膜，可造成视网膜的囊样变性，甚至发生周边视网膜裂孔。

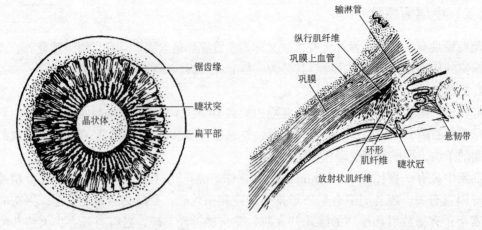

图 2-3　睫状体的后面观示意图　　　　图 2-4　睫状体矢状面示意图

睫状体有来自睫状长、短神经的感觉神经，并在睫状肌中形成神经丛，分布密集，又富含血管，故炎症时眼痛、渗出明显。

3. 脉络膜

脉络膜前接睫状体扁平部的锯齿缘，向后止于视盘周围，介于巩膜与视网膜之间。脉络膜由外向内分为：①脉络膜上腔：为血管、神经通过的要道，有睫状后长动脉、睫状后短动脉、睫状神经等从此通过。②大血管层：血管的网状条纹特别显著，是豹纹眼底的由来。③中血管层。④毛细血管层。⑤玻璃膜（Bruch 膜）：无结构的透明组织，与视网膜的色素上皮层紧密相连。

脉络膜血液主要来自睫状后短动脉，血管极多，血容量也大，有眼球血库之称，占眼球血液总量的 65% 左右，供给视网膜外层和玻璃体营养。但因血流出入口均小，血流缓慢，故血中病原体易在此停留而产生病变。脉络膜毛细血管通透性高，小分子的荧光素易于渗漏，而大分子吲哚青绿不易渗漏，所以吲哚青绿能较好地显示脉络膜血管的影像。

脉络膜含有丰富的色素，有遮光作用，使眼球成暗箱，确保成像清晰。脉络膜不含感觉神经纤维，发炎时无疼痛感。

（三）内层视网膜

视网膜为透明膜，位于脉络膜与玻璃体之间，前界位于锯齿缘，后界止于视盘周围。视网膜由单层的色素上皮层和 9 层结构的视网膜神经感觉层（又称神经上皮层）组成，由外向内分为以下 10 层（图 2-5）。

（1）色素上皮层：色素上皮层是视网膜的最外层，与脉络膜的最内层玻璃膜紧密相连，不易分开，但与神经上皮层间存在潜在间隙，是发生视网膜脱离的解剖基础。色素上皮细胞是单层六角形细胞，选择性地运送脉络膜与视网膜外层之间的营养和代谢产物，能吞噬、消化光感受器外节脱落的盘膜。色素上皮细胞间有封闭小带，又称"紧密连接",避免脉络膜血管正常漏出液中大分子物质进入视网膜,具有血-视网膜外屏障作用,亦称"视网膜-脉络膜屏障"。色素上皮细胞中含有一种色素颗粒即脂褐质,是一种很活跃的细胞,在多种眼底病中起着重要作用,如视网膜色素变性等。

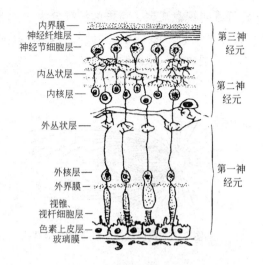

图 2-5 视网膜组织示意图

(2)视锥、视杆细胞层:视锥、视杆细胞层又称"光感受器细胞层"。视锥细胞主要分布在黄斑及中心凹,感受明光,分辨颜色,具有明视觉和主管色觉的作用。视杆细胞分布在黄斑区以外的视网膜,越近黄斑区数量越少,至黄斑中心凹则无此种细胞。视杆细胞感受弱光,司暗视觉。视杆细胞的感光色素为视紫红质,其合成需要维生素 A。当维生素 A 缺乏时,视杆细胞功能障碍,就会产生夜盲。

(3)外界膜:外界膜是一网状薄膜。网眼大小不一,视锥细胞经过的网眼较视杆细胞经过的大。

(4)外核层:外核层又称"外颗粒层",由光感受器细胞核组成。此层没有血管,营养来自脉络膜。

(5)外丛状层:外丛状层为疏松的网状结构,是视锥细胞、视杆细胞和双极细胞树突、水平细胞突起相连接的突触部位。

(6)内核层:内核层又称"内颗粒层",主要由双极细胞、水平细胞的细胞核组成。水平细胞为神经胶质细胞,具有联络和支持作用。

(7)内丛状层:内丛状层是主要由双极细胞与神经节细胞相互接触形成突触的部位。

(8)神经节细胞层:神经节细胞层由神经节细胞核组成。

(9)神经纤维层:神经纤维层由神经纤维构成。神经纤维最后集中形成视神经。该层血管丰富。

(10)内界膜:内界膜是介于视网膜和玻璃体间的一层透明薄膜。

光感受器为第一神经元;双极细胞为第二神经元,联系第一与第三神经元;神经节细胞是第三神经元。

视觉的形成是视信息在视网膜内形成视觉神经冲动,由光感受器→双极细胞→神经节细胞这三个神经元传递,沿视路将信息传递到视中枢而形成。

视网膜上的重要组织有黄斑、视网膜的血管及视盘等。黄斑位于视盘颞侧约 3mm 处,呈横椭圆形凹陷区,正中为中心凹。中心凹为视力最敏锐的地方,中心凹处有一反光亮点,称"中心凹光反射"。黄斑区中央部分为无血管区,因其色素上皮细胞排列紧密,含色素较多,加之下面脉络膜血管网特别厚,因此颜色较深。神经节细胞发出的神经纤维向视盘汇聚，黄斑区纤维分为上、下部分，约呈水平线样弧形排列，此束纤维称"黄斑乳头束（图2-6）"。此外，黄斑部外丛状层较厚，容易吸收水分而发生水肿，又因无毛细血管，水肿时难以消退。

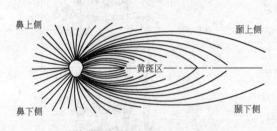

图 2-6　黄斑区神经纤维分布示意图

视网膜的血管为视网膜中央动脉和中央静脉，分为颞上支、颞下支、鼻上支、鼻下支，分布在视网膜上，静脉与同名动脉伴行。

视盘位于眼底后极部，是视网膜神经节细胞发出的神经纤维汇集的部位，呈圆形或椭圆形，其色为不均匀的淡红色，直径约1.5mm。其中央或稍偏颞侧有一凹陷，称"生理凹陷"，视网膜中央动、静脉由此通过。视盘仅有神经纤维而无光感受器，因此无视觉功能，即视野检查时会出现盲点，称"生理盲点"。视网膜表面的神经纤维层的血液供应来自其中央动脉的毛细血管，筛板和筛板前由睫状后短动脉的分支供给（正常眼底见附彩图2-2）。

视网膜外五层的营养来自脉络膜毛细血管，由色素上皮层传递，同时由色素上皮吞噬降解脱落的视网膜外节盘膜，并向脉络膜排泄。视网膜色素上皮层与脉络膜毛细血管、玻璃膜共同组成重要的功能体，称"色素上皮 – 脉络膜毛细血管复合体"，对维持光感受器微环境有重要作用。色素上皮细胞之间连接紧密，并有完整的封闭小带存在，形成视网膜的外屏障，亦称"脉络膜 – 视网膜屏障"，具有阻止脉络膜血管的正常漏出液进入视网膜的功能。

视网膜内五层的营养来自视网膜中央动脉。其毛细血管壁内皮细胞之间完整的封闭小带和壁上周细胞形成视网膜内屏障，亦称"血 – 视网膜屏障"，可阻止血浆等物质渗漏到视网膜神经上皮内。

视网膜生理功能的正常有赖于以上两个屏障的完整，一旦受损，均可引起水肿、出血等病理改变。视网膜的动、静脉血管交叉处由共同的外膜包绕，是视网膜静脉阻塞的解剖基础。

二、眼球内容物

眼球内容物包括房水、晶状体、玻璃体，三者均为透明体（图2-7）。房水、晶状体、玻璃体连同角膜一并构成眼的屈光介质，又称"屈光系统"，是光线进入眼内并到达视网膜的通路。

（一）房水

房水由睫状突的上皮细胞产生，并充满后房、前房。前房指角膜后面与虹膜和瞳孔区晶状体前面之间的空间，容积约0.2mL。前房中央深度为2.5～3mm，周边稍浅。后房为虹膜、瞳孔后面、睫状体前端和晶状体赤道前面的环形腔隙，容积约 0.06mL。

房水循环途径：产生的房水首先进入后房，经过瞳孔到达前房，从前房角小梁进入输淋管，通过房水静脉，最后流入巩膜表面睫状前静脉回到血液循环（图 2-8）。此外，有少部分房水由虹膜表面吸收和从脉络膜上腔排出。其主要成分为水及少量乳酸、维生素 C、葡萄糖、肌醇、谷胱甘肽、尿素、钠、钾、蛋白质等；主要功能是营养角膜、晶状体和玻璃体，维持眼内压并具有屈光作用。

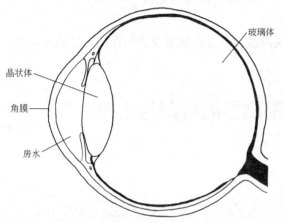

图 2-7 眼球内容物示意图

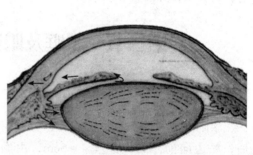

图 2-8 房水循环示意图

（二）晶状体

晶状体位于虹膜后面、玻璃体的前面，是富有弹性的形如双凸透镜的透明体，前面弯曲度较后面为小。前、后两面环形交界处称"晶状体赤道部"，前面的顶点为晶状体前极，后面的顶点为后极。晶状体的直径约 9mm，中央厚度 4~5mm。晶状体分晶状体囊膜、晶状体皮质、晶状体核（图 2-9）。晶状体悬韧带是晶状体与睫状体连接的小带。

晶状体是眼屈光介质的重要组成部分，其屈光度约为 19D 的凸透镜，可滤去部分紫外线，对视网膜有一定的保护作用。通过睫状肌的收缩与舒张，使晶状体悬韧带或松或紧，晶状体随之变凸或扁平，以完成眼的调节功能。随着年龄增长，晶状体弹性减弱，调节功能减退而出现老视，又称"老花眼"。

晶状体无血管，营养来自房水。若晶状体

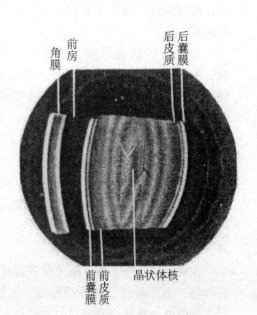

图 2-9 正常晶状体光学切面示意图

受损或房水代谢发生变化时，可出现混浊，临床称之为"白内障"。

（三）玻璃体

玻璃体位于晶状体、睫状体及视网膜包绕的玻璃体腔内，为透明的胶质体，其中99%为水，充满玻璃体腔内，占眼球内容积的4/5，容积约4.5mL。玻璃体前面有一凹面，称"玻璃体凹"，以容纳晶状体。玻璃体其他部分与视网膜和睫状体相贴，在视盘边缘、黄斑中心凹附近及锯齿缘前2mm和后4mm区域紧密粘连。其前部表面和晶状体后囊间有圆环形粘连，以青少年时期为紧密。

玻璃体为眼重要的屈光介质之一，对视网膜和眼球壁起着支撑的作用。玻璃体无血管，营养来自脉络膜和房水。

第二节　眼眶及眼附属器的解剖与生理

一、眼眶

眼眶为略呈四边锥形的骨腔，尖端向后，底边向前，成人深度4～5cm，由额骨、蝶骨、筛骨、腭骨、泪骨、上颌骨、颧骨共7块骨组成（图2-10）。眼眶内侧壁骨质很薄，外侧壁较厚，上方有颅腔和额窦，内侧有筛窦和鼻腔，下方有上颌窦。内侧壁前下方为泪囊窝，眶外上角有泪腺窝。

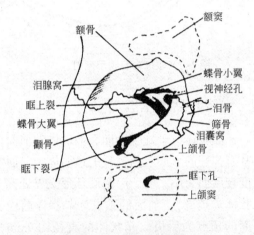

图 2-10　眼眶的前面观

眼眶内容纳有眼球、视神经、眼外肌、泪腺、血管、神经、筋膜及眶脂肪。筋膜及脂肪共同形成软垫，可减少对眼球的震动。

眼眶骨壁的主要结构为以下：

1. 视神经孔及视神经管

视神经孔位于眶尖，呈圆形，直径为4～6mm；视神经孔后是与颅腔相通的视神经管，长4～9mm，视神经及三层鞘膜、眼动脉和交感神经的一些小支从此穿过。若视神经管骨折可压迫视神经，导致视神经病变。

2. 眶上裂

在视神经孔外下方，眶上壁和眶外壁分界处，为一长形裂孔，沟通颅中窝。眼的动眼神经、滑车神经、外展神经、三叉神经的眼支、交感神经纤维丛和眼上静脉由此通过。所以此处受伤波及通过的神经和血管时，则发生眶上裂综合征。

3. 眶下裂

在眶下壁与眶外壁之间，有三叉神经的第二支、眶下动脉及眶下神经等通过。

4. 眶上切迹

在眶上缘偏内侧，有眶上动静脉、三叉神经的第一支和眶上神经通过，为眶上神经痛的压痛点。

5. 眶下孔

在眶下缘正中下方，距眶缘约 4mm 处，有眶下神经通过，是泪囊手术麻醉点之一。

此外，总腱环在眶间视神经孔周围、眶尖前 10mm 处。此处有睫状神经节，是眼内手术球后麻醉的关键部位。

眼眶的动脉来自颈内动脉，眼眶静脉最终汇于海绵窦与颅腔静脉吻合。

二、眼附属器

眼附属器包括眼睑、结膜、泪器、眼外肌四部分。

（一）眼睑

眼睑位于眼眶外面及眼球前面，分上睑、下睑。游离缘称"睑缘"，上、下睑之间的裂隙称"睑裂"，联合处在外呈锐角的称"外眦"，在内呈钝角的称"内眦"。睑缘有排列整齐的睫毛，在上、下睑缘近内眦处各有一个小孔，称"泪小点"，是泪液排泄路径的起点。内眦处结膜上有一肉状隆起，称为"泪阜"。

眼睑由外向内分为 5 层（图 2-11）：

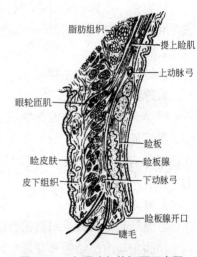

图 2-11　上眼睑矢状切面示意图

1. 眼睑皮肤层

眼睑皮肤层是人体最薄的皮肤之一，细嫩而富有弹性，容易成皱褶，年老时尤为显著。眼睑皮肤血液供给很丰富，因此在外伤后伤口愈合迅速，一般平行于皮肤纹理的小伤口可不缝合而自愈。

2. 皮下组织层

皮下组织层为疏松的结缔组织和少量脂肪，炎症或外伤时容易出现水肿、瘀血。

3. 肌层

肌层包括眼轮匝肌和提上睑肌。眼轮匝肌属横纹肌，肌纤维与睑裂平行呈环形，由面神经支配，收缩时眼睑闭合。面神经麻痹时，眼睑不能闭合，易发生暴露性结膜角膜炎。提上睑肌起于眶尖视神经孔前的总腱环，沿眶上壁向前行，止于睑板前面，肌纤维呈扇形展开，前部薄而宽的腱膜穿过眶隔，部分纤维穿过眼轮匝肌止于上睑皮肤下，形成双重睑。提上睑肌由动眼神经支配，起开睑作用，若动眼神经麻痹则出现上睑下垂。

4. 睑板层

睑板层是由致密的结缔组织和丰富的弹力纤维组成的半月形软骨样板，是上、下睑的支架组织。两端与内、外眦韧带相连，借此固定在眼眶内、外侧眶缘上。睑板上有纵行排列的睑板腺，腺口开于睑缘。睑板腺分泌脂肪样物质以润滑睑缘，减少摩擦及防止泪液外溢。

5. 睑结膜层

睑结膜层是紧贴在睑板后面的黏膜层，薄而透明，表面光滑，富有血管。上睑结膜距睑缘后唇约2mm处有一与睑缘平行的浅沟，称"睑板上沟"，常易存留异物。眼睑的血管来自颈外动脉的面动脉支的浅部动脉血管丛和颈内动脉的眼动脉分支的深部动脉血管丛。浅部静脉回流到颈内、外静脉，深部静脉最后汇入海绵窦。

眼睑由三叉神经司感觉。

眼睑具有保护眼球的作用，通过瞬目使泪液润湿眼球表面，保持结膜、角膜的光泽，同时还可以清除眼球表面的灰尘及细菌。

（二）结膜

结膜是一层薄而光滑透明的黏膜。起于睑缘，止于角膜缘，覆盖在睑板后面（睑结膜）和眼球前面（球结膜），以及睑部到球部的反折部分（穹隆结膜）。

1. 睑结膜

睑结膜即眼睑睑结膜层。

2. 球结膜

球结膜覆盖在眼球前部的巩膜表面上，终于角膜缘，推之可移动。球结膜和巩膜之间为眼球筋膜，在角膜缘外宽约3mm范围的球结膜与其下的筋膜和巩膜组织紧密粘连。在内眦部有一个半月形的结膜皱褶，称"半月皱襞"，低等动物为第三眼睑。半月皱襞的鼻侧有泪阜。

3. 穹隆结膜

穹隆结膜是结膜组织最松弛的部分，便于眼球运动。

结膜主要由睑结膜和穹隆结膜的上皮细胞层的杯状细胞分泌黏液；穹隆结膜有副泪腺，组织结构同泪腺，可分泌泪液。泪液为弱碱性的透明液体，其中98.2%为水，其他含有少量无机盐和蛋白质，以及溶菌酶、免疫球蛋白A、补体系统等。黏液和泪液滋润结膜、角膜，可减少摩擦，起一定的保护作用。此外，泪液还具有杀菌和预防感染的作用。

结膜血管系统来自眼睑动脉弓和睫状前动脉，前者分布在睑结膜、穹隆结膜，以及走向角膜缘4mm外的球结膜，充血时以靠穹隆部更显著，此称为"结膜充血（附彩图2-3、附彩图2-4）"；后者在角膜缘3~5mm处分出细支，分布在角膜缘周围，组成角膜缘血管网，充血以角膜缘为甚，此称为"睫状充血（附彩图2-5）"；结膜充血与睫状充血同时出现时，称为"混合充血（附彩图2-6）"。不同类型的充血对眼部病变部位的诊断有重要意义。

结膜的感觉由三叉神经支配。

（三）泪器

泪器包括泪腺和泪道（图2-12）。

1. 泪腺

泪腺位于眼眶前外上方的泪腺窝内，由结缔组织固定在眶骨膜上。泪腺分泌泪液，排出管开口在外侧上穹隆结膜，如异物入眼，泪腺可分泌大量泪液以冲出异物。

2. 泪道

泪道为泪液排出的通道，包括泪点、泪小管、泪总管、泪囊及鼻泪管。

（1）泪小点：泪小点位于内眦上、下睑缘，呈乳头状隆起，中间有一小孔，开口紧贴于眼球表面。

（2）泪小管：泪小管是连接泪小点与泪囊的小管，从泪小点开始垂直深1~2mm，然后转直角向鼻侧，全长约8mm。上、下泪小管汇合成泪总管，进入泪囊。

（3）泪囊：泪囊位于泪骨的泪囊窝内，在内眦韧带的后面。泪囊上方为圆形的盲端，下方与鼻泪管相连接。长约12mm，前后宽4~7mm，左右宽2~3mm。

（4）鼻泪管：鼻泪管上接泪囊，向下开口于下鼻道的前部，长约18mm。鼻泪管下端开口处有一半月形瓣膜，系胚胎期的残留物。出生后，若未能开放，可发生新生儿泪囊炎。

分泌的泪液排到结膜囊后，一部分蒸发，一部分靠瞬目运动分布在眼球的前表面，经泪道排入鼻腔。

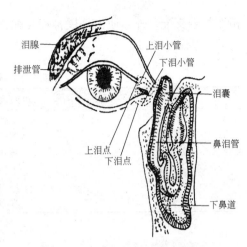

图2-12 泪器解剖位置示意图

（四）眼外肌

眼球的运动依赖6条眼外肌。每眼有4条直肌、2条斜肌，分别为上直肌、下直肌、内直肌、外直肌，以及上斜肌、下斜肌（图2-13）。

下斜肌起于眼眶下壁前内侧，附着于眼球赤道部后外侧的巩膜上；其余5条眼外肌均起于视神经孔前的总腱环，上斜肌的上端附着在眼球外上方的巩膜上，而4条直肌止端均附着在巩膜上，按内直肌、下直肌、外直肌、上直肌为序，它们的止端附着点与角膜缘的距离分别为5、6、7、8mm左右。上斜肌由

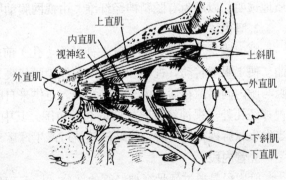

图2-13 眶侧面观眼外肌示意图

滑车神经支配，外直肌由外展神经支配，其余 4 条眼外肌均由动眼神经支配。眼外肌的主要功能见表 2-1。

表 2-1　眼外肌的主要功能

眼外肌	主要动作	次要动作
内直肌	内转	
下直肌	下转	内转，外旋
外直肌	外转	
上直肌	上转	内转，内旋
上斜肌	内旋	下转，外转
下斜肌	外旋	上转，外转

第三节　视　路

视路是视觉信息从视网膜光感受器到大脑枕叶视中枢的传导路径，即从视神经开始，经过视交叉、视束、外侧膝状体、视放射至大脑枕叶的神经传导路径（图 2-14）。

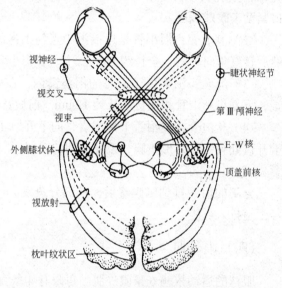

图 2-14　视路示意图

一、视神经

视神经是从视盘起至视交叉的这段神经，总长度 42～50mm，分为眼内段、眶内段、管内段及颅内段四部分。

1. 眼内段

眼内段是从视盘开始，视神经纤维成束穿过巩膜筛板，长约 1mm 的部分。此段神经纤维无髓鞘，故质地透明，以后为有髓鞘神经纤维。由视网膜动脉分支和睫状后短动脉分支供给营养。

2. 眶内段

眶内段是从巩膜后孔到骨性神经管（孔）前端的部分，此段长约 30mm，呈 S 形弯曲，便于眼球转动。视神经外围由神经鞘膜包裹，此鞘膜从三层脑膜延续而来，鞘膜间隙与颅内同名隙相通，内充满脑脊液。血供来自眼动脉分支和视网膜中央动脉分支。在视神经孔处，视神经被眼外肌的起端包围，其中上直肌和内直肌与神经鞘膜紧密粘连，当发生球后视神经炎时，眼球转动就可产生球后牵引疼痛。

3. 管内段

管内段是通过颅骨视神经管的部分，长 5～10mm。其鞘膜与骨膜紧密粘连，使视神经得以固定。若该管外伤或骨折时，可导致视神经损伤。其血液供应主要来自眼动脉。

4. 颅内段

颅内段是视神经出视神经骨管进入颅内到视交叉前角，长约 10mm 的部分，位于蝶鞍之上。由颈内动脉和眼动脉供血。

二、视交叉

视交叉位于颅内蝶鞍上方，为一长方体的横径约 12mm、前后径约 8mm、厚 2～5mm 的神经组织。两眼视神经纤维在该处进行部分交叉，即来自视网膜鼻侧的纤维在此处交叉到对侧，来自两眼视网膜颞侧的纤维在此处不交叉。若邻近组织炎症影响或被肿块压迫时，可见两眼颞侧偏盲。

三、视束

在视交叉后重新排列的左、右各一束神经，称为"视束"。这段神经束由一眼颞侧神经纤维与另一眼鼻侧神经纤维组成，绕大脑脚至外侧膝状体。因此，一侧视束发生病变时，可见两眼同侧偏盲。

四、外侧膝状体

外侧膝状体为视觉的皮质下中枢，位于大脑脚外侧。视网膜神经节细胞发出的神经纤维在此同外侧膝状体的神经节细胞形成突触，其中的神经节细胞是视路最后的神经元，由此神经元发出的纤维形成视放射，为视分析器的低级视中枢。

五、视放射

视放射是外侧膝状体换神经元后发出的神经纤维，向下呈扇形展开，分成 3 束到达枕叶。这是联系外侧膝状体和大脑枕叶皮质的神经纤维结构。

六、视皮质

视皮质位于大脑枕叶皮质的距状裂上、下唇和枕叶纹状区，全部视觉纤维在此终止，是人类视觉的最高中枢。

视路中视觉纤维在各段排列不同，当中枢神经系统发生病变或受损时，可表现出特定的视野异常，从而对病变及损伤的定位诊断具有十分重要的意义。

第四节　眼部血管与神经

一、血管及血液循环

眼球的血液供应来自眼动脉。

（一）动脉

动脉主要有眼动脉分出的视网膜中央动脉和睫状血管系统（图 2-15）。

1. 视网膜中央动脉

视网膜中央动脉为眼动脉眶内段的分支。在眼球后 9~12mm 处进入视神经中央，前行至视盘穿出，在视网膜分为颞上支、颞下支、鼻上支、鼻下支，然后逐级分为若干小支，直达锯齿缘，以营养视网膜内五层。该动脉为终末动脉，一旦发生阻塞，可导致视网膜严重损害，影响视力。视网膜血管在检眼镜下可直接观察，有助于临床判断和诊治疾病。

2. 睫状动脉

（1）睫状后短动脉：睫状后短动脉是眼动脉的分支，分为鼻侧和颞侧两支。其从视神经周围穿过巩膜进入并分布于脉络膜，在其内逐级分支，构成脉络膜各血管层，营养脉络膜和视网膜的外五层。

（2）睫状后长动脉：由眼动脉分出 2 支，自视神经鼻侧和颞侧穿入巩膜，经脉络膜上腔达睫状体，多数到睫状体前部及虹膜根部，与睫状前动脉吻合，组成虹膜动脉大环，再分出

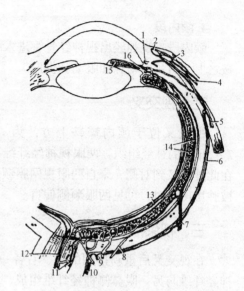

图 2-15　眼球血管及血液循环示意图

①输淋管；②角膜缘血管网；③前结膜血管；④后结膜血管；⑤前睫状血管；⑥巩膜上血管；⑦涡静脉；⑧睫状后长动脉；⑨睫状后短动脉；⑩硬脑膜血管；⑪软脑膜血管；⑫视网膜中央血管；⑬视网膜血管；⑭脉络膜血管；⑮虹膜动脉小环；⑯虹膜动脉大环

小支在近瞳孔缘处形成虹膜动脉小环，供给虹膜、前部脉络膜和睫状体营养。

（3）睫状前动脉：睫状前动脉是眼直肌的动脉在肌腱止端处的分支。其中 1 支在距角膜缘 3~5mm 处垂直穿入巩膜到睫状体，参与虹膜动脉大环，供给虹膜和睫状体营养。未穿入巩膜的分支走行于表面巩膜，向前至角膜缘，成为结膜前动脉，并与来自眼睑的结膜后动脉吻合，构成角膜缘血管网，供给角膜、结膜营养。

眼球的血液供应示意图如下（图 2-16）：

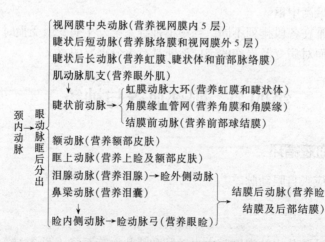

图 2-16　眼球的血液供应示意图

（二）静脉

1. 视网膜中央静脉

视网膜中央静脉与视网膜中央动脉伴行，经眼上静脉或直接回流到海绵窦。静脉颜色较暗，管径较粗，动、静脉管径之比为 2：3。

2. 涡静脉

涡静脉在眼球赤道以后，有 4 ~ 6 条，位于各条直肌间，收集部分虹膜、睫状体和全部脉络膜的血液，通过眼上、下静脉进入海绵窦。

3. 睫状前静脉

睫状前静脉收集虹膜、睫状体的血液，经眼上、下静脉，大部分由眶上裂进入海绵窦。

二、神经分布

眼部的神经分布十分丰富，脑神经中有 6 对与眼有关，而眼球受睫状神经支配，富含感觉、交感及副交感神经纤维。

1. 睫状神经节

睫状神经节位于眼眶后部，在视神经外侧，距视神经孔约 10mm 处，分为节前和节后纤维。节后纤维为睫状短神经，节前纤维由长根、短根和交感根组成。长根为感觉根，由鼻睫状神经发出，其感觉神经纤维分布在角膜、虹膜和睫状体等组织，司感觉；短根为运动根，由动眼神经发出，其副交感神经纤维分布在瞳孔括约肌及睫状肌，主肌肉的运动；交感根自颈内动脉周围的交感神经丛发出，其神经纤维主要分布于眼的血管，司血管的舒缩。

眼内手术时，多行球后麻醉以阻断该神经节。

2. 睫状长神经

睫状长神经为三叉神经第 I 眼神经的鼻睫状神经的分支。在眼球后视神经周围分为 2 支，从两旁穿入巩膜进球内，经脉络膜上腔。交感神经纤维分布在睫状肌和瞳孔开大肌，主司肌肉的运动。其中所含的感觉神经纤维司角膜感觉。

3. 睫状短神经

睫状短神经共 6 ~ 10 支，来自睫状神经节，从视神经周围穿入巩膜，经脉络膜上腔到睫状体，组成神经丛。该神经丛所发出的分支到睫状体、虹膜、角膜、角膜缘的结膜和巩膜，司各组织的感觉。其中副交感神经纤维分布在瞳孔括约肌和睫状肌，主司肌肉的运动；而交感神经纤维分布至眼内血管，司血管的舒缩。

第五节　中医对眼解剖与生理的认识

根据古代中医眼科医籍的记载，描述眼的解剖与生理较为粗略，且不完善，早期各家有异，后渐有共识。眼为视觉器官，又名"目"，由眼珠、胞睑、泪泉、眼带、眼眶等组成。眼为五脏六腑之精华，百骸九窍之至宝，能洞观万物，朗视四方，又能"别黑白，审长短"，可见其主要功能是明视万物、分辨颜色。

一、眼珠

在《外台秘要·卷第二十一》中对眼珠外观描述十分明确，曰："轻膜裹水，圆满精微，皎洁明净，状如宝珠，称曰眼珠。"又名"睛珠""目珠""目睛"等。解剖结构包括黑睛、白睛、黄仁、瞳神、神水、晶珠、神膏、视衣及目系等，相当于西医学的眼球。

1. 黑睛

黑睛，又名"黑眼""乌睛""乌轮""乌珠""青睛""黑珠"，在五轮中称"风轮"，相当于西医学的角膜。

黑睛位于眼珠前端中央，周围是白睛，即《审视瑶函·目为至宝论》所说："风轮者，白睛内之青睛是也。"其组织晶莹透明，如有触犯，便会混浊生翳。对此古人早有告诫，即《外台秘要·卷第二十一》所说："黑睛水膜止有一重，不可轻触。"

通过黑睛能透视其后组织，在《目经大成·卷一》中认为黑睛："至清至脆，不可磨涅，晶莹如小儿之目为正。"黑睛是眼珠视物的重要组成部分之一。

2. 白睛

白睛，又名"白眼""白仁""白珠"等，在五轮中称"气轮"，包括西医学的结膜、球筋膜和巩膜组织。

白睛与黑睛紧密连接，质地坚韧，与黑睛共同组成眼珠的外壳。关于其组织结构，在《证治准绳·杂病·七窍门》中就认识到白睛质地坚韧，有保护眼珠内组织的作用（白珠独坚于四轮）。又如《外台秘要·卷第二十一》中说："人眼白睛重数有三，设小小犯触无过伤损。"而且《张氏医通·七窍门》在记载金针开内障时说"针尖划损白珠外膜之络而见血"，可以表明白睛外膜有脉络，相当于西医学的球结膜的血管。

3. 黄仁

黄仁，又名"眼帘""虹彩"等，相当于西医学的虹膜。中医眼科学中对其论述甚少，黄仁在黑睛之后，状似圆盘，中有圆孔为瞳仁。如《银海精微·辘轳展开》中说："瞳仁之大小随黄仁之展缩，黄仁展则瞳仁小，黄仁缩则瞳仁大。"古人因其色深褐映衬而误将透明无色的角膜称为黑睛。

4. 神水

现代中医学多认为神水相当于西医学的房水。实际早期所言之神水还包括了泪液，以《证治准绳·杂病·七窍门》中所说为证，曰："神水者，由三焦而发源，先天真一之气所化，在目之内……血养水，水养膏，膏护瞳神。"同时又说："在目之外，则目上润泽之水是也。"这不仅说明神水包括今之房水和泪液，而且阐明了与眼中某些组织之间的关系及神水具有营养部分眼组织的作用。

5. 瞳神

瞳神，又名"瞳子""瞳人""瞳仁""金井"等，在五轮中称"水轮"。瞳神含义有二：其一仅指黄仁中央圆孔，相当于西医学的瞳孔；其二泛指瞳神及瞳神内各部组织，即包括晶珠、神膏、视衣、目系、神光、真血等有形无形之物。

6. 晶珠

晶珠，又名"睛珠""黄精"，20世纪五版教材《中医眼科学》改称晶珠，相当于西医学的晶状体。《目经大成·卷一》将其解剖位置、生理功能均做了较精炼的记述，曰："膏中有珠，澄澈而软，状类水晶棋子，曰黄精。"充分说明晶珠就是坐落在其后的神膏上，是透明、软而富有弹性的双凸透镜。由此可见，眼能明视万物，晶珠起着极其重要的作用。

7. 神膏

神膏，又名"护睛水"，相当于西医学的玻璃体。中医眼科学中对神膏的认识较为统一，神膏在白睛内，富含水液且透明，有支撑作用，令眼保持为珠状。因其透明，故也是眼明视万物的保障。《疡医大全·卷十一》中就记载了神膏的解剖部位及生理功能，曰："白睛最坚属肺金，内藏护睛水，如鸡子清之稠浓。"此外，在《证治准绳·杂病·七窍门》的记载中指出，神膏外有白睛，还有一层"黑稠"，即书中说："大概目圆而长，外有坚壳数重，中有清脆，内包黑稠神膏一函，膏外则白稠神水，水以滋膏。"

8. 视衣

早期的医著中并无视衣一名，只是近代中医眼科著作中应用此名，泛指西医学的脉络膜及视网膜。

9. 目系

目系，又名"眼系""目本"。在《灵枢·大惑论》中指出："裹撷筋骨血气之精，而与脉并为系，上属于脑，后出于项中。"又如《证治准绳·杂病·七窍门》中说："目珠者，连目本，目本又名目系，属足厥阴之经也。"

目系连目珠，通于脑，所见之物归于脑。可见，眼珠－目系－脑是产生视觉功能的重要组织。《医林改错·脑髓说》中就明确地记载了有关内容，曰："两目系如线，长于脑，所见之物归于脑。"对于产生视觉功能的神经活动称为"神光"，这一功能的发挥又与脏腑功能息息相关。如《审视瑶函·目为至宝论》中说："神光者，谓目中自然能视之精华也。"《审视瑶函·内外二障论》曰："而五脏之中，惟肾水神光，深居于中，最灵最贵，辨析万物，明察秋毫。"

从上可知，目系不仅包括了西医学的视神经及包裹在视神经周围的组织和血管，如视网膜的中央动、静脉及鞘膜等组织，而且还包括产生视觉功能的视路。

10. 神光

神光即视功能。神光之强弱与脏腑功能，尤其与命门及心火之盛衰密切相关。如《审视瑶函·目为至宝论》中说："神光者，谓目中自然能视之精华也。夫神光原于命门，通于胆，发于心，皆火之用事。神之在人也大矣……在目能见。"《审视瑶函·内外二障论》曰："而五脏之中，惟肾水神光，深居于中，最灵最贵，辨析万物，明察秋毫。"

11. 玄府

玄府又称"元府"。《素问》中的玄府系指汗孔而言。刘河间在《素问玄机原病式》中认为，玄府无物不有，即眼有玄府。该书谓："玄府者，无物不有。人之脏腑、皮毛、肌肉……尽皆有之，乃气出入升降之道路门户也……人之眼耳鼻舌意识，能为用者，皆由升降出入之通利也。有所闭塞者，不能为用也，若目无所见……"可见，目中玄府是津液气血升降出入之通道。

12. 真精、真气、真血

真精、真气、真血即精、气、血，均为滋目之源、液，因目中脉道幽深细微，非轻清精微之性，难以升腾上达，故曰真。《审视瑶函·目为至宝论》说："真血者，即肝中升运于目轻清之血，乃滋目经络之血也。此血非比肌肉间混浊易行之血，因其轻清上升于高而难得，故谓之真也。真气者，即目经络中往来生用之气，乃先天真一发生之元阳也，大宜和畅，少有郁滞，诸病生焉。真精者，乃先后二天元气所化之精汁，先起于肾，次施于胆，而后及乎瞳神也。凡此数者，一有所损，目病生矣。"

二、胞睑

胞睑，又名"目胞""眼胞""眼睑"。在较多的医籍中仅粗略地将胞睑分为上胞、下睑，并将其中的组织分别命名，如睑弦、睫毛等。胞睑相当于西医学的眼睑，睑弦相当于西医学的睑缘。

胞睑位于眼珠最外部，具有保护其内部组织的作用。对于这一功能，在《医宗金鉴·刺灸心法要诀》中也有记载："目胞者，一名目窠，一名目裹，即上下两目外卫之胞也。"

三、两眦

两眦，又名"目眦""眦""眦头"，分内眦及外眦。关于内眦、外眦的定位，在《灵枢·癫狂》中指出："在内近鼻侧者，为内眦。"《医宗金鉴·刺灸心法要诀》又说："目外眦者，乃近鬓前之眼角也。"内眦又名"大眦"，外眦又名"小眦""锐眦"等。内眦及外眦与西医学解剖名称相同。

四、泪泉、泪窍

泪泉一名来源于《眼科临症笔记》，主要功能是分泌泪液，相当于西医学的泪腺。

泪窍又名"泪堂"，此在《银海精微·充风泪出》中就有记载："大眦有窍，名为泪堂。"同时也指出了泪窍的解剖位置之所在。

五、眼带

眼带，从病名的叙述中见到这一解剖名词，即《太平圣惠方·坠睛》中说坠睛是风寒之邪"攻于眼带"。《银海精微·辘轳展开》中说辘轳展开是"风充入脑，眼带吊起"。从上述两病叙述推知，眼带相当于西医学的眼外肌。

六、目眶

目眶一名见于《医宗金鉴·刺灸心法要诀》，又名"眼眶（《证治要诀》）"。对其解剖部位描述简明且较准确的当属《医宗金鉴·刺灸心法要诀》，书中说："目眶者，目窠四围之骨也，上曰眉棱骨，下即颧骨，颧骨之外即颧骨。"可见，目眶即西医学的眼眶。

从上可知，古代医籍在眼的解剖、生理方面的认识比较粗略，还需结合现代知识，以利于充实和发展中医眼科基础理论。以下对中西医眼部解剖名称做一对照（表2-2）。

表2-2　中西医眼部解剖名称对照表

中医解剖名称	西医解剖名称
眼珠（睛珠、目珠）	眼球
白睛（白眼、白仁、白珠）	包括球结膜、球筋膜、前部巩膜
黑睛（黑眼、黑仁、黑珠、乌睛、乌珠等）	角膜
黄仁（眼帘、虹彩、睛帘）	虹膜
神水	房水及泪液
瞳神（瞳子、瞳人、瞳仁、金井）	瞳孔及其后一切组织
晶珠（睛珠、黄精）	晶状体
神膏（护睛水）	玻璃体
视衣	包括脉络膜和视网膜
目系（眼系、目本）	包括视神经、包裹视神经的鞘膜及其血管
胞睑（约束、眼胞、眼睑、睥）	眼睑
上胞（上睑、上睥）	上眼睑
下睑（下胞、下睥）	下眼睑
睑弦（眼弦、睥沿）	睑缘
睫毛	睫毛
睑裂	睑裂
内眦（大眦）	内眦
外眦（锐眦、小眦）	外眦
泪泉	泪腺
泪窍（泪堂、泪孔）	泪点
眼带	眼外肌
目眶（眼眶）	眼眶

【文献选录】

《审视瑶函·目为至宝论》："华佗云：目形类丸。瞳神居中而独前，如日月之丽东南，而晦西北也。内有大络者五，乃心、肝、脾、肺、肾各主一络；中络者六，膀胱大小肠三焦胆络各主一络。外有旁枝细络，莫知其数，皆悬贯于脑，下达脏腑，通乎血气往来以滋于目……外有二窍，以通其气，内包诸液，液出则为泪，中有神膏、神水、神光。真血、真气、真精，皆滋目之液也。神膏者，目内包涵之膏液，膏液如破，则黑稠水出是也。此膏由胆中渗润精汁，升发于上，积而成者，方能涵养瞳神，此膏一衰，则瞳神有损……大概目圆而长，外有坚壳数重，中则清脆，内包黑稠神膏一函，膏外则白稠神水，水以滋膏，水外则皆血，血以滋水，膏中一点黑莹，乃是肾胆所聚之精华，惟此一点烛照鉴视，空阔无穷者，是曰瞳神，此水轮也……故古人曰：天无二曜，一物无所生，人无两目，一物无所见，诚哉是言也，思之甚可惊畏。"

【教学重点】

眼球及眼附属器的解剖与生理，中医对眼解剖与生理的认识，既是本章重点内容，又是今后各论部分学习的基础。

【教学难点】

视网膜及视路的结构和生理功能。

【复习思考题】

1. 眼内容物包括哪些？

2. 葡萄膜包括哪些结构？有何功能？

3. 房水有何作用？其生成与循环途径是怎样的？

4. 眼部屈光介质包括哪几部分？各有何生理特点？

5. 角膜在组织学上分为哪几层？各有何生理特点？

6. 视神经分为哪几段？

7. 广义的瞳神是指什么？

8. 玻璃体、晶状体、房水在中医学中分别指什么？

9. 泪器包括哪些部分？

10. 眼睑分为哪 5 层？

11. 眼外肌包括哪几条？

12. 正常成人眼轴长度是多少？

13. 正常眼压范围是多少？

14. 黄仁、眼带、视衣分别指的是西医学中眼部的哪一部分？

15. 眼球壁外层、中层、内层分别包括哪些结构？

16. 何谓真精、真气、真血？

17. 何谓神水、神光、神膏？

18. 目中玄府是指什么？

第三章　眼与脏腑经络气血的生理关系 ▷▷▷▷

眼为五官之一，主司视觉。中医眼科学认为，眼虽属局部器官，但与整体，特别是以五脏为中心的脏腑经络有着密切的内在联系，而脏腑的各种功能活动又是以精、气、血、津液为物质基础的。眼之所以能辨色视物，完全凭借脏腑通过经络将精、气、血、津液输送至眼。中医眼科学在其形成发展过程中，创立了独特的五轮与八廓学说，这些学说亦与脏腑经络及精、气、血、津液有着不可分割的联系。

第一节　眼与脏腑的生理关系

【教学目的】

掌握眼与五脏的生理关系，了解眼与六腑的生理关系，为理论指导临床实践打好基础。

【教学要求】

主要从五脏六腑的功能及脏与腑相表里等方面叙述。此外，尚需说明胆与眼中神膏、瞳神的关系密切。

眼禀脏腑先天之精所成，受后天之精所养，故《灵枢·大惑论》说："五脏六腑之精气，皆上注于目而为之精。"说明了眼的发育、形成及视觉的产生是五脏六腑精气作用的结果。精气是人体生命活动，包括视觉产生的物质条件。《审视瑶函·内外二障论》指出："眼乃五脏六腑之精华上注于目而为明。"若脏腑功能失调，精气不能上输充养于眼，就会影响眼的功能，甚至引发眼病。因而《太平圣惠方·眼论》明言："明孔遍通五脏，脏气若乱，目患即生。"

一、眼与五脏的生理关系

（一）眼与肝的生理关系

1. 肝开窍于目，目为肝之外候

《素问·金匮真言论》说："东方青色，入通于肝，开窍于目，藏精于肝。"其意为五脏应四时，同气相求，各有所归，目是肝与外界相通的窍道。一方面肝所藏的精微物质可供养于目；另一方面肝的功能状况，可从目窍表现出来。《灵枢·五阅五使》谓："五官者，五脏之阅也。"其中"目者，肝之官也"，即言五官为五脏的外候，而肝外候于目。《灵枢·本脏》说："视其外应，以知其内脏，则知所病矣。"所谓外应即外候，指体内脏腑生理功能及病理变化外露于体表组织器官的信息。通过对体表组织器官信息的测定，可以了解体内脏腑的状况。肝对应于目，故欲知肝脏状态，可从眼目测知。

2. 肝气通于目，肝和则目能辨色视物

五脏六腑之气血皆可上达于目，由于目为肝窍，肝气直通于目，故肝气的调和与否直接影响眼的视觉功能。一是肝气可调畅气机，肝气的充和条达，有利于气血津液上输至目，目得所养而能辨色视物，故《灵枢·脉度》说："肝气通于目，肝和则目能辨五色矣。"二是肝气能条达情志，肝和则疏泄有度，七情平和，气血均衡，眼即能明视不衰，故《灵枢·本神》指出："和喜怒而安居处……如是则僻邪不至，长生久视。"这与当今心身医学强调心理调节可防治衰老的论点如出一辙。

3. 肝主藏血，肝受血而目能视

肝主藏血，肝藏之血是眼目产生视觉功能的物质基础，因而《素问·五脏生成》中有"肝受血而能视"之论。肝藏之血含有眼目所需的各种精微物质，故特称之为"真血"。《审视瑶函》阐释说："真血者，即肝中升运于目轻清之血，乃滋目经络之血也。此血非比肌肉间混浊易行之血，因其轻清上升于高而难得，故谓之真也。"肝还有根据视觉需要而调节血量和质之功。现代研究发现，肝脏能调节血浆维生素 A 的浓度，以满足视网膜杆状细胞的需要，肝病时就失去了这种调节功能，使眼的夜视力下降。虽然中医学所言之肝与现代解剖之肝有异，但现代研究提示了肝血可直接影响眼的功能状态。

4. 肝主泪液，润泽目珠

五脏化生五液，其中肝化液为泪，故《素问·宣明五气》说："五脏化液……肝为泪。"《银海精微》明确指出："泪乃肝之液。"泪液有润泽目珠的作用，《灵枢·口问》说："液者，所以灌精濡空窍者也。"泪液的生成和排泄与肝的功能密切相关，在肝的制约作用下，泪液运行有序而不外溢。若肝的功能失调，不能收制泪液，则会出现泪下如泣，故《灵枢·九针论》说："肝主泣。"

5. 肝之经脉，上连目系

《灵枢·经脉》说："肝足厥阴之脉……连目系。"通观十二经脉，唯有肝脉是本经直接上连目系，构成了独特的肝目体系。由于肝与目的密切关系，一方面可使肝气、肝血顺达于目；另一方面，外感与内生之邪均可循肝经上犯于目，如《东垣试效方》所言："手少阴足厥阴所主风热，连目系，邪入中人，各从其类，故循此道而来攻，头目肿闷而瞳子散大。"

（二）眼与心的生理关系

1. 心主血，血养目珠

《证治准绳》说："目为血所养明矣。"《审视瑶函》进一步提出："夫目之有血，为养目之源，充和则有发生长养之功，而目不病；少有亏滞，目病生焉。"显示血液的充盈及运行的通畅，是目视睛明的重要条件。现代解剖生理学指出，眼的脉络膜血流量与肾脏相似，为脑血流量的 2 倍，肝血流量的 3 倍，在全身器官中几占首位。循环至目的血液均始发于心，又归集于心。《素问·五脏生成》说："诸血者，皆属于心。"《景岳全书》亦指出，血"生化于脾，总统于心"，并说"凡七窍之用……无非血之用也"。血液在心的统领下，通过血脉源源不断地输送至目，以供养眼目，包括神水、神膏与瞳神。《审视瑶函》说："血养水，水养膏，膏护瞳神。"

2. 心合血脉，诸脉属目

《素问·调经论》说："五脏之道，皆出于经隧，以行血气。"血从心上达于目，须以经脉为通道，而"心主身之血脉"（《素问·痿论》）、"心之合脉也"（《素问·五脏生成》），揭示了全身的血脉均与心相通。遍布全身各组织器官的经脉，以分布于眼的经脉最为丰富，故《素问·五脏生成》说："诸脉者，皆属于目。"《灵枢·口问》更加明确指出："目者，宗脉之所聚也，上液之道也。"经脉在目的广泛分布，保证了血液有足够的通道以上养于目。

3. 心舍神明，目为心使

《素问·灵兰秘典论》说："心者，君主之官也，神明出焉。"心主神明，指人的精神、意识、思维乃至人的整个生命活动均由心主宰。《灵枢·本神》提出："所以任物者谓之心。"表明接受外来事物或刺激并做出相应反应是由心来完成的，包括眼接受光线刺激而产生的视觉，故《灵枢·大惑论》指出："目者，心之使也；心者，神之舍也。"《外台秘要》强调，视觉产生的一个重要条件是"内因神识"。神识包括了心和脑的作用，中医学称为"心神"。《证治准绳》认为，心主火，并把心神作用于目的活动称为"神光"，谓"火在目为神光"。所谓"神光"，是指受心神主导的视功能，类似于现代生理学关于视觉形成的一系列神经活动。此外，"夫心者，五脏之专精也；目者，其窍也"（《素问·解精微论》）。因此，人体脏腑精气的盛衰，以及精神活动状态均可反映于目。

（三）眼与脾的生理关系

1. 脾化精气，上贯于目

脾主运化，化生水谷精微，为后天之本。脾运健旺，精气生化有源，目得精气之养，则目光敏锐。若脾失健运，精气化生不足，目失所养则视物不明。《素问·玉机真脏论》在论及脾的虚实时说"其不及则令人九窍不通"，包含了脾虚而致目窍不通所发生的眼病。《兰室秘藏·眼耳鼻门》更加明确指出："夫五脏六腑之精气，皆禀受于脾，上贯于目……故脾虚则五脏六腑之精皆失所司，不能归明于目矣。"这就突出了脾之精气对视觉功能的重要性。除此之外，脾运化水谷之精，有滋养肌肉的作用。眼睑肌肉及眼带（眼外肌）得脾之精气充养，则眼睑开阖自如，眼珠转动灵活。

2. 脾升清阳，通至目窍

目为清阳之窍，位于人体上部，脉道细微，唯清阳之气易达之。《素问·阴阳应象大论》说："清阳出上窍。"李东垣进一步提出："耳、目、口、鼻，为清气所奉于天。"（《脾胃论·五脏之气交变论》）说明清阳之气上达目窍，是眼维持辨色视物之功不可缺少的要素。而清阳之气上行至目，有赖脾气的升运。目得清阳之气温煦才能窍通目明，若"清阳不升，九窍为之不利"（《脾胃论·脾胃虚则九窍不通论》）。目为九窍之一，清阳之气不升，则阴火上乘目窍而致目为病。

3. 脾气统血，循行目络

《兰室秘藏》说："脾者，诸阴之首也；目者，血脉之宗也。"血属阴，脉为血府，血液能在目络中运行而不外溢，借助于脾气的统摄，《难经·四十二难》谓脾"主裹血"。由于目为宗脉所聚之处，若脾气虚弱，失去统摄之力，则可导致眼部，尤其是眼底发生出血病证。《景岳全书》阐释了脾虚出血的机理，指出："盖脾统血，脾气虚则不能收摄；脾化血，脾气虚则不能运化，是皆血无所主，因而脱陷妄行。"

4. 脾主肌肉，睑能开阖

《素问·痿论》说："脾主身之肌肉。"《灵枢·大惑论》提出了肌肉与眼的关系，指出："肌肉之精为约束。""约束"即眼睑，眼睑肌肉（眼轮匝肌、提上睑肌等）有赖脾之精气滋养而开阖自如，脾气虚弱可致眼睑下垂。

（四）眼与肺的生理关系

1. 肺为气本，气和目明

《素问·五脏生成》说："诸气者，皆属于肺。"《素问·六节藏象论》亦指出："肺者，气之本。"肺主气，司呼吸，不但与大自然之气进行交换，而且与体内水谷之气相结合。与此同时，肺朝百脉，肺气充和，全身气机调畅，五脏六腑精阳之气顺达于目，目得温煦濡养则明视万物。若肺气不足，脏腑之气不充，目失所养则视物昏暗，正如《灵枢·决气》所说："气脱者，目不明。"

2. 肺气宣降，眼络通畅

肺之宣，指肺能宣布发散气血津液至全身；肺之降，指肺能清肃下降，通调水道，维持正常的水液代谢。宣发与肃降，相互制约，互济协调，使全身血脉通利，眼络通畅。一方面，使目得到气血津液的濡养；另一方面，避免体液滞留于目。此外，肺主表，肺宣降有序，可将卫气与津液输布到体表，使体表及眼周的太阳脉络得其温煦濡养，卫外有权，以阻止外邪对眼的伤害。

（五）眼与肾的生理关系

1. 肾主藏精，精充目明

《灵枢·大惑论》说："目者，五脏六腑之精也。"寓含眼的形成与视觉的产生，有赖精的供养。而肾主藏精，"受五脏六腑之精而藏之"（《素问·上古天真论》）。肾既藏先天之精，亦藏后天之精。《审视瑶函》指出："真精者，乃先后二天元气所化之精汁，先起于肾……而后及乎瞳神也。"肾藏之精的盛衰直接影响眼的视觉功能，正如《素问·脉要精微论》所言："夫精明者，所以视万物、别白黑、审短长；以长为短、以白为黑，如是则精衰矣。"

2. 肾生脑髓，目系属脑

肾主骨生髓，《素问·阴阳应象大论》说："肾生骨髓。"诸髓属脑，"脑为髓之海"（《灵枢·海论》）。由于脑与髓均为肾精所化生，肾精充足，髓海丰满，则目视精明；若肾精不足，髓海空虚，则头晕目眩、视物昏花。故《灵枢·海论》明言："髓海不足，则脑转耳鸣……目无所见。"而眼之目系"上属于脑，后出于项中"（《灵枢·大惑论》）。王清任进一步阐述了肾－脑－眼（目系）密切的内在联系，其在《医林改错》中指出："精汁之清者，化而为髓，由脊骨上行入脑，名曰脑髓……两目即脑汁所生，两目系如线，长于脑，所见之物归于脑。"

3. 肾主津液，滋润目珠

《素问·逆调论》说"肾者水脏，主津液"，明示肾脏对体内水液的代谢与分布起着重要作用。《灵枢·五癃津液别》指出："五脏六腑之津液，尽上渗于目。"津液在肾的调节下，不断输送至目，为目珠外围润泽之水及充养目珠内液提供了物质保障。目珠内充满津液，除具有滋养之功外，还可维持眼圆润如珠的形状。故《外台秘要》说："其眼根寻无他物，直是水耳。轻膜裹水，圆满精微，皎洁明净，状如宝珠。"

4. 肾寓阴阳，顾护瞳神

肾寓真阴真阳，为水火之脏，水为真阴所化，火为真阳所生，为全身阴阳之根本。五脏之阳由此升发，五脏之阴靠此滋养。肾之精华化生以养护瞳神，《审视瑶函》说："肾之精腾，结而为水轮。"水轮属瞳神，而神光藏于瞳神。《证治准绳》认为，瞳神"乃先天之气所生，后天之气所成，阴阳之妙蕴，水火之精华"。说明瞳神内含阴阳是产生视觉的基础，肾精的滋养、命门之火的温煦是视觉产生的条件。《灵枢·大惑论》谓："阴阳合传而精明也。"张志聪在《黄帝内经灵枢集注》中阐释说："火之精为神，水之精为精，精上于传神，共奏于目而为睛明。"说明只有阴阳交合、水火互济，才能产生视觉。

二、眼与六腑的生理关系

眼与六腑的关系，主要表现为五脏与六腑具有相互依赖、相互协调的内在联系。六腑除三焦为孤腑外，其他的与五脏互为表里。在生理上，脏行气于腑，腑输精于脏，故眼不仅与五脏有密切关系，而且与六腑亦有不可分割的联系。六腑的功能是主受纳、司腐熟、分清浊、传糟粕，将消化吸收的精微物质传送到周身，以供养全身包括眼在内的组织器官。《灵枢·本脏》说："六腑者，所以化水谷而行津液者也。"《素问·六节藏象论》明确指出："脾、胃、大肠、小肠、三焦、膀胱者，仓廪之本，营之居也，名曰器，能化糟粕，转味而入出者也。"六腑的功能正常，目得所养，才能维持正常的视功能。

（一）眼与胆的生理关系

肝与胆脏腑相合，肝之余气溢入于胆，聚而成精，乃为胆汁。《灵枢·天年》认为，胆汁关系到眼的视力状况，人年老体衰，因胆汁分泌减少而视力随之减退。谓："五十岁，肝气始衰，肝叶始薄，胆汁始灭，目始不明。"《证治准绳》在前人有关胆汁与眼关系论述的基础上指出："神膏者，目内包涵膏液……此膏由胆中渗润精汁积而成者，能涵养瞳神，衰则有损。"提出胆汁在神膏的生成及养护瞳神方面起着重要作用，若胆中精汁衰减，可造成神膏的损伤，进而波及视力，这与西医学中老年玻璃体液化及其他玻璃体病变而影响视力有相似之处。

（二）眼与小肠的生理关系

《素问·灵兰秘典论》说："小肠者，受盛之官，化物出焉。"饮食水谷由胃腐熟后，传入小肠，并经小肠进一步消化，分清别浊。其清者，包括水谷之精微和津液，由脾输布到全身，从而使目得到滋养；其浊者下注大肠，多余的津液下渗膀胱。此外，心与小肠脏腑相合，经脉相互络属，其经气相通。心为火脏，小肠为火腑，因此易引动火热之邪上炎于目而为病。

（三）眼与胃的生理关系

胃为水谷之海，食物入胃而被受纳，其精微物质经过脾的运化，以供养全身。脾胃密切配合，完成气血的生化，故合称为"后天之本"。其中对眼有温煦濡养作用的清阳之气主要源于胃气。《内外伤辨惑论》说："夫元气、谷气、荣气、清气、卫气、生发诸阳上升之气，此六者，皆饮食入胃，谷气上行，胃气之异名，其实一也。"李东垣进一步指出了胃气对眼的重要性，其在《脾胃论》中说："九窍者，五脏主之，五脏皆得胃气乃得通利。"若"胃气一虚，耳、目、口、鼻俱为之病"，可见胃气的正常与否直接关系到眼的功能状态。

（四）眼与大肠的生理关系

《素问·灵兰秘典论》说："大肠者，传导之官，变化出焉。"大肠主司传导之责，与肺脏腑相合，其上承清纯之气，下输糟粕之物。大肠传导之功，是完成食物消化、吸收、排泄的最后阶段。若肺失肃降，大肠传导之令不行，热结于下，熏蒸于上而发为眼病；反之，大肠积热，腑气不通，亦可使肺气不降，气壅于上而导致眼病。

（五）眼与膀胱的生理关系

膀胱在脏腑中，居于最下层，为水液汇聚之处，其在人体的水液代谢过程中，有贮藏津液，化气行水，排泄尿液的功能。故《素问·灵兰秘典论》说："膀胱者，州都之官，津液藏焉，气化则能出矣。"当水液聚集膀胱之后，在肾中命门真火的蒸化作用下，将其中清彻者，气化升腾为津液，以濡润包括目窍在内的脏腑官窍；其重浊者，由肾气推动，成为尿液而排出体外。膀胱的气化作用主要取决于肾气的盛衰。由于津液多上渗于目，若在水湿津液的代谢过程中，肾与膀胱的功能失常，就会在眼部出现水湿泛滥之证。同时水湿停聚可变生湿热，不仅可表现为小便淋涩，而且还可产生湿热蕴蒸的眼病。如李东垣在《兰室秘藏》中记载的眼生翳障，隐涩难开的眼病即为"太阳膀胱为命门相火煎熬逆行"所致。

（六）眼与三焦的生理关系

三焦为孤腑，主通行元气、运化水谷和疏理水道。《难经·三十一难》说："三焦者，水谷之道路，气之所终始也。"《难经·八难》中还指出肾间动气是"三焦之原"，说明肾之元气须借三焦才能敷布全身，以激发、推动各脏腑器官的功能活动。脏腑的精气、津液均须通过三焦而上行灌注，使目得到滋养。此外，《证治准绳》认为，眼内所涵的房水，是由"三焦而发源"。若三焦功能失常，神水化生不足，使目失濡润与充养而导致多种眼病。

总之，眼之所以能辨色视物，有赖于脏腑化生和其所藏的精、气、血、津液的濡养。《灵枢·本脏》说："人之血气精神者，所以奉生而周于性命者也。"然而，由于古代医家所处的时代不同及临证经验与水平的差异，对眼与脏腑的关系有不同看法。隋代巢元方认为眼病多与肝有关，在其所著的《诸病源候论》中，列举目病56候，其中27候论及肝。宋代杨士瀛注重眼与肝、肾、心的关系，其在《仁斋直指方·眼目》中指出："目者，肝之外候也。肝取木，肾取水，水能生木，子母相合，故肝肾之气充，则精彩光明；肝肾之气乏，则昏蒙晕眩。""心者，神之舍，又所以为肝肾之副焉。"其后李东垣认为眼与脾胃及心的关系最为密切，其在《兰室秘藏·眼耳鼻门》中强调，医者治疗目病，"不理脾胃及养血安神，治标不治本，是不明正理也"。明代楼英在《医学纲目·目疾门》中说："脏腑主目有二，一曰肝……二曰心……至东垣又推之而及于脾。"可见其比较重视眼与肝、心、脾的关系。而赵献可则偏重于眼与肾的关系，其在《医贯·眼目论》中说："五脏六腑之精气皆上注于目而为之精，肾藏精，故治目者，以肾为主。"

综上所述，每个脏腑的各种功能对眼均起着重要的生理作用，但在眼与五脏六腑的关系中各有侧重，正如《审视瑶函·目为至宝论》所说："大抵目窍于肝，生于肾，用于心，润于肺，藏于脾。"人体是一个有机整体，无论脏与脏，脏与腑，还是腑与腑之间均有经络相互联系，它们在生理上相互协调，相互依存。因此，临床上诊察眼病时，应以整体观为基点，从实际出发，具体病证具体分析，制订出治疗疾病的最佳方案。

【文献选录】

《审视瑶函·目为至宝论》："华佗云：目形类丸。瞳神居中而独前，如日月之丽东南，而晦西北也。内有大络者五，乃心、肝、脾、肺、肾各主一络；中络者六，膀胱、大小肠、三焦、胆、包络各主一络。外有旁枝细络，莫知其数，皆悬贯于脑，下达脏腑，通乎血气往来以滋于目。故凡病发，则目中有形色、丝络一一显见而可验，方知何脏何腑之受病。外有二窍，以通其气，内包诸液，液出则为泪，中有神膏、神水、神光。真血、真气、真精，皆滋目之液也。神膏者，目内包涵之膏液，膏液如破，则黑稠水出是也。此膏由胆中渗润精汁，升发于上，积而成者，方能涵养瞳神，此膏一衰，则瞳神有损。神水者，由三焦而发源，先天真一之气所化，在目之内，虽不可见，若被物触损伤则见黑膏之外，有似稠痰出者是也，即目上润泽之水。水衰则有火盛燥暴之患，水竭则有目轮大小之疾，耗涩则有昏眇之危。亏者多盈者少，是以世无全精之目。神光者，谓目中自然能视之精华也。夫神光原于命门，通于胆，发于心，皆火之用事。神之在人也大矣，在足能行，在手能握，在舌能言，在鼻能嗅，在耳能听，在目能见，有莫知其所以然而然者。夫神源舍乎心，故发于心焉。神如游龙，变化不测，人能静之，抱元守一，岂独目之无病哉。真血者，即肝中升运于目，轻清之血，乃滋目经络之血也。此血非比肌肉间混浊易行之血，因其轻清上升于高而难得，故谓之真也。真气者，即目经络中往来生用之气，乃先天真一发生之元阳也。大宜和畅，少有郁滞，诸病生焉。真精者，乃先后二天元气所化之精汁，先起于肾，次施于胆，而后及乎瞳神也。凡此数者，一有所损，目病生矣，大概目圆而长，外有坚壳数重，中则清脆，内包黑稠神膏一函，膏外则白稠神水，水以滋膏，水外则皆血，血以滋水，膏中一点黑莹，乃是肾胆所聚之精华，惟此一点烛照鉴视，空阔无穷者，是曰瞳神，此水轮也。其妙有三，胆汁、肾气、心神也。五轮之中，四轮不能视物，惟瞳神乃照物者。风轮则有包卫含养之功，故凡风轮有损，瞳神不久留矣。此即唇亡齿寒，辅车相根据之意也。或曰，瞳神水乎？气乎？血乎？膏乎？曰：非血、非气、非水、非膏，乃先天之气所生，后天之气所成，阴阳之妙蕴，水火之精华。血养水，水养膏，膏护瞳神，气为运用，神则维持。喻以日月，其理相同。而午前则小，午后则大，亦随天地阴阳之运用也。大抵目窍于肝，生于肾，用于心，润于肺，藏于脾，有大有小，有圆有长，皆由人禀受之异也。"

【教学重点】

明确眼虽属局部器官，但与以五脏为中心的脏腑有着密切的内在联系。脏腑的各种功能活动的物质基础是精、气、血、津液。

【教学难点】

眼与五脏的关系，由于各脏的物质基础不同，眼的生理功能与病证亦有差异；眼与六腑的关系。

【复习思考题】

1. 眼与五脏中各脏的关系有哪些？
2. 眼与肝、脾、肾关系的物质基础是什么？
3. 眼与六腑有何关系？
4. 眼与胃、胆的关系表现在哪些方面？

第二节　眼科独特学说

【教学目的】

掌握五轮学说的基本内容，了解八廓学说与玄府学说，为临床实践拓宽理论指导思路。

【教学要求】

主要通过五轮学说理论，叙述五轮学说对临床的指导作用。此外，尚需说明八廓学说与玄府学说在临床上的指导意义。

五轮八廓学说与玄府学说是中医眼科学阐述眼与脏腑之间特殊关系的独特理论，在中医眼科形成与发展进程中，历代眼科医籍对五轮、八廓、玄府之论多有研究，成为中医眼科学基本理论的独特学说。

一、五轮学说

中医眼科学家遵循五行学说将眼由外至内分为胞睑、两眦、白睛、黑睛与瞳神五个部分，分别命名为肉轮、血轮、气轮、风轮与水轮五轮（图 3-1），内应于脾、心、肺、肝与肾五脏。五轮学说即是借五轮与五脏的关系来说明眼的解剖、生理、病理，并用于指导临床诊断与治疗的一种基本理论。五轮学说起源于《黄帝内经》，《灵枢·大惑论》说："五脏六腑之精气，皆上注于目而为之精，精之窠为眼，骨之精为瞳子，筋之精为黑眼，血之精为

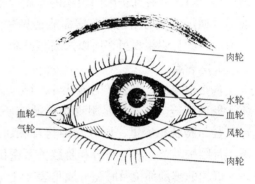

图 3-1　五轮示意图

络，其窠气之精为白眼，肌肉之精为约束，裹撷筋骨血气之精而与脉并为系，上属于脑，后出于项中。"其说为五轮学说的形成奠定了基础。在我国现存医籍中，以《太平圣惠方·眼论》记载该学说为最早。

五轮之轮，是取眼珠圆转运动似车轮之意。正如《审视瑶函》所言："名之曰轮，其象如车轮圆转，运动之意也。"《银海指南》亦指出："轮取圆转层护，犹之周庐环卫，以奠皇居也。"

（一）五轮的解剖部位及脏腑分属

1. 肉轮

肉轮指胞睑，包括眼睑皮肤、皮下组织、肌肉、睑板和睑结膜。眼睑分上、下两部分，司眼之开阖，有保护眼珠的作用。上下眼睑的游离缘，称"睑弦"，生有排列整齐的睫毛。胞睑在脏属脾，脾主肌肉，故称"肉轮"。脾与胃相表里，所以胞睑与脾胃关系密切。

2. 血轮

血轮指内外两眦，包括内外眦部的皮肤、结膜、血管及内眦的泪阜、半月皱襞和泪

道的起端。上下睑弦鼻侧联合处交角钝圆，称"内眦"或"大眦"；颞侧联合处交角锐小，称"外眦""锐眦"或"小眦"。近内眦的上下睑弦各有一小孔，称"泪窍"，是排泄泪液的通道开口。外眦外上方有泪腺，是泪液分泌之所。两眦在脏属心，心主血，故称"血轮"。心与小肠相表里，所以两眦与心和小肠关系密切。

3. 气轮

气轮指白睛，包括球结膜、球筋膜和前部巩膜，为眼球外壁的中后部分。其表层无色，薄而透明，称"白睛表层"或"白睛外膜"；里层色白，质地坚韧，具有保护眼珠内部组织的作用，称"白睛里层"。白睛在脏属肺，肺与大肠相表里，所以白睛与肺和大肠关系密切。

4. 风轮

风轮指黑睛，即角膜，位于眼珠前部的中央，质地透明而坚韧，是光线进入眼内的第一道窗口，并有保护眼内组织的作用。角膜后方与虹膜相邻，两者之间有充满房水的前房，通过透明的角膜与前房而能透见后方黑褐色的虹膜，故称之为"黑睛"。黑睛在脏属肝，肝与胆相表里，所以黑睛与肝胆关系密切。

5. 水轮

水轮指瞳神，除狭义的瞳孔外，还包括葡萄膜、视网膜、视神经，以及房水、晶状体、玻璃体等。故水轮是眼珠结构的核心，为眼能明视万物的主要部分。瞳神在脏属肾，肾与膀胱相表里，所以瞳神与肾和膀胱关系密切。但由于瞳神包括多种不同的组织，且结构复杂，故除与肾和膀胱关系密切外，尚与其他脏腑有着密切的内在联系。

五轮的解剖部位及脏腑分属见表3-1。

表 3-1　五轮的解剖部位及脏腑分属表

五轮	部位	现代解剖内容	脏腑分属
肉轮	胞睑	眼睑	脾、胃
血轮	两眦	内外眦、泪器	心、小肠
气轮	白睛	球结膜、球筋膜、前部巩膜	肺、大肠
风轮	黑睛	角膜	肝、胆
水轮	瞳神	瞳孔、眼球中内层及内容物	肾、膀胱

五轮在解剖上互为彼邻，不能截然分割，如血轮为肉轮与气轮交汇形成，气轮与风轮相互移行。此外，眼外肌相当于约束，为肉轮所属；黄仁位居黑睛之后，合之而构成黑睛，生理上可将黄仁划归风轮，而瞳神乃由黄仁围成，故瞳神的功能直接与黄仁有关，因此黄仁与风水两轮皆有关系。

（二）五轮的临床应用

五轮学说揭示了眼局部与全身整体的联系。应用五轮与五脏的相属关系，通过观察各轮的外显症状，去推断相应脏腑内蕴病变的方法，这就是中医眼科独特的五轮辨证。《审视瑶函·五轮不可忽论》指出："脏有所病，必现于轮……大约轮标也，脏本也，轮之有证，由脏之不平所致。"在临床上，五轮辨证实际上是一种从眼局部进行脏腑辨证的方法，五轮本身在辨证中主要起确定病位的作用，临证时须与八纲、病因、气血津液等辨证结合起来应用。如睑弦红赤湿烂者，病位在肉轮，内应于脾，而红赤湿烂系湿热为患，因而证属脾胃湿热。若病变发生在多轮，则应考虑多个脏腑功能失调的表现，如胞睑与白睛同时红肿，当属脾肺实热。又若数轮先后发病，则可从相应的脏腑之间的生克关系来认识病变的发生与发展变化，如先发白睛红赤，继而出现黑睛星翳，常属肺金乘肝木之证。

鉴于五轮学说对临床具有一定的指导意义和应用价值，因而眼科医家应用较为普遍，尤其是自宋以降，《审视瑶函》还专门立论，强调五轮不可忽视，认为轮脏标本相应，既不知轮，则不知脏，是为标本不明。然而应该认识到，五轮辨证有其明显的局限性，五轮学说理论受五行学说影响，过分强调"轮脏相应"的关系，往往忽略了眼各部位之间、眼与脏腑经络之间复杂的整体关系。临床上，某一轮的病变，并一定均为相应的脏腑病变所致，如白睛发黄，病位虽在气轮，却并非肺之为病，实为脾胃湿热交蒸肝胆，胆汁外溢所致。又如瞳神为水轮，不只与肾，还常与其他脏腑失调有关。因此，临证时既要查五轮，亦应注意从整体出发，四诊合参，将局部辨证与全身辨证结合起来。只有全面分析，才能做出正确的诊断以指导治疗。

二、八廓学说

八廓学说是将外眼划分为八个部位或方位（亦称廓位），分属于脏腑。在病理情况下，借验廓位脉络变化来测定眼与机体内在的某些生理病理关系，从而指导临床辨证的理论。名之曰"廓"，取其匡廓卫御之意。正如《证治准绳》所说："八廓应乎八卦，脉络经纬于脑，贯通脏腑，达血气往来，以滋于目。廓如城郭，然各有行路往来，而匡廓卫御之意也。"在我国现有医籍中，关于"八廓"的记载最早见于《三因极一病证方论·眼叙论》。

（一）八廓学说的主要内容

1. 八廓的名称

八廓的名称繁多，一廓常有数种名称，可归纳为以下几种命名法。

（1）用自然界八种物质现象命名：以《世医得效方》为代表，将八廓分别命名为天廓、水廓、山廓、雷廓、风廓、火廓、地廓、泽廓。

（2）用八卦命名：以《银海精微》为代表，将八廓分别命名为乾廓、坎廓、艮廓、震廓、巽廓、离廓、坤廓、兑廓。

（3）用相应的脏腑功能命名：以《秘传眼科龙木论》为代表，分别称为传导廓、会阴廓、抱阳廓、关泉廓、津液廓、养化廓、水谷廓、清净廓;《目经大成》则命名为行健廓、宣化廓、镇靖廓、虚灵廓、资生廓、育德廓、定光廓、成能廓。

（4）用自然界八种物质现象结合八卦命名：以《医宗金鉴》为代表，八廓名称为乾天廓、坎水廓、艮山廓、震雷廓、巽风廓、离火廓、坤地廓、兑泽廓。

2. 八廓的定位

关于八廓在眼部的定位，历代医家的见解有分歧，可概括为以下几种情况。

（1）八廓有名无位：如《葆光道人眼科龙木集》《张氏医通》《眼科百问》等医著中只记载了廓名，没有提出具体的定位。

（2）八廓与五轮重复定位：如《世医得效方》《银海精微》《眼科捷径》等医著中所描述的八廓定位与五轮重复。

（3）八廓以八方配位：如《证治准绳》《审视瑶函》《中医眼科六经法要》等医著按眼部的八个方位进行八廓定位。《中医眼科六经法要》明确将八廓定位为白睛上四正、四隅八个方位。

3. 八廓的脏腑归属

八廓与脏腑相应，但何廓属何脏何腑，各医家未达成共识。有的八廓属脏或属腑，有的一廓既属脏又属腑，有的将八廓归属六腑、包络和命门。

（二）八廓学说的临床应用

由于八廓的定位和所属脏腑等历代争议较大，医家意见不统一，因而其临床应用不甚广泛，但一些医著的记载亦反映了八廓学说的临床应用情况。如《世医得效方》记述了八廓主病，谓："天廓……其候视物生烟，眦疼难开，不能辨认。""地廓……其候眼弦紧急，瘀血生疮。""水廓……其候常多昏暗，清弦泪多。""风廓……其候黑睛多痒，两眦常烂，或昏多泪。""雷廓……其候眦头赤肿，睑内生疮，倒睫拳毛，遮睛胬肉。"《审视瑶函》提出了临床验廓方法，认为"八廓之经络乃验病之纲领……盖验廓之病与轮不同，轮以通部形色为证，而廓惟以轮上血脉丝络为凭。"如在论述"黄膜上冲"时就应用了八廓学说，指出："于风轮下际，坎位之间，神膏内，初起而色黄者……此经络寒极，三焦关格，火土诸邪之盛实也。"《中医眼科六经法要》对八廓学说应用较多，对白睛发生赤脉，主以八廓进行辨证。如在《中医眼科六经法要·少阴目病举要篇》中说："突然目赤，坎离两廓血丝较多，不畏光，无眵，而头痛如锥，就是少阴表虚伤风……若目不全赤，坎离两廓仅血丝一二缕，则属于虚，治不同法。"

总之，八廓辨证是一种局部辨证方法，由于历史原因，没有自成体系，因而临床应用实例较少，所以八廓学说的临床应用有待于加以研究、充实、提高。

三、玄府学说

"玄府"一词最早见于《黄帝内经》。如《素问·调经论》云："上焦不通利……玄府不通，卫气不得泄越，故外热。"《素问·水热穴论》云："所谓玄府者，汗空也。"《灵枢·小针解》云："玄府者，汗孔也。"可见，当时"玄府"一词确实是指皮肤的汗孔而言的。金元时期，"玄府"的概念有了扩展，并用于指导眼科理论。刘完素在其所著《素问玄机原病式》中认为："然玄府者，无物不有，人之脏腑、皮毛、肌肉、筋膜、骨髓、爪牙，至于世间万物，尽皆有之，乃气出入升降之道路门户也。人之眼、耳、鼻、舌、身、意、神、识能为用者，皆升降出入之通利也。有所闭塞者，不能为用也。"这一论述指出了目、耳、鼻、舌、身、四肢百骸均有玄府，玄府是气升降出入的通道。明初医家楼英在《医学纲目》一书中论述目病时说："目盲耳聋，鼻不闻臭，舌不知味，手足不能运用者，皆由玄府闭塞，而神气出入升降之道路不通利。"认为"盖目主气，血盛能使玄府通利从而目明，血虚使玄府无以出入升降而昏"。其论继承了河间眼科玄府学说，进一步指出了血盛使玄府通利从而目明，血虚使玄府无以出入升降而致目昏的病因病机。晚明医家王肯堂在玄府学说与内眼病的关系方面有了明显的发展，如《证治准绳》关于青盲症的论述说："目内外并无障翳气色等病。只自不见者是，乃玄府幽邃之源，郁遏不得发此灵明耳。"清末眼科名医刘耀先将小儿青盲症（相当于小儿视盘炎、视神经萎缩）的病机归结为"热留经络，壅闭玄府"。中华人民共和国成立后，中医眼科也随着时代的进步和中医事业的兴旺而得到较快的发展。1985 年出版的《中国医学百科全书·中医眼科学》在"眼的结构及功能"一节中对眼科玄府学说的定义做了如下解释："玄府，又称元府。眼中之玄府为精、气、血等升运出入之通路门户，若玄府郁滞则目失滋养而减明，若玄府闭塞、目无滋养而三光绝。"这是迄今为止关于眼科玄府学说最精确和最具权威的论述，玄府学说在中医眼科的理论价值和临床意义更加明确。

玄府学说作为中医眼科理论的基本内容之一，在指导中医眼科临床诊疗活动中发挥着一定的作用，但从实际意义上分析，玄府学说仍然处于理论假说阶段，它与人体组织解剖、生理学的内在联系，即其本质与机理尚未被实验研究证实。如何运用中西医结合的观点，对中医眼科"玄府"的本质做出科学的解释，有待于进行大量艰苦细致的研究。与肝窍学说、五轮八廓学说等比较起来，玄府学说与人体组织解剖和生理学内容的关系可能更为接近一些，中医眼科玄府学说可能与西医学领域中的几种学说关系更为密切，如神经生理和微循环学说、房水循环学说、眼科免疫学说等。

【文献选录】

1.《审视瑶函·五轮不可忽论》："夫目之有轮，各应乎脏，脏有所病，必现于轮，势必然也。肝有病则发于风轮，肺有病则发于气轮，心有病则发于血轮，肾有病则发于水轮，脾有病则发于肉轮，此五轮之易知者。木青、金白、水黑、火赤、土黄，此五色之易知者。轮也、色也，已灼然而现证，医犹不知为目病之验。又况亢则乘，胜则侮，并病合病，自病传病，生克制化，变通之妙，岂能知之乎。大约轮标也，脏本也，轮之有证，由脏之不平所致……则是标本俱不明，标本既不明，何以知孰宜缓、孰宜急，而能治人之疾哉。间有知轮脏标本，而不知其中生此克此。自病传病，或并或合之不同，则乘侮制化变通之妙，又不能知。又有知标本缓急自传并合等症，而又不知人之强者弱者，在血在气，所受所与，当补当泻之不同，则顺逆、反正、攻守之治，必不能知。如此之医，岂能治人之疾乎。"

2.《审视瑶函·勿以八廓为无用论》："古人云：经络不明，盲子夜行。夫八廓之经络，乃验病之要领，业斯道者，岂可忽哉。盖验廓之病与轮不同，轮以通部形色为证，而廓惟以轮上血脉丝络为凭，或粗细连断，或乱直赤紫，起于何位，侵犯何部，以辨何脏何腑之受病，浅深轻重，血气虚实，衰旺邪正之不同，察其自病传病，经络之生克逆顺而调治之耳。人有谓此八廓如三焦之有名无实，以为无用者，此谬之甚者也。"

3.《眼科纂要·五轮八廓论》："五轮之位皆实而可据，八廓之位皆虚而难凭。虽古来有关元、水谷、会阴、胞阳、清净、传送、津液、养化等名，然考其所论证治，仍不外五脏也。徒多明目，以滋惑乱，今概不录，惟录五轮，分五脏配五行，使简而可认。"

4.《异授眼科·看眼法》："夫天地之五行，配人身之五脏，身之五脏，合目之五经也。如两眦属心，心属火，其色红也；黑珠属肝，肝属木，其色青也；两睑属脾，脾属土，其色黄也；白珠属肺，肺属金，其色白也；瞳仁属肾，肾属水，其色黑也。察其五色，观其五脏，五经配于五脏者也。察乎五行，推其生克，审其所感、所因，用药医治，无有不愈。"

【教学重点】

明确五轮在眼的部位；五轮与五脏的关系；八廓学说与玄府学说在临床上的价值。

【教学难点】

五轮学说在临床如何应用；八廓的脏腑分属；八廓与玄府在眼的定位。

【复习思考题】

1. 五轮学说是怎样形成的？
2. 五轮在眼是怎样分属的？
3. 五轮学说在临床如何应用？
4. 八廓学说的含义是什么？
5. 玄府学说在临床上有何指导意义？

第三节 眼与经络的生理关系

【教学目的】

掌握眼与十二经脉的关系，熟悉眼与督脉、任脉、阳跷脉、阴跷脉、阳维脉的关系，了解眼与经别和经筋的关系。

【教学要求】

详细讲授经脉系统在眼部的分布规律、循行特点及生理功能与眼的关系。采用课堂讲授，配合幻灯、图片或多媒体课件等教学手段。

经络是中医眼科学的重要组成部分，经络运行气血，沟通表里，贯穿上下，把人体脏腑组织器官连接成一个有机的整体。《灵枢·经脉》说："经脉者，所以能决死生，处百病，调虚实，不可不通。"人体之中，眼与经络之间的联系尤为密切，经络对目正常的视瞻活动具有重要的作用。《灵枢·口问》云："目者，宗脉之所聚也。"经络是眼与脏腑之间的联系通道，只有经络通畅、气血津液上达、目得涵养，才能维持正常的视觉功能。故《灵枢·邪气脏腑病形》曰："十二经脉，三百六十五络，其血气皆上于面而走空窍，其精阳气上走于目而为睛。"因此，眼与经络的关系极为密切。

一、眼与十二经脉的关系

十二经脉是经络系统主干，其三阴三阳经表里相合，首尾相贯，旁支别络纵横交错，布于周身，始于手太阴，终于足厥阴，周而复始，如环无端，运行不息。《灵枢·逆顺肥瘦》说："手之三阳，从手走头；足之三阳，从头走足。"可见，手、足三阳经脉的循行部位与眼都有更为直接和密切的关系；手、足三阴经虽不上行头面，但亦直接或间接地与眼发生联系。现将与眼发生联系的经脉按其循行于眼的部位分述如下（图3-2、图3-3）：

（一）起止、交接及循行于眼内眦的经脉

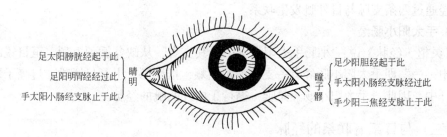

图3-2 起止、交接及循行于眼内、外眦的经脉示意图

1. 足太阳膀胱经

《灵枢·经脉》说："膀胱足太阳之脉，起于目内眦，上额交巅。"即足太阳膀胱经受手太阳之交，起于目内眦之睛明穴，上额循攒竹，过神庭、通天，斜行交督脉于巅顶百会穴。

2. 足阳明胃经

《灵枢·经脉》说："胃足阳明之脉，起于鼻之交頞中，旁纳太阳之脉，下循鼻外，入上齿中……至额颅。"即足阳明胃经起于鼻旁迎香穴，与手阳明大肠经相交，上行而左右相交于鼻根部，经过目内眦睛明穴，与足太阳膀胱经交会，再循鼻外侧经眼下方正中下行，经承泣、四白、巨髎入上齿中。同时，其本经行至目眶下，又循于目内眦。

3. 手太阳小肠经

《灵枢·经脉》说："小肠手太阳之脉……其支者，别颊上䪼抵鼻，至目内眦。"即手太阳小肠经一支脉从颊部别出，上走眼眶之下，抵于鼻旁，至目内眦睛明穴，与足太阳膀胱经相接。

（二）起止、交接及循行于眼外眦的经脉

1. 足少阳胆经

《灵枢·经脉》说："胆足少阳之脉，起于目锐眦，上抵头角，下耳后……其支者，从耳后入耳中，出走耳前，至目锐眦后。其支者，别锐眦，下大迎，合于手少阳……"即足少阳胆经起于目锐眦之瞳子髎，由听会过上关，上抵额角之额厌，下行耳后，经风池至颈。其一支脉从耳后入耳中，出耳前，再行至目锐眦之瞳子髎后。另一支脉又从瞳子髎下走大迎，会合手少阳经，到达眼眶下。此外，由本经别出之正经（足少阳之正）亦上行头面，系目系，并与足少阳经会合于目锐眦。

2. 手少阳三焦经

《灵枢·经脉》说："三焦手少阳之脉……其支者，从膻中上出缺盆，上项，系耳后，直上出耳上角，以屈下颊至䪼。其支者，从耳后入耳中，出走耳前，过客主人前交颊，至目锐眦。"即手少阳三焦经有一支脉从胸上项，沿耳后翳风上行，出耳上角，至角孙，过阳白、和髎，再屈曲下行至面颊，直达眼眶之下。另一耳部支脉入耳中，走耳前，与前一条支脉交会于面颊部，到达目锐眦，与足少阳胆经相接。由此可知，手少阳三焦经通过两条支脉与目外眦发生联系。

3. 手太阳小肠经

《灵枢·经脉》说："小肠手太阳之脉……其支者，从缺盆循颈上颊，至目锐眦，却入耳中……"即手太阳小肠经有一支脉循颈上颊，抵颧髎，上至目锐眦，过瞳子髎，后转入耳中。因此，手太阳小肠经是唯一循行于内外两眦的经脉。

（三）与目系有联系的经脉

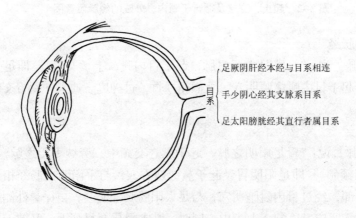

图 3-3　与目系有联系的经脉示意图

1. 足厥阴肝经

《灵枢·经脉》说："肝足厥阴之脉……循喉咙之后，上入颃颡，连目系，上出额，与督脉会于巅。其支者，从目系下颊里，环唇内。"即足厥阴肝经之主脉沿喉咙之后，上入颃颡，行大迎、地仓、四白、阳白之外直接与目系相连。由于足厥阴肝经是十二经

脉之中唯一本经直接与目系相连的经脉，故构建了肝与目的密切关系。

2. 手少阴心经

《灵枢·经脉》说："心手少阴之脉……其支者，从心系，上夹咽，系目系。"即手少阴心经的支脉系目系，而手少阴之别属目系。此外，手少阴之正合目内眦，与手太阳经的支脉合于目内眦之睛明穴。

3. 足太阳膀胱经

《灵枢·寒热病》说："足太阳有通项入于脑者，正属目本，名曰眼系。"足太阳膀胱经有通过项部的玉枕穴入脑直属目本的，称"眼系"。玉枕穴正处于现代针刺治疗视力低下及皮质盲等疾病常用的视区内。《灵枢·经脉》说："膀胱足太阳之脉……其直者，从颠入络脑，还出别下项。"可见，足太阳膀胱经之直行者，入脑连属目系。

综上所述，足三阳经之本经均起于眼或眼周围，而手三阳经均有 1～2 条支脉止于眼或眼附近。与目系有联系者，有足厥阴肝经、手少阴心经及足太阳膀胱经，其中足厥阴肝经为主脉与目系相连。正是这种密切的经脉联络，使眼与全身的脏腑组织器官连缀成有机的整体，确保精血津液上养于目而明视万物。

二、眼与奇经八脉的关系

奇经八脉是指十二经脉之外的八条经脉，与脏腑无直接络属关系，然而它们交叉贯穿于十二经脉之间，具有加强经脉之间的联系以调节正经气血的作用。奇经八脉中起、止及循行路径与眼直接有关的主要有督脉、任脉、阳跷脉、阴跷脉及阳维脉。

（一）眼与督脉的关系

督脉为"阳脉之海"，总督一身之阳经。《素问·骨空论》说："督脉者，起于少腹以下骨中央……与太阳起于目内眦，上额交颠上，入络脑……其少腹直上者，贯脐中央，上贯心入喉，上颐环唇，上系两目之下中央。"即督脉起于少腹下毛际间耻骨内之中央，有一分支绕臀而上，与足太阳膀胱经交会于目内眦，上行到前额，交会于颠顶，入络于脑；另一分支从小腹内直上贯通脐窝，向上贯心，到达咽喉部与任脉和冲脉会合，向上到下颌部，环绕口唇，至目下中央。

（二）眼与任脉的关系

任脉为"阴脉之海"，总督一身之阴经。《素问·骨空论》说："任脉者，起于中极之下，以上毛际，循腹里，上关元，至咽喉，上颐循面入目。"即任脉起始于中极下的会阴部，向上到阴毛处，沿腹里，上出关元穴，向上到咽喉部，再上行到下颌，环口分左右两支沿面部至目眶下之承泣穴。

（三）眼与阳跷脉的关系

《灵枢·寒热病》说："足太阳有通项入于脑者，正属目本，名曰眼系……在项中两筋间，入脑乃别。阴跷、阳跷，阴阳相交……交于目锐（应为内）眦。"即足太阳经通过项部入于脑内，在后项正中两筋间入脑，分为阴跷、阳跷二脉，阴跷、阳跷相互交会于目内眦。《奇经八脉考》曰："阳跷者……至目内眦与手足太阳、足阳明、阴跷五脉会于睛明穴。"

（四）眼与阴跷脉的关系

《灵枢·脉度》说："（阴）跷脉者，少阴之别，起于然骨之后……上循胸里，入缺盆，上出人迎之前，入烦，属目内眦，合于太阳、阳跷而上行，气并相还，则为濡目。"即阴跷脉是足少阴肾经的支脉，起于然骨之后的照海穴……上入胸内，入于缺盆，向上出人迎的前面，到达鼻旁，连属目内眦，与足太阳经、阳跷脉会合而上行，阴跷与阳跷两脉的脉气并行回还而濡养眼目。

关于阴跷、阳跷两脉的关系，《灵枢·寒热病》云："阴跷、阳跷，阴阳相交，阳入阴，阴出阳，交于目锐（内）眦。阳气盛则瞋目，阴气盛则瞑目。"由此可见，阴跷、阳跷与眼睛的开阖和睡眠有关。

（五）眼与阳维脉的关系

阳维脉维系诸阳经。《十四经发挥·奇经八脉》说："阳维，维于阳。其脉起于诸阳之会……其在头也，与足少阳会于阳白。"阳维脉起于足太阳膀胱经之金门穴，通过阳白穴与眼发生关联。

此外，《难经·二十八难》云："冲脉者，起于气冲，并足阳明之经，夹脐上行，至胸中而散也。带脉者，起于季胁，回身一周……阴维起于诸阴交也。"因此，阴维脉、冲脉、带脉虽然与眼未发生直接联系，但阴维脉维系诸阴经、冲脉为血海、带脉约束联系纵行躯干部的各条足经，故均与眼有间接联系。

三、眼与经别及经筋的关系

（一）眼与经别的关系

十二经别是十二正经离、入、出、合的别行部分，是正经别行深入体腔的支脉，多从四肢肘、膝以上的正经离别，再深入胸腹。阳经经别在进入胸腹后都与其经脉所属络的脏腑联系，然后均在头项部浅出体表，阳经经别合于阳经经脉，阴经经别合于相表里的阳经经脉。通过经别离、入、出、合的循行分布，加强了脏腑之间的联系，使十二经脉与人体各部分的联系更趋密切，如阴经经别在头项部合于其相表里的阳经经脉，就加强了阴经经脉同头面部的联系，其中与眼发生直接联系的经别有以下几条。

1. 与眼内眦部有关的经别

《灵枢·经别》说："手太阳之正……入腋，走心，系小肠也。手少阴之正……属于心，上走喉咙，出于面，合目内眦。"可见，手太阳经别出而行的正经，入心脏，系小肠本腑；手少阴之经别入属心本脏，上走于面，在目内眦与手太阳经别会合。

2. 与眼外眦部有关的经别

《灵枢·经别》说:"足少阳之正,绕髀,入毛际,合于厥阴;别者入季胁之间,循胸里,属胆,散之肝,上贯心……散于面,系目系,合少阳于外眦也。"即指足少阳与足厥阴之别相连于目系,与足少阳本经会合于目外眦。

3. 与目系相联系的经别及络脉

（1）足阳明之正:《灵枢·经别》说:"足阳明之正……上颈颃,还系目系,合于阳明也。"指足阳明经脉别出而行的经别上行至鼻梁及眼眶上方,联系目系,与足阳明本经相合。

（2）足少阳之正:《灵枢·经别》说:"足少阳之正……别者……系目系。"

（3）手少阴之别:《灵枢·经脉》说:"手少阴之别,名曰通里……系舌本,属目系。"此之"别"指络脉,指手少阴心经的别行络脉,穴名"通里",距腕一寸,别而上行,沿着手少阴本经入于心中,系于舌根,会属于目系。

（二）眼与经筋的关系

十二经筋隶属于十二经脉,是十二经脉之气结聚于筋肉关节的体系,行于体表,不入内脏。经筋的主要作用是约束骨骼,活动关节,维络周身,主司人体正常活动功能。十二经筋中手、足三阳经筋与眼有关。

1. 足太阳之筋

《灵枢·经筋》说:"足太阳之筋……其支者,为目上网,下结于烦……其支者,出缺盆,邪（斜）上出于烦。"指足太阳的经筋有一条支筋像网络一样围绕眼上胞,然后向下结聚于颧骨处,再有分支从缺盆出来,斜上结于鼻旁部。因此,足太阳之筋能够约束目睫,司眼睑开阖。

2. 足阳明之筋

《灵枢·经筋》说:"足阳明之筋……其直者……上合于太阳,太阳为目上网,阳明为目下网。"指足阳明之经筋有一条直行的支筋,从鼻旁上行与太阳经筋相合,太阳经的经筋网维于眼上胞,阳明经的经筋网维于眼下胞,两筋协同作用,共同管理胞睑开阖运动。

3. 足少阳之筋

《灵枢·经筋》说:"足少阳之筋……支者,结于目眦,为外维。"指足少阳的经筋有一条支筋结聚于眼外眦,为眼的外维。外维为维系目外眦之筋,此筋收缩即可左右盼视。正如《类经》注释:"此支者,从颧上斜趋结于目外眦,而为目之外维。凡人能左右盼视者,正以此筋为之伸缩也。"

4. 手太阳之筋

《灵枢·经筋》说:"手太阳之筋……直者,出耳上,下结于颔,上属目外眦。"指手太阳有一条直行的经筋出耳上,前行而下结于下颔,又上行联属眼外眦。

5. 手少阳之筋

《灵枢·经筋》说:"手少阳之筋……其支者,上曲牙,循耳前,属目外眦,上乘额，结于角。"指手少阳之支筋循耳前联属眼外眦。

6. 手阳明之筋

《灵枢·经筋》说："手阳明之筋……其支者，上颊，结于顺；直者，上出手太阳之前，上左角，络头，下右颔。"指手阳明的支筋走向面颊，结于鼻旁颧部；直上行的走手太阳经筋前方，上左侧额角，络于头部，向下至右侧颔部。而右侧之筋则上右额角，下至左侧颔部。

综上所述，足三阳之筋都网维结聚于眼周围，手三阳之筋经过头面部到达额角部位。手足三阳之筋网维结聚于眼及其周围，共同作用，支配着胞睑的开阖、目珠的转动。应该指出的是，足厥阴之筋虽未直接分布至眼，然因肝主一身之筋，为罢极之本，故与眼仍有重要关系。

【文献选录】

1.《灵枢·卫气行》："是故平旦阴尽，阳气出于目，目张则气上行于头，循项下足太阳，循背下至小指之端。其散者，别于目锐眦，下手太阳，下至手小指之间外侧。其散者，别于目锐眦，下足少阳，注小指次指之间……其散者，从耳下，下手阳明，入大指之间，入掌中，其至于足也，入足心，出内踝下，行阴分，复合于目，故为一周……其始入于阴，常从足少阴注于肾，肾注于心，心注于肺，肺注于肝，肝注于脾，脾复注于肾，为一周。是故夜行一舍，人气行于阴脏一周与十分脏之八，亦如阳行之二十五周，而复合于目。"

2.《灵枢·脉度》："跷脉从足至目，七尺五寸，二七一丈四尺，二五一尺，合一丈五尺……跷脉者，少阴之别，起于然骨之后，上内踝之上，直上循阴股入阴，上循胸里，入缺盆，上出人迎之前，入顺属目内眦，合于太阳、阳跷而上行，气并相还，则为濡目，气不荣则目不合。"

3.《儒门事亲》："目之内眦，太阳经之所起，血多气少；目之锐眦，少阳经也，血少气多；目之上纲，太阳经也，亦血多气少。目之下纲，阳明经也，血气俱多……故血太过者，太阳阳明之实也；血不及者，厥阴之虚也。"

4.《证治准绳》："目形类丸，瞳神居中而前，如日月之丽东南而晚西北也。内有大络六，谓心、肺、脾、肝、肾、命门各主其一，中络八，谓胆、胃、大小肠、三焦、膀胱各主其一，外有旁支细络，莫知其数，皆悬贯于脑下，连脏腑，通畅血气往来以滋于目。故凡病发则有形色丝络显见，而可验内之何脏腑受病也。"

【教学重点】

明确经络是眼与脏腑之间的联系通道，尤其是十二经脉在眼部密切而独特的分布特点，构建了眼与经络密切的生理关系和正常的视瞻活动的基础。督脉、任脉、阴跷脉、阳跷脉、阳维脉，以及经别和经筋以不同的形式参与视瞻活动。

【教学难点】

经络系统在眼部复杂的循行和分布规律，以及不同的参与视瞻活动的方式，应通过理论阐述和图片等直观演示进行详细讲解。

【复习思考题】

1. 起止、交接及循行于眼内眦、眼外眦的经脉有哪些？与目系有联系的经脉有哪些？
2. 奇经八脉中与眼直接有关的经脉有哪些？
3. 与眼有关的经别有哪些？有何分布特点？

第四节　眼与气血津液的生理关系

【教学目的】

掌握眼与气血津液的关系，以及在视瞻活动中的作用。

【教学要求】

详细讲授气血津液在眼的分布和运行特点、生理功能，以及与眼的关系。主要采用课堂讲授等教学手段。

气血津液是构成和维持人体生命活动的基本物质。眼为清窍，视瞻万物，其所以能视，有赖于气血津液的涵养。故《灵枢·邪气脏腑病形》曰："十二经脉，三百六十五络，其血气皆上于面而走空窍，其精阳气上走于目而为睛。"目居高位，其脉道纤细幽深，结构复杂，气血津液之轻清精微者方能上达于目，故中医眼科学将上注于眼的气血津液称为"真气""真血""神水"，以显示其重要性和特殊性。

一、眼与气血的生理关系

（一）眼与气的生理关系

气既是构成人体和维持生命活动的精微物质，也是人体功能活动。升降出入是气的基本运动形式，也是生命活动的基本要素。《素问·六微旨大论》说："故非出入，则无以生长壮老已；非升降，则无以生长化收藏。是以升降出入，无器不有。"眼为视觉器官，正常的视瞻活动离不开气的作用，故《太平圣惠方》指出："眼通五脏，气贯五轮。"百病皆生于气，故气病则目病，正如《灵枢·决气》所说："气脱者，目不明。"气之为病，变化多端，《银海指南》说："阳气有余，为目赤臃肿；阴气有余，为隐涩羞明；中气不足，为眼皮宽纵，凝而不行，为睥生痿核。"气与眼的关系主要体现在如下方面。

1. 温养作用

《灵枢·大惑论》说："五脏六腑之精气皆上注于目而为之精。"眼受五脏六腑上输精气的温养，才能维持其正常的视觉功能。《审视瑶函·目为至宝论》将往来出入于眼之经络之气称为"真气"，谓："真气者，即目经络中往来生用之气，乃先天真一发生之元阳也。大宜和畅，少有郁滞，诸病生焉。"《证治准绳》指出了气的充养对眼生长发育及发挥视物功能的重要作用。

2. 推动作用

《灵枢·大惑论》曰："是故瞳子黑眼法于阴，白眼赤脉法于阳也，故阴阳合传而精明也。"目主视瞻，结构上"轻膜裹水，圆满精微"。因此，具有在用为阳、在体为阴的生理特点。视觉活动的实现，即是眼中津血在气的激发与推动下正常运行的结果。具体而言，与肾气的激发、心气的推动、脾气的升降、肝气的疏泄、肺气的敷布密切相关。在气的推动作用下，将精、血、津液输送至目，以实现其"视万物，别黑白，审长短"的功能。《证治准绳》则认为："（瞳神）乃先天之气所生，后天之气所成，阴阳之妙道……气为运用，神则维持。"因此，视瞻是气的作用在目的表现。

3. 固摄作用

气的固摄作用体现在三个方面：一是统摄血液，使血行脉中，不至溢出脉道之外。固摄失职，可引起眼部尤其是内眼出血。二是固摄津液，使目中津液不致溢出眼外。气虚则固摄失职，导致泪液外溢。三是固敛瞳神。中医眼科学认为，瞳神为水火之精华，肾精胆汁升腾于中，元阳真气聚敛于外而成。《原机启微》认为，瞳神可因"气为怒伤，散而不聚"。《银海指南》亦指出，"气不裹睛"则"瞳神散大"。

4. 防御作用

气有护卫肌表，防御外邪入侵的作用，人体正气充和，卫外固密，外邪无从侵入，眼病就不会发生。即使外邪已侵入人体，只要正气强盛，亦能祛邪外出。《素问·刺法论》说："正气内存，邪不可干。"若正气不足，则易发生外感眼病；或病后迁延不愈，反复发作。所谓"邪之所在，皆为不足"。

（二）眼与血的生理关系

"血主濡之"，虽言五脏六腑之精气皆上注于目而为之精，但血是眼最直接的营养物质，所谓"目得血而能视"。由于肝开窍于目，而《素问·五脏生成》说"肝受血而能视"，故尤以肝血的濡养最为重要。血由水谷精微所化生，《灵枢·决气》谓："中焦受气取汁，变化而赤，是谓血。"因此，脾胃运化对血液化生至关重要。血与眼的关系主要体现在如下方面。

1. 濡养作用

目以血为本，血的濡养作用对眼的视瞻极为重要。《审视瑶函·开导之后宜补论》曰："夫目之有血，为养目之源，充和则有发生长养之功，而目不病，少有亏滞，目病生矣。"中医眼科将在眼内经脉中往来运行而具有滋养作用的轻清之血称为"真血"。

《证治准绳·眼目集》谓："真血者，即肝中升运滋目经络之血也。此血非比肌肉间易行之血，因其脉络深高难得，故谓之真也。"又说："圣人虽言目得血而能视，然血亦有太过不及也。太过则目壅塞而发痛，不及则目耗竭而失明。"说明血病必然影响眼的视觉功能。

2. 化生作用

津血同源，津入于脉则为血，血在眼内化为津液，称之为"神水"，成为血液在眼内的特殊存在形式。如《审视瑶函·识病辨症详明金玉赋》说："夫血化为真水，在脏腑而为津液，升于目而为膏汁。"神水在发挥涵养晶珠、神膏和瞳神的同时，确保目中清澈透明，实现神光发越畅达而明视万物，故《审视瑶函·目为至宝论》说："血养水，水养膏，膏护瞳神，气为运用，神则维持。"而血之与气，异名同类，且"血为气之母"，血不仅为气之载体，还不断地为气的功能提供水谷精微，使其持续地得到能源补充。

二、眼与津液的生理关系

津液是体内正常的体液，来源于饮食水谷，其清而稀者为津，浊而稠者为液。《灵枢·决气》谓："腠理发泄，汗出溱溱，是谓津……谷入气满，淖泽注于骨，骨属屈伸，泄泽，补益脑髓，皮肤润泽，是谓液。"目中泪液、神水、神膏皆属津液范畴。津液与眼的关系主要体现在如下方面。

1. 滋养作用

《灵枢·五癃津液别》说："五脏六腑之津液尽上渗于目。"眼之所以能明视万物，有赖于津液的滋养。津液上渗于目，在目外化为泪液，润泽目珠；在目内化为神水与神膏，神水滋养神膏，涵养瞳神。《证治准绳》说："大概目圆而长，外有坚壳数重，中有清脆，内包黑稠神膏一函，膏外则白稠神水，水以滋膏，水外则皆血，血以滋水。"又谓："神膏、神水、神光、真气、真元、真精，此皆滋目之源液也。"津液不足，目失充养，故《灵枢·口问》指出："液者，所以灌精濡空窍者也……液竭则精不灌，精不灌则目无所见。"此外，目系属脑，脑为髓海，而液能补益脑髓。若津液匮乏，髓海不足，则脑转耳鸣，目无所见。

2. 维持眼珠形状

目具其形，主要取决于津液在眼内的填充，故《外台秘要》说："其眼根寻无他物，直是水耳。轻膜裹水，圆满精微，皎洁明净，状如宝珠。"《审视瑶函·目为至宝论》亦指出："大哉目之为体，乃先天之空窍，肇始之元明，经络之精华，荣卫之膏液，故有金珠玉液之称。"若因外伤或其他病变，导致神水、神膏流失耗损，则眼珠绵软或塌陷，而水液运行不畅，排出受阻则会引起眼压升高而成绿风内障等。此外，由于目为阳窍，多火热致病，最易耗伤目中津液，视瞻不明，所谓阳盛则阴病，故《审视瑶函·目为至宝论》说："水衰则有火盛燥暴之患，水竭则有目轮大小之疾，耗涩则有昏眇之危。"

【文献选录】

1.《素问·五脏生成》:"诸脉者皆属于目,诸髓者皆属于脑,诸筋者皆属于节,诸血者皆属于心,诸气者皆属于肺,此四肢八溪之朝夕也。故人卧血归于肝,肝受血而能视,足受血而能步,掌受血而能握,指受血而能摄。"

2.《灵枢·大惑论》:"卫气不得入于阴,常留于阳。留于阳则阳气满,阳气满则阳跷盛,不得入于阴则阴气虚,故目不瞑矣……卫气留于阴,不得行于阳,留于阴则阴气盛,阴气盛则阴跷满,不得入于阳则阳气虚,故目闭也。"

3.《太平圣惠方》:"只如眼者,惟轻膜裹水,水性清澄,不耐纤埃,易致其损,皎洁莹净,无不鉴明,贵若宝珠,故号为眼珠也。凡举动瞻视,要假三光,外昧则内视不明,内明则外视而朗,故眼为五脏之候也。瞳人黑水,肾之主也。血轮如环,心之主也。白睛应肺,总管于肝,眼带系于肝,明孔遍通五脏,脏气若乱,目患即生,诸脏既安,何辄有损,是以花衰枝病,根枯叶凋,若内有所伤,则外生疾矣。"又曰:"目者,精之余,心之主,肝之官。五脏之精气,皆上注于目,骨之精为瞳人,筋之精为黑睛,血之精为络脉,气之精为白眼,肉之精为约束,是以筋骨气血之精,共成其目也。"

4.《诸病源候论》:"夫五脏六腑皆有津液,通于目者为泪。若脏气不足,则不能收制其液,故目自然泪出……目者肝之外候也,脏腑之精华宗脉之所聚,上液之道。若悲哀内动腑脏,则液道开而泣下,其液竭者则目涩……凡人腑脏不足,精虚而邪气乘之则精散,故视一物为两也。"

【教学重点】

明确气血津液是构成和维持眼视瞻活动的物质基础,并以不同的形式发挥其生理功能。

【教学难点】

气血津液具有不同的生理功能,同时又相互影响,应结合中医经典和基础理论进行详细讲解。

【复习思考题】

1.眼与气的生理关系如何?
2.眼与血的生理关系如何?
3.眼与津液的生理关系如何?

第四章 病因病机 ▷▷▷▷

病因是指导致人体发生疾病的原因，病机是指疾病发生发展及变化的机理。眼位于头部前方，外与周围环境直接接触，内与脏腑、经络、气血密切相关，故易受人体内外各种因素的影响而发病。由于眼病的症状是致病因素作用于机体而产生的反应，而不同的病因所致眼部表现又各具特点，因此，临床眼病的治疗宜辨证求因，审因论治。

第一节 病 因

【教学目的】

掌握六淫、疠气、七情内伤、劳倦、眼外伤等致病因素的特点及眼部表现。

【教学要求】

详细讲述眼科常见病因的致病特点及眼部表现。采用课堂讲授，结合图片、多媒体课件等手段教学。

引起眼病的原因十分复杂，历代医家多有阐述。唐代医家孙思邈《备急千金要方》中指出："生食五辛，接热饮食，热餐面食，饮酒不已，房事不节，极目远视，数看日月，夜视星火，夜读细书，月下看书，抄写多年，雕镂细作，博弈不休，久处烟火，泣泪过多，刺头出血过多。上十六件并是丧明之本，养性之士宜慎护焉。又有驰骋田猎，冒涉风霜，迎风追兽，日夜不息者，亦是伤目之媒也。"宋代陈无择提出致病"三因"学说，将眼病病因归纳为内因、外因及不内外因三个方面，认为"喜怒不节，忧思兼并，致脏气不平，郁而生涎，随气上厥"为内因；"数冒风寒，不避暑湿，邪中于项，乘虚循系以入于脑"为外因；"嗜欲不节，饮酒无时，生食五辛，熟啖炙煿，驰骋田猎，冒涉烟尘"等为不内外因。综合古今认识，结合现代临床，眼病常见病因有外感六淫、疠气、七情内伤、饮食不节、劳倦、眼外伤、先天与衰老及其他因素。这些因素既可单独为患，又可并存出现或相互影响。

一、六淫

六淫为异常的六气，即为天时不正之气。风、寒、暑、湿、燥、火为自然界的六种气候变化，正常情况是对人体无害的。若太过或不及或非时而至，就会导致人体发病，即为六淫之邪。《银海指南·六气总论》对六淫在眼部的致病特点做了精辟论述，文中指出："风则流泪赤肿，寒则血凝紫胀，暑则红赤昏花，湿则沿烂成癣，燥则紧涩眵结，火则红肿壅痛。"《医宗金鉴·眼科心法要诀》进一步指出："外障皆因六气生，暑寒燥湿火与风，内热召邪乘隙入，随经循系上头中。"说明六淫之邪往往乘虚入侵，从肌表或口鼻而入，也可直接侵犯眼部，其可单独为害，亦可相兼致病，其中以风、火、湿对眼的危害较大。六淫为害，可致多种眼病，尤以外障眼病为多。

（一）风

1. 风邪致病特点

（1）风为阳邪，其性开泄：风具有升发、向上、向外的特性。《素问·太阴阳明论》说："伤于风者，上先受之。"眼位居高，易受风邪；再者，肝为风木之脏，开窍于目，同气相求，故许多眼病的发生都与风邪相关。

（2）风性善行数变：风邪引起的眼病有发展迅速，变化较快的特点。

（3）易与他邪相合：《素问·风论》说："风者，百病之长也。"风作为六淫之首，每先侵袭体表、皮毛或流于肌肉、腠理之间，易与寒、热、暑、湿、燥诸邪相合为患。

2. 风邪致病的常见眼部症状

目痒，目涩羞明，流泪，上胞下垂，胞轮振跳，目劄，黑睛生翳，目偏视，口眼㖞斜等。

（二）火

1. 火邪致病特点

（1）火为阳邪，其性炎上：火为阳，阳主升，主动，火邪升腾炎上，容易上攻头目，引起眼疾。热为火之渐，火为热之极，两者难截然分开。《素问玄机原病式》谓："目昧不明，目赤肿痛，翳膜眦疡皆为热。"《儒门事亲》中云："目不因火则不病。"其说虽有偏颇，但反映出火邪容易引发眼病。

（2）火热生眵：《景岳全书》曰："眼眵多结者必因有火，盖凡有火之候，目必多液，液干而凝，所以为眵。"说明眼眵与火热有关。

（3）易伤津液：眼部津液在目外为泪液，在目内为神水、神膏，火热之邪易灼伤津液，引起多种眼部疾患。

（4）灼伤脉络，迫血妄行：火邪灼伤眼部脉络，易致眼部出血。

（5）热胜则肿，火易致疮：火热易致眼部疮疡，眼部组织红肿，溃烂成脓。

2. 火邪致病的常见眼部症状

眼珠干燥，红赤焮痛，磣涩羞明，眵多黄稠，热泪频流，生疮溃脓，黑睛溃烂，黄液上冲，血灌瞳神，白睛溢血，眼部血脉怒张甚则紫赤，眼底出血等。

（三）湿

1. 湿邪致病特点

（1）湿邪重浊黏滞：湿邪犯目，眼症多黏滞而不爽，缠绵难愈。

（2）内外湿邪，相互影响：外湿入里，脾阳受困，运化失司，可致内湿；内湿不化，又可招致外湿，上犯于目而为病。《银海指南》曰："脾湿则多眼癣眼菌，肺湿则多黄膜，心经湿则多胬肉如脂，肝经湿则多星障、黑珠如雾混浊，肾经湿则瞳神呆钝、色淡昏眊无光。"

（3）湿为阴邪，易阻遏气机：湿邪犯目，可致眼部气机升降失调，经脉不畅，清阳不升则目无所养，浊阴不降则清窍被蒙。

2. 湿邪致病的常见眼部症状

胞睑湿烂，眵泪胶黏，白睛黄浊，黑睛生翳，灰白混浊，眼部组织水肿、渗出等。

（四）寒

1. 寒邪致病特点

（1）寒为阴邪，易伤阳气：寒邪犯目，阳气受损则目失温养。

（2）寒性凝滞：寒邪常致经脉气血阻塞不通，不通则痛，引起眼痛且常头目相引。

（3）寒性收引：《灵枢·经筋》谓："经筋之病，寒则筋急。"寒邪伤及头面，可致经脉拘急。

2. 寒邪致病的常见眼部症状

头目疼痛，冷泪翳障，胞睑紫暗硬胀，眼紧涩不舒，口眼㖞斜，目珠偏斜，血脉紫滞或淡红等。

（五）暑

1. 暑邪致病特点

（1）暑为阳邪，其性炎热：暑为夏令之主气，乃火热所化，眼部多出现阳热症状。

（2）暑多夹湿，相合为患：夏季多雨，气候炎热，暑湿蒸郁，且多饮冷纳凉，湿邪内停，故暑热易兼感湿邪。

2. 暑邪致病的常见眼部症状

目赤视昏，眵泪，肿胀。

（六）燥

1. 燥邪致病特点

《素问·阴阳应象大论》曰："燥胜则干。"燥邪犯目，易伤津耗液，常导致与干燥相关的眼病。

2. 燥邪致病的常见眼部症状

胞睑皮肤干燥，白睛红赤失泽，干涩不适，眼眵干结等。

二、疠气

疠气是指具有强烈传染性和流行性的致病邪气，又称"疫疠""时气""天行"等。《素问·刺法论》描述了疠气的致病特点，曰："皆相染易，无问大小，病状相似。"《温疫论·原病》指出："疫者，感天地之疠气……此气之来，无论老少强弱，触之者即病。"

疠气致病来势急猛，传染性强，流行性广，临床症状与风火所致的眼症相似，虽一年四季都可发生，但以夏季气候炎热时为多，如天行赤眼、天行赤眼暴翳等。

三、七情内伤

七情内伤是指喜、怒、忧、思、悲、恐、惊七种情志的过度变化，超过了机体的适应范围，从而导致气机紊乱，经络阻滞，脏腑功能失调。《素问·举痛论》曰："怒则气上，喜则气缓，悲则气消，恐则气下，寒则气收，炅则气泄，惊则气乱，劳则气耗，思则气结。"七情过激，则气机运行不畅，升降出入失调，可导致多种内障疾病，如绿风内障、青风内障、络阻暴盲、目系暴盲等。七情太过，还可直接损伤脏腑，"怒伤肝""喜伤心""思伤脾""忧伤肺""恐伤肾"。脏腑内损，精气不能上注于目，目失所养，则可发生视瞻昏渺、视瞻有色、青盲等病。

四、饮食失宜

饮食失宜主要包括饥饱失常、饮食偏嗜及饮食不洁三个方面。

1. 饥饱失常

若摄食不足，气血生化乏源，气血不能上荣于目，可出现眼部虚证；饮食过饱则肠胃积滞，郁而化热，可出现眼部实证。

2. 饮食偏嗜

《素问·生气通天论》曰："阴之所生，本在五味；阴之五官，伤在五味。"若过食生冷，寒湿内生，可致虚寒眼症；偏食辛辣炙煿，脾胃积热，可致实热眼症，眼部疮疡。

3. 饮食不洁

饮食不洁，肠道染虫，可致眼部寄生虫病、疳积上目等病。

五、劳倦

眼科劳倦主要指目力、脑力、体力和房事过度等。《素问·宣明五气》曰："久视伤血，久卧伤气，久坐伤肉，久立伤骨，久行伤筋。"《灵枢·邪气脏腑病形》曰："若入房过度，则伤肾。"《审视瑶函》曰："久视伤睛成近视。"用眼过度，损伤肝血，易出现视疲劳、能近怯远等眼病；脑力过度，暗耗阴血，目失所养，可致虚损性眼病；体力过度，外损筋骨，内伤脏腑，亦可致多种眼病；房事不节，耗损肾经，瞳神失养，可致视瞻昏渺、青盲等内障眼病。

六、眼外伤

造成眼部外来伤害，主要包括异物入目、钝力伤目、锐器伤目、烧灼伤目。

1. 异物入目

沙尘随风吹入眼内，或金属碎屑、玻璃细渣等异物溅入眼内，或细小昆虫飞扑入眼等。

2. 钝力伤目

多因眼部受钝力所伤，如球类、拳掌、棍棒等击伤，或碰撞、跌仆等外伤。

3. 锐器伤目

多因眼部受锐器所伤，如刀剪、铁钉、铁丝、玻璃、竹签等穿破眼珠，或爆炸碎片飞溅入目等。

4. 烧灼伤目

包括烫伤和烧伤。烫伤多由高温的水蒸气、油及熔化的金属等造成；烧伤多由火焰，或酸碱等化学物质引起。此外，紫外线、红外线等射线亦可灼伤眼部。

七、先天不足与衰老

1. 先天不足

先天禀赋不足，孕期将息不当致邪气内结胎中，或先代遗传造成与生俱来的眼病，如胎患内障、高风内障、辘轳转关、旋螺泛起等。

2. 衰老

《灵枢·天年》云："五十岁，肝气始衰，肝叶始薄，胆汁始减，目始不明。"年老体衰，肝肾亏虚，精血不足，目失濡养，可致多种眼病，如圆翳内障、视瞻昏渺、能远怯近等。

八、其他因素

1. 全身疾病引起

如糖尿病、高血压、血液病、肾病等均可引起相关视网膜病变，风湿病可引发葡萄膜炎，维生素 A 缺乏可致角膜软化症等。

2. 药物不良反应

过用激素可引起白内障、继发青光眼；过用乙胺丁醇可引起视神经萎缩等。

【文献选录】

1.《银海指南·六气总论》："《素问·天元纪大论》曰：天有五行，以御五位，以生寒、暑、燥、湿、风、火，是为六气。当其位则正，过则淫。人有犯其邪者，皆能为目患。风则流泪赤肿，寒则血凝紫胀，暑则红赤昏花，湿则沿烂成癣，燥则紧涩眵结，火则红肿壅痛……盖风为百病之长，如夹寒、夹暑、夹湿、夹燥、夹火之类；有相从而化者，如风邪化火、寒邪化火、湿邪化火、燥邪化火之类。风邪发于前，火邪继于后，故凡人之病目者，皆以为风火也……又有相杂而至者，以四时言之，冬月致病只三字，风、寒、火是也；春兼四字，风、寒、湿、火是也；夏兼五字，风、寒、暑、湿、火是也；秋只四字，风、寒、燥、火是也。然其中有伏藏，有变化，亦不得执一而治。"

2.《银海指南·七情总论》："但目之为病，由于六淫者易治，由于七情者难治。盖喜太过则肾气乘矣……一经自具一气，一经又各兼五气，五五二十五气，变化难穷，苟不得其要，终难获效。然七情中悲伤心胞，惊伤胆者，间或有之；喜伤心，忧伤肺者，绝少也。惟思伤脾，恐伤肾，怒伤肝者，最多。诚能存养此心，使志意和平，精神淡定，悲怒不起，惊忧不扰，则天君泰然，百体从令，自然勿药有喜，何必乞灵于草根树皮哉。"

【现代研究】

1. 眼科传统病因学说研究的深入

中医眼科传统的病因学说，不外乎六淫、疠气、七情、饮食失宜、劳倦、外伤、遗传等方面。以六淫而言，自古以来的眼科医家均认为风、寒、暑、湿、燥、火是外障眼病最常见的发病原因之一。至于由六淫所导致的内障眼病则极少见，故古今医家极少进行关于六淫所致内障眼病的论述。然而现代有些医者根据眼底检查发现，不仅认为火邪是眼内炎性、出血性疾病发病的常见病因之一，治疗时宜用泻火法，而且认为风邪也是许多眼底疾病的常见病因，治疗时加用羌活、防风等祛风药可提高临床疗效。这些观点发展了眼科六淫病因学，扩大六淫所致眼病的范畴。

由于肝主情志，目为肝窍，眼病与肝在生理病理上密切相关，因而七情为病在眼病病因学中一直占有重要地位。临床观察表明，情志失调不仅可诱发眼病、导致眼病的产生，而且可加重和复发眼病。现代研究发现，情志失调是视神经疾病、青光眼、中心性浆液性视网膜脉络膜病变等疾病常见的致病或诱发因素。如有人对中心性浆液性视网膜脉络膜病变患者的个性进行调查，发现其患者中 A 型性格者占 71.67%；且 A 型性格者的血清 TH 和 CH 与正常人相比有高度显著性，提示情绪急躁和时间紧迫感是其发病的重要危险因素。也有人采用艾森克（成人）人格问卷表（简称 EPQ）对眼病肝郁证患者的人格特征进行调查，发现眼病肝郁证患者的 N 分值（N 分值高，提示情绪不稳定，易于激惹、焦虑、紧张；急躁易怒，往往又兼有抑郁，对多种刺激反应过于强烈，情绪激发后难以平复。N 分值较高，有可能罹患心身疾病）和 L 分值（L 分值高，表示掩饰、自我保护的人格倾向，易于掩饰某些心理活动，提示心理负担较重）均高，提示情志急躁或抑郁是眼病肝郁证产生的原因。

对于古代医家关于外障眼病多因风热、内障眼病多因脏腑功能失调，以及五轮之中瞳神疾病多属肾的论述在现代临床的实用价值，彭清华等从临床角度对此进行了探索。通过对 917 例外障眼病病因的分析，发现 13 种常见外障眼病病因属六淫之邪为病者 796 例，占 86.80%（其中属风热为病者 449 例，占 48.96%；属火热为病者 288 例，占 31.41%）；属痰浊为病者 31 例，占 3.38%；属血瘀为病者 18 例，占 1.96%；由其他原因而致者 72 例，占 7.85%。可见外障眼病确实多为六淫为患，六淫之中又以风热、火热之邪多见。在对 1725 例内障眼病的病因分析中，由肝脏功能失调引起者 635 例，占 36.81%；由肾脏功能失调引起者 80 例，占 4.64%；由脾脏功能失调引起者 218 例，占 12.64%。由肝肾同病引起者 705 例，占 40.87%；由脾肾同病引起者 41 例，占 2.38%。说明瞳神疾病中单纯由肾脏功能失调引起者极少，人体内各脏腑的功能失调均可引起，其中又以肝脏功能失调引起者最常见。故现代有不少学者报道，对中心性浆液性视网膜脉络膜病变、视网膜静脉阻塞、视网膜静脉周围炎、视神经炎、视神经萎缩、妊娠中毒性和动脉硬化性视网膜病变、眼底其他出血等眼底病变从肝论治，取得了良好的临床疗效。有人明确提出，眼底病从肝论治，其疗效较治肾为好。这是对古代眼科病因学说的补充和发展。

此外，对于眼底疾病，随着现代检查仪器在眼科临床的广泛应用，人们对内眼疾病的认识较之以往更直观、更具体，不再是仅凭患者自觉症状，而是凭客观检查来诊断。由于对内眼疾病诊断研究的逐步深入，人们对各种内障眼病的发病原因也就有了新的认识，原有的病因学理论已解释不了众多的发病现象，因而各种内障眼病的病因学也就应运而生。如通过大量的临床实践，人们认识到古代统属于"暴盲"的视神经炎，其病变早期多为肝气郁结所致，中期多因肝火上炎所致，后期多因肝阴亏虚所致；眼底出血，血色鲜红者多为血热所致，血色暗红者多为血瘀所致等，从而使眼科病因学说逐步得以完善。

关于眼病血瘀病因学，古代多局限于眼外伤及眼内外出血患者。现代医者通过大量的临床观察，发现眼部的许多病变及其发病与血瘀有关，如眼睑及结膜颜色暗红或青紫或有瘀点瘀斑、眼内外的各种出血与积血、球结膜或视网膜血管怒张或扭曲或呈波浪状及网状畸形、眼底血管显著变细、眼内外各部的新生血管、眼局部组织的增化物（如颗粒或结节或硬节或肿块）、视神经乳头苍白色、视野显著缩小、眼球胀痛或刺痛等均与血瘀有关，或夹杂有血瘀病理，因而使血瘀为病的范畴在现代得到了较大的扩展。

痰饮病因学说在现代也得到了广泛的应用，如有些医者不仅对霰粒肿、云雾移睛、视瞻昏渺等一些常见眼病从痰饮论治，而且遵古人"怪病多由痰作祟"之说，对一些少见病或疑难病如辘轳转关、花翳白陷、眼内肿瘤等亦从痰饮论治，并取得了较好的临床疗效。说明对于一些眼科疑难杂症从痰饮为病的角度来探索其发病原因有一定的临床价值，值得进一步扩大病种深入探索。

还有一些医者对于一些常见眼病提出了新的病因观点。如对于病毒性角膜炎（聚星障），古今医家均认为其病因为风热外袭所致，但现代有的医者却提出了"毒邪"致病之说。认为治疗病毒性角膜炎应注重解毒药的应用，如用紫草、千里光、蒲公英等，并经临床验证，取得了一定的疗效。又如对于眼外伤，如眼睑挫伤、眼球挫伤、外伤性前房积血、外伤性玻璃体积血、视网膜震荡伤、视神经挫伤及青光眼术后、视网膜脱离术后、眼内异物术后等患者，提出其为水血互结的病理新观点，治疗采用既活血又利水的方法，临床疗效甚为满意。

2. 现代检测方法的应用对眼科病因学说的发展

随着现代检测手段在眼科临床与实验研究中的逐步深入，对眼科疾病发病原因的研究也取得了一定的进展。如对中心性浆液性视网膜脉络膜病变患者，彭清华等研究发现其血浆睾酮（T）值下降，雌二醇（E_2）和 E_2/T 比值均升高，而这些指标的变异又符合肾虚的病理改变。因而提出本病产生的根本原因为肾脏亏虚，治疗时不应违背补肾的治疗原则。

对病毒性角膜炎、色素层炎患者，现代研究发现，此两种疾病之所以具有容易复发、疾病缠绵难愈的特点，是因为人体免疫功能低下，抗病能力降低的结果，故治疗时注意应用增加机体抵抗力、增强人体免疫功能的药物。

对糖尿病性视网膜病变患者，现代医者研究发现，其甲皱和球结膜微循环在微血流、微血管通透性等方面有明显障碍；其血液流变性中全血比黏度、全血还原黏度和血浆比黏度、血沉和血沉方程 K 值明显升高，红细胞电泳时间明显延长；其血小板的黏附性和聚集性增高，并和糖尿病的发生发展密切相关；其凝血因子Ⅷ明显升高，体外血栓形成时间缩短，血栓长度增长和血栓重量增加等。因而认为糖尿病性视网膜病变的发病与血瘀有密切关系，故治疗时宜采用养阴活血法。

对视网膜静脉阻塞患者，现代研究发现，其球结膜、舌尖和甲皱微循环异常，表现为血管扩张，微血流中红细胞聚集，局部血流停滞，血管扩张；眼血流动力学障碍，表现为眼血流量减少，血流阻力增加，流速减慢，血管紧张度增加。血液流变性异常，表现为全血黏度、血浆比黏度、红细胞电泳时间明显增高，血栓弹力图反应时间和凝血时间、血沉明显降低；血液的血红蛋白、血液黏度、总胆固醇、甘油三酯增高，高密度脂蛋白降低，凝血时间缩短；电镜下观察，可见血小板扩大型、聚集型和聚集数均明显增加，而圆形和树突形血小板明显减少等。由此显示瘀血阻络是视网膜静脉阻塞的主要致病原因，故临床治疗时应以活血化瘀为主。

对于视网膜色素变性患者，现代医者研究发现，它除有视网膜静脉阻塞患者的上述改变外，还表现为血小板活化功能亢进和血管内皮细胞受损，体现在其血浆 β- 血栓球蛋白、血栓素 B_2、血小板膜颗粒蛋白和 vW 因子含量均升高，6- 酮 - 前列腺素 $F_{1\alpha}$ 降低等。上述研究结果表明，视网膜色素变性的发病与血瘀病理有关，而不仅仅是古人所说的补虚，还应注重活血通络。

以上研究成果，均为眼科疾病的病因学说提供了新的内容，尤其是从现代病理学角度证实了血瘀所致眼病范畴的广泛性。但有关这方面研究的眼科病种还很少，研究面较窄，所采用的研究方法也不多等均有待在以后的研究工作中加以重视并逐步解决。

【教学重点】

外因重点讲授六淫的致病特点及眼部表现，内因重点讲授七情内伤所致眼病机理及临床特点。此外，对眼外伤亦应重点讲授，包括异物入目、钝力伤目、锐器伤目、烧灼伤目等。

【教学难点】

将理论教学与临床辨证相结合，通过临床表现来寻查病因，亦即"审证求因"，达到"审因论治"的目的。

【复习思考题】

1. 眼病常见的病因有哪些？
2. 试述六淫的致病特点及眼部表现。

3.七情内伤所致眼病有哪些特点？常见于哪些病证？

4.试述眼外伤的常见原因及临床特点。

第二节　病　机

【教学目的】

掌握脏腑功能失调、气血功能失调、津液代谢失调、经络玄府功能失调所致眼病的机理及眼部常见证候。

【教学要求】

详细讲解脏腑功能失调、气血功能失调、津液代谢失调、经络玄府功能失调所致眼病的机理。采用课堂讲授，结合图片、多媒体课件等手段教学。

眼病的发生、发展与变化取决于正邪双方斗争的结果。若人体正气旺盛，则邪气不易入侵，此即"正气存内，邪不可干"；若正气不足，邪气入侵，可引起机体阴阳失去平衡，脏腑经络、气血津液功能紊乱而发生眼病。眼病的病机主要体现为脏腑功能失调、气血功能失调、津液代谢失调、经络玄府功能失调。

一、脏腑功能失调

1.肝和胆

肝开窍于目，肝脉上连目系，肝受血而能视，肝气通于目，肝和则能辨五色，泪为肝之液，风轮黑睛内属于肝，故眼与肝关系最为密切。由于肝与胆相表里，眼内神膏由胆之精汁升聚而成，肝胆有病除可引起黑睛病变外，还可引起瞳神疾病。

（1）肝经风热：肝之经脉上行至目，外感风热可循肝经上犯于目，可致目赤流泪、黑睛生翳、瞳神紧小等症。

（2）肝气郁结：肝主疏泄，性喜条达，若情志不舒或郁怒伤肝，肝郁气滞，可致目珠胀痛、绿风内障、青风内障、视瞻昏渺等症。

（3）肝火上炎：引发肝火的原因很多。如肝郁气滞，日久化火；五志过极，引动肝火；暴怒伤肝，气火上逆等均可致绿风内障、眼部出血、黑睛生翳、瞳神紧小等症。

（4）肝阳上亢：多为肝肾阴虚，阴不制阳，阳亢于上，可致青风内障、绿风内障、眼部出血、络阻暴盲、络损暴盲等症。

（5）肝风内动：肝主风，风主动。凡眼部之筋肉跳动、目睛瞤动等，均与肝有关。肝风内动，火动痰生，阻滞脉络，可致暴盲、目偏视、口眼㖞斜等症。

（6）肝血不足：血之生化不足，或阴血亏损，目失濡养，可导致眼干涩不适、不耐久视、视物昏花、入夜盲无所见、疳积上目等症。

（7）肝胆湿热：湿邪内壅肝胆，日久化热，湿热上蒸，可致聚星障、凝脂翳、混睛障、瞳神紧小等症。

2. 心和小肠

心主血脉，诸脉皆属于目，目得血而能视；心主神明，目为心之使，血轮两眦内属于心，故心有病影响眼，主要表现为视觉的变化和目中血脉及两眦病变。又心与小肠相表里，心有热可移热于小肠，小肠有热亦可上扰于心。

（1）心火内盛：多由五志化火，五气化火所致。火邪上炎于目，可致两眦红赤、胬肉肥厚、漏睛生疮、眦帷赤烂。火灼目络，迫血外溢，可致眼内出血、视力骤降。若心火内扰神明，神乱发狂，可致目妄见、神识昏迷、目不识人等症。

（2）心阴亏虚：多由失血过多，殚视竭虑，阴血暗耗所致。阴不制阳，虚火上扰，可致两眦微微疼痛、白睛溢血、神光自现、荧星满目等症。

（3）心气不足：多由思虑劳心或久病体弱所致。心气不足，心阳不振，可致脉道瘀阻，出现视物昏蒙；或神光不能发越于远，出现能近怯远等症。

（4）小肠实热：多由心热下移小肠所致，可出现口舌生疮、小便黄赤、视力下降、眦部赤肿等症。

3. 脾和胃

脾与胃相表里，为后天之本，气血生化之源。《兰室秘藏·眼耳鼻门》曰："五脏六腑之精气皆禀受于脾，上贯于目。"若饮食有节，胃纳脾输正常，则目得所养；脾升胃降则目窍通利，脾气统血则目中血液不外溢。由于肉轮胞睑内属于脾，故脾胃受损，功能失调可致眼病，尤易引发胞睑疾病。

（1）脾虚气弱：多由饮食失调，劳倦忧思过度，或其他疾病伤及脾胃所致。脾虚气弱，运化失司，脏腑精气不能上养目窍，可致上胞垂缓不用、目珠干涩不润、不耐久视、视物昏蒙、夜盲等症。

（2）脾不统血：脾气虚弱，统摄无权，可致目中血不循经而溢于络外，出现眼部出血、视物昏蒙、云雾移睛、血贯瞳神等症。

（3）胃热炽盛：多由热邪犯胃或过食辛辣炙煿之品引起。火邪循经上犯头目，常致目赤肿痛；若火毒壅滞胞睑，气血阻滞，经络不畅，可致胞睑肿硬，或发疮疡、针眼；胃热炽盛，复感风邪，内外合邪，结于睑弦，可致睑弦赤烂、赤痒等病。

（4）脾胃湿热：多由外感湿热或饮食不节，脾失健运所致。湿热内壅，上犯胞睑，可致胞睑湿烂、痒痛，甚则生疮溃脓。湿热熏蒸，浊气上犯，可致神膏混浊，视衣水肿、渗出，甚则脱离。脾湿生痰，痰湿上壅，可致胞生痰核等症。

4. 肺和大肠

肺主气且主宣降，肺气调和则气和目明。肺与大肠相表里，大肠通利有助于肺气肃降，肺气通利则大肠传导无碍，目中气血津液运行正常，目得滋养而不病。由于气轮白睛内属于肺，故肺与大肠功能失调可致眼病，尤易引起白睛病变。

（1）肺经燥热：外感燥邪，循肺经上犯于目；或肺宣降失职，肺火偏盛，上攻于目，可致眼干涩不舒、白睛赤脉显露、白睛出现玉粒样小疱等症。

（2）肺气亏虚：久病亏耗，伤及肺气，气虚不固，可致视物昏花、眼前白光闪烁，甚至视衣脱离等症。

（3）肺气不宣：多由外邪犯肺，肺失治节引起。肺被邪伤，失于宣降，导致气血津液敷布失常，可致白睛溢血、浮肿，甚至红赤肿胀等症。

（4）肺阴不足：多由燥热之邪耗伤肺阴引起。肺阴不足，常致白睛干涩、赤丝隐隐难退、白睛溢血，或出现金疳等症。

（5）肺热壅盛：多由外感热邪或风寒之邪郁久化热所致。肺热上壅，可致白睛红赤、眵多胶黏；热灼血络，可致白睛溢血；血热相搏，滞结于白睛深层，可见白睛里层呈紫红色结节隆起；肺金凌木，可致黑睛生翳等症。

（6）热结肠腑：大肠热结，肺气不宣，可见白睛红赤臃肿等症。

5. 肾和膀胱

肾藏精，主骨生髓，肾精充足则脏腑精气充沛，脑髓丰满，目得所养而视物精明。肾为水脏，主津液，肾与膀胱相表里，两者气化功能正常则水不犯目。水轮瞳神内属于肾，若肾与膀胱功能失常，可致眼病发生，尤其是瞳神疾病。

（1）肾阴不足：多为年老体衰，劳倦内伤或热病伤阴所致。肾阴不足，则目外少润泽之水，内缺充养之液，常致头晕目眩、眼干不适、视瞻昏渺、高风内障、青盲、圆翳内障、青风内障、瞳神干缺、目系暴盲等症。

（2）肾阳虚衰：多由先天禀赋不足，房劳伤肾；或久病体虚，阴损及阳。眼之神光发于命门，皆火之用事，肾阳不足，命门火衰，神光不能发越于远，可致能近怯远；阳衰不能抗阴，可致高风内障；阳虚水犯，可致视衣水肿、渗出，甚至视衣脱落等症。

（3）肾精不足：多由劳伤竭视，久病伤肾，年老精亏或先天禀赋不足所致。肾精不足，目失濡养，则可致视物昏蒙、圆翳内障、高风内障、视瞻昏渺，甚至目无所见等症。

（4）热结膀胱：湿热蕴结，膀胱气化失常，水液潴留，可致水湿上犯清窍，可引起视衣水肿、渗出等症。

眼病的发生、发展和变化，虽可由一脏一腑功能失调所致，但由于脏与腑、脏与脏、腑与腑之间的联系和影响，临床上多个脏腑同时发生病变也常有之，故临床需认真分析，全面了解。

二、气血功能失调

气和血是人体生命活动的物质基础，又由脏腑功能活动产生。脏腑功能紊乱可引起气血功能失调，而气血功能失调也可导致眼病的发生。

1. 气

气与眼的关系密切，其正常与否常反映于眼病。一般可按虚实归纳为气虚气陷、气滞气逆两大类。

（1）气虚气陷：多由劳倦伤气，久病失养，先天不足或年老体衰所致。气机衰微，不能敷布精微以充养五脏，目失濡养，可出现上胞下垂、冷泪常流、不耐久视、晶珠混浊、云雾移睛、黑睛翳陷久不平复、视衣水肿甚至脱落；气虚不能摄血，还可致眼内出血。

（2）气滞气逆：多由情志郁结或痰湿停聚，食滞不化，外伤跌仆等引起。气行不畅，血脉瘀阻，滞塞不通，可致头目疼痛、络阻暴盲；气逆于上，升降失度，血随气逆，可致血溢络外、青风内障、绿风内障、云雾移睛、络损暴盲等。

2. 血

《审视瑶函·开导之后宜补论》曰："夫目之有血，为养目之源，充和则有发生长养之功而目不病；少有亏滞，目病生矣。"《古今医统大全·眼科》进一步指出："目得血而能视，故血为目之主，血病则目病，血凝则目胀，血少则目涩，血热则目肿。"血之功能失调可引起眼病。

（1）血热：多因外感邪热或脏腑郁热不解，入于营血，或阴虚内热，虚火上炎所致。邪热侵入血分，血受热迫而妄行；虚火入于血分，灼伤脉络，血溢络外，均可引起白睛溢血及眼内出血病变。一般实热所致出血较急，量多色鲜红；虚热所致出血相对较缓，量少且易复发。

（2）血虚：多因失血过多或生化不足，以及久病失养，竭思瞻视，阴血耗伤所致。血虚不能上荣于目，可致头晕眼花、白睛干涩、黑睛不润、视瞻昏渺、青盲等；血虚生风，上扰于目，可致胞轮振跳、目眴不适。

（3）血瘀：多由外伤、出血、久病、气虚、寒凝、气滞等所致。常与气滞并见，或与痰浊互结。瘀于胞睑，可见胞睑青紫；瘀于白睛，可见赤脉粗大、虬丝乱脉；瘀于黑睛，可见赤膜下垂，甚至血翳包睛；瘀于视衣，可致视衣脉络阻塞，形成出血或缺血、视力骤降；瘀血阻塞神水流出之通道，可致眼压升高、头目胀痛、视力急剧下降。

三、津液代谢失调

津液由水谷精微所化生，经脾气运化传输，肺气宣降通调，以及肾气气化蒸腾，升清降浊，以三焦为通道，随气的升降出入和运行上输于目。其在目外为润泽之水，如泪液和其他腺液；其在内则为充养之液，如神水、神膏。津液代谢失调在眼部主要表现为津液亏损与水湿停聚两方面。

1. 津液亏损

多由燥热之邪耗伤津液，或大汗、失血、吐泻不止等造成津液亏损，目窍失养。在目外常见泪液减少，可致干涩羞明、白睛表面不润、枯涩疼痛、黑睛暗淡失泽，甚至呈灰白混浊，以及眼球转动滞涩不灵等；目内充养之液不足，可致视物昏蒙或目无所见等。

2. 水湿停聚

多因肺、脾、肾三脏功能失调，三焦气化不利，膀胱开阖失司所致。若肺失宣降，气机升降失司，可致水液敷布失常；若脾失健运，可致水湿停聚；若肾气亏损，气化无力，可致水液潴留。在胞睑可为浮肿；在白睛可见浮壅高起，甚则肿起如鱼胞；在视衣可为水肿、渗出；若水液积聚视衣之下，可致视衣脱离；神水瘀滞，可致青风内障、绿风内障等。

痰由湿聚，既是病理产物，又为致病因素，常与风、火、气、血搏结于上而为患。在胞睑可致睑弦赤烂，胞生痰核，生疮溃脓；在眼眶可结聚成块，致珠突出眶；肝风夹痰攻目，亦可变生绿风内障等。

四、经络玄府功能失调

1. 经络功能失调

眼通五脏，气贯五轮。一方面，经络是联系人体五脏六腑、四肢百骸、上下内外及气血运行的通路，主要起着贯通的作用；另一方面，经络又是邪气内外传注的通路。若经络不通，五脏六腑之精气不能上输于目，目失濡养，可致上睑下垂、白睛干涩、黑睛失泽、晶珠混浊、神膏混浊、视瞻昏渺等；若精气不利，气血阻滞，可致白睛赤丝虬脉、眼底脉络瘀滞、络阻暴盲等。若邪中经络，可致目珠偏斜等。

2. 玄府功能失调

眼与玄府关系密切，眼的视觉功能不仅要靠脏腑所产生的气血津液等精微物质通过经络上注于目，同时还得由玄府作为气血津液升降出入的道路和门户。玄府通利，则精微物质循行输布正常，目得濡养而明视万物；若玄府闭塞，气机升降出入失常，则气血津液等精微物质无以上注于目，目失濡养，则可致多种眼病，如暴盲、青盲、视瞻昏渺、绿风内障、青风内障等。

【文献选录】

1.《黄帝内经》

《素问·金匮真言论》："东方青色，入通于肝，开窍于目，藏精于肝。"

《素问·生气通天论》："阳气者烦劳则张，精绝，辟积于夏，使人煎厥，目盲不可以视，耳闭不可以听，溃溃乎若坏都，汩汩乎不可止。"

《素问·风论》："风气与阳明入胃，循脉而上至目内眦，其人肥则风气不得外泄，则为热中而目黄；人瘦则外泄而寒，则为寒中而泣出。"

《灵枢·邪气脏腑病形》："十二经脉，三百六十五络，其血气皆上于面，而走空窍，其精阳气上走于目而为睛……肾脉……微滑为骨痿，坐不能起，起则目无所见。"

《灵枢·脉度》："跷脉……气不荣，则目不合。"

《灵枢·论疾诊尺》："诊目痛，赤脉从上下者，太阳病；从下上者，阳明病；从外走内者，少阳病。"

《素问·缪刺论》："邪客于足阳跷之脉，令人目痛，从内眦始。"

《灵枢·经筋》："足阳明之筋……其病……引缺盆及颊，卒口僻，急者目不合，热则筋纵目不开。"

《灵枢·热病》："热病……目不明，热不已者死。"

《灵枢·决气》："气脱者，目不明。"

《灵枢·五癃津液别》："五脏六腑，心为之主，耳为之听，目为之候，肺为之相，肝为之将，脾为之卫，肾为之主外，故五脏六腑之津液，尽上渗于目，心悲气并则心系急，心系急则肺举，肺举则液上溢。夫心系与肺不能常举，乍上乍下，故咳而泣出矣。"

《灵枢·海论》："髓海不足，则脑转耳鸣，胫酸眩冒，目无所见，懈怠安卧。"

2.《原机启微》

（1）淫热反克之病："膏粱之变，滋味过也。气血俱盛，禀赋厚也。亢阳上炎，阴不济也。邪入经络，内无御也。因生而化，因化而热，热为火，火性炎上。足厥阴肝为木，木生火，母妊子，子以淫胜，祸发反克，而肝开窍于目，故肝受克而目亦受病也。"

（2）七情五贼劳役饥饱之病："或因七情内伤，五贼外攘，饥饱不节，劳役异常。足阳明胃之脉，足太阴脾之脉，为戊己二土，生生之原也。七情五贼，总伤二脉，饥饱伤胃，劳役伤脾，戊己既病，则生生自然之体，不能为生生自然之用，故致其病，曰七情五贼劳役饥饱之病。其病红赤睛珠痛，痛如针刺，应太阳眼睑无力，常欲垂闭，不敢久视，久视则酸疼。生翳，皆成陷下。"

（3）血为邪胜凝而不行之病："凡是邪胜，血病不行，不行渐滞，滞则易凝，凝则病始外见。以其斜络眦耶，以其起于目内眦耶。故病环睛黡，如被物伤状，重者白睛亦黡，轻者或成斑点，然不痛不痒，无泪眵昵瞁羞涩之证，是曰血为邪胜，凝而不行之病。"

（4）血气不分混而遂结之病："《难经》曰：血为荣，气为卫，荣行脉中，卫行脉外。此血气分而不混，行而不阻也，明矣！故如云腾水流之不相杂也。大抵血气如此，不欲相混，混则为阻，阻则成结，结则无所去还，故隐起于皮肤之中，遂为疣病。"

（5）强阳抟实阴之病："足少阴肾为水，肾之精上为神水，手厥阴心包络为相火，火强抟水，水实而自收。其病神水紧小，渐小而又小，积渐之至瞳人竟如菜子许。又有神水外围，相类虫蚀者，然皆能睹而不昏，但微觉昵瞁羞涩耳。是皆阳气强盛而抟阴，阴气坚实而有御，虽受所抟，终止于边鄙皮肤也，内无所伤动。治法：当抑阳缓阴则愈。"

（6）亡血过多之病："手少阴心主血，血荣于目。足厥阴肝，开窍于目，肝亦多血，故血亡目病。男子衄血便血，妇人产后崩漏，亡之过多者，皆能病焉。其为病睛珠痛，珠痛不能视，羞明隐涩，眼睑无力，眉骨太阳，因为酸痛，当作芎归补血汤主之，当归养荣汤主之，除风益损汤主之，滋阴地黄丸主之。"

【教学重点】

重点讲授脏腑功能失调、气血功能失调所致眼病的机理及临床证候，同时对玄府的概念及其临床意义亦应补充介绍。

【教学难点】

脏腑功能失调虽可由一脏一腑发病，但多个脏腑同时发生病变亦较常见，宜结合临床病案分析。玄府的含义、玄府与眼的关系亦是教学难点，可结合有关文献及临床病证讲授。

【复习思考题】

1. 试述心、肝、脾、肾功能失调所致眼病机理及临床证候。
2. 简述气血功能失调所致眼病机理及临床证候。
3. 何谓玄府？简述玄府与眼的关系。

主要参考文献

1. 唐由之，张丽霞. 中医眼科现代化初探［J］. 中国中医眼科杂志，2006，16（2）：63.

2. 庄曾渊，邓晓辉. 眼底病辨证方法的研究［J］. 中国中医眼科杂志，2005，15（3）：751.

3. 王明芳，谢学军. 中国传统临床医学丛书·中医眼科学［M］. 北京：中国中医药出版社，2004.

4. 亢泽峰，庄曾渊，冯俊. 瞳神络病理论探微及其研究思路［J］. 中国临床康复，2003，7（32）：4402-4403.

5. 亢泽峰，庄曾渊，万素君，等. 血虚证大鼠视网膜病理改变的研究［J］. 中国中医基础医学杂志，2001，7（3）：43-46.

6. 管怀进，龚启荣. 现代基础眼科学［M］. 北京：人民军医出版社，1998.

7. 李凤鸣. 中华眼科学（上册）［M］. 北京：人民卫生出版社，2005.

8. 彭清华. 对"外障多实、内障多虚"理论的初步探讨［J］. 辽宁中医杂志，1991（11）：6-8.

9. 彭清华. 对"内障多虚""瞳神属肾"理论的临床考察［J］. 江苏中医，1992（7）：28-29.

10. 彭清华. 中西医结合眼科学［M］. 北京：中国中医药出版社，2010.

11. 罗萍，彭清华，喻京生，等. 视网膜静脉阻塞血浆血栓素 B_2 和 6- 酮 – 前列腺素 $F_{1\alpha}$ 的改变［J］. 辽宁中医杂志，1996，23（5）：198.

12. 崔凡明. 60 例中心性浆液性脉络膜视网膜病变患者的个性调查［J］. 中国心理卫生杂志，1993，7（1）：29.

13. 马立，刘武，傅文青. 中心性浆液性脉络膜视网膜病变患者的 A 型行为及人格特征［J］. 中华眼底病杂志，1997，13（2）：108.

14. 彭清华，罗萍，李波. 中心性浆液性脉络膜视网膜病变男性患者血清性激素变化及其辨证论治的初步研究［J］. 中国中医眼科杂志，1995，5（1）：4-7.

15. 李春湘，彭清华. 原发性闭角型青光眼患者 A 型行为及人格特征的调查［J］. 辽宁中医学院学报，2001，3（3）：174-177.

16. 彭清华，李传课. 视网膜色素变性虚中夹瘀的机制研究小结［J］. 中国医药学报，1993（6）：7-10.

17. 彭清华，胡欣平，曾自明，等. 视网膜色素变性辨证论治与血清性激素关系的初步研究［J］. 中国中医眼科杂志，1993，3（2）：80-83.

18. 谢立科，张明亮，彭清华，等. 从眼底荧光血管造影看视网膜色素变性的血瘀机理［J］. 辽宁中医杂志，1995，22（9）：392-393.

19. 彭清华. 从眼病学角度探讨血瘀证的诊断标准［J］. 云南中医杂志，1991，12（1）：11-13.

第五章　眼科诊法 ▷▷▷▷

第一节　眼科四诊

【教学目的】

1. 了解四诊在眼科的应用。
2. 掌握问诊和眼科一般检查（含望诊和切诊）的内容和方法。

【教学要求】

讲授问、望、闻、切四种眼科诊病方法。采用课堂讲授，配合幻灯、图片或多媒体课件等教学手段，有条件时配合临床患者示教。

眼科四诊是指在诊察眼病时所运用的望、闻、问、切四种方法。由于眼特殊的结构和功能，以及眼与脏腑经络的密切联系，决定了在眼科四诊之中重在望诊与问诊。望诊的重点是在眼部，其次是望舌、颜面、形体及其他；问诊主要是询问与眼病有关的病史与自觉症状，包括眼部与全身的临床症状；切诊亦应以眼部触诊为主。至于切脉，医家多认为其重要性居于问诊与眼部望、触诊之后。正如《审视瑶函·目不专重诊脉说》指出："如目病……尤望闻问居其先，而切脉居于后……必于诊脉之外，更加详视，始不至有误矣。"

现代科技的进步，使中医的四诊也产生了一个飞跃，从原来仅用人的五官和手进行简单的四诊方法，发展为利用现代科学手段，从各个角度对眼病进行诊察。眼科主要是利用现代科学仪器（尤其是光学仪器）进行眼部检查，它是传统望诊和切诊的发展，使四诊的内容更加丰富而具体确切，大大提高了诊断的正确率，并使疗效及预后的对比判断更具科学性。

一、问诊

问诊是通过询问患者或家属以了解眼病的发生、发展、治疗经过、现在症状和其他与眼病有关的情况以诊察眼病的方法。问诊必须按照辨证要求，有目的有次序地进行，既要突出重点，又要全面了解。临床上首先要询问患者眼部的自觉症状，有关眼病的病史，如发病时间、起病情况及治疗经过等，再问全身的自觉症状。

（一）主诉

主诉是指患者的主要陈述，通常为最明显的主观感觉及就医的主要原因。记载眼病主诉应简明扼要，包括患者感觉最痛苦的主要症状或最明显的体征及其性质、持续时间与部位等。

（二）问眼部症状

眼部自觉症状是眼科辨证论治的重要依据，也是问诊的重点内容之一。有些眼病全身症状不明显，这时主要是通过对眼部症状的分析，结合眼部检查来诊断。

1. 视觉

询问视力有否下降，是远视力下降还是近视力下降，或远、近视力均下降，是急剧还是缓慢下降；视物不清有无时间性，是在傍晚与暗处看不清，还是恰恰相反；行动是否方便，有否经常碰撞周围物件等；眼前有无黑影，是固定还是飘动的，形状及方位，是急起的还是缓起的；视物有否变形、变色、视一为二，如有则应询问是单眼看有还是双眼看才有；视灯光有无红绿彩晕（虹视），是在什么情况下出现的；眼前有无闪光感觉，如有应询问闪光的程度、时间。

2. 眼痛

询问眼痛的性质、部位、时间及有关兼症。疼痛的性质是剧痛、胀痛、刺痛、抽痛，还是灼痛、涩痛、隐痛；疼痛发生有何诱因，与精神因素有何关系；疼痛有否涉及其他处，如有应询问是涉及额颞、头顶还是脑后；眼痛时有否头痛，是头痛引起眼痛还是眼痛引起头痛，或头眼疼痛同时发生。

3. 眼痒

询问眼痒的程度，是一般作痒还是痒极难忍，与季节有何关系，与使用化妆品有无关联。

4. 目涩

询问目涩的性质、程度和兼症，目涩是否兼有目赤、生翳，有无异物入目，有无泪液减少，是否口、鼻、咽喉皆干涩。

5. 羞明

询问羞明的程度及兼症，是目赤多眵而羞明，或是无赤痛而羞明；如果眼部正常而有羞明，应询问发生的诱因，是否可自然缓解。

6. 眼眵

问是否有眼眵及量的多少，其性质是黏稠似脓，还是稀如黏水，或干结，或呈丝状；眼眵的颜色是黄色、白色还是微绿色；眼眵是骤起还是常有。

7. 眼泪

泪有冷热之分。询问是否突发热泪如汤，还是冷泪常流；是羞明流泪，还是迎风流泪或眵泪混杂；是否眼痛泪下，或目昏流泪；是否少泪而干涩。

（三）问病史

问病史包括问眼病的现在病史、过去相关病史及家族病史。

1. 问现在病史

（1）发病时间：询问发病时间与起病情况，是单眼或双眼，是初发或复发，有无时间性或季节性，起病及病情变化发展的快慢。

（2）发病原因：了解患者可能清楚的病因，如感冒、外伤、情绪激动、工作性质、目力使用情况或戴镜情况，是否接触过红眼病患者，以及药物过敏及饮食因素等。

（3）治疗经过：是否经过治疗，在何处曾使用过什么药物及使用多长时间，疗效如何，目前是否还在继续使用等。

2. 问过去病史

问患者过去眼病史、既往健康情况，可帮助诊断现有疾病。

3. 问家族病史

问家族情况可帮助诊断某些传染性疾病和遗传性疾病。

（四）问全身症状

1. 问头痛情况

头痛的原因甚多，眼病也可伴有头痛，必须询问头痛的部位是在额部、颞部、头顶或后部，是满头痛还是偏头痛；头痛的性质是头痛如锥、头痛如裹还是头痛如劈；是否伴有恶心呕吐等。一般来说，由眼病引起的头痛是先有眼痛，病情加剧时放射至头部，或是在用眼时才引起头痛。

2. 问头面部其他情况

头发是否突然脱落、变白，有无耳鸣、耳聋，是否有鼻塞流涕、口疮、龋齿、咽部疼痛等。

3. 问饮食与二便

询问平素饮食习惯嗜好，近日食欲及食量有无增减。有无大便干结或溏泻；小便清长还是黄赤等。

4. 问睡眠情况

询问是难以入睡或易惊易醒，还是嗜卧、乏力、不欲睁眼等，可作为辨证用药的参考。

5. 问妇女经带胎产

问月经提前或延后，经量多少，颜色如何，是否有瘀块，是否有经前胁胀或经来腹痛；白带多少，是否黏稠腥臭；是否怀孕、哺乳或新产之后；分娩时是否有出血过多等现象。该问诊有助于了解其气血虚实情况及有无气滞血瘀等。

二、望诊

中医眼科自古以来非常重视望诊，《灵枢·本脏》说："视其外应，以知其内脏，则知所病矣。"早在《银海精微》中就专立"看眼法""察翳法",总结了望诊的方法和顺序。医生用肉眼或借助现代仪器观察眼部一系列改变及全身出现的异常变化,借以了解病情、诊断疾病的方法,均归入望诊。现代科学仪器如裂隙灯显微镜、检眼镜、眼底照相机、视觉电生理等的应用,进一步扩大和丰富了传统望诊的内容,是对眼科望诊的一大发展。

(一) 望胞睑

望胞睑包括看胞睑是否开闭自如,有无目闭不全或目开不闭,或上胞下垂、欲睁不能,两眼胞睑是否对称;睑弦有无内翻或外翻,睫毛排列是否整齐,有无睫毛乱生、倒入或睫毛脱落现象,睫毛根部有无红赤、鳞屑、脓痂、溃疡或缺损;胞睑皮肤有无水疱、脓疱、红肿、水肿等,如有则应注意其部位、范围和程度。如有外伤史,则望胞睑有无擦伤、裂口及皮下瘀血,有无瘢痕。胞睑内面脉络是清晰分明还是模糊不清,睑内表面是否光滑,有无椒样或粟样颗粒,有无瘢痕及其部位,有无结石,有无异物存留,有无卵石样排列的颗粒等。望胞睑内面时,必须翻胞睑,其方法有以下几种:

1. 下胞睑翻转法

嘱被检者眼向上看,检查者用拇指将下睑轻轻往下拉,即可暴露下睑和穹隆部结膜。

2. 上胞睑翻转法

嘱被检者眼向下看,检查者将大拇指放在被检眼上睑中央部近睑弦处,食指放在相当于眉弓下凹陷处,两指同时夹住相应部位皮肤向前下方轻拉,然后用食指轻压睑板上缘,拇指同时将眼皮向上捻转,上睑即可翻转。

3. 婴幼儿胞睑翻转及眼珠检查法

检查者与家长对坐,患儿平卧在家长两膝上,家长用两肘夹住患儿两腿,双手按住患儿两手。检查者用两膝固定患儿头部不使乱动,然后用两手拇指轻轻拉开其上、下睑,并稍加挤压,眼睑即可翻转。但有黑睛疾患或外伤时应禁止使用本法,以免引起眼珠穿孔,可改用眼睑拉钩轻轻牵开上、下睑进行检查。

(二) 望两眦

注意两眦皮肤有无红赤糜烂,内眦处有无红肿,注意红肿范围,有无瘘管存在;泪窍是否存在,有无外倾或内卷。有流泪主诉者,应做泪道冲洗以资诊断;干涩无泪者,应检查泪腺分泌功能是否正常。

(三) 望白睛

检查白睛时,应轻轻用拇指与食指将上、下睑分开,并嘱被检者将眼向上、下、左、右各方向转动。望白睛是否红赤,以及红赤的范围及程度;是整个白睛红赤(结膜混合充血),还是红赤远离黑睛、推之可移(结膜充血)或围绕黑睛做抱轮状(睫状充血);白睛表面是否光滑,有无结节隆起或小疱疹,其数目、部位、大小及周围的红赤情况如何；白睛是否润泽，有无皱纹或混浊干燥斑；白睛有无膜状物，并注意膜状物的进展方向及赤脉的粗细多少；白睛颜色有无黄染、青蓝等；浅层下有无出血，出血的部位与范围；白睛浅层与眼睑有无粘连；如有外伤，应注意白睛有无异物、裂口，裂口的大小及部位，是否有眼内容物嵌顿于创口等。

（四）望黑睛

望黑睛大小与透明度如何，有无光泽，表面是否光滑，知觉是否正常。应重点观察有无翳障（即混浊）及其形态与部位。注意其形状是星点状、片状、树枝状、地图状、圆盘状，还是凝脂状或蚕蚀状；是位于浅层还是深层；在正中还是偏旁；可用荧光素钠染色法进一步观察。如有外伤，应注意黑睛有无异物及其性质和部位，有无穿透伤及穿透伤口的大小，有无黄仁脱出等。黑睛后壁有无沉着物，其大小、颜色、数目及分布情况如何。

（五）望瞳神、黄仁、晶珠

要注意瞳神的大小、形态、位置与对光反应，且要两眼对比。还要观察黄仁纹理是否清晰，瞳仁中央有无膜状物；瞳神形状是否为整圆，或呈梨形、菊花形及其他不规则形状；瞳神位置是在正中或偏斜于一方；如有外伤，应注意瞳孔是否变形。

望黄仁（即虹膜）颜色是否正常，纹理是否清楚，有无肿胀、膨隆、缺损、萎缩；有无新生血管与结节存在；其前是否与黑睛粘连，或其后是否与晶珠粘连。用散瞳药物后，其粘连能否拉开，粘连的部位及范围。如有外伤，要注意黄仁是否存在，根部是否断离；当眼球转动时，黄仁有无震颤现象。

黄仁之后是晶珠，要注意晶珠前壁是否有色素沉着，是否混浊及混浊的形态、部位；注意晶珠有无脱位，是半脱位还是全脱位，必要时应散瞳检查。眼底检查也属于望瞳神范畴，但必须用检眼镜检查（见"眼底检查法"）。

（六）望眼珠

注意眼珠大小及位置是否正常，两侧是否对称。眼珠是否突出，以及突出程度、方向及其眼别。眼珠有无低陷，是单侧还是双侧。眼珠有无震颤及震颤的方向。

三、闻诊

闻诊指听声音与闻气息，前者是听患者的语言、呻吟、咳嗽等声音，后者是嗅病室、病体等的异常气味，亦可通过问诊了解患者排泄物如痰涎、大小便等的气味来协助鉴别疾病。闻诊所获资料对一些眼病的辨证有一定的参考意义。

四、切诊

切诊包括触诊和切脉两部分。触诊如触按胞睑有无肿块、硬结及压痛，肿块的软硬及是否与皮肤粘连；胞睑、眶内生脓肿可借触诊判断脓成与否；用两手食指触按眼珠的软硬，以估计眼压情况；如眼眶外伤，注意触摸眶骨有无骨折、皮下有无气肿等。如眼珠突出，应触查眶压是否增高，眶内有无肿块，肿块的部位、质地、大小和边界是否清楚，表面是否光滑及有无弹性等。按压内眦睛明穴处应注意有无脓液或黏液从泪窍溢出。

切脉是中医诊病的重要方法之一，外障眼病之脉多见浮、数、滑、实等，内障眼病之脉多见沉、细、微、弱、弦等。

【教学重点】

眼科问诊和望诊的内容和方法，包括胞睑翻转法。

【教学难点】

望瞳神、黄仁、晶珠等内眼组织，除肉眼观察外，还需借助眼科检查仪器。

【复习思考题】

1. 问眼部症状包括哪些内容?
2. 眼部望诊的主要内容有哪些?

第二节　眼科常用辨证法

【教学目的】

1. 了解眼局部辨证与整体辨证的关系。
2. 掌握眼科常用的辨证方法。

【教学要求】

讲授辨外障与内障、五轮辨证法、辨眼科常见症状与体征等三种眼科常用的辨证方法。采用课堂讲授，配合幻灯、图片或多媒体课件等教学手段。

辨证是眼科诊断的重要内容，是中医诊治眼病的重要环节。长期以来，在中医学基本理论的指导下，经过历代医家的反复临床实践和理论探索，创立了一些具有中医眼科特色的辨证方法。随着现代科技的发展，特别是西医学检测手段的进步，已能观察到眼内各组织的改变，这对提高中医眼科诊断水平、发展中医眼科学术起到了积极的促进作用。临床对眼科疾病的诊治在强调辨证的同时，也不能忽视辨病，只有辨证与辨病相结合，才能取得理想的效果。中医眼科的辨证方法内容较丰富，现将临证时使用较多的几种介绍如下:

一、辨外障与内障

外障、内障是中医眼科对眼病的一种分类方法，在古代眼科书籍中，将眼病统称之为障，并依据发病部位的不同，分为外障和内障两大类。

（一）辨外障

1. 病位
指发生在胞睑、两眦、白睛、黑睛的眼病。

2. 病因
多因六淫之邪外袭或外伤所致，亦可由痰湿内蕴、肺火炽盛、肝火上炎、脾虚气弱、阴虚火炎等引起。

3. 特点
一般外显证候较为明显，如红赤、肿胀、湿烂、生眵、流泪、痂皮、结节、上胞下垂、胬肉、翳膜等。多有眼痛、痒涩、羞明、眼睑难睁等自觉症状。

（二）辨内障

1. 病位
指发生在瞳神、晶珠、神膏、视衣、目系等眼内组织的眼病。

2. 病因
多因七情内伤、脏腑内损、气血两亏、阴虚火炎、气滞血瘀及外邪入里、眼外伤等因素引起。

3. 特点
一般眼外观端好，多有视觉变化，如视力下降、视物变形、视物易色、视灯光有如彩虹、眼前黑花飞舞、萤星满目及夜盲等症。也可见抱轮红赤或白睛混赤、瞳神散大或缩小、变形或变色，以及眼底出血、渗出、水肿等改变。

二、五轮辨证法

《审视瑶函·五轮不可忽论》载："夫目之有轮，各应乎脏，脏有所病，必现于轮……大约轮标也，脏本也，轮之有证，由脏之不平所致。"五轮辨证就是运用五轮理论，通过观察各轮所显现的症状，去推断相应脏腑内蕴病变的方法，是眼科独特的辨证方法。临床运用五轮辨证时，还应当与八纲、病因、脏腑等辨证方法合参。

（一）肉轮辨证

1. 辨胞睑肿胀
（1）胞睑肿胀，按之虚软，肤色光亮，不红不痛不痒，多为脾肾阳虚、水气上泛所致。

（2）胞睑红肿，呈弥漫性肿胀，触之灼热，压痛明显，多为外感风热、热毒壅盛所致。

（3）胞睑局限性红赤肿胀，如涂丹砂，触之质硬，表皮光亮紧张，为火毒郁于肌肤所致。

（4）胞睑边缘局限性红肿，触之有硬结、压痛，为邪毒外袭所致。

（5）胞睑局限性肿胀，不红不痛，触之有豆状硬核，为痰湿结聚而成。

（6）胞睑青紫肿胀，有外伤史，为络破血溢、瘀血内停所致。

2. 辨睑肤糜烂

（1）胞睑皮肤出现水疱、脓疱、糜烂渗水，为脾胃湿热上蒸；若因局部使用药物引起者，为药物过敏。

（2）胞睑边缘红赤糜烂，痛痒并作，为风、湿、热三邪互结所致；若睑缘皮肤时时作痒，附有鳞屑样物，为血虚风燥。

3. 辨睑位异常

（1）上睑下垂，无力提举，多属虚证，常由脾胃气虚所致，或因风邪中络引起。

（2）胞睑内翻，睫毛倒入，多为椒疮后遗症，内急外弛而成。

（3）胞睑外翻，多为局部瘢痕牵拉，或因风邪入络所致。

4. 辨胞睑活动异常

（1）胞睑频频瘈动，多为血虚有风所致。

（2）上下胞睑频频眨动，多为阴津不足；若是小儿患者，多为脾虚肝旺。

（3）频频眨目或骤然紧闭不开，数小时后自然缓解，多为情志不舒、肝失条达引起。

5. 辨睑内颗粒

（1）睑内颗粒累累，形小色红而坚，多为热重于湿兼有气滞血瘀；形大色黄而软，多为湿重于热。

（2）睑内红色颗粒，排列如铺卵石样，奇痒难忍，为风、湿、热三邪互结所致。

（3）睑内黄白色结石，为津液受灼、痰湿凝聚所致。

（二）血轮辨证

1. 内眦红肿，触之有硬结，疼痛拒按，为心火上炎或热毒结聚所致；内眦不红不肿，指压泪窍出脓，为心经积热所致。

2. 眦角皮肤红赤糜烂，为心火兼夹湿邪；若干裂出血，多为心阴不足所致。

3. 两眦赤脉粗大刺痛，为心经实火所致；赤脉细小、淡红、稀疏、干涩不舒，为心经虚火上炎所致。

4. 眦部胬肉红赤臃肿，发展迅速，头尖体厚，为心肺风热所致；胬肉淡红菲薄，时轻时重，涩痒间作，发展缓慢或静止不生长，为心经虚火上炎所致。

（三）气轮辨证

1. 辨白睛红赤

（1）白睛表层红赤，颜色鲜红，为外感风热或肺经实火所致；赤脉粗大迂曲而暗红，为热郁血滞所致。

（2）抱轮红赤，颜色紫暗，眼疼痛拒按，为肝火上炎兼有瘀滞所致；抱轮淡赤，按压眼珠疼痛轻微，为阴虚火旺所致。

（3）白睛表层赤脉纵横，时轻时重，为热郁脉络或阴虚火旺所致。

（4）白睛表层下呈现片状出血，色如胭脂，为肺热伤络或肝肾阴亏所致，亦有外伤引起者。

2. 辨白睛肿胀

（1）白睛表层红赤浮肿，眵泪俱多，骤然发生，多为外感风热所致；若紫暗浮肿，眵少泪多，舌淡苔薄白，为外感风寒所致。

（2）白睛表层水肿，透明发亮，伴眼睑水肿，多为脾肾阳虚、水湿上泛所致。

（3）白睛表层红赤肿胀，甚至凸于睑裂之外，眼珠突起，多为热毒壅滞所致。

3. 辨白睛结节

（1）白睛表层有疱性结节，周围赤脉环绕，涩疼畏光，多为肺经燥热所致；结节周围脉络淡红，且病久不愈，或反复发作，则多为肺阴不足、虚火上炎所致。

（2）白睛里层有紫红色结节，周围发红，触痛明显，多为肺热炽盛所致。

4. 辨白睛变青

（1）白睛局限性青蓝，呈隆起状，高低不平，多因肺肝热毒所致。

（2）白睛青蓝一片，不红不痛，表面光滑，乃先天而成。

5. 辨其他病证

（1）白睛表层与眼睑粘连，为脾肉粘轮，多因椒疮后遗或酸碱烧伤结瘢而成。

（2）白睛枯涩，失去光泽，多为阴津不足，津液耗损所致。

（3）白睛污浊稍红，痒极难忍，为肺脾湿热而成。

（四）风轮辨证

1. 辨黑睛翳障

（1）黑睛初生星翳，多为外感风邪所致；翳大浮嫩或有溃陷，多为肝火炽盛所致。

（2）黑睛混浊，翳漫黑睛，或兼有血丝伸入，多为肝胆湿热，兼有瘀滞所致。

（3）黑睛翳久不敛，或时隐时现，多为肝阴不足，或气血不足所致。

2. 辨黑睛赤脉

（1）黑睛浅层赤脉排列密集如赤膜状，逐渐包满整个黑睛，甚至表面堆积如胬肉状，多为肺肝热盛、热郁脉络、瘀热互结所致。

（2）黑睛深层出现赤脉，排列如梳，且深层呈现舌形混浊，多为肝胆热毒蕴结、气血瘀滞而成。

（3）黑睛出现灰白色颗粒，赤脉成束追随，直达黑睛浅层，多为肝经积热或虚中夹实所致。

3. 辨黑睛形状改变

（1）黑睛形状大小异常，或比正常大，或比正常小，多为先天异常所致。

（2）黑睛广泛突起，或局部突起，多为肝气过亢、气机壅塞所致。

（五）水轮辨证

1. 辨瞳神大小

（1）瞳神散大，色呈淡绿，眼胀欲脱，眼硬如石，头痛呕吐，多为肝胆风火上扰所致。

（2）瞳神散大，眼胀眼痛，时有呕吐，病势缓和，多为阴虚阳亢或气滞血瘀引起。

（3）瞳神散大不收，或瞳神歪斜不正，又有明显外伤史，为黄仁受伤所致。

（4）瞳神紧小，甚至小如针孔，神水混浊，黑睛后壁沉着物多，或黄液上冲，抱轮红赤，多为肝胆实热所致。

（5）瞳神紧小，干缺不圆，抱轮红赤，反复发作，经久不愈，多为阴虚火旺所致。

2. 辨瞳神气色改变

（1）瞳神内色呈淡黄，瞳神散大，不辨明暗，此为绿风内障后期。

（2）瞳神紧缩不开，内结黄白色翳障，如金花之状，此为瞳神干缺后遗而成。

（3）瞳神展缩自如，内结白色圆翳，不红不痛，视力渐降，多为年老肝肾不足、晶珠失养所致。

（4）瞳神变红，视力骤减，红光满目（多为视网膜出血、玻璃体积血），多属血热妄行，或气火上逆所致；反复出血者多为阴虚火旺引起。

（5）瞳神内变黄，白睛混赤，眼珠变软，多为火毒之邪困于睛中；若瞳神内变黄，状如猫眼，眼珠变硬，多系眼内有恶瘤。

3. 辨眼后段改变

眼后段病变属中医"内障"范畴。辨眼后段改变，就是将通过检眼镜等检查仪器所见到的眼后段病理性改变，结合中医理论进行辨证的一种方法。眼后段涉及的脏腑经络极为广泛，正如《审视瑶函·目为至宝论》中所指出瞳神"内有大络者五，乃心肝脾肺肾，各主一络；中络者六，膀胱大小肠三焦胆包络，各主一络；外有旁枝细络，莫知其数，皆悬贯于脑，下达脏腑，通乎血气往来以滋于目，故凡病发，则目中有形色，丝络一一显见而可验，方知何脏何腑之受病"。所以其辨证较复杂。

眼后段病变常见体征有瘀血、充血、出血、缺血、水肿、渗出、机化、色素沉着或萎缩等，多由炎症、血液循环障碍和组织变性等引起。由炎症所致者，表现多为组织的充血、水肿及渗出；由血液循环障碍所致者，表现为组织的瘀血、出血与缺血；若组织营养障碍，则多表现为组织的萎缩、变性或坏死。炎症、出血反复发作，可使组织增生、机化。由组织变性所致者，可出现色素沉着及萎缩。各组织病理性改变的辨证如下：

（1）辨玻璃体改变：①玻璃体内出现尘埃状混浊，眼内有炎性病变或病史，多为湿热蕴蒸，或为肝胆热毒煎灼所致。②玻璃体内出现片状、条状混浊，眼内有出血性病变或病史或外伤史，多为火热上攻所致；脉络出血，或为气滞血瘀所致。③玻璃体内出现丝状、棉絮状或网状混浊，眼底有高度近视等退行性病变，多为肝肾不足，或气血虚弱所致。

（2）辨视盘改变：①视盘充血隆起，颜色鲜红，边缘模糊，多为肝胆实火；或肝气郁结、郁久化火，或兼气滞血瘀所致。②视盘轻度充血，或无明显异常而视力骤降，眼球转动时有痛感，多为肝失条达、气滞血瘀所致。③视盘颜色淡白或苍白，生理凹陷扩大加深，多为脾气虚弱，或肝血不足，或素体禀赋不足、肝肾两亏等，致目系失养而成；若兼视盘边界模糊，则为气滞血瘀；若视盘色淡，边界不清，周围血管伴有白线者，多为虚实夹杂。④视盘血管迂曲，偏向鼻侧，杯盘比增大，或有动脉搏动，多为痰湿内阻，或气血瘀滞所致。⑤视盘水肿、高起，若颜色暗红者，多为气血瘀滞、血瘀水停，或为痰湿郁遏、气机不利所致；若颜色淡红者，多属肾阳不足、命门火衰、水湿蕴积所致。

（3）辨视网膜改变：①视网膜出血：早期视网膜出血颜色鲜红呈火焰状者，或位于视网膜深层呈圆点状出血者，或出血量多、积满玻璃体者，可因心肝火盛、灼伤目中脉络、迫血妄行所致；或阴虚阳亢、肝失藏血，或脾虚气弱、气不摄血，或瘀血未去、新血妄行，或眼受外伤、脉络破损等因素引起。视网膜出血颜色暗红多为肝郁气结，气滞血瘀，脉络不利，血溢脉外而成；若出血日久，有机化膜者，为气滞血瘀、痰湿郁积所致。②视网膜反复出血，新旧血液夹杂，或有新生血管，则多为阴虚火炎，煎灼脉络；或脾虚气弱，统血失权；或虚中夹瘀，正虚邪留。③视网膜水肿：视网膜局限性水肿常位于黄斑部，可因肝热、脾虚有湿或阴虚火旺所致；亦可因脉络瘀滞，血瘀水停而成水肿。视网膜弥漫性水肿多因脾肾阳虚，水湿上泛所致。外伤后的视网膜水肿则为气滞血瘀所致。④视网膜渗出：视网膜出现新鲜渗出物，多为肝胆湿热，或阴虚火旺所致。视网膜有陈旧性渗出物，则多为痰湿郁积，或肝肾不足兼有气滞血瘀所致。⑤视网膜萎缩与机化：视网膜出现萎缩，多为肝肾不足，或气血虚弱，视衣失养所致；视网膜出现机化物，多因气血瘀滞兼夹痰湿而成。⑥视网膜色素沉着：视网膜色素色黑，多属肾阴虚损或命门火衰；视网膜色素黄黑相兼，状如椒盐，则多属脾肾阳虚，痰湿上泛所致。

（4）辨视网膜血管改变：①血管扩张：视网膜血管粗大，扩张扭曲，或呈串珠状，常伴有渗出物，多为肝郁气滞、气血瘀阻，或心肝火盛、血分有热而致瘀。微动脉瘤形成则色泽暗红，多为肝肾阴亏、虚火上炎而致瘀；或因气血不足，无力疏通，血行瘀滞而血管扩张所致。②血管细小：视网膜血管细小，伴有视盘颜色变淡等眼底退行性改变，多为气血不足，虚中夹瘀；视网膜动脉变细，甚至呈白线条状，多为肝郁气滞，气血瘀阻；视网膜血管痉挛，动脉变细，反光增强，或动、静脉交叉处有压迹，或黄斑部有螺旋状小血管，多为肝肾阴虚、肝阳上亢所致。③血管阻塞：视网膜血管阻塞多为气滞血瘀，或气虚血瘀，或痰湿阻络所致；亦可因肝气上逆、气血郁闭，或肝火上炎、火灼脉道而成。

（5）辨黄斑区改变：①黄斑水肿与渗出：黄斑水肿渗出多为肝气犯脾，水湿停聚所致；水肿消退，遗留渗出物，多为气血瘀滞；若新旧渗出物混杂，多为阴虚火旺；若渗出物较为陈旧，多为肝肾不足；若黄斑水肿经久不消，多属脾肾阳虚，气化不利，水湿停滞。②黄斑出血：多为思虑过度，劳伤心脾，脾不统血或热郁脉络或阴虚火旺所致；或为外伤引起。③黄斑色素沉着或黄斑囊样变性：多为肝肾不足；或脾肾阳虚，痰湿上泛所致。

五轮辨证对临床有一定指导意义，但有其局限性，如白睛发黄，病位虽在气轮，但其因多不在肺，而是脾胃湿热交蒸肝胆，胆汁外溢所致；流泪一症，病位虽在内眦，病因病机多与肝、肾、肺经相关。临证时不可拘泥于五轮，应从整体观念出发，四诊合参，才能得出正确的辨证结论。

三、辨眼科常见症状与体征

（一）辨视觉

1. 视物不清，伴白睛红赤或翳膜遮睛，属外感风热或肝胆火炽。
2. 视力骤降，伴目赤胀痛、瞳神散大者，多为头风痰火所致。
3. 眼外观端好而自觉视物渐昏者，多为气血不足，肝肾两亏，阴虚火旺或肝郁气滞所致。
4. 自觉眼前黑花飞舞，云雾移睛者，多为浊气上泛，阴虚火旺或肝肾不足所致。
5. 若动作稍过则坐起生花，多属精亏血少所致。
6. 目无赤痛而视力骤降者，多为血热妄行，气不摄血，气滞血瘀；或肝火上扰，肝气上逆所致。
7. 内障日久，视力渐降而至失明者，多属肝肾不足或气血两亏所致。
8. 入夜视物不见伴视野缩小者，多属肝肾精亏或脾肾阳虚所致。
9. 能近怯远者，为阳气不足或久视伤睛；能远怯近者，多为阴精亏损所致。
10. 目妄见，视物变色，视正反斜等，多为肝郁血滞，或虚火上炎，或脾虚湿聚所致。
11. 视一为二，多为风邪入络，或精血亏耗所致。

（二）辨目痛

1. 外障眼病引起的目痛常为涩痛、碜痛、灼痛、刺痛，多属阳证。
2. 内障眼病引起的目痛常为酸痛、胀痛、牵拽痛、眼珠深部疼痛，多属阴证。
3. 暴痛属实，久痛属虚；持续疼痛属实，时发时止属虚；痛而拒按属实，痛而喜按属虚；肿痛属实，不肿微痛属虚。
4. 赤痛难忍为火邪实，隐隐作痛为精气虚；痛而喜冷属热，痛而喜温属寒。
5. 午夜至午前作痛为阳盛，午后至午夜作痛为阴盛。
6. 痛连颠顶后项，属太阳经受邪所致；痛连颞颥，为少阳经受邪所致；痛连前额鼻齿，为阳明经受邪所致。
7. 目赤碜痛、灼痛伴眵多黏结，多为外感风热所致；头目剧痛，目如锥钻，为头风痰火，气血瘀阻所致；目珠胀痛，多为气火上逆，气血郁闭所致。
8. 眼内灼痛，为热郁血分所致；眼珠刺痛，为火毒壅盛，气血瘀滞所致；眼珠深部疼痛，多为肝郁气滞或肝火上炎所致。

（三）辨目痒目涩

1. 目痒而赤，迎风加重者，多为外感风热所致；痒痛并作，红赤肿甚者，为风热邪毒炽盛所致；睑弦赤烂，瘙痒不已，多为脾胃湿热蕴积所致；目痒难忍，痒如虫行，为风、湿、热三邪蕴结所致；痒涩不舒，时作时止，多为血虚生风所致。

2. 目干涩，多为津液耗损或精血亏少所致；目碜涩，伴目痒赤痛，羞明流泪，多为外感风热所致。

（四）辨羞明

1. 羞明而伴赤肿痒痛流泪，多为风热或肝火所致；羞明而伴干涩不适、无红肿者，多为阴亏血少，风邪未尽所致；羞明较轻，红赤不显，多为阴虚火炎所致。

2. 羞明既无眼部红赤疼痛，又无赤脉翳膜，只是眼睑常欲垂闭，多为脾气不足或阳虚气陷所致。

（五）辨眵泪

1. 目眵属外障眼病的常见症状，多属热。眵多硬结为肺经实热所致；眵稀不结为肺经虚热所致；眵多黄稠似脓为热毒炽盛所致；目眵胶黏多为湿热所致。

2. 迎风流泪或热泪如汤多为外感风热所致，责之肝肺；冷泪长流或目昏流泪，多为肝肾不足，或排泪窍道阻塞所致；眼干涩昏花而泪少者，多为阴精亏耗，有碍泪液生成，或为椒疮等后遗症。

（六）辨翳膜

1. 辨黑睛生翳

古人将黑睛和晶珠的病变统称为翳。本处讨论的翳专指黑睛之翳，有新翳、宿翳之别。西医的"翳"相当于中医"宿翳"的范畴。

（1）新翳：病初起，黑睛混浊，表面粗糙，轻浮脆嫩，基底不净，边缘模糊，具有向周围与纵深发展的趋势，荧光素溶液染色检查阳性，并伴有不同程度的目赤、碜涩疼痛、畏光流泪等症。

黑睛属肝，故新翳多从肝辨证，因新翳有发展趋势，易引起传变，黑睛新翳亦可由他轮病变发展而来，病变亦可波及黄仁及瞳神，病轻者经治疗可以消散，重者留下瘢痕而成宿翳。

（2）宿翳：指黑睛混浊，表面光滑，边缘清晰，无发展趋势，荧光素溶液染色检查阴性，不伴有赤痛流泪等症状，为黑睛疾患痊愈后遗留下的瘢痕。根据宿翳厚薄浓淡的不同程度等，常将宿翳分为以下四类：①冰瑕翳：翳菲薄，如冰上之瑕，须在聚光灯下方能查见，西医学称"云翳"；②云翳：翳稍厚，如蝉翅，似浮云，自然光线下即可见，西医学称"斑翳"；③厚翳：翳厚，色白如瓷，一望即知，西医学称"角膜白斑"；④斑脂翳：翳与黄仁粘着，瞳神倚侧不圆，西医学称"粘连性角膜白斑"。

宿翳对视力的影响程度主要决定于翳的部位，而大小、厚薄次之。如翳虽小，但位于瞳神正中，则对视力有明显影响；如翳在黑睛边缘，虽大而厚，对视力也无太大影响。

2. 辨膜

自白睛或黑白之际起障一片，或白或赤，渐渐向黑睛中央蔓延者，称为"膜"。若膜上有赤丝密布者，为赤膜，属肝肺风热壅盛，脉络瘀滞；赤丝细疏，红赤不显者，为白膜，属肺阴不足，虚火上炎。凡膜薄色淡，尚未掩及瞳神者，病情较轻；膜厚色赤，掩及瞳神者，病情较重。

（七）辨眼位改变

1. 辨眼珠突出

（1）单侧眼珠突出，转动受限，白睛浅层红赤浮肿，多为风热火毒结聚所致。

（2）双侧眼珠突出，红赤如鹘眼，多因肝郁化火，火热上炎，目络涩滞所致。

（3）眼球骤然突出眶外，低头呕恶加重，仰头平卧减轻，多为气血并走于上，脉络郁滞所致。

（4）眼珠突出，胞睑青紫肿胀，有明显外伤史，为眶内血络受损，血溢络外所致。

（5）眼珠进行性突出，常为眶内肿瘤所致。

2. 辨眼球低陷

（1）眼珠向后缩陷，称为"膏伤珠陷"，多因肾精亏耗或眶内瘀血机化所致；大吐大泻后眼球陷下，多为津液大伤所致。

（2）眼珠萎缩塌陷，可由眼珠穿破或瞳神紧小失治所致。

3. 辨眼珠偏斜

（1）眼珠骤然偏斜于一侧，转动受限，视一为二，恶心呕吐，多为风痰阻络所致。

（2）双眼交替向内或向外偏斜，自幼得之，多为先天禀赋不足所致。

4. 辨眼珠震颤

（1）眼珠震颤突然发生，伴有头晕目眩等症，多为风邪入袭或肝风内动引起。

（2）眼珠震颤自幼即有，视力极差，多为先天禀赋不足，眼珠发育不良所致。

【文献选录】

1.《医方类聚·和剂指南》："眼目昏暗，视物不明，不肿，不痛，不赤，亦无翳膜，此内障证候也。"

2.《医学心悟》："凡目疾暴赤肿痛，畏日羞明，名曰外障实证也；久痛昏花，细小沉陷，名曰内障，虚证也。实者由于风热，虚者由于血少，实则散风泻火，虚则滋水养阴。然散风之后，必继以养血，经曰：目得血而能视也。养阴之中，更加以补气，经曰：气旺则能生血也……再凡用散药，不可太过以伤其血；用补气药，不可太过以助其火；又不宜过用寒凉，使血脉凝结，反生青黄之障膜。温存肝肾，调剂和平，而目疾自痊愈矣。"

3.《景岳全书·杂证谟·眼目》："翳障当分虚实，大都外障者，多由赤痛而成，赤痛不已则或为胬肉，或为瘢痕，此皆有余之证，治当内清其火，外磨其障。若内障者，外无云翳而内有蒙蔽，《纲目》谓其有翳在黑睛，内遮瞳子而然。《龙木论》又云：脑脂流下作翳者，足太阳之邪也。肝风冲上作翳者，足厥阴之邪也。故治法以针言之，则当取三经之俞，如天柱、风府、太冲、通里等穴是也。又闻有巧手妙心，能用金针于黑眼内，拨去云翳，取效最捷者，此虽闻之而实未见其人也。又有所谓内障者，察其瞳子，则本无遮隔，惟其珠色青蓝或微兼绿色，或瞳人散大，别无热壅等证，而病目视不明，或多见黑花等证，此悉由肾气不足故致瞳子无光。若有所障而实无障也，治当专补肾水，气虚者尤当兼补其气。又有七情不节，肝气上逆，或夹火邪而为蒙昧不明，若有所障者，虽其外无赤痛，然必睛珠胀闷，或口鼻如烟，此亦有余之证。气逆者，先当顺气；多火者，兼宜清火；若气不甚滞，火不甚盛，必当滋养肝血。然有余者多暴至，若因循日积者多不足也，又当以此辨之。"

4.《临证指南医案·目》："眼科一症，古有五轮八廓、七十二问之辨，傅氏又分为一百零八症。因名目太多，徒滋惑乱，至于见症，杨仁斋已备论，具载景岳。但阴阳虚实寒热标本施治，不可紊乱。经云：五脏六腑之精华，皆上注于目。又云：目者肝之窍也，肝与胆为表里，肝液胆汁充足，目乃能远视。故无论外感与内症，皆与肝胆有关系焉。夫六淫之邪，惟风火燥居多，兼寒兼湿者亦间有。内起之症，肝胆心肾为多，他脏亦间有之。若夫论治，则外感之症，必有头痛、寒热、鼻塞、筋骨酸疼，脉见紧数或浮洪，一切表证，方可清散。至于内因之症，有虚实之殊。实者肝胆之风热盛也；凡暴赤肿痛，胀闷难开，翳膜眵泪，酸涩作痒，斑疮入睛，皆实证也；当除风散热。虚者，肾经之水火衰也；凡久痛昏暗，青盲雀目，内障昏蒙，五色花翳，迎风泪出，皆虚候也；治宜壮水益火。若阴血虽亏，而风热未尽，则当审其缓急，相参而治。若久服寒凉，虚阳转盛，则当补以甘温，从乎反佐。至于红色浅淡而紫为虚热，鲜泽而赤者为实热；瞳神内涌、白睛带赤者为热证；瞳神青绿、白睛枯槁者为寒证；肿胀红赤、眼珠刺痛、夜则尤甚、目不能开而视物犹见者，为邪火炽盛。若白翳遮睛，珠不甚痛，或全不痛，目仍能开，而视物不见者，为真火不足。当细察其形症色脉，因证而用药，此内治之大法也。若日久失调，致气血凝滞，火热壅结，而为赤肿腐烂，翳膜遮蔽，致成外障，譬之镜受污垢，必当濯磨，须用点药。若但服药，必不能愈。至于内障之症，但宜服药，倘用点药，徒伤其气血，必无益而有损。更当知目眦白珠属阳，故昼痛，点苦寒药则可效。瞳子黑睛属阴，故夜痛，点苦寒药则反剧。是外治之法，亦当以阴阳区别也。若夫偏正头风，属气虚痛者，朝重暮轻；血虚痛者，朝轻暮重。亦有外感内因之别。此症当以补养正气为主，略兼治表。倘概以风热而论，专于表散，最易损目。更有肝阴亏耗，木火上炎，头痛恶心，眉棱骨痛，不欲饮食，眼胞红肿，眼珠刺痛，眵泪如脓，白睛如翳，目珠上窜不下，不得瞑寐，甚则颠顶脑后如破如裂，此内发之风也。夫肝属木，木主风，热盛化风，其体必本阴亏，男子或有遗精白浊、肠风痔漏下血等疾，女子或犯淋带崩漏诸症。此系阴伤阳升，内风沸起，大忌发散，宜用育阴息风、柔肝滋肾等法，或可救十中之四五，凡羌活、防风、川芎、细辛、藁本、升麻等药皆不可用。倘或失治，必致膏伤低陷，青黄牒出，致成痼疾而不可救。专是科者，不可不留意焉。"

5.《圣济总录·眼目门》："惟主于肝，故肝虚寒，则目视物生花；肝实热，则目痛如刺；肝中寒，则目昏而瞳子痛；肝热冲睛，则目眦赤痛，生瘀肉。不特如此，神志俱悲而泣下，则以水火相感故也。一水不胜五火而目盲，则以阴阳各并故也。夫五脏阴阳，其变动俱感于目。又况摄养失宜，动过生疾者耶，或多热食，或嗜五辛，或喜怒不时，或房室不节，以至凌寒冒暑，处湿当风，哭泣不寐，凡过用目力，皆致疾病，其候不一，养生者不可不知也。

肝气通于目，其气和平，则诸疾不生。肝脏风热，目赤痒痛；积热不散，目赤肿痛，或生障翳；肝虚视物漠漠，不能远见；肝虚寒，眼目昏暗；肾虚眼目昏暗，及风毒上冲，脑脂流下，变为内障；肝虚受风，筋脉拘急，目视不明；肝虚血弱，不能上助目力，视物昏暗；肝气实，眼常昏浊，视物不明；肝实热，目眦热痛；肝脏实热，目眦生赤肉涩痛；肝脏实热，目痛如刺，渐生淫肤息肉；肝气壅实，目痛如刺。"

6.《银海精微·辩眼经脉交传病症论》："凡看眼法，先审瞳仁神光，次看风轮，再察白仁，四辨胞睑二眦，此四者眼科之大要。看眼之时，令其平身正立，缓缓举手，轻撑开眼皮，先审瞳仁，若有神光则开合猛烈；次看风轮，若展缩雄健，则魂魄无病；三察气轮，无病泽润光滑；四辨其肉轮，若好则开合有力，二眦不蠹赤矣。"

7.《审视瑶函·识病辨证详明金玉赋》："论目之病，各有其证，识证之法，不可不详。故曰：证候不明，愚人迷路，经络不明，盲子夜行，可不慎乎。凡观人目，而无光华神色者，定是昏蒙。男子必酒色劳役气怒。女子郁结风多，气血虚损，则目疾昏花，因之而起。故宜先察部分形色，次辨虚实阴阳，更别浮沉，当知滑涩。看形色之难易，详根脚之浅深。经云：阳胜阴者暴，阴胜阳者盲。虚则多泪而痒，实则多肿而痛，此乃大意然也。夫血化为真水，在脏腑而为津液，升于目而为膏汁。得之则真水足而光明，眼目无疾；失之则火邪盛而昏蒙，翳障即生。是以肝胆亏弱目始病，脏腑火盛珠方痛。赤而且痛火邪实，赤昏不痛火邪虚。故肿痛涩而目红紫，邪气之实；不肿不痛而目微红，血气之虚。大眦赤者心之实，小眦赤者心之虚。眵多热结肺之实，眵多不结肺之虚。黑花茫茫肾气虚，冷泪纷纷肾精弱。赤膜侵睛火郁肝，白膜侵睛金凌木。迎风极痒肝之虚，迎风刺痛肝邪实。阳虚头风夜间暗，阴虚脑热早晨昏。日间痛者是阳邪，夜间痛者是阴毒。肺盛兮白膜肿起，肝盛兮风轮泛高。赤丝缭乱火为殃，斑翳结成五气滞。气实则痛而躁闷，气虚则痛而恶寒。风痰湿热，恐有瞳神散大丧明之患；耗神损肾，必主瞳神细小昏盲之殃。眸子低陷伤乎血，胞胪突出损乎精。左传右兮阳邪盛，右传左兮阴邪兴。湿热盛而目睛黄色，风热盛而眼沿赤烂。近视乃火少，远视因水虚。脾肺液损，倒睫拳毛。肝肾邪热，突起睛高，故睛突出眶者，火极气盛。筋牵胞动者，血虚风多。阳盛阴虚，赤星满目。神劳精损，黑雾遮睛。水少血虚多痛涩，头眩眼转属阴虚。目昏流泪，色欲伤乎肾气；目出虚血，邪火郁在肝经。大病后昏，气血未足。小儿初害，营卫之虚。久视伤睛成近觑，因虚胞湿变残风。六欲过多成内障，七情太伤定昏盲。暴躁者外多紫脉，虚淫者内多黑花。隐隐珠疼，只为精虚火动。绷绷皮急，皆因筋急气壅。迎风泪出，厘清分浊。天行赤热，有实有虚。目赤痛而寒热似疟，小便涩乃热结膀胱。脑胀痛而涩痛如针，大便闭乃火居脏腑。三焦火盛，口渴疮生。六腑火炎，舌干唇燥。目红似火，丝脉忌紫如虬。泪热如汤，浊水怕稠如眵。脑胀痛，此是极凶之症。连眶肿，莫言轻缓之灾。脑筋如拽若偏视，当虑乎珠翻之患。珠疼似击若鹘眼，须忧乎眸突之凶。鼻塞生疮，热郁于脑，当和肝而泻肺。耳鸣头晕，火盛于水，宜滋肾以清心。嗜酒之人，湿热熏蒸精气弱，多赤黄而瘀肉。贪淫之辈，血少精虚气血亏，每黑暗以昏蒙。孕中目痛非有余，乃血气之亏耗。产后目疾为不足，因营卫之衰虚。水少元虚或痰火，则天行赤热。燥急风热并劳苦，则暴风客热。瘀血滞而贯睛，速宜开导。血紫赤而侵瞳，轻亦丧明。睑硬睛疼，肝风热而肝血少。胞胀如杯，木克土而肝火盛。黄膜上冲，云生膜内，盖因火瘀邪实。赤膜下垂，火郁络中，故此血滞睛疼。凝脂翳生，肥浮嫩而易长，名为火郁肝胆。花翳白陷，火灼络而中低，号为金来克木。鸡冠蚬肉，火土燥瘀。鱼子石榴，血少凝滞。胞虚如球，血不足而虚火壅。皮急紧小，膏血耗而筋膜缩。实热生疮，心火炽而有瘀滞。迎风赤烂，肝火赤而脾泪湿。迎风冷热泪流，肝肾虚而精血弱。无时冷热泪下，肝胆衰而肾气虚。大小眦漏血水，泻其南而补其北。阴阳漏分黄黑，黑则温之黄则凉。神水将枯，火逼蒸而神膏竭。神光外现，孤阳飞而精气亏。视定为动，水虚火盛来攻击。皮翻粘睑，气聚血壅风湿滞。色似胭脂，血热妄侵白睛赤。白珠俱青，肝邪蒸逼气轮蓝。火郁风轮，则旋胪泛起。血瘀火炽，则旋胪尖生。精亏血少虚损，则起坐生花。竭视酒色思虑，则昏蒙干涩。暴盲似祟，痰火思虑并头风。赤痛如邪，肝肾亏损营卫弱。枣花障起，痰火色酒怒劳瞻。萤星满目，辛燥火痰劳酒色。眼若虫行因酒欲，悲思惊恐怒所伤。云翳移睛见旗帜，蝇蛇异形虚所致。淫欲多而邪气侵，则膜入乎水轮。肝心热而痛流泪，则睛出乎珠外。或血少而或哭泣，津液枯而目涩痛。或酒欲而或食毒，脾肾伤而眼赤黄。风热邪侵，眉棱骨重而痛。风热邪盛，眼胞睛眶硬肿。风木克乎脾络，故迎风即作赤烂。血虚不润乎肌，故无风常作烂赤。血少神劳精气衰，则瞻视昏渺。火邪有余在心经，则痛如针刺。五脏毒而赤膜遮睛，脾积毒而胬肉侵目。水晶障翳瘀滞，凉剂片脑所因。鱼鳞形异歪斜，气结膏凝难愈。逆顺生翳，内有瘀滞。白星乱飞，血弱精虚。火胀大头，须分风热湿热。风胀痛而湿热泪。怕热羞明，要辨血虚火燥。血少羞明，火怕热，又当知脾实亦怕热。羞明涩痛，脾虚乃血少，或明或暗。积年目赤号风热，两目赤肿名风毒。粟疮湿热椒风热，椒疮红硬粟黄软。肝经有邪，故玉翳浮睛。肾脏风热，亦羞明生花。聚开之障，时圆缺而时隐见，症因于痰火湿热。聚星之障，或围聚而或连络，疾发多见于痰火。青眼膏损，皆因火炽。瘀血贯睛，总由凝滞。故房欲烦躁辛热多，则火炙神膏缺损。久视劳瞻郁风烟，则瘀滞赤丝脉乱。胎风兮小儿赤烂，胎毒兮小儿癍疮，血气滞兮星上，火邪实兮障遮。痘症多损目，浊气来损清和之气。疳病亦伤睛，生源而失化养之源。小儿青盲肝血虚，小儿白膜肺实热，小儿雀目肝不足，小儿目疮胎污秽。青盲内障肝风热，二目赤肿热冲脑。每年必发是天行，时常害眼心火盛。痰火并燥热，伤睛之本。头风兼烘炙，损目之宗。为怒伤睛，怒伤真气。因哭损目，哭损神膏。酸辣食多损目，火烟冒久伤瞳。劳瞻竭视，能致病而损光华。过虑多思，因乱真而伤神志。目中障色不正，急宜早治。睛内神水将枯，速图早医。原夫目之害者起于微，睛之损者由于渐，欲无其患，防制其微。大抵红障凹凸，怕如血积肉堆。白障难除，喜似水清脂嫩。瞳神若损，有药难医。眸子若伤，无方可救。外障珠不损，何必多忧。内障瞳虽在，其实可畏。勿以障薄而为喜，勿以翳厚而为忧。与其薄而沉损，不若厚而浮嫩。红者畏紫筋爬住，白者怕光滑如磁。故沉涩光滑者，医必难愈。轻浮脆嫩者，治必易除。颜色不正，详经络之合病并病。形状稀奇，别轮廓之或克或生。漏有正形，风无定体。血实亦痛，血虚亦痛，须当细辨。病来亦痒，病去亦痒，决要参详。识经络之通塞，辨形势之进退，当补当泻，或止或行。内王外霸，既了然于胸中，攻守常劫，其无误于指下。知病证之虚实阴阳，熟药性之温凉寒热。症的治当，百发百中。吾辈能以药代刀针，则技之精妙，更入乎神。以上关节备陈，奥妙尽载，当熟读而深详，宜潜思而博览。则症之微曲，皆为子识。目之安危，尽系于君矣。名曰散金碎玉，不亦宜乎。"

8.《异授眼科·看眼法》："但人之所禀有厚薄，病之所感有重轻，风寒暑湿、喜怒哀乐，无非有所因而发也。今以大概述之，因气感者，当蒙昧而色浊；因血而感者，多羞涩而色淡。饮酒发者，色必盛而连珠带赤；好色而发者，红必鲜而睛光恍惚。痛极者热而带虚，痒极者热而加风，如有两感，必至重犯。此皆初发之疾，大略如此。至于时作时止，日积月累，迁延岁月，或成红障、白膜、雀目、青盲、痔蠹、胬肉、漏突、顶睛、物伤、跌仆、痘疗、疳溃，千态万状，不能枚举。但是睛珠无损，瞳仁不失，不过障翳侵掩，皆为可治之症。至于珠塌、睛悬、泪枯、瞳涸、旋螺纹点、黑白混杂，此皆破坏之疾，不治之证也。有障翳贼翳，对视不见，必须斜眇；有干睛缩睛，目力难辨，必须借日。翳有坚浮厚薄，不过迟速，皆可去也。色有红蓝紫绿，不过传变，皆是火也。拳毛倒睫，肺与脾而相搏，风热有余；睑皮宽解，痰与气而相搏，寒湿尤多；转睛斗睛，无非风热弥深；远视近视，当分阴阳偏胜。此皆目前所见。"

9.《目经大成·证治语略》："凡病有证，审视务须精详。各症有因，问切益宜端的。上医体天运，治将来；中工合时宜，验现在。在左主血主阴，在右主阳主气。阳溢外发，势必暴而数变；阴盛内攻，祸少迟而延传。右传左，血气两争，阳盛则旦烦夕静；左传右，风火交逼，阴虚每夜剧昼宁。肥人中缓，肌理纵，气不充固，不充则生寒，寒生湿，湿生痰，故肥人多痰而外邪易入；瘦人中燥，肌理微，血常枯涸，枯涸则生热，热生风，风生火，故瘦人多火而内伤数见。伤风者恶风，风伤卫，多发热头痛，自汗泣出，再伤暑兼恶热；伤寒者恶寒，寒伤荣，或暴赤肿痛，无汗涕流，假恶谷兼夹食。诸痒属风，痒罢而痛不可忍，兹久风变热；诸痛属火，痛极加泪多头痛，此热盛生风。肿满主湿，但湿淫上甚，时痒时痛便为淫热；收引为寒，倘润惕振掉，有热有汗当责风邪。要知邪轻则痒，邪重则痛。病来亦痒，病去亦痒。大病后昏，精气未复；初针如眇，神水犹浑。隐隐涩痛，只为阴虚火动；绷绷紧急，多因土燥风生。气滞弥漫，头奇痛，轮红于火，赤脉大小纵横，此凶妄之症，宜速针导；血瘀灌涨，视不见，泪热如汤，碧水黏稠硬结，虽虚寒之人，切忌火攻。睛高而多紫脉，彼哉暴而间少；睑陷及有斑廧，之子虚与湿兼。兼胎凝血气不行；因产决荣卫靡足。不行蕴热，不足增寒。是故，阳虚则外寒，盛则外热；阴虚则内热，盛则内寒。风寒外薄，个中亦发火燥，而火燥之后卒又归于虚寒。此其大意也。若夫病候既成，离宫虹现，火盛立贯风轮；干廓眵凝，气痿翻如泉出。彩云捧日，血为邪盛，非肝木之为魔；白翳混珠，阳被阴抑，岂肺金不务德。气满则火天夺日；风高而春水扬波。赤丝撩乱暨木晕，泛火为殃；阴阳嫌隙致气乖，流痛如刺。寒湿留中，而天水昏黄，不然，天五之土为火所焚，阳黄也，地二之火为水所溺，阴黄也；风热不制，而眦帏赤烂，否则，痰饮上甚转为热淫，湿而烂；津液内涸春气不潮，燥而烂。时见流星，色欲伤乎肾气；偶出鲜血，邪火郁在肝经。豪士酒狂，湿热熏蒸，多赤黄瘀肉；骚人情侠，精血亏损，会昏惑生花。血溢为疮，心火炽热及其子；粟疮湿热黄而软，椒疮风热硬而红；热淫成漏，肝木强风游于脾；阴漏定南盈北竭，阳漏拟中热外淫。迎风冷热泪流，肝虚引邪；无时左右泣出，肾衰发燥，火胀大头分风热、湿热，风胀痛，湿热虚起，谨防睛凸与身灾；怕热羞明有血虚、火燥，火怕热，血虚羞明，须知脾实亦怕热。胬肉本胃盛心劳，浪曰奇经客热；目疡纵此轻彼重，总为五脏主邪。倒睫悬球，肺虚脾急；口喝睑动，血竭风生。偏正头痛，为风扰阴阳；前后顶疼，盖邪居督任。至乃小儿疾作，荣卫无根。胎风兮赤烂；胎毒兮斑疮。血气虚而生风，喝斜不免；风火旺而停饮，翳障横生。痘疹多凶，浊气伤清和之气；疳积无治，生源失养化之源。白睛带朱霞一抹，心血妄行；气轮变蓝靓八分，肝邪蒸逼。热郁风旋，看怒蟹横睛；血瘀火炽，恸海螺出壳。闭目不开筋纵乎，戴眼直视系绝也。瘈疭翻腾，惊风天钓；辘轳转展，风火回旋。不动而黑睛自摇，知成风痫；无故常肉轮连眨，欲作肝疳。他如水轮散大，非风即痰热相摧；金井敛小，乃神与精气有损。脑筋如拽，脱或偏视，预防反背；头痛似劈，寻而鱼目，窃控长垂。黄液上冲，白膜中蔽，实似脓而非脓，及鸡冠鱼子，一皆火土作梗；凝脂翳变，花翳白陷，肥浮嫩而易长，与大小雷头，当名风火夹痰。干涩为心肾烦躁，加痛则翳蚀；萤电因阴阳混淆，愈虚愈夜光。视歧见妄，火核退乃复如初；天旋地倾，日久不能复转。冰壶秋月，虚潭成月，气结精伤；逆顺生翳，阴阳两翳，膏凝瘀滞。浮萍、聚星之障，风热时来去，故时隐现；流金、偎月之说，寒湿在气轮，而交风轮。已蚌合，头更痛，则土木相持；未杯覆，睛先损，乃风火交并。此数者，皆难治之症也，且尤有甚焉者：青盲、暴盲，百少三痊；乌风、绿风，万无一治。内障乃七情潜伤；阴风则虚阳下陷，风轮稍破，有药难完，况且陷入下去；瞳子若焦，无方可救，漫云突出眶来。所以翳赤如朱，都围紫筋缠绵；障滑如磁，周遭红色净尽。与夫能近怯远、能远怯近、气翳、气轮落、神悴、神水枯、皮急、睑废者，不能治也。嗟夫！远年瞽目，针药能开，如无造化，唯唤奈何矣。务宜心细眼明，知轻识重；病端杂出，究合、传之变境；药饵不效，急苦、欲之先施。如土洁而干，绝无苔莓，何事崩裂；脾温且厚，自然运气，哪得停痰。木喜条达，荫密则叶落虫生；火本发荣，蔽郁徒有烟无焰。金弗畏火，肺病故不羞明；水可作镜，肾足准能照物。如此类推，左右逢源。原夫身之害，睛之损，由于渐，起于微。欲无其渐，防制其微。补、和、攻、散，既了然于胸中，钩、割、针、烙，自无误于指下。指下既清，合明指面。左脉大数，心火正旺；右脉如是，火又乘金。浮数微弦，风木方刚；弦而兼滑，木来克土。春夏独见沉小，寒阴不升肾水；秋冬倍加弦数，阳水上夹木邪。沉迟本阴寒，涉缓可温散；浮数为阳热，如濡须清温。滑系热多痰盛；涩恐气滞血枯。总之，病实脉实，胃气冲和；病实脉虚，先调脾土。虚有五：脉细、皮寒、气少、泄利、饮食不入，喜粥浆进而泻止；实有五：脉盛、皮热、腹胀、便秘、瞀闷谵言，期前后通而得汗。病在于阴，阳如虚者，从阴引阳，得阳则火下归原而阴自谐；病在于阳，阴如虚者，从阳引阴，阴胜则生气于精而阳潜伏。在表勿攻里，恐邪乘虚陷入，开鬼门乃所以除风散寒；在里休虚表，汗多常致亡阳，洁净府何莫非安神养血。痰燥治火，无效须理气；水饮理气，不及当补火。子能令母实，泻子即急治其标；子能令母虚，补母正缓顾其本。神不足温以气，精不足滋以味。气亢血错行，理宜泻火；阳衰阴随走，法用温中。毋致邪，毋失正，药斯当，而病斯起矣。略陈管见，编就兹篇。专是业者，请究心焉。然而作家巨手，临症圆机，神而明之，又在乎人。"

　　10.《秘传眼科纂要》："杨仁斋曰：眼为五脏六腑之精华，如日月丽天而不可掩者也，其大眦属心，小眦属小肠，白睛属肺，乌轮属肝，上胞属脾，下胞属胃，而中之瞳仁属肾，是虽五脏各有部位，然论其所主，则瞳仁之关系重焉。何以言之，夫目者肝之外候也，肝属木，肾属水，水能生木，子肝母肾也，焉有子母而能相离者哉。故肝肾之气充则精彩光明，肝肾之气乏则昏蒙眩晕。若乌轮赤晕，刺痛浮浆，此肝热也。燥涩清泪，枯黄绕睛，此肝虚也。瞳仁散大，淡白偏斜，此肾虚也。瞳仁集小，或带微黄，此肾热也。一虚一实，以此验之。然肝肾之气相依而行，孰知心者神之舍，又所以为肝肾之副焉。何则？心主血，肝藏血，凡血热冲发于目者，皆当清心凉肝，又不可固执水生木之说。夫眼以轻膜裹水，照彻四方，溯源反本，且天一生水，孰为主宰乎。析而论之，则拘急牵飔，瞳青胞白，痒而清泪，不赤不痛，是谓之风眼。乌轮突起，胞硬红肿，眵泪湿浆，裹热刺痛，是谓之热眼。眼浑而泪，胞肿而软，上壅朦胧，酸涩微赤，是谓之气眼。其或风与热并，则痒而浮赤；风与气搏，则痒涩昏沉；血热交聚，故生淫肤、粟肉、红缕、偷针之类。气血不至，故有眇视、胞垂、雀眼、盲障之形。淡紫而隐红者为虚热，鲜红而大赤者为实热，两眦呈露生胬肉者，此心热血旺。白睛红膜如伞纸者，此气滞血凝。瞳仁内涌，白睛带赤，热也。瞳仁青绿，白睛枯槁，冷也。热眼经久，复为风冷所侵则赤烂，眼中不赤，但为痰饮所注则作痛，肝气不顺而夹热，所以羞明；热气蓄聚而伤胞，所以胞合。吁！此外症之大概云尔。然五脏不可缺一，脾与肺独无预见，何也？曰：白睛带赤或红筋者，其热在肺；上下胞或目唇间如疥点者，其热在脾。脾主味也，五味之气养诸中则精华发见于外。肺主气也，水升火降，营卫流转，非气孰能使之，五脏应症此可推矣。"

　　"黄耐庵曰：眼科自子和有能治火者，一句可了之说笔之于书，而庸者流一遇眼疾，统称曰火。凡暴受风寒及脾胃虚损之辈，无不罹其灾害。夫表里虚实，气血阴阳，医者之的也，一有不明，如射者之无的，欲其幸中，必不能矣。何为表？风邪从三阳入者也。三阳者何？目之上纲属定太阳膀胱，目之下纲属阳明胃，目之小眦属少阳胆。如目平素无病，忽然怕风怕日，其痛如刺如锥，泣泪交横，呼号不止，或恶寒憎热，此风邪也。风为阳邪，阳性急速，故其发暴，三经之中有一所伤，其病立见，解用表散之药，一剂可愈，败毒散神方也，但须分别三阳而君之。如脑顶痛，红筋自上纲而下者，风伤太阳也，宜以羌活为君，甚则加藁本；如眉棱骨痛，眼眶痛，红筋自下而上者，风伤阳明也，加葛根、白芷为君；如头两边痛，红筋自小眦产者，风伤少阳也，柴胡为君，此症或被庸奴先用寒凉闭遏风毒，或病至三五日不治，则风郁久而成热，以致泪下如汤，宜加芩连，或予新制柴连汤，无不立愈。若两眦红肿锥痛之极，风热两甚，则酒调散，分寸多少，用得其当，其仙液乎，此皆所谓表也。景岳所谓宜降不宜升者也。何谓里？病在五脏者也，盖五脏之脉，皆上注于目，白睛属肺，黑轮属肝，瞳人属肾，上胞属脾，大眦属心。心属火也，主赤，大眦赤甚者，心实热；赤微者，心之虚热也。肝巽木也，主青，乌轮青甚者，肝实热；淡青者，肝之虚也。脾艮土也，主黄，胞睑黄甚者，脾实热；淡黄者，脾之虚也。肺兑金也，主白，白睛肿突作痛，或生脾肉者，肺实热；白而带蓝，或眵多不黏不结者，肺之虚也。知其虚实而攻之、补之，药无夹杂，力不制肘，一剂下咽，未有不如乡之应声也。或有兼症，只于主方之中，略加一二味，用以驱之，治眼能事，不过此矣。

至若退翳一节，尤宜详慎。夫翳生于乌轮，其曰肝症，孰不知之，翳自热生，平肝即所以去翳，人未必知之也。翳有新久，药有温凉，尤非浅常所能别也，故无论新翳、冰翳、陷翳，动用谷精、木贼之类，思图幸中，不知二药温燥，冰翳用之可矣。新翳热邪正盛，有不变轻为重，变重为瞎乎，庸奴误人，所见不少矣。"

"景岳曰：凡病目者，非火有余则水不足，但宜辨其虚实可也。盖凡病红肿赤痛及少壮暂得之病，或因积热而发者，皆属有余。其间有已无红肿，又无热痛，但或昏或涩，或眩晕或无光，或年及中衰，或酒色过度，以致羞明、黑暗、瞪视无力、珠痛如抠等症，皆属不足。不足者补之，有余者泻之，此固其辨也。然实中有兼虚者，此于肿痛中亦当察其不足；虚中亦有兼实者，又于虚弱内亦当辨其有余。总之，虚实殊途，因有形色脉症可辨，知斯二者，目症可辨，知斯二者，目症虽多，断无难治也。"

"景岳曰：治眼之法，当察以辨虚实。经曰：黄赤者多热气，青白者少热气，故凡治黄赤者宜清肝泻火，治青白者宜壮肾扶阳，此固是也。然玩多字，非谓黄赤全无寒，青白全无热也。实热而黄，黄必如橘，此湿热内蓄、郁蒸而成，热去则黄自退，此宜清利者也；虚热之黄，黄必晦暗，此则因元阳日剥，津液消索而然，其为病也，已无有余之形气，又无烦热之脉症，只因干枯所以枯黄，假非温补，何以回生，若概指为热，清之利之，死不旋踵，况欲愈其疾乎。"

11.《眼科阐微》："眼有七十二症，大要不外虚实二者而已。虚者眼目昏花，肾经真阴不足；实者暴赤肿痛，肝经风热有余。治虚证宜滋肾阴，补气血，所以益其不足；治实证宜散风热，泄火毒，所以损其有余。间有虚实相半之证，则滋肾、散热兼而用之。夫何眼疾之不瘳哉！

每见世之治目者，不审虚实，不究来历，不按经络。凡遇眼目昏花，直曰热邪熏蒸，误以凉药投之，不知寒凉伤胃，生意不能上升，变成青盲等内障矣。凡遇暴赤肿痛者，直曰火盛水衰，误以补肾之药投之，不知补肾生肝之气，肝气上冲则翳膜更生，变成玉翳浮瞒等外障矣。此皆用药之差，而非目病之原不可治也。呜呼！举世迷路，混乱用药，轻病治为重病，重病治成坏病，堂堂七尺之躯，竟作废人，可叹可叹！余故为切切辨之。"

"眼疼属火，有虚火、实火不同。暴疼为实，久痛为虚；肿起为实，细小沉陷为虚；实痛肿且胀，虚痛陷且涩。此眼痛虚实之辨也。

治实痛则泄其火，治虚痛则养其气、生其血。泄火不可骤用寒凉，补气不可遽为助长。且眼以气血为主，养血不可损血，补气不可动火。然气乃阳明之火，补气焉得不动火？盖气实则热，气虚则寒，气平则温。故补气无动其火，而温补之，何动火之有？是以止痛之法，亦不外补、泄两端矣。实痛外用拈痛散，内点元灵丹，虚痛点白玉锭。"

【现代研究】

1. 眼内组织疾病诊断的研究

由于历史条件的限制，古代医家在认识眼科疾病时，均是通过望、闻、问、切四诊来进行诊断，这对于外眼疾病的诊断有较大的实用价值，但对于内眼疾病（主要是瞳神疾病），如仅凭患者的自觉症状，就很难对疾病做出正确的诊断。现代医者借助裂隙灯、检眼镜、眼底荧光血管造影等检查手段，对眼内组织的病变进行诊察，大大提高了诊断的准确性。例如"暴盲"一病，古代医家仅凭"眼外无物，而视力急剧下降"来诊断。殊不知眼内能引起视力急剧下降的疾病有多种，而每种疾病的发病原因又互不相同，因而仅凭视力急剧下降一点来诊断暴盲，对临床治疗并无多大的指导作用。故现代有人根据眼底检查的临床实际将"暴盲"分为视衣脱落暴盲（视网膜脱离）、目衄暴盲（视网膜静脉周围炎和视网膜静脉阻塞）、脉络阻滞暴盲（视网膜中央血管阻塞）、目系炎性暴盲（急性视神经炎、急性球后视神经炎和视神经盘水肿）、目系外伤暴盲（视神经挫伤和外伤性视神经萎缩）等。更有甚者，对于内眼疾病，干脆将中医诊断弃而不用，代之以西医病名诊断。另外，在近年出版的中医眼科专著和教材中，亦均是在每一中医诊断的病名下，介绍了其相对应的西医病名。如此，使中医眼科诊断更切合临床实际，既对指导临床治疗有重要意义，又对促进中医眼科病诊断的规范有一定的价值。

2. 眼科辨证研究的深入

古代眼科辨证，多为八纲辨证、脏腑辨证、气血津液辨证和眼部的五轮辨证、内外障辨证。现代医者在临床实践中，发展了眼科辨证体系。如陈达夫在《伤寒论》六经辨证理论和传统的眼科辨证理论的基础上创立了眼科六经辨证理论，其特点是从眼发病部位与六经经络循行的关系来归经。如目内眦属足太阳膀胱经，目外眦属足少阳胆经，眼眶属足阳明胃经等，它实际上是一个以六经为纲，熔五轮、八廓、经络、脏腑、八纲与卫气营血等眼局部辨证和全身辨证于一炉的辨证综合体，使眼科整体综合辨证的方法得到了发展。

卫气营血辨证本是温热病辨证的一种方法，现代医者根据眼科疾病表现，有的为急性热性疾病如暴风客热、天行赤眼、针眼、眼丹、漏睛疮、火疳、金疳、聚星障、凝脂翳、黄液上冲、血灌瞳神、瞳神紧小、物损真睛及眼底的充血、水肿、渗出、出血等病变，都具有发病急、变化快，或具有明显的红、肿、痛、热等症状及视力骤降的特点，在临床中采用卫气营血辨证进行治疗。如卫分证用辛凉解表法，气分证用清气泄热法，营分、血分证用清营凉血散血法等，可取得较好的临床疗效。曾有人报道，对聚星障（病毒性角膜炎）早期点状浸润按卫分证治疗，中期地图状、圆盘状浸润按气分证治疗，若出现黄液上冲则按营血分证治疗，疗效均很好。

另外，三焦辨证也被现代医者引入到眼科疾病的辨证中。如有人对病毒性角膜炎患者采用三焦辨证的方法，提出本病早期宜从上焦风热论治，采用祛风清热的方法治疗；中期宜从中焦热毒论治，采用清热解毒的方法治疗；后期宜从下焦阴亏论治，采用养阴退翳的方法治疗等。其疗效亦好。

即使对古代早已形成的五轮辨证和内外障辨证，现代亦有补充和发展。陈达夫于1959 年以《黄帝内经》理论原则为依据，结合西医学对眼的解剖生理认识和临床实践，创立了内眼组织与脏腑经络相属学说，认为视神经、视网膜、虹膜睫状体及晶状体悬韧带，属足厥阴肝经；视网膜黄斑区，属足太阴脾经；脉络膜，属手少阴心经；玻璃体，属手太阴肺经；眼中的一切色素，属足少阴肾经等。该学说为眼底病变的中医辨证奠定了基础。由于属于内障范畴的视神经、视网膜、视网膜血管、黄斑、脉络膜等眼底组织不独为肾所主，而与五脏六腑均有直接或间接的联系，眼底变化也就是脏腑功能失调的反应，因此，经过许多医者多年的临床探索，逐步形成了眼底常见症状的辨证方法。这种辨证方法是对充血、出血、血管痉挛、阻塞、水肿、渗出、萎缩、变性、机化等眼底常见的病理改变进行辨证分析，以指导临床治疗用药，它是对眼科辨证和脏腑辨证的补充和发展。

"外障眼病多实，内障眼病多虚"及五轮辨证中"瞳神属肾"等，是中医眼科基本理论之一，一直指导着眼科临床。随着现代科学技术的高度发展，眼科医者可以借助现代先进的检测手段诊治眼病，这些传统眼科理论的临床实用价值究竟如何？彭清华等通过对 917 例外障眼病的辨证分析，发现 13 种常见外障眼病辨证属实证者 814 例，占88.77%；虚实夹杂证者 95 例，占 10.36%；属虚证者仅 8 例，占 0.87%。说明外障眼病确实多实证，虚证极少。对 1725 例内障眼病的虚实辨证分析发现，18 种常见内障眼病中辨证属实证者 555 例，占 32.17%；属虚证者 417 例，占 24.17%；属虚实夹杂证者753 例，占 43.65%。除生理性衰退性内障眼病外，其他内障眼病以实证和虚实夹杂证为主，说明内障眼病并非多虚证。内障眼病在脏腑辨证中的分布为：由肝脏功能失调引起者 635 例，占 36.81%；由肾脏功能失调引起者 80 例，占 4.64%；由脾脏功能失调引起者 218 例，占 12.64%；由肝肾同病引起者 705 例，占 40.87%；由脾肾同病引起者 41例，占 2.38%。说明瞳神眼病并非只属肾，相反，以肝肾同病多见，其次属肝。

3. 眼部血瘀证诊断标准的提出

彭清华等通过参阅大量古今文献，结合眼科临床的特点和实验研究的结果，提出了眼部血瘀证的诊断试行标准，内容如下：

（1）血瘀性眼病的全身症状：①甲皱及舌尖毛细血管异常扩张，瘀液郁滞；②舌质呈紫红色，暗红色或紫色，舌体有瘀点、瘀斑及瘀血，舌下静脉弯曲、扩张、暗红，舌下脉外带有瘀点；③月经不调，痛经，经血污浊有血块；④脉涩或细涩。

（2）血瘀性眼病的局部症状：①眼睑及结膜颜色暗红或青紫，或有瘀点瘀斑；②眼内外的各种出血、积血；③球结膜或视网膜血管怒张、扭曲或呈波浪状及网状畸形；④眼底血管显著变细；⑤眼内外各部的新生血管；⑥局部组织的增生物（如颗粒、结节、硬节、肿块）；⑦视乳头苍白色；⑧视野显著缩小；⑨眼球胀痛或刺痛。

（3）血瘀性眼病的实验室检查：①眼血流动力学障碍：血流量减少，血流阻力增加，流速减慢。血管紧张度增加，弹性减退。②血液流变学异常：全血黏度、血浆比黏度、血细胞比容、红细胞变形指数、体外血栓长度、体外血栓湿重、体外血栓干重、血小板黏附率、血小板数、血小板聚集数、血小板聚集扩大型增加，血栓弹力图反应时间和凝固时间、血栓最大幅度、血栓最大凝固时间、血栓最大弹力降低。③血压升高，红细胞增多，凝血时间缩短，出血时间延长。④血沉慢，血浆纤维蛋白原增高，纤维活性降低。⑤血栓素 B_2（TXB_2）、前列腺素 E_2（PGE_2）及前列腺素 F_2（PGF_2）升高，6-酮-前列腺素 $F_{1\alpha}$ 降低。⑥病理切片显示血瘀。⑦新技术显示血管阻塞。

4. 现代检测手段在眼科诊断中的应用

应用血液流变学、微循环、眼血流图、血管内皮细胞受损指标及免疫学、微量元素等现代检测手段在眼科疾病（以视网膜静脉栓塞和视网膜色素变性多见）诊断研究中已逐步开展，尤以对眼科疾病虚证、瘀证的研究较深入。有人研究发现，作为眼科典型血瘀证的视网膜静脉阻塞的患者，其眼血流动力学障碍，表现为眼血流量减少，血流阻力增加，流速减慢；其甲皱、舌尖和球结膜微循环的改变明显，表现为微血管襻扩张，微血流中红细胞聚集，局部血流停滞，血管扩张；血液流变学明显变异，主要表现为全血黏度、血浆比黏度、红细胞电泳时间明显延长，血栓弹力图反应时间和凝血时间、血沉明显降低等；血液中的血红蛋白、血液黏度、总胆固醇、甘油三酯增高，高密度脂蛋白降低，凝血时间缩短；电镜下可见血小板扩大型、聚集型和聚集数均明显增高，而圆形和树突形血小板明显减少等，且经活血化瘀药物治疗后，上述各种指标均有明显的改善，说明视网膜静脉阻塞患者血瘀病理的存在。

而对视网膜色素变性患者，除有上述视网膜静脉阻塞患者眼血流动力学、甲皱及球结膜微循环、血液流变学的相似改变外，其血浆 β-血栓球蛋白、血栓素 B_2、血小板膜颗粒蛋白、vW 因子含量显著升高，6-酮-前列腺素 F_2 含量降低，血栓素 A_2（TXA_2）与前列环素（PGI_2）比例失衡等体现了血小板功能亢进和血管内皮细胞受损等血瘀病理。另外，视网膜色素变性患者头发锌、铜、铁含量及血清锌、铜含量和血清铜/锌比值均明显降低；其眼电图中 LP、DP、LP-DP、Arden 比等亦明显降低；血清性激素中催乳素（PRL）、促卵泡激素（FSH）、促黄体生成素（LH）、雌二醇（E_2）、雌二醇/睾酮（T）值明显升高，而 T 值明显下降；自由基体系指标中自由基含量、血浆中脂质过氧化物含量明显升高，红细胞内超氧化物歧化酶活性（SOD）下降显著；血清免疫学指标中 T_1、T_4、T_8、C_3、C_4 明显降低，IgM、T_4/T_8、CIC 明显升高。以上结果说明，视网膜色素变性患者存在微量元素降低、视细胞功能减弱、血清性激素内环境失调、人体内对自由基的清除能力低下和自由基的毒害作用增强、细胞免疫功能低下、T 细胞亚群比例失调、体液免疫紊乱、循环免疫复合物增高等虚证病理。综合其血瘀病理，由此说明视网膜色素变性属于虚中夹瘀证，提示医者在治疗此病时，不能和古人一样单纯补虚，还应活血。后经临床大量病例的治疗观察，证实了此研究成果的科学性和实用价值。这些均是现代检测手段在眼科应用的结果，为中医眼科诊断、辨证提供了新的依据。

5. 眼科专科辨证体系及眼科常见证候的研究

彭清华等通过分析眼科辨证的特点，认为中医学尽管对眼科疾病的病名诊断较为具体，但对辨证则显得不足，缺乏特征性。如现有的八纲辨证、脏腑辨证、卫气营血辨证、六经辨证等，主要都是适用于内、妇、儿科，特别是适用于内科疾病的辨证，对于眼科疾病的特异性反映不够。以往的眼科辨证诊断，都是共用大内科的证名，难以反映眼科证候的特殊性，且大内科证名所提示的常见症状，在眼科不一定能见到，从而造成眼科证名诊断的困难，或证名使用欠准确，更缺乏眼科特征性，因而有必要建立眼科专科辨证体系。彭清华等在中华人民共和国国家标准《中医临床诊疗术语·证候部分》所列眼科专用证名 35 个的基础上，增加了 18 个，并对眼科证候进行补充修改。增补修改后的眼科常见专科证名有：风热 [火] 犯 [攻] 目证，风寒犯 [入] 目证，风湿凌目证，外伤目络证，虫积化疳证；气轮风热证（同义词：风热外袭白睛证），气轮湿热证（同义词：湿热郁结白睛证），气轮血瘀证，气轮热毒证，气轮阴虚证，气轮阴血亏虚证；血轮实热证，血轮虚热证，血轮阴虚证，血轮气血两虚证；肉轮瘀热证，肉轮风热证（同义词：胞睑风热外袭证），肉轮热毒证，肉轮湿热证（同义词：胞睑湿热浸淫证），肉轮痰湿证，肉轮风痰阻络证，肉轮气虚证，肉轮血虚证；风轮风热证，风轮风寒证，风轮湿热证，风轮实火证，风轮热毒证，风轮痰热蕴结证，风轮血热瘀结证，风轮阴虚津伤证，风轮阴虚邪恋证；水轮风热证，水轮风火证，水轮实火 [热] 证，水轮郁火证，水轮湿热证，水轮痰火证，水轮痰湿证，水轮水湿停聚证，水轮阴亏证，水轮虚火证，水轮气虚证，水轮气不摄血证，水轮气虚血亏证，水轮气虚血瘀证，水轮气滞血瘀证，水轮痰瘀互结证，水轮火邪伤络证，水轮血脉痹阻证，水轮阳虚络痹证，水轮气虚络痹证，水轮精亏络痹证，共计 53 个证名，使其体系基本完成，还对眼科辨证中证名的应用进行了规定，并从证候表现及证的鉴别、治法、主方等四个方面对 53 个眼科常见证候进行了研究。

【教学重点】

内外障辨证、五轮辨证、辨眼科常见症状。

【教学难点】

五轮辨证中的水轮辨证，因水轮属内眼组织，需借助眼科特殊检查设备才能观察到其结构变化，且水轮与五脏六腑皆有紧密联系，要辨证准确，必须了解眼底组织结构与脏腑的分属关系。

【复习思考题】

1. 如何辨别内障和外障？
2. 如何辨别黑睛上的新翳与宿翳？
3. 眼科常见症状有哪些？如何辨证？

主要参考文献

1. 彭清华. 中医眼科病名规范化的探讨［J］. 云南中医杂志，1989，10（2）：40-43.

2. 彭清华. 从眼病学角度探讨血瘀证的诊断标准［J］. 云南中医杂志，1991，12（1）：11-13.

3. 罗国芬. 陈达夫中医眼科临床经验［M］. 成都：四川科学技术出版社，1985.

4. 王明芳. 陈氏"内眼组织与脏腑经络相属"学说的临床应用［J］. 成都中医学院学报，1985（3）：11-13.

5. 王明芳. 试论眼底病变的中医辨证规律［J］. 四川中医，1983（12）：42-44.

6. 李传课. 眼底病无症可辨怎么办［J］. 云南中医杂志，1981，2（2）：40-42.

7. 肖国士. 变性眼病中医诊疗规律初探［J］. 中西医结合眼科，1983（2）：5-8.

8. 庞万敏. 三焦辨证在治疗单疱病毒角膜炎中的运用［J］. 云南中医杂志，1981（6）：26-27.

9. 芮云清. 夹湿伏邪与聚星障三焦辨证［J］. 中国中医眼科杂志，1997，7（3）：156-157.

10. 陈宪民. 眼科的卫气营血辨证［J］. 山东中医杂志，1987，16（6）：9-10.

11. 陈宪民. 应用卫气营血辨证治疗角膜炎120例［J］. 山东中医杂志，1999，18（7）：295-297.

12. 王志，柯志文. 卫气营血辨证治疗聚星障［J］. 河南中医，1985（4）：1-3.

13. 彭清华. 对"外障多实、内障多虚"理论的初步探讨［J］. 辽宁中医杂志，1991（11）：6-8.

14. 彭清华. 对"内障多虚""瞳神属肾"理论的临床考察［J］. 江苏中医，1992（7）：28-29.

15. 彭清华，李传课. 视网膜色素变性虚中夹瘀机理研究小结［J］. 中国医药学报，1993（6）：3-6.

16. 彭清华，朱文锋. 眼科专科辨证体系的研究［J］. 中国中医眼科杂志，2000，10（3）：172-174.

17. 彭清华，朱文锋. 眼科专科辨证体系及眼科常见证候的研究（1~7连载）［J］. 辽宁中医杂志，2000，28（1）：12-13；（2）：68-69；（3）：134-135；（4）：202-203；（5）：269-270；（6）：331；（7）：396.

18. 汪东生，朱文锋. 眼科血瘀证诊断标准的探讨［J］. 承德医学院学报，1998，15（4）：304-307.

第三节　眼科常规检查

【教学目的】

掌握视力、视野、色觉、眼压检查及裂隙灯、检眼镜的原理和使用。了解立体视觉、暗适应、对比敏感度、眼位及眼球运动检查、前房角检查。

【教学要求】

详细讲述视力、视野、色觉、眼压检查及裂隙灯、检眼镜的原理和使用。采用课堂讲授，配合实训示教。

眼科常规检查主要包括视功能检查及裂隙灯、眼压、前房角等眼科基础检查项目。

一、视功能检查

视功能检查包括视觉心理物理学检查（视力、视野、色觉、暗适应、立体视觉、对比敏感度）及视觉电生理检查两大类。本节主要讨论视力、视野、色觉及立体视觉、暗适应、对比敏感度，视觉电生理检查将在"眼科特殊检查"中介绍。

（一）视力

视力（vision），即视锐度（visual acuity），也就是眼分辨得出小目标物体的能力。主要反映视网膜中心黄斑的视功能，也称"中心视力"。视力是衡量眼机能是否正常的尺度，也是分析病情的重要依据。临床上把视力 ≥ 1.0 的称为"正常视力"，发达国家将视力 < 0.5 的称为"视力损伤（visual impairment）"，作为能否驾车的标准。世界卫生组织规定，较好眼的最佳矫正视力 < 0.3 为低视力（low vision），< 0.05 为盲（blindness）。生活和工作中既要有良好的远视力，又要有很好的近视力，因此视力检查常分为远、近两种视力检查法。

1. 视力表的设计及种类

测量视力是用视力表上的字形作为标准，每个字形的构造都是根据视角来计算的。视角是指由目标物两端发出的两条光线射向内节点（此节点位于晶状体后部，射入眼内光线通过节点，不发生屈折）时相交所夹的角。视网膜能辨认某一物体（或更具体地说区分两个点）时，必须在眼内形成一定的视角。正常眼能辨别最小物体（或区分最近的两个点）的视角叫最小视角，大多数正常眼的最小视角为 1 分角。实验表明，正常人在 0.5 ~ 1 分视角下看清物体时，其在视网膜上的物像等于 0.002 ~ 0.004mm，大致相当于锥体细胞的直径。由此推知，分辨两个点在视网膜上单独存在的主要条件是两个感光单位（锥体细胞）的兴奋，而在这两个锥体细胞间至少要被一个不兴奋的锥体细胞所隔开。如果点的像落在邻近两个锥体时，这个像就会重合而不能分辨了。

根据上述原理，各种视力表的视标都是 1 分视角的 5 倍（5 分视角）作为面积而制成的。规定线条的宽度、缺口的大小都是 1 分视角。如国际标准视力表及标准对数视力表上"E"形字的线条宽度和线条间距，Landolt 氏视力表上"C"形字的线条与缺口大小都为 1 分角。视力表上的大小标记是在 5 分视角下，依据距离眼的远近分别制定的，如国际标准视力表上端最大标记（0.1 行）是在 5 分视角下的 50m 距离制定的，第 10 行标记（1.0 行）是在 5 分视角下的 5m 距离制定的，其他各行也都在 5 分视角下依不同距离而制定的。

视力计算公式为 V=d/D，V 为视力，d 为实际看见某视标的距离，D 为正常眼应当能看见该视标的距离。我国一般采用小数表示法。如国际标准视力表上 1.0 及 0.1 行视标分别为 5m 及 50m 处检测 1 分视角的视标。如果在 5m 处才能看清 50m 处的视标，代入上述公式，其视力 =5m/50m=0.1。有些国家不采用小数表示法，而是直接按上述公式的分数表示，将视表置于 6m（或 20 英尺）处，其视力记录为 6/6、6/12、6/30、6/60，或 20/20、20/40、20/100、20/200 等，计算为小数分别为 1.0、0.5、0.2、0.1 等。

分数或小数视力表存在着视标增进率不均及视力统计不科学的缺点。例如视标 0.1 行比 0.2 行大 1 倍，而视标 0.9 行比 1.0 行仅大 1/9，视力从 0.1 提高到 0.2 困难，而视力从 0.9 提高到 1.0 容易。20 世纪 60 年代后期，我国缪天荣设计了对数视力表，视标阶梯按倍数递增，视力计算按数字级递减，相邻两行视标大小之比恒为 1.26 倍，这种对数视力表采用 5 分记录法。国外的 LogMAR 视力表（logarithm of minimal angle of resolution，最小分辨角的对数表达）也是采用对数法进行视标等级的分级，但它的表示方法与缪氏对数视力表不同。对数分级的视力表设计科学，利于科研统计，而临床医生习惯于小数及分数的记录。所以，现代视力表的视标设计是采用对数分级，而记录时几种方法均采用。

2. 视力检查法

（1）远视力检查：有多种视力表，现国内多使用国际标准视力表与对数视力表进行检查。视力表应为标准灯箱或置于明亮照明下。

①国际标准视力表（图 5-1）：为 E 字视标，视力表与被检者相距 5m，表上第 10 行视标应与被检眼向前平视时的高度大致相等。检查时两眼分别进行，遮盖一眼（勿压迫眼球），先查右眼后查左眼，如戴镜者应先查裸眼视力，再查戴镜视力。嘱被检查者辨别视标的缺口方向，自视标 0.1 顺序而下，至患者不能辨别为止，记录其能看清的最后一行视力，如能看清 1.0 全部视标，则记录为 1.0。若此行有几个视标辨认不清，或再下一行能辨清几个，则用加减法表示，如 1.0^{-2}（表示 1.0 视标还有 2 个辨认不清），1.0^{+2}（表示 1.0 视标能全部看清外，1.2 视标还可看清 2 个）。正常视力为 1.0 及其以上。若被检查者在 5m 处不能辨明 0.1 视标时，则嘱患者逐渐向视力表移近，至刚能辨清为止，测量其与视力表的距离，然后按下列公式计算：

视力 = 被检查者与视力表距离（m）/5m×0.1

如：被检查者在 2m 处看清 0.1 视标，则视力为 2/5×0.1=0.04，依此类推。若在 1m 处仍不能辨别 0.1 视标时，则嘱患者背光而坐，医生散开手指置于被检者眼前，由近至远嘱患者辨认手指的数目，记录其能够辨认指数的最远距离，如指数/30cm。若在眼前 5cm 仍无法辨认指数，则改为检查眼前手动，记录其眼前手动的最远距离。若手动也不能辨别，则在眼前以灯光照射，检查患眼有无光感，相应记录为"光感"或"无光感"。

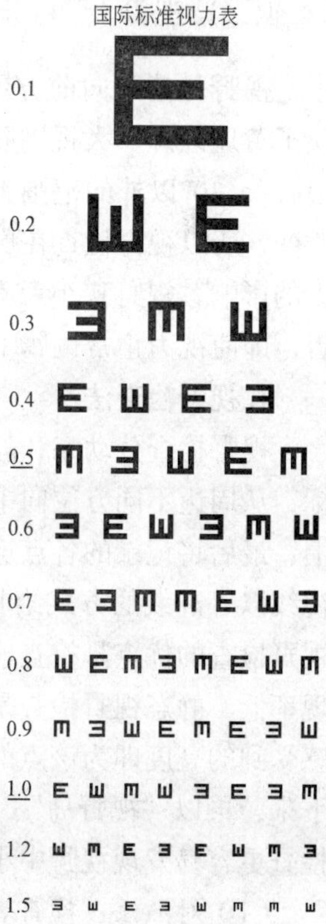

②对数视力表：对数视力表是由我国缪天荣教授设计，系用 5 分记录法表示视力增减的幅度，其检查方法与国际标准视力表相同。5.0 及其以上为正常视力，最佳视力可测至 5.3。4.0 以下的视力也按向视力表走近的方法进行检查，可测出 4.0 至 3.0 之间的视力。为便于科研统计，

国际标准视力表

0.1
0.2
0.3
0.4
0.5
0.6
0.7
0.8
0.9
1.0
1.2
1.5

图 5-1 国际标准视力表

5 分记录法中规定 3.0 为指数，2.0 为手动，1.0 为光感，0 为无光感。

光定位检查：仅有光感者则需要做光定位检查，可在暗室内用蜡烛光在离眼 1m 处自正中、上、下、左、右、颞上、颞下、鼻上、鼻下 9 个方向进行检查，让患者辨认光源的方位。凡能辨认的方位以 "+" 表示，不能辨认的以 "–" 表示，分别填在 "#" 字形或 "*" 图形上。

（2）近视力检查：常用的有标准近视力表或 Jaeger 近视力表。检查须在充足的自然光线或灯光下进行，将标准近视力表置于受检眼前 30cm 处，两眼分别进行检查，让受检者由上而下进行辨认。若能辨别 1.0 以上或 J1 视标缺口方向者，则该眼近视力正常；若不能辨别者，可以调整其距离，至看清为止，然后将视力与距离分别记录，如 1.0/20cm，0.5/40cm 等。

（3）儿童视力检查：对于小于 3 岁不能合作的患儿，检查视力需耐心诱导观察。新生儿有追随光及瞳孔对光反应；1 个月时，婴儿有主动浏览周围目标的能力；3 个月时，可双眼辐辏注视手指。交替遮盖方可发现患眼，当遮盖患眼时患儿无反应，而遮盖健眼时患儿会躲避。另外，可通过视动性眼震来检测婴幼儿的视力，即将黑白条栅转鼓置于婴幼儿眼前，转动转鼓时，婴幼儿双眼先是随着转鼓顺向转动，随之骤然逆向转动，称之为 "视动性眼震"。逐渐将转鼓条栅变窄，直至被检婴幼儿不产生视动性眼震为止，借此可评估婴幼儿的视力。另外，可通过视觉电生理客观评估婴幼儿的视力。

（二）视野

视野是指眼向前方固视时所见的空间范围。相对于视力的中心视锐度而言，它反映了黄斑以外广大视网膜的视力。临床上常将距中心注视点 30° 以内的范围称为 "中心视野"，30° 以外的范围为 "周边视野"。许多眼病及神经系统疾病可引起视野的特征性改变，所以视野检查在疾病诊断中有重要意义。如同视力，视野对人的工作及生活有很大的影响，视野狭小者不能驾车，严重者行走不便。世界卫生组织规定，视野小于 10° 者，即使视力正常也属于盲人。

1. 视野检查法

视野检查分动态和静态两种类型。动态视野检查是传统的检查法，用不同大小的视标，从周边不同方位向中心移动，记录受试者刚能感受到视标出现或消失的点于视野图上，最后将记录的各点连接起来即为某一视标检测的等视线。将几种不同视标检测的等视线以等高线的方式绘制成图，便可得出能反映不同视野点敏感度的 "视野岛"。动态视野检查的优点是检查速度快，适用于周边视野的检查。缺点是对小的、旁中心暗点发现率低。静态视野检查是在视屏的各个设定点上，由弱至强增加视标亮度，被检眼刚能感受到的亮度即为该点的视网膜光敏感度或光阈值。计算机可将各个点的光敏感度记录下来，再以 "视野岛"、灰度地形图、彩色地形图或数字图的方式打印出来。静态视野检查更容易发现视野中小的相对暗点。临床上常用的视野检查方法有：

（1）对照法：检查者与受试者面对面而坐。检查右眼时，受试者遮左眼，右眼注视医生的左眼；而医生遮右眼，左眼注视受试者的右眼。医生将手指置于自己与受试者之间等距离处，分别从各方位向中央移动，嘱受试者看到手指出现时即告之，也可询问患者在视野的左右两侧或上下两边看手指的清晰度有无差别，以确定患者有无相对暗点。这样，检查者就能以自己的正常视野比较受试者视野的大致情况。此法不需要任何设备，非常便捷，缺点是不精确且无法记录供以后对比。

（2）平面视野计：平面视野计是简单的中心30°动态视野计。其黑色屏布置于被检查者眼前1～2m处，中心为注视点，以注视点为中心，每5°用黑线缝一同心圆，以注视点两侧15.5°，水平径线下1.5°为中心，用黑线各标一竖圆（垂直径7.5°，水平径5.5°）示生理盲点。检查时，主要是用不同大小的视标查找视野中的暗点或相对暗点。由于平面视野计的检查距离远，视野被放大，更容易检查出视野中非常小的暗点。

（3）Amsler方格表（图5-2）：Amsler方格表为10cm²的黑底白线方格表，检查距离为33cm，相当于10°范围的中心视野，其纵横边20×20个方格，中央的小圆点为注视点。主要用于检查黄斑功能或测定中心、旁中心暗点。黄斑病变者会感到中央暗影遮盖、直线扭曲、方格大小不等。

（4）弧形视野计：弧形视野计是简单的动态周边视野计。其底板为180°的弧形板，半径为33cm，其移动视标的钮与记录笔同步运行，操作简便。主要用于检查周边视野的大小。

（5）Goldmann视野计（图5-3）：Goldmann视野计为半球形视屏投光式视野计。半球屏的半径为33cm，背景光为31.5asb，视标的大小及亮度都以对数梯度变化，视标面积是以0.6对数单位（4倍）变换，共6种。视标亮度以0.1对数单位（1.25倍）变换，共20个光阶。此视野计为以后各式视野计的发展提供了刺激光的标准。

（6）自动视野计：自动视野计是计算机控制的静态定量视野计，能快速对患者的视野进行定量检测、自动监控受试者固视的情况、对多次随诊的视野进行统计学分析，提示视野缺损是改善还是恶化。针对青光眼、黄斑疾病、神经系统疾病的特殊检查程序，使其在临床实际应用中更加便捷。Octopus、Humphrey视野计具有代表性。具体检查方法有：阈上值检查，

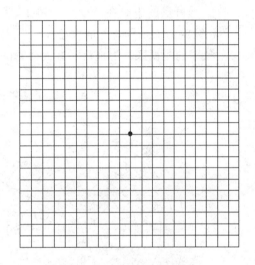

图5-2　Amsler方格表

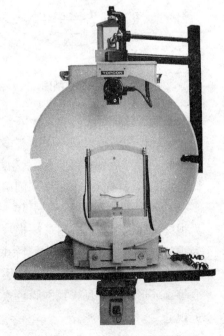

图5-3　Goldmann视野计

为视野定性检查；阈值检查，为精确的视野定量检查；快速阈值检查，为通过智能趋势分析，简化了检查步骤的视野定量检查。

视野检查属于心理物理学检查，反映的是受试者的主观感觉。影响检查结果的有受试者的精神因素、注意力、视疲劳等，以及生理因素（如瞳孔直径、屈光介质混浊、屈光不正、使用缩瞳药等）；仪器方面的差异及操作者的方法和经验不同也可影响结果。随诊检测视野有否改变，必须采用同一种视野计。

2. 正常视野

正常人动态视野的平均值为：上方55°，下方70°，鼻侧60°，颞侧90°（图5-4）。生理盲点的中心在注视点颞侧15.5°，水平中线下1.5°，其垂直径为7.5°，横径为5.5°（图5-5）。生理盲点的大小及位置因人而稍有差异。在生理盲点的上、下缘均可见到有狭窄的弱视区，为视盘附近大血管的投影。

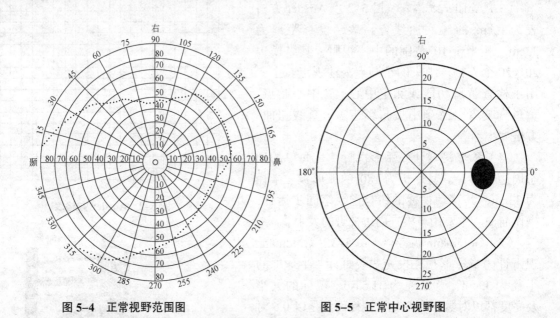

图5-4　正常视野范围图　　　　　　图5-5　正常中心视野图

3. 病理性视野

病理性视野因疾病不同而有多种：①向心性视野缩小：常见于视网膜色素变性、青光眼晚期、球后视神经炎等。②偏盲：以注视点为界，视野的半边缺损称"偏盲"，对视路疾病定位诊断很重要。同侧偏盲有部分性、完全性、象限性三类，以部分同侧偏盲多见，多为视交叉后的病变引起。颞侧偏盲常从轻度颞上方视野缺损到双颞侧全盲，多为视交叉病变引起。③扇形缺损：以鼻侧阶梯多见，为青光眼早期视野改变，象限盲则为视放射前部损伤。④暗点：除生理盲点外，在视野范围内出现任何暗点均为病理性。中心暗点常见于黄斑部病变、球后视神经炎；弓形暗点常见于青光眼、缺血性视神经病变等；环形暗点多见于视网膜色素变性；生理性盲点扩大则见于视盘水肿、缺损，高度近视等。

（三）色觉

眼具有能识别不同波长光波颜色的能力，称为"色觉"。人类的三原色（红、绿、蓝）感觉由视锥细胞的光敏色素决定，含红敏色素、绿敏色素、蓝敏色素的视锥细胞分别对 570nm、540nm、440nm 的光波最为敏感。正常色觉者的三种光敏色素比例正常，称"三色视"。如果只有两种光敏色素正常者称"双色视"，仅有一种光敏色素正常者称"单色视"。如果光敏色素以异常的比例匹配便会产生色觉障碍，哪一种色素量不足便是某色弱，缺失哪一种色素便是某色盲，若缺失两种色素便是全色盲。人眼的红敏色素和绿敏色素的视蛋白基因位于 X 染色体上，蓝敏色素的视蛋白基因位于第 7 对染色体上，所以最常见的红绿色弱（盲），为性连锁隐性遗传性疾病，男性患病率约为 5%，女性约为 0.5%。另外一些视神经、视网膜疾病也可以引起色觉异常，称为"获得性色觉障碍"。

色觉检查是升学、就业、服兵役前检查的常规项目，色觉异常对职业限制很大。色觉检查还可以作为青光眼、视神经疾病等早期诊断的辅助检查，并可在白内障手术之前测定锥细胞功能，对术后视力进行评估。

色觉检查主要分为视觉心理物理学检查（主观检查）和视觉电生理检查（客观检查）。目前临床多用主观检查，客观检查尚处于研究阶段。常用色觉检查的方法有：假同色图检查（色盲本检查）、色相排列检测（FM-100 色调检查、panel D-15 检查）、色觉镜等。目前临床最为广泛使用的是假同色图检查。其原理是在同一幅色彩图中，既有相同亮度不同颜色的斑点组成的图形或数字，也有不同亮度相同颜色的斑点组成的图形或数字，正常人以颜色来辨认，色盲者只能以明暗来判断。检查时，应在白昼自然光下进行，不能戴有色眼镜，色盲本距离被检者眼约 50cm，图本要放正，每幅图片辨认时间不得超过 10 秒，如发现辨色力不正常，可参照说明书进行确定。

（四）立体视觉

立体视觉（stereoscopic vision）也称"深度觉"，是感知物体立体形状及距离远近的能力。立体视觉以双眼单视为基础，即外界物体在双眼视网膜对应点成像，经大脑枕叶视觉中枢的融合，综合成一个完整的、立体的单一物像。许多职业如驾驶员、机械零件精细加工、绘画雕塑等要求有良好的立体视觉。立体视觉可用同视机或颜少明立体视觉检查图谱检查。立体视锐度的正常值 ≤ 60 弧秒。

（五）暗适应

暗适应（dark adaption）检查可反映光觉的敏锐度是否正常，可对夜盲症状进行量化评价。常用检查法有对比法、暗适应计。前者为被检者与暗适应正常的检查者同时进入暗室，分别记录在暗室停留多长时间才能辨别周围的物体，如被检者的时间延长即表明其暗适应能力差。后者则可以绘出被检者的暗适应曲线。

（六）对比敏感度

视力表视力反映的是高对比度下空间频率的识别能力，而在日常生活中物体间明暗对比并非视力表那么强烈。对比敏感度测的是在明暗对比变化下，人眼对不同空间频率的正弦光栅视标的识别能力。人眼能识别的最小对比度，称为"对比敏感度阈值"。以空间频率为横坐标，以对比度为纵坐标，可绘制出对比敏感度阈值曲线图，它比传统的视力表视力能提供更多的信息。

二、裂隙灯检查

（一）裂隙灯显微镜的名称

裂隙灯显微镜（slit lamp microscope）简称"裂隙灯（slit lamp）"（图5-6），是Gullstrand 1911年发明的，实际上是裂隙灯与显微镜合并装置的一种仪器，主要由两部分器械构成：一为裂隙灯，是为照明之用；一为双目显微镜，是为检查时把物体放大，具有立体感。由于这种检查法是检查活人眼，因此又名"活体显微镜检查法（biomicroscopy）"。

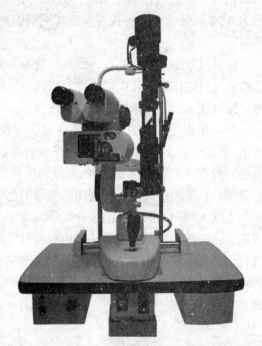

图5-6　裂隙灯显微镜

（二）裂隙灯的原理和构造

裂隙灯检查的原理主要是充分利用集中的光线，对被检查眼进行照明，然后通过双目显微镜对眼进行观察。裂隙灯的光线发自亮度较高的灯泡，这光线经过一系列凸透镜，集中成一束强有力的光束，然后通过焦点的调节、裂隙的宽窄、光点大小的控制等，进入眼球，这样与光线射入路径一致的眼部组织即被照明而清晰可见。其他在光线路径以外的组织，则仍为黑暗，因而形成强烈的明暗对比，这对进行详细检查大为有利。眼内的各屈光介质，虽同系透明组织，在弥散光线下观察是透明的，但因各组织内部微细结构不同，对光线的反射、屈折也就不同。因此，在强光路径上的透明胶质组织，如角膜、晶状体、玻璃体等，也就表现出透明程度不同的光带来。在病理状态时，这种现象更明显。同时由于眼部各屈光介质的折射系数不同，在检查时可利用不同的照明方法，使眼部各组织结构明显地显示出来，这样虽然显微镜的倍数不高，甚至低于20倍，但前房液中的游动细胞仍可明显地被查出。因此，裂隙灯检查法在临床上具有很高的实际使用价值。

裂隙灯有两组主要结构：①光源系统：条状灯丝的强光灯泡发出的光线经聚光镜发

散至投射镜，聚光镜前装有裂隙控制闸，可以任意变更裂隙的宽度。利用 Koehler 照明原理，使裂隙控制闸处的强光，经投射镜聚焦于被照射的目标上。②显微镜系统：为一组 10 ~ 50 倍的双目显微镜，工作距离约 100mm。裂隙灯的焦点必须与显微镜的焦点合一，且在同一根旋转轴上，使裂隙灯在改变角度时始终在显微镜焦点上。

（三）裂隙灯显微镜使用方法

裂隙灯显微镜一定要在暗室内使用，才能有良好的对比度。显微镜的倍率以尽可能采用低倍为原则，因为低倍放大的物像清晰而鲜明、视野大；倍数越高，物像越显得灰糊、视野越小。但当检查角膜内皮及前房中细胞时，必须采用高倍。鉴于检查各部位的目的要求不同，就必须运用各种适当的检查方法。

1. 弥散光线照明法

弥散光线照明法的照明系统是斜向投射，光圈全部开大。用低倍放大，对眼睑、结膜、巩膜等眼表组织进行迅速的初步扫视，见有病变后，再换用其他方法研究详情。

2. 直接照明法

直接照明法又称"直接焦点照明法"，为最常用的照明法；也是其他照明法的基础，必须熟练使用此种照明法后才能练习其他照明法。此法的基本要领是灯光焦点与显微镜焦点合一。首先，将显微镜焦点精确地对准角膜表层，裂隙灯从右侧或左侧呈斜向投射。如检查右眼颞侧角膜时，则裂隙灯从医生的左侧投射；检查鼻侧角膜时，则裂隙灯必须从医生的右侧投射，才能获得良好的光学切面。灯臂与镜臂的夹角不宜太小，以 40° ~ 60° 为宜。

（1）角膜（cornea K）：角膜是透明组织，但它不是一个"光学空间"，在裂隙灯投射下呈半透明。角膜各层组织并非像玻璃那样均匀一致，从而在狭窄聚焦的强光照射下，可以判别各组织的层次。用 16 倍以上的倍率观看角膜光学切面，在最前面的一层灰色线条称"角膜前泪膜"，第二条灰白色线条表示前弹力层，介于此两条灰色线之间的一窄条暗黑线条，此即上皮层，越向角膜缘上皮层越厚。在前弹力层下面的大部分地区为基质层，它并非呈均匀一致的蓝灰色，而在其中夹杂有白色细点，在浅表层及中央部为多。最后面的那根灰色线条为后弹力层及内皮层。

（2）前房（anterior chamber，AC）：前房必须注意房水光带、细胞、深度。一定要以瞳孔作为背景，才能衬托出房水光带及细胞。

①搜查细胞：用高倍显微镜，裂隙从宽 0.3mm，高 2.5mm 开始，因为低倍看不清细胞，太窄的裂隙限制扫视范围，移动显微镜扫视前房各部位。看不到细胞时宜略为开大光线投射孔再行扫视，因为投射光束太小时会遗漏某些部位；当然投射光束不能太大，投射光太强会产生散射而致不易看清细胞。

②查看前房水光带：使裂隙的长度缩至最短（即 0.2mm），裂隙的宽度也关小至 0.2mm。此细小光柱射入前房，借房水光带，查看前房水是否透明。房水（胶体溶液）出现灰色光带，称"房水光带"或"房水闪光阳性"。

③前房深度：有经验者可目测深度。中央及周边的深度明显不同，所以深度必须注

明是中央或周边。简便的方法是以角膜厚度作为标尺，例如 2CT（corneal thickness）。

（3）晶状体：用窄裂隙光投射到晶状体上，也会出现一个层次丰富的长立方体。灯臂与镜臂的夹角应视瞳孔大小而定，在极大的瞳孔中，夹角可以增大至 45°；然而在小瞳孔下，夹角必须缩小至 20°～30°。由于晶状体前后径长约 4mm，显微镜无此良好的焦深，而必须将焦点先对准前囊，然后逐渐朝后移至后囊，逐一看清晶状体各层次。

用极窄的裂隙光做光学切面时，晶状体的核、皮质、囊膜的层次历历在目。除 Y 缝合为前正后倒，其余各层次前后相对应。

（4）玻璃体：用 10～16 倍显微镜观察窄光束投射在玻璃体内的切面图像。即使瞳孔放大，由于光束经角膜及晶状体后已损失 85%，灯臂与镜臂的夹角又有限制，所以只能看到前 1/3 玻璃体。灯臂与镜臂的夹角须视瞳孔大小而定（15°～30°）。

（5）正切照明法：此为特殊直接焦点照明法，宽光束，光投射角转至最大限度，以将近正切线角度投射于角膜表面或平行于虹膜表面，故称为"正切照明法"。此种投照角度造成浮雕效果，以致表面隆起或凹陷的病变因横向光投射而出现阴影，背景的耀光降低，所以病变显得更为醒目。适用于观察角膜弥散点状上皮病变、上皮内新生物、带状角膜病变中的孔洞。

3. 后部反光照明法

后部反光照明法，简称"后照法"，适用于检查角膜及晶状体，有些病变用直接照明法不易查出，而用逆光照明法可以显示出来。灯光照在目标的后方，这是后照法的基本要领。后照法由于显微镜方位的不同，又分为直接及间接两种。另一种反光来自眼底，称"眼底反光后照法"。

（1）直接后照法：显微镜位于反射光路中，其原理犹如皮影戏。例如观察角膜后沉着物，将灯光投射到后沉淀背后的虹膜上，被照亮的虹膜作为第二光源，由虹膜上反射回来的光，从后沉淀背后照射过来，灰白色的后沉淀衬在明亮的虹膜照亮区上变为黑斑点，显得格外醒目。

角膜上的新生血管，特别是干瘪的血管残体，在直接照明法中状如神经纤维，但在后照法中看不到神经纤维，而新生血管呈现暗黑细条。检查细小的异物，用后照法也能获得良好的对比。

（2）间接后照法：显微镜不在反射光路中，而将瞳孔作为背景。角膜上的目标被侧逆光照射，在暗黑的瞳孔背景衬托下，目标清晰可见。

后照法如何定位？例如，后照法发现角膜有一混浊物，如何确定它的深浅部位呢？这是利用显微镜焦点的变换来衡量的，如先对准角膜表层，发现混浊物不在焦点上，则将显微镜继续朝虹膜方向推进，直至显微镜焦点对准混浊物为止，显微镜焦点从角膜表层推进的距离即为混浊物的深度。

（3）眼底反光后照法：必须在扩瞳状态下进行，类似验光检影法观看眼底反光。病眼向正前方平视，裂隙灯及显微镜共轴，需要将裂隙灯光左右转动，稍稍改变投射角以捕获最明亮的眼底反光。鲜明橘红色的眼底反光将混浊组织像皮影戏那样显现，与直接照明法所看到的完全不同。有时需要用注视灯让患者眼球略做转动，以便照射到视盘而获得最明亮的眼底反光。例如在眼底反光背景中圆锥形角膜犹如一团扭曲的油滴。

4. 角膜散射照明法

角膜散射照明法，又称"巩膜扩散照明法"，此为利用角膜的透明性能，让光线在角膜内部全反射，犹如光线在导光纤维内的反射一样。

显微镜焦点对准角膜，如角膜有任何混浊，诸如薄翳、水疱、沉着物、血管、穿孔伤痕等，它们阻断光在角膜内部的全反射，反射到混浊物的光再折射到显微镜上，故角膜混浊在深暗的背景对照下就能一目了然。

5. 镜面反射带照明法

角膜上皮层及内皮层、晶状体的前后囊表面十分光滑，并且各个表面是在两个折射率不同的介质之间，因此这些表面有反射镜样的性能。当一光束射在反射镜上时，光束按照入射角等于反射角的规律进行规则反射。若在反射镜上有不光滑的部分，则该处呈不规则反射。当显微镜在规则反射的光路上所能看到的光反射称"镜面反射"。用镜面反射带照明法可以仔细观察角膜的前后表面，同样也可察看晶状体的前后囊膜。

操作时，只要掌握入射角等于反射角的原则，光源在角膜面的反射像形成一个亮得耀眼的光斑，当移动角膜的长立方体与耀眼的光斑相重合时，用高倍显微镜即可看到明亮夺目的角膜前表面反射及镶嵌状的内皮细胞。

晶状体后表面形成的镜面反射像在后囊的前方几毫米处，操纵杆从前囊向后囊推进时，可见到镜面反射的灯丝像。将焦点再朝后推，便可见到后囊膜的镜面反射，此镜面反射范围狭小，必须像观看角膜内皮那样转动灯臂或使患者转动眼球，才能广泛地检查晶状体后囊膜。

6. 间接旁侧照明法

将灯光聚焦在目标的旁侧时，用显微镜观察目标。如将灯光聚焦在角膜缘附近的巩膜上，则易于检查角膜缘的角膜部分。灯光若投射至虹膜上，可观察附近虹膜组织是否枯萎。此法往往与后照法合并应用。

7. 检查眼后部的辅助装置

用裂隙灯显微镜可以观察前1/3玻璃体。Goldmann设计的三面接触镜，是为获得高质量眼底像的良好工具；+90D聚光镜配合裂隙灯显微镜，为精细检查后极部眼底开了方便之门。裂隙灯显微镜不但可用以检查后部玻璃体，而且对眼底检查有较高的价值。

（1）前置凸透镜：将+90D聚光镜置于睫毛前，在裂隙灯显微镜下类似间接检眼镜法那样观看眼底，因为在显微镜下观看，故立体觉及放大率均较间接检眼镜法优越。

（2）Goldmann接触镜：此为检查眼底后极部及后部玻璃体的最佳工具。

（3）三面镜：此接触镜远比Goldmann眼底接触镜厚，故对后极部眼底做光切面不如Goldmann接触镜。但通过反射镜可检查周边眼底，尚可检查前房角。

三、眼底检查

（一）直接检眼镜检查

1. 直接检眼镜的原理及构造

（1）原理：检眼镜是 1851 年 Helmholtz 发明的，一般要在暗室内进行检查，其原理主要是借检眼镜把光线经过瞳孔照射入被检者眼内，由被检者眼底反射出来的光线，成像在聚光镜与检查者眼前方者为"间接检查法"，成像在检查者眼内者名"直接检查法"。

（2）构造

1）照明系统

①光源：检眼镜都用卤素灯泡。灯泡质量在检眼镜上的重要性常不被眼科医生所重视，事实上灯丝的中心位置、高低、形态及玻璃壳的质量等与照明效果有极大的关系。一般要求换用厂方提供的专用灯泡，经过严格挑选的灯泡被固定在一个铜质圈套内，以确保灯丝高度与中心位置符合设计要求。

②聚光镜：聚光镜由 1 ~ 2 片凸透镜组成，灯丝放在聚光镜的焦点上，即所谓灯丝准直位，灯丝经聚光镜后发射出平行光。

③光阑圈：光阑圈放在投射镜的焦点上，即所谓光阑准直位。光阑经投射镜后发射出平行光，光阑成像于无限远。平行光射入被检眼，故在眼底上可见一个边界清楚的圆形光斑。光阑圈的大小直接影响眼底的照明光斑。

④投射镜：由一组透镜组成的凸透镜。

⑤反射镜：为一片表面镀铝的反射镜。

2）观察系统

①观察孔：在反射镜上方有一个小孔，医生通过此孔窥视眼底。观察孔必须与反射镜尽可能挨近，甚至反射镜可以遮掉一小部分观察孔，有利于小瞳孔检查。

②透镜盘：各种屈光度的透镜依次排列，轮流转入观察孔，以矫正医生眼与被检眼的屈光不正，也可用以将焦点前移至玻璃体内。透镜由 –1D 至 –25D，+1D 至 +25D。

2. 直接检眼镜的使用方法

在暗室中，医生站在患者右侧，用右手执检眼镜，头向右肩倾斜，用右眼在检眼镜的观察孔后观察患者的右眼。若检查左眼，则用左手执检眼镜，站在患者左侧，头向左肩倾斜，用左眼观看，此即所谓五右五左方法。执检眼镜手的食指放在转盘上，以备随时拨动透镜盘。检眼镜紧靠面颊，它的纵轴与头的纵轴是平行的，检眼镜贴在面颊随着头位倾斜而跟随移动。

将检眼镜的光线投射于瞳孔内，便可通过检眼镜的观察孔看到眼底的红光反射，检眼镜逐渐靠近检查眼，但以不触及睫毛为原则。检眼镜越靠近病眼，视野越大，清晰度越好。初学者必须设法避让角膜上的白色反光，并且令患者向前方注视，不要随意转动眼球。看到眼底的一部分时，如感觉眼底像不清晰，则拨动透镜盘，直至眼底像清晰为止。当充分调整透镜盘，眼底像不能达到理想的清晰度者，始可认为眼底模糊。检查边缘部眼底时，患者眼球分别固定注视于左上方、左方等各个方向，检眼镜只有相应地做反方向移动，才能看到眼底边缘部。

（二）双目间接检眼镜检查

双目间接检眼镜构造的主要部分是把特制的光源（6V，15W 灯泡）和双目间接检眼镜都固定在一个塑料额带上，用 +20 屈光度作聚光镜，眼底像放大约 3 倍。使用时，检查者先把额带戴好，再把双目镜的瞳孔距离对好，示教用反光镜调整好，最后把聚光镜对准，就可进行检查了。在器械盒内另备有巩膜压陷器，是专门为检查视网膜周边部设计的。

检查时可以坐位，但常取卧位，以便于临床应用。检查前应充分散瞳，以免在强光照射时引起瞳孔收缩。医生应两眼同时观看眼底，一手拇指、食指及中指持聚光镜（另一手可用以画图或压迫巩膜），无名指扳开眼睑或固定在患者脸面，另一手拇指或食指协助扳开眼睑。投射光由反光镜经聚光镜至眼底，倒立的眼底像在聚光镜与医生之间。前后或水平面移动聚光镜以便看到最大范围的眼底像，再前后移动聚光镜调整眼底像的焦点。若透镜表面有反光扰乱，轻微倾斜聚光镜，反光即可移至边缘。患者注视正前方，医生移动头位，聚光镜随着做相应的移动，有利于控制被检查的眼底部位。检查顺序是先后极部，然后周边部，在检查极周边部相当于锯齿缘部位时，除令患者眼向被检方向尽力注视外，检查者右手中指可戴巩膜压陷器，局部加压以便观察。检查上下方锯齿缘时，隔着眼睑即可，检查鼻颞侧即相当于睑裂部时，则常需滴表面麻醉剂，一般对检查无不良反应，合作的儿童也可做此检查。

原则是医生视线、聚光镜、瞳孔、被检查的眼底部位，四者在一条直线上，而且医生视线必须垂直于被检查的眼底部位。

直接检眼镜检查的优点是：①眼底像放大的倍数大，能看清眼底的细微改变，并且为正像；②能测屈光度、易于掌握、携带方便，检查所用的光源就在仪器内。缺点是：①需用电作光源；②能看到的眼底范围较小。

间接检眼镜检查的优点是：①视野大；②能看到极周边眼底，如配合巩膜压陷器可看到锯齿缘乃至睫状体平部，这有利于观察视网膜裂孔；③双眼同时观察，有良好的立体感，两眼视线在检眼镜内靠近了很多，具有足够的立体视角。

四、眼球突出度检查

眼球突出度是指向前直视时，眼眶壁外缘与角膜顶点平面的距离。眼球突出度检查在眼眶疾病诊断中具有重要意义。临床常用两种检查方法：一为直尺测量法，其误差较大；二为 Hertel 棱镜式眼球突出计测量法，较为准确。

（一）直尺测量法

可用一两面有刻度的透明尺，尺的一端水平并准确地向直前方向放在颞侧眶缘最低处，检查者由侧面观察。当尺两侧的刻度和角膜顶点完全重合时，记录眶缘至角膜顶点之间的距离。检查时，透明尺必须保持准确的向直前方向，否则容易发生误差。

（二）Hertel 棱镜式眼球突出计测量法（图 5-7）

　　检查时应在明亮的室内，医生与患者相对而坐，并将突出计放在患者两眼前，将棱镜后方有切迹的突起恰如其分地骑跨在外眦角外侧的眶骨缘上，医生两手扶正突眼计，令患者两眼看向直前方，观察突出计上反射镜里角膜顶点影像的位置。相当于第二反射镜中尺度上的毫米数，即为眼球突出的度数。如：右眼球突出度为 14mm，左眼 13mm，眶距 98mm，记录时按如下方式表示：$14 > \underline{98} < 13mm$。同时应当记录两颞侧眶缘间的距离，以作为下次再检查时的依据。当被测眼为斜视者，务必使斜视眼向正前方注视，这样才能保证在棱镜内看到角膜的顶点。角膜顶点是极为重要的标志，不可在棱镜内任意找一个角膜点而草率了事。我国人眼球的突出度一般平均为 13.6mm，如果高于或低于此数时，可考虑为突出或后陷，但必须同时测量，且须在相当时间间隔内测量数次作为比较。突出计的测量对单侧的突出或后陷意义较大。突出计上两个

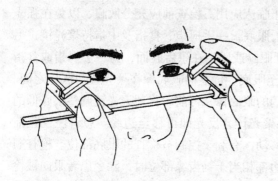

图 5-7　Hertel 棱镜式眼球突出计测量法

固定的小凹施加压力的大小，突出计上的两侧装置是否平行且放于同一水平都可影响测量突出的结果，如两侧装置放得过近或过远，同样可使所测出的结果不够准确。所以应注意每次测量时所用的手劲都应当相同，并应注意突出计放置的部位力求准确。

五、眼位及眼球运动检查

　　眼位及眼球运动检查是观察眼球位置是否偏斜，眼球运动有无障碍，以了解眼外肌的功能。最常用的检查方法有以下几种：

（一）眼球运动检查

　　患者头部固定不动，眼球向左、右、上、下、左上、左下、右上、右下各方向转动，观察眼球转动情况。正常情况下，内转时瞳孔内缘到达上下泪小点连线，外转时角膜外缘到达外眦角，上转时角膜下缘到达内外眦连线，下转时角膜上缘到达内外眦连线。且双眼对称等同，否则为不正常。

（二）遮盖检查

1. 遮盖去遮盖
遮盖一眼，观察对侧眼是否有眼球移动，若有眼球移动，则对侧眼存在显斜视；如

果对侧眼无眼球移动，说明对侧眼无显斜视存在。观察去遮盖后被遮眼的变化，如果被遮眼有返回注视位的运动，说明被遮眼为隐斜视；如果被遮眼停在某一偏斜位置上，提示被遮眼有显斜视。如果两眼分别遮盖时，对侧眼均无眼球移动，说明无显斜视。

2. 交替遮盖

用遮眼板遮盖一眼，然后迅速移到另一眼，反复多次，观察是否有眼球移动，如有眼球移动，说明有眼位偏斜的趋势。检查时，要求遮眼板从一眼移至另一眼时没有双眼同时注视的情况出现，对破坏双眼融合比较充分。

交替遮盖检查可发现有无眼位偏斜，遮盖去遮盖检查发现显斜视，可鉴别显斜视与隐斜视；交替遮盖测量的眼位偏斜含显斜视和隐斜视两种成分，而遮盖去遮盖法检查的结果仅含显斜视成分。

（三）角膜映光法

医生与患者相对而坐，嘱患者注视 33cm 处的点光源，观察角膜反光点偏离瞳孔中心的位置以判断斜视度（正常者反光点位于角膜中央。若反光点偏于鼻侧，为外斜视；偏于颞侧，为内斜视），一般是将角膜中央至角膜缘的连线划为 3 等分，每等分相当于 15°。如反光点位于瞳孔缘眼位偏斜 10° ~ 15°，位于瞳孔缘与角膜缘中间的眼位偏斜 25° ~ 30°，位于角膜缘处眼位偏斜 45° 左右（图 5-8）。该方法操作简便，但不够精确。

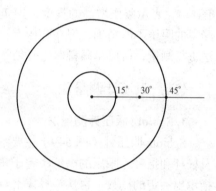

图 5-8　角膜映光法

（四）角膜映光加三棱镜法

患者注视一个点光源，三棱镜置于斜视眼前，尖端指向眼位偏斜的方向，逐渐增加度数至角膜反光点位于瞳孔中央，所用三棱镜度数即为斜视偏斜度。

（五）遮盖加三棱镜试验

将三棱镜置于斜视眼前，棱镜的尖端指向斜视方向，逐渐增加三棱镜度数至遮盖时眼球不再移动，此时所用三棱镜度数即为所检查距离和注视方向的斜视度。该法为比较精确的斜视角定量检查法，可以在任意注视方向和任意距离使用。可以用单眼遮盖去遮盖检查，也可用交替遮盖检查。临床上需在两眼分别注视时，检查裸眼与戴镜、看近与看远的斜视角。

（六）同视机法

用同时知觉画片检查，一眼注视画片中心，把对侧眼镜筒调整到被查眼反光点位于瞳孔中央处，在刻度盘上可以直接读取斜视度数。此检查结果为他觉斜视角（客观斜视角）。

六、眼压检查

眼压又称"眼内压"，是眼内容对眼球壁的压力。临床上许多情况下都要检测眼压，特别是在青光眼、眼外伤等的诊断和治疗过程中要观测眼压，因此眼压检查十分重要。统计学上正常眼压为 10～21mmHg（1mmHg=0.133kPa），病理值 ≥ 24mmHg。双眼眼压差 < 5mmHg，24 小时波动眼压 < 8mmHg。眼压检查包括指测法及眼压计测量法。

（一）指测法

检查时，令患者双眼自然向下注视，检查者双手食指尖置于一眼上睑皮肤面，两指尖交替轻压眼球，借指尖感觉眼球的张力以大致估计眼压的高低。初学者可触压自己的前额、鼻尖及嘴唇，粗略感受高、中、低 3 种眼压。记录时以 Tn 表示眼压正常，用 T_{+1}～T_{+3} 表示眼压增高的程度，用 T_{-1}～T_{-3} 表示眼压降低的程度。本法简单易行，虽然测得的眼压不够精确，但在临床上有些不能用眼压计测量眼压的情况下，仍旧可以用本法进行测量，所以是眼科医生必须掌握的一种方法。

（二）眼压计测量法

1. Schiotz 眼压计测量法

Schiotz 眼压计（图 5-9）主要结构包括眼压计支架、与砝码联结在一起的压针，以及杠杆和指针。眼压的高低决定于角膜被压陷的深度，并通过杠杆和指针，在刻度盘上指示出一定的读数，再从换算表上查得眼压的实际数值。

检查前先在试盘上测试，指针应在刻度"0"处，否则应进行校正。然后用75% 酒精消毒底盘待干。患者取低枕仰卧位，用表面麻醉剂滴眼，待角膜刺激症状消失、双眼能自然睁开时开始测量。嘱患者注视正上方一指定目标，使角膜保持水平正中位。检查者用左手拇指和食指分开上、下眼睑并固定于上、下眶缘，避免对眼球施加任何压力。右手持眼压计垂直放在角膜中央，迅速读出指针的刻度读数。先用 5.5g 砝码，当读数小于 3 时，应依次更换 7.5g，10g，15g 砝码测量。记录方法为：砝码重量 / 刻度读数 ＝ mmHg（kPa）（从换算表中查出）。例如：5.5/5=17.30mmHg。测量完毕，应在结膜囊滴入抗生素滴眼液以防感染。该方法操作方便，其缺点是易受巩膜硬度的影响。

2. Goldmann 压平眼压计测量法

Goldmann 压平眼压计（图 5-10）是将嵌有棱镜的测压头和附有杠杆的弹簧测压器装在裂隙灯上进行测量。其基本原理是角膜压平面积恒定不变

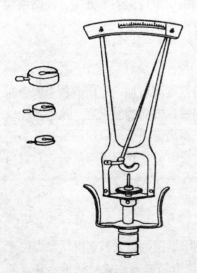

图 5-9　Schiotz 眼压计

（直径 3.06mm，面积 7.354mm²），根据使用压力的不同测量眼压。由于角膜压平的面积小，引起眼内容积的改变很小，使所测量的眼压几乎不受巩膜硬度与角膜弯曲度的影响，故所测结果更为准确。

3. 非接触眼压计测量法

非接触眼压计（图 5-11）是利用可控的空气脉冲作为压平的力量，使角膜压平到一定的面积，并记录角膜压平到某种程度的时间，再自动换算为眼压值。该方法的优点是避免了眼压计接触所致的交叉感染和可能的损伤，亦可用于对表面麻醉剂过敏的患者；缺点是不够准确。

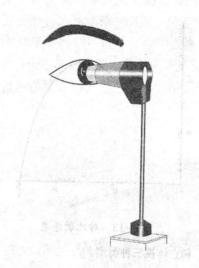

图 5-10　Goldmann 压平眼压计

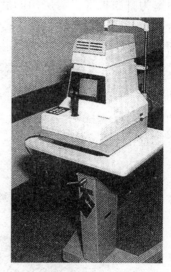

图 5-11　非接触眼压计

七、前房角检查

前房角由前壁、后壁及所夹的隐窝三部分组成。①前壁最前为 Schwalbe 线，为角膜后弹力层终止处，呈白色，有光泽，略微突起；继之为小梁网，上有色素附着，是房水排出的通路，巩膜静脉窦即位于它的外侧；前壁的终点为巩膜突，呈白色。②隐窝是睫状体前端，呈黑色，又称"睫状体带"。③后壁为虹膜根部。前房角检查对青光眼的诊断及手术方式的选择具有重要意义。此外，对房角异物、肿瘤及外伤所致房角损伤等的诊断亦十分重要。前房角检查必须通过前房角镜进行，目前临床上使用的前房角镜有直接（通过光线的折射）和间接（通过光线的反射）两种，借助裂隙灯显微镜照明并放大，使房角结构清晰可见。前房角结构在前房角镜下由前向后依次如下：

1. Schwalbe 线

Schwalbe 线为房角的前界，又为角膜后弹力层终止处，是前壁的起点，呈一条灰白色略为突起的线条，是角膜与小梁的分界线。

2. 小梁网

小梁网是一条微黄色的小带，宽约 0.5mm，Schlemm 管位于其外侧，是房水主要的引流区域。正常情况下，Schlemm 管不易看清，如用前房角镜对眼球加压，可看到充满血液的 Schlemm 管呈红色。一般在小梁后 2/3 处的色素较多。

3. 巩膜突

巩膜突是小梁的后界，也是前壁的终点，为一淡白色线条。

4. 睫状体带

睫状体带介于巩膜突和虹膜根部之间，由睫状体前端构成，相当于房角的隐窝部分，呈一条灰黑色带。

5. 虹膜根部

房角后壁为虹膜根部，为房角的后界。Shaffer 按所见的虹膜平面与小梁面形成的夹角进行分类：此角＞ 20°为宽角，＜ 20°为窄角。Scheie 则提出在眼球处于原位（静态）时能看见房角的全部结构者为宽角，否则为窄角，并进一步将窄角分为四级。即在静态能看清睫状体带者为窄 I，能看清巩膜突者为窄 II，能见前部小梁者为窄 III，仅能见到 Schwalbe 线者为窄 IV。小梁被虹膜根部粘连为房角堵闭，否则为房角开放（图5-12）。

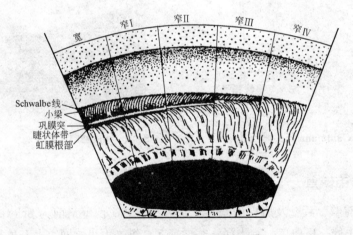

图 5-12 Scheie 房角分级

【教学重点】

重点介绍视力、视野、色觉检查方法，以及裂隙灯、检眼镜、眼压计的使用。

【教学难点】

视角原理及视力表的设计，裂隙灯、检眼镜、眼压计的构造原理。

【复习思考题】

1. 患者距视力表 2m 时才能辨认最大一个视标，其视力是多少？

2. 正常人的视野是多少？

3. V=d/D 是什么意思?

4. 用直接检眼镜检查眼底的操作要领是什么?

5. 眼压的正常值是多少?

第四节　眼科特殊检查

【教学目的】

掌握眼底血管造影的基本概念;熟悉荧光素眼底血管造影常见的异常眼底荧光形态、临床应用与检查禁忌证;熟悉吲哚青绿血管造影及眼底自发荧光检查的临床应用;熟悉视觉电生理、眼科影像学、暗适应、对比敏感度检查及角膜内皮细胞镜检查的临床应用。

【教学要求】

重点讲授各种眼科检查的临床应用。采用课堂讲授,配合幻灯、图片或多媒体课件等教学手段。

一、眼底血管造影检查

眼底血管造影检查是将造影剂从肘静脉注入,利用眼底照相机和特定的滤光片,拍摄眼底血管及其灌注过程的一种检查方法。它是一种观察眼底微循环动态和静态改变的有效方法,对眼底病的发病机制、诊断、指导治疗、评估疗效及推测预后等各方面均可提供有价值的资料。它分为荧光素眼底血管造影(fundus fluorescein angiography,FFA)(附彩图 5-1)和吲哚青绿血管造影(indocyanine green angiography,ICGA)(附彩图 5-2)两种。前者以荧光素钠为造影剂,主要观察眼底视网膜血管循环情况;后者以吲哚青绿为造影剂,观察脉络膜血管动态循环情况,有助于黄斑病变、脉络膜疾病等眼病的诊断与鉴别诊断。

(一)荧光素眼底血管造影(FFA)

1. FFA 的分期

(1)正常人臂 – 视网膜循环时间(A-RCT):即荧光素钠从肘静脉注入后随血流到达眼底的时间为 7～12 秒。

(2)FFA 视网膜血管循环的分期:静脉内注射荧光素钠后,从眼底血管(脉络膜血管、视网膜血管)开始出现荧光至荧光素在眼底血管内逐渐消退的时间,称为"荧光素视网膜循环时间"。其分期,各家看法不同,通常分为五期:①动脉前期:脉络膜血管充盈荧光,称背景荧光,见眼底有地图状或小斑状朦胧荧光。②动脉充盈期:视网膜动脉在短时间内见到完全充满荧光。③静脉充盈期:从静脉有层流开始,至静脉内全部充盈荧光的时间。④后期:时间较长,指荧光素血流从视网膜血管慢慢消退的时间。静脉荧光强度高于动脉荧光强度。⑤晚期：视网膜血管内及视盘上荧光基本消退，仅见视盘周边有朦胧荧光环或有病变的视网膜内留有异常强荧光。

2. 常见的异常眼底荧光形态

（1）强荧光

1）透见荧光：又称"窗样缺损"。造影早期出现，在造影过程中，其大小形态不变，亮度随背景荧光的增强而增强、消退而消退。常见于各种原因引起的色素上皮萎缩、先天性色素上皮的色素减少。

2）渗漏：当视网膜内屏障或外屏障受损害时，则产生荧光素渗漏。渗漏一般分为两种情况：

①视网膜渗漏：由于视网膜内屏障受到破坏，染料渗入到组织间隙，多表现为视网膜毛细血管或 / 和静脉的渗漏。视网膜毛细血管的渗漏可造成视网膜水肿或黄斑囊样水肿；静脉的渗漏多造成静脉管壁着染。

②脉络膜渗漏：分为池样充盈和组织染色。前者指荧光素渗入并积聚在视网膜神经上皮层下或色素上皮层下；后者指视网膜下异常结构或物质可因脉络膜渗漏而染色，形成晚期强荧光，如玻璃膜疣染色、黄斑瘢痕染色。池样充盈的 FFA 特点为：不在造影的早期出现；其大小、形态和亮度随造影时间的推移而变化；视网膜和脉络膜循环内的荧光消失后它仍然存在。

3）新生血管：可发生于视网膜、视盘上、视网膜下，并可伸入玻璃体内。越新鲜的新生血管，其荧光素渗漏越强。视网膜新生血管（retinal neovascularization，RNV）主要因视网膜长期缺血缺氧所致，最常见于视网膜静脉阻塞缺血型、糖尿病视网膜病变、视网膜静脉周围炎（Eale's 病）等。RNV 常位于静脉侧，其 FFA 特点是：在视网膜静脉未充盈前它不显影，静脉一充盈，它立即有荧光素渗漏，形成一个边界不清的强荧光。脉络膜新生血管（choroidal neovascularization，CNV）常见于年龄相关性黄斑变性、中心性渗出性脉络膜视网膜病变、高度近视黄斑病变等。CNV 的 FFA 特点为：造影早期（动脉前期或动脉期）即显影；与视网膜血管系统没有联系；荧光素渗漏常有一定的积存范围，造影后期所形成的强荧光区大多能勾画出染料积存腔隙的形态。

4）异常血管及其吻合：反映视网膜缺血缺氧。常见的有微动脉瘤、侧支循环、毛细血管扩张等。微动脉瘤绝大多数呈现为荧光亮点，至造影后期，其周围可出现荧光晕。毛细血管扩张表现为视网膜毛细血管的能见度增加，在造影后期扩张的毛细血管常有荧光素渗漏。

（2）弱荧光

1）荧光遮蔽：由于色素、出血、渗出物等的存在，表现为在正常情况时应显示荧光的部位荧光明显减低或消失。当色素、出血、渗出等位于视网膜前时，则正常的视网膜与脉络膜荧光均被遮蔽；若色素、出血、渗出等位于视网膜下时，则只有脉络膜荧光被遮挡。

2）充盈缺损：由于血管阻塞，血管内无荧光充盈所致的弱荧光，如无脉病、颈动脉狭窄、眼动脉或视网膜中央动脉阻塞等。视网膜静脉病变可致静脉充盈不良。若毛细血管闭塞则可形成大片无荧光的暗区，称为毛细血管无灌注区，常见于糖尿病视网膜病变、视网膜静脉阻塞等。

3. 荧光素钠的不良反应

注射荧光素钠后，较常见的不良反应是恶心、呕吐、喷嚏、眩晕等，属于轻型反应，发生率在 1% ~ 15% 之内。如仅出现上述反应，一般检查尚可以完成，但亦有极少数出现过敏性休克而导致死亡者。因此，进行本项检查时，必须具备急救所需的设备。检查前必须详细了解患者有无禁忌证，如有严重心、肝、肾疾病者禁用。

（二）吲哚青绿血管造影（ICGA）

这是以吲哚青绿为造影剂，使用红外线作为激发光，可穿透视网膜色素上皮、较厚的出血和渗出物，清晰地显示脉络膜的血液循环状况，对于发现脉络膜或视网膜新生血管膜有其独特优势。临床主要用于脉络膜新生血管形成类的疾病，如年龄相关性黄斑变性、中心性渗出性脉络膜视网膜病变等，以及视网膜大动脉瘤、脉络膜肿瘤、多种脉络膜炎、息肉样脉络膜病变等眼病的诊断与鉴别诊断。

正常的 ICGA 眼底像：① ICGA 的臂 – 视网膜循环时间比臂 – 脉络膜循环时间短 1 ~ 2 秒。② ICGA 图像中，黄斑中心凹不能精确定位，其原因是叶黄素不能有效吸收红外线、不能有效阻挡红外线的通过。③脉络膜荧光的持续时间相对于视网膜血管的荧光时间较长，这是染料渗出的结果。④在动脉期和动静脉期出现的 ICGA 图像是以较多的脉络膜血管层为主而不是以视网膜血管为主，正常情况下基本见不到视网膜静脉层流现象，视网膜毛细血管的构筑也难以见到。⑤视盘在 ICGA 过程中呈弱荧光。由于 ICGA 主要显示脉络膜情况和视网膜大、中血管的形态，对视网膜小血管显示不清楚，因此在分析 ICGA 图像中应该注意。

检查禁忌证：有过敏史尤其是碘过敏患者，以及严重肝脏疾病患者、尿毒症患者、孕妇等均应禁用。

二、眼底自发荧光检查

眼底自发荧光（fundus auto fluorescence，FAF）是一种新近发展的眼底成像技术，具有非侵入性、不接触性、无损伤性、检查时间短及可重复性等优点。其基本原理是脂褐质在蓝光激发下能发出荧光，无须注射染料，是自然发光，故称为"自发荧光（auto fluorescence，AF）"。脂褐质是由视网膜色素上皮细胞（retinal pigment epithelium，RPE）吞噬光感受器外节盘后形成的代谢产物堆积而成，被认为是眼底产生 AF 的最主要物质，FAF 技术就是利用 RPE 中脂褐质的特性而设计的。因此，FAF 能显示 RPE 中脂褐质的含量与分布，主要反映 RPE 的功能及代谢情况。

正常的 FAF 主要表现为 AF 呈弥散分布，在视乳头（因缺乏自发荧光物质）、视网膜血管（因血液成分如血红蛋白等的吸收作用）部位的 AF 强度极低；黄斑中心凹为弱荧光区（与叶黄素分布有关，可以吸收蓝光），黄斑旁中心凹呈相对暗区（因脂褐质密度较低）；黄斑旁中心凹外是脂褐质正常聚集的区域，因此后极部及其他部位的视网膜

AF 则较强（附彩图 5-3）。导致 AF 信号增强的原因主要包括：① RPE 内脂褐质过度聚集，如 Stargardt 病、Best 病、成人盘状黄斑营养不良、年龄相关性黄斑变性；②位于单层色素上皮前后的强荧光团的出现，如黄斑水肿、RPE 脱离及 RPE 下积液、陈旧性视网膜内 / 下出血、脉络膜痣和黑色素瘤；③缺乏吸收物质，如叶黄素消耗、移位；④视乳头玻璃膜疣；⑤伪迹。导致 AF 信号降低的原因主要包括：① RPE 内脂褐素密度的降低，包括 RPE 萎缩（如地图样萎缩）；遗传性视网膜营养不良（如视网膜色素变性的后期）；② RPE 内黑色素增加，如色素上皮增生；③位于色素上皮前的细胞外物质 / 细胞 / 液体的吸收，如黄斑水肿、视网膜内纤维化、激光瘢痕的边界。但是，FAF 在同一个疾病的不同时期可有不同的表现，应该动态观察与分析。例如，视网膜色素变性患者的感光细胞外节变性加速，造成黄斑中心凹旁脂褐质过多蓄积，形成高 AF 环是感光细胞发生凋亡的先兆；而 AF 环进行性收缩则是该病病情进展的一个标志（附彩图 5-4）。

三、视觉电生理检查

常用的视觉电生理检查包括视网膜电图（electroretinogram，ERG）、视觉诱发电位（visual evoked potential，VEP）和眼电图（electro-oculography，EOG），其中又以前两种更为常用。

（一）视网膜电图

该检查是测量闪光或图形刺激视网膜后的动作电位。根据刺激视网膜的条件不同，又分为以下三种。

1. 闪光 ERG（F-ERG）

闪光 ERG 主要由一个负相的 a 波和一个正相的 b 波组成，叠加在 b 波上的一组小波为振荡电位（oscillatory potentials，OPs）。

各波改变的临床意义主要有：① a 波和 b 波均下降：提示视网膜内层和外层均有损害，可见于视网膜色素变性、脉络膜视网膜炎、广泛视网膜光凝后、视网膜脱离等；② b 波下降、a 波正常：反映视网膜内层功能受损，可见于青少年视网膜劈裂症、视网膜中央动脉或静脉阻塞等；③ OPs 波下降或熄灭：提示视网膜血液循环障碍，主要见于糖尿病视网膜病变、视网膜中央静脉阻塞等。

2. 图形 ERG（P-ERG）

正常图形 ERG 由小的负波、较大的正波和随后负的后电位组成，目前多以 a 波、b 波和负后电位来表示。它的起源与神经节细胞的活动密切相关，其正相波有视网膜其他结构的活动参与。临床主要用于开角型青光眼、黄斑病变等眼病的检查。

3. 多焦 ERG（multifocal ERG，mfERG）

mfERG 即多点位视网膜电图（附彩图 5-5）。其结果可用任意分区的平均值、波描记阵列或伪彩色三维立体图表示。mfERG 最突出的优势是对于发现黄斑区局灶性病变具有直观性和灵敏性，临床主要应用于黄斑疾病、遗传性视网膜变性类疾病等的诊断。

（二）视觉诱发电位

从视网膜神经节细胞到视皮质之间的任何部位神经纤维病变都可引起视觉诱发电位（VEP）的异常。根据刺激视网膜条件的不同，又分为闪光 VEP（F-VEP）、图形 VEP（P-VEP）及多焦 VEP（multifocal VEP, mfVEP）。由于视皮质的外侧纤维主要来自黄斑，因此 P-VEP 亦是检测黄斑功能的一种方法。

F-VEP、P-VEP 在临床上主要有以下应用：①诊断视神经和视路疾病，多表现为 P_{100} 波的振幅下降和峰时延长；②诊断继发于脱髓鞘疾病的视神经炎，多表现为 P_{100} 波的振幅正常而峰时延长；③检测弱视的治疗效果；④判断婴幼儿和无语言能力儿童的视力；⑤鉴别伪盲；⑥预测屈光介质混浊的患者术后视功能。P-VEP 的检测结果比 F-VEP 更可靠，但视力低于 0.3 时则须用 F-VEP 检查。

mfVEP 即多点位视觉诱发电位，其结果可用任意分区的平均值、波描记阵列或三维立体图表示。目前主要应用于青光眼和部分视路病变的检查。

（三）眼电图

眼电图（EOG）记录的是眼的静息电位。在暗适应后，眼的静息电位下降，此时的最低值称为"暗谷"；转入明适应后，眼的静息电位上升，逐渐达到最大值，称为"光峰"。由于光感受器细胞与视网膜色素上皮（RPE）的接触及离子交换是产生 EOG 的前提，因此 EOG 异常可反映 RPE、光感受器细胞的疾病及中毒性视网膜疾病。

四、眼科影像学检查

（一）眼超声检查

1. A 型超声

这是将探测组织的每个声学界面的回声以波峰形式，并按回声返回到探头的时间顺序依次排列在基线上，构成与探测方向一致的一维图像。波峰的高度表示回声的强度。其优点是测距精确、回声强弱量化。

临床应用：多用于白内障手术前及青少年近视的眼球生物测量。

2. B 型超声

这是通过扇形或线阵扫描，将界面反射回声信号转变为大小不等、亮度不同的光点。光点的明暗代表回声的强弱，回声形成的众多光点构成一幅局部组织的二维声学切面图像（附彩图 5-6）。

临床应用：①在屈光介质混浊时，超声扫描是显示眼球内病变的首选检查方法；②探查眼内肿物；③探查眼内异物；④玻璃体切割术前例行检查，以确定病变的范围和程度；⑤眼球突出的病因诊断；⑥视网膜脱离的诊断。

3. 彩色多普勒成像（color doppler imaging, CDI）

这是利用多普勒原理，将血流特征以彩色的形式叠加在 B 型灰阶图上，红色表示血流流向探头（常为动脉），蓝色表示血流背向探头（常为静脉）（附彩图 5-7）。

临床应用：可检测眼动脉、视网膜中央动脉、睫状后动脉血流等，故多用于眼和眶部血流动力学的研究。

4. 超声生物显微镜（ultrasound biomicroscopy，UBM）

这属于实时 B 型超声波成像仪，由于换能器的频率高，可以获得高分辨率图像，其最大分辨率可达 50μm，与光学显微镜的分辨水平相等（附彩图 5-8），主要用于眼前段检查。它可以在非侵入条件下获得任意子午线的眼前段结构的二维图像，突破了以往眼前段结构在活体状态下的限制，可以清晰地显示虹膜、睫状体、晶状体赤道部和悬韧带、后房、周边玻璃体、眼外肌止端等结构；可测量各种参数，如角膜直径、前房深度、晶体厚度、相对晶状体位置、睫状突厚度、睫状体晶状体距离、小梁睫状体距离、虹膜悬韧带距离、虹膜晶状体接触距离、房角开放距离、眼外肌厚度等，弥补了其他眼科检查方法如裂隙灯显微镜、前房角镜及普通超声波检查的不足。

临床应用：①青光眼的发病机制研究和治疗方法选择；②眼前节囊肿和实质性肿瘤的诊断和鉴别诊断；③周边玻璃体混浊与周围组织的关系；④精确揭示角膜、巩膜穿通伤的位置及大小和房角有无后退等；⑤可作为角膜移植术前的常规检查之一；⑥鉴别前巩膜疾病；⑦眼外肌手术前后肌肉位置及邻近组织的改变等。

（二）X 射线检查

X 射线检查为眼科常用的检查诊断方法之一。眼科多采用 Waters 位 X 射线平片检查，这样在正位片上可以避免颞骨岩部重叠于眼眶。视神经孔采用后前或前后斜位分侧投照。

临床应用：主要用于眼眶肿瘤、眼部外伤、眼内及眼眶金属异物等的诊断与鉴别诊断，尤其是用于眼内金属异物及其他高密度异物的定位。

（三）计算机断层扫描

计算机断层扫描（computed tomography，CT）是以电离射线为能源，用计算机的辅助来显示多个横断面影像的技术。成像面可分为轴向、冠状位、重建冠状位和重建矢状位。每次扫描的层厚常为 3mm，检查视神经则用 1.5mm 厚度。CT 可用于观察骨性结构或软组织。

临床应用：①眼外伤眶骨骨折、眼内及眶内异物的诊断和定位；②眼眶病变，包括肿瘤和急慢性炎症、血管畸形；③眼内肿瘤；④不明原因的视力障碍、视野缺损等，探查视神经和颅内占位性病变。

（四）磁共振成像

磁共振成像（magnetic resonance imaging，MRI）是通过射频探测病变的检查方法，用于眼内、眶内及颅内病变的诊断。在发现病变，确定病变性质、位置及其与周围组织的关系方面，磁共振成像的灵敏度优于 CT。

临床应用：因其可消除骨质的干扰与伪影，故特别适宜各段视神经及与眼相关的颅神经病变的检测。禁忌探测磁性异物及心脏起搏器。

（五）眼科计算机图像分析

1. 角膜地形图

角膜地形图（computer-assisted corneal topography，CCT）是将 Placido 盘在角膜前表面的像用数字记录，将 7000 个数据点采入分析系统，计算角膜前表面曲率，并折算成屈光度，以彩色编码地形图（color coded map）形式，用 10 余种不同色级表明不同屈光度的分布，了解角膜不同区域的曲率分布（附彩图 5-9）。

临床应用：①更充分、准确地评价角膜曲率；②监测各种类型的眼部手术后角膜发生的变化；③指导角膜屈光手术的有效开展；④评估角膜接触镜的佩戴效果；⑤定量分析角膜散光、圆锥角膜等。

2. 光学相干断层扫描仪

光学相干断层扫描仪（optical coherence tomography，OCT）是一种高分辨率、非接触性的生物组织成像技术。根据光学原理，以光扫描形式获得的信息经计算机处理后再以图形或数字形式显示，提供量化诊断指标。该技术于 20 世纪 90 年代初应用于眼科临床，是继眼科放射诊断、超声诊断、眼底血管造影诊断后的又一全新的影像学诊断技术。它以伪彩色或黑白图像能清楚表示组织截面，可用于解释眼部组织解剖上的病理改变；而且可以精确地测量眼部组织的厚度，可对某些疾病进行准确诊断，可对患者进行反复无创性的追踪观察，还可对手术的效果进行客观评价。该检查方法分为时域 OCT（TD-OCT）和频域 OCT（FD-OCT）两大类，目前频域 OCT 正在全球范围内推广，它取代时域 OCT 已成为必然。根据 OCT 检查的部位不同，可分为视网膜 OCT 和眼前段 OCT（附彩图 5-10、附彩图 5-11、附彩图 5-12）。

视网膜 OCT 临床应用：①最常用于黄斑疾病（如玻璃体视网膜界面疾病、黄斑水肿、年龄相关性黄斑变性、中心性浆液性脉络膜视网膜病变等）的诊断和追踪观察；②青光眼视网膜神经纤维层厚度测量和视乳头立体结构的分析；③鉴别视网膜脱离和视网膜劈裂症等。

近年发展的眼前段 OCT 可清晰地显示眼前段组织的病理改变。

3. 扫描激光地形图

扫描激光地形图（scanning laser topography，SLT）利用共焦激光对视盘 32 个层面进行扫描，以三维描绘视盘表面地形，自动检测视盘、视杯、盘沿等有关参数。

临床应用：主要用于青光眼早期诊断及视神经疾病的随诊监测。

4. 共焦激光眼底断层扫描仪

共焦激光眼底断层扫描仪（heidelberg retinal tomograph，HRT）可以对视盘及视神经纤维层各项参数如视盘面积、视杯面积、盘沿面积、杯盘面积比、沿盘面积比、视网膜神经纤维层的平均厚度等进行快速、自动、客观的定量检测，为早期发现视网膜神经纤维层（retinal nerve fibre layer，RNFL）及视盘、视杯、黄斑区的改变提供帮助（附彩图 5-13、附彩图 5-14）。该法的准确性及可重复性较好，利用它可以获取视盘的三维地形图，通过对图像的分析处理，得到视盘和视网膜神经纤维层厚度的定量描述，并且可用于地形图变化的定量分析。

临床应用：青光眼早期诊断和视神经损害进展的监测。

五、暗适应检查

当从明亮处进入暗处时，人眼开始一无所见，随后逐渐能看清暗处的物体，这种对光的敏感度逐渐增加并达到最佳状态的过程，称为"暗适应（dark adaptation）"。暗适应检查对各种可以引起夜盲的疾病有一定的诊断价值。暗适应的检查方法有以下两种：

1. 对比检查法

检查者和被检查者同时从同一明亮处进入暗室，两人距视力表同等距离，分别记录两人看清弱光下的远视力表第一行所需的时间，以粗略地判断被检查者的暗适应是否正常。此检查要求检查者的暗适应必须正常。

2. 暗适应计检查法

目前常用的是 Goldmann Weeker 半球形暗适应计，可以测定暗适应曲线及其阈值。

六、对比敏感度检查

对比敏感度检查（contrast sensitivity function，CSF）是光学理论中的调制传递函数拓展在眼科中的应用，其评价视觉功能具有普通视力表无法替代的作用。临床上视觉对比敏感度测定方式分三类：① Arden 光栅图表：方法简便，适用于普查，但测定的最高 CSF 约 6c/d；②电视／示波器：显示正弦条纹，对比度连续可调，空间频率范围广，适用于精确测定全视觉系统 CSF；③氦－氖激光视网膜对比度干涉视标：不受眼屈光状态及间质混浊影响，可直接测定视网膜－脑系统的视功能。

临床应用：①系统的形觉功能检查，用于多发性硬化、视神经损伤、视神经炎、青光眼、黄斑部病变、弱视及眼外伤等的视觉功能评价；②了解先天性白内障及白内障术后无晶体眼的视功能，预测术后视功能的恢复情况；③更加科学地评测角膜屈光手术的疗效。

七、角膜内皮细胞镜检查

角膜内皮细胞镜是利用镜面反射的原理，观察角膜内皮细胞形态和密度的改变并进行分析处理的一种仪器。其临床主要应用于：①白内障手术，术前了解角膜内皮的功能状态，对提高手术安全性、筛选高危角膜患者具有重要意义；②穿透性角膜移植术，术前检查供体角膜内皮细胞的密度等参数，为选择优质的供体提供了依据；③圆锥角膜的诊断；④评估角膜接触镜及眼内炎症、青光眼等眼病对角膜内皮的损伤程度。

【教学重点】

明确眼底血管造影目前分为荧光素眼底血管造影（FFA）和吲哚青绿血管造影（ICGA）。FFA 是以荧光素钠为造影剂，主要观察眼底视网膜血管循环情况；而 ICGA 是以吲哚青绿为造影剂，观察脉络膜血管动态循环情况。目前临床上主要应用的是 FFA。荧光渗漏是视网膜内屏障或外屏障受损害时所出现的异常荧光改变，视网膜内屏障受损害时所出现荧光渗漏多表现为视网膜毛细血管或 / 和静脉的渗漏，多见于视网膜血管性疾病；视网膜外屏障受损害时所出现荧光渗漏分为池样充盈和组织染色，其中具有重要临床价值的是池样充盈，其 FFA 特点为：不在造影的早期出现；其大小、形态和亮度随造影时间的推移而变化；视网膜和脉络膜循环内的荧光消失后，它仍然存在。眼底的新生血管分为视网膜新生血管（RNV）与脉络膜新生血管（CNV），两者的鉴别要点在于：造影时，其荧光出现的时间不同、形态不同，与视网膜血管有无联系及临床意义不同。弱荧光中应该注意毛细血管无灌注区与遮蔽荧光的鉴别。明确 FAF 能显示RPE 中脂褐质的含量与分布、主要反映 RPE 的功能及代谢情况。A 型超声在眼科最主要的临床应用是白内障手术前确定人工晶体度数的眼球生物测量；在屈光介质混浊时，B 型超声扫描是显示眼球内病变的首选检查方法；彩色多普勒成像是用于眼和眶部血流动力学的观察；超声生物显微镜最突出的优点，主要为在非侵入条件、活体状态下可获得任意子午线的眼前段结构的二维图像。角膜地形图的优点在于能更充分、准确地评价角膜曲率；光学相干断层扫描仪是继眼科放射诊断、超声诊断、眼底血管造影诊断后的又一全新的影像学诊断技术，在眼部屈光介质清楚的条件下，可以清晰显示眼前段和视网膜的立体结构。

【教学难点】

透见荧光、渗漏、新生血管及毛细血管无灌注区的荧光形态及其临床意义；荧光素眼底血管造影与吲哚青绿血管造影的不同点；脂褐质是由 RPE 吞噬光感受器外节盘后形成的代谢产物堆积而成，是眼底产生 AF 的最主要物质，FAF 技术就是利用 RPE 中脂褐质的特性而设计的，因此，FAF 与 FFA、ICGA 的最大区别在于 FAF 不需要注射造影剂；F-ERG 与 P-ERG、mfERG 及 F-VEP 与 P-VEP 的不同点；角膜地形图、HRT 及OCT 的图像分析。

【复习思考题】

1. 视网膜新生血管与脉络膜新生血管在荧光造影时均表现为强荧光，两者有何不同？
2. 透见荧光的荧光表现特点是什么？
3. 荧光渗漏的荧光表现特点是什么？
4. 透见荧光与池样充盈如何鉴别？
5. 荧光遮蔽与毛细血管无灌注区均为弱荧光，两者有何不同？
6. 与 F-ERG、P-ERG 相比，mfERG 最突出的优势是什么？
7. 检测弱视的治疗效果应该选择哪项视觉电生理检查？
8. 角膜地形图的主要临床应用是什么？
9. 视网膜 OCT 的主要临床应用有哪些？
10. 眼底产生自发荧光的最主要物质是什么？
11. 为什么正常的 FAF 图像中视乳头的自发荧光强度极低？
12. 导致视网膜自发荧光信号增强的原因主要是什么？

第六章　眼科治疗概要 ▷▷▷▷

《审视瑶函·点服之药各有不同问答论》中记载："病有内外，治各不同。内疾已成，外症若无，不必点之，点之无益，惟以服药内治为主。若外有红丝赤脉，如系初发，不过微邪，邪退之后，又为余邪，点固可消，服药夹攻犹愈。倘内病始发，而不服药内治，只泥外点者，不惟徒点无益，恐反激发其邪，必生变证之害。若内病既成，外症又见，必须内外并治，故宜点服俱行。"眼病的治疗方法是多种多样的，应根据病证情况选择不同的治疗方法，一般分内治、外治两大类。此外，还常应用针灸、推拿及按摩等法。

第一节　眼科常用内治法

【教学目的】

1. 掌握眼科常用内治法中祛风清热法、泻火解毒法、利水祛湿法、活血化瘀法、补益肝肾法、软坚散结法、退翳明目法的适应证和注意事项。

2. 熟悉眼科常用内治法中祛风散寒法、止血法、活血利水法、疏肝理气法、平肝法、补益气血法、滋阴降火法的适应证和注意事项。

【教学要求】

1. 详细介绍祛风清热法、泻火解毒法、利水祛湿法、活血化瘀法、补益肝肾法、软坚散结法、退翳明目法的适应证和注意事项。

2. 扼要讲述祛风散寒法、止血法、活血利水法、疏肝理气法、平肝法、补益气血法、滋阴降火法的适应证和注意事项。

采用课堂讲授，配合多媒体课件等教学手段。

内治法广泛用于内、外障眼病，尤其对某些内眼的疾病更具独到之处。眼病十分复杂，常由脏之不平所致，而且亢则乘，胜则侮，每每并病合病，脏腑间有生克制化及传变特点。不论外感眼病或内伤眼病，皆应根据眼部表现，结合全身症状进行辨证，分清标本缓急，通过内治法来调整脏腑功能或攻逐病邪，以达到治疗效果。现将常用的内治法介绍如下：

一、祛风清热法

本法以祛风清热为主要作用，是外障眼病最常用的治疗方法之一，用以治疗外感风热为患的眼病。如病起突然，胞睑红肿，痒痛畏光，眵泪交加，白睛红赤，黑睛浅层生翳，瞳神缩小，目珠偏斜，眉骨疼痛；全身症状见恶风发热，头痛流涕，苔薄黄，脉浮数等风热表证。

临床应用时，要仔细区分是风邪偏胜还是热邪偏胜。一般风重于热者，多选用羌活胜风汤[77]等方；若热重于风者，多选用驱风散热饮子[85]等方；若风热并重者，多选用防风通圣散[72]等方。祛风药多性燥，常可伤津液，不宜久用，阴虚者更要慎用。

二、祛风散寒法

本法是以祛风散寒为主要作用，用以治疗风寒所致眼病，适用于外感风寒所致的外障眼病。如眼病的早期，发病急，目睛生翳，眼痛多泪，不能睁眼；全身症状见鼻流清涕，头痛，恶寒，苔薄白，脉浮紧等风寒表证。

临床应用本法时，可结合经络辨证选用药物，如前额头痛用白芷，头顶、后项痛用藁本，眉棱骨痛重用羌活，太阳穴痛用柴胡等。由风痰引起的眉棱骨痛，还可配伍白附子同用。本法多用于外障眼病初期，若用于久病者，多为陈寒痼疾，或是阳虚体质，或是过早、过多使用寒凉所致。本法用之得当，效果显著。常选用荆防败毒散[105]、明目细辛汤[89]、川芎茶调散[13]、四味大发散[45]、八味大发散[7]等。

三、泻火解毒法

本法是以清除火热毒邪为主要作用，用以治疗火热所致眼病，适用于实热毒邪所致眼病。如头目痛剧，畏光怕热，泪热眵稠，猝然失明，胞睑红肿、生疮溃烂，白睛混赤，黑睛溃陷，黄液上冲，瞳神缩小，瞳神散大，眼内出血、渗出，目珠高突、转动受限等；全身症状见口干欲饮，便结溲黄，舌红苔黄，脉数等实热之象。

火热之证有肝火、胃火、肺火、心火、火毒等之分，选方用药时都应有所区别。肝火者用清肝泻火法，常选用龙胆泻肝汤[39]、泻青丸[97]等方；胃火者用清胃降火法，常选用清胃汤[153]等方；肺火者用清肺泻火法，常选用泻肺饮[99]等方；心火者用清心降火法，常选用竹叶泻经汤[67]、导赤散[69]等方；火毒炽盛者用清热泻火解毒法，常选用黄连解毒汤[141]、眼珠灌脓方[144]等。运用本法时，注意勿使用寒凉方剂过早、过多，中病即止，以免损脾碍胃伤正。

四、利水祛湿法

本法是以祛除湿邪为主要作用，用以治疗湿浊上泛所致眼病，适用于湿邪外侵或内生所引起的一切眼病。如胞睑浮肿，痒痛湿烂，眵泪胶黏，白睛污黄，黑睛雾状混浊、色灰白，翳如虫蚀，神水混浊，瞳神缩小或边缘如锯齿，视物模糊，视物变形，眼前黑影，眼底可见渗出、水肿等；全身症状见体倦身重，胸胁痞满，纳呆便溏，苔滑或厚腻等湿邪为病的表现。

应用本法时，还应根据湿邪所在部位不同、合邪不同及湿邪所产生病理产物不同等，选用不同的方剂。如肝胆湿热者，宜选用龙胆泻肝汤[39]等方；脾胃湿热者，常选用三仁汤[9]等方；风湿夹热者，常选用除湿汤[121]等方；痰湿互结者，常选用涤痰汤[134]等方；湿热内蕴者，常选猪苓散[149]等方。

利水祛湿药有耗液伤阴之弊，养阴药易留湿，治疗用药时应酌情处理好养阴与祛湿的关系。

五、止血法

本法是用具有止血作用的方药以终止眼部出血的治疗方法。适用于一切出血性眼病的早期，如白睛溢血、血灌瞳神、视衣出血等。

导致出血的原因不同，止血的方法也有所差异。如血热妄行而出血者，宜清热凉血止血，常选用十灰散[4]等方；虚火伤络而出血者，宜滋阴凉血止血，常选用宁血汤[56]等方；气不摄血而出血者，宜益气摄血，常选用归脾汤[41]等方；眼外伤者，宜止血祛瘀，常选用生蒲黄汤[50]等方。

止血法仅用于眼病的出血阶段，若出血已止而无再出血的趋势，当逐渐转向活血化瘀治法，以促进瘀血的吸收。单纯固涩止血易致留瘀，故常于止血方中配伍活血化瘀之品，或可选用兼有活血作用的止血药物。

六、活血化瘀法

本法是以消散瘀滞、改善血行为主要作用，治疗眼部血瘀证的方法，适用于眼部血瘀证。如眼部胀痛刺痛，红肿青紫，肿块结节，组织增生，眼内出血、缺血、血管痉挛或扩张或阻塞，眼底组织机化、萎缩、变性，眼外肌麻痹、外伤、手术后，眼部固定性疼痛及舌有瘀斑等。

应用本法时，还应根据病因病机不同，选用不同的方剂。若为瘀血阻塞血络而致的眼部出血，常用桃红四物汤[122]、失笑散[51]、血府逐瘀汤[68]等方；血瘀热壅者，常用归芍红花散[42]等方；气虚血瘀者，常用补阳还五汤[80]等方；撞击伤目、血灌瞳神者，常用祛瘀汤[115]等方；血分郁热、血灌瞳神者，常选用大黄当归散[11]等方。

本法不宜久用，久用易伤正气。尤其是破血药，祛瘀力量峻猛，气血虚弱者及孕妇忌用。

七、活血利水法

本法是以活血化瘀、利水渗湿作用的方药，治疗血水互结或血瘀水停病证的方法，适用于眼部血水互结或血瘀水停证。如胞睑瘀肿，白睛出血肿胀，血灌瞳神，眼内渗出、水肿、出血，五风内障及其术后，视衣脱离术后等。

应用本法时，应根据不同病情，选用不同的方剂。若为胞睑瘀肿，白睛出血肿胀，眼底外伤出血、水肿、渗出，常选用桃红四物汤[122]合四苓散[43]；血灌瞳神中后期，采用养阴增液、活血利水法，常选用生蒲黄汤[50]合猪苓散[149]加减。若为络瘀暴盲，阳亢血瘀证，采用平肝潜阳、活血利水法，常选镇肝熄风汤[171]加活血利水药；气滞血瘀证，采用理气通络、活血利水法，常选用血府逐瘀汤[68]加利水渗湿药。消渴内障，采用益气养阴、活血利水法，常选用六味地黄丸[26]合生脉散[49]加活血利水药；青风内障，采用疏肝理气、活血利水法，常选用逍遥散[128]或柴胡疏肝散[126]加活血利水药；五风内障及视衣脱离术后，采用益气养阴、活血利水法，常选用补阳还五汤[80]加利水药。

八、疏肝理气法

本法是以改善或消除肝郁气滞为主要作用，用以治疗与肝郁气滞有关的内外障眼病，如目系、视衣及其血管疾病，瞳神干缺，绿风内障，青风内障，视力疲劳等，尤其是眼底病恢复期及久病不愈者；还可用于眼目胀痛，视物昏蒙，或突然失明，视物变形，视物变色。全身症状见精神抑郁，或情绪紧张，或性情急躁，或忧愁善虑，或胸胁胀闷，乳房胀痛，不思饮食，月经不调等。

常用方剂有柴胡疏肝散[126]、逍遥散[128]等。因久病多兼瘀，久病多虚，故解郁常配伍补益和活血祛瘀药。若肝郁血虚者，常选用逍遥散[128]等方；气郁化火者，常用丹栀逍遥散[23]等方；肝郁阴虚者，常用舒肝解郁益阴汤[161]等方。

九、平肝法

本法是以平肝潜阳或平肝息风作用的方药，消除肝阳上亢或肝风上扰证候，从而达到明目作用的治法，主要适用于肝阳上亢、风阳上扰的眼病。如目赤胀痛，眉棱骨痛，眼压增高，瞳神散大，视网膜血管阻塞痉挛，视力骤降，目珠偏斜等；全身症状见急躁易怒，头痛，面部烘热，耳鸣，口渴，失眠等肝阳上亢或风阳上扰证候。

临床上可根据具体病情与其他治法配合应用。如阳亢出血者，用平肝潜阳止血法；肝风夹痰上扰，致头胀眼痛者，用平肝息风逐痰法；阴虚阳亢目暗者，则用养阴平肝明目法等。平肝潜阳药物多为寒凉重坠之品，脾胃虚弱者慎用。

常用方剂有镇肝熄风汤[171]、天麻钩藤饮[15]、绿风羚羊饮[157]、羚羊钩藤汤[151]、阿胶鸡子黄汤[81]等。

十、补益气血法

本法是以补养人体气血为主要作用，用于治疗气血亏虚证眼病的治法。目得血而能视，气脱者目不明，神光赖其真气真血真精的滋养，方能明视万物，气血对于眼目至关重要，补益气血是中医眼科的重要治法，适用于气血亏虚的眼病。如肝劳、上睑下垂、圆翳内障、青盲、视衣脱离术后、视瞻昏渺、视瞻有色、青风内障、高风内障等；全身症状可有神倦乏力，少气懒言，动则汗出，面色少华，心慌心悸，爪甲淡白，舌淡脉虚等气血亏虚症状。

常用方剂有芎归补血汤[65]、益气聪明汤[129]、参苓白术散[103]、八珍汤[6]等。

十一、补益肝肾法

本法是以具有补养肝肾作用的方药治疗肝肾亏虚证眼病的方法。因肝血为养目之源，肾精为司明之本，故肝肾不足引起的眼病较为多见，此法在眼科应用较为广泛，适用于肝肾不足导致的眼病。如肝劳、圆翳内障、青盲、视衣脱离术后、视瞻昏渺、视瞻有色、青风内障、高风内障等，还可用于目乏神光、视物昏花、眼前黑影、神光自现、冷泪常流、黑睛翳障修复期、眼内干涩、瞳色淡白、瞳神散大或干缺等；全身症状多伴头昏耳鸣，腰膝酸软，梦遗滑精，失眠健忘，舌淡少苔等。

常用方剂有杞菊地黄丸[73]、三仁五子丸[10]、驻景丸加减方[104]、加减驻景丸[60]、左归丸[33]、左归饮[34]、右归丸[36]、右归饮[37]、二至丸[2]、金匮肾气丸[91]等。

十二、滋阴降火法

本法是用甘咸寒凉滋阴药物为主组成的，具有滋养阴液、清降虚火作用的方药，治疗阴液亏虚、虚火上炎引起的眼病，如混睛障、瞳神干缺、络损暴盲、视瞻昏渺等。此类眼病临床表现多起病较缓，症状时轻时重，病程长而易反复发作，或有周期加重的特点。全身症状多见头昏失眠，两颧潮红，盗汗梦遗，五心烦热，烦躁易怒，口苦咽干，舌淡少苔，脉细数等。

常用方剂有滋阴降火汤[165]、知柏地黄丸[90]等。

十三、软坚散结法

本法是用具有祛痰软坚散结作用的方药，治疗因痰饮引起的眼病，主要适用于各种内、外障眼病中出现痰湿互结、气血瘀滞的证候。如外障之胞睑肿核、白睛结节隆起，内障之神膏混浊、眼底水肿渗出、眼内机化条膜形成等，皆可用本法消散之。

常用方剂有二陈汤[3]、化坚二陈丸[21]、温胆汤[163]、涤痰汤[134]等。

十四、退翳明目法

本法是用具有消障退翳作用的方药治疗黑睛生翳，以促进翳障的消散，减少瘢痕形成的方法。

常用方剂有拨云退翳丸[86]、石决明散[38]、菊花决明散[142]、滋阴退翳汤[164]、消翳汤[132]等。

退翳之法须有次第，如黑睛病初起，星翳点点，红赤流泪，风热正盛，当以疏风清热为主，配伍少量退翳药；若风热渐减，则应逐渐过渡到退翳明目为主。病至后期，邪气已退，遗留翳障而正气已虚者，则须兼顾扶正，结合全身症状，酌加益气养血或补养肝肾之品。黑睛属肝，故凡清肝、平肝、疏肝药物多有退翳作用，可配伍应用。

【教学重点】

眼科常用内治法中祛风清热法、泻火解毒法、利水祛湿法、活血化瘀法、补益肝肾法、软坚散结法、退翳明目法的适应证和注意事项。

【教学难点】

眼科常用内治法的适应证和选方。

【复习思考题】

1.眼科常用内治法有哪些？各法的适应证和常用方药是什么？
2.退翳明目法的常用方有哪些？使用本法的注意事项是什么？

第二节　眼科常用外治法

【教学目的】

了解眼科主要的外治方法。掌握常用外治法适应证、技术操作要点及注意事项。

【教学要求】

详细讲授传统外治法中针法、熏洗法、敷法，现代外治法中的滴眼药液、涂眼药膏、冲洗结膜囊、冲洗泪道、球后及球周注射等外治法的操作及各自临床适应证。简要介绍其他外治法。采用课堂讲授，配合幻灯、图片或多媒体课件等教学手段，应尽量在临床以实际操作进行示教。

外治法是眼科治疗方法的重要内容，有着内治法不可替代的作用。传统外治法中的针刺疗法、现代外治法中的局部药物治疗法等都是眼科临床不可或缺的有效治疗方法。

外治法中药物外治是运用具有祛风、清热、除湿、活血通络、祛瘀散结及退翳明目等各种不同作用的药物和手段，对眼病从外部进行治疗的方法。临床应用甚为广泛，常与内治法密切配合，治疗外障眼病更是如此。眼科传统外治法的给药方式种类很多，如点滴、熏洗、敷、熨等。

外治法中非药物疗法也有很多，如钩、割、劀洗、烙、针法等。现代中医眼科不仅继承了传统的外治法，而且积极改进，并结合西医学方法而有所发展。现代外治法，尚有点眼药、结膜囊及泪道冲洗、球后及半球后注射等。

中医眼科外用法历史悠久，早在《淮南子》中已有灼烙法治疗眼病的记载，《晋书》中已有手术治疗眼病的记载。医学专著中早在《黄帝内经》中就有大量记载针灸治疗眼病的论述。隋唐时期的《龙树眼论》中记载了多种眼科手术治疗眼病的方法，如割烙法治疗翼状胬肉等。唐代《备急千金要方》中较详细介绍了熏洗、外敷、钩、割、针灸、按摩等外治法。药物外洗法治疗眼病应用更为普遍，几乎历代眼科专著中均有论述。金针拨障术在《天竺经眼论》（原书佚，现有记载为《外台秘要》引）即有记录，历代不断发展，至《目经大成》归纳为"金针开内障八法"。清代诸多眼科专著中已有吸收西医外治法的内容。

现将常用的外治法介绍如下：

一、传统外治法

（一）𫒄洗法

本法是以锋针或表面粗糙之器物轻刺或轻刮患眼病灶处的手术方法。因𫒄后常应洗去邪毒瘀血，故称"𫒄洗法"。本法具有直接对病灶施术而祛瘀泻毒的作用，还可以在𫒄洗后形成新鲜创面，使局部用药更易吸收而发挥作用等。本法适用于胞睑内面有瘀滞或粗糙颗粒的眼病，如椒疮、粟疮等。

方法：用0.5%丁卡因表面麻醉后，翻转胞睑，通常用消毒的针头或海螵蛸棒轻刺或轻刮睑内粗大颗粒或瘀积处，以出血为度，𫒄毕用氯化钠注射液或抗生素滴眼液点眼，以冲出瘀血。

（二）钩割法

本法是以钩针挑起病变组织，用刀或铍针割除的治法。亦可用镊子夹起或穿线牵起，然后用剪刀剪除之。主要用于切除胬肉、息肉及其他眼部赘生物。

（三）熨烙法

本法是以药物熨敷及火针熨烙治疗眼病的方法。

熨，即用药物加热，或掌心擦热，或用汤器放置患部熨目，或在患处来回移动以治疗眼病的方法，具有热敷及药物治疗的作用。熨时温度不宜过高，注意保护健康组织及眼珠，尤应防止灼伤黑睛。

烙，即用一种特制的烙器或火针对患部进行熨烙，以达到止血之目的的治疗方法。常于钩割后继用火烙以止血，同时预防病变复发，如胬肉攀睛手术时多用此法。

（四）角巩膜割烙术

本法由古代割、烙法改进而成，主要用于治疗蚕蚀性角膜溃疡等，尤其是用其他疗法不能奏效者。

手术方法：置开睑器，距角膜缘后2mm处剪开溃疡方位的球结膜，剪开范围要超过病变范围两端3～4mm。去除巩膜上充血增厚组织及角膜表面病变组织，清除必须彻底，尤应注意剔除溃疡边缘及两端部分。分离结膜与球筋膜，用血管钳夹持分离后的球筋膜5～6mm剪除之。残端用烙器灼烙，暴露巩膜区的出血点及血管加以灼烙，注意灼烙不宜太过，以免导致巩膜组织坏死。最后将结膜创缘后退并固定缝合于巩膜上，暴露巩膜区6～8mm。手术毕，结膜囊涂抗生素眼膏，轻压包扎。

（五）针法

1.三棱针法

本法是用三棱针刺破皮肤使其出血的治疗方法，又可分为开导法与挑刺法两种。

（1）开导法：开导法是用三棱针刺穴位部位皮肤放出少量血液的方法，故又可称"放血法"。此法有通经活络、泄热消肿的作用。适用于实证、热证。如治疗眼部红肿热痛或黑睛新翳者，常在耳尖、指尖等部位放血。

（2）挑刺法：挑刺法是用三棱针将一定部位反应点、皮肤红点或穴位部位的皮肤挑破，挤出黏液或血水即可。如治疗针眼，即用找出背脊部皮肤的红点而挑破之的挑刺疗法。

2. 铍针法

铍针尖如剑锋，两面有刃，既可刺又可切割。适用于切除胬肉及眼部其他赘生物，可以用于穿刺或切开痰核与眼部疮疡，还能拨除嵌在白睛或黑睛上的异物。

3. 金针拨内障法

金针拨内障法是中医眼科治疗圆翳内障的传统手术方法，又名"针内障眼法""开内障眼""开金针法""金针开内障"等。早在《外台秘要》即有金箆决治脑流青盲眼的记载，《目经大成》将其操作方法归纳为八点，谓："一曰审机，二曰点睛，三曰射覆，四曰探骊，五曰扰海，六曰卷帘，七曰圆镜，八曰完璧。"现代医家在其基础上，吸收西医手术的优点，曾创造了中西医结合的"白内障针拨套出术"。

二、临床常用外治法

（一）点眼药法

本法是将药物直接点入眼部，以达到消红肿、去眵泪、止痛痒、除翳障、散大或缩小瞳孔的目的。适用于胞睑、白睛、两眦、黑睛部位的外障眼病，亦用于瞳神紧小、圆翳内障、绿风内障等内障眼病。点眼药时必须严格掌握药物的适应证、用法、用量。常用剂型有滴眼液、眼药粉与眼药膏三种。

1. 滴眼药液

滴眼药液是将药物直接滴入下穹隆结膜的一种方法，也是外治法中最常用的给药途径之一。眼药液多由清热解毒、祛风活血、明目退翳的复方药物或单味药制成，适用于外障眼病、瞳神紧小、绿风内障、圆翳内障、眼外伤等。

方法：滴药时患者取卧位或坐位，头略后仰，眼向上看，操作者用手指或用棉签牵拉患者下睑，将其滴入结膜囊内（图6-1），并将上睑稍提起，使药水充盈于整个结膜囊内。嘱患者轻闭眼2~3分钟。

注意勿将眼药直接滴在角膜上，因角膜感觉敏锐，易引起反射性闭眼而将眼药挤出；滴某些特殊性药物，

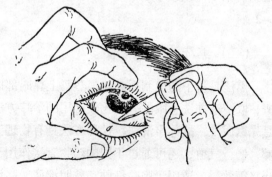

图6-1 滴眼药液使用方法示意图

如用硫酸阿托品滴眼液时，务必用棉球压迫泪囊区 3 ~ 5 分钟，以免药物经泪道流入泪囊和鼻腔被吸收而引起中毒反应。同时用两种以上滴眼液者，滴一种药后须间隔 15 分钟左右再滴另一种眼药。滴药时其滴管勿接触患者眼部及睫毛等，同时药物要定期更换、消毒，以免眼药水污染。

2. 点眼药粉

点眼药粉是将眼药粉直接点于眼部或病灶处的方法，是古代眼科外治法的常用剂型和给药方法。眼药粉多由祛风解毒、收湿敛疮、活血化瘀、退翳明目等药物组方制成，适用于胞睑红肿、胬肉攀睛、火疳、黑睛翳障、瞳神紧小、圆翳内障等。

方法：以消毒眼用玻璃棒头部沾湿氯化钠注射液，挑蘸适量药粉半粒到一粒芝麻大小，医生用手指轻轻撑开上、下眼睑，将药物置于内眦处，嘱患者闭目片刻。若用于胬肉翳膜者，亦可将药物置于病变处。

注意一次用药不可太多，否则易引起刺激而带来不适感，甚至发生红肿、刺痛、流泪等反应。同时，注意玻璃棒头部要光滑，点时不能触及黑睛，尤其是黑睛有新翳者更要慎重。

3. 涂眼药膏

本法是将眼药膏直接涂于眼的下穹隆结膜或眼睑局部的方法。膏剂具有保存及作用时间长，性能较稳定，便于携带、保管等优点，还有润滑和保护眼球的作用。宜于夜晚睡前使用，常与眼药水相互配合使用，互为补充，各有所长。其药物组成、适应证与眼药水基本相同。

方法：用玻璃小棒挑适量眼膏涂于眼内下穹隆结膜或眼睑患处。若是管装眼药膏，可直接将眼药膏涂于眼部，轻提上睑然后闭合，使眼药膏在结膜囊内分布均匀（图6-2）。

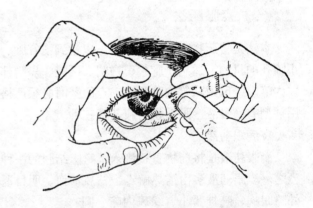

图 6-2　涂眼药膏使用方法示意图

（二）熏洗法

熏法是将中药煎制后趁热气蒸腾上熏眼部以治疗眼病的方法。洗法是将中药煎液滤渣，取清液冲洗患眼的一种比较常用的治疗方法。洗液亦可用氯化钠注射液等。一般多是先熏后洗，故称熏洗法。这种方法具有物理湿热敷及药物治疗的双重作用，能发散外邪，畅行气血，还可通过不同的药物直接作用于眼部，达到疏通经络、退红消肿、收泪止痒等效果。适用于胞睑红肿、羞明涩痛、眵泪较多的外障眼病。

临床上根据不同病情选择适当的药物煎成药液，也可将内服药渣再次煎水作熏洗剂。要注意温度的适宜，温度过低则不起作用，应重新加温。

洗眼时，可用消毒棉签清洗或用洗眼壶盛药液进行冲洗。常用于眵多脓稠，胞睑粘连难开，化学物质残留眼表，以及内外眼手术前皮肤及结膜囊清洁等。

注意洗液必须过滤，以免药渣进入眼部而引起不适，甚至刺伤。眼部有新鲜出血或患有恶疮者，忌用本法。

（三）敷法

敷法是用药物敷、冷敷、热敷治疗眼病的方法，具有消肿止痛、活血散结、清凉止血等效用。临床上根据病情需要，分别采用不同的敷法。

1. 药物敷

药物敷是用药物捣烂或中成药外敷患眼以治疗眼病的一种方法。如用鲜地黄、白萝卜、芙蓉花或叶或根皮捣烂外敷，具有止血止痛、消肿散瘀的作用，常用于眼部挫伤后青紫肿胀疼痛者；也可用清热解毒、消痈散结、活血止痛等药物，研细末后加入赋形剂等调成糊状，先涂眼药膏于眼内患部，然后将外敷药置于消毒纱布上敷眼，多用于外眼炎症，尤其是化脓性炎症。

如用干药粉调成糊状敷眼时，注意保持局部湿润度。药物必须做到清洁无变质，无刺激性，无毒性。同时注意其药物切勿进入眼内，以免损伤眼珠。

2. 热敷

热敷分湿热敷和干热敷两种方法。

湿热敷是用药液或热水浸湿纱布趁热敷眼以治疗眼病的一种方法，亦可用湿毛巾包热水袋外敷。热敷时，注意温度适宜。主要用于眼睑疖肿、黑睛生翳、火疳、瞳神紧小、眼外伤48小时后的胞睑及白睛瘀血等的治疗。

干热敷与熨法类似，以毛巾裹热水袋外敷熨亦可；亦可用生盐、葱白、生姜、艾叶、吴茱萸等温寒散邪之药炒热，布包趁热敷熨患眼或太阳穴、百会穴、涌泉穴等，能散寒湿通气血，用于阴寒内盛的头眼疼痛、外伤瘀滞不散等的治疗。

3. 冷敷

冷敷是将冰块等冷物置于患眼局部以治疗眼病的一种方法，亦可用冷水浸湿纱布或毛巾外敷。具有清热凉血、止血止痛之功效，一般用于挫伤性眼部出血之早期止血（24小时以内）、天行赤眼、局部灼热涩痛者。因有凝滞气血之弊，只可暂用，不宜久施。

（四）海螵蛸棒摩擦法

适应证：椒疮睑内面颗粒累累者。

手术方法：将海螵蛸磨制成1.5cm×3.5cm左右的棒状，棒端呈鸭嘴形，消毒后使用。对术眼表面麻醉并清洁结膜囊后，以左手翻开上睑，充分暴露穹隆部，右手持海螵蛸棒，以轻快手法左右来回多次摩擦睑内面颗粒密集处，以擦破颗粒为度。摩擦后即用氯化钠注射液冲洗，并涂眼膏。根据病情可多次重复进行。

（五）滤泡压榨术

适应证：粟疮、椒疮颗粒多者。

手术方法：患眼点 0.5% 丁卡因液做表面麻醉，分别翻转上、下眼睑，于上、下结膜穹隆部各注入 2% 盐酸利多卡因约 1mL；用针头将较大的滤泡挑破，再用滤泡压榨器夹住有滤泡的结膜，挤出内容物，直到滤泡压平为止；术毕冲洗结膜囊，压迫止血，涂抗生素眼膏。

（六）冲洗法

1. 结膜囊冲洗法

本法是用 0.9% 氯化钠注射液或药液直接冲洗结膜囊，适用于眵泪较多的胞睑、白睛疾患，结膜囊异物，手术前准备，以及作为眼化学伤的急救措施。

方法：一般是用盛 0.9% 氯化钠注射液或药液的洗眼壶等冲洗。冲洗时，如患者取坐位，则令其头稍后仰，将受水器紧贴颊部；如患者取卧位，则令其头稍偏向患眼侧，将受水器紧贴耳前皮肤，然后轻轻拉开眼睑进行冲洗，并令患者睁眼及转动眼珠，以扩大冲洗范围。眼分泌物较多或结膜囊异物多者，应翻转上、下眼睑，暴露睑内面及穹隆部结膜，以彻底冲洗。冲洗完后用消毒纱布擦干眼外部，然后除去受水器。

注意如为卧位冲洗时，受水器一定要贴紧耳前皮肤，以免水液流入耳内，或预先于耳内塞一个小棉球亦可。如一眼为传染性眼病，冲洗患眼时应注意防止污染和冲洗液溅入健眼。

2. 泪道冲洗法

本法是用具有治疗或清洗泪道作用的药液冲洗泪道，以达到治疗某些眼病及清洗泪道的目的。冲洗液常用黄连水、0.9% 氯化钠注射液或抗生素滴眼液。泪道冲洗多用来探测泪道是否通畅、清除泪囊中积存的分泌物及作为内眼手术前的常规准备，流泪症及漏睛患者多用此法。

冲洗泪道时，患者取仰卧位或坐位，用消毒小棉签蘸 0.5% 丁卡因溶液，放在上、下泪点之间，令患者闭眼 3～5 分钟，做泪道黏膜麻醉。患者自持受水器，紧贴洗侧的颊部，操作者右手持吸有冲洗液的注射器，左手拉开下睑，把针头垂直插入下泪点，深 1.5～2mm，然后向内转 90° 呈水平位，沿泪小管缓慢向鼻侧推进，待进针 3～5mm 时缓慢注入冲洗液。

如泪道通畅者，冲洗液可从泪道流入鼻内；如鼻泪管狭窄，大部分冲洗液从上、下泪点反流，仅少量冲洗液通过；如鼻泪管阻塞，冲洗液全部从上、下泪点反流；若从泪点反流出黏液脓性分泌物，则为漏睛症；如冲洗液自原泪点溢出或针头缓进时觉有坚韧的抵抗感，则可能为下泪小管阻塞（图 6-3）。

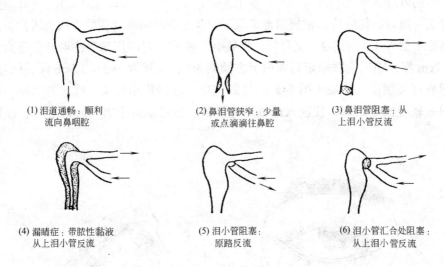

(1) 泪道通畅：顺利　　　　(2) 鼻泪管狭窄：少量　　　(3) 鼻泪管阻塞：从
　　流向鼻咽腔　　　　　　　　或点滴滴往鼻腔　　　　　上泪小管反流

(4) 漏睛症：带脓性黏液　　(5) 泪小管阻塞：　　　　　(6) 泪小管汇合处阻塞：
　　从上泪小管反流　　　　　　原路反流　　　　　　　　从上泪小管反流

图 6-3　泪道冲洗结果示意图

（七）眼部注射法

本法是将药物注射剂注射于眼局部的一种常用方法，既可用于治疗眼部红肿、退变及出血性眼病，亦可用于眼科手术的麻醉。在治疗眼病时较滴眼药液有吸收充分而浓度较高、药物作用时间较长且给药次数较少等优点。在临床应用中，眼球前段病变采用球结膜下注射法，眼球后节及视神经病变采用球后、球周注射的方法。

1. 球结膜下注射（小儿慎用）

本法是将药物注入结膜下的方法，适用于白睛、黑睛病变和眼内病变及手术局部麻醉。

方法：注射前冲洗结膜囊，用 0.5% 丁卡因溶液做表面麻醉。注射时，患者的头部固定不动，注射者用一手的拇指或食指牵开下睑，另一手持盛有药液的注射器，嘱患者向上注视，暴露下方球结膜，以注射器带 4 号针头，将药液 0.5～1mL 注射于靠近下穹隆部的结膜下。进针方向应与角膜缘平行，避开血管，针尖斜面朝上，呈 45°角刺入球结膜下（图 6-4）。注意勿刺伤角膜及巩膜。注射后闭目 2～3 分钟，再涂入消炎眼膏，加眼垫包眼。

球结膜下注射可反复进行，但注射部位要经常更换，以免造成粘连。若患者眼分泌物较多，不可用此法。

2. 球后注射

本法是将药液注入球后部的方法，多用来治疗眼底病变，或用于

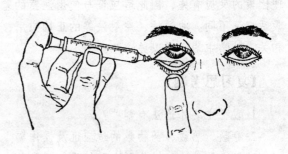

图 6-4　球结膜下注射示意图

内眼手术的麻醉。

方法：患者取仰卧位，常规消毒患眼下睑及近下睑的眶缘皮肤，嘱患者向鼻上方注视，在眶下缘外 1/3 与内 2/3 交界处，将装有药液的注射器用球后注射针头垂直刺入皮肤 1～2cm 深，随后沿眶壁走行向内上方倾斜 30°，再进针至 3～3.5cm 深，回抽针管，如无回血可缓缓注入药液（图 6-5）；注射完毕，轻轻拔出针头，嘱患者闭眼，压迫针孔，同时轻轻按摩眼球，使注入药液迅速扩散。亦可从外下方穹隆部进针，注射方法同上。

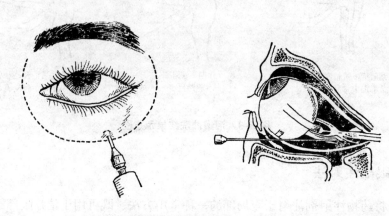

图 6-5　球后注射示意图

注射后，如出现眼球运动受限、眼球突出，为球后出血现象，应加压包扎止血。

【教学重点】

外治法内容较多，重点在临床常用的外治法，其中熏洗法、敷法、点眼药法、结膜囊冲洗法、泪道冲洗法、眼部注射法等均为临床常用的有效治疗方法，各自适应证及使用注意、禁忌等均应掌握。

【教学难点】

外治法分药物外治法及非药物外治法。药物外治法的使用，应该在掌握药物性味归经的基础上。非药物外治法充分利用各种物理因素的治疗作用，其适应证与机体对该物理因素的反应有关，因此适应证与使用注意的差异亦与此有关。如同是敷法，冷敷、热敷适应证不同。冲洗法、注射法等的正确应用，还与对局部解剖的正确理解与掌握密切相关，教学中均应予以关注。

【复习思考题】

1. 眼科主要外治法有哪些？
2. 冷敷、热敷、药物敷的适应证及操作要点是什么？
3. 泪道冲洗法的操作要点及结果分析是什么？

第三节　眼科常用方药

【教学目的】

熟悉眼科常用中药、常用方剂及常用外用中药。

【教学要求】

详细讲述眼科常用中药的功效、常用方剂的临床应用、常用外用药的用法及其适应证。采用课堂讲授为主，配合幻灯片或图片，课时不足时也可自学。

一、眼科常用中药

（一）祛风药

祛风药有祛风解表、消肿止痛、止痒收泪及退翳等作用，适用于内外障眼病，尤其是外障眼病初期。常用祛风药有祛风散寒药、祛风清热药两类。

1. 祛风散寒药

本类药性味辛温，能发散风寒、辛温解表。常用的药物有荆芥、防风、羌活、白芷等。

（1）荆芥：主产于江苏、浙江、河南、河北、山东等地，采取唇形科植物荆芥的干燥地上部分，生用或炒炭用。本品味辛，性温，归肺、肝经。

【眼科应用】①祛风止痛：可用于治疗风寒眼病伴有目痛者，常与羌活、防风、柴胡、川芎配伍，亦可与清热药配伍用于治疗风热眼病。②祛风止痒：可用于目赤不显之目痒，常与川乌、川芎、羌活等配伍。③祛风退翳：荆芥发散力强，对黑睛生翳早期具有促进星翳消退的作用，常配羌活、防风、乌贼骨等同用。④理血散瘀：荆芥入血分，并能通血中滞气，常与四物汤同用，可治眼外伤引起的眼痛或瘀滞证，亦可与清热药同用，用以治疗眼睑疮疖。

【现代研究】荆芥水煎剂可增强皮肤血液循环，增加汗液分泌，有微弱解热作用；对金黄色葡萄球菌、白喉杆菌有较强的抑菌作用，对伤寒杆菌、痢疾杆菌、绿脓杆菌和人型结核杆菌均有一定抑制作用。荆芥炭能使出血时间明显缩短。

（2）防风：主要产于东北及内蒙古东部，为伞形科植物防风的根，生用或炒炭用。本品味辛、甘，性微温，归膀胱、肝、脾经。被称为"风药之润剂""治风之通用药"。

【眼科应用】①祛风止痛：可广泛用于治疗风寒、风热眼痛，眉棱骨痛，偏头痛。②祛风通络：可治疗风邪入络所致上胞下垂、目偏视等，常与炙全蝎、天麻等配伍。③祛风退翳：可治疗风寒或风热所致黑睛生翳，常与蝉蜕、木贼草同用。④散结祛瘀：可治疗眼部硬结肿胀，多与祛痰软坚药同用；治疗眼部瘀滞证，多与活血化瘀药同用。

【现代研究】防风具有解热、镇痛、抗炎、镇静、抗惊厥、抗过敏等作用。防风新鲜汁对绿脓杆菌、金黄色葡萄球菌有一定抗菌作用，煎剂对痢疾杆菌、溶血性链球菌有不同程度的抑制作用，并有增强小鼠腹腔吞噬细胞的吞噬功能的作用。

（3）羌活：主要产于四川、青海、云南、甘肃等地，为伞形科植物羌活或宽叶羌活的干燥根茎及根，生用。本品味辛、苦，性温，归膀胱、肾经。

【眼科应用】①祛风退翳：可用于治疗风寒所致的黑睛生翳，常与防风、荆芥、蝉蜕等配伍。②祛风止痛：羌活祛风止痛作用强，用于治疗风寒或风湿眼痛、头痛，尤宜于太阳经头痛。③祛风止泪：可用于治疗风寒阻络所致的流泪，多与白芷配伍。

【现代研究】羌活注射液具有解热及镇痛作用，并对皮肤真菌、布氏杆菌有抑制作用。羌活水溶部分有抗实验性心律失常作用。挥发油亦有抗炎、镇痛、解热作用，并能对抗垂体后叶素引起的心肌缺血和增加心肌营养性血流量。对小鼠迟发性过敏反应有抑制作用。

（4）白芷：产于河南长葛、禹县者习称"禹白芷"，产于河北安国者习称"祁白芷"。此外，陕西和东北亦产，杭白芷产于浙江、福建、四川等地，习称"杭白芷"和"川白芷"。此为伞形科植物白芷或杭白芷的干燥根，生用。本品味辛，性温，归肺、胃、大肠经。

【眼科应用】①祛风止痛：对眼病兼有前额痛、眉棱骨痛、眼眶痛者，常与川芎、防风、蔓荆子等同用。②消肿排脓：眼睑疮疖，早期用之能消散，溃后用之能排脓，常与蒲公英、紫花地丁等同用。③通窍止泪：用于治疗风寒流泪、肝虚冷泪，亦可配伍补肝药用之。

【现代研究】白芷水煎剂对大肠杆菌、痢疾杆菌、伤寒杆菌、绿脓杆菌、变形杆菌有一定抑制作用；有解热、抗炎、镇痛、解痉、抗癌作用。小量的白芷毒素有兴奋中枢神经、升高血压作用，并能引起流涎呕吐；大量能引起强直性痉挛，继以全身麻痹，所以用药时需注意。

2. 祛风清热药

本类药性味以辛凉为主，能发散风热。常用的药物有菊花、薄荷、柴胡等。

（1）菊花：主要产于浙江、安徽、河南等省，四川、河北、山东等省亦产。药材按照产地和加工方法的不同，分为"亳菊""滁菊""贡菊""杭菊"等，以亳菊和滁菊品质最优。由于花的颜色不同，又分为黄菊花和白菊花。此为菊科植物菊的干燥头状花序，生用。本品味辛、甘、苦，性微寒，归肺、肝经。

【眼科应用】①疏散风热：用于风热眼病。由于菊花疏风力弱，清热力强，故常与桑叶、薄荷等祛风药同用。②清肝明目：对肝火上炎所致的目赤肿痛、黑睛生翳等，常与青葙子、决明子等配伍同用；对肝阳上亢所致的头晕、目眩、眼胀，常配珍珠母、钩藤等；对肝肾不足所致的冷泪长流、眼目昏暗，常配枸杞子、熟地黄等。③清热解毒：用于一切疮疖及目赤肿痛，与金银花、蒲公英等配伍，尤以野菊花为佳。

【现代研究】菊花水浸剂或煎剂，对金黄色葡萄球菌、多种致病性杆菌及皮肤真菌均有一定抗菌作用。本品对流感病毒 PR3 和钩端螺旋体也有抑制作用。菊花有扩张冠状动脉，增加冠脉血流量，提高心肌耗氧量的作用，并具有降压、缩短凝血时间、解热、镇静、抗炎作用。

（2）薄荷：主产于江苏的太仓及浙江、湖南等地，为唇形科植物薄荷的干燥地上部分，薄荷叶擅长发汗解表，薄荷梗偏于行气和中。生用，煎煮时宜后下。本品味辛，性凉，归肺、肝经。

【眼科应用】①疏散风热：用于风热所致目赤肿痛等外障眼病，常与荆芥、防风、金银花等同用。②祛风退翳：用于风热所致的黑睛生翳，尤宜于病毒所致者，常与柴胡、大青叶等同用。③疏肝解郁：用于肝气郁滞所致眼胀目痛、视物昏蒙等症，常与柴胡、白芍等配伍。

【现代研究】薄荷油内服通过兴奋中枢神经系统，使皮肤毛细血管扩张，促进汗腺分泌，增加散热而起到发汗解热作用。薄荷煎剂对单纯疱疹病毒等多种病毒及金黄色葡萄球菌、绿脓杆菌、白喉杆菌、甲型链球菌、乙型链球菌等均有抑制作用。

（3）柴胡：按形状不同，分别习称"北柴胡"及"南柴胡"。北柴胡主要产于河北、河南、辽宁、湖北、陕西等省；南柴胡主产于湖北、四川、黑龙江、吉林等省。此为伞形科植物柴胡或狭叶柴胡的干燥根，多生用或醋制用。本品味苦、辛，性微寒，归肝、胆经。

【眼科应用】①疏风解热：常与黄芩配伍，用于风热或郁热所致的眼病，伴有少阳头痛者用之更佳。②退翳明目：用于黑睛生翳，早期常配其他祛风清热药物，后期常配其他退翳药，以促进翳障的消退。③疏肝解郁：与白芍、薄荷等配伍，用于肝气郁滞引起的眼病。④升提阳气：治中气不足所致的上胞下垂、视疲劳、圆翳内障等眼病，多与升麻、黄芪等同用。

【现代研究】柴胡有解热、镇痛、抗炎、增强机体免疫功能、抗菌、抗病毒等作用。柴胡煎剂对结核杆菌有抑制作用。

（二）清热药

清热药性寒凉，具有清热解毒、退红消肿作用，适用于热毒火邪引起的各种热证眼病。清热药分清热泻火药、清热解毒药、清热凉血药、清热明目药等类。

1. 清热泻火药

本类药多性寒味苦。寒能清热，用于火热攻目的眼病。常用药有石膏、知母、大黄、栀子、黄连、黄芩、黄柏、龙胆等。

（1）石膏：为硫酸盐类矿物硬石膏族石膏，主含含水硫酸钙（$CaSO_4 \cdot 2H_2O$）。主产于湖北、甘肃、四川、安徽等地，以湖北应城产者为最佳。生用或煅用，生石膏煎用宜先煎，煅石膏宜研末外用。本品味甘、辛，性大寒，归肺、胃经。

【眼科应用】①清阳明热邪：用于治疗胞睑疮疖、白睛红赤、黑睛下部生翳、瞳神紧小、黄液上冲，伴有口渴欲饮、舌苔黄燥等实热证候，常与知母、炒山栀等配伍。②清泄肺热：用于治疗白睛深层红赤紫胀，结节隆起或白睛有小疱样隆起等症时，常与桑白皮、黄芩配伍。

【现代研究】石膏具有解热、扩张血管、缩短凝血时间、降低血管通透性等作用。

（2）知母：主产于河北、山西及山东等地。为百合科植物知母的干燥根茎，切片入药，生用或盐水灸用。本品味苦、甘，性寒，归肺、胃、肾经。

【眼科应用】①清阳明热邪：用于治疗肺胃热盛所致的火疳、瞳神紧小症及小儿热病后暴盲等眼病时，常与石膏、黄芩配伍。②滋阴降火：用于治疗阴虚火旺所致的内外障眼病时，常与黄柏、生地黄配伍。

【现代研究】知母对葡萄球菌、肺炎双球菌等均有不同程度的抑制作用，对常见的多种致病性皮肤癣菌亦有抑制作用。

（3）大黄：大黄可分为"北大黄"及"南大黄"。掌叶大黄和唐古特大黄药材称为"北大黄"，主产于青海、甘肃等地；药用大黄药材称"南大黄"，主产于四川。此为蓼科植物大黄的干燥根及根茎，生用或酒炒、酒蒸、炒炭用。本品味苦，性寒，归脾、胃、大肠、肝、心包经。

【眼科应用】①泄热通腑：用于治疗眼部红肿热痛而伴有大便燥结的火毒炽盛证候时，常与芒硝配伍。②凉血祛瘀：大黄既可泄血分实热，又能祛瘀，促进眼内瘀血的吸收，用于治疗热入血分引起的眼内出血。③清肝化湿：用于治疗肝经湿热所致的黑睛深层混浊、神水混浊，伴大便干结等。

【现代研究】大黄能增加肠蠕动，抑制肠内水分吸收，促进排便。大黄有抗感染作用，对多种革兰阳性和阴性菌均有抑制作用，其中最敏感的为葡萄球菌和链球菌，其次为白喉杆菌、伤寒和副伤寒杆菌、肺炎双球菌、痢疾杆菌等；对流感病毒也有抑制作用。由于鞣质所致，故泻后又有便秘现象。有利胆和健胃作用。此外，还有止血、保肝、降压、降低血清胆固醇等作用。大黄蒽醌衍生物对机体免疫功能呈现明显抑制作用。

（4）栀子：产于长江以南各省，为茜草科植物栀子的干燥成熟果实，为治疗热病心烦、躁扰不宁之要药，生用、炒焦或炒炭用。本品性寒，归心、肺、三焦经。

【眼科应用】①清热泻火：栀子清三焦火邪，可治疗一切热毒、实火所致的目赤肿痛，常与黄连、蒲公英等同用，以增强功效。②清热利湿：可治疗湿热眼病，症见目赤痒、眵黏结、黑睛生翳、神水混浊或视网膜水肿渗出，常与黄连、黄芩、黄柏同用。③凉血止血：用于治疗血热妄行所致的眼部出血，常与生地黄、牡丹皮、赤芍配伍。

【现代研究】栀子具有抗菌、抗炎、降血压、防治动脉粥样硬化等作用。本品对金黄色葡萄球菌、脑膜炎双球菌、卡他球菌等有抑制作用；其水浸剂在体外对多种皮肤真菌有抑制作用。

（5）黄连：主产于四川、云南、湖北。为毛茛科植物黄连、三角叶黄连或云连的干燥根茎，又分别习称为"味连""雅连""云连"。生用或清炒、姜汁灸、酒灸、吴茱萸水灸用。本品味苦，性寒，归心、脾、胃、胆、大肠经。

【眼科应用】①泻心火：常与连翘、淡竹叶、山栀、木通同用，可治疗两眦红赤肿痛或两眦赤脉；若配伍黄芩、黄柏、连翘等泻火解毒药，可用于治疗一切热毒上炎所致的内外障眼病。②清热解毒燥湿：应用于治疗火毒及湿热引起的各种眼病，常与黄芩、山栀配伍。

【现代研究】黄连具有明显抗菌作用，且抗菌范围广，对葡萄球菌、链球菌、肺炎球菌、霍乱弧菌、炭疽杆菌及除宋内氏以外的痢疾杆菌均有较强的抗菌作用；对肺炎杆菌、枯草杆菌、百日咳杆菌、鼠疫杆菌、布氏杆菌、结核杆菌也有抑制作用，并具有抗病毒、抗炎、增强免疫机能、降血压、降血糖、抑制血小板聚集等作用。

（6）黄芩：主产于河北、山西、内蒙古、河南、陕西等地，为唇形科植物黄芩的干燥根，可分为枯芩和子芩。枯芩为生长年限久的宿根，体轻主浮，善清上焦肺火；子芩为生长年限少的子根，质重主降，善泄大肠湿热。本品可生用、酒炙或炒炭用。本品味苦，性寒，归肺、胆、脾、胃、大肠、小肠经。

【眼科应用】①清热燥湿：常用于治疗湿热所致的睑缘赤烂、黑睛生翳、神水混浊等，常与龙胆、炒山栀等配伍。②清热解毒：治疗热毒所致的胞睑红肿生疮、眦部流脓等时，常与金银花、连翘等配伍。③清肺火：治疗肺热亢盛所致白睛红赤的急、慢性白睛疾病时，常与桑白皮、知母等配伍，亦可单用本品制成眼液点眼。④泻火止血：黄芩炒炭止血，用于治疗热毒炽盛、迫血妄行所致的眼部出血，常与生地黄、牡丹皮等配伍。

【现代研究】黄芩抗菌谱较广，对多种革兰阳性、阴性菌均具有抑制作用，其中以对金黄色葡萄球菌、绿脓杆菌抑制作用最强；对多种致病性真菌亦有一定的抑制作用；对体外甲型流感病毒具有抑制作用。此外，还有抗炎、抗过敏、解热、解痉、抗血栓形成、镇静、降血压、降血脂等作用。

（7）黄柏：主产于四川、贵州、湖北、云南等地，为芸香科植物黄皮树的干燥树皮，习称"川黄柏"，生用或盐水炙、炒炭用。本品味苦，性寒，归肾、膀胱、大肠经。

【眼科应用】①清热解毒燥湿：多用于治疗一切因湿热或实火所致的内外障眼病，常与栀子、黄芩等配伍。②清虚热、泻肾火：用于治疗肾阴不足、虚火上炎所致的眼病，常与知母、地黄等配伍。

【现代研究】黄柏有抗菌、降血压、祛痰等作用。本品具有与黄连相似的抗病原微生物作用，对痢疾杆菌、伤寒杆菌、结核杆菌、金黄色葡萄球菌、溶血性链球菌等多种致病菌均有抑制作用。

（8）龙胆：各地均有分布，以东北产量最大，故习称"关龙胆"，为龙胆科植物或坚龙胆的干燥根或根茎，所以习称为"龙胆草"或"坚龙胆"，生用。本品味苦，性寒，归肝、胆经。

【眼科应用】①泻肝火：用于治疗肝胆火盛所致的黑睛生翳、瞳神紧小、眼珠胀硬等，常与栀子、黄芩、木通等配伍。②清湿热：治疗湿热所致的目赤肿烂、白睛黄浊等眼病，常与黄连、茵陈等同用。

【现代研究】龙胆有抗炎等作用。对钩端螺旋体、绿脓杆菌、变形杆菌、伤寒杆菌有抑制作用。

2.清热解毒药

本类药适用于热毒炽盛的眼病，常用药有金银花、连翘、大青叶、蒲公英等。

（1）金银花：我国南北各地均有分布，主产于河南、山东等省。为忍冬科植物忍冬的干燥花蕾或带初开的花，生用、炒用或制成露剂使用。本品味甘，性寒，归心、胃经。

【眼科应用】①清热解毒：用于治疗热毒壅盛所致的眼部红肿热痛、生疮溃脓等眼病，常与蒲公英、紫花地丁等配伍。②疏风清热：用于治疗风热所致的外障眼病，常配桑叶、菊花等。

【现代研究】金银花的抗菌范围较广，对各种致病菌均有抑制作用；对流感病毒、疱疹病毒等亦有抑制作用；与青霉素合用，能加强青霉素对耐药金黄色葡萄球菌的抗菌作用。此外，金银花有增强免疫功能、抗炎、解热等作用。

（2）连翘：产于我国东北、华北、长江流域至云南，为木犀科植物连翘的干燥果实。果实初熟时，习称"青翘"；果实熟透时，习称"老翘""黄翘"。青翘采得后即蒸熟晒干，筛取籽实作"连翘心"。生用。本品味苦，性微寒，归肺、心、小肠经。

【眼科应用】清热解毒、散结消肿，用于治疗热毒所致的胞睑疮肿，对位于眦部者尤宜。亦可与牡丹皮、赤芍等配伍，用于治疗热伤血络而致视网膜出血、眼底陈旧性病变。

【现代研究】连翘抗菌谱广，对多种致病性细菌、病毒、真菌等均有抑制作用，对金黄色葡萄球菌、痢疾杆菌有很强的抑制作用，对其他致病菌、流感病毒及钩端螺旋体也具有一定的抑制作用，还具有抗炎、解热、扩张血管、改善微循环等作用。

（3）大青叶：主产于江苏、安徽、河北、浙江等地，为十字花科植物菘蓝的干燥叶片，鲜用或晒干生用。本品味苦，性寒，归心、胃经。

【眼科应用】①清热解毒：用于治疗热毒所致的目赤肿痛、黑睛生翳等眼病时，与金银花、蒲公英等配伍。②凉血止血：常用于热入血分所致的胞睑丹毒、疔疮及热伤血络所致的眼部出血等，多与生地黄、牡丹皮等配伍。

【现代研究】大青叶对多种革兰阳性、阴性菌及病毒均有抑制作用，并有解热、抗炎、增强免疫功能等作用。

（4）蒲公英：全国各地多有分布，为菊科植物蒲公英的干燥全草，鲜用或生用。本品味苦、甘，性寒，归肝、胃经。

【眼科应用】清热解毒、消痈散结，用于热毒上攻所致的目赤肿痛等眼病。由于蒲公英入胃经，故对胞睑痈肿者更佳，若配鱼腥草、天花粉则可增其消痈排脓作用。

【现代研究】蒲公英对金黄色葡萄球菌耐药菌株、溶血性链球菌有较强的杀菌作用；对绿脓杆菌等亦有一定的杀菌作用；对某些真菌亦有抑制作用。

3. 清热凉血药

本类药用于热入血分所致的胞肿如桃、白睛红赤、白睛溢血、瞳神紧小、血灌瞳神及某些眼底病，常用的药物有生地黄、牡丹皮、赤芍、紫草等。

（1）生地黄：主产于河南、河北、内蒙古及东北，全国大部分地区有栽培。为玄参科植物地黄的新鲜或干燥块根，鲜用或将地黄缓缓烘焙到八成干，前者习称"鲜地黄"，后者习称"生地黄"。本品味苦、甘，性寒，归心、肝、肾经。

【眼科应用】①清热凉血：用于治疗血热妄行所致的各种出血眼病的早期，多与牡丹皮、赤芍等配伍。②养阴生津：与麦冬、玄参等同用，可治阴虚有热之眼病。

【现代研究】据研究，生地黄对肾上腺皮质激素、血糖、血凝及血液流变学均有影响，并且有生血、降血压、抗辐射损伤、增强机体免疫功能、抗肿瘤、强心利尿、镇静催眠、保肝、抗炎及抗氧化作用；在现代研究中，生地黄对免疫性疾病、原发性高血压、糖尿病、血小板减少性紫癜、传染性肝炎、功能性子宫出血及席汉综合征等，熟地黄对免疫系统、内分泌系统及血液系统等均有影响，且可以抗脂质过氧化、抗溃疡、抑制上皮细胞增殖。在现代应用中，较少单独应用，常与人参、何首乌、白芍、黄连等配伍，比如用于糖尿病、银屑病等。现代药理研究表明，地黄还有抗辐射、保肝、降血糖、止血、强心、利尿、抗炎、抗真菌的作用。

（2）牡丹皮：产于安徽、山东等地，为毛茛科植物牡丹的干燥根皮，生用或酒炙用。本品味苦、辛，性微寒，归心、肝、肾经。

【眼科应用】①清热凉血：与生地黄、玄参等相配，用于治疗血热妄行或阴虚血热所致的眼部出血；配伍板蓝根、紫草等，可用于治疗眼部热毒痈疮；配伍青蒿、地骨皮等，可治阴虚眼病兼有骨蒸无汗者。②活血行瘀：常配伍当归、赤芍，治疗血热致瘀的眼病，症见胞睑红肿、硬结暗紫、白睛红赤、血管粗大等；亦可用于外伤眼内瘀血停留者。

【现代研究】牡丹皮在药理作用等方面的研究取得了一定程度的进展，尤其在降血糖、抗菌消炎、抗动脉粥样硬化、保肝、增强免疫、抗惊厥等方面的作用已经被实验研究所证实，但对消痛的作用机理研究较少。

（3）赤芍：全国大部分地区均有生产，为毛茛科植物赤芍或川赤芍的干燥根，生用或炒用。本品味苦，性微寒，归肝经。

【眼科应用】①清热凉血：用于治疗血热所致的眼病，多与炒山栀、生地黄等配伍。②活血止痛：常用于治疗热结瘀滞所致的胞睑痈疮或眼内瘀血停留者，多与桃仁、红花配伍。

【现代研究】赤芍能扩张冠状动脉，增加冠脉血流量；能抑制血小板聚集，其水煎剂能延长体外血栓形成时间，减轻血栓干重；所含赤芍苷有镇静、抗炎止痛作用；赤芍对肝细胞 DNA 的合成有明显的增强作用，对多种病原微生物有较强的抑制作用。

（4）紫草：主产于辽宁、湖南、河北、新疆等地，为紫草科植物新疆紫草或内蒙紫草的干燥根，生用。本品性寒，味甘、咸。

【眼科应用】①凉血活血：用于治疗血热所致眼部出血、瞳神紧小等，常配生地黄、牡丹皮等。②清热解毒：用于治疗热毒所致胞睑痈疮、白睛红赤、黑睛生翳等眼病，与蒲公英、金银花等配伍。

【现代研究】紫草煎剂对金黄色葡萄球菌、大肠杆菌、枯草杆菌等具有抑制作用；紫草素对大肠杆菌、伤寒杆菌、痢疾杆菌、绿脓杆菌及金黄色葡萄球菌均有明显抑制作用。新疆紫草根煎剂对心脏有明显的兴奋作用。本品有抗生育、解热作用。

4. 清热明目药

本类药多以清肝明目为主，多用于肝热所致的眼病，如黑睛生翳、绿风内障等。常用药物有夏枯草、决明子、桑叶等。

（1）夏枯草：全国各地均产，主产于江苏、浙江、安徽、河南等地，为唇形科植物夏枯草的干燥果穗，生用。本品味辛、苦，性寒，归肝、胆经。

【眼科应用】①清肝火：用于治疗肝火所致的目赤肿痛、黑睛生翳、眼底出血等，伴头痛目眩者尤宜，常与石决明、菊花等配伍。②散痰结：用于眼底硬性渗出与机化物等，常与昆布、半夏、陈皮等配伍。治目珠夜痛，与香附配伍，以解肝经郁热；治肝虚流泪，常与枸杞子、菊花、白芷配伍。

【现代研究】夏枯草有降血压作用。本品煎剂在体外对痢疾杆菌、伤寒杆菌、霍乱弧菌、大肠杆菌、变形杆菌、绿脓杆菌、葡萄球菌等均有一定的抑制作用。

（2）决明子、青葙子：决明子全国南北各地均有栽培，主产于安徽、广西、四川、浙江、广东等地，为豆科植物决明子的干燥成熟种子，生用或炒用。本品味甘、苦、咸，性微寒，归肝、大肠经。青葙子产于我国中部及南部各省，为苋科植物青葙的干燥成熟种子，生用。本品味苦，性微寒，归肝经。

【眼科应用】均有泻肝明目、祛风热与退翳作用，故常配伍应用于治疗肝火上炎或肝经风热引起的有目赤肿痛、羞明多泪、黑睛生翳、视物昏花等症之内外障眼病。两药还有降血压作用，故肝阳上亢引起的眼疾兼有高血压者，用之更为适宜。决明子有轻度泻下作用，眼病兼大便干结者用之更好。青葙子有轻度散瞳作用，绿风内障、青风内障患者忌用。

【现代研究】决明子可明显降低血压，能抑制金黄色葡萄球菌、白色葡萄球菌等，还有增强吞噬细胞功能、促进胃液分泌、泻下等作用。青葙子具有降血压及散瞳作用。

（3）桑叶：我国各地大都有野生或栽培，为桑科植物桑的干燥叶，初霜后采收，生用或蜜炙用。本品味甘、苦，性寒，归肺、肝经。

【眼科应用】清肝明目：用于肝经实热所致的目赤涩痛及热泪，常配伍菊花、决明子、车前子等药。

【现代研究】桑叶对金黄色葡萄球菌、乙型溶血性链球菌等多种致病菌有抑制作用。煎剂有抑制钩端螺旋体的作用，对多种原因引起的动物高血糖症均有降血糖作用。

（4）夜明砂：全国大部分山区均产，主产于浙江、江西、江苏、广西、甘肃、辽宁等地。该品为蝙蝠科蝙蝠的干燥粪便。别名：天鼠屎、鼠洁、石肝、黑砂星、天鼠粪等，始载于《神农本草经》，至宋代《日华子本草》始称夜明砂。本品味辛，性寒，入肝经。

【眼科应用】①清热明目：用于肝虚雀目时，常与苍术、猪肝配伍。②散血消疳：可治疗疳积、腹胀、下虫等，常与胡黄连、使君子、苦楝根皮、槟榔、木香、陈皮等配伍。

【现代研究】夜明砂对于眼疾治疗有着不可替代的作用，治小儿夜盲症、虫疳目暗、白内障、视网膜色素变性、角膜软化症等均有疗效。同时对小儿厌食症、肝疳、腋臭等具有疗效。

（三）祛湿药

本类药适用于湿邪所致的一切眼病。祛湿药分芳香化湿药、利水渗湿药两类。

1. 芳香化湿药

芳香化湿药多属辛温香燥之品，有化湿醒脾、行气和胃的作用。常用的药物有苍术、石菖蒲等。

（1）苍术：主产于江苏、湖北、河南等地，其中以产于江苏茅山一带的质量为最好，故名"茅苍术"；也有产于内蒙古、山西、辽宁等地的，称为"北苍术"。为菊科多年生草本植物苍术的干燥根茎，生用，麸炒或生米泔水炒用。本品味辛、苦，性温，归脾、胃、肝经。

【眼科应用】健脾燥湿，用于湿困脾胃所致的眼病，因苍术温燥而辛烈，故主要用于寒湿较重的眼病，舌苔白腻厚浊者。对湿热眼病，亦可配石膏、知母、黄柏用之。用于夜盲、眼目昏涩之症，常与羊肝、石决明等同用。

【现代研究】苍术煎剂有降血糖作用，同时具有利尿、排钠、排钾的作用。其维生素 A 样物质可治疗夜盲及角膜软化症。

（2）石菖蒲：主产于四川、浙江、江苏等地，为天南星科植物石菖蒲的干燥根茎，生用。本品味辛、苦，性温，归心、胃经。

【眼科应用】①化湿避秽、豁痰开窍：用于湿浊上泛，蒙蔽清窍，目窍闭塞，视物昏蒙的各种内障眼病，常与远志、半夏配伍。②宁神益智：治疗有心神不安、健忘症状的视近怯远症，常与人参配伍。

【现代研究】石菖蒲对中枢神经、心血管、呼吸和消化等多种系统具有调节作用，其中对中枢神经系统的研究较多，并且人们普遍认为石菖蒲对中枢神经系统有双向调节作用，既镇静安神（镇静、抗惊厥），又醒脑开窍（兴奋、抗抑郁），这些结果与其临床上既治疗昏迷，又有镇惊疗痫的作用相符合。对心血管系统作用的研究，主要集中在抗心律失常、对血小板聚集的影响和降血脂作用。其还可促进消化液的分泌，制止胃肠异常发酵，并有延缓肠管平滑肌痉挛的作用。石菖蒲提取液对链球菌、苏云金杆菌、产气杆菌、金黄色葡萄球菌、枯草杆菌、表皮葡萄球菌、变形杆菌、大肠杆菌等均有抑制作用。

2. 利水渗湿药

利水渗湿药具有淡渗利湿作用。常用的药物有茯苓、猪苓、车前子、泽泻、地肤子等。

（1）茯苓：主产于云南、安徽、湖北、河南、四川等地，产于云南的称为"云苓"，质较优。本品为多孔菌科真菌茯苓的干燥菌核，生用。本品味甘、淡，性平，归心、脾、肾经。

【眼科应用】①利水渗湿：茯苓为利水消肿之要药，可用治寒热虚实水肿，我们可以将其用于治疗水湿停滞或湿热引起组织水肿的各种眼病，常配车前子、猪苓、木通等。②健脾补中：常配补脾气药，治脾虚有湿之眼病。③养心安神：用于眼病兼有失眠、心悸者，常与朱砂、远志等配伍。

【现代研究】茯苓具有利尿、免疫调节、保肝、抗肿瘤、抗氧化、抗炎、抗病毒等药理作用。

（2）猪苓：主产于陕西、山西、河北、云南、河南等地，为多孔菌科真菌猪苓的干燥菌核，生用。本品味甘、淡，性平，归肾、膀胱经。

【眼科应用】淡渗利湿，用于水湿停滞所致的目疾，多与车前子、泽泻等配伍。因本药无补脾作用，若见脾虚水肿，配白术、茯苓同用。

【现代研究】猪苓有利尿、抗肿瘤、抗菌、增强网状内皮系统吞噬功能等作用。

（3）车前子：产于全国各地，分布于北方各省的又属于平车前。本品为车前科植物车前或平车前的干燥成熟种子。生用或盐水炙用。本品味甘，性微寒，归肝、肾、肺、小肠经。

【眼科应用】①利水渗湿：用于水湿、痰湿滞目所致的黑睛混浊，胞睑水肿，眼珠胀硬，云雾移睛，眼底水肿、渗出等眼病。不论虚实所致，皆可配伍应用。②清肝明目：与决明子、青葙子等同用，可治肝热所致的赤痛翳膜。

【现代研究】车前子具有显著利尿作用；还能促进呼吸道黏液分泌，稀释痰液，故有祛痰作用。对于各种杆菌和葡萄球菌均有抑制作用。车前子提取液有预防肾结石形成的作用。

（4）泽泻：主产于四川、福建、山西等地，为泽泻科植物泽泻的干燥块根，麸炒或盐水炒用。本品味甘，性寒，归肾、膀胱经。

【眼科应用】①利水渗湿：用于治疗水湿滞留或湿热所致的眼病。②清泻肾火：用于治疗肾阴不足、虚火亢盛之眼病，常与熟地黄、牡丹皮等配伍。

【现代研究】泽泻有利尿、降血脂、降血糖、轻度降血压、降低细胞免疫功能、抗炎等作用，还有抗脂肪肝作用。对金黄色葡萄球菌、肺炎双球菌、结核杆菌等有抑制作用。

（5）地肤子：全国大部分地区有产，为藜科植物地肤的成熟果实，生用。本品味辛、苦，性寒，归肾、膀胱经。

【眼科应用】清热利湿：用于治疗湿热眼病，尤宜于眼部有痒感的外眼病，常与木通、滑石等配伍。内眼病兼有水肿、尿赤痛者，亦可用之。

【现代研究】地肤子对多种皮肤真菌有抑制作用。同时地肤子水提物有抑制单核巨噬细胞系统的吞噬功能及迟发型超敏反应的作用。

（四）化痰药

化痰药具有祛痰、消痰、软坚散结、止咳平喘的作用。化痰药根据性能不同，分温化寒痰药、清化热痰药。

1. 温化寒痰药

本类药多为温性，常用的药物有半夏、胆南星等。

（1）半夏：全国大部分地区均有产，主产于江苏、四川、湖北、安徽等地，为天南星科植物半夏的块茎。直接晒干用为生半夏，一般用姜汁、明矾制过入煎剂，分别是姜半夏、清半夏。半夏有小毒，一般经炮制后使用，用量为 3 ~ 9g；入煎剂，不宜与川乌类药同用。本品味辛，性温，归脾、胃、肺经。

【眼科应用】①化痰散结：用于治疗寒湿、痰湿所致的胞生肿核、黑睛生翳反复不愈、瞳神紧小等眼病，常与陈皮、茯苓相配；对眼底渗出、机化物等，常配海藻、昆布等同用。②和胃降逆：常用于眼病有泛恶症状者，对绿风内障有恶心呕吐者尤宜。

【现代研究】动物实验证实，半夏可使家兔眼压有轻度下降，在服药后 30 ~ 60 分钟间眼内压降低 5 ~ 6mmHg。半夏还有镇咳、催吐、镇吐、调节胃功能等作用。

（2）胆南星：为天南星科植物天南星的块茎用牛胆汁拌制而成的加工品。本品味苦、微辛，性凉，归肝、胆经。

【眼科应用】①燥湿化痰、息风解痉：用于治疗风痰阻络所致的目偏视，上胞下垂，以及视网膜血管痉挛、动脉硬化等眼病，多与地龙、僵蚕等配伍。②消肿散结：配少许冰片外涂，以消除较小的胞睑肿核。③天南星味苦辛，性温，有毒。一般经炮制后使用，用量为 3 ~ 9g，入煎剂。外用生品适量，研末以醋或酒调敷患处。

【现代研究】胆南星有镇静、镇痛、祛痰等作用。

2. 清化热痰药

本类药多属寒性。其中有的药物不仅可化痰，而且还有软坚散结之功。常用的药物有贝母、瓜蒌、昆布等。

（1）浙贝母：原产于浙江象山，现主产于浙江鄞州区。此外，江苏、安徽、湖南、江西等地也产。为百合科植物浙贝母的鳞茎，拌以煅过的贝壳粉，吸去浆汁，切厚片或打成碎块。本品味苦，性寒，归肺、心经。

【眼科应用】①清热化痰：浙贝母苦寒较重，清火散结作用较强，用于治疗痰热所致的白睛紫红结节，黄液上冲，眼底渗出及机化物等。②解毒散结：可治热毒聚集所致的眼部疮疖，常与蒲公英、天花粉等配伍。

【现代研究】浙贝母有止咳平喘、散瞳等作用，同时大剂量可以使血压中等程度降低，呼吸抑制，小剂量可以使血压微升。

（2）瓜蒌：全国大部分地区均产，主产于河北、河南、安徽、浙江、山东、江苏等地，为葫芦科植物栝楼和双边栝楼的成熟果实，生用或以仁制霜用。本品味甘、微苦，性寒，归肺、胃、大肠经。

【眼科应用】①清热化痰，润肠通便：用于治疗痰热所致的目疾而兼有大便干结者，其中瓜蒌皮专主清肺化痰、宽中理气；瓜蒌仁偏主润燥滑肠；全瓜蒌两者兼有，选择用之。②理气宽胸，散结消肿：用于眼部疮肿初起，白睛隆起、结节等眼病。

【现代研究】其所含皂苷及皮中总氨基酸有祛痰作用；瓜蒌注射液对豚鼠离体心脏有扩冠作用，并有降血脂作用。其对金黄色葡萄球菌、肺炎双球菌、绿脓杆菌、溶血性链球菌及流感杆菌等有抑制作用。瓜蒌仁有致泻作用。

（3）昆布：主产于山东、辽宁、浙江等地，为海带科植物海带或翅藻科植物昆布的叶状体。本品味咸，性寒，归肝、肾经。

【眼科应用】清热化痰，软坚散结：用于治疗眼部肿块、结节，神膏混浊，眼底渗出、机化物等，多与海藻、牡蛎等配伍。

【现代研究】昆布含碘，碘化物进入组织及血后，尚能促进病理产物如炎性渗出物的吸收，并能使病态的组织崩溃和溶解。此外，还有降血压、清除血脂作用，可用于动脉粥样硬化患者。昆布多糖还能防治高血糖。

（五）平肝药

平肝药适用于肝阳上亢，肝风内动所致的眼病。平肝药分为平肝息风药、平肝潜阳药等。

1. 平肝息风药

本类药息风力强，常用的药物有钩藤、全蝎、地龙、僵蚕等。

（1）钩藤：产于长江以南至福建、广东、广西等地，为茜草科植物钩藤、大叶钩藤、毛钩藤、华钩藤或无柄果钩藤的干燥带钩茎枝，生用，入煎剂宜后下。本品味甘，性凉，归肝、心包经。

【眼科应用】息风镇惊，清热平肝：用于肝热上扰或肝阳上亢之眼病并有头晕目眩者，多与天麻、白蒺藜等配伍。对阴虚生风者，常配首乌、生地黄、熟地黄同用。兼有高血压者用之更佳。

【现代研究】钩藤对各种动物的血压及高血压均具有降血压作用；水煎剂对小鼠有明显的镇静作用；钩藤乙醇浸液能制止豚鼠实验性癫痫的发作。此外，钩藤还有抑制血小板聚集及抗血栓、降血脂等作用。

（2）全蝎：主产于河南、山东、湖北、安徽等地，为钳蝎科动物东亚钳蝎的干燥体。清明至谷雨前后捕捉者，称为"春蝎"，此时未食泥土，品质较佳；夏季产量较多，称为"伏蝎"。本品味辛，性平，有毒，归肝经。

【眼科应用】①祛风止痉：全蝎祛风力强，具有较强的解痉作用，为治疗痉挛抽搐之要药，适用于风阻经络之眼病；治疗肝风内扰所致的视网膜血管痉挛、阻塞，常与地龙、荆芥等同用。血虚生风者忌用。②通络止痛：用于风湿所致的目痛。治疗痰火动风上攻于目而致的目胀痛，可在辨证基础上加本药。③解毒散结：可治胞睑生痰核等眼病，常配清热解毒药同用。

【现代研究】全蝎有镇痛作用，其蝎身及蝎尾制剂对动物躯体痛或内脏痛均有明显镇痛作用；蝎尾镇痛作用比蝎身强约5倍；全蝎提取液有抑制动物血栓形成和抗凝作用；全蝎水、醇提取物分别对肝癌和结肠癌细胞有抑制作用。全蝎有毒，使用时应注意。

（3）地龙：习称为"广地龙"和"沪地龙"。前者主产于广东、广西、福建等地，一般春季至秋季捕捉；后者主产于上海一带，夏秋捕捉。本品为钜蚓科动物环毛蚓的干燥体，生用或鲜用。本品味咸，性寒，归肝、脾、膀胱经。

【眼科应用】①祛风通络：用于治疗风邪阻络之眼病及经络不舒所致的视网膜血管痉挛、硬化等。②清热平肝：用于治疗肝热之眼病兼有瘀肿者，多与石决明等配伍。

【现代研究】地龙有解热、镇静、抗血栓形成、降血压等作用。蚯蚓水煎液有良好的解热作用；热浸液、醇提取物对小鼠和家兔均有镇静、抗惊厥作用；广地龙次黄嘌呤具有显著的舒张支气管作用，并能拮抗组胺及毛果芸香碱对支气管的收缩作用；地龙提取物具有纤溶和抗凝作用。此外，地龙还有增强免疫、抗肿瘤、利尿、抗菌、兴奋子宫及肠平滑肌作用。

（4）僵蚕：主产于浙江、江苏、四川等养蚕区，为蚕蛾科昆虫家蚕4～5龄的幼虫感染（或人工接种）白僵菌而致死的干燥体，生用或炒用。本品味咸、辛，性平，归肝、肺、胃经。

【眼科应用】①祛风散热：用于风热所致的目赤、目痒等眼病时，多配伍荆芥、桑叶等。②祛风化痰：治风痰阻络之眼病，如口眼㖞斜等，常与全蝎、白附子等同用。③化痰散结：用于治疗胞生痰核初起者，常与天南星、半夏配伍。

【现代研究】僵蚕醇、水浸出液对小鼠、家兔均有催眠、抗惊厥作用，其提取液在体内、外均有较强的抗凝作用；僵蚕粉有较好的降血糖作用；体外试验，对金黄色葡萄球菌、绿脓杆菌有轻度的抑菌作用，其醇提取物在体外可抑制人体肝癌细胞的呼吸，亦可用于直肠瘤型息肉的治疗。

2. 平肝潜阳药

常用的药物有石决明、白蒺藜、牡蛎等。

（1）石决明：主产于广东、海南、山东、福建、辽宁等沿海地区，为鲍科动物鲍的贝壳，生用或煅用，用时打碎。本品味咸，性寒，归肝经。

【眼科应用】①平肝潜阳、清热明目：用于治疗肝阳上亢、肝肾阴虚所致的眼病。②退翳明目：用于治疗黑睛生翳、血翳包睛、圆翳内障等眼病，常与青葙子、白蒺藜等配伍。

【现代研究】九孔鲍贝壳内层水解液经小鼠抗四氯化碳急性中毒试验表明，有保肝作用；其酸性提取液对家兔体内外的凝血试验表明，有显著的抗凝作用。

（2）白蒺藜：主产于河南、河北、山东、安徽等地，为蒺藜科植物蒺藜的干燥成熟果实，别名"刺蒺藜"，炒黄或盐炙用。本品味辛、苦，性微温，有小毒，归肝经。为祛风明目之要药，煎服，6～9g，或入丸、散剂，孕妇慎用。

【眼科应用】①平肝疏肝：用于治疗肝阳上亢、肝郁气滞所致的头目胀痛，视物模糊等眼病。若配熟地黄、白芍等，可用于肝肾阴虚之眼病。②平肝退翳：可治黑睛生翳，常配青葙子、密蒙花等。③祛风明目：治疗风热所致的目赤多泪时，常与菊花、蔓荆子等同用。

【现代研究】白蒺藜水浸液及乙醇浸出液对麻醉动物有降血压作用，其水溶性部分有利尿作用；蒺藜总皂苷有显著的强心作用，有提高机体免疫功能、强壮、抗衰老等作用；蒺藜水煎液有降低血糖作用；水提取物有抗过敏作用。

（3）牡蛎：我国沿海一带均有分布，全年可采收，为牡蛎科动物长牡蛎、大连牡蛎或近江牡蛎的贝壳，生用或煅用，用时打碎。本品味咸，性微寒，归肝、胆、肾经。

【眼科应用】①益阴潜阳：用于治疗肝阳上亢之眼病，伴有头痛、眼胀、盗汗、失眠、口渴者。②化痰软坚：用于眼底陈旧性渗出、机化物等眼病，多与夏枯草、昆布等配伍。

【现代研究】动物实验显示牡蛎粉末有镇静、抗惊厥作用，并有明显的镇痛作用；煅牡蛎1号可明显提高抗实验性胃溃疡活性；牡蛎多糖具有降血脂、抗凝血、抗血栓等作用。

（六）理血药

理血药分止血药和活血化瘀药两类。

1. 止血药

本类药适用于出血性眼病。眼科常用的止血药按其作用分凉血止血药、收敛止血药、化瘀止血药等。凉血止血药性属寒凉，味多甘苦，入血分，能清泄血分之热而止血，用于血热妄行的出血证，常用的药物有白茅根、侧柏叶、大蓟等。收敛止血药大多味涩，用于各种出血初期，常用的药物有仙鹤草、白及等。化瘀止血药既能止血，又能化瘀，具有止血不留瘀的特点，适用于瘀血阻滞所致的眼部出血，常用的药物有蒲黄、茜草、三七等。

（1）白茅根：全国各地均有产，但以华北地区较多，为禾本科植物白茅的根茎，切段生用。本品味甘，性寒，归肺、胃、膀胱经。

【眼科应用】①凉血止血：可治疗各种血热妄行之眼部出血，常与大蓟、小蓟及山栀炭等同用。②清热生津：白茅根能清肺胃伏热，又能生津，可治肺胃之火攻目所致的眼病兼口渴、咽痛者。③利尿消肿：可治疗因热而致的目肿，常配车前子、木通等。

【现代研究】白茅根能显著缩短出血和凝血时间，其水煎剂和水浸剂有利尿作用，以给药5～10天时作用明显；对肺炎球菌、卡他球菌、流感杆菌、金黄色葡萄球菌及福氏、宋氏痢疾杆菌等有抑制作用，有一定抗HBV病毒能力。

（2）侧柏叶：全国各地均有产，为柏科植物侧柏的嫩枝叶，生用或炒炭用。本品味苦、涩，性寒，归肺、肝、脾经。

【眼科应用】凉血止血：用于治疗血热妄行所致的眼部出血。本品还具有祛风行气散瘀作用，故止血不易留瘀。

【现代研究】侧柏叶煎剂能明显缩短出血及凝血时间。此外，尚有镇咳、祛痰、平喘、镇静作用；体外试验表明，本品对金黄色葡萄球菌、白喉杆菌、卡他球菌、痢疾杆菌等均有抑制作用。

（3）大蓟：全国大部分地区均产，为菊科植物蓟的地上部分，生用或炒炭用。本品味甘、苦，性凉，归心、肝经。

【眼科应用】凉血止血：可治血热妄行所致的眼部出血，常与小蓟同用。

【现代研究】大蓟水煎剂能显著缩短凝血时间，其水浸剂有降血压作用。酒精浸剂对人型结核杆菌有抑制作用，水提物对单纯疱疹病毒有明显的抑制作用。

（4）小蓟：全国大部分地区均产，为菊科植物刺儿菜的地上部分，生用或炒炭用。本品味甘、苦，性凉，归心、肝经。

【眼科应用】同"大蓟"。

【现代研究】本品能收缩血管，升高血小板数目，促进血小板聚集及增高凝血酶活性，抑制纤溶，从而加速止血。体外试验表明，小蓟煎剂对白喉杆菌、肺炎球菌、溶血性链球菌、金黄色葡萄球菌、绿脓杆菌、变形杆菌、大肠杆菌、伤寒杆菌等有一定的抑制作用。此外，本品尚能降血脂、利胆、利尿、强心、升血压等。

（5）仙鹤草：主产于浙江、江苏、湖南、湖北等地，为蔷薇科植物龙牙草的全草，生用或炒炭用。本品味苦、涩，性平，归心、肝经。

【眼科应用】收敛止血：用于各种眼部出血。对虚证出血用之更佳。用于血热妄行之出血眼病时，须与凉血止血药同用。

【现代研究】仙鹤草醇浸膏能收缩周围血管，有明显的促凝血作用；仙鹤草素能加强心肌收缩，使心率减慢；仙鹤草中主要成分鹤草酚对猪肉绦虫、囊尾蚴、幼虫、莫氏绦虫和短壳绦虫均有确切的抑杀作用，对疟原虫和阴道滴虫有抑制和杀灭作用；尚有抗菌消炎、抗肿瘤、镇痛等作用。

（6）白及：主产于贵州、四川、湖南、湖北、安徽、河南、浙江、陕西等地，为兰科植物白及的块根，生用。本品味苦、甘、涩，性寒，归肺、胃、肝经。

【眼科应用】①收敛止血：用于治疗阴虚有热或气不摄血之眼部出血，尤宜于眼病后期反复出血者，常与旱莲草、仙鹤草等配伍。②消肿生肌：用于眼部疮疖或溃口不收者，多与芙蓉叶、黄柏等配伍。

【现代研究】白及煎剂可明显缩短出血和凝血时间，其止血作用与所含胶质有关，对胃黏膜损伤有明显保护作用。对实验性烧伤、烫伤动物模型能促进肉芽生长，促进创面愈合；对人型结核杆菌有显著抑制作用，对白色念珠菌和发癣菌均有抑制作用。

（7）蒲黄：主产于浙江、江苏、安徽、湖北、山东等地，为香蒲科植物水烛香蒲、东方香蒲或同属植物的干燥花粉，生用或炒用。本品味甘，性平，归肝、心包经。

【眼科应用】凉血止血，活血消瘀：用于眼内、外出血，止血不留瘀。若出血严重者，须用炒蒲黄配三七及大蓟、小蓟等。用于瘀滞证，常与桃仁、红花配伍。

【现代研究】蒲黄有止血、抗血小板聚集、降低血清胆固醇、扩张血管、降低血压、抗炎、镇痛等作用。本品水浸液、煎剂均有促进凝血作用，且作用显著而持久；蒲黄多种制剂都能够降低血压，减轻心脏负荷，增加冠脉血流量，改善微循环，提高机体耐缺氧能力，减轻心肌缺血性病变；能降低血液胆固醇和甘油三酯等脂质含量，改变血脂成分。此外，蒲黄还具有抗炎、利胆、利尿、镇痛、平喘及抗缺血再灌注损伤等作用。

（8）茜草：主产于安徽、江苏、山东、河南、陕西等地，为茜草科植物茜草的干燥根及根茎，生用或炒用，为妇科调经要药。本品味苦，性寒，归肝经。

【眼科应用】凉血止血，行血祛瘀：用于血热妄行之眼部出血，须止血而不留瘀时，常与大蓟、小蓟及侧柏叶等同用。治眼部瘀滞之证常与桃仁、红花、当归等同用。

【现代研究】茜草有明显的促进血液凝固作用，表现为复钙时间、凝血酶原时间的缩短；茜草的粗提取物具有升高白细胞作用；其煎剂有明显的镇咳和祛痰作用；水提液对金黄色葡萄球菌、肺炎双球菌、流感杆菌和皮肤真菌有一定抑制作用。另外，对碳酸钙结石的形成也有抑制作用。

（9）三七：主产于云南、广西等地，为五加科植物三七的干燥根，又叫田七，生用或研细粉用。本品味甘、微苦，性温，归肝、胃经。

【眼科应用】①止血散瘀，消肿止痛：用于各种眼部出血。对外伤所致眼部瘀肿、胀痛尤宜，常配蒲黄、茜草等，亦可单独应用。②退红消翳：用于眼赤呈紫暗色，黑睛严重混浊水肿者。

【现代研究】三七能够缩短出血和凝血时间，具有抗血小板聚集及溶栓作用，能够促进功能造血干细胞的增殖，具有造血作用，能够降低血压，减慢心率，对各种药物诱发的心律失常有保护作用，能够降低心肌耗氧量和氧利用率，扩张脑血管，增强脑血管流量，能够提高体液免疫能力，具有镇痛、抗炎、抗衰老等作用；能够明显治疗大鼠胃黏膜的萎缩性病变，并能逆转腺上皮的不典型增生和肠上皮化生，具有预防肿瘤的作用。

2. 活血化瘀药

活血化瘀药具有行血、祛瘀、消肿、定痛等作用，适用于血滞或血瘀所致的眼部出血久不吸收、胞睑肿块、结节，眼底渗出、变性，眼部固定性疼痛等，常用的药物有川芎、丹参、红花、桃仁、泽兰、牛膝、茺蔚子、郁金等。

（1）川芎：主产于四川、贵州、云南，以四川产者质优，为伞形科植物川芎的干燥根茎，又名"芎藭"，用时切片生用或酒炙用。本品味辛，性温，归肝、胆、心包经。

【眼科应用】①活血行气：川芎为血中之气药，用于治疗眼内各种血证。若血虚者，配熟地黄、当归、白芍等；血瘀者，配桃仁、红花等；出血者，配茜草、蒲黄等。②祛风止痛：用于治疗一切因风、因气、因血瘀、因血虚所致的头痛目痛。气痛配香附；风痛配防风；血虚配当归、鸡血藤；血瘀或外伤配桃仁、红花。川芎亦治目痒，常配川乌、荆芥等同用。

【现代研究】川芎嗪能扩张冠状动脉，增加冠脉血流量，改善心肌的血氧供给，并降低心肌的耗氧量；扩张脑血管，降低血管阻力，显著增加脑及肢体血流量，改善微循环；能降低血小板表面活性，抑制血小板凝集，预防血栓形成。所含阿魏酸的中性成分小剂量促进、大剂量抑制子宫平滑肌。水煎剂对动物中枢神经有镇静作用，并有明显而持久的降血压作用；可加速骨折局部血肿的吸收，促进骨痂形成；有抗维生素E缺乏的作用；能抑制多种杆菌；有抗组胺和利胆作用。

（2）丹参：全国大部分地区均有，主产于四川、安徽、江苏、河南、山西等地，为唇形科植物丹参的干燥根及根茎，生用或酒炙用。本品味苦，性微寒，归心、心包、肝经。

【眼科应用】①活血祛瘀：用于治疗气血瘀滞之眼病，尤其是眼内瘀血、陈旧性渗出等，用之更佳。对眼底脉络阻塞，可用丹参注射液静滴或穴位注射。②养血安神：用于血热郁滞之眼病兼心神不宁者。③凉血消痈：用于眼睑痈疮，常与蒲公英、连翘等配伍。

【现代研究】本品能扩张冠脉，增加冠脉血流量，改善心肌缺血或促进损伤的恢复，缩小心肌梗死范围；能提高耐缺氧能力，对缺氧心肌有保护作用；能改善微循环，促进血液流速加快；能扩张血管，改善血液流变性，降低血液黏度，抑制血小板聚集和凝集功能，激活纤溶，对抗血栓形成；能保护红细胞膜，能调节血脂，抑制动脉粥样硬化斑块的形成。能保护肝细胞损伤，促进肝细胞再生，有抗肝纤维化作用。能促进骨折和皮肤切口的愈合。能保护胃黏膜、抗胃溃疡。对中枢神经系统有镇静和镇痛作用。具有改善肾功能、保护缺血性肾损伤的作用。具有抗炎、抗过敏的作用。对金黄色葡萄球菌、多种杆菌、某些癣菌及钩端螺旋体等有不同程度的抑制作用。

（3）桃仁：全国各地均产，多为栽培；山桃主产于辽宁、河北、河南、山东、四川、云南等地，野生。本品为蔷薇科植物桃或山桃的干燥成熟种子，生用或炒用。本品味苦、甘，性平，有小毒，归心、肝、大肠经。

【眼科应用】①活血化瘀：用于治疗眼外伤等瘀滞眼病，常与红花、当归、川芎等配伍。②润燥滑肠：用于瘀滞之眼病，兼有肠燥便秘者尤宜。

【现代研究】桃仁有抗凝及抑制血栓形成、润肠缓泻、抗炎、抗过敏、镇痛等作用。提取物能改善动物的肝脏表面微循环，并促进胆汁分泌。桃仁可使小鼠的出血及凝血时间明显延长，煎剂对体外血栓有明显抑制作用，水煎液有明显纤维促进作用。桃仁中含有45%的脂肪油可润滑肠道，利于排便。桃仁能促进初产妇子宫收缩及出血。水煎剂及提取物有镇痛、抗炎、抗菌、抗过敏作用。桃仁中的苦杏仁苷有镇咳平喘及抗肝纤维化的作用。

（4）红花：全国各地多有栽培，主产于河南、湖北、四川、云南、浙江等地，为菊科植物红花的干燥花，阴干或微火烘干。本品味辛，性温，归心、肝经。

【眼科应用】活血祛瘀：红花少用养血，多用破血通经，常与桃仁配伍，用于治疗眼部一切瘀滞证。

【现代研究】红花有轻度兴奋心脏、降低冠脉阻力、增加冠脉流量和心肌营养性血流量的作用；保护和改善心肌缺血，缩小心肌梗死范围；煎剂、水提液、红花黄色素等能扩张周围血管、降低血压。能抑制血小板聚集，增强纤维蛋白溶解，降低全血黏度；注射液、醇提物、红花苷能显著提高耐缺氧能力，对缺血乏氧性脑病有保护作用；煎剂对子宫和肠道平滑肌有兴奋作用；红花黄色素对中枢神经系统有镇痛、镇静和抗惊厥作用。此外，红花醇提物和水提物有抗炎作用；红花黄色素有免疫抑制作用。

（5）泽兰：全国大部分地区均产，主产于黑龙江、辽宁、浙江、湖北等地，为唇形科植物毛叶地瓜儿苗的干燥地上部分，生用。本品味辛、苦，性微温，归肝、脾经。

【眼科应用】①活血祛瘀：用于治疗眼部血瘀证，常与丹参、川芎配伍。②行水消肿：可治眼部肿块、水肿等，常与泽泻、马鞭草同用。

【现代研究】水煎剂能对抗体外血栓形成，有轻度抑制凝血系统与增强纤溶活性的作用。全草制剂有强心作用。

（6）牛膝：分为怀牛膝与川牛膝，前者主产于河南，后者主产于四川、云南、贵州等地，为苋科植物牛膝（怀牛膝）和川牛膝（甜牛膝）的根，生用或酒炙用。本品味苦、甘、酸，性平，归肝、肾经。

【眼科应用】①活血祛瘀：用于治疗眼部各种血瘀证，因性善下行，对气火上逆所致的出血尤宜。②补益肝肾：可用于肝肾亏虚之眼病，常与熟地黄、枸杞子等配伍。眼病有各种瘀滞而兼有腰膝酸软者用之更佳。

【现代研究】牛膝总皂苷对子宫平滑肌有明显的兴奋作用，怀牛膝苯提取物有明显的抗生育、抗着床及抗早孕的作用。牛膝醇提取物对试验小动物心脏有抑制作用，煎剂对麻醉犬心肌亦有抑制作用，煎剂和醇提取物有短暂的降血压和轻度利尿作用，并伴有呼吸兴奋作用。怀牛膝具有降低大鼠全血黏度、血细胞比容、红细胞聚集指数的作用，并能延长大鼠凝血酶原时间和血浆复钙时间。牛膝有抗炎、镇痛作用，能提高机体免疫功能。煎剂对小鼠离体肠管呈抑制作用，对豚鼠肠管有加强收缩作用。

（7）茺蔚子：全国大部分地区均产，为唇形科植物益母草的成熟果实风干而成，生用或炒用。别名：苦草子、小胡麻、三角胡麻、益母草子。本品味辛、苦，性微寒，归心包、肝经。

【眼科应用】①活血祛瘀：可用于治疗瘀血内阻所致的眼病，兼有水肿者用之更佳，常与泽兰、马鞭草等配伍。②凉肝明目：治疗肝经热盛所致的目赤肿痛、黑睛生翳等眼病，常与青葙子、石决明等同用。

【现代研究】茺蔚子有抗血栓形成、改善微循环、利尿等作用。

（8）郁金：为姜科植物温郁金、姜黄、广西莪术或蓬莪术的块根。其中温郁金主产于浙江，以温州地区最为有名，为道地药材；黄郁金（植物郁金）及绿丝郁金（蓬莪术）主产于四川；广西莪术主产于广西。生用或明矾水炙用。本品味辛、苦，性寒，归肝、胆、心经。

【眼科应用】①凉血祛瘀：用于治疗血热瘀滞之眼病，常与牡丹皮、丹参配伍。②行气止痛：用于肝气郁滞、肝气上逆所致的眼病，兼有头痛、胸胁满痛、食少嗳气者用之更佳。

【现代研究】郁金有保护肝细胞、促进肝细胞再生、祛脂和抑制肝细胞纤维化的作用，能对抗肝脏病毒性病变。姜黄素和挥发油能促进胆汁分泌和排泄，减少尿内尿胆原；煎剂能刺激胃酸及十二指肠液分泌。水煎剂能降低全血黏度，抑制血小板聚集，醇提物能降低血浆纤维蛋白含量。水煎剂、挥发油对多种皮肤真菌有抑制作用，郁金对多种细菌有抑制作用，尤其对革兰阴性菌的作用强于革兰阳性菌。郁金也有一定的抗炎止痛作用。此外，郁金还有抗早孕的作用。

（七）补益药

补益药有补气、补血、补阴、补阳作用。适用于气、血、阴、阳不足之眼病。

1. 补气药

本类药用于气虚之眼病。常用的药物有党参、黄芪、白术等。

（1）党参：主产于山西、陕西、甘肃，为桔梗科植物党参、素花党参或川党参的根，生用。本品味甘，性平，归脾、肺经。

【眼科应用】补中益气：用于治疗中气不足之眼病，常与茯苓、白术等配伍；用于治疗气血不足之眼病时，常与熟地黄、当归配伍。

【现代研究】党参能调节胃肠运动、抗溃疡、增强免疫功能，对兴奋和抑制两种神经功能均有影响。党参皂苷还能兴奋呼吸中枢；对动物有短暂的降血压作用，但又能使晚期失血性休克家兔的血压回升；能显著提高兔血糖，其升血糖作用与所含糖分有关，能升高动物红细胞、网织红细胞、血红蛋白；还有延缓衰老、抗辐射、抗缺氧等作用。

（2）黄芪：主产于内蒙古、山西、黑龙江等地，为豆科植物蒙古黄芪或膜荚黄芪的根，生用或蜜炙用。本品味甘，性微温，归脾、肺经。

【眼科应用】①益气升阳：用于治疗气虚之上胞下垂、胞举乏力，视力疲劳，黑睛翳陷、久不收敛等眼病，常与党参、升麻配伍。②益气摄血：用于治疗气不摄血之眼部反复出血，多与党参、旱莲草等同用。③健脾利水：用于治疗脾虚气弱所致的胞睑浮肿、黄斑水肿等，多与茯苓、泽泻配伍应用。④托毒排脓：用于眼部痈疮溃口难收，或脓成久不溃破者，常配人参、川芎、皂角刺等。

【现代研究】黄芪有促进机体代谢、抗疲劳、促进血清和肝脏蛋白质的更新作用；有明显的利尿作用，能消除实验性肾炎尿蛋白；能改善动物贫血现象；能升高低血糖，降低高血糖；能兴奋呼吸；能增强和调节机体免疫功能，对于干扰素系统有促进作用，可提高机体的抗病力；对流感病毒等多种病毒所致细胞病变有轻度抑制作用，对流感病毒感染小鼠有保护作用；有较广泛的抗菌作用；在细胞培养中，黄芪可使细胞数明显增多，细胞生长旺盛，寿命延长；可增强心肌收缩力，保护心血管系统，抗心律失常，扩张冠状动脉和外周血管，降低血压，能降低血小板黏附力，减少血栓形成；还有降血脂、抗衰老、抗辐射、抗缺氧、保肝等作用。

（3）白术：主产于浙江、湖北、湖南等地，以浙江於潜产者为最佳，称为"於术"，是菊科植物白术的根茎，生用或土炒、麸炒用。本品味甘、苦，性温，归脾、胃经。

【眼科应用】①补脾益气：可用于治疗脾虚气弱之眼病，常与党参、茯苓等配伍。②燥湿利水：用于治疗脾虚气弱、水湿停留所致的眼部水肿时，可与茯苓、猪苓配伍。

【现代研究】白术对肠管活动有双向调节作用，当肠管兴奋时呈抑制作用，而肠管抑制时呈兴奋作用；有防治实验性胃溃疡的作用；有强壮作用；能促进小鼠体重增加；能明显促进小肠蛋白质的合成；能促进细胞免疫功能；有一定升白细胞作用；还能保肝、利胆、利尿、抗血凝、降血糖、抗菌、抗肿瘤。白术挥发油有镇静作用。

2. 补血药

本类药用于治疗血虚之眼病。常用的药物有熟地黄、当归、何首乌、白芍等。

（1）熟地黄：主产于河南、河北、内蒙古及东北，全国大部分地区有栽培。为玄参科植物地黄的块根，经加工炮制而成，通常以酒、砂仁、陈皮为辅料经反复蒸晒，切片用，或炒炭用。本品味甘，性微温，归肝、肾经。

【眼科应用】①补血活血：用于治疗血虚或血滞之眼病，常与当归、川芎等同用。②滋阴明目：用于治疗肝肾不足之眼病，常与枸杞子、女贞子等配伍；用于治疗阴虚火旺之眼病，多与知母、黄柏等配伍。亦可作为热性眼病恢复期的主要调理药。

【现代研究】熟地黄有降血糖、利尿、抗真菌等作用。熟地黄多糖对不同血虚模型小鼠外周血象、骨髓有核细胞下降均有拮抗作用，对小鼠造血干细胞具有促进增殖、分化作用。另外发现，熟地黄多糖具有抗氧化、抗突变及中枢抑制作用。

（2）当归：主产于甘肃省东南部的岷县，质量最好。其次，陕西、四川、云南、湖北等省也有栽培。为伞形科植物当归的根，切片生用，或经酒拌、酒炒用。本品味甘、辛，性温，归肝、心、脾经。

【眼科应用】①补血和血：用于治疗血虚之眼病，常与熟地黄、白芍等配伍。用于治疗血滞之眼病时，常与赤芍、川芎等配伍。②润燥通便：用于治疗血虚眼病兼有便秘者。大便溏泻者慎服。

【现代研究】当归有抗血小板聚集，抗血栓形成，促进血红蛋白及红细胞的生成，扩张血管，降低血脂，增强非特异性和特异性免疫功能，镇痛，镇静，抗炎，抗缺氧，体外抗菌等作用。

（3）何首乌：我国大部分地区有出产，为蓼科植物何首乌的块根，若以黑豆煮汁拌蒸，晒后变为黑色，称"制首乌"，不采取此处理，仅晒干或微烘者，为生首乌。本品味苦、甘、涩，性微温，归肝、肾经。

【眼科应用】①补肝益肾：可用于治疗肝肾亏虚、精血不足之眼病，兼有腰膝酸软、须发早白者，常与熟地黄、枸杞子等配伍。②养血祛风：用于治疗血虚生风或肝风上扰之眼病，配天麻、钩藤等。

【现代研究】首乌有增强免疫功能、降血脂、抗动脉粥样硬化、抗菌等作用。何首乌水煎液给老年小鼠和青年小鼠喂服，能显著增加脑和肝中蛋白质含量；对老年小鼠的胸腺有使其不至于萎缩，甚至保持年轻水平的作用；同时还能增加正常白细胞总数、对抗泼尼松（醋酸泼尼松龙）免疫抑制作用及所致白细胞下降作用。家兔急性高血脂模型实验表明，首乌能使其血中的高胆固醇较快下降至正常水平。首乌中提取的大黄酚能促进肠管运动。

（4）白芍：主产于浙江、安徽、四川等地，为毛茛科植物芍药的根，一般生用或酒炒用或清炒用。本品味苦、酸，性微寒，归肝、脾经。

【眼科应用】①养血敛阴：用于治疗阴血不足之眼病，常与熟地黄、当归等配伍。②柔肝止痛：用于治疗血虚肝旺、肝气不和所致的胞轮振跳、频频眨目、眼珠胀痛、眉棱骨痛等眼病，多配当归、柴胡等。

【现代研究】白芍有镇静、镇痛、解热、抗炎、增强免疫功能、抗菌、抗病毒等作用。白芍水煎剂给小鼠喂服后，腹腔巨噬百分率和巨噬指数均较对照组有明显提高。白芍能促进小鼠腹腔巨噬细胞的吞噬功能。白芍水煎剂能使处于低下状态的细胞免疫功能恢复正常。白芍提取物对大鼠蛋清急性炎症反应性水肿有明显抑制作用，对棉球肉芽肿有抑制增生作用。白芍对醋酸引起的扭体反应有明显的镇痛效果，与甘草的甲醇复合物合用，两者对醋酸扭体反应有协同镇定作用。芍药中的主要成分芍药苷具有较好的解痉作用。

3. 补阴药

本类药用于阴分不足之眼病，常见肺阴虚、肺胃阴虚、肝肾阴虚、肾阴虚之证。常用的药物有麦冬、石斛、枸杞子、女贞子、楮实子等。

（1）麦冬：主产于四川、浙江、江苏等地，为百合科植物麦门冬的块根，生用，也称"麦门冬"。本品味甘、微苦，性微寒，归胃、肺、心经。

【眼科应用】①养阴润肺：可用于治疗阴虚肺燥所致的白睛溢血、眵干而硬等，常与沙参、天花粉同用，亦治肺肾阴虚所致的眼部反复少量出血。②益胃生津，清心除烦：可用于治疗阴虚眼病兼有心烦不眠、口渴欲饮者。

【现代研究】家兔用麦冬煎剂肌内注射，能升高血糖；正常家兔口服麦冬的水、醇提取物则有降血糖作用；麦冬有升高外周白细胞，增加网状内皮系统吞噬功能的作用；能增强垂体肾上腺皮质系统作用，提高机体适应性；能显著提高实验动物的耐缺氧能力；增加冠脉流量，对心肌缺血有明显保护作用，并能抗心律失常及改善心肌收缩力；有改善左心室功能与抗休克作用；还有一定的镇定和抗菌作用。

（2）石斛：主产于四川、贵州、云南等地，为兰科植物环草石斛、马鞭石斛、黄草石斛、铁皮石斛或金钗石斛的茎，鲜用，或晒干、烘干后生用。本品味甘，性微温，归胃、肾经。

【眼科应用】养胃阴、生津、清热明目：用于治疗热病伤阴、久病阴虚内热所致的眼病，常与生地黄、麦冬等配伍。

【现代研究】石斛水煎剂对晶状体中的异化有阻止和纠正作用；对半乳糖性白内障不仅有延缓作用，而且还有一定的治疗作用。石斛有一定的止痛退热作用，其作用与非那西汀相似而较弱；石斛能促进胃液的分泌以助消化，使其蠕动亢进而通便，但若用量增大，反而使肠肌麻痹；可提高小鼠巨噬细胞的吞噬作用。用氢化可的松抑制小鼠的免疫功能之后，石斛多糖能恢复小鼠免疫。

（3）枸杞子：主产于宁夏、甘肃、新疆等地，为茄科植物宁夏枸杞的成熟果实，生用。本品味甘，性平，归肝、肾经。

【眼科应用】补益肝肾、明目止泪：用于治疗肝肾不足所致的内、外障眼病，常与菊花、熟地黄等配伍。枸杞子平补阴阳，亦能补血。

【现代研究】枸杞子可增强免疫功能，同时具有免疫调节作用；促进造血功能，对正常健康人也有显著升白细胞作用，还有抗衰老、抗突变、抗肿瘤、保肝及抗脂肪肝、降血脂、降血糖、降血压等作用。

（4）女贞子：主产于浙江、江苏、湖南等地，为木犀科植物女贞的成熟果实，生用或酒制用。本品味甘、苦，性微凉，归肝、肾经。

【眼科应用】补肾滋阴：可用于治疗肝肾不足之眼病，多与枸杞子、楮实子等同用。本品善治阴虚内热证，常配旱莲草，用于治疗阴虚内热所致的眼内出血、视物不清等眼病。

【现代研究】女贞子可增强免疫功能，对异常的免疫功能有双向调节作用；对化疗和放疗所致的白细胞减少有升高作用；可降低实验动物的血清胆固醇，降血脂，有预防和消减动脉粥样硬化斑块和减轻斑块厚度的作用，能减少冠脉粥样硬化病变数并减轻其阻塞程度；具有一定抗衰老作用；有强心、利尿、降血糖及保肝作用；并有止咳、缓泻、抗肿瘤、抗菌等作用。

（5）楮实子：主产于河南、湖南、湖北、山西、甘肃等地，此外，四川、安徽、江西等地亦产，为桑科植物构树的干燥成熟果实，生用。本品味甘，性寒，归肝、肾经。

【眼科应用】滋补肝肾：用于治疗肝肾不足之眼病，常与菟丝子、茺蔚子等配伍。

【现代研究】对毛发癣菌有抑制作用。

4. 补阳药

本类药适用于阳气不足之眼病，常见肾阳不足、脾肾阳虚之证。常用的药物有补骨脂、菟丝子、沙苑子等。

（1）补骨脂：主产于陕西、河南、山西、江西、安徽、广东、四川、云南等地，为豆科植物补骨脂的成熟果实，生用、炒用或盐水炙用。本品味苦、辛，性温，归肾、脾经。

【眼科应用】温肾助阳：可治肾阳不足之眼病，多与菟丝子、覆盆子等同用。

【现代研究】补骨脂有抗菌、升高白细胞、抗衰老、止血等作用。复方补骨脂冲剂对垂体后叶素引起的小鼠急性心肌缺血有明显的保护作用，补骨脂对由组胺引起的气管收缩有明显扩张作用，补骨脂酚有雌激素样作用，能增强阴道角化，增加子宫重量。补骨脂是通过调节神经和血液系统，促进骨髓造血，增强免疫和内分泌功能，从而发挥抗衰老作用。

（2）菟丝子：我国大部分地区均有分布，为旋花科植物菟丝子的成熟种子，生用或煮熟捣烂做饼用。本品味辛、甘，性平，归肝、肾、脾经。

【眼科应用】补肾益精，养肝明目：用于治疗肝肾不足所致的慢性眼病，常与楮实子、覆盆子等配伍。

【现代研究】菟丝子有增强免疫功能、降血压等作用。菟丝子水煎剂灌胃对大鼠半乳糖性白内障有治疗作用；菟丝子水煎剂连续灌胃 1 个月，能明显增强小鼠心肌组织匀浆乳酸脱氢酶的活性，对心肌过氧化氢酶及脑组织的乳酸脱氢酶活性有增强趋势。

（3）沙苑子：主产于内蒙古、东北、西北地区，为豆科植物扁茎黄芪的成熟种子，生用或盐水炒用。本品味甘，性温，归肝、肾经。

【眼科应用】补益肝肾，益精明目：可用于治疗肝肾不足之眼病，常与菟丝子、枸杞子等配伍。

【现代研究】沙苑子能显著延长小鼠游泳时间，显示有抗疲劳作用；沙苑子总黄酮有降血压作用和明显降低血清胆固醇、甘油三酯及增加脑血流量的作用，并能改善血液流变性指标。同时，沙苑子仍有抗肝损伤、抑制血小板聚集、提高免疫功能、抗肿瘤、抗自由基、抗氧化、抗衰老、耐疲劳等作用。

（八）退翳明目药

退翳明目药具有祛风退翳、清肝明目退翳等作用。常用的药物有蝉蜕、木贼、谷精草、秦皮、白蒺藜、密蒙花等。

1. 祛风退翳

（1）蝉蜕：主产于山东、河北、河南、江苏等地，全国大部分地区亦产，为蝉科昆虫黑蚱的若虫羽化时脱落的皮壳，生用。本品味甘，性寒，归肺、肝经。

【眼科应用】①疏风散热：用于外感风热，目赤肿痛，畏光流泪等眼病，常与菊花、黄芩等配伍。②祛风退翳：用于新老翳障、黑睛翳膜，常与蒺藜、菊花等配伍。③祛风止痒：用于治疗眼部过敏，痒极难忍，或痒如虫行等眼病，多与荆芥、防风、菊花等配伍。④祛风止痉：可用于治疗风热所致小儿频频眨目、胞轮振跳、目偏视等眼病，或胞睑肌肉抽搐跳动，多与防风、僵蚕等同用。

【现代研究】蝉蜕有镇静作用，能降低横纹肌紧张度，又能降低放射反应，并具有神经节阻断作用；蝉蜕的抗惊厥作用，表现在其酒剂能使实验性破伤风家兔的平均存活时间延长，可减轻家兔已形成的破伤风惊厥；能对抗可卡因、士的宁、菸碱等中枢兴奋药引起的小鼠惊厥死亡，蝉蜕身较头、足抗惊厥作用强；同时蝉蜕尚有解热作用，其中蝉蜕头、足较身部的解热作用强。

（2）木贼：主产于黑龙江、吉林、辽宁、河北、内蒙古、新疆、青海、陕西、甘肃、安徽、湖北、四川、贵州、山西等地，为木贼科植物木贼的干燥地上部分，生用。本品味甘、苦，性平，归肺、肝经。

【眼科应用】①祛风退翳：用于治疗肝经风热所致目赤翳膜、羞明流泪等眼病，常与蝉蜕、黄芩等配伍。②祛风止泪：可用于治疗迎风流泪等眼病，常与防风、蒺藜等配伍。

【现代研究】木贼有预防实验性家兔动脉粥样硬化斑块形成的作用；木贼有较明显的扩张血管，降血压作用，并能增加冠状动脉血流量，使心率减慢。此外，还有抑制中枢神经、抗炎、收敛及利尿等作用。

（3）谷精草：主产于浙江、江苏、安徽、江西、湖南、广东、广西等地，为谷精草科植物谷精草的干燥带花茎的头状花序，生用。本品味辛、甘，性平，归肝、肺经。

【眼科应用】①散风热，退翳膜：用于风热所致目生翳膜、目赤肿痛等，常与木贼草、蝉蜕等配伍。②养肝明目：在用于治疗肝虚小儿夜盲症时，常与动物肝脏同食，或与夜明砂、蛤粉等药配伍。

【现代研究】谷精草煎剂对绿脓杆菌有抑制作用，对金黄色葡萄球菌、大肠杆菌等亦有抑制作用。

2. 清肝明目退翳

（1）秦皮：主产于吉林、辽宁、河南等地，为木犀科植物苦枥白蜡树、白蜡树、尖叶白蜡树或宿柱白蜡树的干燥枝皮或干皮，生用。本品味苦、涩，性寒，归肝、胆、大肠经。

【眼科应用】①清肝明目：用于治疗肝热或风热所致的目赤肿痛、黑睛生翳、迎风流泪等眼病，可与青葙子、密蒙花等配伍。亦可单用秦皮煎汁洗眼、熏眼。②清热燥湿：可用于治疗湿热之眼病，多配伍黄芩、黄连等。

【现代研究】秦皮有抗菌、抗炎、抑制血小板聚集等作用。本品煎剂对金黄色葡萄球菌、大肠杆菌、福氏痢疾杆菌、宋内氏痢疾杆菌均有抑制作用；秦皮乙素有镇静、镇咳、祛痰和平喘作用；秦皮苷有利尿、促进尿酸排泄作用。

（2）白蒺藜：主产于河南、河北、山东、安徽等地，为蒺藜科植物蒺藜的干燥成熟果实，又别名"刺蒺藜"，炒黄或盐炙用。本品味辛、苦，性微温，有小毒，归肝经。为祛风明目之要药，煎服，6~9g，或入丸、散剂，孕妇慎用。

【眼科应用】平肝退翳：用于治疗黑睛翳膜，翳在黑睛中央部，常与其他退翳药同用。

【现代研究】白蒺藜水浸液及乙醇浸出液对麻醉动物有降血压作用，其水溶性部分有利尿的作用；蒺藜总皂苷有显著的强心作用，有提高机体免疫功能、强壮、抗衰老等作用；蒺藜水煎液有降低血糖作用；水提取物有抗过敏作用。白蒺藜有降血压及降低血清胆固醇、甘油三酯及增加脑血流量的作用。

（3）密蒙花：主产于湖北、四川、陕西、河南、广东、广西、云南等地，为马钱科植物密蒙花的干燥花蕾及其花序，生用。本品味甘，性微寒，归肝、胆经。

【眼科应用】清热润肝，退翳明目：用于治疗肝热所致的黑睛生翳、晶珠混浊、目赤肿痛等，多与石决明、青葙子同用。治肝虚所致的视物昏花、目暗不明等，常与枸杞子、菟丝子等相配。

【现代研究】密蒙花能降低毛细血管的通透性与脆性，并有抗炎作用，同时有解痉及轻度利胆、利尿作用。

二、眼科常用方剂

中医眼科方剂数量极多，为了避免与其他科的重复，这里只重点介绍中医眼科常用的和有代表性的方剂。

（一）正容汤

【来源】《审视瑶函》卷六。

【组成】羌活、白附子、防风、秦艽、胆南星、白僵蚕、法半夏、木瓜、甘草、黄松节、生姜。

【功能】祛风通络，化痰解痉。

【主治】可用于治疗风邪痰湿阻滞经络引起的眼睑麻木，上胞下垂，风牵偏视，口眼㖞斜，视正反斜，视定为动，瞳神散大，小儿通睛，坠睛等眼病。

【方解】方中白附子、白僵蚕、胆南星、法半夏祛风通络，化痰止痉，为主药；羌活、防风、生姜协助主药疏散经络中风邪，导邪外出；秦艽、木瓜、黄松节助主药舒筋缓急；甘草调和诸药。

【按语】本方常用于周围性面神经麻痹、麻痹性斜视，以及各种疾病引起的上睑下垂，如先天性上睑下垂、重症肌无力性上睑下垂、动眼神经麻痹性上睑下垂、交感神经麻痹性及机械性上睑下垂等证属风痰阻络者。本方重在祛风化痰，兼以舒筋活络。临床以突然发病，偏视，上胞下垂，视正反斜，舌淡苔厚腻，脉弦滑为用方依据。若风邪内动而见目麻痹、目跳动较著者，加荆芥、钩藤、全蝎以祛风止痉；瘀血阻滞而见眼球转动失灵，且病程较长者，加丹参、红花以活血通络；湿浊聚痰，渗出量多者，加山楂、昆布、海藻以软坚散结。周围性面神经麻痹者，加全蝎、蜈蚣等以息风止痉。注意：孕妇忌用；目疾属于虚证者慎用。

（二）宁血汤

【来源】《石室秘录》卷一。

【组成】仙鹤草、旱莲草、生地黄、栀子炭、白芍、白薇、侧柏叶、阿胶、白茅根、白及。

【功能】滋阴清热，凉血止血。

【主治】适用于治疗阴虚火旺或血热妄行所致的眼底出血早期及血灌瞳神等眼病。为避免寒凉太过、止血留瘀，可在方中加生蒲黄、三七等化瘀止血之品。

【方解】方中旱莲草、生地黄、阿胶、白芍滋阴凉血，栀子炭、侧柏叶、白茅根清热凉血止血，仙鹤草、白及收敛止血。

【按语】本方常用于特发性血小板减少性紫癜、视网膜静脉血栓等一切眼底出血，玻璃体积血早期（10天内）证属热迫血行者，能明显缩短凝血时间。所治眼底出血为热迫血行所致，临床以眼部改变，舌红少苔，脉弦细数为用方依据。常用加减：热盛，面红目赤，口干者，加黄柏、川黄连、龙胆等以清热泻火；病情较久（15天以上），出血止，瘀血未除者，加川芎、红花、当归尾等以活血祛瘀；有机化条索，加穿山甲、昆布、浙贝母等以软坚散结；出血后期，视力恢复较差者，加黄肉、女贞子、五味子以养阴明目。

（三）生蒲黄汤

【来源】《中医眼科六经法要》。

【组成】生蒲黄、旱莲草、丹参、荆芥炭、郁金、生地黄、川芎、牡丹皮。

【功能】凉血止血，活血化瘀。

【主治】多用于治疗眼底出血，血灌瞳神，白睛溢血，外伤出血等眼病。

【方解】在出血初期，由于血热伤络引起出血，热重于瘀，故治疗以清热凉血止血为主，兼以化瘀。方中用生蒲黄、旱莲草、生地黄、荆芥炭清热凉血止血，郁金、丹参、川芎、牡丹皮活血行气化瘀。诸药合用，共奏活血而不破血，止血而不留瘀之功。

【按语】本方多用于治疗视网膜静脉阻塞、湿性老年性黄斑变性、视网膜静脉周围炎、糖尿病视网膜病变等眼底出血性疾病，以及前房积血、球结膜下溢血、外伤性出血等出血性疾病。临床以血分有热，眼底出血，视物不清，视力减退为主要用方依据。若心脾两虚，气不摄血所致出血者，可加人参、黄芪、白术、山药之类以补脾益气。阴虚火旺，目络受损，可加知母、黄柏、阿胶、白芍等以滋阴降火。肝阳上亢，血壅络破者，宜加石决明、龙骨、钩藤等以平肝潜阳。血热旺盛，迫血妄行者，可加白茅根、仙鹤草、茜草等以凉血止血。

（四）石决明散

【来源】《普济方》。

【组成】石决明、决明子、赤芍、青葙子、麦冬、羌活、山栀子、木贼草、大黄、荆芥。

【功能】清热平肝，退翳明目，祛风散邪。

【主治】①黑睛新翳；②撞刺生翳。

【方解】方中石决明、决明子共入肝经，平肝清热，明目退翳，为肝火上炎所致目赤肿痛之要药，故相须为君；栀子、大黄、赤芍味苦性寒，清热泻火，凉血解毒，协助君药清肝明目，是为臣药；羌活、青葙子、木贼草、荆芥均入肝经，加强解表祛风清肝之效，均为佐药；麦冬养阴生津，滋阴泻火。诸药配伍，共奏疏肝清热，祛风明目退翳之功。

【按语】本方可用于角膜炎或外伤引起的角膜损伤的眼病。临床以黑睛生翳、羞明涩痛、畏光流泪、舌红苔黄、脉弦数为用方依据。临床加减：翳膜初起，翳薄白轻浅，全身兼有头痛恶风，发热鼻塞咽痛，苔白，脉浮等风热证候者，可去大黄，选加金银花、连翘、牛蒡子、白蒺藜以助疏风清热；黑睛生翳，抱轮红赤甚者，可去羌活，选加龙胆、黄芩、黄连之类以助清肝泻火；黑睛新翳形若树枝、地图等形状者，宜去羌活，加柴胡、板蓝根、黄芩之类以清肝解毒；加贯众、芦荟、芜荑、鹤虱之属以清肝杀虫；黑睛溃陷，污秽湿烂，或混睛障，可加土茯苓、蒲公英等以除湿清热解毒。用于黑睛宿翳，去大黄，选加乌贼骨、谷精草、密蒙花等以明目退翳；用于血灌瞳神前部，可去羌活，宜加牡丹皮、赤芍、丹参之类以凉血化瘀；用于圆翳内障，去羌活、大黄，可加生地黄、玄参、荸荠等养阴清热之品；用于惊振内障，可加三七、桃仁、红花等以活血散瘀。

（五）四顺清凉饮子

【来源】《审视瑶函》卷三。

【组成】龙胆、黄芩、黄连、桑白皮、熟大黄、枳壳、车前子、生地黄、赤芍、当归、川芎、羌活、防风、木贼、柴胡、甘草。

【功能】清肝泻火，凉血散瘀。

【主治】可用于里热炽盛之凝脂翳。

【方解】龙胆、柴胡清肝胆之火以治其本；黄芩、桑白皮清肺火；黄连清心火以五轮兼治；生地黄、赤芍清血热；当归、川芎行气活血，消血分壅滞；羌活、防风、木贼祛风退翳；车前子清利小便；大黄、枳壳通利大便。用药之精还在于强调通利二便，使邪热火毒从二便而解，即所谓"通腑泄热""釜底抽薪"，以调理脏腑，减轻眼部壅滞。

【按语】本方常用于化脓性角膜炎、前房积脓等证属热毒炽盛。临床应用时以凝脂大片，窟陷深大，混赤臃肿，胞睑红肿，羞明难睁，眵多色黄，舌质红，苔黄厚，脉数有力为用方依据。若大便秘结不通，酌加芒硝；赤热肿痛严重者，宜加牡丹皮、乳香、没药等凉血化瘀之品；眵多黄绿，邪毒炽盛者，加蒲公英、金银花、紫花地丁等清热解毒之品。亦可用于治疗热毒炽盛之黄液上冲证。

（六）竹叶泻经汤

【来源】《原机启微》卷下。

【组成】柴胡、栀子、羌活、升麻、炙甘草、黄连、大黄、赤芍、决明子、茯苓、泽泻、车前子、黄芩、苦竹叶。

【功能】清心利湿。

【主治】可用于治疗心脾湿热所致之漏睛症。

【方解】方中黄连、黄芩、栀子、大黄泻火解毒，泽泻、车前子、苦竹叶清热利湿，柴胡、升麻、决明子疏肝祛风。

【按语】本方用于大眦头微红，脓液浸渍，苔黄腻等心脾湿热所致的漏睛。如脓多稠黏，则可去羌活，酌加天花粉、白芷、漏芦、没药等清热排脓、祛瘀消滞之品。

（七）防风通圣散

【来源】《宣明论方》卷三。

【组成】防风、麻黄、荆芥、薄荷、大黄、芒硝、滑石、黑山栀、石膏、桔梗、连翘、黄芩、川芎、当归、赤芍、白术、甘草。

【功能】疏风清热，解表攻里。

【主治】可用于治疗风热壅盛，表里俱实所引起的睑弦赤烂，胞睑红赤，目赤肿胀，眵泪如脓，黑睛生翳，畏光羞明，小便赤涩，大便秘结等病证。

【方解】方中麻黄、防风、荆芥、薄荷发汗散邪，疏风解表，使表邪从汗而解；黄芩、石膏清泻肺胃；连翘、桔梗清宣上焦，解毒利咽。栀子、滑石清热利湿，引热自小便出，芒硝、大黄通腑泄热，使结热从大便出。以上配伍，汗下并用，亦易伤正，故用当归、赤芍、川芎养血和血，白术、甘草健脾和中，并兼制苦寒伤胃。

【按语】本方主要用于外感风邪，内有蕴热，表里皆实证。临床以憎寒壮热，口苦咽干，二便秘涩，苔黄，脉数为用方依据。临床加减：表寒不甚者，去辛温解表之麻黄；内热不甚者，去辛凉之石膏；肠腑未结，无便秘者，去泻火通便之大黄、芒硝；体质壮实者，去养血扶正之当归、赤芍、白术。急性结膜炎见白睛赤甚者，加红花、桃仁以活血祛瘀；痒甚者，加蒺藜、蝉蜕、蔓荆子以疏风止痒；眼眵多者，加薏苡仁、泽泻以清热除湿；眼胞肿甚者，加蒲公英、金银花、鱼腥草以清热解毒。

（八）还阴救苦汤

【来源】《原机启微》。

【组成】黄芩、黄连、黄柏、龙胆、连翘、羌活、防风、细辛、藁本、柴胡、桔梗、知母、生地黄、川芎、当归、红花、升麻、苍术、甘草梢。

【功能】清热祛风，活血散结。

【主治】用于治疗风热火毒瘀结引起的火疳，瞳神紧小，抱轮红赤，畏光羞明，头目疼痛等眼病。

【方解】以升麻、苍术、甘草梢温培元气为君；柴胡、防风、羌活、细辛、藁本升阳化滞为臣；川芎、桔梗、红花、当归通行血脉为佐；黄连、黄芩、黄柏、知母、连翘、生地黄、龙胆祛除热邪为使。全方共奏清热祛风、活血散结之功。

【按语】本方常用于巩膜炎、硬化性角膜炎、虹膜睫状体炎、白内障术后并发症等证属风热火毒者。本方重在清热祛风解毒，兼以活血散结。临床以暴发赤肿，畏光羞明，口苦咽干，便秘溲赤，舌红，脉数有力为用方依据。临床加减：热毒较甚见舌红口苦者，加金银花、紫花地丁以清热解毒；里热较盛见小便赤者，加生石膏、木通以清热泻火；阳明腑实见大便秘结者，加大黄以通腑泄热；津液不足见口干咽燥者，加玄参、生地黄、麦冬以生津止渴；心神不宁见心烦不眠者，加阿胶、肉桂以交通心肾。白内障术后并发结膜炎重时，加大黄以清热泻火；角膜内皮水肿者，加麻黄、汉防己、土茯苓以利水消肿。

（九）泻肺饮

【来源】《眼科纂要》。

【组成】石膏、赤芍、黄芩、桑白皮、枳壳、木通、连翘、荆芥、防风、栀子、白芷、羌活、甘草。

【功能】清肺泄热，祛风散邪。

【主治】①可用于治疗风热所致的暴风客热、天行赤眼及天行赤眼暴翳热重于风者。②胬肉攀睛，症见白珠胬肉，或眦多硬结，血翳包睛。

【方解】方中黄芩、桑白皮、石膏清肺泻火；荆芥、防风、白芷、羌活祛风散邪；栀子、连翘清热解毒；木通泻火行水；赤芍活血止痛；枳壳行气导滞；甘草调和诸药。

【按语】本方常用于急性结膜炎、流行性结膜炎、流行性结膜角膜炎、春季卡他性结膜炎、变应性结膜炎、滤泡性结膜炎、翼状胬肉等属肺经风热，上攻于目者。临床以白睛暴发红肿、疼痛，血翳包睛为主要用方依据。热毒重而红肿疼痛甚者，加野菊花、金银花、蒲公英以加强清热解毒；瘀滞重而见色青紫者，加生地黄、牡丹皮以凉血活血；里实已成，见大便秘结者，加大黄、芒硝以泄热通便；翳障包睛者，加蝉蜕、木贼以退翳明目。

（十）泻肺汤

【来源】《审视瑶函》卷四。

【组成】桑白皮、黄芩、地骨皮、知母、麦冬、桔梗。

【功能】清热泻肺养阴。

【主治】治肺阴不足，肺经热盛而成的金疳。生于眼睥内，起如玉粒，碍睛涩痛，致生障翳；或生在气轮，珠痛泪流，午前病甚，午后略轻。

【方解】方中桑白皮甘寒入肺，清肺热，为君药；地骨皮、知母、黄芩均能直入阴分泻肺中伏火，并退虚热；麦冬养肺阴；眼为上位，桔梗上浮，以助药效上达疾病所在。

【按语】用于治疗肺经燥热所致的金疳等眼病。临床以白睛浅层生小疱，周围赤脉粗大，或有口渴鼻干，便秘溲赤，舌质红，舌苔黄，脉数为主要辨证要点。可于方中加连翘、夏枯草、浙贝母等清热散结之品。若热盛者，加赤芍、牡丹皮以凉血活血退赤；若损及黑睛者，加夏枯草、决明子以清泻肝火；若大便秘结者，加大黄以泻腑清热。

（十一）抑阳酒连散

【来源】《原机启微》。

【组成】蔓荆子、前胡、羌活、白芷、甘草、黄芩、山栀、寒水石、黄连、防己、生地黄、独活、黄柏、防风、知母。

【功能】祛风除湿清热。

【主治】瞳神紧小、瞳神干缺，神水混浊，黄仁纹理不清，肢节酸痛，视物不清，微有目涩，舌苔黄腻，脉数等证属风湿与热相搏者。

【方解】方中独活、羌活、防己、白芷、防风、蔓荆子祛风除湿；前胡降气散风热；黄连、黄芩、栀子、黄柏、寒水石清热泻火；生地黄、知母滋阴抑阳；甘草和中，调和诸药。全方共奏祛风除湿、清热、滋阴抑阳之功效。

【按语】本方常用于虹膜睫状体炎、葡萄膜炎、葡萄膜炎等证属风湿与热相结合者。临床以瞳神紧小、瞳神干缺，神水混浊，舌苔黄腻，脉数等为用方要点。临床加减：若外感风邪偏甚，症见目痒较剧者，加薄荷、菊花、蝉蜕、木贼以祛风止痒；若热偏重，赤痛较甚者，可去方中独活、羌活、白芷等辛温发散之品，加牡丹皮、茺蔚子、赤芍等清肝凉血、活血止痛之物；若湿偏盛，见脘痞、苔腻较甚者，宜去方中知母、栀子、寒水石等寒凉泻火药物，酌加厚朴、薏苡仁、白蔻仁等宽中利湿之品。虹膜睫状体炎见纳呆腹胀证属风湿与热相结合者，加厚朴、砂仁、薏苡仁以下气除满；大便干结者，加玄参、大黄、火麻仁等以清热通便。葡萄膜炎证属风湿与热相结合者，见畏光、流泪、疼痛者，重用羌活以祛风散邪；眼赤较甚者，加赤芍、红花、茺蔚子等凉血行瘀之品，以散局部瘀滞；体壮便秘，舌苔厚者，加生大黄通腑泻下；房水混浊，角膜后沉着物较浓厚者，加金银花、野菊花、重楼等以清热解毒明目；病久体虚，炎症反复发作者，去寒水石、知母、黄柏，加桑寄生、太子参、黄芪以祛风扶正。本方药性寒凉，不可久服，以防寒凉伤中，方中寒水石也可用生石膏代替。

（十二）驱风散热饮子

【来源】《审视瑶函》。

【组成】连翘、牛蒡子、羌活、苏薄荷、大黄、赤芍、防风、当归尾、甘草、山栀子、川芎。

【功能】祛风清热，退赤止痛。

【主治】临床上常用于以下几种病证：①风热引起的胞轮振跳，症见眼睑跳动；兼见头疼眼胀，鼻塞涕多，便秘，舌红苔薄黄，脉浮。②用于治疗风热攻目或外感疫毒邪气所致胞睑、白睛赤热肿痛等眼病。③可用于治疗风热上攻，客于泪窍所引起的大眦红肿疼痛，泪多头痛，恶寒发热，舌苔薄黄，脉浮数之漏睛疮。④也可用于治疗电光性眼炎。

【方解】方内连翘、牛蒡子、羌活、防风、薄荷疏散风热；佐赤芍、当归尾活血通络；大黄、栀子清泻火热；川芎引经入药；甘草调和诸药。全方合力，共奏祛风散热，清肝活血之效。

【按语】本方常用于急性泪囊炎、疱疹性角膜炎、流泪性结膜炎、电光性眼炎等证属风热外袭者。临床以眼睑跳动，或双眼刺涩灼痛，羞明流泪，睑肿难开，苔薄黄，脉浮为用方依据。临床加减：外感风热较甚见目痒涩痛、遇风较甚、发热者，加菊花、桑叶、蝉蜕、金银花以疏风清热；热毒较甚见目肿红赤、口渴、便秘溲赤者，加芒硝、木贼、天花粉等清热明目，通腑泻下；若大便通畅，可去方中大黄；若阴液不足，胞轮频频振跳甚者，可选加白芍、僵蚕、木瓜等祛风通络，柔肝解痉；若疼痛剧烈者，可加细辛、白芷等疏风止痛之类药物。

（十三）养阴清肺汤

【来源】《重楼玉钥》。

【组成】大生地黄、麦冬、生甘草、玄参、贝母、牡丹皮、薄荷、炒白芍。

【功能】养阴清肺。

【主治】用于治疗热伤肺阴引起的白涩症、金疳、疳积上目，以及风热赤眼、天行赤眼、聚星障等眼病的后期。

【方解】方中以大生地黄重用为君，养肾阴以固根本，滋肾水以救肺燥。麦冬养阴润肺，益胃生津；白芍苦酸而凉，和营泄热，敛阴柔肝；玄参清虚火而解毒。此三药补、敛、清共用，合为臣药。贝母润肺化痰，泄热散结；牡丹皮清热凉血，化瘀散结；少佐薄荷散邪利咽，此三药共为佐药。甘草调和诸药，为佐使。全方共奏养阴清肺滋肾之功。

【按语】本方主要用于干眼症、滤泡性结膜炎、角膜软化症、急性结膜炎、流行性结膜炎、角膜炎等证属阴虚燥热者。临床以双目干涩不适，口干，舌红，脉数无力或细数为用方依据。目中津亏干燥者，可选加石斛、天花粉、玉竹等养阴清热、生津润燥之品；黑睛失泽，稍有畏光者，可选加木贼草、决明子等明目消翳之属。本方对于脾虚便溏者慎用。

（十四）驻景丸加减方

【来源】驻景丸首次在眼科专著中出现是在《银海精微》中，后世常用的驻景丸变方，即加减驻景丸首见于元代倪维德《原机启微》附方理血剂中，近代眼科名家陈达夫在其所著《中医眼科六经法要》中提出了驻景丸加减方，即为本方。

【组成】菟丝子、楮实子、茺蔚子、枸杞子、车前子、木瓜、寒水石、紫河车、生三七、五味子。

【功能】补养肝肾，益精明目。

【主治】凡因肝肾不足所引起的内外障眼病，如视瞻昏渺、视瞻有色等证属肝肾不足者。

【方解】本方保留了加减驻景丸原方中的菟丝子、楮实子、枸杞子、五味子以补养肝肾明目，车前子使补而不腻，改用峻补精血之紫河车粉取代熟地黄，佐寒水石以制紫河车粉之温燥，加木瓜舒筋活络、通利玄府清窍，添三七、茺蔚子以活血散瘀通窍。全方虽有加减，但不离驻景丸原方之义，补泄兼施，共达补益肝肾、益精明目之效。

【按语】本方常用于眼科老年性黄斑变性、原发性视网膜变性、中心性浆液性视网膜病变等证属肝肾亏虚者。临床以两目渐黯、视物模糊、腰膝酸软、舌淡、脉细弱为用方依据。若肝肾阴虚较甚，症见形体消瘦、耳鸣头晕者，加白芍、山萸肉以滋补肝肾；肝阳上亢，见双目干涩者，加夏枯草、菊花以清肝明目；肾阴虚较甚，加何首乌、桑椹、牛膝以滋补肝肾、强腰壮膝；心神不宁，见心烦失眠心悸者，加黄连、肉桂以交通心肾；肠腑不通，见大便干结者，加制大黄、厚朴以行气通便。对于下列疾病的加减如下：

1. 若用于眼底出血后期，久不消散者，可去紫河车粉、寒水石，加桃仁、红花、丹参、郁金等以增活血行气之力，助陈旧出血吸收。

2. 用于治疗眼底有水肿者，可去方中紫河车粉、寒水石，加薏苡仁、茯苓、豆卷、木通之类以利水渗湿、健脾消肿。

3. 用于治疗眼底有退变者，可于方中加当归、桑椹、白芍、熟地黄之类养血明目，加猪脊髓或猪脑髓填精补髓。

4. 用于治疗眼底有增生及瘢痕改变者，可加海藻、昆布、海蛤壳等软坚散结，加三棱、莪术、刘寄奴等破血散结。

5. 用于治疗玻璃体液化或有混浊者，加郁金、丹参、红花、赤芍之类行气活血。

6. 用于治疗高风内障者，可加鲜猪肝、夜明砂养肝明目。

7. 用于治疗能近怯远时，可加青皮、秦皮疏肝理气，加伸筋草、松节舒筋活络。

（十五）除风益损汤

【来源】《原机启微》。

【组成】熟地黄、当归、白芍、川芎、藁本、前胡、防风。

【功能】养血活血，除风益损。

【主治】用于真睛破损、白睛或黑睛破裂，或眼珠内组织物脱出。症见疼痛剧烈，畏光流泪，视力剧降。

【方解】方中以熟地黄为君，因黑睛为肾之子，补肾可实其子，此虚则补其母也，以当归补血，因目为血所养，今伤目则血病，白芍补血又补气为臣，川芎治血虚头痛，藁本通血祛头风为佐，防风、前胡通疗风邪为使。

【按语】本方用于外伤性瞳孔散大、挫伤性中重度前房积血等。临床以晴珠疼痛、畏光流泪为用方依据。临床加减：血虚较甚，见面色萎黄、头晕显著者，加制首乌、阿胶、龙眼肉以补血；血瘀较甚，见瘀肿明显者，加酒大黄、丹参以活血祛瘀；热甚而见眵多泪多、羞涩肿赤者，加黄芩、木贼、黄连等以清热明目；外感风邪较甚，见目痒较著者，加荆芥、防风、桑叶、菊花以疏风散邪。本方有抑制血小板凝聚，改变血液流变学的作用。

（十六）除湿汤

【来源】《眼科纂要》。

【组成】连翘、滑石、车前子、枳壳、黄芩、川黄连、木通、甘草、陈皮、白茯苓、防风、荆芥。

【功能】清热除湿。

【主治】常用于湿热外障，如睑弦赤烂、风赤疮痍、目痒若虫行症等。

【方解】除湿汤中黄芩、连翘清热燥湿，兼以解毒，治目赤烂；滑石、木通、车前子清利湿热，使热从小便出；茯苓健脾祛湿；荆芥、防风散风清头目，止目痒；枳壳、陈皮、甘草健脾理气逐湿，诸药共奏散风清热利湿之功。

【按语】本方常用于眼睑湿疹、睑缘炎、药物过敏性眼睑皮肤炎、春季卡他性结膜炎、带状疱疹等属湿热外障证者。临床以眼睑糜烂渗水、痒刺、纳呆、舌苔黄腻、脉滑数为主要用方依据。临床加减：风邪较盛而眼痒甚者，可加乌梢蛇、蝉蜕、白鲜皮、僵蚕之类祛风止痒；风热甚而发热头痛者，加连翘、薄荷、桑叶、菊花以疏风清热明目；热毒偏重而身热、目赤者，加紫草、牡丹皮以清热解毒；湿浊中阻而脘腹痞满者，加厚朴、枳实、木香以行气化滞；肝胆湿热，黄疸、口苦者，加茵陈、虎杖、夏枯草以清热利湿、清肝明目；肝气郁滞而胁痛者，加青皮、香附、延胡索等以疏肝理气止痛。眼部带状疱疹见疼痛较剧烈者，加丹参、赤芍、羚羊角粉以活血止痛；水疱破溃者，去车前子，加蛇床子以燥湿止痒；并发浅层角膜炎者，加谷精草、蝉蜕、木贼以疏散风热、明目退翳；并发虹膜睫状体炎者，加龙胆、栀子以清热燥湿；局部并发感染者，加金银花、紫花地丁、蒲公英等以清热解毒。

（十七）除风清脾饮

【来源】《审视瑶函》。

【组成】广陈皮、连翘、防风、知母、玄明粉、黄芩、玄参、黄连、荆芥穗、大黄、桔梗、生地黄。

【功能】清脾泻胃，祛风散邪。

【主治】可用于粟疮、椒疮、风赤疮痍等证属脾胃积热者，见以下几种情况：①风热引起的椒疮，症见眼涩痒痛，眵泪增多，羞明难开，睑内红赤颗粒累累，脉络行径模糊不清，大便秘结，舌红苔黄，脉滑数。②风热引起的粟疮，症见眼痒，苔薄脉浮。

③风热引起的倒睫拳毛，症见眵多泪黏，磣涩难开，胞睑湿烂，睫毛卷曲倒入，舌红苔黄，脉数。

【方解】本方中大黄、知母、黄芩、黄连、连翘清脾胃，泄湿热；荆芥、防风疏风散邪；大黄配玄参、生地黄清热凉血散瘀，寓以"治风先治血，血行风自灭"之意。诸药合用，共奏疏风清热利湿之效，从而达到标本兼治的目的。

【按语】本方常用于沙眼、春季性结膜炎、春季卡他性结膜炎、痉挛性睑内翻等证属脾胃热盛者。临床以眼涩痒痛、眵泪增多、羞明难开、兼感受外邪为用方依据。若春季性结膜炎湿热重者，去生地黄、玄参、大黄，加苦参、地肤子、苍术等以清热燥湿；若风盛眼痒者，加蒺藜、蝉蜕、白芷等以祛风止痒；若热灼络阻，见睑内红赤明显者，加牡丹皮、丹参、赤芍等以凉血消瘀；若气滞血瘀者，加红花、鸡血藤以行气活血；若无便秘，可去大黄、玄明粉，加赤芍以凉血散瘀。

（十八）新制柴连汤

【来源】《眼科纂要》。

【组成】柴胡、黄连、黄芩、赤芍、蔓荆子、山栀子、龙胆、木通、甘草、荆芥、防风。

【功能】祛风清热。

【主治】用于以下情况：①肝胆实火引起的瞳神紧小见头眼剧痛，痛牵项颊，微光难睁，热泪如汤，频流难禁，白睛混赤，或抱轮红赤，瞳神紧小，神水不清，黄仁肿胀，黑睛下部沉着物多为粉尘状。②风热壅盛引起的凝脂翳，症见眼痛羞明，泪热眵多，白睛红赤，黑睛生翳，中央溃陷，色白，如覆凝脂。

【方解】方中柴胡既可调畅肝气，升运于目，又可导阴液上承，濡养目窍；黄连、黄芩、栀子、龙胆苦寒清泄，直折火邪；荆芥、防风、蔓荆子轻清上浮，疏散风邪；赤芍凉血活血，畅行血脉；木通清热利尿，引湿热下行；甘草益气健中，调和诸药。以上诸药共奏疏肝解郁，祛风化邪，清利湿热，活血通络之效。

【按语】本方常用于急性特发性角膜内皮炎、视神经乳头炎、流行性角膜炎、病毒性角膜炎、青光眼睫状体综合征、虹膜睫状体炎综合征、巩膜炎、急性泪囊炎等证属风热火盛者。临床以眼痛羞明，泪热眵多为用方依据。临床加减：急性特发性角膜内皮炎睫状充血及角膜水肿较重者，加蒲公英、紫草、土茯苓、生地黄以增强清热解毒之功，并且用量宜大；病毒性角膜炎见热结便秘者，加生大黄、金银花以通腑泄热；湿重者，酌加苍术、厚朴、藿香、茯苓、薏苡仁等以清热燥湿、利水渗湿；阴虚者，加黄柏、知母、生地黄、天冬、麦冬等以清热生津；流行性角膜炎后期出现并发症者，加夏枯草、青葙子以清肝明目退翳；青光眼睫状体综合征见呕吐泛恶者，加竹茹、藿香以清热止呕；眼红甚者，加牡丹皮、红花以清热凉血；凝脂翳，酌加石决明、决明子、木贼、菊花等清肝明目退翳；用于肝经风热所致的瞳神紧小或瞳神干缺，可酌加牡丹皮、生地黄、丹参、茺蔚子凉血活血，增强退赤止痛的作用。脾胃虚弱者慎用。

（十九）滋阴降火汤

【来源】《医学入门》。

【组成】当归、川芎、生地黄、熟地黄、黄柏、知母、麦冬、白芍、薄荷、黄芩、柴胡、甘草。

【功能】滋阴降火。

【主治】用于阴虚火旺所致的萤星满目、视瞻昏渺、瞳仁干缺；亦用于阴虚火旺所致的聚星障。

【方解】本方以四物汤加麦冬养血滋阴，为治本之主药；配知母、黄柏降虚火；黄芩清热；柴胡升引诸药直达于目；甘草和之。综观全方，降中有升，滋补而不腻滞，配伍甚为得当。

【按语】本方常用于老年性黄斑变性、视网膜静脉周围炎、虹膜睫状体炎或病毒性角膜炎等证属阴虚火旺者。临床以视物模糊，骨蒸潮热，舌红少苔，脉沉数为用方依据。用于聚星障者，常加石决明、决明子、谷精草之类以清肝明目退翳；若用于视网膜静脉周围炎见视网膜出血者，加地榆、白茅根以凉血止血。本方具有增强机体免疫力、扩张外周血管、解热、镇痛、抗菌消炎的作用。

（二十）栀子胜奇散

【来源】《原机启微》。

【组成】白蒺藜、蔓荆子、菊花、谷精草、木贼、决明子、黄芩、川芎、生栀子、荆芥、防风、羌活、密蒙花、蝉蜕、甘草。

【功能】清热祛风，退翳除障。

【主治】用于风热壅盛之胬肉攀睛。

【方解】方中以蝉蜕之咸寒，决明子之咸苦寒，为君；川芎、荆芥之辛温，白蒺藜、谷精草之苦辛温，菊花之苦甘平，防风之甘辛，为臣；羌活之苦甘温，密蒙花之甘微寒，甘草之甘平，蔓荆子之辛微寒，为佐；以木贼之微苦，生栀子、黄芩之微苦寒，为使。荆芥、防风、羌活、白蒺藜、川芎五味药均味辛，性温或微温，可祛风透邪，上行头目；菊花、蝉蜕、木贼、谷精草、密蒙花、蔓荆子六味药均味甘，性微寒，可疏散风热，明目退翳；栀子、黄芩、决明子三味药均味苦，性寒，可清热解毒利湿；甘草调和诸药。全方共奏祛邪扶正，散热解毒，明目退翳之功。

【按语】本方作为治疗胬肉攀睛的基础方，重在退翳除障，兼以清热祛风，常用于翼状胬肉、急性结膜炎、角膜炎后遗症等证属风热壅盛者。临床以双目多眵多泪，胬肉渐长，攀及黑睛，舌苔薄黄，脉浮数为用方依据。风热较甚，症见双目痒涩羞明、遇风加重者，加金银花、桑叶、薄荷等以疏风散热；热毒较甚，胬肉渐生，目肿多眵者，加黄连、竹叶、大黄等以清热解毒；热入血分，见目赤、赤脉伴随较著者，加赤芍、牡丹皮、生地黄等以清热凉血。药理研究显示此类药物均有解热镇痛，抑制细菌、病毒活性，提高机体免疫功能等功效。本方药性寒凉，风寒外袭表证者慎用。

（二十一）绿风羚羊饮

【来源】《医宗金鉴》。

【组成】玄参、防风、茯苓、知母、桔梗、黄芩、细辛、羚羊角、车前子、大黄。

【功能】清热泻火，凉肝息风，利窍明目。

【主治】用于肝胆火炽、风热上攻所致的绿风内障。

【方解】方中防风、细辛、桔梗、大黄、黄芩散风清热；茯苓、知母、玄参益脾养阴清热；羚羊角、车前子平肝息风，潜阳清热明目。各药相配，所以奏效。

【按语】本方常用于青光眼、原发性高血压等证属肝胆火炽、风热上攻者。临床以瞳孔散大，色呈淡绿，目胀痛难忍，口苦烦躁，脉弦数有力为用方依据。临床中治疗青光眼，酌加龙胆、黄连、钩藤以清泻肝火、平肝潜阳；若胃气上逆，见呕吐者，加竹茹、法半夏以降逆止呕；热结便秘者，加芦荟以清热通便；伴外邪风寒表证，见恶寒发热者，加麻黄以辛温解表。羚羊角可用黄羊角替代。注意素体阴虚及脾虚便溏者慎用。

（二十二）眼珠灌脓方

【来源】《韦文贵眼科临床经验选》。

【组成】大黄、黄芩、夏枯草、金银花、瓜蒌仁、玄明粉、天花粉、栀子、枳实、竹叶、生石膏。

【功能】泻火解毒，通腑生津。

【主治】用于热毒盛而腑气不通之黄液上冲。

【方解】药方以泻火破气消积之峻猛之效，用大黄、枳实泻火解毒，行瘀破积，头目热邪下泄而积脓自消，此为釜底抽薪之法。配合金银花、黄芩、夏枯草清热解毒排脓并清肝明目，天花粉生津存阴、清热解烦，并有消积散滞之力，一举而奏奇功。

【按语】本方常用于角膜溃疡所致的前房积脓证属热毒壅盛者。临床上以黄液上冲，便秘溲赤，脉弦数有力，舌红苔黄燥为用方依据。

（二十二）加减驻景丸

【来源】本方首见于元代倪维德《原机启微》理血剂，后世的《普济方》《一草亭目科全书》《医方类聚》《证治准绳·眼目集》《审视瑶函》《张氏医通》等均有论述。

【组成】熟地黄、当归、楮实子、川椒、五味子、枸杞子、酒制菟丝子、车前子，蜜糊丸。

【功能】补益肝肾，明目。

【主治】肝肾阴虚不足所致目黯，如视瞻昏渺、视瞻有色等。

【方解】方中枸杞子、熟地黄补肝益肾，益精明目；菟丝子、楮实子益精强阴，养肝明目，补肾益精，温补肾阳；五味子益气生津，补肾明目，敛耗散而助金水；当归和气血而益肝脾；车前子利水清热明目，泄肝肾邪热；川椒健脾温肾，以逐下焦虚寒，《本草纲目》记载，椒目焙干研磨吞服，可黑发明目。全方补阴阳气血，以温阳为主。

【按语】本方常用于眼科老年性黄斑变性、原发性视网膜变性、中心性浆液性视网膜病变等证属肝肾气虚者。临床以两目渐黯、视物模糊、腰膝酸软、舌淡、脉细弱为用方依据。若肝肾阴虚较甚，症见形体消瘦、耳鸣头晕者，加白芍、山萸肉以滋补肝肾；肝阳上亢，见双目干涩者，加夏枯草、菊花以清肝明目；肾阴虚较甚，加何首乌、桑椹、牛膝以滋补肝肾、强腰壮膝；心神不宁，见心烦失眠心悸者，加黄连、肉桂以交通心肾；肠腑不通，见大便干结者，加制大黄、厚朴以行气通便。本方具有提高机体免疫力，促进骨髓造血功能的作用。肝胆湿热上炎证不宜使用。

(二十三) 归芍红花散

【来源】《审视瑶函》。

【组成】白芷、当归、赤芍、大黄、黄芩、栀子、红花、甘草、防风、生地黄、连翘。

【功能】凉血散瘀。

【主治】用于热邪壅盛，毒血凝滞而致红眼。

【方解】方中当归、赤芍、红花、大黄凉血散瘀；连翘、栀子、黄芩、甘草清热解毒；防风、白芷疏风散邪。全方共奏凉血散瘀，清热解毒，疏风散邪之功。

【按语】本方常用于眼结膜淀粉样变性、沙眼等证属热邪壅盛，瘀血凝滞者。临床以睑内疙瘩不平，红赤显著，眼内刺痛灼热，舌红苔黄，脉数为用方依据。若热甚，见眼红显著者，加黄柏、川连以清热泻火；瘀血明显，见疙瘩硬肿者，加川芎、红花、当归尾以活血软坚。若眼红不显，疙瘩色淡属虚者忌用。本方有抑制血小板聚集，降低血流动力学的作用。

(二十四) 益气聪明汤

【来源】《东垣试效方》。

【组成】黄芪、甘草、人参、白芍、炙黄柏、升麻、葛根、蔓荆子。

【功能】益气升阳，聪耳明目。

【主治】用于气虚清阳不升所致耳目昏花。

【方解】方中黄芪、人参、甘草等补中益气，使中气旺盛；升麻、葛根升发清阳，上于头目；蔓荆子、白芍养血敛阴，黄柏清热，以防气有余便生火。

【按语】本方常用于中心视网膜剥离、初期白内障等证属清阳不升、耳目不利者。临床以视物昏花、耳鸣耳聋、失眠健忘为用方依据。若气虚较甚，症见头晕、少气懒言明显者，重用人参、黄芪，加炒白术以增强补中益气之功；气滞明显，见脘腹胀满者，加炒枳壳、川朴花以宽中行气；气不升血，见面色萎黄者，加当归、熟地黄以滋阴补血；脾虚湿重，见舌苔厚腻者，加防风、苍术、佩兰以健脾化湿；肝肾不足，见眼干涩者，加枸杞子、菊花以清肝明目。肝阳上亢、肝风夹痰上扰清窍者，不宜使用。

（二十五）羌活胜风汤

【来源】《原机启微》。

【组成】羌活、独活、白芷、桔梗、前胡、薄荷、川芎、枳壳、白术、黄芩、柴胡、荆芥穗、炙甘草。

【功能】疏风散邪，明目退翳。

【主治】用于外感风热，风邪偏盛之外障眼病。

【方解】方中以白术、枳壳调治胃气扶正，为君；羌活、川芎、白芷、独活、前胡诸治风药，皆主升发，疏散风邪，为臣；桔梗除寒热，薄荷、荆芥清利上焦，甘草和诸药，为佐；柴胡解热，行少阳厥阴经；黄芩疗上热，主目中赤肿，为使。诸药合用，以达疏风散邪、明目退翳之功。

【按语】本方常用于流行性结膜角膜炎、单纯疱疹病毒性角膜炎、虹膜睫状体炎、慢性结膜炎、沙眼、麻痹性斜视、角膜溃疡等证属风邪外袭者。临床以黑睛生翳，羞明，头痛鼻塞，舌淡红，苔薄白或薄黄，脉浮为用方依据。若风寒偏盛，见恶寒发热、羞明多泪、舌淡苔薄白者，去黄芩、薄荷，加防风、桂枝以祛风散寒；风热较甚，见发热、赤脉贯睛较著者，减白术、独活、羌活用量，加桑叶、菊花、蝉蜕、木贼以疏风散热；里热较甚，见白睛红赤较著者，加金银花、蒲公英以清热解毒；腑有实积，见大便闭结者，加大黄、芒硝以泻下热结。虹膜睫状体炎见羞明多泪、白睛抱轮红赤，加忍冬藤、蒲公英以增清热之功。慢性结膜炎见结膜充血、目痒涩痛者，去白芷、白术，加菊花、夏枯草、黄连、蒺藜以清热泻火，明目止痒。

（二十六）猪苓散

【来源】《银海精微》。

【组成】猪苓、车前子、木通、栀子仁、狗脊、滑石、萹蓄、苍术、大黄。

【功能】清热祛湿泻火。

【主治】水热互结证。

【方解】方中猪苓、车前子、木通利水渗湿，兼能清热；萹蓄、滑石清热而利水通淋；苍术燥湿化痰；狗脊补肝肾明目；栀子仁、大黄清热泻火通便。全方合用，清热祛湿泻火。

【按语】本方古人用于玻璃体混浊疾病，"用猪苓散，顺其肝肾之邪热"。

（二十七）滋阴退翳汤

【来源】《眼科临床笔记》。

【组成】知母、生地黄、玄参、麦冬、蒺藜、菊花、木贼、菟丝子、蝉蜕、青葙子、甘草。

【功能】滋阴退翳。

【主治】凝脂翳后期病情日久，黑睛溃陷，日久不敛，气阴两虚，偏于阴虚者。

【方解】方中生地黄、麦冬、知母、玄参养阴清热；蒺藜、木贼、蝉蜕平肝退翳以明目；菟丝子滋肾养阴以明目；菊花、青葙子清肝退翳；甘草调和诸药。本方合用以达滋阴退翳之功。

【按语】本方常用于细菌性角膜炎，多指匐行性角膜溃疡、绿脓杆菌性角膜溃疡等病情日久，角膜溃疡久不愈合，证属气阴两虚，阴虚为甚者。临床以羞明较轻，或眼内干涩，轻度抱轮红赤，黑睛溃陷，日久不敛，伴舌红、脉细数为用方依据。本方多用于疾病后期，在邪正抗争阶段，不宜使用，以防敛邪。

（二十八）明目地黄丸

【来源】《审视瑶函》。

【组成】熟地黄、山药、山萸肉、泽泻、牡丹皮、茯苓、枸杞子、菊花、当归、白芍、石决明、白蒺藜。

【功能】滋肾养肝明目。

【主治】肝肾阴虚之两目昏花或双目干涩、迎风流泪。

【方解】熟地黄滋阴补肾，填精益髓；山萸肉酸温，滋补肝肾；山药甘平，健脾补虚；泽泻利湿泻浊，茯苓健脾泻浊；枸杞子补肝肾明目；当归、白芍养血柔肝明目；菊花、石决明、白蒺藜清肝明目。全方共奏滋肾养肝明目之功。

【按语】本方临床上多用于白内障、干眼症等证属肝肾不足者。临床以腰膝酸软、头晕目眩、视物模糊、耳鸣耳聋、潮热盗汗等为用方依据。若肝血不足，少寐口干者，可加女贞子、旱莲草；若阴虚火旺，潮热虚烦，口咽干燥者，可加知母、黄柏、地骨皮等。

三、眼科外用中药

直接外用于眼部的药物统称为眼科外用药。

眼科外用药分别具有清肝泄热、燥湿祛风、杀虫解毒、消肿祛瘀、软坚散结、退翳明目等功效，在眼科应用广泛，尤以外障眼病常用，也可以治疗部分内障眼病。

眼科外用药物常制成散剂、滴剂、膏剂、锭剂、水洗剂、敷贴剂等，据眼病不同的原因、病理及病期分别采取点、滴、敷、洗、熏、熨、㗜鼻等方法治疗。

本类药物多属攻伐之品，有一定的适应证，大多有不同程度的毒、副作用，临床应用须中病即止，不可滥用或用之太过。部分药物还可内服，必须注意炮制、配伍及用量，防止中毒。

（一）矿物类药

1. 朱砂

朱砂主要产于贵州、湖南、四川。为天然的辰砂矿石。内服研末，0.3～0.9g，入丸、散或拌他药同煎，并可作丸药挂衣；外用与他药研末干撒或点眼。本品味甘，性凉，有毒，归心经。

【眼科应用】①退翳明目、止泪：常与龙脑、珍珠配伍，治宿翳、厚翳、冰翳内障等一切障翳及溢泪。②清热解毒、镇痛：常与炉甘石、黄连、石燕等配伍，治垂帘障、血翳包睛等。③散瘀止痛：常与血竭、冰片、乳香、没药等配伍，治瘀血灌睛、振胞瘀痛、物损真睛。④除昏明目：常与羊胆等配伍，治眼昏暗，能令彻视见远。

【现代研究】朱砂为天然辰砂矿石，主要成分为硫化汞，理论上含汞86.2%，硫13.8%，但夹杂其他物质，以雄黄、沥青质、磷灰石为最常见。

2. 明矾

明矾主要产于福建矾山。为明矾石经加工提炼制成的结晶。内服1～3g入丸、散；外用适量，研末撒或调敷或化水洗。本品味酸、涩，性寒，有毒，归肺、脾、胃、大肠经。

【眼科应用】①消肿解毒：与甘草同用，治疗赤目风肿。②退翳消翳：治目翳及胬肉。③解毒杀虫：常与铜青合用，治烂弦风眼。

【现代研究】明矾石为碱性硫酸铝钾，具有广谱抗菌作用，对金黄色葡萄球菌、变形杆菌、大肠杆菌、绿脓杆菌、炭疽杆菌、痢疾杆菌、伤寒杆菌、副伤寒杆菌、白色念珠菌等均有抑制作用，对溶血性链球菌、肺炎球菌、绿色链球菌、白喉杆菌作用最强。明矾还具有抗阴道滴虫的作用，收敛作用强，可用于止汗、白带过多、溃疡，还可用于止血。大剂量口服刺激性大，可引起口腔、喉头烧伤，呕吐，腹泻，虚脱，甚至死亡。中毒以后可用牛奶洗胃，并用镁盐作为抗酸剂，虚脱者对症治疗。

3. 炉甘石

炉甘石主要产于广西、四川、云南。为碳酸盐类矿物菱锌矿矿石。煅者多入散剂、膏剂、锭剂，眼科多水飞后点眼，生用者不多见。本品味甘，性温，入肝、脾、肺经。为眼科外用药之要药，有"炉先生""药母"之称。

【眼科应用】①退赤消肿：常与风化硝等配伍，治疗目暴赤肿。②祛翳明目：常与珍珠、珊瑚、琥珀、丹砂等配伍，治远近内外一切翳障。③燥湿敛疮、祛风止痛：常与黄连、冰片等配伍，治烂弦风眼流泪。④除昏明目：常与代赭石、槐柳枝、黄丹等配伍，治眼目昏花、视物不明。

【现代研究】炉甘石为不溶于水的天然碳酸锌，广泛用于皮肤科，作为中度的防腐、收敛、保护剂治疗皮肤炎症或表面创伤，一般用5%～10%的水混悬液（洗剂），亦有用油膏者。具有收敛、防腐、抗菌作用，可使黏膜创面形成薄膜，防止外来刺激，抑制细菌繁殖及止痛，对眼部炎症及溃烂尤为适宜。

4. 硇砂

硇砂主要产于青海、甘肃、新疆等地。为卤化物类矿物硇砂的晶体。采得后，除去杂质沙石等，或由人工合成。水飞净，醋煮干，如霜即成，配合他药作点药用。本品味咸、苦、辛，性温，有毒，入肝、脾、胃经。

【眼科应用】①软坚退翳：常与龙脑配伍，治宿翳胬肉。②祛瘀消积、除障：常配伍牙硝、琥珀、珊瑚，治目中瘀肉、障翳。

【现代研究】白硇砂主要含氯化铵，99%可溶于水。纯氯化铵为无色结晶，近代硇砂常用人工制作，纯度可以极高。

5. 雄黄

雄黄为硫化物类矿物雄黄的矿石，主要含四硫化四砷，又称作石黄、黄金石、鸡冠石，通常为橘黄色粒状固体或橙黄色粉末，质软，性脆。常与雌黄，即三硫化二砷（As_2S_3）、辉锑矿、辰砂共生；加热到一定温度后在空气中可以被氧化为剧毒成分三氧化二砷，即砒霜。0.3～0.9g入丸、散，或适量研末外敷。本品味辛、苦，性温，有小毒，入心、肝、胃经。

【眼科应用】①解毒开窍：常与牛黄、黄连合用，治急性热病后双眼青盲，全身尚有壮热神烦、夜寐不安、肢体强直、项强口噤的小儿患者。②息风通络：常与全蝎、薄荷、川芎相配，治偏正头风害目。③解毒祛毒提脓：常与蜈蚣、穿山甲同用外敷，治睑废、针眼、眼痈。④解毒消肿散结：常与朱砂、红大戟、山慈菇同伍外敷，治漏睛疮、针眼未成脓及胞生痰核。⑤除湿散瘀退翳：常与黄连、赤芍、硼砂相佐外洗，治翳膜遮睛、昏暗泪多。⑥祛风止痒：常与青黛、黄丹配伍调搽，治目风痒。

【现代研究】雄黄主要成分为硫化砷，并含少量其他重金属盐。对疟原虫、血吸虫有抑制作用，对化脓性球菌、肠道致病菌及多种皮肤真菌等同样具有抑制作用。雄黄不能以火煅烧，煅烧后便分解及氧化为三氧化二砷，则毒性大增。

6. 硼砂

硼砂主要产于青海、西藏、陕西等地，为硼砂矿经精制而成的结晶。1.5～3g入丸、散，或适量研末撒，或调敷，或用水溶化洗眼、点眼。本品味甘、咸，性凉，入肺、胃经。

【眼科应用】①清热解毒：常与黄连、西瓜霜相配外用点眼，治暴风客热、天行赤眼、金疳、火疳、粟疮、椒疮、赤脉下垂等。②退翳明目：常与珍珠、熊胆、海螵蛸相佐外用，治云翳、斑翳、聚星障、混睛障等。

【现代研究】硼砂含四硼酸钠，为弱碱性，对多种细菌均有抑制作用，但作用弱。以其水溶液冲洗溃疡、脓肿，特别是黏膜发炎，如结膜炎等，能使黏膜去垢；口服用于尿道杀菌。煅硼砂对皮肤羊毛样小孢子癣菌有较强的抑制作用，可作消毒防腐剂。

7. 胆矾

胆矾主产于云南、山西，江西、广东、陕西、甘肃等地亦产，为碳酸盐类矿物胆矾的结晶，或为人工制成的含水硫酸铜。0.3～0.6g温汤化服，或适量研末撒，或调敷，或以水溶化外洗，或点眼。本品味酸、辛，性寒，有毒，入肝、胆经。

【眼科应用】①泻火解毒：常与黄连、黄柏相配，治针眼暴肿、火眼痛不得开。②收湿止痒：常与明矾同伍，外用治睑弦赤烂、风赤疮痍。③解毒活血消结：常与当归、石菖蒲、黄连同用洗患处，治眼胞菌毒。④解毒化瘀退翳：常与乌梅、川椒、风化硝配伍，治云翳、赤脉下垂、血翳包睛、椒疮等。

【现代研究】胆矾成分为硫酸铜，能刺激胃黏膜的感受器，反射性地兴奋呕吐中枢引起呕吐。

8. 玛瑙

玛瑙主产于河南、湖北、安徽、江苏、陕西、甘肃等地，为矿物石英的隐晶质变种之一。砸碎，研极细末或水飞用。本品味辛，性寒，归肝经。

【眼科应用】①退翳明目：与珊瑚同伍，治目生翳障。②清热退赤：常与朱砂、龙脑同伍外用点眼，治暴风客热、睑弦赤烂、赤丝虬脉等。

【现代研究】玛瑙主要成分为二氧化硅。

（二）动物类药

1. 珍珠

珍珠主要产于广东、安徽、江苏等地，为珍珠贝科动物珍珠贝、马氏珍珠贝或蚌科动物三角帆蚌等贝类动物珍珠囊中形成的无核珍珠。内服 0.3 ~ 1g，入丸、散；外用研末撒患处，或吹喉、点眼，或制成滴眼液点眼。本品味甘、咸，性寒，归肝、心经。

【眼科应用】①清热散结，消翳祛膜：常与琥珀、龙脑等配伍，治眼热胬肉攀睛、金疳、宿翳、冰翳内障等。②养阴明目：常与人参配伍，治真阴不足，阴涸内热，内障青盲。③益肝止泪：常与贝齿、丹砂等配伍，治肝虚见风流泪等。

【现代研究】天然珍珠主要含碳酸钙，局部应用能起到营养组织，改善新陈代谢，增强局部抗病能力等多种治疗作用。现已用珍珠制成多种剂型，如注射剂、口服液及滴眼液，用于治疗角膜病、青少年近视、视疲劳及老年性白内障。有研究表明，珍珠总卟啉成分及其分离后产物，能抑制自由基反应，有一定的抗衰老作用。

2. 熊胆

熊胆主产于云南、黑龙江、吉林等地。此外，贵州、四川、青海、西藏、新疆、甘肃、湖北、陕西、福建等地亦产。以云南所产的"云胆"品质最优；黑龙江、吉林所产的"东胆"产量最大。此为熊科动物黑熊或棕熊的胆囊。1 ~ 2.5g 入丸、散，或适量研极细点眼。本品味苦，性寒，入肝、胆、脾、胃经。

【眼科应用】①清热解毒：常与牛黄、黄连、硼砂相配点眼，治天行赤眼、暴风客热、金疳、火疳等。②退翳明目：常与珍珠、硇砂、海螵蛸同伍外用点眼，治黑睛生翳、胬肉攀睛、流泪症等。③杀虫消疳：常与使君子合用，治疳积上目。

【现代研究】熊胆主含熊去氧胆酸，次为鹅去氧胆酸、去氧胆酸、胆酸，它们多与牛磺酸或甘氨酸等形成结合胆汁酸而存在。具有抗炎、解热、镇静、抗惊厥、抗菌、镇咳、祛痰、平喘、解毒、促进胆汁分泌等作用。随着西医学的发展，熊胆的医药价值被逐渐证明并非不可替代；同时由于动物保护意识的觉醒，猎熊取胆的行为在近 20 年逐步减少。目前，许多西方国家都已经开始生产人工合成的脱氧熊胆酸，我国也有进口。

3. 石蟹

石蟹主产于中国台湾、四川、广东等地，为古生代节肢动物弓蟹科石蟹及其近缘动物的化石。用水磨汁 6 ~ 9g 内服，或入丸、散，或适量研细点眼，或以醋磨涂。本品味咸，性寒，入肝、胆经。因有催生落胎之功，故孕妇不可服。

【眼科应用】①清热解毒：常与黄连、熊胆相配外用，治暴风客热、天行赤眼、金疳、睑弦赤烂等。②退翳明目：常与白丁香、硇砂同伍点眼，治黑睛生翳、血翳包睛、胬肉攀睛等。

【现代研究】石蟹主要成分为碳酸钙。

4. 石燕

石燕产于湖南、广西、四川、山西、江西、陕西等地，为古生代腕足类石燕子科动物中华弓石燕及近缘动物的化石。3～9g入汤剂，或水磨点眼。本品味咸，性凉，归肾、膀胱经。

【眼科应用】①退翳明目：常与炉甘石、硼砂、琥珀相配外用点眼，治垂帘障、血翳包睛、黑睛生翳。②清热解毒：常与龙胆、黄芩、栀子同用，治肝经火毒致目珠作痛、目赤生翳、瞳神紧小等。③用于拳毛倒睫：常与五倍子、黄连合用搽胞睑倒睫上。④清热息风：常与玳瑁、羚羊角同伍，治迎风流泪、绿风内障、暴盲等。⑤清热开窍：常与雄黄、牛黄、辰砂配伍，治卒暴中风、眩晕倒仆、不省人事、目睛直视。

【现代研究】石燕主要成分为碳酸钙，尚含少量磷酸及二氧化硅。

5. 白丁香

白丁香为文鸟科动物麻雀的粪便，全年可收。研末1.5～2.4g入丸、散，或适量研细调敷，或和乳汁点眼。本品味苦，性温，入肝、肾经。

【眼科应用】①退翳膜：常与白及、白牵牛相配外用，治流金凌木、胬肉攀睛。②退翳消结：常与朴硝、硇砂相佐外用，治鱼子石榴。③活血清热消翳：常与当归、没药、硼砂、川连同用外洗，治风烂眼皮及黑睛生翳。

【现代研究】雄雀粪含灰分33.7%，总氮量5.66%，氨0.22%。

6. 珊瑚

珊瑚主产于福建、中国台湾、广东、西沙群岛等地，为矶花科动物桃色珊瑚等珊瑚虫分泌的骨骼。0.3～0.6g研末吞服，或适量研极细末点眼。本品味甘，性平，无毒，入心经。

【眼科应用】①退翳明目：常与珍珠、辰砂相配点眼，治目生翳。②清热退赤：常与朱砂、龙脑同伍外用点眼，治暴风客热、天行赤眼、赤丝虬脉等。③用于目外伤：常与蕤仁、珍珠、乳香、没药合用点眼，治外伤所致白睛红赤、黑睛生翳、惊振内障等。

【现代研究】珊瑚含碳酸钙等。

7. 鲤鱼胆

本品为鲤科动物鲤鱼的胆，和药作丸服，或取汁配合他药点眼。本品味苦，性寒，入心、脾、肝经。

【眼科应用】①清热泻火：常与熊胆、猪胆相配制膏点眼，治一切火热所致暴风客热、天行赤眼、睑弦赤烂等。②清热解毒：常与猪胆、黄牛胆、胡黄连、白蜜配伍外用，治邪热所致的白涩症、赤丝虬脉、聚星障。③散翳退赤：常与熊胆、石决明、芦荟同用和丸，治目生肤翳、眼热赤痛。

【现代研究】鲤鱼胆含有胆汁酸、胆汁色素、脂类、别鹅去氧胆酸，尚含鲤甾醇等。

8. 猪胆

本品为猪科动物猪的胆汁，全国各地均有。煎汤，或取汁 3～6g 冲服，或入丸、散，抑或适量点眼、涂眼。味苦，性寒，有毒，入肝、胆、肺、大肠经。

【眼科应用】①清热解毒：常与熊胆、鲭胆、鲤胆相配点眼，治暴风客热、金疳、火疳、睑弦赤烂等。②退翳明目：常与荸荠粉合用点眼，治一切翳障。③滋阴清热：常与生地黄、枸杞子、知母同用，治瞳仁紧小，亦治老弱人头昏眼花。④退翳膜，消结滞：常与龙脑、芒硝配伍，外用治眼生胬肉、睑内生椒疮等。

【现代研究】猪胆汁中主要成分为胆汁酸类、胆色素、黏蛋白、脂类及无机物等。具有镇咳、平喘、消炎、抗过敏作用，在体外对痢疾杆菌、金黄色葡萄球菌、沙门杆菌、大肠杆菌等有不同程度的抑菌作用。胆汁或胆盐口服后可刺激胆汁分泌，增加肠蠕动，使脂肪易于消化，促进脂溶性物质的吸收，并有轻泻作用及抗惊厥作用等。

9. 蝉蜕

蝉蜕主要产于山东、河南、河北、湖北、江苏、四川、安徽等地，以山东产量较大，为蝉科昆虫黑蚱的幼虫羽化时脱落的皮壳。5～10g 煎汤，或入丸、散，或煎水洗，或研末调敷。本品味咸、甘，性寒，归肺、肝经。

【眼科应用】①退翳：常与白菊花同伍，治病后生翳，或瘢疮入眼。②消障明目：与蛇蜕、凤凰衣、人退、蚕蜕同伍，治内障眼病。

【现代研究】蝉蜕含大量甲壳质，亦含蛋白质、氨基酸、有机酸、酚类、黄酮类、甾体类、糖类、油脂、挥发油及乙醇胺等。有抗惊厥、镇静、解热等作用，蝉蜕醇浸液可能具有阻滞心肌 β-受体的作用。对机体免疫功能和变态反应有明显抑制作用。

10. 鸡子黄

本品为雉科动物家鸡的蛋黄。生服、煮食或以药汁冲服，或取适量调药涂，煮熟熬油涂敷，或点眼。本品味甘，性平，入心、肾经。

【眼科应用】①滋阴养血，柔肝息风：常与阿胶、白芍、钩藤配伍，治阴虚风动引起的青风内障。②清热润燥：常与炉甘石相配涂搽患处或入眼内，治睑弦赤烂及神水将枯、腐皮遮睛等。

【现代研究】鸡子黄含蛋白质、脂类、碳水化合物、灰分、钙、磷、铁、维生素A、硫胺素、烟酸、对氨基苯甲酸等。

（三）植物类药

1. 木芙蓉叶

本品分布于全国各地，为锦葵科植物木芙蓉的叶片。外用研末调敷，或鲜叶捣烂外敷。本品味辛，性平，入肺、肝经。

【眼科应用】①消肿止痛：治胞肿如桃，以新鲜单味木芙蓉叶，捣烂如泥，敷眼胞上，或配生地黄捣泥，调鸡蛋清外敷。②解毒排脓：治眼睑疮肿，局部用干燥芙蓉叶之细末，单味调敷或混合他药末调敷。

【现代研究】有报道称，木芙蓉对浅部感染常见之金黄色葡萄球菌敏感度较高。

2. 蕤仁

蕤仁主要分布于陕西、甘肃、山西、内蒙古，为蔷薇科植物蕤核或齿叶扁核木的干燥成熟果核。内服 5～10g 煎汤；外用去油研细，制成如麻子大，点眼或煎水洗眼。本品味甘，性微寒，入肝、肺经。

【眼科应用】①消肿解毒，退赤明目：常与冰片等配伍，治疗白睛红赤、痒痛、赤丝虬脉等。②除痛退翳：常与黄连、黄丹等配伍，治眼病翳遮瞳仁、视物不明、有云气之状。③燥湿除烂：常配腻粉，治眼赤烂。

【现代研究】蕤仁种子含水分 10.36%，灰分 1.72%，蛋白质 3.53%，脂肪 7.57%，纤维 56.91%。种仁含油脂 36%。

3. 琥珀

琥珀主产于辽宁、河南、广西、贵州、云南等地，为古代松科植物的树脂埋藏地下经久凝结而成的碳氢化合物。研末 1.5～3g 冲服，不入煎剂，或适量配合其他药研极细点眼。本品味甘，性平，入心、肝、膀胱经。

【眼科应用】①开窍安神：常与牛黄、麝香、玳瑁屑、朱砂合用，治窍闭神昏，兼眼底出血者。②镇惊息风：常与珍珠、天竺黄、牛黄、僵蚕同用，治热极生风之小儿通睛。③散结消翳：常与珍珠、朱砂、龙脑相配外用点眼，治金疳、胬肉攀睛、赤脉下垂、黑睛生翳、流泪症等。④活血敛口：常与炉甘石、珍珠、牛黄相佐掺于溃口内，治眼痛、眼丹。⑤活血止痛：常与当归、川芎同伍，治眼痛不已、日久无光。

【现代研究】琥珀主含树脂、挥发油。此外，含有琥珀氧松香酸、琥珀松香酸、琥珀银松酸、琥珀脂醇、琥珀松香醇及琥珀酸等。

4. 鹅不食草

鹅不食草主产于浙江、湖北、江苏、广东等地，为菊科植物石胡荽的带花全草。4.5～9g 入汤剂，或适量研末㗂鼻，或捣敷。本品味辛，性温，入肺经。

【眼科应用】①祛风通鼻：常与青黛、川芎同用㗂鼻，治目肿胀红赤、风痒羞明兼鼻塞头痛之症者。②祛风散寒胜湿：常与白芷、川附子、雄黄相配㗂鼻，治昏涩多泪、暴赤眼及黄液上冲等。③用于退翳，常与梅片同伍外用，治胬肉攀睛。

【现代研究】全草中含多种三萜成分、蒲公英赛醇、蒲公英甾醇等，尚含有豆甾醇、谷甾醇、黄酮类、挥发油、有机酸、树脂、鞣质、香豆素等。挥发油和乙醇提取液部分有某些止咳、祛痰、平喘作用，沉淀部分止咳效果不明显，无祛痰作用。体外实验，煎剂对结核杆菌有抑制作用，全草提取物对 β–羟基–β–甲基戊二酸（HMG）辅酶 A、钙通道阻滞剂和胆囊收缩素有明显抑制作用。

（四）其他类

1. 冰片

本品为龙脑香科植物龙脑香树脂的加工品，或为樟脑、松节油等用化学方法合成的加工制成品。主要产自于印度尼西亚的苏门答腊岛及中国的广东、广西、贵州等地。外用配合其他药研细末适量点眼；内服入丸、散，0.05～0.1g。本品味辛、苦，性微寒，归心、脾、肺经。

【眼科应用】①退翳散火解毒：常与麝香、腻粉、蕤仁等配伍，治眼生翳膜，目赤涩痛，流泪等。②祛风泄热：常与硼砂同用，治疗风热上攻头目，头痛目赤等。③清热泻火，消肿止痛：与黄连配伍治目中赤脉，如火溜热炙人，眵多眊燥，眼眶破烂，畏光羞明，一切目痛。④解毒消肿通窍：常与芒硝配伍，治漏睛疮。

【现代研究】冰片应用于局部，对感觉神经刺激很轻，有一定止痛和温和防腐作用，较高浓度有抑菌和抗炎作用，可用于消炎、镇痛，对金黄色葡萄球菌、乙型溶血性链球菌、绿色链球菌、肺炎链球菌、大肠杆菌等有抑杀作用。

2. 轻粉

轻粉主要产自湖北、河北、湖南、云南等地，为粗制氯化亚汞结晶。0.1～0.2g 入丸、散，或适量研末调涂，或干撒。本品味辛，性寒，燥烈有毒，入肝、肾经。

【眼科应用】①杀虫：常与使君子同用，治疳积上目。②杀虫止痒：常与川槿皮、斑蝥相配外用，治眼癣。③清热解毒：常与杭粉、铜绿配伍外用，治烂弦风眼、睑暴发赤肿痛。④拔毒行瘀，敛疮生肌：常与黏矾、血竭、乳香相佐外用，治窍漏及阳漏、漏睛疮已溃者。⑤清热解毒，开窍安神：常与石燕、牛黄、雄黄合用，治卒暴中风、眩晕倒仆、不省人事、目睛直视。

【现代研究】轻粉主要含有氯化亚汞或氯化汞，外用有杀菌作用；内服适量能制止肠内异常发酵，并能通利大便，还有利尿作用。大量可致中毒，中毒后小鼠的心、肝、肾皆有不同程度病变。

3. 铜绿

铜绿为铜器表面经二氧化碳或醋酸作用后生成的绿色锈衣。0.9～1.5g 入丸、散，或适量研末撒，或调敷，或配合他药点眼，或外洗眼部。本品味酸、涩，性平，有毒，入肝、胆经。

【眼科应用】①退翳：常与细墨相配，以乳汁、新汲水浸化点眼，治眼生肤翳。②收敛除湿：常与炉甘石、朱砂、枯矾配伍外用，治流泪症、睑弦赤烂、风赤疮痍等。③用于倒睫拳毛：常与石燕、石榴皮、真阿胶同伍涂眼皮。

【现代研究】铜绿为铜氧化生成的碱式碳酸铜。

4. 黄丹

黄丹主要产于河南、广东、福建、云南等地，为铅加工而成的四氧化三铅。0.3～0.6g 入丸、散，或适量研末撒，或调敷，或点眼。本品味辛，性微寒，有毒，入心、脾、肝经。

【眼科应用】①清热解毒：常与黄连、黄芩、黄柏相配外敷，治暴发火眼、针眼及漏睛疮未成脓等。②退赤消翳：常与黄连、当归、白丁香相佐外用点眼，治胬肉攀睛、黑睛宿翳。③化痰消滞：常与鲤鱼胆汁合用调成膏，外用治眼卒生珠管。④解毒除湿止痒：常与海螵蛸合用点眼，治睑弦赤烂、风赤疮痍、流泪症等。

【现代研究】黄丹主要成分为四氧化三铅，能直接杀死细菌、寄生虫，并能制止黏液分泌作用。铅为多亲和性毒物，作用于全身各个系统，主要损害神经、造血、消化及心血管系统。铅的中毒量为0.04g，口服每天少于2mg，连服数周后，将会出现慢性中毒。

5. 密陀僧

密陀僧主产于广东、湖南、湖北、福建等地，为粗制氧化铅。0.3～0.9g研末，或入丸、散，或适量研末撒，或调涂。本品味咸、辛，性平，有毒，入肝、脾经。

【眼科应用】①除湿活血：与轻粉、血竭相配外敷，治风赤疮痍、睑弦赤烂等。②杀虫消疳：常与胡黄连、绿矾相佐，治小儿疳眼。③退赤消翳：常与胡黄连配伍外用，治肝肺壅盛、目赤生翳。

【现代研究】密陀僧主要含氧化铅，尚含砂石、金属铅及二氧化铅等。密陀僧膏在试管中对共心性毛癣菌、堇色毛癣菌、红色毛癣菌及铁锈色小芽孢菌等均有抑制作用；水浸剂在试管内对多种皮肤真菌也有不同程度的抑制作用，作为外用药可减轻炎症。

6. 西瓜霜

本品为西瓜皮和皮硝混合制成的白色结晶。3～9g冲入汤剂，或研末吹喉，或制成水剂点眼，膏剂涂眼。本品味咸，性寒，入心、胃、大肠经。

【眼科应用】①清热解毒：常与小檗碱、硼砂相配外用点眼，治热邪所致赤脉下垂、血翳包睛、椒疮、粟疮、天行赤眼、暴风客热、金疳、火疳等。②退赤消翳：常与熊胆、薄荷脑配伍涂眼，治聚星障、凝脂翳、宿翳等。

【现代研究】西瓜霜含18种氨基酸，其中7种为人体必需氨基酸，还含铁、锰、铜、镁等元素。

7. 人乳汁

本品为人类乳汁，取新鲜乘热饮，或点眼。本品味甘、咸，性平，入心、肺、胃经。

【眼科应用】①用于电光性眼炎：将人乳直接点目眦头，可保护黑睛。②用于一切翳障：常与公猪胆、白蜜、荸荠粉相配涂眼，治聚星障、花翳白陷、宿翳等。③润燥止痒：常与黄连、蕤仁同用点眼，治风泪涩痒。

【现代研究】乳汁含有水分、蛋白质、脂肪、碳水化合物、灰分、钙、磷、铁、维生素A、硫胺素、核黄素、烟酸、抗坏血酸、溶菌酶等。

第四节　眼科针灸推拿治疗概要

【教学目的】

了解眼科针灸推拿疗法的适应证及治疗优势。掌握常用眼部穴位及其适应证、针刺操作要点及注意事项。

【教学要求】

简要介绍眼部针灸推拿疗法的历史及临床应用现状，讲解针刺推拿疗法的适应证及临床优势,详细讲授眼部常用穴位的适应证、针刺操作方法、注意事项等。讲解针刺法、头针疗法、耳针疗法、穴位注射法的一般方法及临床适应证。主要采用课堂讲授,配合幻灯、图片或多媒体课件等教学手段,并应尽量在临床以实际操作进行示教,也可结合师生自身针刺进行练习和体验。

针灸推拿疗法是中医眼科治疗方法的重要内容,有着药物疗法不可替代的作用。常规针刺疗法、耳针疗法、头针疗法、穴位注射法等都是眼科临床不可或缺的有效治疗方法。

眼科常用的穴位有眼区(眼周)穴、全身穴、特定穴等,均有各自的适应证,临床应根据眼病不同、辨证不同等具体选用。

针刺和艾灸等方法以调和阴阳、扶正祛邪、疏通经络、行气活血、开窍明目,从而达到治疗眼病和眼部保健的目的。眼科常规针灸疗法为针灸法在眼科的应用,注重局部取穴与辨证取穴的结合,应在辨证基础上取穴并决定补泻手法。头针疗法是结合西医学脑功能分区原理产生的特殊针刺法,对中枢性疾病导致的眼部病证及癔症性失明等疗效良好。耳针疗法选取耳针中与眼相关的穴位及反应点进行针刺或进行其他穴位刺激法,治疗青少年近视等疗效良好。穴位注射法是穴位治疗作用与药物作用的结合,对许多疑难眼病疗效良好。

针灸推拿是历史悠久、独具中医特色的有效治疗方法,针灸推拿治疗眼病在我国至少有2000余年的历史,《黄帝内经》中的相关论述证实,早在春秋战国时代针灸技术已用于眼病的治疗。《黄帝内经》中有诸多治疗眼病穴位的记载,后世历代针灸学著作中大都有眼病针刺、艾灸治疗方面的穴位和具体操作方法的记载,如《针灸大成》等。综合类医学著作中多有针灸治疗眼病的专篇,如《备急千金要方》卷六上,即有30余条治疗眼病取穴针刺或灸疗方法。眼科专著更不乏大量关于眼病针刺的论述,如《目经大成》即有头部前面、背面的针穴图。《医方类聚》中记载有张子和以上星、前顶等穴放血治疗眼病的医案数则,是目前发现的针灸治疗眼病的罕见医案,殊为珍贵。中华人民共和国成立后的教材用书《中医眼科学》,不同版次教材中针灸治疗眼病的内容不断充实、丰富,日趋全面。

临床常规针刺法、灸法、放血疗法、头皮针、耳针等治疗眼病均应用广泛,具有疗效确切、应用方便、基本无副作用、易于基层应用等优点。针刺治疗具有调和阴阳、扶正祛邪、疏通经络、行气活血、开窍明目等作用,从而达到治疗眼病和眼部保健的目的。许多眼病单用针刺治疗效果佳、见效快,比如麻痹性斜视;一些疑难病症使用针刺疗法常可获得意想不到的效果,比如已控制眼压的青光眼、脑损伤后的视功能损害等。近年诸多研究证实,针刺具有可显著改善眼部各组织的血液循环状况,调节眼肌功能,促进泪液分泌,调节眼压,增强视神经、视网膜的功能,保护高眼压状态下的视神经,提高大部分眼病患者的视力,止痛等作用。

眼科针刺应从局部情况及局部与整体的关系等方面进行分析、辨证,明确其寒热虚实以选配穴位,应用针刺和艾灸等方法以调和阴阳、扶正祛邪、疏通经络、行气活血、开窍明目，从而达到治疗眼病和眼部保健的目的。眼部灸疗因火热伤阴，有容易造成烫伤、患者恐惧等顾虑，近现代应用较少。

一、眼科常用穴位

治疗眼病的穴位历代针灸及眼科医籍中屡有记载，又经临床不断发掘、补充和筛选，见于各类著述中者众多，以下根据临床常用的原则，择其要者予以介绍。

1. 眼周围穴位

（1）睛明：位于目内眦的外上方凹陷中。可治迎风流泪、上胞下垂、风牵偏视、风热眼病、火疳、目眦痒痛、黑睛翳障、圆翳内障、近视、眉棱骨痛及多种瞳神疾患。应用时注意此穴容易出血，出针时注意按压针孔。

（2）上睛明：位于睛明穴上方0.2~0.5寸范围。主治基本同睛明，较睛明痛感轻且不易出血，临床与睛明穴交替应用。

（3）攒竹：位于眉毛内侧端，眶上切迹处。可治迎风流泪、上胞下垂、风热眼病、火疳、黑睛翳障、圆翳内障、近视、眉棱骨痛及各种疼痛类眼病。

（4）丝竹空：位于眉梢处之凹陷中。可治针眼、胞轮振跳、风热眼病、上胞下垂、风牵偏视、聚星障、火疳、瞳神紧小等。

（5）瞳子髎：位于目外眦外侧，眶骨外侧缘凹陷中。可治针眼、风牵偏视（通睛等尤为适用）、青风内障、绿风内障、目痒、瞳神紧小等。

（6）阳白：位于前额，于眉毛中点上1寸。可治胞轮振跳、上胞下垂、黑睛翳障、风牵偏视、青风内障、绿风内障、眉棱骨痛、痛如神祟等。

（7）四白：位于承泣穴直下0.3寸，当眶下孔凹陷处。可治目赤痒痛、近视、风牵偏视、聚星障、青风内障、绿风内障、视物无力等。

（8）承泣：正坐，双目平视，位于瞳孔直下0.7寸，眼球与眶下缘之间。可治针眼、流泪症、胞轮振跳、风牵偏视、近视及各类内障眼病。

（9）眉冲：位于头部，当攒竹直上入发际0.5寸，神庭与曲差连线之间。可治头目疼痛、绿风内障等。

（10）角孙：位于耳尖发际处。可治针眼、目赤肿痛、黑睛翳障等。

（11）头临泣：位于阳白穴直上，入发际0.5寸处。可治流泪、黑睛翳障、目赤肿痛、圆翳内障、视瞻昏渺等。

（12）目窗：位于头部，当前发际上1.5寸，头正中线旁开2.25寸。可治暴风客热、睑弦赤烂、黑睛翳障、青盲等。

2. 经外奇穴

（1）四神聪：位于百会前、后、左、右各旁开1寸，共4穴。可治头目疼痛、上胞下垂、眩晕等。各类疼痛性眼病均可配合应用。

（2）印堂：位于两眉头连线的中点。可治胞睑肿痛及生疮、白睛红赤、黑睛星翳等。

（3）上明：位于眉弓中点下，眶缘与眼球之间。可治目眶疼痛、目赤生翳、风牵偏视、青盲等。

（4）太阳：位于眉梢与目外眦连线中点处旁开1寸的凹陷中。可治各种内外障眼病及不明原因的眼痛、视力下降等。几乎所有眼疾皆可取本穴。

（5）球后：双眼平视，位于眶下缘之外1/4折点处。可治针眼、流泪症、胞轮振跳、风牵偏视、近视及各类内障眼病。与承泣穴作用类似，两穴可交替使用。

（6）翳明：正坐，头略前倾，位于风池与翳风连线之中点。可治黑睛翳障、圆翳内障、夜盲、青盲等。

（7）耳尖：耳轮向耳屏对折时，位于耳郭上面的尖端处。可治暴风客热、天行赤眼、天行赤眼暴翳等。多做放血疗法使用。

（8）四缝：位于第二至第五指掌侧，近端指关节的中央，一手四穴，左右共八穴。可治疳积上目等。多以三棱针点刺后挤出液体或血液。

（9）鱼腰：双目平视，位于眉毛中间正对瞳孔处。可治针眼、上胞下垂、目眶痛、胞睑瞤动等。

3. 躯干四肢穴位

（1）尺泽：位于肘横纹中，肱二头肌腱桡侧凹陷处。可治暴风客热、天行赤眼等。

（2）太渊：仰掌，位于腕横纹上，桡动脉桡侧陷中。可治睑弦赤烂、黑睛星翳、视瞻昏渺等。

（3）合谷：位于第一和第二掌骨之间，约第二掌骨桡侧中点。可治睑弦赤烂、胬肉攀睛、白睛及黑睛干燥失润、瞳神紧小、绿风内障、青风内障等。大多眼病皆可使用。

（4）曲池：屈肘，位于肘横纹桡侧端凹陷处。可治视物模糊、眼珠突出、风赤疮痍等。

（5）臂臑：臂外侧、三角肌上，臂外展或向前平伸时，位于肩峰前下方凹陷处。可治胞轮振跳、视物昏蒙、青盲、能近怯远等。

（6）巨髎：目正视，位于瞳孔直下，与鼻翼下缘平齐处。可治胞睑瞤动、风牵偏视、口眼㖞斜等。

（7）头维：位于额角发际直上0.5寸，神庭穴向外旁开4.5寸处。可治各类头目疼痛、胞睑瞤动及各类风、热所致眼病等。

（8）足三里：位于犊鼻下3寸，胫骨前嵴外一横指处。可治上胞下垂、黑睛翳障、视瞻昏渺、青盲、疳积上目及各类虚损性眼病等。

（9）神门：仰掌，位于尺侧腕屈肌腱的桡侧缘，腕横纹上。可治绿风内障、青风内障、目痒、视疲劳等。

（10）后溪：位于第五掌骨小头后下方，尺侧缘。可治睑弦赤烂、流泪症等。

（11）天柱：位于哑门穴旁1.3寸处。可治目痛流泪、瞳神紧小、目赤肿痛、目眶痛、风牵偏视、青风内障、青盲、圆翳内障等。现常用于各类视神经、视路疾病。

（12）心俞：位于第五胸椎下，两旁各1.5寸处。可治流泪症、目赤痛等。

（13）肝俞：位于第九胸椎下，两旁各1.5寸处。可治流泪症、白睛及黑睛干燥失润、瞳神紧小、绿风内障、青风内障、视瞻昏渺、青盲、夜盲等。可与肾俞联合或交替应用。

（14）脾俞：位于第十一胸椎棘突下，旁开 1.5 寸。可治青盲、夜盲、上睑下垂等。

（15）肾俞：位于第二腰椎下，两旁各 1.5 寸。可治流泪症、白睛及黑睛干燥失润、瞳神紧小、绿风内障、青风内障、视瞻昏渺、青盲、夜盲等。可与肝俞联合或交替应用。

（16）外关：位于阳池穴上 2 寸，桡骨与尺骨之间。可治胞睑肿痛化脓、流泪、风牵偏视等。

（17）风池：位于项后，与风府穴相平，胸锁乳突肌与斜方肌上端的凹陷中。可治各种内外障眼病。几乎所有眼病皆可应用。

（18）行间：位于足背部，第一、二趾间，趾蹼缘后方赤白肉际处。可治流泪症、胬肉攀睛、黑睛星翳、青盲等。

（19）大椎：俯伏或正坐低头，位于第七颈椎棘突下凹陷中。可治暴风客热、天行赤眼、天行赤眼暴翳、胞睑红肿等。

（20）关元：位于下腹部前正中线上，脐下 3 寸。可治视瞻昏渺、疳积上目、夜盲等。

（21）太冲：位于足背侧，第一跖骨间隙的后方凹陷处。可治针眼、目赤肿痛、黑睛翳障、圆翳内障等。

（22）商阳：位于食指桡侧，离指甲角 0.1 寸许取穴。可治目盲及各类实热眼病。应左病取右，右病取左。亦可用于刺络放血。

（23）二间：位于第二掌指关节前缘桡侧，微握拳，当赤白肉际处取穴。可治目昏不见、口眼㖞斜、睑缘赤肿涩烂、羞明流泪。

（24）地仓：位于口角旁 0.4 寸。可治视物不清、口眼㖞斜。

（25）下关：位于颧弓与下颌切迹之间的凹陷中取穴，闭口有孔，张口即闭。可治口眼㖞斜。

（26）解溪：位于足背与小腿交界处的横纹中，姆长伸肌腱与趾长伸肌腱之间。可治头痛目眩、黑睛生翳。

（27）三阴交：位于内踝高点上 3 寸，胫骨内后缘。可治视物昏蒙等各类虚证眼病。

（28）前谷：位于第五掌指关节前尺侧，握拳时，掌指关节前之横纹头赤白肉际处。可治目痛生翳。

（29）承光：位于五处穴后 1.5 寸，五处与通天之间取穴。可治头眩目痛、视物昏蒙、黑睛翳障。

（30）涌泉：位于足底，当足趾屈时凹陷处取穴。可治头痛目眩。

（31）太溪：位于足内踝与跟腱之间的凹陷中。可治视物昏蒙、双目干涩。

（32）照海：位于内踝正下缘之凹陷中。可治目赤肿痛、青盲等。

（33）横骨：位于脐下 5 寸，旁开 0.5 寸。可治目赤肿痛、羞明流泪。

（34）肓俞：位于脐旁 0.5 寸。可治目赤多眵、目痛流泪。

（35）商曲：位于脐上 2 寸，旁开 0.5 寸处。可治目赤肿痛。

（36）关冲：位于无名指尺侧，离指甲角 0.1 寸处。可治目赤肿痛、黑睛翳障、视物模糊。

（37）液门：位于无名指、小指之间，掌指关节前凹陷中，握拳取穴。可治各类风热眼病。

（38）中渚：位于手背第四与第五掌指关节后的掌骨间，当液门穴后 1 寸，握拳取穴。可治目赤肿痛、头痛视蒙。

（39）翳风：位于耳垂后方，下颌角与乳突之间凹陷中。可治针眼、胞轮振跳、上胞下垂、口眼㖞斜、青盲、高风内障、视瞻昏渺、风牵偏视、头痛视蒙、目赤生翳及各类眼底疾病。

（40）听会：位于耳屏间切迹前，听宫穴直下，下颌骨髁状突后缘，张口凹陷处。可治头痛视蒙、口眼㖞斜。

（41）光明：位于外踝尖直上 5 寸，腓骨前缘，趾长伸肌和腓骨短肌之间。可治视物昏蒙、眼痒眼痛、黑睛生翳。

（42）丘墟：位于外踝前下缘，当趾长伸肌腱的外侧凹陷中。可治眼痛生翳。

（43）曲泉：位于膝关节内侧横纹头上方，胫骨内踝之后，于半膜肌、半膜肌止端之前上方，屈膝取穴。可治目痒、目内干涩。

二、眼科针灸方法

1. 眼科针刺疗法

针刺方法与其他各科基本相同。由于眼组织和眼科疾病的特殊性，眼科针刺须特别注意以下几点：

（1）进针准确、轻巧，在眼周穴操作最好双手进针，并慎用快速进针法，以防损伤眼球、造成出血等。

（2）眶内穴进针时如遇阻力则停止进针，一般不施捻转提插等手法，必要时可施小幅度雀啄手法。

（3）眼周穴特别注意出针时，按压针孔以防出血；出现眼睑皮下出血或球周出血时，立即冷敷并加压，24 小时后可热敷。

（4）一般眼周穴位不用灸法。

2. 眼科灸法

传统灸法主要指艾灸，是我国中医药学宝贵遗产之一。灸法通过对经络的温热刺激，起到温经通络、调和气血、扶正祛邪、防病治病的作用。

适应证：近视、弱视、白涩症、目倦、眉棱骨痛、风牵偏视、高风内障等。

禁忌证：眼部炎症（如风热赤眼、天行赤眼、凝脂翳、瞳神紧小、目系暴盲等）、皮肤破损、绿风内障、眼科血症等禁用灸法。

3. 头针疗法

（1）常用部位：视区，在枕骨外粗隆水平线上，枕骨外粗隆旁开 1cm，向上引平行于前后正中线之左右各 4cm 长之区域即是。

（2）适应证：后视路、枕叶皮质等病变所致之视功能损害及癔症性黑蒙等。

（3）方法：常规使用2.5～3寸的26～28号针（直径0.25～0.32mm），取坐位、平卧位或侧卧位均可。选好刺激区，常规消毒。沿头皮捻转进针，斜刺入头皮下，勿刺在皮内或骨膜，达到该深度后加快捻转，捻转频率为每分钟240次左右，不能提插。达到麻胀感后，留针30～40分钟，其间行针2次。起针后，应以棉球稍加揉压针眼，以防出血。

4. 耳针疗法

耳针疗法是用毫针或环针在耳穴或耳部病理性压痛点进行针刺，或以王不留行籽压穴治疗疾病的方法。

（1）常用耳穴：耳尖、肝、心、肾上腺、眼、目1、目2、眼穴。

（2）适应证：可治疗针眼、天行赤眼、风热赤眼、迎风流泪、瞳神紧小、绿风内障、青风内障、视瞻昏渺、高风内障、近视等。

（3）注意事项：耳郭有炎症或皮损时禁用；有习惯性流产的孕妇慎用；年老体弱的高血压、心脏病患者针刺前后应适当休息，进针时手法要轻巧，留针时间不可太长。

5. 三棱针法

本法是用三棱针刺破皮肤，使其出血的治疗方法。又可分为开导法与挑刺法两种。

（1）开导法：开导法是用三棱针刺穴位部位皮肤，放出少量血液的方法，故又称"放血法"。此法有通经活络，泄热消肿的作用。适用于实证、热证，如治疗眼部红肿热痛或黑睛新翳者，常在耳尖、指尖等部位放血。

（2）挑刺法：挑刺法是用三棱针将一定部位反应点、皮肤红点或穴位部位的皮肤挑破，挤出黏液或血水即可。如治疗针眼，有找出背脊部皮肤的红点而挑破之的挑刺疗法。

6. 铍针法

铍针尖如剑锋，两面有刃，既可刺又可切割。适用于切除胬肉及眼部其他赘生物，可以用于穿刺或切开痰核与眼部疮疡，还能拨除嵌在白睛或黑睛上的异物。

7. 穴位注射疗法

（1）常用穴位：本法是用药液进行穴位注射以治疗多种眼病的方法，用于治疗高风内障、青盲等眼病，常用穴位如肝俞、肾俞、足三里、太阳等。

（2）方法：常规消毒穴位皮肤，治疗者手持盛有药液的注射器，用6号注射针头从穴位皮肤斜刺或直刺而入，于皮下或肌肉内注入适量的药液（一般为0.5～3mL），使局部皮肤稍有隆起即可。一般可隔日注射1次或视病情而定。

8. 电针疗法

电针疗法是针刺疗法与电疗的结合，即在针刺穴位得气的基础上，通过针体对穴位通以微量电流，刺激穴位，以加强针刺的治疗作用。常用于治疗视神经萎缩、麻痹性斜视等机能减退类眼病。

（1）适应证：视神经萎缩、麻痹性斜视、前部缺血型视神经病变、视网膜动脉阻塞、上睑下垂、青少年近视、弱视、视疲劳等。

（2）常用穴位：电针取穴以常规针刺取穴为基础，需两个电极为一组接触针柄，故一般选相距较远的穴位为一组。一般以眼区穴为一极，远端穴或项部穴位为另一极，如风池—太阳、四白—合谷、攒竹—外关等；亦可左右同名穴为一组。使用两组以上电极时，应每组电极各在一侧，如左风池—左太阳。

（3）仪器及操作：常用电针治疗仪，输出电压一般为 40~80V，电流小于 1mA。先常规进行针刺治疗，提插或捻转得气后，按选好穴位在针柄上接电针仪，通电后慢慢调大电流，以患者感觉舒适并能耐受为度。选连续波、疏密波等均可，每次通电 10~20 分钟，每日 1 次。

（4）注意事项：①不宜选同一眼的眶内两穴为一组。②电流不宜过大，一般以患者耐受且不引起肌肉痉挛为好，通电时间不宜超过 30 分钟。③眼睑有急性炎症者、严重的眼睑痉挛者、儿童患者等不宜电针治疗。

三、眼科推拿疗法

眼科推拿疗法是以推拿手法作用于眼周相关穴位或机体部位以治疗眼病、缓解眼部不适或保健眼睛的治疗方法，亦称"按摩疗法"。推拿、按摩可使眼部经络通畅、营卫调和、气血流畅，达到化瘀行气、止痛消胀、扶正散邪等目的。常用于治疗眼部气滞血瘀所致的各种病证，并适宜缓解眼部疲劳，亦可用于明目保健。常用的手法有一指禅推法、点法、抹法、揉法、拿法等。一指禅推法、点法的作用部位固定、准确、深透，得气也快。抹法和揉法施术于眼周组织，是缓解眼周肌肉疲劳、放松眼睛的最合适手法。

推拿常用部位有：①眼区穴位，如攒竹、太阳、四白、阳白、瞳子髎等；②其他具有治疗眼病作用的穴位，如风池、合谷、内关、外关、手三里、足三里、光明、三阴交、肝俞、肾俞等；③相关部位，如眶周、颈项部、额部、背部等。手法有点、按、拨、揉、捏、提、推等，应根据施术部位及不同眼病选择。

推拿疗法亦可与药物作用相结合，如《审视瑶函》记载有"摩顶膏"，即是以药物熬制成膏涂于头顶再加以按摩的方法。《秘传眼科龙木论》也记载有点眼药后按摩鱼尾穴的方法。

四、刮痧疗法

眼科刮痧疗法是将刮痧法用于治疗眼病的方法。刮痧具散风清热、祛邪活血等作用，常用于治疗风邪袭表诸证。眼科刮痧疗法亦适用于各类风邪侵袭的眼科病证，如针眼、风赤疮痍、眼丹、风热赤眼等。

刮痧部位为背部脊柱两侧、额头、上肢内侧的肘内腕内、下肢的腘窝部等。操作时，在刮痧部位涂润滑剂，以边缘光滑的汤匙、硬币、牛角板等反复刮之，至局部皮肤出现紫红或紫色斑点为止。实热较重时，可继以三棱针点刺紫瘀部位挤出紫黑色血液，涂以抗生素眼膏。一般只行一次刮痧，不宜重复使用。

局部皮肤有湿疹、溃疡等皮肤疾患时，不宜使用刮痧疗法。

【教学重点】

针刺法内容较多且较枯燥，不容易记忆，部分内容与针灸学有交叠。重点为常用穴位的适应证、不同针灸方法的适应证、眼科针灸方法及注意事项等。

【教学难点】

针灸治疗眼病不同穴位适应证的讲解，重复且枯燥，可帮助、引导学生总结取穴规律，并结合临床治疗实例讲解。针灸的适应证及与药物治疗的区别可结合现代研究讲解。部分穴位的正确应用与注意事项可结合西医解剖等知识讲解。

【复习思考题】

1. 眼科针灸的常用穴位举例。
2. 眼周穴针刺应注意什么？
3. 穴位注射的具体操作过程是什么？

第五节　眼科激光治疗

【教学目的】

了解不同激光的特点和各自治疗眼病的适用范围。

【教学要求】

详细讲授不同激光疗法的物理特性及适应证。采用课堂讲授，配合幻灯、图片或多媒体课件等教学手段。

从第一台红宝石激光应用于眼科治疗视网膜病变以来，随着激光技术的迅速发展和新型激光器的不断问世，激光在眼科的应用也越来越广泛和普及。

一、YAG 激光在眼科临床的应用

YAG 激光中的高能短脉冲波 Nd-YAG 激光，即 Q 开关 Nd-YAG 和锁模激光，是离子效应激光，即利用等离子体的微小爆炸效应发生微小爆炸，爆炸和冲击波的机械作用使得组织破坏裂解，出现裂隙或小而深的孔。临床常用于治疗各类膜性白内障、虹膜切除。

1. 激光虹膜切除术

激光虹膜切除术与传统虹膜周边切除术相比，手术方法简单，对眼组织损伤轻，恢复快，无须打开眼球，无眼内感染等弊端出现，结膜没有瘢痕；可避免手术引起睫状环阻塞性青光眼或白内障的发生，有较大的优越性。

（1）适应证：①急性闭角型青光眼的临床前期、先兆期、间歇期；②早期的慢性闭角型青光眼；③继发性闭角型青光眼；④手术时虹膜切除不全、残留色素上皮者等。

（2）常见并发症：①虹膜炎；②出血；③暂时性眼压升高。

2. 激光晶状体后囊膜切开术

白内障囊外摘除或联合人工晶体植入术后，常在晶状体后囊膜之后极部形成一混浊的膜，障碍视力，使植入的人工晶体起不到应有的作用，可行 YAG 激光切开术，使瞳孔区内透明，视力尚能重新恢复。

（1）适应证：①无晶体眼的后发障；②后房型人工晶体植入术后的后发障。

（2）并发症：①一过性眼压升高；②人工晶体损伤；③玻璃体前膜破裂；④出血；⑤虹膜炎。

二、氩激光在眼科临床的应用

氩离子激光是气体离子激光，常用的氩激光即是指蓝绿混合双色光（70% 蓝光、30% 绿光）。蓝光穿透组织能力弱，主要作用在视网膜内层，且易被叶黄素（主要在黄斑区）吸收。绿光穿透力比蓝光强，主要作用在视网膜色素上皮（RPE）层。蓝光和绿光均被血红蛋白吸收，故氩激光光凝视网膜时有 2 个作用焦点，分别位于视网膜内层和RPE 层。

1. 全视网膜光凝术

通过全视网膜光凝术，可以大面积地破坏毛细血管闭塞的视网膜缺氧区域，以使血流集中供给黄斑部，维持黄斑视功能；并能抑制新生血管生长因子的合成和释放，同时减少血管的渗漏，促进视网膜水肿和出血的吸收，以及防止和治疗新生血管性青光眼。

标准全视网膜光凝术的范围是视盘上、下和鼻侧距视盘 1～2PD 向赤道部区域内光凝，颞侧在上下血管弓和黄斑颞侧 1～2PD 处向赤道部区域内光凝。全视网膜光凝术分次治疗较一次治疗者好。近后极部和视盘部位要防止过量光凝。全视网膜光凝术后 3 个月，大部分新生血管会消失或明显减少。

（1）适应证：增殖前期糖尿病视网膜病变及缺血型视网膜中央静脉阻塞等。

（2）并发症：可出现视网膜出血、视野缺损等。

2. 氩激光小梁成形术

氩激光小梁成形术是治疗开角型青光眼的重要手段之一，其降低眼压的机制可能是：一是激光斑点烧灼处瘢痕收缩，牵拉开已经关闭的小梁网，使正常的引流功能恢复；二是由于小梁细胞的激活，使得正常的小梁网引流功能得以维持。氩激光小梁成形术的疗效有随时间的推移而下降的趋势。

（1）适应证：①药物治疗不能控制眼压的开角型青光眼；②不能耐受药物治疗或对药物过敏者；③患者对手术有顾虑或全身情况不能耐受手术者；④低眼压性青光眼经药物治疗视功能仍有进行性损害者；⑤开角型青光眼经小梁切除术失败者。

（2）并发症：可出现虹膜炎、眼压升高、出血或虹膜周边前粘连。

三、准分子激光在眼科临床的应用

准分子激光（excimer laser）中应用于眼科临床的主要为氟化氩（ArF）激光，其输出的为波长 193nm 的远紫外光。它具有精确去除角膜组织的能力，能使角膜切削表面非常光滑。应用准分子激光按照预先设置的程序，可切削小量角膜组织以改变角膜曲率，减弱或增强屈光力，从而矫正近视、远视或散光。

1. 准分子激光屈光性角膜切削术

准分子激光屈光性角膜切削术（PRK）是去除角膜上皮后，用准分子激光切削角膜前弹力层和浅层基质，改变角膜曲率，以矫正屈光不正。激光也可用于切削角膜混浊，称为"光治疗性角膜切削术（phototherapeutic keratectomy，PTK）"。

2. 准分子激光角膜原位磨镶术

准分子激光角膜原位磨镶术（LASIK）是用自动微型角膜切开刀在角膜中央部做一个非屈光性的角膜板层切开（掀起一个角膜瓣），然后用激光在角膜基质内进行屈光性切削，切削完成后再将角膜瓣盖回原位，不需要缝合。这一技术是自动板层角膜成形术（ALK）和 PRK 的结合。它的优点是：激光在角膜基质内切削，保持了角膜的正常解剖结构，术后视力恢复更快，较少发生疼痛和雾状混浊，精确度更高。但它的主要缺点是：做板层角膜瓣时，可能发生薄角膜瓣、不完全瓣、游离瓣和瓣偏离中心等，这些情况一旦发生会引起严重的不规则散光。因此，必须终止手术，将角膜瓣原位复位，半年或 1 年后再进行手术。LASIK 是矫正高度近视眼较好和较便捷的方法。

（1）适应证：符合以下条件的屈光不正：①年龄 18 ~ 50 周岁；②近视 –1.0D ~ –15.0D；远视 +1.0D ~ +6.0D；③散光范围 ±5.0D 以下；④屈光度数在 2 年内无明显变化；⑤戴镜矫正视力 0.5 以上；⑥中心角膜厚度在 500μm 以上。

（2）禁忌证：①严重糖尿病、全身结缔组织疾病、免疫功能异常患者慎行手术；②瞳孔直径过大的患者（暗光下 7mm 以上）应慎行或不行手术；③篮球运动员及近距离搏击运动者。

（3）并发症：①薄角膜瓣、不完全瓣、游离瓣、瓣偏离中心、角膜瓣对位不良或切穿角膜；②角膜层间碎屑、血液残留、角膜上皮植入、角膜中心色素沉着和角膜周边变性或瘢痕；③屈光度欠矫或过矫、散光和眩目；④最佳矫正视力下降；⑤角膜感染；⑥高眼压症。

四、经瞳孔温热疗法在眼科临床的应用

经瞳孔温热疗法（transpupillary thermotherapy，TTT）是采用 810nm 波长的半导体激光器，通过散大的瞳孔到达眼底病的病灶，通过脉络膜色素上皮吸收热量而达到治疗目的。该治疗方法对不同的病变选择合适的能量尤为重要。

（1）适应证：①脉络膜黑色素瘤；②视网膜母细胞瘤；③脉络膜及视网膜血管瘤；④年龄相关性黄斑变性。

（2）并发症：可出现视网膜出血、视网膜血管闭塞等。

五、光动力疗法在眼科临床的应用

光动力疗法（photodynamic therapy，PDT）是从静脉内泵入一种特殊的光敏剂 Visudyne（维速达尔），然后利用689nm波长的激光照射脉络膜新生血管（choroidal neovascularization，CNV）区域。光敏剂受激光照射后由基态跃升为激发态，当由激发态恢复到基态时释放出大量能量，作用于分子氧产生单态氧，单态氧同蛋白质、氨基酸、脂质膜等反应，产生过氧化物、羟基及其他自由基。自由基等直接作用于脉络膜新生血管使之损伤，并促使形成血栓，使新生血管发生闭塞，最终导致萎缩。其优点是局部温度不高，尤其是治疗黄斑中心凹下CNV更为安全。不足之处是光敏剂价格昂贵，因此在临床上难以普及应用；经过一段时间后，容易重新出现脉络膜新生血管膜及局部组织水肿，需要重新治疗。

（1）适应证：脉络膜新生血管性疾病，如年龄相关性黄斑变性、中心性渗出性视网膜脉络膜病变、高度近视黄斑新生血管膜、息肉状脉络膜血管病变（PCV）等，近来也用于中心性浆液性脉络膜视网膜病变。

（2）并发症：有可能发生视网膜色素上皮的撕裂、萎缩，黄斑裂孔，急性视力下降、视幻觉等视功能障碍。

六、577nm激光在眼科临床的应用

577nm激光是新近研发的一种纯黄光波段激光，因577nm波长的激光在氧合血红蛋白中呈现最高吸收峰，且叶黄素对其几乎不吸收，故该激光主要的优势在于：①在对黄斑部光凝治疗中可最大限度地避免对视锥细胞造成损伤；②氧合血红蛋白在577nm激光中有最大吸收峰值，这使得该激光在光凝渗漏的微血管及血管性眼病时更有效率；③该激光在眼内组织中穿透性较高且散射少，特别适用于白内障或玻璃体混浊又须做视网膜光凝治疗的患者；④因黄激光穿透力较绿激光强，靶向性更好，故使用时其能量水平较绿激光低，可减少光毒性作用等对视网膜的间接损伤。

（1）适应证：增殖前期糖尿病视网膜病变及缺血型视网膜中央静脉阻塞等眼底血管性疾病，尤其是眼底血管性疾病需行黄斑部光凝，或伴有白内障或玻璃体混浊者。

（2）并发症：视网膜出血等。

七、飞秒激光在眼科临床的应用

飞秒激光是一种波长为1053nm、以脉冲形式运转的激光，持续时间非常短，只有几个飞秒，是人类目前在实验条件下所能获得的最短脉冲。飞秒（femtosecond）又称毫微微秒，是标衡时间长短的一种计量单位，一飞秒等于10^{-15}秒。飞秒激光手术的两个基本原理是光的传输原理与光的爆破原理。飞秒激光目前在眼科临床主要应用于角膜屈光手术，它在角膜屈光手术的最初适应证是LASIK手术制瓣，最新开展的全飞秒激光角膜屈光手术已不需准分子激光的参与，这标志着角膜屈光手术一个新时代的开始。

全飞秒激光角膜屈光手术的优势主要体现在：①大幅降低手术风险；②因"飞秒激

光"可精确地打开眼部组织分子链，制作出更均匀、更完美的陷入式角膜瓣，角膜瓣复位更准确，有效避免了板层刀制瓣可能出现的医源性像差等，因此术后视觉质量更完美；③不受角膜曲率影响，矫正范围更广泛；④手术全部由飞秒激光完成，不使用准分子激光和角膜板层刀，因此相对避免了医源性感染，也避免了在负压吸引过程中眼压升高带来的不适；⑤手术全过程实现了真正意义上的微创化，保证了手术后"无切口"状态。

适应证：

（1）凡是适合做 LASIK 手术的患者，都可以接受全飞秒激光角膜屈光手术。

（2）过去一些不能做传统 LASIK 手术的人可以选择全飞秒激光角膜屈光手术，主要包括：①眼裂小、角膜直径小、角膜平而无法用机械金属刀制作角膜瓣的患者，可以做飞秒激光；②因角膜薄、近视度数高而不能做 LASIK 手术的部分患者，可以做飞秒激光；③普通 LASIK 术后出现欠矫、过矫等情况后进行增效手术；④针对害怕用机械金属角膜板层刀切割角膜的患者；⑤对角膜屈光手术效果要求很高的人，建议做飞秒激光。

【教学重点】

YAG 激光疗法主要是青光眼激光虹膜切除术和白内障术后的激光晶状体后囊膜切开术；氩激光为蓝绿双色光，主要用于糖尿病时全视网膜光凝术和部分青光眼的氩激光小梁成形术；屈光不正（主要是近视眼）的激光手术有多种，应根据不同激光特性、屈光不正程度、患者要求及经济条件、职业等因素具体、慎重选择。TTT 疗法主要适用于眼病肿瘤和年龄相关性黄斑变性。PDT 疗法主要适用于各种脉络膜新生血管性疾病。

【教学难点】

本节重点为充分理解不同激光特性、作用靶点、适应证的范围。

不同激光因其不同物理特性（主要是波长）而作用于不同的眼部组织、产生不同作用效应，因此适用于不同眼病。但激光疗法的掌握，除了对激光物理特性的理解外，应该掌握不同眼病的病因病理变化，才能更准确地理解和掌握其临床适应证以指导临床。

【复习思考题】

1. YAG 激光的特性及临床适应证是什么？

2. 近视眼患者如何选用屈光性激光手术？

第七章 眼病的护理与预防 ▷▷▷▷

眼病的护理与预防，是中医眼科治疗学和保健学的重要组成部分，源远流长，历代虽无专篇专著，但在眼科专著和一些其他医籍中均有散在记载。如《太平圣惠方》《秘传眼科龙木论》中均记载了煎药、服药及饮食注意等与眼病护理相关的知识，2000 多年前的《素问》就提出了"圣人不治已病治未病"的预防思想。随着时代的发展，眼病的护理与预防内容也在不断增加，且日趋完善。

第一节 眼病的护理

【教学目的】

1. 了解护理对治疗眼病的意义。
2. 了解中医眼科的护理特点。

【教学要求】

1. 了解中医眼科护理的意义和特点。
2. 教学方法：课堂讲授或课后自习。

眼为五官之首、心灵之窗，眼病视力低下会直接影响生活质量，给患者学习、生活、工作带来许多困难，眼病护理工作是眼科医疗、教学、科研和防盲治盲工作的一个重要组成部分，在人们健康保健及患者康复过程中起着重要的作用。

古代眼科也很重视护理工作，从《医方类聚·龙树菩萨眼论》来看，就有多方面的护理知识。如该书在黑风、绿风中指出"此候总恶，善自将息，细看禁忌慎护之。不可吃生冷、五辛、芸苔、生鸡子、热面、酒、醋、毒鱼、猪肉、油腻、葵、诸香菜及陈臭等物"的饮食方面的护理知识；在服药方面就有空腹温服、食后服等服药护理知识；在钩割针镰等外眼手术中有"不得空腹，五脏虚即运倒"等术前护理知识；在开内障术后提出"绵封七日，仰卧不能转动，人常看，勿高声叫唤、觅物，欲大小便，人缓缓扶起，勿令病人用力"等术后护理知识。正确的护理可以缩短病程，提高疗效。

《秘传眼科龙木论》在护理方面的知识更为广泛。如"煎药诀"曰："大凡煎药退热，药须要清利，不可用火太猛，火势蒸炎，水数易干，须是火势得中，扇之恐灰土泥飞入药中，服之反为害也。"如"服药须知"曰："凡眼药率多凉剂，必于食后服之，或者徒泥其说，往往食未下咽，药即入口，是致食气与药气冲搏，酿积于脾胃之上，不谓药无其效，且使脾家受冷，旋至虚弱。须当食歇片时，候胸膈稍宽，然后随意服之。尤贵冷热得所，大热则非肝肺所宜，大冷则脾肾停积不化，宜自斟酌耳。"尤其在针拨内障术方面，提出了术前调理身体，术后头枕要安稳，进食宜粥饭，便时勿用力，避免呕逆、咳嗽等护理知识，至今仍有临床意义。此后，历经诸代，护理知识也日趋完善，现根据古人经验和当代眼科临床实践，分述如下。

1. 医护合作，辨证施护

医护既要分工，更要密切合作。正确的护理可以缩短病程，提高疗效，眼科病房和门诊均应建立健全护理规章制度，并严格执行，同时要结合宣传眼科护理常识。特别是在病房的护理工作中，首先要尊重患者，认真倾听患者的意见和要求，利用丰富的专业知识解答患者的提问，建立医患相互信任关系。眼科患者因视力障碍容易产生悲观消极心理，需要根据患者的个性特点传递医护人员对其的关心和爱护。对有可能发生心脑血管病及各种休克的急症应高度重视，时刻保证病房工作的正常运转。对于眼病护理，则要辨证施护，并把辨证施护应用到护理的各个环节中。例如有心脏病、高血压、糖尿病、肾炎、过敏等病史及肝肾功能不全所致的眼底病变患者，应当注意其血压、心电图及其全身的体征，给予相应的护理，并及时观察，发现异常应及时向经治医师汇报。门诊眼科护理要做好接诊前准备，并有序安排患者就诊，协助医生进行各项检查治疗并做好健康教育与护理指导。

传染性眼病，患者患眼的眼泪不要玷污他人，用过的毛巾、手帕、枕巾等要煮沸消毒。医生检查后，要用消毒液洗手，然后才能检查他人。如一眼先患病的，不要交叉擦眼，卧位宜取患侧，以免眵泪流入对侧，引起健眼发病，同时禁止将眼部封盖，以免加重病情。眼局部用药时，先要查对患者的姓名、床号、眼别，在核对准确后，要将用药方法、用药次数、用药后的反应等，一一向患者交代清楚。同时还需查对药物、查对眼别，药瓶不要碰触睫毛。用药时动作要轻巧敏捷，特别是对于黑睛疾病，更须遵循《秘传眼科龙木论·黑翳如珠外障》中"不用强看将手擘，恐因手重出青涎（注：青涎，意为眼内容物）"的告诫。局部外敷药物时，勿将药末掉入眼内，一般可用纱布隔垫一层，不要直接敷于眼上。对于眼外伤者，尤其是真睛破损的患者，护理时除应注意伤眼情况外，还应注意健眼情况，避免误诊或漏诊交感性眼炎。

2. 根据病情，合理休养

休养包括目力、体力、房事等方面的休养。凡眼病患者，一般都要少使用目力，特别是在急性期不要做阅读、抄写、雕镂等增加目力负担的工作，即使是症状较轻的慢性眼病，也只宜适当阅读书报，不宜过度，应稍读稍息，避免因用目力过度而加重眼病。如为黑睛等部位的疾病，外出时应戴有色眼镜，避免强光的刺激；室内窗户可置帘幔，灯光适当遮挡，以免光线过强，刺激患眼。对于由眼内出血所致的暴盲患者，必须减少体力活动或卧床休息；而对于视衣脱落所致的暴盲患者，更应卧床休息，并遵医嘱仰卧或俯卧或侧卧，以免活动过度而加重眼内出血或扩大视衣脱落范围。患者的居处，不宜接近高温炉灶，更须避免烟熏，室内要注意整洁，空气要注意流通，环境要注意安静，让患者安逸舒适，以有利于疾病的痊愈。对于有些眼病，尤其是肾虚引起的内障眼病，必须节制或暂忌房事。对这一点，前人非常重视，如在《秘传眼科龙木论·肝风目暗内障》中就对患者有避忌房事的告诫，说："此眼初患之时，眼朦昏暗，并无赤痛，内无翳膜，此是肾脏虚劳……如此患者，切忌房室。"

3. 关心患者，稳定情绪

精神护理是眼科护理中非常重要的内容。对于眼疾患者，尤其是对于难以速愈或预后较差的眼病患者，要注意了解患者的思想情况，劝其心情开朗，保持七情和畅，切勿焦虑忧郁，正确对待疾病，解除思想顾虑，鼓励其树立治疗信心，使其配合医生治疗。医护人员应急患者之所急，痛患者之所痛，一切为患者着想，工作认真负责，态度和蔼可亲，对患者应温和体贴，多加安慰鼓励，减少患者的思想负担；要言谈谨慎，对病情严重的患者尤应注意，要贯彻好保护性医疗制度，避免将病情直接告诉患者，以免患者惊惧啼哭、失眠不食等而影响治疗，甚至因悲观失望而发生意外。护士要管好病历，不能让患者及探视者随便翻阅，以免增加患者精神上不必要的压力和思想负担。因此，调和患者情志是眼科护理中的重要环节。

因眼病与情志关系非常密切，除了不少眼疾可因情志抑郁、暴悖忿怒等直接引起外，一般来说，眼疾患者大多恐惧忧虑，尤其是眼病严重且有失明趋势者，更是悲观失望，忧愁焦虑，烦躁易怒，甚至啼哭不止。这些情志改变，可以加剧病情或导致病情反复，不利于眼病的治疗。如悲思太过，肺气耗伤，意气消沉，脾脏运化无力，食欲减退，则满目之精血失于化源，精气虚损则目视不明；又如郁怒气逆化火，气火上犯清窍，均可致眼病加重。

4. 饮食宜忌，视证酌定

中医学对饮食护理非常重视，强调在治疗疾病时，除了给予服药、手术等外，还应重视饮食调养的作用。《素问·五常政大论》说："谷肉果菜，食养尽之。"就是说，疾病后期可以通过饮食调养以助恢复。因此，正确的饮食宜忌，可以减轻疾病，辅助药效，促使疾病早日康复。古代眼科医家对此亦十分重视，如《世医得效方·眼科》在热证眼病禁忌中指出："眼乃一身之主，如不能忌，已药亦无功，自陷此身也。"饮食调养的一般原则是要注意饮食适量，软硬、冷热相宜及饮食卫生。对于眼病的饮食宜忌，总的来说以食物多样又富于营养，且易消化之品为宜。在一般情况下，凡属实热性质的眼病，不宜食五辛（《本草纲目》注五辛是指葱、蒜、韭、蓼蒿、芥）、煎炒炙煿及腥发之物，以免助热生火，或蕴成脾胃湿热，加重病情；宜多食瓜果蔬菜等清润之品，以助清利头目。若属虚寒性质的眼病，当戒食寒凉凝滞之物，以免损伤脾胃，致运化失司，妨碍康复。若是年老体胖的眼病患者，以多食清淡的饮食为宜，少食或不食肥甘厚味之品，如过食则有助湿生痰变生他证之弊。若是年幼体虚的眼病患者，则又以综合饮食为妥，多食动物肝、瘦肉、蛋类、青菜等，不可偏嗜或偏食，否则会营养缺乏，生化不足，目失濡养。嗜烟对身体有害，应少吸或不吸；至于饮酒，对于眼病患者亦以不饮为宜。只有掌握正确的饮食宜忌，才有助于眼病的恢复。《外台秘要》说："凡目疾，不问长少男女，皆忌面酒五辛等。"

5. 煎服药物，注意方法

根据疾病治疗需要科学合理地煎服中药，注意食用方法，既可节约药材、降低费用，又可提高疗效。中药内服的剂型很多，药效各异，常用的剂型有汤、丸、散、膏、片剂、合剂、冲剂、颗粒剂、胶囊等。护理人员必须全面掌握和了解药物的功用、剂型的服用方法和服药后的护理，才能更好地提高疗效，促进眼病患者的早日康复。一般来讲，眼部病情较急较重者，应以汤剂为主，发挥汤剂吸收快、作用速、加减灵活的优点，一般每日1剂，煎2次，分2~3次服用；病情急者，可顿服；特殊情况时，可一日服2剂，以使药力相续，增加疗效。病情缓慢而须长期施治的眼病患者，可服用膏、丹、丸、散等中成药，方便患者长期持续治疗，逐渐调理，缓以图功。大凡辛散轻扬类药物，以武火急煎为宜；味厚滋补类药物，以文火久煎为妥；介壳类、矿石类药物，可另包打碎先煎；芳香挥发性药物，宜后下；粉剂易溶，可溶化冲服；贵重而难煎药，可采用磨调，亦可研末兑服。至于服药时间，古代虽分有食前服、食后服、晨服、临卧服等多种，但大部分是食后服。前人认为，病在上部者（如眼病），可借食后之热力，载药上升，直达病所。根据当前的临床实践，一般认为在进食后休息半小时至1小时服药为宜。内障眼病肝肾两虚型患者，则宜睡前或空腹服药，以利充分吸收。至于热服还是冷服，可根据病情而定。对于热甚的患者，可用冷服的方法，但其他眼病一般以温服居多。

6. 手术前后，科学护理

历代眼科医家对眼科手术前后的注意事项及护理方法等均十分重视。早在《秘传眼科龙木论》中就有记载，如内障针拨之时机、手术之方式步骤与术前准备、术后护理及手术发生意外之处理等，告诫医生不可造次从事，察明形状，细审根源。在《太平圣惠方·开内障眼论》中记载："凡开内障及诸翳膜息肉等，并须候天气晴朗无风，仍静处，断除喧乱，安心定意，方可行针。"术后："开眼后棉封七日，吃豉粥，仰卧，常须人看，不得离人，勿高声叫唤，大小便缓缓扶起，勿令患人用力，及不得洗面，避风将息。"更应禁食五辛，勿过思虑，禁忌夫妻同房等。《审视瑶函》指出术后眼部疼痛及呕吐等症状的护理方法。

（1）眼部手术前的护理：术前根据病情及拟行的手术向患者或家属讲明手术前后的问题，积极做好患者的心理护理，使患者消除恐惧，密切合作。完善各种术前检查，了解患者的全身状况，有高血压、糖尿病的患者应采取必要的治疗及护理措施，有发热、月经来潮及全身感染等情况要及时通知医生以便进行必要的治疗和考虑延期手术。术前三天开始点抗生素眼药水，以清洁结膜囊，手术当日冲洗泪道与结膜囊，眼眶手术根据需要，决定是否剃去眉毛。训练患者按要求向各方向转动眼球，利于术中或术后观察。指导患者如何抑制术中咳嗽和打喷嚏，用舌尖顶压上腭或指压人中穴，可以避免术中及术后突然震动而引起的出血或切口裂开。术前给予营养丰富且易消化的食物，保持大便通畅。局麻患者术前一餐不要过饱，以免术中呕吐，全麻患者术前 6 小时应禁食禁水。协助患者做好个人卫生清洁，换好干净的衣裤，进入手术室时应取下隐形眼镜和所戴饰品。遵医嘱术前给药，排空大小便，与手术室人员交接患者。

（2）眼部手术后的护理：术后嘱患者安静卧床休息，头部放松，全麻患者按全麻手术后护理常规，监测生命体征并记录。术眼根据病情加盖保护眼罩或敷料眼垫防止碰撞。注意观察局部伤口的渗血情况，叮嘱患者在术后两周内不要做摇头、挤眼等动作。遵医嘱局部或全身用药，患者如有疼痛、呕吐等应及时与医生沟通，按原因给予镇痛、止吐药。术后所用抗生素眼药水或散瞳剂等应为新开封的，避免感染；每日更换敷料，注意观察敷料有无松脱移位及渗血；观察绷带的松紧情况。继续给予易消化饮食，多进食果蔬，保持大便通畅，有便秘者常规给予缓泻剂。门诊患者嘱咐按医嘱用药换药及复查，做好相关自我保健知识宣教。

【文献选录】

1.《秘传眼科龙木论·服药须知》："凡眼药率多凉剂，必于食后服之。或者徒泥其说，往往食未下咽，药即入口，是致食气与药气冲搏，酿积于脾胃之上，不谓药无其效，且使脾家受冷，旋至虚弱，须当食歇片时，候胸膈稍宽，然后随意服之，尤贵冷热得所。大热则非肝肺所宜，大冷则脾肾停积不化，宜自斟酌耳。"

2.《秘传眼科龙木论·煎药诀》："大凡煎药退热，药须要清利，不可用火太猛，火势蒸炎，水数易干，须是火势得中，扇之恐灰土泥飞入药中，服之反为害也。要当家人监视，不可专付婢仆也。"

3.《太平圣惠方·开内障眼论》："凡开封时，患人不得太饱，亦勿令饥也。既开见物，或有痛处，随左右针之，及掐捻左右督脉、颞颥、风府等穴。若针痕痛，二三日即自定也。一月内不用洗面，恐水入针孔，即有所损，宜以绵渍盐汤，微微拭之。"

4.《医方考·眼疾门》："目疾者，戒沐头，宜濯足。昆谓此二句者，先医之格言也。太极之道，动而生阳，静而生阴。沐头则上动矣，必生阳而损目，况夫湿气难干，乘风而梳拂不已，则风湿袭于首而并于目，甚者至于丧明，此沐头之宜戒也。然何以宜濯足也？足太阳之经，根于足之小趾端，上贯于睛明；足少阳之经，根于足大趾歧骨间，上贯于瞳子帘；足阳明之经，根于足中指内间，上贯于承泣。"

5.《易》曰："水流湿，火就燥。若能以温水濯其两足，则头目间之热邪，亦能引之而下，况夫温濯之余，腠理疏泄，又足以泻经中之邪，是亦去病之一助也，故曰宜濯足。"

【复习思考题】

1. 中医学的眼科护理有什么特点？包括哪些内容？
2. 眼病饮食护理宜忌有何意义？

第二节　眼病的预防

【教学目的】

1. 了解眼病预防的知识。
2. 了解预防近视的知识。

【教学要求】

1. 了解保护眼睛和预防近视的方法。
2. 教学方法：课堂讲授或课后自习。

预防即防患于未然，预防眼病即是保护视力。中医学在总结劳动人民与疾病做斗争的经验时，认识到了预防疾病的重要性。早在《素问·四气调神大论》中已明确指出："圣人不治已病治未病，不治已乱治未乱。"《难经·七十七难》亦说："上工治未病，中工治已病。"前人生动地提出了"治未病"的预防学思想。

眼是人体的视觉器官，为人身之至宝，历代中医眼科学家都以《黄帝内经》的预防思想为指导，十分重视眼病的预防。《诸病源候论》所列 38 候眼病中的"目风泪出候""目暗不明候""目青盲候""目茫茫候"等 4 个章节中摘引了古代养生方法共 11 条。在"目暗不明候"中，巢氏引云："鸡鸣以两手相摩令热，以熨目三行，以指抑目，左右有神光，令目明不病痛。"这和现代眼保健操的做法相近。唐代名医孙思邈在《备急千金要方·七窍病》中，列举了"生食五辛，接热饮食，热餐面食，饮酒不已，房室无节……"等多种直接或间接的损目原因，告诫人们必须避免之，并有用小黑豆、胡麻等内服以明目的药物预防方法。孙氏又指出"数看日月，夜视星火，夜读细书，月下看书，抄写多年，雕镂细作，博弈不休，驰骋围猎，日夜不息者"乃是丧明之本。这是从用眼卫生的角度对《黄帝内经》"久视伤血"观点的拓展，告诫人们切记用眼过度而竭视劳瞻，伤精耗血。

宋代名医严用和在《济生方·目病论治》一章中，对孙思邈在《备急千金要方》中提出的眼病预防思想做了归纳和理论探讨，指出："人能善自调摄，养气存神，安心惜视，然后心气通畅，肝气和平，精气上注于目，则目不致有疾矣。倘将养失宜，六淫外伤，七情内郁，嗜欲不节，饮食无度，彻夜奕博，热啜煎炙，久视勤书，忧郁悲泣，皆能病目。"并进一步说："病眼之人，切忌当风看日，喜怒房劳，饮酒食热，惟当宽缓情性，谨慎调护，自无不痊矣。若纵恣乖违，触犯禁忌，自贻其咎，必致丧明而后已，可不谨欤！"《葆光道人眼科龙木集》在饮食、七情、视力卫生等诸方面，亦有简要论述，并认为："凡有养性之事，必须慎之，终生保息，自然无忧。"《审视瑶函》则详细论述了眼病预防的重要性、必要性和预防的具体方法，对眼病病因的认识比孙思邈、严用和等所述更为明确。该书在"目为至宝论"一节中指出："究其因，皆从耽酒恋色，嗜欲无穷；或痰火头风，哭泣太伤，思虑过度，风沙烟障，不知避戒，竭视劳瞻而不知养息；或五味四气，六欲七情不节之所致也。"并指出了眼病预防和其他医学学科的预防有不同之处，说："他恙之戒人酒色劳怒犹易，独目病之戒人则难；他病身体无力、四肢疲倦而念难起，惟病目者，身体强健而念易动，动则精出窍矣。"在"识病辨证详明金玉赋"中又进一步提出了"目之害者起于微，睛之损者由于渐，欲无其患，防制其微"的早期治疗思想。这些至理哲言，千百年来仍然指导着临床实践。根据前人的经验和当代的实践，眼病的预防主要体现在未病先防、已病防变、病愈防复三个方面。

1. 未病先防

经曰"正气内存，邪不可干"。未病先防，就是在疾病未发生之前，做好各种预防工作。对于眼病的预防，必须从调养身体，避戒不良嗜好，提高正气抗邪能力和防止病邪的侵害等方面着手。

（1）顺应四时，防止外邪：人与自然界密切相关。《素问·移精变气论》说："失四时之从，逆寒暑之宜，贼风数至，虚邪朝夕，内至五脏骨髓，外伤空窍肌肤。"眼居高位，直接暴露于外，更易受外邪的侵袭。若四时不正之气侵犯机体，可致多种眼病，尤以外障眼病为多。如风性轻扬，最易伤头目，而致目睛斜视、眼睑眨动、黑睛生翳等；火热之性炎上，故易攻犯眼目，而致胞睑红赤肿痛、白睛红赤、黑睛生翳、瞳神干缺及暴盲等。避免时邪，应顺应四时，适其寒温，锻炼身体，或结合气功，以增强体质。如有疠气广泛流行，可致天行赤眼，一家之内，邻里之中，男女老幼迅速相染者，最有效的预防措施是隔离患者，避免接触。对于机关、学校、幼儿园等集体单位，可采用相应的预防性药物，如用鱼腥草眼药水滴眼，用薄荷、板蓝根、桑叶、金银花等煎水内服，做到及早预防，以免广泛流行。

（2）调节情志，保养脏腑：注重精神调养，做到"恬惔虚无"。人的情志活动包括喜、怒、忧、思、悲、恐、惊等。中医学认为人的情志活动，与其生理、病理变化有密切关系，调和情志，可以增强正气抗邪能力，预防疾病的发生。《银海精微·七情》说："喜伤心其气散，怒伤肝其气紧，忧伤肺其气聚，思伤脾其气结，悲伤心包其气急，恐伤肾其气怯，惊伤胆其气乱。"《眼科秘诀》指出："怒则伤肝，肝气上冲，脑汁下坠，黑睛生翳膜，遮掩瞳人，不睹阳光，致令昏蔽、流泪，变异万状。"《审视瑶函》亦说："盖心清则火息，寡欲则水生，惜视则目不劳，缄光则膏常润，脏腑之疾不起，眼目之患即不生。"如临床上暴怒伤肝，肝气（火）上攻于目，可致眼部红赤肿痛，黑睛生翳，羞明流泪，白睛赤脉满布，视神经乳头充血水肿，视网膜水肿、渗出与出血等。因此，必须七情和畅，乐观开朗，方能气血调和，脏腑安和，少生或不生眼病。已病之后，也不能因病而郁，加重病情。

（3）讲究卫生，保护视力：加强卫生宣传教育，注意个人卫生是预防疾病、减少疾病的有效措施。个人要养成良好的卫生习惯，如勤剪指甲，勤洗手，不用脏手脏帕擦眼，也不用别人的手帕、毛巾擦眼，与传染性眼病患者接触后，应用肥皂水将手洗净。公共场所如理发店、浴池、旅馆、饮食店等要有严格的卫生管理制度，所用的脸盆、面巾、浴巾等要经常消毒。传染性眼病流行季节或正值流行时节，公共浴室、游泳场所要严加管理，甚至停止开放。医生护士用的检查器械、药品、敷料等要注意消毒，以免相互传染。注意用眼卫生、保护视力是眼科保健的主要方面，从小要养成良好的用眼习惯。对此，古代医家早有认识，认为劳瞻竭视、穷役目力，为损目的重要原因之一。《审视瑶函》说"劳瞻竭视，能致病而损光华""久视伤睛成近觑"等。说明长期使用目力不当，可促使视功能减退。因此，阅读书写时姿势要端正，距离不宜过近或太远，以距离阅读书写物 30cm 左右为宜；连续读书写字一小时许，要休息片刻，闭目或两眼远眺；光线照明度应适宜（过强则刺目，过弱则损目），不要在昏暗的弱光下读书写字，更不能在直接日光下或炫目刺眼的电灯下读书写字；不要躺卧阅读，或于坐车乘船之际、行走之中，阅读或操作精细手工等。在做到上述诸项的同时，每日配合按摩眼周穴位，以疏通经络气血，消除视力疲劳。如发现有视力下降、视力疲劳症状，应及时去医院诊治。

（4）饮食有节，起居有常：古人认为，人们日常生活应该遵循"食饮有节，起居有常，不妄作劳"，饮食有规律，起居有常，不仅可以增强体质，还可以预防眼病的发生。饮食饥饱适宜，不可过饥过饱，暴饮暴食，更应禁忌偏嗜偏食，以防脾胃受损，气血运化失健，营养不良，目失濡养，可导致眼病。正如《原机启微·七情五贼劳役饥饱之病》所言："饥饱伤胃，劳役伤脾，戊己既病，则生生自然之体，不能为生生自然之用，故致其病。"饮食应当五味调和，忌饮食偏嗜或过度，如疳积上目、肝虚雀目、能近怯远等眼病，皆与饮食失衡相关。

调节起居，古人认为春夏应该"夜卧早起"，秋季宜"早卧早起"，冬则"早卧晚起"，劳逸适度，生活工作合理安排，顺应自然规律，适当锻炼，能使机体气血调和，身心愉悦，精力充沛，提高抗病能力。相反"久视、久行、久立、久卧、久坐"，房事不节等均可致精血亏损，影响身体健康，甚至造成内障目病，故当慎处。

（5）避、戒烟酒：吸烟对身体有百害而无一益。科学研究表明，人体许多疾病的发生与吸烟有着密切的关系。就眼睛而言，过度吸烟一则能损害人体视功能，而出现视物昏蒙不清，如视瞻昏渺等症；二则能降低机体的抵抗力，加速人体器官衰老，目络老化，致眼部发病。少量饮酒虽能舒经通络、活血祛瘀，但切忌"以酒为浆，以妄为常，醉以入房"，久服热酒则可引起机体阳气偏亢，气血壅滞，湿热痰浊内生而为眼病。正如《审视瑶函》所说："恣酒助阳，动湿热而烁阴。""嗜酒之人，湿热熏蒸精气弱，多赤黄而瘀血。"《眼科集成》认为："平素爱饮热酒，胃气受伤，死血滞留，污浊之气，蔽塞玄府关窍，以致暴盲。"这与当今临床所见因嗜酒中毒而发生视物不见，甚至失明的情况是相符的。

（6）加强锻炼，增强体质：坚持经常锻炼身体，能增强身体素质，减少或防止全身与眼部疾病的发生。汉代医家华佗根据"流水不腐，户枢不蠹"的道理，创造了"五禽戏"健身运动，即模仿虎、鹿、熊、猿、鸟五种动物的动作来锻炼身体，促使血脉流通，关节流利，气机调畅，以增强体质，防治疾病（包括眼病）。后世不断演变的太极拳、八段锦、易筋经等多种健身方法，对增强体质，提高健康水平，预防眼病的发生有重要作用。导引养生亦有预防眼病的作用，我国历代医家对坚持用养生方、导引法防治眼病均很重视。隋·巢元方《诸病源候论·眼病诸候》下载有养生导引法 11 条，如"目暗不明候"载有："伸左胫，右膝内压之，五息止，引肺，去风虚，令人目明。"其对养生导引的相关描述，目的就是保护视力。

（7）注意安全，防止外伤：眼外伤可以造成视力严重障碍，甚至完全失明。因此，注意安全，防止外伤，是保护眼睛的关键性措施。平时要做好预防眼外伤的宣传教育工作，使广大群众了解眼外伤的基本预防知识。基层单位的医务人员要掌握眼外伤的防治知识，以便能及时正确地处理眼外伤患者。各厂矿和农村要根据不同工种，建立和健全各种规章制度，制订安全措施，定期检查落实情况，并改进生产设备和增加防护措施，减少甚至消除眼外伤。农民也要注意预防农业性眼外伤，在播种收割等繁忙季节，尤应注意异物入目。学校的老师和家长要对小孩进行安全教育，禁止儿童玩耍有棱角、尖刺之类玩具及雷管之类危险品，并应告诫儿童勿用弹弓、爆竹伤人。一旦发生眼外伤，须及时去医院诊治。

（8）防止遗传性眼病及预防全身疾患导致的眼病：遗传因素是不少眼病发生的重要原因，如高度近视、色盲、家族遗传性角膜营养不良、先天性晶体异位、糖脂代谢性白内障、先天性遗传性青光眼、视网膜色素变性、遗传性视神经萎缩等眼病。仅以高度近视为例，父母双方均为高度近视者，其子女大多为高度近视。另外，许多全身性遗传性疾病，如染色体畸变、遗传代谢病等，亦多伴有眼部改变。因此，从预防学、优生学的角度来说，必须大力提倡优生优育，避免近亲结婚，最大限度地控制遗传性眼病的发生。眼是整个机体的组成部分，它与全身其他系统、器官间有着密切的联系。眼部病变，不少是由全身疾病引起的，是全身疾病在眼部的表现。对容易导致眼病发生的各系统、各器官疾病及各种致病因素均应积极预防和治疗，如结核、梅毒、龋齿、鼻窦炎、白血病、风湿性关节炎、动脉硬化、高血压、肾炎、妊娠中毒症、心脑血管疾病等，必须及时抓紧治疗，必要时可清除病灶，以免致发眼病。

2. 已病防变

《审视瑶函》指出"目之害起于微，睛之损者由于渐，欲无其患，防制其微"的早期治疗思想，未病先防是最理想的积极措施，因而它是预防工作的重点。但是如果眼病已经发生，则应当争取及早诊断、及早治疗，以防止眼病的发展与传变。临床上有许多眼病如果不在其开始发生、病情轻微时即抓紧治疗，延误病情，就会导致变症丛生。如椒疮经久不治，就可并发赤膜下垂、倒睫拳毛、睛珠干燥混浊、上胞下垂等症；角膜炎早期不抓紧治疗，就可发展而成角膜溃疡、前房积脓，甚至角膜穿孔等严重病情。故及时诊治眼病，是保护好视力的关键。在及时诊治眼病的同时，还应注意调和情志，清心寡欲，少用目力，增加营养（凡病后饮食之宜忌，当视病情而定，切不可乱开忌口谱）等。正如《审视瑶函》所认为的，对于眼病"治之之法，岂独药哉，内则清心寡欲，外则惜视缄光。盖心清则火息，欲寡则水生，惜视则目不劳，缄光则膏常润，脏腑之疾不起，眼目之患即不生，何目疾之有哉""不但目之无病，而寿亦延纪矣"。说明了安定情绪，爱惜目力，避免房劳等在眼病治疗中起着十分重要的作用。

3. 病愈防复

病愈防复是指疾病通过治疗暂时得以基本治愈后，还应采取一些相应的措施，巩固疗效，以防止疾病的复发。

（1）适当服药调理：服用调理性药物能调理脾胃，益气养血，扶正以增强体质。人在患急性眼病时，多用辛温香窜或苦寒清泻的药物治疗，这类药物过多或过久使用，均有使机体正气减退，脾胃受损的副作用。故当急性眼病痊愈后，往往伴有机体正气的不足和脾胃运化功能的减退。因此，当这类疾病的眼部症状消失后，还应服一些调理脾胃、补气养血，或滋补肝肾、补益明目之药物，这对于机体正气的早日恢复、脾胃功能的健运、身体素质的增强，以及巩固疗效、防止眼病的复发有很好的作用。

（2）定期到医院复查：定期去医院复查，不仅可以了解眼病痊愈后的情况，而且还能及时发现问题并及早诊治，这对防止眼病的复发具有重要意义。如角膜炎患者在临床治愈后，还应定期到医院用荧光素钠着色和裂隙灯显微镜检查，以防角膜上皮炎症的复发。另如视网膜静脉周围炎、色素层炎、巩膜炎、视神经炎等均易复发，亦应注意定期复查。如愈后发现有眼部不适感觉或视力又开始下降，应及时到医院复查诊治。

（3）加强锻炼，调和情志，起居有节，避感时邪：经云"邪之所凑，其气必虚"，体质虚弱，是易感外邪致发眼病的内在因素。眼病痊愈后，身体经过了一场疾病的侵袭，多体质亏虚，气血不足。如果在病愈后不加强身体锻炼，不增强机体素质，只要稍有外邪侵袭，眼疾就又会被诱发而复生。调和情志，经常保持心情舒畅，避免过度的情绪活动，也是保证眼病痊愈后不致复发的重要方面。反之，情志失常，喜怒过度，则易导致许多眼病的复发。如慢性闭角型青光眼经药物治疗后，眼压降至正常，但如果不注意调和情志，性情急躁，经常发怒，则很容易诱使本病急性发作。另外，病愈后还应注意生活起居有节，劳逸适度，避免过度的体力劳动、目劳和房劳；应注意春夏秋冬四季气候变化，避免感受时邪等。这些对于防止眼病的复发，保护眼睛视力均有重要作用。

（4）注意忌口，增加营养：眼病痊愈后，嗜食生冷、五辛、热面、牛肉、雄鸡、鲤鱼等发物，有促使眼病复发的可能，因而眼病患者切忌过多服用这些辛辣发物。正如《医方类聚·龙树菩萨眼论》所说："不可吃生冷、五辛、芸苔、生鸡子、热面、酒、醋、毒鱼、猪肉、油腻、葵、诸香菜及陈臭等物。"但眼病患者病愈后，亦切不可乱开忌口谱，应多食瘦肉、猪肝、蛋类、鱼肉、水果、蔬菜等营养丰富的食物，以增加营养，提高机体的抗病能力，从而防止眼病的复发。

附：眼保健操

眼睛保健操是通过按摩眼睛周围经络穴位，消除疲劳，保护视力。现介绍最新眼保健操（2009 年，共有 5 节）的操作方法：

第一节　按揉太阳穴：食指轻按太阳穴，其余四指微握拳，力道适中揉一圈，醒脑醒眼好处多。随音乐口令有节奏地按揉穴位，每一拍一圈，做四个八拍。

第二节　按揉上眼眶：拇指轻按太阳穴，食指微曲刮眉下、攒竹、鱼腰和丝竹，多刮两下眼轻松。随音乐口令有节奏地按揉穴位，每四拍一次，做四个八拍。

第三节　按揉下眼眶：拇指轻按太阳穴，食指微曲刮眼下，由内向外慢慢走，预防眼病很有效。随音乐口令有节奏地按揉穴位，每四拍一次，做四个八拍。

第四节　按揉风池穴：食指中指哥俩好，齐齐放在颈凹处，清头明目活经络，找准位置很重要。随音乐口令有节奏地按揉穴位，每一拍一圈，做四个八拍。

第五节　揉捏耳郭：拇指食指轻捏耳，从上到下四节拍，耳郭边缘穴位多，常揉常捏好身体。随音乐口令有节奏地捏揉穴位，每四拍一圈，做四个八拍。

【文献选录】

1.《备急千金要方·卷第六·七窍病》："生食五辛，接热饮食，热餐面食，饮酒不已，房室无节，极目远视，数看日月，夜视星火，夜读细书，月下看书，抄写多年，雕镂细作，博弈不休，久处烟火，泣泪过多，刺头出血过多。上十六件，并是丧明之本，养性之士，宜慎护焉。又有驰骋田猎，冒涉风霜，迎风追兽，日夜不息者，亦是伤目之媒也。恣一时之浮意，为百年之痼疾，可不慎欤？凡人少时不自将慎，年至四十即渐眼昏，若能依此慎护，可得白首无他。所以人年四十已去，常须瞑目，勿顾他视，非有要事，不宜辄开，此之一术，护慎之极也。"

2.《普济方》："凡人多餐熟食，或嗜五辛，喜怒不时，淫欲不节，凌寒冒暑，坐湿当风，恣意叫呼，任情号泣，长夜不寐，永日不眠，极目视山，登高望远，或久处烟火，或博弈经时，抄写多年，雕镂绣画，灯下看字，月中读书，用其眼力，皆失光明也。更有驰骋畋猎，冒射雪霜，向日迎风，昼夜不息，皆是丧目之因也。恣一时之快意，为百疾之深源，所以疾生眼目也。诸凡养性之士，必须慎焉。若能终身保惜，可使白首无患。"

3.《医方类聚·严氏济生方》："善养生者，养气存神，安心惜视，然后心气通畅，肝气和平，精气上注于目，则目无其疾矣。倘将养乖理，六淫外伤，七情内郁，嗜欲不节，饮食无度，生食五辛，热啖炙煿，久视勤力，忧哀悲泣，皆能病目。"

【复习思考题】

1. 眼病的预防包括哪些基本内容？
2. 怎样预防近视？

下篇 各 论

第八章 胞睑疾病 ▷▷▷▷

胞睑，又名"眼胞""脾"，相当于西医学之眼睑，分上胞和下胞两部分，上胞又称"上睑"。胞睑覆盖于眼珠前部，司眼之开阖，具有保护眼珠，濡润白睛、黑睛，以及清除眼珠表面灰尘和毒邪等功能。胞睑的边缘称"睑弦"，睑弦有排列整齐的睫毛，可以遮挡灰尘和减弱强光对黑睛的刺激。

五轮中胞睑属肉轮，内应于脾，脾与胃相表里，故胞睑疾病多责之于脾和胃。胞睑疾病属于外障眼病范畴，由于胞睑位于眼珠前部，故易受六淫之邪侵袭，内可因脾胃功能失调而发生胞睑病证，内外合邪则更易发病。胞睑疾病多发病较急，且证候外显易见。此外，胞睑还易受物理及化学性物质的损伤。胞睑疾病若能早期治疗，一般预后较好，但亦有危重之证。胞睑疾病属临床常见病、多发病。

胞睑疾病的主要临床表现：胞睑红热肿痛，生疮溃脓；睑弦红赤、烂、痒，倒睫；睑内面血脉红赤模糊，条缕不清，颗粒丛生，或肿核如豆等症。

若风热毒邪直袭胞睑者，治宜祛风清热解毒；属脾胃火热上攻胞睑者，治当清脾泻火解毒；属脾胃湿热上犯胞睑者，治当清热燥湿或利湿；属风湿热邪合而为病者，治宜疏风清热除湿；属脾胃虚弱者，治宜补中益气。临证时多配合外治，必要时还可采用手术治疗及中西医结合治疗。

某些胞睑疾病具有传染性，如椒疮等，故应注重预防。

第一节 针 眼

【教学目的】

掌握针眼的病因病机、临床特点及辨证论治。

【教学要求】

采用课堂讲授，配合幻灯、图片或多媒体课件等教学手段，详细讲授本病的发病特点、病因病机、临床表现、诊断、治疗措施及预后转归。

【概述】

针眼是指胞睑边缘生疖，形如麦粒，红肿痒痛，易成脓溃破的眼病。又因此病发于胞睑，胞睑属脾，主土，又名"土疳"；另外，还有土疡、偷针、包珍珠、挑针之称。本病与季节、气候等无关，可单眼或双眼发病。

本病相当于西医学的睑腺炎，又称"麦粒肿"。根据受累部位不同，有内、外之分。睫毛毛囊或附属的皮脂腺感染，称"外麦粒肿"；睑板腺感染，称"内麦粒肿"，主要由金黄色葡萄球菌感染眼睑腺体所致。

【历史沿革】

本病名见于《诸病源候论》。该书记载：此疾"世呼为偷针"，"此由热气客在眦间，热搏于津液所成"。《审视瑶函》曰："此症谓脾上生毒也，俗号为偷针。有一目生而传两目者，有止生一目者。有微邪不出脓血而愈者；有犯触辛热燥腻、风沙烟火，为漏、为吊败者；有窍未实，因风乘虚而入，头脑俱肿，目亦赤痛者。所病不一，因其病而治之。"《原机启微》曰："巢氏曰：凡眼内眦头忽结成疱，三五日间，便生脓汁，世呼为偷针。此由热气客在眦间，热抟于津液所成。但其势轻者，小小结聚，汁溃热歇乃瘥。"

《证治准绳·杂病·七窍门》记载："按世传眼眥，初生小疱，视其背上即有细红点如疮，以针刺破眼时即瘥，故名偷针。"《目经大成》记载："血瘀生痰火剥肤……生外睑弦上，初得但痒而肿，次则结一小核，乃作痛，屡屡不药自消。若病形俱实，以致核大溃脓始愈。有一核溃，一核又结。一日罢，一日又起。"这些记载对本病的症状、预后转归均有所认识。

【病因病机】

《诸病源候论·目病诸候·针眼候》曰："此由热气客在眦间，热搏于津液所成。"而《证治准绳·杂病·七窍门》进一步指出，"犯触辛热燥腻风沙火"或"窍未实，因风乘虚而入"。结合临床归纳如下：

1. 风热之邪客于胞睑，滞留局部脉络，气血不畅，发为本病。

2. 喜食辛辣炙煿，脾胃积热，火热毒邪上攻，致胞睑局部酿脓溃破。

3. 余邪未清或脾气虚弱，卫外不固，复感风热之邪，引起本病反复发作。

【临床表现】

1. 自觉症状

以胞睑局部肿胀、疼痛、痒为主。一般初发多肿痒明显，中期以肿痛为主，脓成溃破后诸症减轻，红肿渐消。病情严重时，可伴发热、恶寒、头痛等症。

2. 眼部检查

初起胞睑局部肿胀、微红，疼痛拒按，且可扪及形似麦粒的硬结。甚者红肿焮热，胞睑硬结压痛拒按，继之红肿局限，硬结软化成脓，随之脓点溃破（外麦粒肿脓成溃破在眼睑边缘，内麦粒肿溃破在眼睑内的睑板面）（附彩图 8-1）。若病变靠近外眦部，则疼痛明显，可见患侧白睛红赤，甚至白睛红赤肿胀突出于睑裂，同侧耳前可扪及肿核。此外，本病也可因邪毒蔓延，头面皆肿，变生他病，甚至威胁生命安全。

3. 实验室及特殊检查

血常规检查可见白细胞总数及中性粒细胞比例增高。

【诊断依据】

1. 胞睑局部红肿疼痛。
2. 胞睑边缘扪及麦粒样硬结，疼痛拒按。

【鉴别诊断】

本病需与急性泪腺炎相鉴别，后者眼睑红肿，眼眶外上方泪腺区对应部位眼睑压痛，球结膜水肿，耳前淋巴结肿大且有压痛。

【治疗】

未成脓者内外兼治，促其消散；已成脓者切开排脓。

1. 辨证论治

（1）风热客睑证

证候：初起胞睑局限性肿胀，痒甚，微红，可扪及硬结，疼痛拒按；舌苔薄黄，脉浮数。

辨证分析：风热之邪初起，客于胞睑，气血不畅，故胞睑肿胀；风邪作祟，故痒甚；舌脉均为风热外袭之候。

辨证要点：以胞睑肿胀，痒甚，舌苔薄黄，脉浮数为本证要点。

治法：疏风清热，消肿散结。

方药：银翘散[147]加味。若痒甚者，加桑叶、菊花以助祛风止痒；若红肿较甚，加赤芍、牡丹皮、当归以凉血活血、消肿散结。

（2）热毒壅盛证

证候：胞睑局部红肿灼热，硬结渐大，疼痛拒按，或白睛红赤肿胀突出于睑裂；或伴口渴喜饮，便秘溲赤；舌红苔黄，脉数。

辨证分析：热毒上攻，故胞睑红、肿、热、痛；热毒深重，故硬结渐大，疼痛拒按，甚至白睛红赤肿胀突出于睑裂；热灼津液，故口渴喜饮，便秘溲赤；舌脉为热盛之候。

辨证要点：以胞睑局部红肿灼热，疼痛拒按及脾胃积热的全身症状和舌脉表现为本证要点。

治法：清热解毒，消肿止痛。

方药：仙方活命饮[52]加减。可去方中攻破药物穿山甲、皂角刺，与五味消毒饮[18]合用以消散硬结，增强清热解毒之功；大便秘结者，加大黄以泻火通腑；若发热、恶寒、头痛者，为热重毒深或热入营血，可与犀角地黄汤[166]配合应用，以助清热解毒，并凉血散瘀滞。

（3）脾虚夹邪证

证候：针眼屡发，或针眼红肿不甚，经久难消；或见面色无华，神倦乏力，小儿偏食，纳呆便结；舌淡，苔薄白，脉细数。

辨证分析：小儿偏食，脾胃虚弱，或素体虚弱，卫外不固，余邪未清，蕴伏之热邪夹风上扰胞睑，故针眼屡发；正不胜邪，故红肿不甚，经久难消；纳呆、便结为脾胃积食化热之候；面色无华、神倦乏力及舌脉为脾胃虚弱之候。

辨证要点：以针眼反复发作及脾胃虚弱之全身症状和舌脉表现为本证要点。

治法：健脾益气，散结消滞。

方药：托里消毒散[62]加减。若纳呆便结者，加麦芽、山楂、莱菔子等以健脾消食行滞；若硬结小且将溃者，加薏苡仁、桔梗、漏芦、紫花地丁以清热排脓。在针眼未发之间歇期，可选用六君子汤[25]或参苓白术散[103]以调理脾胃，防止复发。

2. 外治

（1）滴滴眼液：患眼滴鱼腥草滴眼液或抗生素滴眼液，每日4～6次。

（2）涂眼药膏：晚上睡前可涂抗生素眼膏。

（3）湿热敷：适用于本病初期，局部湿热敷可促进血液循环，以助炎症消散。

（4）敷如意金黄散[70]：外敷，每日1次。

3. 针灸治疗

（1）针刺治疗：针刺用泻法为主。选取太阳、风池、合谷、丝竹空，以疏风清热、消肿止痛。脾虚者，可加足三里、脾俞、胃俞。每日1次。

（2）放血疗法：耳尖或合谷、太阳穴用三棱针点刺放血，有较好的泄热止痛消肿效果，每日1次。

（3）针挑疗法：适用于针眼反复发作者。在背部肺俞、膏肓俞及肩胛区附近寻找皮肤上的红点或粟粒样小点1个或数个，皮肤常规消毒后以三棱针挑破，挤出少许血水或黏液。隔日1次，10次为1个疗程。

4. 西医治疗

手术：脓已成者，应行麦粒肿切开引流排脓术。外麦粒肿在眼睑皮肤面切开，切口与睑缘平行，必要时可放置引流条，每日换药至愈；内麦粒肿则在睑结膜面切开，切口与睑缘垂直。当脓肿尚未形成时，不宜切开，同时切勿挤压，以免感染扩散，威胁生命安全。

【预后与转归】

本病预后良好，但容易反复发作，同时感染较重时易变生他病，如眼睑蜂窝织炎、败血症引发颅内感染。

【预防与调护】

1. 注意眼睑局部卫生，不用脏手或不洁手帕揉眼。
2. 清淡饮食，忌食辛辣刺激、香燥肥甘之品，注意调节饮食。
3. 发病后避免局部挤压排脓，否则可造成脓毒扩散而出现危重症。
4. 增强体质。

【文献选录】

1.《圣济总录》："论曰针眼者，以邪热搏于血脉，上攻眼目，发于睑眦，红肿焮痛，赤根白头，包裹脓汁，痛如针刺，治法当详其外证，随宜砭刺，决泄邪毒，后以消肿败热之剂，断其根本。治热客目，结成肿，俗呼偷针者，半夏汤方……治目内眦成疱，三五日间，生脓汁者，麦门冬汤方……治热毒攻目，目肿起有脓汁者，芍药汤方……治眼暴热痛，眦头肿起，大黄汤方……治针眼暴肿痛不得开，点眼石胆散方……治眼忽结肿，洗眼石胆散方。"

2.《目经大成》："血瘀生痰火剥肤……生外睑弦上，初得但痒而肿，次则结一小核，乃作痛，屡屡不药自消。若病形俱实，以致核大溃脓始愈。有一核溃，一核又结。一日罢，一日又起。"

【现代研究】

1. 李赞应用陶道透身柱治疗睑腺炎。操作时，针尖可稍往上移 3～5 分后再向下平刺 60～70mm，使针尖正好通过身柱穴，能更好地发挥疗效，每 10 分钟行针一次，用强刺激手法泻之，留针 30 分钟，每日 1 次。对照组口服依托红霉素片，同时热敷局部，连续治疗 3 日后进行观察比较。治疗组痊愈率、有效率分别为 91.6% 和 96.7%，明显优于对照组的 63.3% 和 85%，故认为陶道透身柱透刺疗法治疗麦粒肿疗效确切。

2. 点刺耳尖放血操作简便，疗效快捷，费用低廉，对组织损伤小，患者痛苦少。对于初期睑腺炎，江林红等采用耳尖放血疗法，将患眼同侧耳郭向前对折，固定耳尖部位，右手持一次性注射针头在耳尖穴刺入 3～5mm，随即将针迅速退出，任其自行出血 7～10 滴。如出血不畅，则用手自针刺点周围向针刺点挤压，边挤边用无菌棉签擦拭干净。结果：139 例患者中有 132 例患者的红、肿、热、痛症状很快减退痊愈，只有 7 例患者形成脓肿，行切开排脓手术。

另外，还有报道在常规抗生素治疗基础上加用超短波治疗睑腺炎，治疗剂量为无热量或温热量，炎症早期用无热量，有化脓趋向用温热量，脓肿破溃脓液排出后用无热量，时间 15 分钟，每日 1 次，5 次为 1 个疗程。

【教学重点】

明确本病是指细菌由睑板腺开口进入腺体引起的炎症，局限性红、肿、热、痛为其临床特点。病因"此由热气客在眦间，热搏于津液所成""犯触辛热燥腻风沙火""窍未实，因风乘虚而入"。掌握临床表现及诊断依据，未成脓者内外兼治，促其消散，已成脓者切开排脓，是本病的治疗要点；增强体质，注意眼部卫生及饮食调护是本病的预防要点。

【教学难点】

掌握成脓者与未成脓者的不同治疗，以及如何防止复发，防止感染扩散而变生他症。

【复习思考题】

1. 针眼的病因病机是什么？
2. 针眼的临床表现有哪些？

第二节　眼　丹

【教学目的】

掌握眼丹的病名定义、病变部位、诊断及治疗。

【教学要求】

详细讲述眼丹的定义、病因病机、临床表现、诊断依据、辨证治疗。采用课堂讲授，配合幻灯、图片或临床患者示教。

【概述】

眼丹是指整个胞睑红赤如涂丹，痛如火灼，化脓溃破的眼病；又名"眼痈""覆杯"。本病名首见于《外科正宗》，多为面部或其他部位的丹毒蔓延而来，常同时累及上下胞睑。大多数患者经适当治疗，病变可于数日内消退。若治疗不及时，病变可延续数周，甚至毒及营血而变生他症，危及生命。

眼丹类似于西医学眼睑蜂窝织炎，可单眼或双眼发病，与季节、气候、年龄无关。

【历史沿革】

早在明代，《外科正宗》中即对眼丹有描述，认为此病日久不散则作脓，曰："眼丹，脾经有风，胃经多热，其结为肿。风多则浮肿易消；热盛则坚肿难散。"《外科启玄》所谓："赤肿甚，不作脓，为之眼丹。"可能是指该病尚未成脓阶段而言。秦伯未在《中医临证备要》中不仅记载了本病，而且还指出了其与针眼的区别，即："眼丹，上胞睑上下部，焮热红肿疼痛，较针眼为剧，常伴寒热、头痛、口渴等症，但病因大致相似，只在程度上有轻重之别。"

【病因病机】

《外科正宗》曰："眼丹，脾经有风，胃经多热，其结为肿。"结合今之临床，归纳如下：

1. 脾胃蕴积热毒，复感风热之邪，结于胞睑，阻滞脉络，灼烁津液，遂发本病。

2. 胞睑不洁或外伤，邪毒触染，发为本病。

3. 重症针眼蔓延扩散，或眼睑外伤，颜面疮疡失治，毒邪蔓延，气血壅滞，蓄腐成脓。

【临床表现】

1. 自觉症状

整个胞睑肿胀疼痛，睁眼困难；重者同侧面颊亦肿胀，伴有恶寒、发热、头痛及全身不适等症。

2. 眼部检查

上下胞睑漫肿红赤，色如涂丹，质硬，疼痛拒按；耳前可扪及肿核、压痛；后期胞睑红肿逐渐局限酿脓，皮肤变薄亮而色转黄白，触之有波动感，溃后流脓血（附彩图8-2）。

3. 实验室及特殊检查

（1）血常规检查可见白细胞总数及中性粒细胞比例增高。

（2）取分泌物细菌培养可检出致病菌。

【诊断依据】

1. 胞睑突发红赤肿痛，色如涂丹，漫肿质硬，睁眼困难。

2. 血常规检查有助于诊断。

【鉴别诊断】

眼丹应与针眼鉴别：两者虽然皆为风热邪毒客于胞睑所致，但针眼病位在皮脂腺和睑板腺，病灶相对局限；眼丹病位在眼睑结缔组织，病灶弥散于整个胞睑，病势笃重，若失治误治，病易传变而危及生命。

【治疗】

本病为眼科急重症，应采用中西医结合治疗。热毒外袭为本病主要原因，故清热解毒为本病之基本治法。未成脓时，内外兼治；已成脓者，须切开排脓。

1. 辨证论治

（1）风毒束睑证

证候：疾病初起，胞睑漫肿微红，按之较软，痒痛并作；伴有身热，头痛，恶风；舌淡红，苔薄白，脉浮数。

辨证分析：风毒外邪客于胞睑，风盛作痒，毒盛肿痛；身热、头痛、恶风为风毒之邪所致；舌脉为风毒外袭之候。

辨证要点：以病初起，胞睑漫肿微红，痒痛并作；伴有身热、头痛等全身症状及舌脉为本证要点。

治法：疏风消肿，清热解毒。

方药：银翘散[147]加减。可加川芎、防风以助疏风散邪；加生地黄、当归以助凉血活血；加蒲公英、紫花地丁以助清热解毒。

（2）热毒壅盛证

证候：胞睑漫肿而硬，皮色红赤如涂丹，甚至紫黯，焮痛如火灼；全身兼见壮热口渴，便秘溲赤；舌红苔黄，脉洪数。

辨证分析：热毒之邪侵袭胞睑，热甚毒盛则胞睑漫肿而硬，皮色红赤如涂丹甚至紫黯，毒滞胞络则疼痛剧烈，热盛伤阴则壮热口渴、便秘溲赤；舌脉表现为热毒壅盛之候。

辨证要点：以胞睑漫肿而硬，皮色红赤如涂丹；全身兼见壮热口渴、便秘溲赤及舌脉为本证要点。

治法：清热解毒，活血消肿。

方药：仙方活命饮[52]加减。多加大黄、栀子以增泻火解毒之力；若胞睑肿胀焮痛者，加野菊花、紫花地丁、蒲公英以助清热解毒；胞睑红赤或紫黯者，宜加牡丹皮、郁金、玄参以助活血消肿。

（3）热入营血证

证候：胞睑漫肿焮热，色紫黯黑，疼痛剧烈；全身兼见身热烦躁，面红气粗；舌红绛，苔黄而糙，脉洪数。

辨证分析：热入营血，邪毒内陷，血热而瘀，故见胞睑色紫黯黑；身热烦躁、面红气粗等全身症状及舌脉为热入营血之候。

辨证要点：以胞睑漫肿焮热，色紫黯黑；全身兼见身热烦躁及舌脉为本证要点。

治法：清热解毒，凉血散瘀。

方药：犀角地黄汤[166]合黄连解毒汤[141]加减。胞睑焮热剧痛者，加金银花、野菊花、紫花地丁、蒲公英以助清热解毒；若胞睑色紫黯黑者，加郁金、玄参以助凉血散瘀。

（4）正虚邪留证

证候：胞睑局限脓肿，溃后脓液不尽，经久难愈；全身兼见面色少华，肢倦乏力；舌淡苔白，脉细弱。

辨证分析：素体虚弱，或病久正虚，正不胜邪，故脓肿溃后脓液不尽，久治未愈；全身症状及舌脉为正虚邪留之候。

辨证要点：以胞睑脓肿溃后脓液不尽，经久难愈；全身兼见面色少华、肢倦乏力及舌脉为本证要点。

治法：益气养血，托毒排脓。

方药：托里消毒散^[62]加减。加陈皮行气，助前药补而不滞；若脓液不尽者，加薏苡仁、败酱草以助托毒排脓。

2. 外治

（1）滴滴眼液：如滴清热解毒类滴眼液或抗生素滴眼液。

（2）湿热敷：适用于本病初起。

（3）药物敷：脓未成者，可用紫金锭外敷或清热解毒中药水煎湿热敷，促其消散吸收。

3. 西医治疗

（1）药物：全身应用足量有效的抗生素治疗。

（2）手术：已成脓者，须切开排脓引流，每日换药至痊愈。

【预后与转归】

本病积极治疗，预后良好，但应注意预防并发症的发生。本病愈后无免疫力，遇寒冷或创伤时，在原发病灶上还可以复发，多次发作慢慢会变为眼睑象皮病。

【预防与调护】

1. 未成脓者，不宜过早切开。

2. 严禁用力挤压排脓，以防脓毒扩散，出现严重并发症。

3. 饮食宜清淡，忌食辛辣炙煿之品。

【文献选录】

1.《外科启玄》："凡胞睑属脾胃，谓之肉轮，如赤肿甚，不作脓，为之眼丹。内宜泻胃火，三黄汤丸；外宜水澄膏涂之即愈。"

2.《诸病源候论》："丹者，人身忽然焮赤，如丹涂之状，故谓之丹……皆风热恶毒所为。重者，亦有疽之类。""小儿得之最忌。"

3.《外科正宗》："眼丹，脾经有风，胃经多热，其结为肿。风多则浮肿易消；热盛则坚肿难散。初起宜用金黄散敷之。有表症者，荆防败毒散；里症者，清胃散加大黄利之。如后不散，必欲作脓，宜换膏贴之；脓成者即针，迟则脓头自破，此乃睛明穴内空，难敛成漏者多。"

【教学重点】

明确本病的病位在胞睑，可累及上下胞睑；以胞睑红赤如涂丹，痛如火灼，化脓溃破为主要表现；血常规检查，可见白细胞总数及中性粒细胞比例增高。本病为眼科急重症，应采用中西医结合治疗。热毒外袭为本病主要原因，因而清热解毒为其基本治法，除局部滴用清热解毒类滴眼液或抗生素滴眼液外，全身应用足量有效的抗生素进行治疗。未成脓时，应内外兼治；已成脓者，须切开排脓。

【教学难点】

本病一旦确诊，就应采用中西医结合方法进行治疗。未成脓者，不宜过早切开；已成脓者，严禁用力挤压排脓，以防脓毒扩散，出现严重并发症。

【复习思考题】

1. 试述眼丹的主要临床表现和治疗原则。
2. 眼丹与针眼如何鉴别？

第三节 胞生痰核

【教学目的】

掌握胞生痰核的病因病机、临床表现及辨证论治。

【教学要求】

采用课堂讲授，配合幻灯、图片或多媒体课件等教学手段，详细讲授本病的发病特点、病因病机、临床表现、诊断、治疗措施及预后转归。

【概述】

胞生痰核是指胞睑内生硬核，触之不痛，皮色如常的眼病；又名"疣病""睥生痰核"。本病名首见于《眼科易知》，但对其症记载甚为详尽的是《目经大成·痰核》，曰："艮廓内生一核，大如芡实，按之坚而不痛，只外观不雅，间亦有生于下睑者……翻转眼胞，必有形迹，一圆一点，色紫或黄。"本病为眼科常见病，上胞、下睑均可发生，其病程长、发展缓慢，儿童与成人均可患病，但以青少年较为多见。

胞生痰核相当于西医学的睑板腺囊肿，也称"霰粒肿"，是睑板腺特发性、无菌性、慢性肉芽肿性炎症，是因为腺体排出管阻塞，致使腺体内分泌物潴留而逐渐形成的。一般多发于上睑，也可上下眼睑或双眼同时发病。

【历史沿革】

本病名首见于《眼科易知》，《审视瑶函》称本病为目疣、睥生痰核，指出："此症乃睥外皮内，生颗如豆，坚而不疼。火重于痰者，其色红紫，乃痰因火滞而结。此生于上睥者多。"《原机启微·血气不分混而遂结之病》曰："大抵血气如此，不欲相混，混则为阻，阻则成结，结则无所去还，故隐起于皮肤之中，遂为疣病。然各随经络而见。疣病自上眼睫而起者，乃手少阴心脉、足厥阴肝脉，血气混结而成也。初起时，但如豆许。血气衰者，遂止不复长。亦有久止而复长者，盛者则渐长，长而不已，如杯如盏，如碗如斗，皆自豆许致也。"《目经大成·痰核》曰："艮廓内生一核，大如芡实，按之坚而不痛，只外观不雅，间亦有生于下睑者……翻转眼胞，必有形迹，一圆一点，色紫或黄。"
《医宗金鉴·外科心法要诀》曰："此症结于上下眼胞，皮里肉外，其形大者如枣，小者如豆，推之移动，皮色如常，硬肿不疼，由湿痰气郁而成。"《原机启微》还记载了对本病的外科治法，曰："然后以左手持铜箸，按眼睫上；右手翻眼皮令转，转则疣肉已突；换以左手大指按之，弗令得动移；复以右手持小眉刀尖，略破病处；更以两手大指甲捻之令出，则所出者，如豆许小黄脂也。恐出而根不能断，宜更以眉刀尖断之。"可见，本病名虽首见于《眼科易知》，但之前历代已经有了对本病症状、病机的深刻认识。

【病因病机】

《审视瑶函》曰："凡是脾生痰核，痰火结滞所成。"临床多由恣食炙煿厚味，脾失健运，湿痰内聚，上阻胞睑脉络，与气血混结而成本病。

【临床表现】

1. 自觉症状

硬核小者，自觉症状不明显；硬核较大者，胞睑可有重坠感；如硬核从睑内面溃破，睑内生肉芽，可有摩擦感。

2. 眼部检查

胞睑肤色正常，可见硬核凸起（附彩图 8-3、附彩图 8-4），触之有如米粒或豆粒样的硬核，按之不痛，与皮肤无粘连。睑内面呈局限性紫红色或黄白色隆起；若硬核自行溃破，可见睑内肉芽；若硬核化脓，多系感受外邪所致。大的囊肿可压迫眼球，产生散光而使视力下降。

【诊断依据】

1. 胞睑皮内可触及圆形硬核，压之不痛，与皮肤无粘连。
2. 睑内可见紫红色或黄白色局限性隆起。

【鉴别诊断】

本病应与针眼相鉴别（表 8-1）。

表 8-1　针眼与胞生痰核鉴别表

鉴别要点	针眼	胞生痰核
发病部位	在睑弦	远离睑弦
主症	胞睑红肿焮痛，拒按，与睑皮肤粘连，或化脓，溃后可自愈	睑皮肤正常，硬核突起，压之不痛，不与睑皮肤粘连，睑内局限性黄白色或紫红色隆起，或见肉芽
病势	急	缓
病程	短，一般 3～5 日	长，数周或数月
对白睛影响	或可见白睛赤肿	一般无影响

【治疗】

硬核小者，经治疗可消散；硬核较大或有溃破趋势者，宜用手术治疗；如已溃破生肉芽肿，则应及时手术切除。

1. 辨证论治

（1）痰湿阻结证

证候：胞睑内生硬核，皮色如常，按之不痛，与胞睑皮肤无粘连；若大者硬核凸起，胞睑有重坠感，睑内呈黄白色隆起；舌苔薄白，脉缓。

辨证分析：痰湿阻滞胞睑脉络，混结成核，故胞睑内生硬核；舌脉为痰湿之候。

辨证要点：以胞睑内生硬核，睑内呈黄白色隆起及舌脉表现为本证辨证要点。

治法：化痰散结。

方药：化坚二陈丸[21]加味。酌加炒白术、焦山楂、鸡内金以助健脾消食，化痰散结。

（2）痰热蕴结证

证候：胞睑内生硬核，皮色微红，对应睑内暗红；舌苔黄腻，脉滑数。

辨证分析：痰湿阻滞胞睑日久化热，混结成核，故胞睑内生硬核；舌脉为痰热之候。

辨证要点：以胞睑内生硬核，皮色微红及舌脉表现为本证辨证要点。

治法：清热化痰散结。

方药：清胃汤[153]加减。酌加浙贝母、连翘、夏枯草以助清热化痰散结。

2. 外治

（1）滴滴眼液：若睑内紫红或有肉芽时，可滴抗生素滴眼液，每日4～6次。

（2）局部按摩或湿热敷：适用于本病初起，可促其消散。

（3）以紫金锭用水调匀，涂抹患部皮肤。

（4）生南星加冰片少许研末，调匀，涂患处皮肤。

3. 手术治疗

硬核大或已溃破，形成肉芽肿者，宜在局部麻醉下行霰粒肿刮除术。即用霰粒肿夹夹住硬核部位，翻转眼睑，在睑内面做与睑缘相垂直的切口，切开睑结膜及囊肿内壁，刮出囊肿内容物，并向两侧分离囊肿壁，将囊壁摘出。若已在睑内面自溃而生肉芽者，先剪除肉芽肿后再摘出囊壁。

【预后与转归】

本病预后良好，但对于老年人术后复发且迅速增大者，需做切除物病理检查以排除肿瘤。

【预防与调护】

注意饮食调护，食辛辣煎炸物不宜太过。

【文献选录】

1.《审视瑶函》:"此症乃脾外皮内,生颗如豆,坚而不疼。火重于痰者,其色红紫,乃痰因火滞而结。此生于上睥者多。"

2.《医宗金鉴·眼科心法要诀》:"此症结于上下眼胞,皮里肉外,其形大者如枣,小者如豆,推之移动,皮色如常,硬肿不疼,由湿痰气郁而成。"

3.《原机启微·血气不分混而遂结之病》:"大抵血气如此,不欲相混,混则为阻,阻则成结,结则无所去还,故隐起于皮肤之中,遂为疣病。然各随经络而见,疣病自上眼睑而起者,乃手少阴心脉、足厥阴肝脉,血气混结而成也。初起时,但如豆许。血气衰者,遂止不复长。亦有久止而复长者,盛者则渐长,长而不已,如杯如盏,如碗如斗,皆自豆许致也。凡治在初,须择人神不犯之日,大要令病者食饱不饥,先汲冷井水洗眼如冰,勿使气血得行;然后以左手持铜箸按眼睑上,右手翻眼皮令转,转则疣肉已突;换以左手大指按之,弗令得动移;复以右手持小眉刀尖,略破病处;更以两手大指甲捻之令出,则所出者,如豆许小黄脂也。恐出而根不能断,宜更以眉刀尖断之。以井水再洗,洗后则无恙。要在手疾为巧。事毕须投以防风散结汤,数服即愈。此病非手法则不能去。何则?为血气初混时,药自可及,病者则不知其为血气混也。比结,则药不能及矣,故必用手法去。去毕,必又以升发之药散之,药手皆至,庶几了事。"

4.《疡医大全》:"眼胞痰核结于上下眼胞,皮里肉外,其形大者如枣,小者如豆,推之移动,皮色如常,硬肿不疼,由湿痰气郁而成。外用生天南星蘸醋磨浓,频涂眼皮,日数浅者即消;日数深者,虽不能即消,常常涂之。涂令皮薄,微微剥损,以手指甲挤出如白粉汁,即消。"

5.《眼科心法要诀》:"睥生痰核痰火结,核形如豆坚不疼,失治成瘘流脓血,防风散结芷芩风,黑桔前胡陈赤芍,浙贝苍术花粉同。"

【现代研究】

吴倩等对儿童患者给予局部注射皮质激素(醋酸泼尼松龙混悬液或地塞米松注射液)治疗睑板腺囊肿进行观察,共 394 例患者 448 个睑板腺囊肿,经注射药物治愈 212 个,占 47.32%,有效 216 个,总有效率 95.54%;复发 126 个,占 28.13%。

张建平等采用自拟痰核立消汤(法半夏 10g,茯苓 12g,陈皮 10g,玄参 15g,白术 12g,赤芍 10g,僵蚕 10g,昆布 10g,皂角刺 6g,甘草 6g)加减化裁治疗霰粒肿 49 例。痰核局部红肿明显者,加蒲公英 12g,野菊花 10g;便结者,加大黄 6g;便稀苔腻者,加党参 15g,白术加至 15g;小儿用量酌减。每日 1 剂,水煎分 3 次口服。1 周为 1 个疗程。49 例中有 47 例坚持治疗者眼睑硬结全部消失。治疗时间最短 21 天,最长 3 个月。

方俊宏等报道在霰粒肿手术中以小刮匙将囊腔的内容物彻底刮除干净后,用玻璃棒蘸少量 5g/L 苯酚伸入囊腔内烧灼囊壁,随之用生理盐水充分冲洗。观察的 950 例睑板腺囊肿均能达到破坏其囊壁的完整性,术后随访 7~180 天,无复发,达到根治目的。

【教学重点】

明确本病是睑板腺特发性、无菌性、慢性肉芽肿性炎症，是因为腺体排出管阻塞，致使腺体内分泌物潴留而逐渐形成的。病因多为恣食炙煿厚味，脾失健运，湿痰内聚，上阻胞睑脉络，与气血混结而成本病。掌握临床表现、诊断依据及辨证论治。增强体质，注意眼部卫生及饮食调护是本病的预防要点。

【教学难点】

防止霰粒肿反复发作的方法。临床认为恣食炙煿厚味，脾失健运，湿痰内聚，而发本病，故在治疗中应注意调理脾胃及饮食调护。

【复习思考题】

1. 胞生痰核的临床表现是什么？
2. 针眼与胞生痰核如何鉴别？

第四节　风赤疮痍

【教学目的】

掌握风赤疮痍的病因、症状、治疗要点。

【教学要求】

采用课堂讲授，配合幻灯、图片或多媒体课件等教学手段，详细讲授本病的发病特点、病因病机、临床表现、诊断、治疗措施及预后转归。

【概述】

风赤疮痍是指胞睑皮肤红赤如朱，灼热疼痛，起水疱或脓疱，甚至溃烂的眼病。该病名源于《秘传眼科龙木论·风赤疮痍外障》，书中对其典型症状做了描述："疮生面睑似朱砂。"而《世医得效方·眼科》对本病除有相同的认识外，还认为"若经久不治，则生翳膜"。可见本病病变不仅发生在胞睑皮肤，而且还可侵犯黑睛而出现黑睛生翳。本病多发于春秋季节，以成年患者居多。

风赤疮痍类似于西医学的病毒性睑皮炎、过敏性睑皮炎等，常见的有单纯疱疹病毒性睑皮炎和带状疱疹病毒性睑皮炎。单纯疱疹病毒性睑皮炎指因感染单纯疱疹病毒所致眼睑皮肤簇生疱疹的一种急性眼病，多由流感、肺炎、呼吸道感染等热性传染病所致，故又称"眼睑热病性疱疹"，属于自限性疾病，但易在原发部位复发。带状疱疹病毒性睑皮炎是由于带状疱疹病毒引起的眼睑及面部疱疹，多发于老人及体弱者，早期及时治疗，预后良好，严重者可影响视功能。而过敏性睑皮炎又称"接触性睑皮炎"，为接触过敏原所致，患者大多有接触史，常见的过敏原有眼病局部应用的抗生素、局部麻醉剂、阿托品、毛果芸香碱、染发剂、化妆品、碘、汞等，皮疹多为单一型。治疗时应查找过敏原，除去病因后很快消退，预后较好。

【历史沿革】

风赤疮痍病名首见于《秘传眼科龙木论》，其曰："风赤生于脾脏家，疮生面睑似朱砂，乌珠洁净未为事。"《世医得效方·眼科》还认为："若经久不治，则生翳膜。"《外科启玄》曰："此疮生于皮肤间，与水窠相似，淡红且痛，五七个成攒，亦能荫开，可用苎麻在疮上揉搓水出，即以苎麻烧灰为末，掺在疮上即愈。"《医宗金鉴》曰："风赤疮痍眦睑生，黑睛端好睑烂红，脾经风热宜急治，久生翳膜遮瞳睛。"这些医籍对本病的病因、症状、预后转归及治疗都有所认识。

【病因病机】

《世医得效方·眼科》中认为，本病"因风热生于脾脏"；《眼科纂要·眼皮腐烂》中记载为"湿热停滞脾胃所致"。结合临床，归纳如下：

1. 脾经蕴热，外感风邪，风热之邪循经上犯胞睑。
2. 外感风热邪毒引动内火，风火之邪上攻胞睑，以致胞睑皮肤溃烂。
3. 脾胃湿热中阻，土盛侮木，脾病及肝，肝脾同病，复感风邪，风湿热邪循经上犯于目。

【临床表现】

1. 自觉症状

发病前数日，患者可有额、颞、腮等部灼痛感，继之眼睑皮肤瘙痒、灼热、刺痛及生水疱。

2. 眼部检查

眼睑皮肤红赤如涂朱砂、微肿，并见水疱及黏液渗出，结痂（附彩图8-5）。如为带状疱疹病毒所致，则在患侧眼睑、额部皮肤及头皮出现成簇的水疱，其分布不超过鼻中线；如为单纯疱疹病毒所致，胞睑或额部皮肤出现团簇水疱，数日后水疱化脓，或可破溃糜烂、结痂；同侧耳前可扪及肿核。病变还可累及黑睛，形成翳障。

【诊断依据】

1. 患眼胞睑皮肤刺痒、灼痛。
2. 胞睑皮肤红赤如朱，生水疱，溃破糜烂。

【治疗】

1. 辨证论治

（1）脾经风热证

证候：胞睑皮肤红赤、痒痛、灼热，起水疱；或伴发热恶寒；舌苔薄黄，脉浮数。

辨证分析：脾经风热上攻胞睑，故胞睑皮肤红赤、痒痛、灼热，起水疱；风热束表，故伴发热恶寒；舌脉为风热之候。

辨证要点：以胞睑皮肤红赤、痒痛、灼热，起水疱及风热所致的全身症状为本证要点。

治法：除风清脾。

方药：除风清脾饮[120]加减。若无便秘者，则去方中大黄、玄明粉，加赤芍、牡丹皮以清热凉血退赤，散瘀止痛；皮肤痒甚者，可加薄荷、蝉蜕、木贼以疏风散邪止痒。

（2）风火上攻证

证候：胞睑红赤如朱，焮热疼痛难忍，水疱簇生，甚而溃烂；或伴发热寒战；舌质红，苔黄燥，脉数有力。

辨证分析：风热引动内火，灼伤肌肤，故胞睑红赤如朱，焮热疼痛难忍，水疱簇生，甚而溃烂；热入半表半里，故发热寒战；舌脉为热盛之候。

辨证要点：以胞睑红赤如朱，焮热疼痛难忍，水疱簇生等眼症及风火炽盛的全身症状为本证要点。

治法：清热解毒，疏风散邪。

方药：普济消毒饮[162]加减。可于方中加赤芍、生地黄、牡丹皮等以加强清热凉血、散瘀止痛作用。

（3）风湿热毒证

证候：胞睑红赤疼痛，水疱、脓疱簇生，极痒，甚或破溃流水，糜烂；或伴胸闷纳呆，口中黏腻，饮不解渴等症；舌质红，苔腻，脉滑数。

辨证分析：风湿热邪壅盛，蒸灼睑肤，故胞睑红赤疼痛，水疱、脓疱簇生，极痒，甚或破溃流水，糜烂；湿困脾胃，故口黏纳呆；舌脉为湿热内蕴之候。

辨证要点：以胞睑红赤疼痛，水疱、脓疱簇生，极痒，甚或破溃黏液渗出，糜烂及湿热内蕴之症状为本证要点。

治法：祛风除湿，泻火解毒。

方药：除湿汤[121]加味。酌加土茯苓、薏苡仁、金银花、蒲公英、苦参等以助除湿清热解毒之功。若胞睑皮肤水疱、脓疱较多，破溃糜烂、极痒者，可加地肤子、乌梢蛇、白鲜皮以清利湿热止痒。

（4）肝脾毒热证

证候：胞睑红赤痒痛，水疱、脓疱簇生，患眼碜涩疼痛，畏光流泪，抱轮红赤或白睛混赤，黑睛生星翳或黑睛生翳溃烂；伴见头痛，发热，口苦；舌红苔黄，脉弦数。

辨证分析：脾经风湿热毒内壅，土盛侮木，脾病及肝，肝脾同病，故胞睑红赤痒痛，水疱、脓疱簇生，患眼碜涩疼痛，畏光流泪，抱轮红赤或白睛混赤，黑睛生星翳或黑睛生翳溃烂；热毒上攻，故口苦、头痛；舌脉为热毒壅盛之候。

辨证要点：以胞睑红赤痒痛，水疱、脓疱簇生，患眼碜涩疼痛，畏光流泪，抱轮红赤或白睛混赤，黑睛生星翳或黑睛生翳溃烂及全身症状为本证要点。

治法：清热解毒，散邪退翳。

方药：龙胆泻肝汤[39]加味。酌加地肤子、白鲜皮、金银花、防风以助疏风散邪；

若黑睛生翳溃烂者，可参见第十章有关疾病治疗。

2. 外治

（1）滴滴眼液：滴 0.1% 阿昔洛韦滴眼液，每日 4～6 次，以预防或治疗黑睛生翳。或 3% 阿昔洛韦眼液点眼。

（2）涂眼药膏：患部可涂 3% 阿昔洛韦眼膏，或睡前涂于眼内。

（3）药物敷：取六神丸和云南白药等份，调成糊状涂于患处；或用青黛膏外涂。若有溃烂者，可用 0.5% 新霉素溶液或抗病毒类滴眼液湿敷，每日 3～4 次。

（4）有继发感染时，可用 0.5% 新霉素溶液湿敷，每日 2～3 次。

（5）外洗：可用地肤子、苦参、蛇床子、蒲公英煎水滤去药渣，取液待凉外洗，每日 2～3 次。

3. 西医治疗

病情重者，务必全身应用抗生素类、抗病毒类、抗过敏类及糖皮质激素等药物治疗。

【预后与转归】

过敏性睑皮炎若阻断过敏原后，一般预后良好；病毒性睑皮炎可遗留疱疹结痂、后遗神经痛等症状，并可累及角膜，并发病毒性角膜炎、虹膜炎等其他眼病。

【预防与调护】

1. 平素注意增强体质，精神舒畅，避免过劳及感冒。
2. 饮食宜清淡，忌食辛辣肥甘厚味。
3. 尽量保持患处皮肤清洁干燥，切忌搔抓揉搓，以免变生他症。

【文献选录】

1.《审视瑶函》:"实热生疮，心火炽而有瘀滞。迎风赤烂，肝火赤而睥泪湿。"

2.《医宗金鉴》:"风赤疮痍眦睑生，黑睛端好睑烂红，脾经风热宜急治，久生翳膜遮瞳睛。加减四物汤生地，苦参牛蒡薄荷风，当归赤芍天花粉，连翘荆芥穗川芎。"

3.《明目至宝》:"两睑赤似赤霞，疮痍热是风邪，久而不治翳来遮。"

【现代研究】

朱月萍使用聚肌胞、利多卡因及地塞米松复合液实施全眉弓下注射为主的治疗方法治疗眼带状疱疹痛，并认为该方法用于老年性带状疱疹性睑皮炎合并角膜炎剧烈疼痛效果满意，未发生任何不良反应且方法简单，安全有效。

因木芙蓉叶及花有清热、凉血、解毒、消肿、化脓等功效，唐鸥等应用新鲜木芙蓉花及叶外敷，治疗眼睑带状疱疹。将自采之新鲜木芙蓉花及叶洗净，捣碎极细至出汁，用一至两层纱布包敷患眼，每次 1～1.5 小时，重症者可 1 日 2 次，轻者 1 日 1 次。

马晓岚采用庆大霉素注射液 8 万 U 加地塞米松注射液 10mg 用离子导入的方法治疗

睑皮炎，对照组四环素可的松眼膏外用。治疗组总有效率为97.5%，对照组总有效率为87.5%，两组比较有显著性差异（$P < 0.05$）。他们认为采用离子导入法可将药物经皮肤直接导入皮下和眼内，比常规的清洁和抗生素治疗更加快速、有效。

【教学重点】

明确本病是由单纯疱疹病毒、带状疱疹病毒或接触过敏原所致。胞睑皮肤红赤如朱，灼热疼痛，起水疱或脓疱，甚至溃烂为其临床特点。病因为"因风热生于脾脏""湿热停滞脾胃所致"。掌握临床表现，诊断依据，以辨证论治为主的内治及以抗病毒、脱敏为主的外治是本病的治疗要点。加强锻炼，增强体质，注意饮食，防治感冒，避免接触过敏原是本病的预防要点。

【教学难点】

对带状疱疹病毒所致本病的止痛及后遗神经痛的治疗，并预防病变累及黑睛，形成翳障。

【复习思考题】

1. 风赤疮痍的眼部症状是什么？
2. 风赤疮痍的定义是什么？

第五节　睑弦赤烂

【教学目的】

掌握睑弦赤烂的病因病机、临床表现及辨证论治。

【教学要求】

采用课堂讲授，配合幻灯、图片或多媒体课件等教学手段，详细讲授本病的发病特点、病因病机、临床表现、诊断、治疗措施及预后转归。

【概述】

睑弦赤烂是以睑弦红赤、溃烂、刺痒为临床特征的眼病。重症可致睫毛脱落，睑弦变形；又名"风弦赤眼""沿眶赤烂""风沿烂眼""迎风赤烂"等。《圣济总录》又称"目赤烂""风赤眼"，《葆光道人眼科龙木集》称"两睑赤烂"。病变发生在眦部者，称眦睢赤烂，又名"眦赤烂"，类今之眦部睑缘炎；胞睑边缘红赤溃烂，有垢腻或脓痂附着者，称"风弦赤烂"，相当于西医学的溃疡性睑缘炎；婴幼儿患此病者，称"胎风赤烂"。因患痘疮、麻疹引起睑弦目眦赤烂发痒，称"痘风眼"或"痘麻烂角"。若胞睑及眼眶红赤溃烂，病程缠绵，经久不愈，称"目眶岁久赤烂"。本病常为双眼发病，病程长，病情顽固，时轻时重，缠绵难愈。

睑弦赤烂相当于西医学的睑缘炎，包括鳞屑性睑缘炎、溃疡性睑缘炎和眦部睑缘炎。鳞屑性睑缘炎是由于睑缘的皮脂溢出所造成的慢性炎症。患处常可发现卵圆皮屑芽孢菌，它把脂类物质分解为有刺激性脂肪酸。溃疡性睑缘炎是睫毛毛囊及其附属腺体的慢性或亚急性化脓性炎症，大多数为金黄色葡萄球菌引起。眦部睑缘炎主要是感染莫－阿（Morax-Axenfeld）双杆菌引起，与机体抵抗力低下及 B 族维生素缺乏有关。

【历史沿革】

该病名最早见于《银海精微·胎风赤烂》。《诸病源候论》对该病早有记载，称为目赤烂眦或风眼，并认为："此由冒触风日，风热之气伤于目，而眦睑皆赤烂，见风弥甚，世亦云风眼。"《审视瑶函·风沿》曰："眦帷赤烂，人皆有之，火土燥湿，病有重轻。重则眦帷裂而血出，轻则弦赤烂而难舒，以清润而为治。"《证治准绳》谓："目不论何风，见之则赤烂，无风则否。"《目经大成》认为："致病颇繁，验病亦多端：大略赤属火，烂属湿，痒属风，痛属热，眵多气虚，泣出血衰。"可见本病病因多与风邪相关，亦与湿、热相关。

【病因病机】

《诸病源候论·目病诸候·目赤烂眦候》曰："此由冒触风日，风热之气伤于目。"结合临床，归纳其病因病机如下：

1. 脾胃蕴热，复受风邪，风热合邪触染睑缘，伤津化燥。
2. 脾胃湿热，外感风邪，风、湿、热邪相搏，循经上攻睑缘而发病。
3. 心火内盛，风邪犯眦，引动心火，风火上炎，灼伤睑眦。

【临床表现】

1. 自觉症状
患眼睑弦或眦部灼热疼痛，刺痒难忍，可伴干涩羞明。

2. 眼部检查
病变的程度、部位不同，临床可有不同表现。或见睑缘潮红，睫毛根部及睫毛间附有细小糠皮样鳞屑，除去鳞屑后可见睑缘红赤，睫毛易脱落，但可再生；或见睑缘红赤糜烂（附彩图 8-6）、结痂，除去痂皮可见睫毛根部处出脓、出血，睫毛胶黏成束，乱生或脱落，睫毛脱落后不能再生，日久则睫毛稀疏或成秃睫；或红赤糜烂等症表现在两眦部。

3. 实验室及特殊检查
可取分泌物行细菌培养，以确定类型。若发现卵圆皮屑芽孢菌，为鳞屑性睑缘炎；若发现金黄色葡萄球菌，为溃疡性睑缘炎；若发现莫－阿双杆菌，则为眦部睑缘炎。

【诊断依据】

1. 有无屈光不正、睡眠不足及卫生不良等及维生素 B_2 缺乏。
2. 患眼睑弦刺痒灼痛。

3.眦部、睑弦红赤，睫毛根部有鳞屑或溃疡。

4.实验室检查有助于诊断。

【鉴别诊断】

本病应与风赤疮痍相鉴别：两者相同的是，皆有红赤湿烂等症。两者不同的是病位不同，睑弦赤烂病变部位仅限于睑缘或眦部睑缘，一般不波及眼睑皮肤；而风赤疮痍病变部位则以眼睑及前额部皮肤为主，多不累及睑弦，并可出现黑睛生翳。

【治疗】

其病势缠绵，须坚持治疗数月才能痊愈，且宜内外合治。

1.辨证论治

（1）风热偏盛证

证候：睑弦赤痒，灼热疼痛，睫毛根部有糠皮样鳞屑；舌红苔薄，脉浮数。

辨证分析：风盛则痒，热盛则痛，风热客于睑弦，故睑弦赤痒，灼热疼痛；风热伤津化燥，故睫毛根部有糠皮样鳞屑；舌脉为风热偏盛之候。

辨证要点：以睑弦赤痒，灼热疼痛，尤以睫毛根部有糠皮样鳞屑及舌脉表现为本证要点。

治法：祛风止痒，清热凉血。

方药：银翘散[147]加味。可加赤芍以增清热凉血之功；加蝉蜕、乌梢蛇以祛风止痒；加天花粉以生津润燥。

（2）湿热偏盛证

证候：患眼痒痛并作，睑弦红赤溃烂，出脓出血，秽浊结痂，眵泪胶黏，睫毛稀疏，或倒睫，或秃睫；舌质红，苔黄腻，脉濡数。

辨证分析：风湿热邪上攻睑弦，又因湿热偏盛，故患眼痒痛并作，睑弦红赤溃烂，眵泪胶黏；舌脉为湿热偏盛之候。

辨证要点：以患眼痒痛并作，睑弦赤痒溃烂及舌脉表现为本证要点。

治法：清热除湿，祛风止痒。

方药：除湿汤[121]加味。加金银花、蒲公英、黄柏、栀子以助清热除湿之力。

（3）心火上炎证

证候：眦部睑弦红赤，灼热刺痒，甚或睑弦赤烂、出脓出血；舌尖红，苔薄，脉数。

辨证分析：心火素盛，复受风邪引动，心火上炎，灼伤睑眦，故眦部睑弦红赤、灼热刺痒；舌脉为心火偏盛之候。

辨证要点：以眦部睑弦或赤或烂，灼热刺痒及舌脉表现为本证要点。

治法：清心泻火。

方药：导赤散[69]合黄连解毒汤[141]加味。若患处红赤较甚者，可加赤芍、牡丹皮以凉血退赤；痒极难忍者，酌加地肤子、白鲜皮、菊花、防风、川芎以祛风止痒。

2. 外治

（1）中药熏洗：熏洗前应清洗患处，拭去鳞屑、脓痂、已松脱的睫毛，清除毛囊中的脓液，充分暴露病损处，才能药达病所。①可用内服药渣煎液，或选用千里光、白鲜皮、苦参、野菊花、蒲公英、蛇床子等药煎水熏洗，每日 2 ~ 3 次。②用 0.9% 氯化钠注射液或 3% 硼酸溶液清洗睑缘，每日 2 ~ 3 次。③二圣散[1]，煎水外洗。

（2）滴滴眼液：可选用 0.5% 熊胆滴眼液、抗生素滴眼液（如 0.5% 新霉素滴眼液、10% 磺胺醋酰钠滴眼液）滴眼。眦部睑缘炎可用 0.3% 硫酸锌滴眼液，可抑制莫 – 阿双杆菌所产生的酶。

（3）涂眼药膏：涂抗生素眼药膏，如红霉素眼药膏等。

【预后与转归】

本病病情顽固且缠绵难愈，坚持治疗，预后一般良好。重症可致秃睫，倒睫，睑弦变形。若失治误治，细菌侵犯结膜、角膜、泪囊，则可并发结膜炎、角膜炎、泪囊炎。

【预防与调护】

1. 保持眼部清洁，避免风沙、烟尘刺激。
2. 注意饮食调节，勿过食辛辣炙煿之品。
3. 凡屈光不正、视疲劳者，应及时矫治，注意用眼卫生及劳逸结合。
4. 炎症完全消退后，应持续治疗 2 ~ 3 周以防复发。

【文献选录】

1.《诸病源候论》："此由冒触风日，风热之气伤于目，而眦睑皆赤烂，见风弥甚，世亦云风眼。"

2.《眼科纂要·风弦赤烂外障》："烂弦风，脾胃湿热冲，赤烂沿弦红镇日，万金膏洗擦绿铜，法制要精工，除湿汤翘滑车前，枳壳芩连通粉甘，陈皮白茯荆防风，除湿此方雄。"

3.《目经大成·眦帏赤烂》："此症眦睑赤烂，或痒或痛，眵多泪出。致病颇繁，验病亦多端：大略赤属火，烂属湿，痒属风，痛属热，眵多气虚，泪出血衰。赤胜烂者，多得于劳心、忧郁、忿悸无形之火；烂胜赤者，多伤于酒食、过哭、冒烟有形之气。风热蒸，则痒而泪出；湿热淫，则痛而眵多。烂而微肿者责以寒湿；赤而干涩者责以血燥。"

【现代研究】

田晔等研究发现，睑缘炎患者眼睑蠕形螨感染率为 50.69%，显著高于其他眼病患者（11.65%）和正常对照组（10.51%）。其中男性患者的感染率为 51.56%，女性为 49.54%，差异无显著性（$P > 0.05$）。60 岁以上年龄组患者的眼睑蠕形螨感染率为 69.23%，高于其他年龄组，患者的眼睑蠕形螨感染率随年龄的增长而增高。他们认为睑缘炎患者眼睑蠕形螨感染率较高，眼科医生在做睑缘炎诊疗时，可以通过眼睑蠕形螨检查结合睫毛形态观察确诊蠕形螨性睑缘炎，必要时予以抗螨治疗。

王颖等对慢性睑缘炎患者 41 例（82 只眼）进行泪液分泌试验（Schirmer I test, ST）、泪膜破裂时间（BUT）检测、泪液镜分析，发现慢性睑缘炎患者中，30 只眼（36.6%）ST < 10mm，56 只眼（68.3%）BUT < 10s，46 只眼（56.1%）泪液镜分级 3级以上。与非睑缘炎组比较差异有统计学意义，他们认为慢性睑缘炎是导致蒸发过强性干眼的重要病因之一。慢性睑缘炎破坏了泪膜的稳定性，可能是造成蒸发过强性干眼的重要原因。

孙河等用"十大将军冲翳散"熏洗患眼治疗睑缘炎，主要方法是将防风、蝉蜕、赤芍等 10 味中药放入小器皿中，开水浸泡加盖 5 分钟后，将药液滤过到小口杯中，用蒸腾之热气熏患眼，待热气消失后，用脱脂棉球蘸药液轻洗睑缘，每次 8 ~ 10 分钟，每日将以上步骤重复 3 次。用此方法治疗睑缘炎 60 例，用药 3 天后，27 例（48 只眼）瘙痒、灼热症状明显减轻，溃疡缩小，结果显示十大将军冲翳散对睑缘炎的疗效优于氯霉素眼液和红霉素眼膏。

杨孝埔等用中药熏敷加内服治疗慢性睑缘炎，中药熏敷的药物组成：白鲜皮 15g，苦参 30g，野菊花 30g，蛇床子 30g，蒲公英 30g，黄柏 30g，秦皮 30g，熏蒸 10 ~ 15分钟后，再用棉毛巾浸药液湿敷眼睑，反复 2 ~ 3 次。配合内服汤药消风散[131]加减，治愈率占 83.3%，有效率占 97.2%。

【教学重点】

明确本病是以睑弦红赤、溃烂、刺痒为临床特征，病因为"此由冒触风日，风热之气伤于目"。掌握临床表现、诊断依据及与风赤疮痍的鉴别。注意眼部卫生及饮食调护是本病的预防要点。

【教学难点】

判断睑缘炎的类型（鳞屑性睑缘炎、溃疡性睑缘炎和眦部睑缘炎），以及如何防止复发。

【复习思考题】

1. 睑弦赤烂与风赤疮痍如何鉴别？
2. 睑弦赤烂相当于西医学什么病？其诊断要点是什么？

第六节　上胞下垂

【教学目的】

掌握上胞下垂的病因、症状、治疗要点。

【教学要求】

采用课堂讲授，配合幻灯、图片或多媒体课件等教学手段，详细讲授本病的发病特点、病因病机、临床表现、诊断、治疗措施及预后转归。

【概述】

上胞下垂是指上胞乏力不能升举，以致睑裂变窄，掩盖部分或全部瞳神的眼病，又称"睢目""侵风""眼睑垂缓""胞垂"。严重者，《目经大成》称"睑废"。本病可单眼或双眼发病，有先天与后天之分。

上胞下垂相当于西医学的上睑下垂，常因提上睑肌或支配提上睑肌的动眼神经分支病变、重症肌无力、先天异常、机械性开睑障碍，以及全身性疾患所致。

【历史沿革】

以睢目为病名首载于《诸病源候论·目病诸候》，书中对其症状做了形象的描述："其皮缓纵，垂覆于目，则不能开，世呼为睢目，亦名侵风。"而《目经大成·睑废》中以"手攀上睑向明开"及"此症视目内如常，自觉亦无恙，只上下左右两睑，日夜长闭而不能开，攀开而不能眨，理有不解。尝见患者，一行一动，以手拈起眼皮方能视"说明上胞下垂的严重症状。"上胞下垂"这一病名则见于广州中医药大学主编的《中医眼科学讲义》。

【病因病机】

《诸病源候论·目病诸候》指出本病病因"血气虚，则肤腠开而受风，风客于睑肤之间"所致。结合临床，归纳如下：

1. 先天禀赋不足，命门火衰，脾阳不足，睑肌发育不全，胞睑乏力而不能升举。
2. 脾虚中气不足，清阳不升，睑肌失养，上胞无力提举。
3. 脾虚聚湿生痰，风邪客睑，风痰阻络，胞睑筋脉迟缓不用而下垂。

【临床表现】

1. 自觉症状

上胞垂下，影响视瞻。属先天者，自幼罹患，视瞻时需昂首皱额，甚至以手提起上胞方能视物；属后天者，晨起或休息后减轻，午后或劳累后加重，或视一为二、目偏视等，或可伴神疲乏力、吞咽困难或头晕、恶心、呕吐等。

2. 眼部检查

两眼自然睁开向前平视时，上胞遮盖黑睛上缘超过 2mm，有不同程度的睑裂变窄，或上胞遮盖部分瞳神；可见扬眉张口，日久则形成额皮皱起（附彩图 8-7）；用拇指紧压眉弓部，让患眼向上注视，上胞抬举困难。

3. 实验室及特殊检查

用甲基硫酸新斯的明 0.5mg 皮下或肌内注射，15～30 分钟后见上胞下垂减轻或消失者，多为重症肌无力眼睑型。头部 CT 扫描，排除纵隔及蝶鞍等部位的肿物。

【诊断依据】

1. 两眼向前平视时，上胞遮盖黑睛上缘超过 2mm，睑裂变窄。
2. 紧压眉弓部时，上胞抬举困难。

【治疗】

本病因先天所致，应用药物治疗效果不佳者，宜行手术矫治；后天者，在内服中药的基础上常配合针灸治疗。

1. 辨证论治

（1）脾虚气弱证

证候：上胞提举乏力，掩及瞳神，晨起或休息后减轻，午后或劳累后加重；严重者眼珠转动不灵，视一为二；常伴有神疲乏力，食欲不振，甚至吞咽困难等；舌淡苔薄，脉弱。

辨证分析：脾虚气弱，清阳不升，午后阳气渐衰或劳累致气血亏耗，故上胞提举乏力，晨轻暮重或劳累后加重；舌脉为脾虚气弱之候。

辨证要点：以上胞下垂，午后或劳累后各症加重，神疲乏力及舌脉表现为本证要点。

治法：补中健脾，升阳益气。

方药：补中益气汤[79]加减。重用方中黄芪以增补气升阳之功；若神疲乏力、食欲不振者，加山药、白扁豆、莲子、砂仁以益气温中健脾。

（2）风痰阻络证

证候：上胞垂下骤然发生，眼珠转动不灵，目偏视，视一为二；头晕，恶心，泛吐痰涎；舌苔厚腻，脉弦滑。

辨证分析：脾蓄痰湿，复感风邪，因风痰阻滞脉络，眼带失养，弛缓不用，故上胞垂下骤然发生、目偏视、视一为二；风痰蒙蔽清窍，故头晕、恶心、泛吐痰涎；舌脉为痰浊内阻之候。

辨证要点：以突然发生上睑下垂、眼珠转动不灵、目偏视，头晕、恶心、泛吐痰涎等全身症状及舌脉表现为本证要点。

治法：祛风化痰，疏经通络。

方药：正容汤[29]加减。若眼珠转动不灵，目偏视者，宜加川芎、当归、丹参、海风藤以增强养血通络之功；若头晕，泛吐痰涎者，加全蝎、竹沥以助祛风化痰。

2. 针灸治疗

主穴可选百会、阳白、上星、攒竹、鱼腰、丝竹空、风池。先天不足、命门火衰者，加关元、肝俞、三阴交、神阙（灸）；脾虚气弱者，加足三里、脾俞、胃俞、气海；风痰阻络者，加丰隆、太冲、申脉。根据虚实施以补泻，每日 1～2 次，10 日为 1 个疗程。

3. 中成药治疗

先天性上睑下垂者，表现为自幼双眼上胞垂下，无力抬举，明显睑裂变窄，可服右归饮[37]加减以温肾健脾；补中益气丸用于脾虚气弱证，口服，每次1丸，每日2次；黄芪口服液适用于脾虚气弱证，每次10mL，每日3次。

4. 西医治疗

（1）神经干点刺激疗法：取眶上神经与面神经刺激点（位于耳上迹与眼外角连线中点，即面神经的分布点），眶上神经接负极，面神经接正极。每次20分钟左右，隔日1次，10次为1个疗程，间隔5天，再行第2个疗程。

（2）手术：对重症应考虑手术治疗，如选用提上睑肌缩短术或额肌悬吊术。对动眼神经麻痹所致的上睑下垂切忌手术，术后可能发生复视，造成生活困难。

【预后与转归】

上睑下垂治疗时间较长，需坚持治疗，针灸治疗效果明显。若因颅内占位及重症肌无力所致上睑下垂则预后较差。先天性上睑下垂患儿易产生弱视，应及早手术治疗。

【预防与调护】

1. 避免过劳，注意休息。
2. 注意饮食调养。
3. 内分泌或代谢性疾病患者，应注意基础病的治疗。

【文献选录】

1.《诸病源候论·目病诸候》："若血气虚则肤腠开而受风。风客于睑肤之间，所以其皮缓纵，垂覆于目，则不能开，世呼为睢目，亦名侵风。"

2.《圣济总录》："眼睑垂缓者，以血气不足，肤腠开疏，风邪客于睑肤，其皮垂缓，下复睛轮。"

【现代研究】

孙倩等利用磁共振扫描对单纯性中重度先天性上睑下垂患者和正常人提上睑肌肌肉横截面积和厚度进行比较，研究中对27只患中重度上睑下垂眼、病例组的13只未上睑下垂眼和40只正常眼在自然闭眼状态下进行提上睑肌的磁共振扫描，沿肌肉走行测量。结果显示：患眼提上睑肌的厚度与横截面积较正常人提上睑肌厚度与横截面积明显下降，差异有统计学意义；正常人的双眼之间无差异；正常人的眼与患者的非上睑下垂眼基本无差异；患者的上睑下垂眼与非上睑下垂眼有差异。研究认为，中重度先天性上睑下垂患者提上睑肌较正常人薄，其病因可能与提睑肌发育不良有关。

孙松等应用检测图形翻转视觉诱发电位（P-VEP）的方法，探讨上睑下垂患者可能出现的视功能异常。结果显示：患眼较健眼P_{100}波潜伏期明显延长，振幅明显降低，差异均有统计学意义。其中患眼 P_{100} 波振幅低于健眼 10% 以上的有 13 例（54.17%），研究认为中重度单眼先天性上睑下垂患者患眼的视觉功能差于健眼。

【教学重点】

明确本病的病因病机，掌握临床表现及诊断依据，掌握辨证论治、针灸治疗及手术适应证。增强体质，控制原发病是本病的预防要点。

【教学难点】

判断上胞下垂的病因，以及对重症肌无力型上胞下垂的诊断。

【复习思考题】

1. 上胞下垂的病因病机是什么？
2. 脾虚气弱证上胞下垂的辨证要点和治疗方法是什么？

第七节　胞肿如桃

【教学目的】

掌握胞肿如桃的病因病机、临床特点及辨证论治。

【教学要求】

采用课堂讲授，配合幻灯、图片或多媒体课件等教学手段，详细讲授本病的发病特点、病因病机、临床表现、诊断、治疗措施及预后转归。

【概述】

胞肿如桃是指胞睑红赤焮肿，壅起如桃的眼病；又名"肿胀如杯""覆杯"，相当于西医学的眼睑炎性水肿，可见于全眼球炎、眶蜂窝织炎、海绵窦血栓形成等病。

【历史沿革】

历代医家对本病的病因病机、临床表现均有记载。本病名见于《银海精微》。《诸病源候论》认为本病为"风邪毒气客于睑肤之间，结聚成肿，肿而睑合不开，故谓封塞"。《证治准绳·杂病·七窍门》曰"目赤痛，睥胀如杯覆"。因"两睑渐肿硬，俨如蚌蛤之紧合"（《目经大成》），故又名"肿胀如杯""覆杯""蚌合"。

【病因病机】

《诸病源候论》认为，本病为"风邪毒气客于睑肤之间，结聚成肿"。结合临床，归纳如下：

1. 风热毒邪客于胞睑肌肤之间，聚集成肿而发病。

2.脾肺壅热，上犯于目，客于胞睑所致。

3.肝火炽盛，乘脾土，毒火自内上攻，发于胞睑。

总之，本病皆由火邪上攻所致。若火毒炽盛，不仅胞睑红肿，且易溃脓，此即《黄帝内经》所谓"大热不止，热甚则肉腐，肉腐则为脓"。

【临床表现】

1.自觉症状

胞睑红赤焮热，高肿疼痛，睑闭不开，多伴有恶寒发热、头痛及全身不适等症。继之可睑内酿脓，溃破后脓液排出，诸症消退。

2.眼部检查

初起患眼胀痛，或有畏光流泪，伴发热、恶寒、头痛身疼。重症可出现恶心呕吐，甚至神昏、抽搐；胞睑赤肿高起，睑闭不开（附彩图8-8）；严重者，见突起睛高，转动不灵，白睛赤肿高起，黑睛溃烂。此外，本病也可因邪毒蔓延，头面皆肿，变生他病，甚至威胁生命安全。

3.实验室及特殊检查

血常规检查可见白细胞总数及中性粒细胞比例增高。

【诊断依据】

1.胞睑红赤焮热，高肿疼痛，睑闭不开。

2.严重者见突起睛高，转动不灵，白睛赤肿高起，黑睛溃烂。

【鉴别诊断】

本病需与胞虚如球相鉴别。后者胞睑浮肿，皮色如常，虚起如球，无赤痛硬块，以手掌擦热拭之能稍平复，但过片刻，肿复如故，且目珠别无他症。

【治疗】

本病急重，应争取早期退赤消肿，避免溃脓。若已成脓，则应抓紧时机切开排脓。

1.辨证论治

（1）风热客睑证

证候：目赤疼痛，肿胀如桃；兼头痛身热，恶风鼻塞；苔薄，脉浮数。

辨证分析：风热上攻，故胞睑红、肿、热、痛；风热外袭，则见头痛身热、恶风鼻塞。

辨证要点：以目赤疼痛，肿胀如桃及风热外感症状为本证要点。

治法：疏风清热，解毒消肿。

方药：散热消毒饮子[159]或仙方活命饮[52]加减。大便秘结者，加大黄以泻火通腑。

（2）脾肺壅热证

证候：胞睑肿胀如桃，目赤疼痛，泪热羞明，白睛赤肿高起；常兼见壮热头痛，口渴引饮，溲赤便秘；舌红，脉数。

辨证分析：脾肺壅热，上攻于目，则胞睑肿胀如桃、目赤疼痛、泪热羞明、白睛赤肿高起；热灼津液，故口渴引饮，溲赤便秘。

辨证要点：以胞睑肿胀如桃，目赤疼痛，泪热羞明，白睛赤肿高起及舌脉为本证要点。

治法：泻肺清热解毒。

方药：桑白皮汤[139]加减。若肿甚，可加蒲公英、连翘、石膏等清热解毒凉血。

（3）脾胃热毒证

证候：胞睑肿硬，目珠疼痛，泪热羞明，白睛混赤肿胀，黑睛溃烂；伴有眼胀头痛，眩晕，面红目赤，口苦咽干，尿赤便秘；舌红，苔黄糙，脉弦数。

辨证分析：肝经实热传于脾土（木火乘土），毒火上攻而致胞睑红赤肿胀、黑睛溃烂；火邪上炎，故眼胀头痛、眩晕、面红目赤、口苦咽干。舌脉均为肝火炽盛之候。

辨证要点：以胞睑肿硬，白睛混赤肿胀，黑睛溃烂及舌脉为本证要点。

治法：清热泻火。

方药：清胃汤[153]加减。若红肿较甚，加赤芍、牡丹皮、当归以凉血活血消肿。

2. 外治

（1）滴滴眼液：患眼滴抗生素滴眼液，每日4～6次。

（2）涂眼药膏：晚上睡前可涂抗生素眼膏。

（3）外敷：用鲜蒲公英或芙蓉花叶洗净捣烂贴敷患处（切勿入眼内）；紫金锭磨汁，频频外涂胞睑以解毒消肿；四生散、一绿散等敷贴胞睑表面，以清热解毒消肿；五黄散贴太阳穴以清热解毒，消肿止痛。

3. 西医治疗

切开排脓。脓已成者，按之有波动感，溃脓处皮肤变软而薄者，可在脓肿之中心部，做与睑弦平行之横切口排脓，切口宜大，若脓多不尽，放置引流条，以利排脓。当脓肿尚未形成时不宜切开，同时切勿挤压，以免感染扩散，威胁生命安全。

【预后与转归】

本病发病急，为眼科急症，同时感染较重时易变生他病，如败血症等，引发颅内感染，威胁生命安全。

【预防与调护】

1. 注意眼睑局部卫生，不用脏手或不洁手帕揉眼。

2. 清淡饮食，忌食辛辣刺激、香燥肥甘之品，注意调节饮食。

3. 发病后，避免局部挤压排脓，否则可造成脓毒扩散而出现危重症。

【文献选录】

1.《银海精微》："人之患眼，胞睑壅肿如桃者何也？答曰：此乃脾肺之壅热。邪客于腠理，致上下胞肿如桃，痛涩泪出，不绝之注。桃目治之，用桃叶烘热熨其肿处，宜服此散清凉散、羌活除风汤、蝉化散主之。"

2.《证治准绳·杂病·七窍门》："谓目赤痛，睥胀如杯覆也，是邪在木火之有余。盖木克土，火生土，今肝邪实而传脾土，土受木克而火不能生，火邪反乘虚而为炎燥之病。"

【现代研究】

赵建浩等应用中药超声雾化熏眼治疗小儿胞肿如桃，中药组方为菊花、生地黄、黄连、金银花各 10g，按传统方法煎取中药汁置温，取药汁 45mL 倒入超声雾化器药杯中熏眼。这种治疗方法是采用清热泻火解毒煎剂超声雾化熏眼，作用于患儿眼部，使其感觉适宜，能顺利抓住时机进行有效治疗，可取得明显疗效。

【教学重点】

明确本病病因病机，掌握临床表现及诊断依据。未成脓者内外兼治，促其消散；已成脓者切开排脓，是本病的治疗要点。增强体质，注意眼部卫生及饮食调护是本病的预防要点。

【教学难点】

掌握成脓者与未成脓者的不同治疗，防止感染扩散变生他症。

【复习思考题】

1. 胞肿如桃的临床表现是什么？
2. 胞肿如桃与胞虚如球如何鉴别？

第八节　胞轮振跳

【教学目的】

掌握胞轮振跳的病因、症状、治疗要点。

【教学要求】

采用课堂讲授，配合幻灯、图片或多媒体课件等教学手段，详细讲授本病的发病特点、病因病机、临床表现、诊断、治疗措施及预后转归。

【概述】

胞轮振跳是指眼睑不由自主地牵拽跳动的眼病。该病名见于《眼科菁华录·卷上·胞睑门》，《证治准绳》又称"睥轮振跳"，《目经大成》称之为"目瞤"，俗称"目跳""眼皮跳""眼眉跳"。本病常见于成年人，上、下胞睑均可发生，但以上胞多见，可单眼或双眼发病。凡劳倦太过，睡眠不足者易患。

胞轮振跳类似于西医学的眼轮匝肌及面神经痉挛引起的眼睑痉挛。

【历史沿革】

《备急千金要方》对本症早有记载。该病名见于《眼科菁华录·卷上·胞睑门》，但对于本病的病因病机早有认识，《证治准绳》认为："乃气分之病，属肝脾二经络牵振之患。人皆呼为风，殊不知血虚而气不顺，非纯风也。若有湿烂及头风病者，方是风邪之故。"《目经大成》认为："此症……盖足太阴厥阴营卫不调，不调则郁，久郁生风，久风变热而致。"《证治准绳》还指出："久而不治，为牵吊败坏之病。"至《眼科菁华录》称之为"胞轮振跳"。

【病因病机】

《证治准绳·杂病·七窍门》认为本病是"气分之病，属肝脾二经络牵振之患。人皆呼为风，殊不知血虚而气不顺，非纯风也"。结合临床，归纳如下：

1. 肝脾血虚，日久生风，虚风内动，牵拽胞睑而振跳。
2. 久病或过劳等损伤心脾，心脾两虚，气血不足，筋肉失养而跳动。

【临床表现】

1. 自觉症状

不能自控的胞睑跳动，时疏时频，在过劳、久视、睡眠不足时跳动更加频繁，稍事休息后症状可以减轻或消失；可伴颜面及口角抽搐跳动。

2. 眼部检查

胞睑跳动，或可见眉际、面部跳动。

【诊断依据】

胞睑跳动，不能自控。

【鉴别诊断】

本病应与目剳相鉴别。本病是眼睑及颜面皮肤频频振跳；而目剳是以眼睑频频眨动为主要症状。

【治疗】

轻者或偶发者可不治自愈；若跳动过频，应药物和针灸配合治疗。

1. 辨证论治

（1）血虚生风证

证候：胞睑振跳不休，或牵拽颜面及口角抽动；头昏目眩，面色少华；舌质淡红，苔薄，脉细弦。

辨证分析：肝脾气血亏虚生风，虚风上扰头面，故胞睑振跳不休；血虚不能上养头面，故头昏目眩、面色少华；舌脉为血虚之候。

辨证要点：以胞睑振跳、头昏目眩、面色少华等血虚症状及舌脉为本证要点。

治法：养血息风。

方药：当归活血饮[66]加减。常去方中羌活、薄荷；若胞睑振跳等症持续不休者，酌加僵蚕、天麻、钩藤等以养血平肝息风。

（2）心脾两虚证

证候：胞睑跳动，时疏时频，劳累或失眠时加重；可伴心烦眠差，怔忡健忘，食少体倦；舌质淡，脉细弱。

辨证分析：心脾两虚致气血生化不足，胞睑筋肉失养而拘挛，故胞睑跳动、劳累或失眠时加重；心脾两虚，故心烦眠差、怔忡健忘、食少体倦；舌脉为心脾两虚之候。

辨证要点：以久病或劳累后胞轮振跳加重、全身症状及舌脉为本证要点。

治法：补益心脾。

方药：归脾汤[41]加减。若伴心烦不眠等症，可加桑椹、龟板以加强养血补心之功效。

2. 针灸按摩治疗

（1）针灸治疗：①本病针用补法，选攒竹、头维、四白、三阴交、血海、丝竹空、足三里等穴，每日或隔日1次。②梅花针点刺患侧眼睑及眶部。

（2）按摩：轻柔按摩眼睑及眶部。

【预后与转归】

若偶尔发生，不需治疗，可以自愈；由过劳引起者，一般经休息或治疗后可以消除；若跳动过频或久跳不止，则须调治。若属面神经痉挛则应积极治疗，否则可以发生歪偏。

【预防与调护】

1. 避免过劳，注意休息，保证睡眠充足。

2. 注意饮食调养。

【文献选录】

1.《证治准绳·杂病》："谓目睥不待人之开合，而自牵拽振跳也。乃气分之病，属肝脾二经络牵振之患。人皆呼为风，殊不知血虚而气不顺，非纯风也。若有湿烂及头风病者，方是风邪之故。久而不治，为牵吊败坏之病。"

2.《姚和清医案》："胞轮振跳，责之血虚生风，筋脉约束不住，前予养血祛风之剂，振跳几乎消失，再予上法以资根绝。"

【现代研究】

罗正容等应用A型肉毒毒素治疗眼睑、面肌痉挛35例（56只眼），均为中西药物、手术及针灸等治疗无效者，取得较好疗效。患者均于A型肉毒毒素注射24小时后，症状开始改善，以及自发性乙酰胆碱的量子释放，在神经肌肉接头处的作用最强，可引起肌肉松弛性麻痹，以缓解眼睑及面肌痉挛。

张雷等临床应用复方樟柳碱注射液 2mL 患侧颞浅动脉旁皮下注射联合针灸治疗眼睑痉挛，对照组则采用单纯针灸治疗。经过比较发现，治疗效果实验组明显优于对照组，研究认为复方樟柳碱颞浅动脉旁皮下注射联合针灸治疗眼睑痉挛，有操作安全简便、可重复，患者痛苦小，费用低廉，无明显毒副作用等特点，值得临床推广。

【教学重点】

明确本病以眼睑不由自主地牵拽跳动为其临床特点，病因为"血虚而气不顺，非纯风也"。掌握临床表现及诊断依据，以及与目劄的鉴别。辨证论治与针灸是本病的治疗要点。增强体质，注意休息，保证睡眠充足是本病的预防要点。

【教学难点】

掌握本病的治疗及与目劄的临床鉴别。

【复习思考题】

1. 何谓胞轮振跳？
2. 胞轮振跳血虚生风证的症状、辨证要点、治法及方药是什么？

第九节　椒　疮

【教学目的】

掌握椒疮的病因病机、临床表现、辨证论治、并发症及其预防。

【教学要求】

采用课堂讲授，配合幻灯、图片或多媒体课件等教学手段，详细讲授本病的发病特点、病因病机、临床表现、诊断、治疗措施及预后转归。

【概述】

椒疮是指胞睑内面颗粒累累，色红而坚，状若花椒的眼病。《目经大成》又称为"椒疡"。该病名见于《证治准绳·杂病·七窍门》，本病的发生与环境卫生、个人卫生、生活条件等有关。多双眼发病，病程较长，可迁延数年，具有传染性。椒疮在我国曾流行甚广，为致盲的主要疾病之一。由于对该病开展了长期广泛的防治工作，故其发病率现已大为降低，并发症与后遗症减少，但少数卫生医疗条件差的边远山区发病率并不低。

椒疮相当于西医学的沙眼，由感染沙眼衣原体引起；多发于儿童和少年时期，常双眼急性或亚急性发病；潜伏期为 5 ~ 14 天，平均 7 天。1955 年，我国汤飞凡、张晓楼等首次应用鸡胚卵黄囊接种法，培养分离出世界第一株沙眼衣原体，为沙眼的预防、治疗及研究做出巨大贡献。

【历史沿革】

古籍文献中对本病的认识是先于本病病名，如早在《外台秘要·卷第二十一》中就载有"倒睫眼"，《秘传眼科龙木论·眼赤膜下垂外障》中载有"赤膜下垂"等并发症。直到《证治准绳·杂病·七窍门》才命名本病为"椒疮"，谓："生于睥内，累累如疮，红而坚者是也，有则沙擦，开张不便。"《审视瑶函》曰："此症生于睥内，红而坚者是。有则沙擦难开，多泪而痛。"《医宗金鉴》曰："椒疮粟疮生胞里，脾胃血热是根苗，粟疮黄软湿易散，椒疮赤硬热难消。"《医宗金鉴·眼科心法要诀》记载："椒疮风粟之证，或起于睑边，或生于胞内，皆泪多难睁，沙涩摩睛疼痛。"可见上述古籍记载对其病证及病位均做了较细致描述。

【病因病机】

《审视瑶函》中谓"血滞睥家火，胞上起热疮"可引起本病的发生，结合临床，归纳其病因病机为：外感风热毒邪，内有脾胃积热，内外邪毒上壅胞睑，脉络阻滞，气血失和，与邪毒瘀积而成。

【临床表现】

1. 自觉症状

睑内微痒，稍有干涩及少量眵泪，或无明显异常感觉；病情重者，睑内赤痒灼热，羞明流泪，眼眵黏稠，胞睑肿硬，沙涩难睁，视物模糊。

2. 眼部检查

（1）椒疮主症：初起可见上睑内面近两眦处红赤，脉络模糊，有少量细小色红而坚的颗粒，或间有色黄而软如粟米样颗粒（附彩图 8-9）；重者上睑内红赤尤甚，颗粒满布，白睛红赤，赤脉下垂，黑睛星点翳膜，日久颗粒破溃，在睑内面形成灰白色条状、网状瘢痕，或睑内面完全形成灰白瘢痕（附彩图 8-10、附彩图 8-11）。

（2）椒疮并发症与后遗症：①睑弦内翻及倒睫拳毛：胞睑内颗粒破溃后在睑内结瘢，瘢痕收缩致皮松肉紧，内急外弛，睑弦内翻，睫毛触刺眼珠（附彩图 8-12）。相当于西医学的睑内翻倒睫。②赤膜下垂（附彩图 8-13）：椒疮较轻者，白睛赤脉从上方下垂于黑睛，呈垂帘状；严重者，白睛赤脉从黑睛四周侵入，包裹黑睛，称为"血翳包睛"，相当于西医学的沙眼角膜血管翳。③黑睛星翳：多在赤脉尽头出现星点云翳。④睥肉粘轮：胞睑内面与白睛表层粘着，重者眼珠转动不灵，相当于西医学的睑球粘连。⑤流泪症与漏睛：可见不时泪下，迎风尤甚；或见内眦头常有黏液或脓汁自泪窍外溢。⑥眼珠干燥：目珠干涩不适，相当于西医学的结膜角膜干燥症。⑦上胞下垂：胞睑肿硬变厚而致上胞重坠下垂。

3. 实验室及特殊检查

（1）分泌物涂片或结膜刮片染色检查有沙眼衣原体包涵体。

（2）荧光抗体染色、酶联免疫测定等方法检测到沙眼衣原体抗原。

【诊断依据】

1. 上睑内面红赤，脉络模糊，有细小颗粒，色红而坚，或夹有色黄而软的粟粒状颗粒。

2. 黑睛上方赤膜下垂，赤脉末端生星点翳膜。

3. 睑内面可见瘢痕。

【鉴别诊断】

本病应与粟疮相鉴别：两者症状相似，均有睑内颗粒；但粟疮常见于儿童及青少年，多无症状或微感痒涩，下睑内面见大小均匀、排列整齐、色黄而软、半透明的颗粒，睑内红赤，无赤脉下垂，愈后不留瘢痕（表8–2）。

表 8–2　椒疮与粟疮鉴别表

鉴别点	椒疮 （沙眼）	粟疮	
		结膜滤泡症	滤泡性结膜炎
自觉症状	痒涩羞明，异物感	无症状或微感痒涩	眼痒羞明，有异物感，多伴白睛红赤
眵泪	生眵流泪	无	眵泪黏稠
睑内血脉	睑内血脉模糊，条缕不清	睑内血脉条缕清楚	睑内血脉模糊，条缕不清
睑内颗粒	分布以上睑、上穹隆部为主，色红而坚，状若花椒之实体颗粒，大小不等，排列不整齐	分布以下睑为主，颗粒色黄、半透明、大小均匀、排列整齐	分布以下睑为主，颗粒色黄、半透明、大小均匀、排列整齐
睑内瘢痕	愈后有白色瘢痕	愈后不留瘢痕	愈后不留瘢痕
白睛红赤	可有可无	无	有
赤脉下垂	有	无	无

【治疗】

本病当内外兼治。轻症可以局部点药为主，重症则宜配合内治，必要时还须辅以手术。并发症和后遗症应对症治疗。

1. 辨证论治

（1）风热客睑证

证候：眼微痒不适，干涩有眵，胞睑内面脉络模糊，眦部红赤，有少量颗粒，色红而坚，状如花椒，或有赤脉下垂；舌尖红，苔薄黄，脉浮数。

辨证分析：风热初客，睑内触染邪毒不盛，眼症尚轻，故眼微痒不适，干涩有眵，有少量颗粒；邪毒渐盛则可见赤脉下垂；舌脉为风热之候。

辨证要点：以上睑内面、眦部仅有红赤及少量颗粒生长，以及舌脉表现为本证要点。

治法：疏风清热，退赤散结。

方药：银翘散[147]加减。可于方中加生地黄、赤芍、当归以清热凉血退赤。

（2）血热瘀滞证

证候：眼内刺痛灼热，沙涩羞明，流泪眵多，胞睑厚硬，重坠难开，睑内红赤，颗粒累累成片或有白色条纹，赤膜下垂或血翳包睛，视物不清；舌质暗红，苔黄，脉数。

辨证分析：热入血分，壅滞胞睑脉络，故眼内刺痛灼热、沙涩羞明、胞睑厚硬、睑内红赤、颗粒累累成片、赤膜下垂或血翳包睛；舌脉为血热瘀滞之候。

辨证要点：以胞睑厚硬，睑内红赤，颗粒累累成片，赤膜下垂或血翳包睛等症状及舌脉表现为本证要点。

治法：清热凉血，活血化瘀。

方药：归芍红花散[42]加减。若胞睑厚硬，红赤颗粒累累成片者，加生地黄、牡丹皮、桃仁等以助凉血化瘀退赤之功；若眵泪多、沙涩羞明者，常加金银花、桑叶、菊花等以清热解毒；若赤膜下垂、黑睛生星翳者，酌加石决明、密蒙花、谷精草等以增清热明目退翳之功。

（3）热毒壅盛证

证候：眼灼热痒痛，沙涩羞明，眵多，睑内红赤明显，颗粒累累并见粟样颗粒，赤膜下垂；舌红，苔黄，脉数。

辨证分析：热毒壅滞胞睑脉络，复感风邪，故眼内刺痛灼热、沙涩羞明、眼眵多、睑内红赤、颗粒累累并见粟样颗粒；舌脉为热毒壅盛之候。

辨证要点：以胞睑灼热痒痛，睑内红赤，颗粒累累并见粟样颗粒等症状及舌脉表现为本证要点。

治法：清热解毒，除风散邪。

方药：除风清脾饮[120]加减。若大便不干燥者，可去方中玄明粉；若睑内红赤、颗粒丛生较甚者，可加金银花、大青叶、赤芍、牡丹皮以加强清热解毒退赤之功；痒甚者，加菊花、地肤子、白鲜皮等以散邪止痒。

2.外治

（1）滴滴眼液：可选用0.5%熊胆滴眼液、0.1%利福平滴眼液、磺胺类滴眼液滴眼。

（2）涂眼药膏：常于晚上睡前涂0.5%金霉素眼药膏或其他抗生素类、磺胺类眼药膏等。

（3）椒疮颗粒累累者，可用海螵蛸棒摩擦法。

（4）粟状颗粒多者，可行滤疱压榨术。

（5）眼珠干燥者，可滴人工泪液等滴眼液。

3.中成药治疗

根据临床证型，可选用银翘解毒丸等口服。

4. 西医治疗

急性或严重的沙眼，可选用全身应用抗生素治疗，3~4周为1个疗程。

（1）四环素，每次0.5g，每日4次，儿童及孕妇禁用。

（2）多西环素，每次0.1g，每日2次。

（3）红霉素或螺旋霉素，每次0.5g，每日2次。

5. 手术治疗

用于眼部并发症，如睑内翻矫正术、泪囊鼻腔吻合术、角膜移植等。

【预后与转归】

本病多病程较长，可迁延数年，具有传染性。眼症轻者，一般预后良好；重者，可出现并发症如倒睫拳毛、睥肉粘轮、赤膜下垂等，甚至失明。

【预防与调护】

椒疮是一种常见的慢性传染性眼病，其毒邪常附着在患眼的分泌物及泪液中，经手、毛巾、水源等传给他人和健眼，应加强防治。

1. 大力开展卫生宣传教育，把本病的危害性、传染途径、诊断与治疗方法向群众宣传，进行群众性的普查和防治。

2. 改善环境卫生和个人卫生，提倡一人一巾，水源充足的地方提倡流水洗脸。患者的洗脸用具要与健康人分开使用，尤其是服务行业的洗脸用具，必须严格消毒后使用，以免引起交叉感染。重症椒疮患者不宜去游泳场馆游泳及公共浴池洗浴。

3. 饮食宜清淡，忌辛辣刺激，戒除烟酒嗜好。

【文献选录】

1.《审视瑶函》："此症生于睥内，红而坚者是。有则沙擦难开，多泪而痛……俗皆以龙须灯心等物，出血取效。殊不知目以血为荣，血损而光华有衰弱之患。轻者只宜善治。至于瘰瘰连片，疙瘩高低不平，及血瘀滞者，不得已而导之，中病即止，不可太过。"

2.《医宗金鉴·眼科心法要诀》："椒疮风粟之证，或起于睑边，或生于胞内，皆泪多难睁，沙涩摩睛疼痛。粟疮如粟，其形黄软，属脾经风热而成；椒疮如椒，其形红硬，属脾经湿热而成。并宜洗出血，服除风清脾饮，椒疮倍芩连生地，风粟倍荆芥防风。"

【现代研究】

余中明等应用激光（FGI-A沙眼治疗仪）烧灼滤疱及乳头，滤疱破碎塌瘪或颜色变为乳白色，乳头有点状出血或点状颜色改变即可（不可灼及角膜）。术后选用四环素眼膏、磺胺醋酰钠眼药水，或氯霉素眼药水。对照组仅给药物治疗。结果显示：实验组1个月治愈率74.45%，3个月治愈率98.54%，复发率6.6%。对照组1个月治愈率

51.52%，3 个月治愈率 73.48%，复发率 43.29%。激光治疗沙眼无明显不良反应，安全性好。

近年来的研究证实，单剂口服阿奇霉素可有效地治疗沙眼，特别是群体发放阿奇霉素，对于社区特别是儿童沙眼的防治具有重要意义。流行性沙眼主要是由沙眼衣原体 A、B、Ba 及 C 型感染所致，周玉梅等研究基因分型显示在银川市及武强县小学生中，沙眼衣原体基因型主要是 B 型和 C 型，以 B 型为主。

【教学重点】

明确本病是由感染沙眼衣原体引起。以胞睑内面颗粒累累，色红而坚，状若花椒为其临床特点。病因为"血滞脾家火，胞上起热疮"。掌握临床表现、诊断依据、治疗（特别是外治法）。增强体质，注意个人卫生，避免交叉感染是本病的预防要点。

【教学难点】

掌握该病并发症及对并发症的治疗，并且强调该病是一个需要长期坚持治疗的眼病。另外，本病与粟疮的鉴别也是难点之一。

【复习思考题】

1. 椒疮与粟疮如何鉴别？
2. 椒疮并发症与后遗症有哪些？

附：沙眼的病因、诊断依据与分期

【病因】

由沙眼衣原体感染所致。

【诊断依据】

1. 上睑结膜及上穹隆部有滤疱、乳头增生与血管模糊。
2. 裂隙灯下可检查到角膜血管翳，特别在角膜缘上同时见有因滤疱生长后消退而遗留下来的瘢痕小凹。
3. 上穹隆部和上睑结膜出现条状或网状瘢痕。
4. 结膜刮片发现沙眼衣原体包涵体，或荧光抗体染色、酶联免疫测定等方法检测发现沙眼衣原体抗原。

凡在上述第一项的基础上，兼有其他三项中之任何一项者，均可诊断为沙眼。

【临床分期】

1. 有国内与国际两种分期法，我国 1979 年制定了沙眼分期法，详见表 8-3。

表 8-3　沙眼分期表

分期	依据	分级	活动性病变占上睑结膜面积
I 期（进行期）	上穹隆部和上睑结膜有活动性病变（血管模糊、乳头增生、滤疱形成）	轻（+） 中（++） 重（+++）	＜ 1/3 1/3 ~ 2/3 ＞ 2/3
II 期（退行期）	有活动性病变，同时出现瘢痕	轻（+） 中（++） 重（+++）	＜ 1/3 1/3 ~ 2/3 ＞ 2/3
III 期（完全结瘢期）	仅有瘢痕而无活动性病变		

2. 国际上较为通用者为 MacCallan 分期法：

I 期（浸润初期）：睑结膜与穹隆结膜充血肥厚，上方尤甚，可有初期滤疱与早期角膜血管翳。

II 期（活动期）：有明显的活动性病变，即乳头、滤疱与角膜血管翳。

III 期（瘢痕前期）：同我国 II 期。

IV 期（完全结瘢期）：同我国 III 期。

3. 角膜血管翳的分级法：将角膜分为四等分。血管翳侵入上 1/4 以内者为（+），达到 1/4 ~ 1/2 者为（++），达到 1/2 ~ 3/4 者为（+++），超过 3/4 者为（++++）。

第十节　粟　疮

【教学目的】

掌握粟疮的病因病机、临床特点及辨证论治。

【教学要求】

采用课堂讲授，配合幻灯、图片或多媒体课件等教学手段，详细讲授本病的发病特点、病因病机、临床表现、诊断、治疗措施及预后转归。

【概述】

本病因胞睑内面颗粒累累，色黄而软，状如粟米，故名粟疮。本病名见于《证治准绳·杂病·七窍门》，又名"粟眼"（《太平圣惠方·治睑生风粟诸方》）、"粟疡"（《目经大成》），类似于西医学的结膜滤疱症、滤泡性结膜炎，多见于儿童或青少年。

【历史沿革】

本病在宋元时期称为"睑生风粟"，如《太平圣惠方·治睑生风粟诸方》曰："夫眼痛状如眯者，名曰粟眼。此皆心肺壅毒，肺脏积热，肝家有风，致令眼睑皮肉上下，有肉如粟粒，或赤或白，泪出涩痛，如眯隐睛。"又如《秘传眼科龙木论·睑生风粟外障》曰："涩痛多泪出，真如米隐睛，翻看上下睑，粟子只频生，赤白非言定，针挑更似冰，直须瘀血尽，凉药必能征。"《证治准绳·杂病·七窍门》始称粟疮，谓"生于两眦，细颗，黄而软者是"。并与椒疮做了鉴别，为后世所沿袭。《审视瑶函》记载："粟疮胞内起，粒粒似金珠，似脓脓不出，沙擦痛无时。"并认为"脾经多湿热，气滞血行迟"为其发病机制。而《医宗金鉴·眼科心法要诀》认为："粟疮如粟，其形黄软，属脾经风热而成。"

【病因病机】

《审视瑶函》认为"脾经多湿热，气滞血行迟"为其发病机制;《医宗金鉴》则认为"属脾经风热而成"。结合临床，归纳如下：

1. 脾胃湿热内蕴，或湿邪郁久化热，上攻胞睑所致。

2. 脾胃湿热，复受风邪，风邪与湿热相搏，壅阻于胞睑而发病。本病虽由风湿热三邪为患，但以脾经湿热为主。

【临床表现】

1. 自觉症状

若无明显红赤者，自觉症状也不明显或微有痒涩感；如为急性发作者，刺痛痒涩，羞明流泪，眵多胶黏。

2. 眼部检查

下睑内面可见（亦有兼见于上睑内者）形如粟粒，色黄白而软，半透明，大小均匀，边界清楚，排列整齐的颗粒，睑内红赤（附彩图 8-14）；重者可伴有胞睑红肿，白睛红赤。不伴有黑睛赤膜，愈后也无瘢痕。

【诊断依据】

1. 眼无明显不适，或有痒涩感，刺痛流泪，眵多胶黏。

2. 睑内有形如粟粒，色黄白，半透明，大小均匀，排列整齐的颗粒。

3. 不伴有黑睛赤膜，愈后也无瘢痕。

【鉴别诊断】

本病需与椒疮相鉴别，详见表 8-2。

【治疗】

本病一般系风、湿、热邪为患，故内治以祛风、除湿、清热为主。

1. 辨证论治

（1）湿邪阻络证

证候：自觉症状不明显，或微有痒涩感；下睑内颗粒累累，色黄略透明，经年累月方消；舌苔白或腻，脉濡。

辨证分析：脾胃虚弱，运化不利，水湿停滞，上泛睑内，阻滞脉络，隐起颗粒累累。病情不重，故睑内不红赤、自觉症状不明显；湿性缠绵，因而病程冗长。

辨证要点：以自觉症状不明显，睑内不红赤，睑内色黄透明颗粒，病程缠绵为本证要点。

治法：健脾除湿。

方药：五皮散[16]加减。若兼风热，睑内微红，微有痒涩不适者，可去生姜皮，加蔓荆子、薄荷、蝉蜕等祛风热。

（2）湿热壅阻证

证候：睑内红赤磨痛，羞明流泪，眵多黏稠，睑内红赤，颗粒丛生，色黄而软，大小均匀，排列整齐，白睛红赤；可伴腹胀纳差，便溏不爽；舌苔黄腻，脉濡数。

辨证分析：湿郁化热，湿热壅阻于睑内脉络，气血不能畅行，故睑内红赤磨痛、羞明流泪、眵多黏稠、颗粒丛生、白睛红赤；腹胀纳差，便溏不爽及舌脉表现为湿热壅阻之象。

辨证要点：以睑内红赤磨痛，羞明流泪，眵多黏稠，颗粒丛生，白睛红赤及全身症状和舌脉表现为本证要点。

治法：清热利湿。

方药：甘露消毒丹[32]加减。睑内红赤磨痛，眵多黏稠者，加金银花、菊花、蒲公英以助清热散邪；睑内及白睛红赤较甚者，可加赤芍、牡丹皮以助清热退赤；若腹胀纳差，便溏不爽者，加厚朴、苍术、薏苡仁以助健脾燥湿。

（3）湿热夹风证

证候：眼痒涩难睁，灼热磨痛，羞明流泪，眼眵黏稠，胞睑轻度肿胀，白睛及睑内红赤较甚，睑内黄白色颗粒累累；舌红苔黄腻，脉数。

辨证分析：风盛而肿，热盛而赤痛，风湿热相搏于睑内，湿热上壅其中，风邪独盛于内，故睑内隐起累累颗粒，白睛及睑内红赤较甚，痒涩难睁，灼热磨痛，眵泪胶黏。舌脉表现为湿热夹风之象。

辨证要点：以白睛及睑内红赤，黄白色颗粒累累，痒痛兼作，眵泪胶黏为本证要点。

治法：祛风清热除湿。

方药：除风清脾饮[120]加减。原方泄热清脾，疏风散邪之力较强，用于湿热较重者，宜去生地黄、玄参、大黄、玄明粉，选加苦参、地肤子、木通、赤芍等清热除湿通络。痒涩难睁为甚者，加蝉蜕、白蒺藜、地肤子等以祛风燥湿止痒；若白睛红赤甚者，加牡丹皮、赤芍以清热凉血。

2. 外治

（1）滴滴眼液：患眼滴抗生素滴眼液。

（2）镰洗法：若睑内颗粒堆集者，可用龙须草、灯心草等刺刮患处，令血出粒破即止；亦可用海螵蛸棒摩擦粟粒，令粒破出血。

【预后与转归】

本病预后良好，不留瘢痕，不发生角膜血管翳。

【预防与调护】

1. 注意个人卫生。
2. 加强公共场所、集体生活单位的卫生管理，加强对旅馆、游泳池、理发店等服务行业的卫生管理。

【文献选录】

1.《审视瑶函》："脾经多湿热，气滞血行迟，粟疮胞内起，粒粒似金珠，似脓脓不出，沙擦痛无时，睥急开张涩，须防病变之，病来如软急，散亦不多时。"
2.《医宗金鉴·眼科心法要诀》："粟疮如粟，其形黄软，属脾经风热而成……宜镰洗出血，服除风清脾饮……倍荆芥、防风。"

【现代研究】

姜方正等对 155 例（257 只眼）滤泡性结膜炎患者采用鱼腥草注射液冲洗结膜囊及泪道，联合应用 F– 的确当滴眼液（硫酸新霉素、地塞米松和玻璃酸钠的混合制剂）滴眼治疗，治疗效果优于单纯应用 F– 的确当滴眼液治疗。其机理可能在于：①鱼腥草的局部抗炎、增强机体免疫力作用；②泪道冲洗可防止泪道中的细菌增殖和诱发感染。

王菊萍等将 60 例（120 只眼）滤泡性结膜炎患者随机分为治疗组及对照组，治疗组 30 例 60 只眼采用压榨术配合中药口服治疗，对照组采用常规手术配合西药治疗。其结果：总有效率治疗组为 93.33%，对照组为 78.33%。两组比较 $P < 0.05$。结论：滤疱压榨术配合中药内服治疗慢性滤泡性结膜炎具有较好的临床效果。

【教学重点】

明确本病的病因病机，掌握临床表现及诊断依据，掌握其与椒疮的鉴别诊断。

【教学难点】

掌握本病与椒疮的鉴别要点。

【复习思考题】

1. 粟疮的病因病机有哪些？
2. 粟疮与椒疮应如何鉴别？

第十一节　目劄

【教学目的】

了解目劄的定义、病因和证治要点。

【教学要求】

简要讲授本病的定义、病因病机、临床表现与诊断特点及其辨证论治和西医治疗要点。采用课堂讲授，配合幻灯、图片或多媒体课件等教学手段，有条件时配合临床患者示教。

【概述】

目劄是以胞睑频频眨动，难以自主为主要临床特征的眼病。此病以小儿患者多见，又名"目连札"。劄，为"眨"的异体字，音义同。

小儿慢性结膜炎、小儿多动症、小儿多瞬症等出现以胞睑频频眨动而难以自主为主要临床表现时，均可参照本节辨证论治。

小儿多动症又称"儿童注意缺陷多动障碍（ADHD）"，其发病与遗传、生物、心理、环境，以及家庭、社会问题等多种因素有关。其发病机制尚未明确。一般认为，肾上腺素、多巴胺等神经递质功能紊乱（多巴胺能神经元活动减低）是其重要的发病基础。

小儿多瞬症的病因认识尚不统一，其发病与屈光不正、眼表疾病及不良用眼、卫生习惯等多种因素有关。

【历史沿革】

本病最早记载见于《审视瑶函》，曰："按目劄者，肝有风也。风入于目，上下左右如风吹，不轻不重而不能任，故目连劄也。"对本病的病因病机及治疗已有所认识。而《小儿药证直诀·卷上·肝有风甚》也已有类似的认识，曰："凡病或新或久，皆引肝风，风动而上于头目，目属肝，肝风入于目，上下左右如风吹，不轻不重，儿不能任，故目连扎也。"其所述之病因病机较详细，但无治方。

本病古来极少阐述，现代则由陆绵绵在其 1976 年 3 月人民卫生出版社出版的《中西医结合治疗眼病（试行本）》中重新启用此病名（目眨），辨证论治更为详细。

【病因病机】

《审视瑶函》阐述了本病的病因病机，认为因"肝有风"或"胆经风热"等所致，取风性主动之论，故结合临床归纳如下：

1. 饮食失调，脾胃受损，脾虚肝旺，津血亏虚，则目生内风虚热，邪郁目络或蚀伤黑睛而发。

2. 素体阴虚，或白睛等热病后余邪未尽，燥邪外袭犯目，内外合邪，风热内生，犯肺伤津，目珠失润。

3. 肝肾阴亏，虚火上炎，泪为肝液，生化乏源，更因虚火灼煎，津液不足以润泽目珠。

【临床表现】

1. 自觉症状

胞睑不由自主地频频眨动，或痒，或稍感涩痛、畏光。

2. 眼部检查

胞睑频频眨动，或见白睛微红，或 2% 荧光素钠溶液检查可见黑睛生星翳。

【诊断依据】

1. 胞睑频频眨动而难以自主。

2. 白睛微红，或可见黑睛生星翳。

【鉴别诊断】

本病需与胞轮振跳相鉴别。两者均发于胞睑，但本病是以双眼上下胞睑同时眨动，频频开阖为特点；而胞轮振跳的胞睑开阖如常，却以胞睑不由自主地牵搐、跳动为主，且以上胞多见，两者明显不同。

【治疗】

1. 辨证论治

（1）脾虚肝旺证

证候：胞睑频频眨动，眼轻度痒涩不舒、畏光，常喜揉眼，可见黑睛生星翳；多伴饮食偏嗜，纳差形瘦，烦躁不宁；舌淡苔薄，脉细数。

辨证分析：脾虚则气血津液化生不足而肝旺，目生内风虚热，故胞睑频频眨动、畏光、常喜揉眼；热蚀黑睛则黑睛生星翳；脾虚则饮食偏嗜、纳差，日久而形瘦；肝旺扰神则烦躁不宁；舌脉为脾虚肝旺之候。

辨证要点：以胞睑频频眨动，黑睛生星翳，伴偏嗜纳差日久，形瘦烦躁，脉细数为本证要点。

治法：健脾平肝。

方药：柴芍六君子汤[125]加减。常加木瓜、葛根、蒺藜、蝉蜕等药。可加地龙、僵蚕等以清热息风而止目劄。若眼干涩不舒，常喜揉眼者，可加太子参、山药以益气生津；若畏光，黑睛生星翳者，可再加石决明以助清肝明目；偏嗜纳差者，可加鸡内金、谷芽、麦芽、山楂以健胃消食；烦躁不宁者，可加珍珠母、酸枣仁以平肝安神。

（2）燥邪犯肺证

证候：胞睑频频眨动，眼干涩不适，白睛微红，或见黑睛细小星翳；可伴见咽鼻干燥，便秘；舌红少津，脉细数。

辨证分析：燥邪伤津，风热内生犯目，故频频眨眼，眼干涩不适；邪壅目络或灼伤黑睛，则白睛微红或黑睛细小星翳；燥邪犯肺津亏，故咽鼻干燥、便秘；舌脉为燥邪犯肺之候。

辨证要点：以或有白睛等热病史，胞睑频频眨动，白睛微红，咽鼻干燥及舌脉表现为本证要点。

治法：养阴润燥。

方药：养阴清肺汤[112]加减。可于方中加地龙、僵蚕等以清热息风而止目劄；加金银花、桑叶、蝉蜕以清热明目退翳。

（3）阴亏火炎证

证候：胞睑频频眨动，眼干涩痛，白睛微红，黑睛生星翳；咽干口燥，耳鸣健忘，失眠多梦，五心烦热；舌红少苔，脉细数。

辨证分析：肝肾阴亏，津液不足，泪液生化乏源，不能润泽目珠，黑睛失却润养，故眼干涩痛、黑睛生星翳；阴亏虚火上炎，故见白睛微红、咽干口燥；耳鸣健忘，失眠多梦，五心烦热及舌脉为阴亏火炎之候。

辨证要点：以胞睑频频眨动，眼干涩痛，白睛微红，咽干口燥及舌脉表现为本证要点。

治法：滋阴降火。

方药：知柏地黄丸[90]加减。眼干涩痛较甚者，可加沙参、麦冬、枸杞子以养阴生津；黑睛生翳较多者，可加蝉蜕、菊花以明目退翳。

2. 外治

（1）滴滴眼液：可选用人工泪液等滴眼，同时还可应用抗生素滴眼液滴眼。

（2）涂眼药膏：晚上睡觉前可涂抗生素眼药膏。

3. 西医治疗

慢性结膜炎者，当针对病因而选择抗生素治疗，以局部用药为主；小儿多瞬症者，应积极查治眼表疾病，矫正屈光不正、不良用眼习惯等；小儿多动症者，可与相关科室配合治疗。

【预后与转归】

本病多为慢性结膜炎及小儿多动症等在眼局部的见症，经积极治疗，一般预后良好，严重后遗症（如沙眼等所致者）已罕见。在治疗本病的同时，当积极查找并治疗其原发病。

【预防与调护】

纠正不良的个人卫生行为、用眼及饮食习惯等，适当补充富含维生素 A 的水果、蔬菜。

【文献选录】

1.《审视瑶函》："按目劄者，肝有风也。风入于目，上下左右如风吹，不轻不重而不能任，故目连劄也。此恙有四：两目连劄，或色赤，或时拭眉，此胆经风热，欲作肝疳也。用四味肥儿丸加龙胆草而瘥。有雀目眼劄，服煮肝饮，兼四味肥儿丸，而明目不劄也。有发搐目劄，属肝胆经风热，先用柴胡清肝散治，兼六味地黄丸补其肾而愈。因受惊眼劄或搐，先用加味小柴胡汤，加芜荑、黄连以清肝热，兼六味地黄丸以滋肾生肝而痊。"并附有两方，其一为四味肥儿丸（黄连、芜荑、神曲、麦芽）；其二为柴胡清肝饮（柴胡、黄芩、人参、川芎、栀子仁、连翘、甘草、桔梗）。

2.《小儿药证直诀·卷上·肝有风甚》："凡病或新或久，皆引肝风，风动而上于头目，目属肝，肝风入于目，上下左右如风吹，不轻不重，儿不能任，故目连扎也。若热入于目，牵其筋脉，两眦俱紧，不能转视，故目直也。若得心热则搐，以其子母俱有实热，风火相搏故也。治肝，泻青丸；治心，导赤散主之。"

【现代研究】

本病为各种原发病在眼部的见症，故以目劄为篇名的中医现代研究的期刊文献甚少。相关内容应散见于各种原发病的研究文献中。

陆绵绵认为："如瞬目次数增多，眼皮不停地开阖，即称为目眨，常见于小儿。"其辨证分析为："小儿生理特点为脾脏不足，肝脏有余。脾为后天之本，现小儿食少，舌苔微黄带腻为脾虚易生湿热，肝经热盛，肝主目、主风，眼睑属脾，故风邪上犯则目眨。"并以清肝健脾，兼祛风为治则；方以胡黄连、荆芥、防风、甘草、白芍、苍（白）术、鸡内金、焦山楂、焦神曲、炒谷芽、炒麦芽、茯苓为基本药物组成而治之。

廖品正认为，目劄的发生与眼局部病变（倒睫、结石者除外）或一些全身性疾病相关。如常见于沙眼后遗症、干眼症、角膜点状上皮糜烂、浅层点状角膜炎、维生素A缺乏性眼病之初期，以及一些神经性疾病等。临床上可将其分为3型而论治：邪热未尽，肺阴亏虚者，常见于天行赤眼、暴风客热痊愈后眨目；治以清热凉血，滋阴润肺，予以养阴清肺汤加减。脾虚肝旺，目失润养者，常由饮食偏好，荤素不匀，营养不均，辛辣生冷刺激损伤脾胃，运化失常所致，多见于小儿，又属"疳积上目"；治以健脾消疳，清肝明目，予以《医宗金鉴》肥儿丸加减。肝肾阴亏，虚火动风者，常见于睡眠不佳，饮酒较多，阳旺热盛，伴有高血压者，成人多见；治以滋阴降火，息风解痉，方用知柏地黄丸加减。息风酌情选用石决明、钩藤、天麻、僵蚕、地龙、全蝎等；可加牡丹皮、赤芍、丹参而奏"风血同治"之功。

【教学重点】

明确本病是多种原发病导致的眼部症状，常见于儿童。中医病因多与"肝有风"或"胆经风热"有关，病机常虚实夹杂；眼局部见症与全身表现相结合，方能把握辨证要点；查找并积极治疗原发病，应中西医结合，内治与外治结合，是本病的治疗要点；纠正不良的个人卫生行为、用眼及饮食习惯等，是本病的预防要点。

【教学难点】

首先是如何正确理解中医病因病机与西医原发病的关系，以准确辨证；其次是如何正确选方并灵活加减药物，以提高疗效。为此，教学双方应积极交流互动而解决之。

【复习思考题】

1. 目劄的定义、辨证要点是什么？
2. 请将本节病证内容设计为病案，以探讨最有效处方为目的进行集体研讨。

第十二节　睑内结石

【教学目的】

了解睑内结石的定义、病因和证治要点。

【教学要求】

简要讲授本病的定义、病因病机、临床表现与诊断特点，以及其辨证论治和西医治疗要点。采用课堂讲授，配合幻灯、图片或多媒体课件等教学手段，有条件时配合临床患者示教。

【概述】

睑内结石是指胞睑内面生有黄白色、状如碎米的坚硬颗粒的眼病，又名"粟子疾（《龙树菩萨眼论》）""目中结骨症（《目科捷径》）"。本病可见于上、下眼睑内。

睑内结石相当于西医学的睑结膜结石症，也称"结膜结石"。常见于慢性结膜炎患者或老年人。结石为脱落的上皮细胞和变性白细胞凝固而成。

【历史沿革】

本病名见于《中国医学百科全书·中医眼科学》。在《龙树菩萨眼论》中已有专门论述："若眼忽单泪出者，涩痛者，亦如眯著者，名粟子疾。后上睑生白子如粟粒，极硬，沙剌之然也。"并以针拨为外治。

【病因病机】

风邪客于脾经，壅于胞睑，郁久化热，煎熬津液且生痰，壅阻睑内所致。

【临床表现】

1. 自觉症状
早期无自觉症状，或有涩痛、流泪、羞明。

2. 眼部检查
翻转胞睑可见睑内面有一个或多个黄白色状如碎米的小颗粒，或隐于内，或突出于外，坚硬如石，其周围略显红赤（附彩图 8-15）。石样颗粒多者，日久可致白睛红赤、黑睛生翳等变证。

【诊断依据】

睑内面有黄白色状如碎米的小颗粒，坚硬如石。

【鉴别诊断】

本病根据病史及临床表现即可诊断，故无须鉴别。

【治疗】

结石隐伏于睑内无自觉症状者无须治疗；若渐长突起，隐磨白睛、黑睛者，可滴0.5%丁卡因眼液表面麻醉后，用注射针头将其剔除。术后选用抗生素滴眼液或眼药膏点眼，并可服用清泻脾经风热之剂，如内疏黄连汤[20]加减。

【预后与转归】

本病经过治疗，预后良好。若黑睛变证发生，可产生严重后果而影响视力。

【预防与调护】

1.本病多在椒疮等慢性眼病的基础上发生，故须及时治疗原发眼病。
2.若睑内结石未突出于睑内表面者，不宜剔除。

【文献选录】

1.《龙树菩萨眼论》："若眼忽单泪出者，涩痛者，亦如眯着者，名粟子疾。后上睑生白子如粟粒，极硬，沙刺之然也。可翻眼皮，起针拨去粟子、恶血，服冷药即差。"

2.《秘传眼科龙木论·睑生风粟外障》："此眼初患之时，皆肺脏壅毒，大肠积热，肝家有风，致令眼睑皮肉上下有肉如粟粒相似，唯多泪出涩痛，如米隐一般。积久年深，翳膜昏暗，渐渐加重。此眼切宜三五度镰洗出血，去根本即瘥。然后服除风汤、退热饮子。诗曰：涩痛多泪出，真如米隐睛，翻看上下睑，粟子只频生，赤白非言定，针挑更似冰，直须瘀血尽，凉药必能征。"

【教学重点】

本病的部位在胞睑内面，为风热伏壅胞睑，煎熬津液生痰，壅阻睑内所致；多见于慢性结膜炎患者或老年人。诊断依据是睑内面生有黄白色、状如碎米的小颗粒，且坚硬如石者；结石剔除术的适应证是结石突出于睑内表面者。本病的预防要点是及时治疗原发眼病。

【教学难点】

主要是如何理解结石生成的中医病因病机。为此，教学双方应积极交流互动而解决之。

【复习思考题】

1. 睑内结石的诊断依据、治疗要点是什么?
2. 如何更合理地解释睑内结石生成的中医病因病机?

第十三节　皮宽弦紧

【教学目的】

了解皮宽弦紧的定义、病因和证治要点。

【教学要求】

简要讲授本病的定义、病因病机、临床表现与诊断特点，以及其辨证论治和西医治疗要点。采用课堂讲授，配合幻灯、图片或多媒体课件等教学手段，有条件时配合临床患者示教。

【概述】

皮宽弦紧是指胞睑皮肤相对松弛，而睑弦向目珠内翻的一种位置异常的眼病，也称"内急外弛"。

临床上，当睑弦内翻逐渐加重至一定程度时，睫毛也内倒并触刺目珠，此时则称之为"倒睫拳毛"或"倒睫"。因此，皮宽弦紧与倒睫拳毛常并现。本病可见于上、下胞睑，多为椒疮引起。

皮宽弦紧相当于西医学的睑内翻，倒睫拳毛相当于西医学的倒睫。两者常同时存在。睑内翻分为先天性、痉挛性和瘢痕性三种。

痉挛性睑内翻常见于老年人，下睑多发，又称"老年性睑内翻"；是因下睑缩肌无力，眶隔和下睑皮肤松弛失去牵制睑轮匝肌的收缩作用，以及老年人眶脂肪减少，眼睑后面缺少足够的支撑所致。若有炎症刺激，可引起睑轮匝肌，特别是近睑缘的轮匝肌反射性痉挛，则导致睑缘向内卷曲形成睑内翻，称为"急性痉挛性睑内翻"。

瘢痕性睑内翻多因沙眼引起，为睑结膜及睑板瘢痕性收缩所致，上下睑均可发生。此外，结膜烧伤、结膜天疱疮等病之后也可发生。

痉挛性和瘢痕性睑内翻均可参照本节辨证治疗。

【历史沿革】

本病名见于《目经大成》。该书对本病及倒睫一并论述："此症皆由患疾，妄称时眼，不以为意。或酒，或欲，或风霜，全不禁忌。致风邪深入，久而不瘳。然后内急外弛，皮宽弦紧，睫渐拳倒，未免泪出。频频拭擦不已，毛愈刺入，遂扫成云翳。"并对其预后及治疗已有认识。

【病因病机】

本病多因素体不足，或年老元气亏虚，风热乘虚而入，上犯胞睑，致气血津液壅滞不行，日久则筋肉失养而拘急，睑弦内翻则成本病。

【临床表现】

1. 自觉症状

皮宽弦紧之轻者多无明显自觉症状，重者则睑弦内翻而致倒睫拳毛时，可伴有羞明、流泪、碜痛，或胞轮振跳等见症。

2. 眼部检查

轻者仅可见睑弦稍内翻，而睫毛未触刺黑睛或白睛，重者则可见睑内面尤其是睑弦向目珠内翻（附彩图 8-16），并见一或数根睫毛触刺黑睛或白睛，可见白睛红赤，黑睛星翳，荧光素染色阳性。若黑睛星翳而又复感外邪，可变生凝脂翳；如倒睫拳毛日久不愈，可见赤膜下垂或血翳包睛等变证，可明显影响视力。

【诊断依据】

1. 有椒疮等眼病史。
2. 睑弦向目珠内翻。
3. 睫毛内倒或触刺目珠，或伴羞明、流泪、碜痛、白睛红赤等。

【鉴别诊断】

本病病史及临床表现典型，故无须鉴别。

【治疗】

皮宽弦紧之轻者可无症状，故以治疗原发病为主。皮宽弦紧而有倒睫拳毛者，应手术治疗。老年者如局部注射肉毒杆菌毒素治疗无效，可手术切除多余的松弛皮肤和切断部分眼轮匝肌纤维；较轻者可行单纯缝线结扎术。椒疮等所致者，可采用睑板楔形切除术或睑板切断术。

【预后与转归】

本病经过治疗，一般预后良好。如发生黑睛变证，可明显影响视力。

【预防与调护】

本病常因椒疮等发展而来，故须积极治疗原发病。

【文献选录】

《目经大成》:"此症皆由患疾,妄称时眼,不以为意。或酒,或欲,或风霜,全不禁忌。致风邪深入,久而不瘳。然后内急外弛,皮宽弦紧,睫渐拳倒,未免泪出。频频拭擦不已,毛愈刺入,遂扫成云翳。目疾所有者,皆具日积月累,必至失明,治难见效,任灵药不能起睫。睫不起,翳终不净,而泪亦不止。不得已,用法夹之,令毛向外方妥。夹落再为调护,可保无虞。若仍前纵恣,身子疲极,一有感冒,两目交病,病必肿,肿一次则皮松一次,依然还元,其功费矣。"

【教学重点】

本病的病位在胞睑,多因素体不足,或年老元气亏虚,风热乘虚而入,致胞睑之气血津液壅滞,日久则筋肉失养而拘急,睑弦内翻而成。多见于椒疮等患者或老年人。有椒疮等眼病史、睑弦向目珠内翻,以及睫毛内倒或触刺目珠是其诊断依据;一般采用西医学的相关手术治疗。及时治疗原发眼病是预防要点。

【教学难点】

主要是如何理解皮宽弦紧、倒睫拳毛的中医病因病机。为此,教学双方应积极交流互动而解决之。

【复习思考题】

1. 皮宽弦紧和倒睫拳毛的诊断依据、治疗要点是什么?
2. 请谈谈你对皮宽弦紧和倒睫拳毛病因病机的认识。
3. 为什么本节中未选用辨证论治的治疗方法?

第十四节　睥翻粘睑

【教学目的】

了解睥翻粘睑的定义、病因病机和证治要点。

【教学要求】

简要讲授本病的定义、病因病机、临床表现与诊断特点,以及其辨证论治和西医治疗要点。采用课堂讲授,配合幻灯、图片或多媒体课件等教学手段,有条件时配合临床患者示教。

【概述】

睥翻粘睑是指睑弦向目珠外翻而贴于睑皮肤之上,如舌舐唇之状,睑内面外露,常伴睑裂闭合不全的一种位置异常的眼病；又名"风牵睑出""风牵出睑""皮翻粘睑""皮翻症""残风""地倾"。本病仅发于下睑，常因风中经络、眼部其他疾病等引起或加重。突然发生者，病程较短，老年患者伴有睑弦赤烂等眼病时则可加重。积极治疗原发病，预防黑睛变证，预后多良好，必要时应手术治疗。中医药及针灸治疗对风中经络所致者有较好疗效。

本病相当于西医学之睑外翻，可分为瘢痕性、老年性及麻痹性三类。

瘢痕性睑外翻为眼睑皮肤面瘢痕性收缩所致，其可因创伤、烧伤、化学伤、眼睑溃疡（狼疮）、眶缘骨髓炎或睑部手术等引起。

老年性睑外翻仅发于下睑。这是因为其眼轮匝肌功能减弱，眼睑皮肤及外眦韧带也较松弛，而使睑缘不能紧贴眼球，再因下睑之重力作用而引发，如伴其他眼病则可加重。

麻痹性睑外翻是因面神经麻痹，眼轮匝肌收缩功能丧失，又因下睑之重力作用而发，故也仅发于下睑。

老年性睑外翻和麻痹性睑外翻均可参照本节辨证治疗。

【历史沿革】

本病名出自《证治准绳·杂病·七窍门》，又名"风牵睑出（《秘传眼科龙木论》）""风牵出睑（《银海精微》）"。《证治准绳》谓："乃睥翻转贴在外睑之上，如舌舐唇之状。乃气滞血涌于内，皮急系吊于外，故不能复转。"并对其治疗、转归已有认识。《秘传眼科龙木论·风牵睑出外障》论述："此眼初患之时，乍好乍恶，发歇无时。多因泪流不止。盖因胃气受风，肝膈积热，壅毒在睑，皆致使眼皮翻出。"并已有内、外合治的方法。

【病因病机】

素有脾胃湿热，或年老元气已虚，风热上犯或风中经络，内外合邪，致胞睑之气血津液壅滞，筋肉失用而不收，睑弦外翻则发本病。

【临床表现】

1. 自觉症状
时时泪出，迎风流泪更甚，或涩痒不爽，或伴口眼㖞斜。

2. 眼部检查
轻者仅见睑弦与目珠之间有细微缝隙。重者可见睑弦外翻，部分或完全睑内面外露（附彩图 8-17）；其外露部分见红赤少津，久则粗糙肥厚失去光泽；更重者，常见睑裂闭合不全，黑睛外露而少津，易生星翳或凝脂翳等变证。

【诊断依据】

1. 流泪，或涩痒不适，或伴口眼㖞斜。
2. 睑弦外翻，睑内面外露，常伴睑裂闭合不全。

【治疗】

1. 辨证论治

（1）湿热郁阻证

证候：眼涩痒不爽，或眵泪胶黏，睑弦外翻而不甚，白睛红赤；或伴脘腹痞闷，便溏溲赤；苔黄腻，脉滑数。

辨证分析：素体湿热或年老已虚，复受风热，合邪上犯，则胞睑筋肉失用不收，故睑弦外翻；热郁目络而白睛红赤，风热湿邪伤目则涩痒不爽，或眵泪胶黏；湿热郁阻中焦，则脘腹痞闷、便溏溲赤；舌脉为湿热郁阻之候。

辨证要点：以睑弦外翻，白睛红赤或眵泪胶黏，脘腹痞闷等全身症状及舌脉表现为本证要点。

治法：清热除湿。

方药：除湿汤[121]加减。方中可加豆蔻、黄芪以化湿升阳。若年老体弱，而湿热之象不甚者，可选补中益气汤[79]加减治之。

（2）风中经络证

证候：猝然发病，眼涩痒不适，泪出而迎风更甚，睑弦外翻，或睑内面红赤少津，睑裂闭合不全；或伴口眼㖞斜，口角流涎；舌淡苔薄白，脉浮或弦滑。

辨证分析：风邪猝中经络，胞睑或面部筋肉失用而不收，故猝然发病、睑弦外翻、睑裂闭合不全或口眼㖞斜等诸症俱现；舌脉为风中经络之候。

辨证要点：以猝然发病，睑弦外翻，睑裂闭合不全，或伴口眼㖞斜，脉浮或弦为本证要点。

治法：祛风通络。

方药：正容汤[29]加减。方中可加当归、赤芍、川芎以行血祛风；口眼㖞斜甚者，可加全蝎以息风镇痉通络，或选牵正散[108]加减。

2. 外治

（1）滴滴眼液：眼干涩者，可选用人工泪液等滴眼。

（2）涂眼药膏：麻痹性睑外翻者，可涂眼药膏以保护黑睛及外露之胞睑。

3. 针灸治疗

主要用治风中经络者，针用平补平泻法，选取攒竹、阳白、四白、承泣、瞳子髎等以祛风通络；选取合谷、足三里、行间等以调和气血。

4. 西医治疗

老年性睑外翻患者，可做"Z"形皮瓣矫正之，或行"V-Y"改形术。麻痹性睑外翻患者，应积极治疗面瘫，愈之则睑外翻立即好转；可用眼膏、牵拉眼睑以保护角膜和结膜，或做暂时性睑缘缝合术。

【预后与转归】

本病及时治疗，一般预后良好。应同时预防黑睛变证的发生。

【预防与调护】

本病常因风中经络、眼部其他疾病等引起或加重，故须及时治疗原发眼病。

【文献选录】

1.《证治准绳·杂病·七窍门》："乃睥翻转贴在外睑之上，如舌舐唇之状。乃气滞血涌于内，皮急系吊于外，故不能复转。有自病壅翻而转，有因翻睥看病，为风热搏滞，不得复返而转。大抵多风湿之滞所致。故风疾人患者多，治亦难愈。非风者易治。宜用劙剔开导之法。"

2.《秘传眼科龙木论·风牵睑出外障》："此眼初患之时，乍好乍恶，发歇无时。多因泪流不止。盖因胃气受风，肝膈积热，壅毒在睑，皆致使眼皮翻出。切宜镰洗散去瘀血，熨烙三五度，然后服黄芪汤，煎摩风膏摩之，睑内涂白蔹膏即瘥。"

【教学重点】

本病的病位在胞睑，仅发于下睑；多因平素脾胃湿热，或年老已虚，风热上犯或风中经络，内外合邪，致胞睑之气血津液壅滞，筋肉失用而不收，睑弦外翻则发。睑弦外翻、流泪、常伴睑裂闭合或伴口眼㖞斜等是其诊断要点；中医药及针灸治疗对风中经络所致者有较好疗效，必要时可采用西医学的相关手术以治疗。及时治疗原发眼病是预防要点。

【教学难点】

理解睥翻粘睑的病因病机。为此，教学双方应积极交流互动而解决之。

【复习思考题】

1. 睥翻粘睑（风牵睑出）的诊断依据、治疗要点是什么？
2. 请谈谈你对睥翻粘睑（风牵睑出）病因病机的认识。
3. 为什么睥翻粘睑风中经络者应采用中药与针灸相结合的治疗方案？

第十五节　睥肉粘轮

【教学目的】

了解睥肉粘轮的定义、病因和证治要点。

【教学要求】

简要讲授本病的定义、病因病机、临床表现与诊断特点，以及其辨证论治和西医治疗要点。采用课堂讲授，配合幻灯、图片或多媒体课件等教学手段，有条件时配合临床患者示教。

【概述】

睥肉粘轮是指胞睑内面与白睛外膜相互粘连，以致眼珠转动受限的外障眼病；又名"睑粘睛珠（《眼科统秘》）""练睛（《目科捷径》）"等。本病多为严重椒疮等眼病后遗症，也见于酸碱伤目、热烫伤目等疾病之后。本病以手术治疗为主，配合辨证论治可明显改善病情。

本病相当于西医学之睑球粘连。临床上多为化学性眼烧伤、热烧伤、爆炸伤，结膜本身疾病如 Stevens John 综合征、结膜天疱疮、重沙眼症及结膜手术后等的后遗症。严重者可使眼球运动受限、复视，也可形成睑内翻倒睫和眦角畸形。根据粘连范围，可分为部分、广泛、全睑球粘连及闭锁性睑球粘连等。

【历史沿革】

本病名出自《证治准绳·杂病·七窍门》，曰："目内睥之肉，与气轮相粘不开，难于转运。"并对本病的病因病机、内治和外治均有论述。

【病因病机】

椒疮等热毒壅盛，或外伤胞睑、眼珠，致胞睑内面与白睛外膜之间肉腐湿淫，瘀湿互结，血肉相粘而成。

【临床表现】

1. 自觉症状

眼涩痒不爽，羞明流泪，或碜痛有眵。

2. 眼部检查

胞睑内面与白睛外膜相互粘连（附彩图 8-18），或伴白睛红赤，黑睛生翳；严重者，眼珠转动受限而不灵。

【诊断依据】

1. 有椒疮或外伤等眼病史。

2. 胞睑内面与白睛外膜相互粘连，眼珠转动受限。

【鉴别诊断】

本病病史及临床表现典型，故无须鉴别。

【治疗】

1. 辨证论治

（1）湿热夹风证

证候：有椒疮等病，眼涩痒不爽，羞明流泪，或碜痛有眵，胞睑内面与白睛外膜相互粘连，白睛红赤，或黑睛星翳；或伴脘腹痞闷；舌红苔黄腻，脉滑数。

辨证分析：椒疮等热毒壅盛，肉腐湿淫，瘀湿互结，血肉相粘则胞睑内面与白睛外膜相互粘连；湿热壅滞目络而白睛红赤，风热湿邪犯目，则涩痒不爽、羞明流泪或有眵；湿热灼伤黑睛而生星翳；湿热中阻，则脘腹痞闷；舌脉为湿热壅滞之候。

辨证要点：以胞睑内面与白睛外膜相互粘连，白睛红赤，伴脘腹痞闷及舌脉表现为本证要点。

治法：清热解毒，凉血活血。

方药：菊花通圣散[143]加减。可于方中加牡丹皮、红花以活血逐瘀；黑睛星翳者，加车前子、密蒙花以明目退翳。

（2）湿热夹虚证

证候：有酸碱伤目等外伤病史，眼干碜痛，羞明流泪，胞睑内面与白睛外膜相互粘连，白睛红赤少津，或黑睛生翳；或伴头痛，口苦咽干；舌红苔黄腻，脉细数。

辨证分析：酸碱伤目等外伤病后，肉腐湿淫，瘀湿互结，血肉相粘则胞睑内面与白睛外膜相互粘连；湿热而又阴津不足，则眼干碜痛、羞明流泪、白睛红赤少津；邪热蚀伤黑睛而生翳；热壅血滞而阴虚，则头痛、口苦咽干；舌脉为湿热夹阴津不足之候。

辨证要点：以有酸碱伤目等外伤病史，胞睑内面与白睛外膜相互粘连，白睛红赤少津，口苦咽干及舌脉表现为本证要点。

治法：清热养阴，利湿活血。

方药：甘露饮[31]加减。可于方中加赤芍、川芎、丹参、当归以活血止痛；加桔梗以宣肺并载药上行。

2. 外治

（1）滴滴眼液：可用抗生素滴眼液，眼干涩者可选用人工泪液等滴眼。椒疮者，可用0.1%利福平眼药水、0.1%酞丁胺眼药水或0.5%新霉素眼药水等滴眼，每天4次。

（2）涂眼药膏：可用抗生素眼膏涂眼以预防睥肉粘轮加重。椒疮者，夜间用红霉素类、四环素类眼膏涂眼。

3. 西医治疗

一般根据病情而选择相应手术治疗。对部分睑球粘连者，可做"Z"成形术，或行复位、修补术。广泛睑球粘连者，则行矫正、修补术。全睑球粘连为严重烧伤者，剥离粘连后可待机行移植术。闭锁性睑球粘连者，视力多已丧失，故当根据年龄、眼部情况及全身情况而选择改善外观的成形术。

【预后与转归】

本病的预后及转归与病因、粘连范围等有关。轻者可剥离粘连，不影响视力，重者粘连不尽，视力丧失。

【预防与调护】

本病为其他眼病的后遗症，故防治原发病是关键。

【文献选录】

《证治准绳·杂病·七窍门》:"目内眦之肉,与气轮相粘不开,难于转运。有热燥血涌者,目必赤痛。有热退血散,失于治疗者,其状虽粘,必白珠亦痛。止须用蒯割之治。若赤痛时生粘者,必有瘀滞,宜渐导渐蒯。如别病虽退,而粘生不断,亦须蒯割渐开,仍防热血复粘生合,须用药时分之。"

【教学重点】

本病的病位在胞睑与白睛,多因椒疮等热毒壅盛,或外伤胞睑、眼珠致胞睑内面与白睛外膜之间肉腐湿淫,瘀湿互结,血肉相粘而成。有椒疮或外伤等眼病史,胞睑内面与白睛外膜相互粘连,眼珠转动受限是其诊断要点;其轻者可辨证论治以药物减轻症状,粘连不解者须手术治疗。防治原发病及眼外伤是预防的关键。

【教学难点】

理解椒疮与睥肉粘轮的辨证论治异同关系。为此,教学双方应积极交流互动而解决之。

【复习思考题】

1. 睥肉粘轮的诊断依据、治疗要点是什么?
2. 请谈谈你对椒疮、睥肉粘轮辨证论治异同的认识。
3. 为什么睥肉粘轮的治疗应以手术为主?

第十六节 鸡冠蚬肉

【教学目的】

了解鸡冠蚬肉的定义、病因和证治要点。

【教学要求】

简要讲授本病的定义、病因病机、临床表现与诊断特点,以及其辨证论治和西医治疗要点。采用课堂讲授,配合幻灯、图片或多媒体课件等教学手段,有条件时配合临床患者示教。

【概述】

鸡冠蚬肉是指胞睑内或睥眦间逐渐长出赘生物,或高突如鸡冠,或壅出似蚬肉,或青或赤,并可蔓延至白睛和黑睛的一种外障眼病;又名"奚魁蚬肉(《银海精微》)"。本病的病因相对复杂,临床见症及预后等差别较大。

鸡冠蚬肉相当于西医学的结膜肉芽组织增生、球结膜息肉、结膜浆细胞瘤，以及眦部皮肤、结膜基底细胞癌，睑板腺癌等。临床以手术为主治疗，并根据其病理学检查而做相应处理。

【历史沿革】

本病名见于《秘传眼科龙木论》之"鸡冠蚬肉外障"，而在《龙树菩萨眼论》中已有部分认识，曰："若眼睑皮里生赤肉，状如蝇许大，或如鸡冠，生此是血脉来凝结所致，兼热毒风作之，眼仍见物，重者都覆黑珠遍障。"《秘传眼科龙木论》对本病的诊治已具雏形，曰："此眼初患之时，皆因脾胃积热，肝脏受风，渐渐入眼，致生翳膜如鸡冠蚬肉，其肉或青或赤。此疾宜令钩割镰洗熨烙，然后宜服抽风汤，除热芜蔚丸即瘥。"《银海精微》对病机、症状的描述已较具体，曰："脾胃壅滞，肝脏积热，肉翳渐渐而长，侵至黑睛，发来高硕，形似鸡冠蚬肉，壅蔽大眦，皆因相火胃火郁结，致生红肉，碜涩泪出。"《目经大成》对本病的论述更多，曰："此症初起，壮热目赤痛。一昼夜，大眦内睑之间，生瘀肉紫色，垂叶胞外，目闭亦不收，形与斗鸡冠、蚌蚬肉无异，故曰鸡冠蚬肉。"并对预后有所认识，曰："倘病者……所譬鸡、蚬恶物，决渐长渐大，害及气轮，而尽掩青睛，甚则坚实骇人，欲割不能，能割无益矣。"

【病因病机】

素体眼病余邪未尽或脾胃积热，复感风邪，风热相搏，蕴结于胞睑内或睥眦间，血壅湿滞渐盛，久则赘生为鸡冠蚬肉。

【临床表现】

1. 自觉症状

碜涩羞明，或流泪，或视物昏蒙。

2. 眼部检查

胞睑内或睥眦间逐渐长出赘生物，由小而大，或初软终硬，色紫或赤，形如鸡冠而高突（附彩图8-19），或似蚬肉而壅出。重者可垂出于胞睑外，目闭亦不收，并可向白睛和黑睛蔓延，日久则掩及全目。

3. 实验室及特殊检查

病理学检查以明确病因。

【诊断依据】

1. 或有胞生痰核等眼病史。

2. 胞睑内或睥眦间渐长赘生物，形如鸡冠，或似蚬肉，或青或赤，可蔓延至白睛或黑睛。

3. 病理学检查可明确病因。

【鉴别诊断】

本病需做病理学检查以鉴别诊断。

【治疗】

本病的治疗以西医学的手术为主，并根据病理学检查而做相应处理。病变初起，并有胞生痰核等明确良性病史者，可治以清热活血，升清降滞，方用茺蔚丸[105]加减。

【预后与转归】

本病的预后及转归，取决于不同的病因、病变范围及治疗情况等。一般而言，良性者预后及转归较好，癌变者较差。

【预防与调护】

积极防治各种眼病，保持良好的身心状态。

【文献选录】

1.《龙树菩萨眼论》："若眼睑皮里生赤肉，状如蝇许大，或如鸡冠，生此是血脉来凝结所致，兼热毒风作之，眼仍见物，重者都覆黑珠遍障。障者不见一物者，亦可开之；其眼宛然还见物，宜服药，令热定，然后去之，亦然见物。小儿患者，或如麻米粒，并可割去之。中极多血，须用火熨烙即瘥。不熨烙，即血出不定。其疾多爱眼下睑中生也。"

2.《秘传眼科龙木论》："眼中生翳似鸡冠，疗者应须翻出看，蚬肉或青或赤黑，不嫌割烙始能瘥；要除风热凭汤散，须要曾青点病源，若言根本未瘥愈，志心多服决明丸。抽风汤：防风（二两），大黄、细辛、桔梗（各一两），黑参、黄芩、芒硝、车前子（各一两半）。上为末，以水一盏，散一钱，煎至五分，食后去渣温服。茺蔚丸：茺蔚子、人参、干山药（各二两），茯苓、石决明、大黄、黑参、黄芩（各一两），干地黄（一两半）。上为末，炼蜜为丸如桐子大，空心茶下十丸。"

3.《银海精微》："鸡冠蚬肉者，心之热酒之毒也。脾胃壅滞，肝脏积热，肉翳渐渐而长，侵至黑睛，发来高硕，形似鸡冠蚬肉壅蔽大眦，皆因相火胃火郁结，致生红肉，磣涩泪出。治法：初发之时，用小锋针破，使恶血流出，以输其肉，二三日又可针一次。又法可鼻孔内，剪竹叶卷作一小筒，弹进放血，或小锋针亦可，右眼右孔，左眼左孔，服三黄加朴硝丸如弹子大，夜卧嚼化，以沃上焦火。正谓扬汤止沸，莫如去薪息火，肉翳者可烙三五度，其效甚速，烙可用软皮剪孔，湿按眼眶，烙则不伤四弦眦肉，有虚有实，虚切不可用剪，剪则流血汪汪，变为利害。或壅如桃李之状，难治。"

4.《目经大成》："蚬肉与鸡冠，形容总一般，多生睑眦畔，后及风轮间，火土交为祸，阴阳并作奸，不精刀烙法，莫向病家看。此症初起，壮热目赤痛。一昼夜，大眦内睑之间，生瘀肉紫色，垂叶胞外，目闭亦不收，形与斗鸡冠、蚌蚬肉无异，故曰鸡冠蚬肉。昔人分为二症，究竟皆真元素虚，炙爆厚味之物食多不化，致血热火燥，感以阴阳乖戾之气，则发为壮热，热盛生风，风动血行，上逼空窍，酝酿而成。此物盖目疾所常有，而怕医者亦多。何为是证朝生夕长，始软终硬？发手须白虎汤加黄连、木通、麦冬、竹叶，大进一剂，然后沿根割净，不可少留毫发。再与防风散结汤几服，看刀口平否，未平，血且不止，其肉如韭菜，剪去处勃勃生发上来，急用烙以杀其势。烙已，煎黄连解毒汤，净坐半日，当必清宁。倘病者畏法，家人将信将疑，所譬鸡、蚬恶物，决渐长渐大，害及气轮，而尽掩青睛，甚则坚实骇人，欲割不能，能割无益矣。"

【教学重点】

本病病位在胞睑内或眦眦间，为风热毒邪内外相搏，血壅湿滞而日盛所致。诊断要点是查见胞睑内渐生赘生物，形如鸡冠，或似蚬肉，或青或赤，可蔓延至白睛或黑睛。本病的治疗以西医学的手术为主，并根据病理检查而做相应处理。良性者预后及转归较好，癌变者较差。

【教学难点】

理解鸡冠蚬肉的定义和诊断依据。为此，教学双方应积极交流互动而解决之。

【复习思考题】

1. 鸡冠蚬肉的诊断依据、治疗要点是什么？
2. 如何理解鸡冠蚬肉的内涵？
3. 为什么芜蔚丸只用于初期及良性病患者？

主要参考文献

1. 李赟.陶道透身柱治疗睑腺炎120例临床观察［J］.中国中医眼科杂志，2008，25（11）：18-19.

2. 江林红，于海艳，彭绍清，等.点刺耳尖放血在初期睑腺炎中的应用［J］.中国中医眼科杂志，2013，23（6）：224-225.

3. 徐毅，袁泽奇，熊玉琴.超短波治疗睑腺炎临床观察［J］.中国中医眼科杂志，2007，21（4）：444.

4. 吴倩，于钢，兰志辉，等.局部注射皮质激素治疗小儿睑板腺囊肿疗效观察［J］.中国斜视与小儿眼科杂志，1998，6（1）：27-28.

5. 张建平，张群英，张圣品，等.痰核立消汤治疗特殊类型霰粒肿49例［J］.四川中医，2008，26（5）：104.

6. 方俊宏，杨秀章.苯酚辅助治疗睑板腺囊肿的临床观察［J］.国际眼科杂志，2008，8（4）：845-846.

7. 朱月萍.聚肌胞复合液眉弓注射治疗眼带状疱疹痛［J］.临床眼科杂志，1999，7（6）：411.

8. 唐鸥，杨东.木芙蓉花及叶联合西药治疗眼睑带状疱疹 35 例［J］.四川中医，2006，24（1）：99.

9. 马晓岚.离子导入法治疗睑皮炎睑缘炎疗效观察［J］.基层医学论坛，2012，16（1）：130-131.

10. 田晔，李朝品.睑缘炎患者眼睑蠕形螨感染调查［J］.中国寄生虫病防治杂志，2004，17（4）：236-237.

11. 王颖，张文华，潘志强.慢性睑缘炎与蒸发过强性干眼症的临床观察［J］.中华眼科杂志，2006，42（2）：162-165.

12. 孙河，滕晓明，路瑞华.外用中药治疗睑缘炎 60 例临床观察［J］.中医药信息，2003，20（5）：49.

13. 杨孝埔，张栋，马龙.中药熏敷加内服治疗慢性睑缘炎 36 例［J］.中医研究，2011，24（10）：53-54.

14. 孙倩，李冬梅，姜虹，等.单纯性先天性上睑下垂患者提上睑肌形态学磁共振测量研究［J］.眼科，2012，21（3）：201-205.

15. 孙松，蒋韵佳，孟小妹.先天性上睑下垂视觉诱发电位检测分析［J］.苏州大学学报（医学版），2010，30（5）：1110-1111.

16. 赵建浩，张丽萍.中药超声雾化熏眼治疗小儿胞肿如桃 36 例［J］.中国中医眼科杂志，1994（1）：23.

17. 罗正容，康前雁，周芳.A 型肉毒毒素治疗眼睑、面肌痉挛的临床研究［J］.中华眼科杂志，2001，37（3）：227.

18. 张雷，闻华明，赵芳，等.复方樟柳碱颞浅动脉旁皮下注射联合针灸治疗眼睑痉挛的疗效［J］.国际眼科杂志，2013，13（5）：1032-1033.

19. 余中明，疏琳.局部用药与激光联合治疗应用于中学生沙眼普治效果观察［J］.安徽预防医学杂志，2005，11（3）：161-162.

20. 丁蕾，申家泉.沙眼防治的研究进展［J］.国际眼科杂志，2007，7（1）：182-185.

21. 周玉梅，王智群，孙旭光.我国北方两地区小学生沙眼衣原体检测及基因分型研究［J］.眼科研究，2007，25（6）：465-468.

22. 姜方正，吴仁毅，滕彦.鱼腥草联合 F- 的确当治疗滤泡性结膜炎［J］.中国药师，2001，4（3）：219-220.

23. 王菊萍，吴璧，章爱荣.中西医结合治疗滤泡性结膜炎疗效观察［J］.时珍国医国药，2006，17（9）：1856.

24. 陆绵绵.中西医结合治疗眼科疾病［M］.北京：人民卫生出版社，1976.

25. 李翔，叶河江，潘学会，等.廖品正治疗目劄的经验［J］.陕西中医，2010，31（10）：1375-1376.

第九章　　两眦疾病 ▷▷▷▷

两眦，即内眦、外眦，为上、下胞睑在内、外侧的联合处，内眦又名"大眦"，外眦又名"小眦""锐眦"。上下眼睑的睑缘，紧靠内眦部各有一小孔窍，为泪液排出之起点，名曰泪窍，故有关泪液、泪窍方面的疾病也归入两眦疾病范畴。其病变多与流泪、泪液潴留等有关。

两眦属五轮中的血轮，内应于心，心与小肠相表里，故两眦疾病常与心和小肠有关。病变常因心火内炽，或外邪引动心火，内外合邪发病；因泪为肝之液，肾主水液，肝肾在生成及约束泪液方面有一定的作用，所以病变与肝肾亦相关，发病多为肝肾亏虚等。

两眦疾病为常见、多发的外障眼病，但一般不影响视力。其临床症状多表现为流泪，泪窍沁脓，或眦部红肿、痒痛、溃脓等。

在治疗方面，如为心火炽盛，当以苦寒泻心，使内火自消；如为外邪引动心火，内外合邪，当以辛凉疏散、泻火解毒，则邪毒自平；如肝肾亏虚，应滋养肝肾，精血充足则约束有力。此外，两眦疾病还要结合点眼、洗眼、手术等外治疗法，内外合治更易奏效。

第一节　　流泪症

【教学目的】

了解流泪症的病名含义、病因和证治要点。

【教学要求】

详细讲述流泪症的发病特点、病因病机、临床表现、诊断及治疗措施。采用课堂讲授，配合图片、幻灯或多媒体课件等教学手段。

【概述】

流泪症是指泪液不循常道而溢出睑弦的眼病。流泪症病名繁多，有针对流泪病因命名的，如迎风流泪；有根据流泪的程度不同而命名的，如目泪不止；亦有根据流泪冷热性质不同而分别命名为冷泪、热泪者。眼泪增多的原因很复杂，一般可分为两类：一类为泪液产生过多，如外伤、异物入目、炎症等外障眼病引起，中医称这类流泪为热泪；另一类为眼无红肿翳障，泪液产生正常，而泪液排出障碍，其泪液清冷稀薄，中医称为冷泪。临床中热泪多为某些外障眼病的一个症状，不属本节所述范围，分别见于其他外障眼病中；而本节仅讨论流冷泪及所流之泪无明显冷热感的流泪症。本病多见于冬季和春季，可单眼或双眼患病，常见于病后体弱的妇女、老年人。

流泪症类似于西医学的溢泪，多因泪点位置异常、泪道狭窄或阻塞及泪道排泄功能不全等引起。

【历史沿革】

本病最早记载在《诸病源候论·目病诸候》中，有"目风、泪风、目泪出不止"病名，书中对其症状、病因病机做了简要的叙述，谓："目风泪出候：目为肝之外候，若被风邪伤肝，肝气不足，故令目泪出……目泪出不止候：夫五脏六腑，皆有津液，通于目者为泪。若脏气不足，则不能收制其液，故目自然泪出。"《儒门事亲》曰："夫风冲泣下者，俗呼风冷泪者是也。"而《银海精微·充风泪出》中说："若迎风而出汪汪，冬日多夏日少，拭即还生，又不分四季皆有，此冷泪也。"并且提出了冷泪与热泪的概念。《审视瑶函》提出迎风冷泪与无时冷泪病机不同，说："此症为目无赤病也，只是时常流出冷泪，久则瞻视昏渺，非比迎风冷泪，因虚引邪之轻者。此盖津液耗伤，肝气渐弱，精膏涩枯，肾水不足，幽阴已甚。"《医宗金鉴》用歌诀形式区分冷泪与热泪的不同，指出："冲风泪出歌：风泪初起冬月甚，久则冬夏泪蒙蒙。肝虚冷泪不疼赤，实则热泪肿红疼。"

【病因病机】

该病在《诸病源候论·目病诸候》中谓："若脏气不足，则不能收制其液，故目自然泪出。"而《银海精微·迎风洒泪症》中说："为肝虚风动则泪流，故迎风泪出。"结合临床归纳如下：

1. 肝血不足，泪窍不密，风邪外袭而致泪出。
2. 脾气亏虚，生化乏源，气血不足，不能收摄泪液而致泪出。
3. 泪为肝之液，肝肾同源，肝肾两虚，不能约束其液而流泪。

【临床表现】

1. 自觉症状

患眼无红赤肿痛，仅有流泪或迎风流泪更甚，在冬季、初春寒风刺激时流泪加重，泪液清稀无热感，称"迎风冷泪"。日久则不分春夏秋冬，有风无风，不时泪下迎风尤甚，称"无时冷泪"。

2. 眼部检查

可见泪液不时溢出睑弦，且内眦下方皮肤潮湿；或可见泪窍外翻现象；按压睛明穴下方无黏液等溢出。

3. 实验室及特殊检查

（1）可将2%荧光素钠溶液滴入患眼结膜囊内，稍后用一湿棉签擦下鼻道，观察棉签是否带荧光素钠之颜色，若有则说明泪道尚通畅；否则为不通。

（2）泪道冲洗术：冲洗时泪道通畅，或通而不畅，或不通，但均无黏液从泪窍溢出。

【诊断依据】

1. 异常流泪。

2. 冲洗泪道时泪道通畅，或通而不畅，或不通，但均无黏液从泪窍溢出。

【治疗】

流泪，但泪道通畅，或通而不畅者，可药物配合针灸等治疗。迎风冷泪者为泪窍虚而招邪，属轻症；无时冷泪者多为脏腑自虚，一般多为气血不足或肝肾两虚。若泪道不通者，可行手术治疗。

1. 辨证论治

（1）血虚夹风证

证候：流泪，迎风更甚，隐涩不适，患眼无红赤肿痛；兼头晕目眩，面色少华；舌淡苔薄，脉细。

辨证分析：泪为肝之液，肝血不足，泪窍失养，风邪入侵，肝不能约束其液，泪窍失密，故迎风流泪更甚；肝血不能濡养于目，故双目干涩；肝血虚，头面失养，故头晕面色少华；舌脉均为肝血虚之候。

辨证要点：以流泪，迎风更甚，患眼无红赤肿痛及全身症状、舌脉为本证要点。

治法：补养肝血，祛风散邪。

方药：止泪补肝散[19]加减。若流泪迎风更甚者，可加白薇、菊花、石榴皮等以祛风止泪。

（2）气血不足证

证候：无时泪下，泪液清冷稀薄，不耐久视；面色无华，神疲乏力，心悸健忘；舌淡，苔薄，脉细弱。

辨证分析：脾虚生化乏源，气血不足，不能收摄其液，故见清冷稀薄之泪无时溢出、不耐久视；脾虚不运，生化乏源，气血衰少，故出现神疲倦怠、面色少华；心血不足，不能养心，故出现健忘；舌脉均为气血两虚之候。

辨证要点：以清冷稀薄之泪无时溢出、不耐久视及舌脉为本证要点。

治法：益气养血，收摄止泪。

方药：八珍汤[6]加减。如迎风泪多者，加防风、白芷、菊花以祛风止泪；若遇寒泪多，畏寒肢冷者，酌加细辛、桂枝、巴戟天以温阳散寒摄泪。

（3）肝肾两虚证

证候：眼泪常流，拭之又生，或泪液清冷稀薄；兼头昏耳鸣，腰膝酸软；脉细弱。

辨证分析：肝主泪，肾主水，肝肾不足，约束无权，故见眼泪常流或泪液清冷稀薄；全身脉症均为肝肾两虚之候。

辨证要点：以眼泪常流，或泪液清冷稀薄及全身脉症为本证要点。

治法：补益肝肾，固摄止泪。

方药：左归饮[34]加减。若流泪较甚者，加五味子、防风以收敛祛风止泪；若感泪液清冷者，加巴戟天、肉苁蓉、桑螵蛸以加强温补肾阳之力而助固摄止泪之功。

2. 外治

（1）滴滴眼液：选用含硫酸锌的滴眼液滴眼。

（2）手术治疗：如泪道阻塞者，可试行激光治疗或泪道硅管留置治疗。

3. 针灸治疗

肝血不足、复感风邪证以补法为主，可选肝俞、太冲、合谷、风池；肝肾两虚、约束无权证以补法为主，针灸并用，可选肝俞、肾俞、涌泉、太冲；若流泪清冷者，可加神阙艾灸及同侧睛明穴温针（将针用火烧热，待温后再针）治疗。

4. 中成药治疗

根据临床证型，可选用杞菊地黄丸等口服。

【预防与调护】

1. 户外工作者可戴防护眼镜，减少风沙对眼部的刺激。

2. 增强体质，或经常进行睛明穴按摩，有助于改善流泪症状。

【文献选录】

1.《证治准绳·杂病·七窍门》："迎风冷泪症，不论何时何风，见则冷泪交流，若赤烂障翳者非也，乃水木二家血液不足，阴邪之患与热泪带火者不同，久而失治则有内障视渺等阴症生焉，与无时冷泪又不同，此为窍虚，因邪引邪之患，无时冷泪则内虚，胆肾自伤之患也。"

2.《银海精微·充风泪出》："久流冷泪，灸上迎香二穴，天府二穴，肝俞二穴，第九骨开各对寸。"又云："治肝虚迎风泪出不止，宜灸睛明二穴，系大眦头，风池二穴，临泣二穴。"

【现代研究】

针对泪道阻塞的治疗有多种方法，传统的手术治疗方法大体分为泪道疏通法、泪道改道法和泪道重建法三类。

1. 泪道探通

经过泪道冲洗仍不通，且病程较久，怀疑鼻泪管黏膜增生或管腔有黏液阻塞时，即可采用一组粗细不等的泪道特制探针进行泪道探通。本术式一方面起到机械性疏通泪道的作用，另一方面在操作过程中可了解阻塞部位、阻塞程度，为下一步的处理提供参考依据。

2. 泪道植管

针对鼻泪管的狭窄或完全阻塞者，可进行本术式。近年来多位医师在尝试各种不同的植管方法及各种材质的义管，例如 BCDL，但总的目的是将义管植于鼻泪管腔内，一方面起到机械支撑作用，另一方面也可通过义管将药物注入泪道，经过 3 ~ 6 个月后取出，建立新的泪道，报道成功率较高，且方便、经济，患者痛苦少，易于接受。

3. 激光泪道疏通术

随着激光在医学领域中的作用不断扩大，在眼科领域内继激光治疗近视眼及眼底病方面之后，激光治疗泪囊炎又是一大贡献。Nd：YAG，Ho：YAG，EI：YAG，KTP：YAG 等通过导管将激光纤维直接导入阻塞部位进行击穿，适用于泪道中各个部位及各种阻塞程度，是目前较为有效的治疗手段。

4. 鼻腔泪囊吻合术

通过手术方式，在泪囊与鼻腔之间重新建立一个引流途径，成功率也很高，但因耐受较大手术及局部遗留伤口瘢痕而受到一定限制。

5. 泪囊摘除术

对年老体弱者，由于不能耐受较大手术而将泪囊及鼻泪管黏膜完整切除，以解除对眼球的潜在危害，仍不失为一种可行方法。

近年来经过国内外研究实践，鼻外鼻腔泪囊吻合术、泪道探通、经泪小管激光泪道成形术、泪道内窥镜等治疗方法和辅助手段不断发展，泪道阻塞性疾病能够得到较好的治疗，各种方法都有着各自的优缺点和适应范围。在高频治疗仪电灼浚通泪道的基础上加用泪道置管，联合运用这两种术式，较好地解决了闭塞（狭窄）和感染问题，再利用鼻内窥镜的优点使术野清晰，不仅操作简便、安全有效、创伤小、无瘢痕、不影响美观，而且治愈率高，尤其适合在基层医院开展。

【教学重点】

明确本病的病位在胞睑内眦边缘泪道；迎风流泪与无时流泪病因病机的不同；诊断依据；治疗原则；手术适应证。

【教学难点】

本病诊断要点、冷泪与热泪的区别、泪道阻塞的手术适应证。

【复习思考题】

1. 冷泪症可分为几种，其特点各是什么？
2. 冷泪症的病因病机是什么？
3. 简述冷泪症的辨证要点及治疗原则。

第二节 漏 睛

【教学目的】

掌握漏睛的病名含义、病因病机、诊断要点、辨证论治，并了解其对目珠的危害性。

【教学要求】

详细讲述本病的发病特点、病因病机、临床表现、诊断及治疗措施。采用课堂讲授，配合图片、幻灯或多媒体课件等教学手段，有条件时配合临床患者示教。

【概述】

漏睛是以内眦部常有黏液或脓液自泪窍沁出为临床特征的眼病，又名"目脓漏""漏睛脓出外障""热积必溃之病""窍漏"等。漏睛一名首见于《太平圣惠方·治眼脓漏诸方》，而《原机启微·热积必溃之病》中对本病的病位、主症记载更为详细，谓："其病隐涩不自在，稍觉眵瞒，视物微昏，内眦穴开窍如针目，按之则沁沁脓出，有两目俱病者，有一目独病者……故曰热积必溃之病，又曰漏睛。"本病多见于中老年人，女性多于男性，可单眼或双眼发病。此外，亦有新生儿罹患本病者。

该病除患眼经常流泪外，别无痛苦，但由于邪毒长期存在，病程较长，邪毒蕴伏，内眦脓液不尽，若有目珠外伤，或内眼手术，尤其黑睛破损时，则邪毒乘虚而入，可发生凝脂翳、黄液上冲等严重病证，影响视力，甚至眼球萎缩而失明。

漏睛相当于西医学的慢性泪囊炎。发病的主要原因为鼻泪管阻塞，泪液积滞于泪囊，致肺炎双球菌、葡萄球菌及链球菌感染。

【历史沿革】

漏睛的病名最早见于《太平圣惠方》，但其临床表现早在《诸病源候论》的"目脓漏疾"中已有描述。在《秘传眼科龙木论》中称为"漏睛脓出外障"，在《证治准绳》中称为"窍漏证"，在《目经大成》中则称为"睛漏"。对于漏睛的病因病机及治疗，《诸病源候论》认为："风热客于睑眦之间，热搏于血液，令眦内结聚，津液乘之不止，故成脓汁不尽。"《秘传眼科龙木论》认为："五脏多积，风气壅毒，致令疮出于眼中。"《世医得效方》指出："因心气不宁，并风热停留在睑中，宜服白薇丸。"《原机启微》则认为："内眦穴开窍如针目，按之则沁沁脓出……此盖一经积邪之所致也，故曰热积必溃之病，又曰漏睛眼者是也，竹叶泻经汤主之。"《医宗金鉴》明确提出了"风热攻冲，心火上炎"的病机，治疗上仍用竹叶泻经汤。而《秘传眼科龙木论》则指出："或流清涎，皆是脑无所作……切宜补治，服治风黄芪汤即瘥。"提出了本病虚证的治疗方药。

【病因病机】

在《诸病源候论·目病诸候》中认为，本病为"风热客于睑眦之间，热搏于血液，令眦内结聚，津液乘之不止，故成脓汁不尽"所致。

结合临床归纳其病因病机为：

1. 外感风热，停留泪窍，泪液受灼，泪道不畅，满溢而出。
2. 心有伏火，脾蕴湿热，流注经络，上攻泪窍，热腐成脓。

此外，本病的发生亦可由椒疮及相关鼻病引起。

【临床表现】

1. 自觉症状

患眼隐涩不舒，不时泪下，拭之又生，眦头常湿且常有黏液或脓液自泪窍沁出。

2. 眼部检查

内眦头皮色如常，或微显红赤，内眦部白睛微赤，或见睛明穴下方微有隆起，按之有黏液或脓液自泪窍沁出（附彩图9-1）。

3. 实验室及特殊检查

冲洗泪道时有黏液或脓液自泪窍反流。

【诊断依据】

1. 流泪或常有黏液或脓液附于内眦部。
2. 按压睛明穴下方有黏液或脓液自泪窍溢出。
3. 冲洗泪道时多有阻塞现象，并有黏液或脓液自泪窍反流。

【鉴别诊断】

本病应与流泪症相鉴别。两者均有流泪，但流泪症按压内眦部或冲洗泪道时无黏液或脓液流出；而漏睛按压内眦部或冲洗泪道时，有黏液或脓液自泪窍溢出。

【治疗】

本病为邪深久伏所致的顽固眼病，辨证主要以局部症状为主。局部无红肿改变而黏液较多者，以燥湿化痰为主；局部微红微肿，脓液较多者，治宜清心利湿。同时应重视外治，如点眼及泪道冲洗等方法。药物治疗效果不佳时，应行手术治疗。

1. 辨证论治

（1）风热停留证

证候：大眦头皮色如常，或睛明穴下方稍显隆起，按之不痛，但见有少量黏浊泪液自泪窍溢出，或按之而出；自觉隐涩不舒，时而泪出，或时觉有涎水粘睛。

辨证分析：风热客于大眦，泪液受灼，渐变稠浊，积久则满，故见睛明穴下方稍显隆起、浊液自泪窍而出；泪窍闭塞，故常自泪流；目窍不洁，故时觉涎水粘睛、隐涩不舒；内热不盛，故大眦皮色如常、按之不痛。

辨证要点：以大眦头皮色如常，或睛明穴下方稍显隆起，按之不痛，但见浊液自泪窍而出及脉证为本证要点。

治法：疏风清热。

方药：白薇丸[55]加蒲公英。若热势偏重者，可加入金银花、连翘以清热解毒。

（2）心脾积热证

证候：内眦头微红潮湿，可见脓液浸渍，拭之又生，脓多且稠；按压睛明穴下方时，有脓液从泪窍溢出；小便黄赤，或可见舌红苔黄腻，脉濡数。

辨证分析：大眦属心，眼睑属脾，今心有伏火，脾蕴湿热，循经上攻泪窍，热腐成脓，故见内眦头皮色微红潮湿、按之脓多且稠；心热移于小肠，故小便黄赤；脾胃蕴积湿热，故舌苔黄腻、脉濡数。

辨证要点：以内眦头皮色微红潮湿，按之脓多且稠，小便黄赤及舌脉为本证要点。

治法：清心利湿。

方药：竹叶泻经汤[67]加减。脓液多且黄稠者，可去羌活，加天花粉、漏芦、乳香、没药，以加强清热排脓、祛瘀消滞的作用。

2. 外治

（1）滴滴眼液：可用清热解毒类滴眼液，如熊胆滴眼液、鱼腥草滴眼液等；或抗生素滴眼液，如 0.25% 氯霉素滴眼液、0.4% 环丙沙星滴眼液等。每日 4~6 次。

（2）泪道冲洗：可用 1% 双黄连溶液冲洗泪道，每日或隔日 1 次，也可用抗生素药液冲洗。

3. 手术治疗

（1）泪道探通术：若为婴儿患者，一般先行睛明穴下方皮肤按摩；日久无效者，可于 6 个月后行泪道探通术，术后用抗生素滴眼液滴眼。

（2）经药物或泪道探通术治疗不愈者，应行泪囊鼻腔吻合术、泪囊摘除术，或泪道激光成形术等相关手术治疗。

【预防与调护】

1. 及时治疗椒疮、鼻部疾病，可减少和防止本病发生。

2. 嘱患者滴滴眼液前先将黏液或脓液压净，以便药达病所。

3. 勿食辛辣炙煿等刺激性食物，以免加重病情。

【文献选录】

1.《龙树菩萨眼论》："如眼因患肿出脓已后，大眦头常出脓涩水者，名漏睛眼，甚难疗，亦须时时服热风饮子，即无大害，不尔，渐成大疮，日久眼微点黑色耳。"

2.《审视瑶函》："大小眦漏血水，泻其南而补其北，阴阳漏分黄黑，黑则温之黄则凉。"

3.《秘传眼科纂要·漏睛眼》："漏睛眼，大眦日流脓，涩水粘睛运不痛，小肠邪湿逆行攻，泻湿作汤从。"

4.《医宗金鉴·眼科心法要诀》："漏睛脓出歌：漏睛脓出睑眦间，或流脓汁或清涎，目无翳障不疼痛，风热攻冲心火炎。"

5.《太平圣惠方·治眼脓漏诸方》："夫目是肝之外候，上液之道，风热客于睑眦之间，热搏于血液，令眦内结聚，津液乘之不止，故成脓汁不尽，谓脓漏，俗呼为漏睛是也。"

6.《世医得效方·眼科》："眦头结聚生疮，流出脓汁，或如涩水，粘睛上下，不痛乃无翳膜，此因心气不宁，并风热停留在睑中，宜服白薇丸。"

【现代研究】

近年来对慢性泪囊炎研究较多的有以下几方面：

1. 在泪道冲洗和泪道探通的基础上，通过研制和开发新的药物，以期获得更好的疗效。有报道用清热解毒、祛风散瘀、利湿排脓之中药（白芷、黄芪、川芎、黄柏、金银花各15g，薄荷6g），每周行泪道冲洗。共治疗慢性泪囊炎110例，结果，临床治愈87例，好转17例，总有效率94.5%，明显优于对照组（$P < 0.01$）。亦有报道用5%甲硝唑溶液、复方洁麻液（1%麻黄素生理盐水10mL内含林可霉素0.6g）冲洗泪道和泪道探通推注眼膏法等获得满意疗效。这些方法安全方便，不需要特殊设备，患者乐于接受，适合不愿手术或术后鼻泪管有粘连不通者。

杨华等报道激光对泪小管单点阻塞的有效率为86.8%，对鼻泪管阻塞的有效率为64.2%，对泪道多处阻塞的有效率为70.6%。另文献报道，KTP激光联合复方妥布霉素地塞米松眼膏治疗的成功率为76.19%，联合可吸收泪栓治疗的成功率为80.00%，而联合一次性硬膜外导管，或联合泪道引流治疗的成功率分别为72.2%和62.5%。

2. 近年来，经泪小管微小内镜的应用，避免了激光的盲目性，在微小内镜下进行激光、微钻、环切等方法再通泪小管或泪总管，术后配合置管，取得很好疗效。对于严重的泪小管或泪总管阻塞，还可考虑泪旁道手术，先在泪道下方结膜和中鼻道间钻孔，在泪阜结膜和中鼻道间孔内植入玻璃管建立泪旁道将泪液直接从结膜囊引流到鼻腔。

3. 新生儿泪囊炎要根据病情进行不同疗法。开始应采用眼局部滴用抗生素眼药水的同时，对泪囊部进行压迫按摩法。术者将食指放于内眦韧带稍上做定点，向鼻腔方向压迫按摩之，每日2~3次，可观察2~3周，如无效时可采取冲洗泪道方法，有时可利用冲洗压力使泪道通开。最后是采用泪道探通术，往往一次探通即可痊愈。

【教学重点】

明确本病的病位在泪道；病因病机为风热外侵或心脾积热所致；诊断依据主要为内眦部常有黏液或脓液积聚，按压睛明穴下方可见黏液或脓液自泪窍溢出；治疗原则；内治分型；证候分析；治法；代表方剂；手术适应证。

【教学难点】

本病的早期检查、诊断；漏睛与流泪症的鉴别诊断；本病应重视外治，如点眼药、冲洗泪道；手术适应证的选择。

【复习思考题】

1. 何谓漏睛，其主要临床特征和诊断依据是什么？
2. 漏睛的内治法主要有哪些？
3. 漏睛对眼珠有何危害性？

4. 漏睛常用外治法有哪些?

第三节　漏睛疮

【教学目的】

熟悉漏睛疮的病名含义、病因病机、诊断要点和处理原则。

【教学要求】

详细讲述本病的发病特点、病因病机、临床表现、诊断及治疗措施。采用课堂讲授，配合图片、幻灯或多媒体课件等教学手段，有条件时配合临床患者示教。

【概述】

漏睛疮是指内眦睛明穴下方突发赤肿疼痛，继之溃破出脓的眼病；又名"大眦漏"。本病中年女性多见，多为单眼发病，可由漏睛演变而来，亦可突然发生。

漏睛疮相当于西医学的急性泪囊炎。

【历史沿革】

该病名见于《圣济总录》，对本病的症状描述较为简单，只有"目大眦出脓汁有窍"一句。《医宗金鉴·外科心法要诀·漏睛疮》对其症状及预后记载较详，曰："此证生于目大眦，由肝热风湿病发于太阳膀胱经睛明穴，其穴之处系藏泪之所。初起如豆如枣，红肿疼痛，疮势虽小，根源甚深。溃破出黏白脓者顺，出青黑脓或如膏者险。"并提出初宜疏风清肝内治，溃后须用药捻与敷贴等外治的方法，与具体用药。

【病因病机】

《医宗金鉴·外科心法要诀》谓："漏睛疮在大眦生，肝热风湿病睛明。"结合临床归纳如下：

1. 心经蕴热，或素有漏睛，热毒内蕴，复感风邪，风热搏结所致。

2. 过嗜辛辣炙煿，心脾热毒壅盛，致气血凝滞，营卫不和，结聚成疮，热盛肉腐成脓而溃。

3. 气血不足，正不胜邪，邪气留恋，蕴伏之热邪上扰泪窍。

【临床表现】

1. 自觉症状

内眦睛明穴下方突发皮肤红肿、灼热、疼痛，热泪频流；重者可伴恶寒、发热、头痛等症。

2. 眼部检查

内眦睛明穴下方皮肤红肿灼热，肿核隆起渐大，疼痛拒按；重者红肿连及患侧鼻梁及颜面，甚至胞睑红肿难开，白睛红赤肿胀（附彩图 9-2）；如脓成，疮已局限，以指扪之有波动感；若红肿消退，疮口未敛，脓液常从漏口流出。部分患者耳前及颌下可触及肿核，并有压痛。

3. 实验室及特殊检查

血常规检查可见白细胞总数及中性粒细胞比例增高。

【诊断依据】

1. 常有漏睛病史。
2. 内眦睛明穴下方皮肤红肿焮痛，可见肿核隆起，扪压疼痛更甚。

【鉴别诊断】

本病应与生长在大眦部位的针眼相鉴别。大眦部针眼红肿局限于眼睑部位，而漏睛疮的红肿是以大眦部睛明穴下方之皮肤为甚。另外，针眼冲洗泪道通畅，本病则泪道不通。

【治疗】

本病起病急骤，来势较猛，必须及时治疗。未成脓时以消散为主：初起风热盛者，治宜祛风清热；热毒炽盛者，治宜清热解毒。已成脓者切开排脓；若自行破溃，久不收口，频流脓汁者，为气血亏耗，正不胜邪，邪气留恋，治宜扶正祛邪。

1. 辨证论治

（1）风热上攻证

证候：患眼热泪频流，内眦部红肿疼痛，其下方隆起，可扪及肿核，疼痛拒按；头痛，或见恶寒发热；舌红苔薄黄，脉浮数。

辨证分析：风热相搏，客于泪窍，邪壅脉络，气血失和，故见内眦局部红肿疼痛、扪之有肿核隆起；风热袭表，营卫不和，故恶寒发热；舌脉均为风热上攻之候。

辨证要点：以内眦局部红肿疼痛，扪之有肿核隆起，疼痛拒按，或见恶寒发热及舌脉为本证要点。

治法：疏风清热，消肿散结。

方药：银翘散[147]加减。常于方中加白芷、浙贝母、天花粉，以加强消肿散结之功。

（2）热毒炽盛证

证候：患处红肿焮热，核硬拒按，疼痛难忍，热泪频流，甚而红肿漫及颜面胞睑；耳前或颌下有肿核及压痛；可兼头痛身热，心烦口渴，大便燥结，小便赤涩；舌质红，苔黄燥，脉洪数。

辨证分析：心脾热毒上攻内眦，气血凝滞，营卫不和，故见患处红肿核硬疼痛、漫肿扩散到颜面及胞睑；热毒蕴结，气血不行，故坚硬拒按、压痛明显；心火内扰，故身热心烦；消灼津液，故口渴思饮、大便燥结、小便赤涩；舌脉均为热毒炽盛之候。

辨证要点：以内眦患处红肿核硬疼痛，漫肿扩散到颜面、胞睑，头痛身热、心烦口渴等全身症状及舌脉为本证要点。

治法：清热解毒，消瘀散结。

方药：黄连解毒汤[141]合五味消毒饮[18]加减。若大便燥结者，可加大黄以通腑泄热；患处红肿热痛甚者，加郁金、乳香、没药以助活血散瘀、消肿止痛；欲成脓而未溃者，可加皂角刺、穿山甲、白芷以促使脓成溃破。

（3）正虚邪留证

证候：患处微红微肿，稍有压痛，时有反复，但不溃破；或溃后漏口难敛，脓液稀少不绝；可伴畏寒肢冷，面色苍白，神疲食少；舌淡苔薄，脉细弱。

辨证分析：气血不足，正不胜邪，邪气留恋，故见局部微红微肿、稍有压痛、时有反复；正虚不能托邪外出，故不易溃破，或溃后漏口难敛、脓液稀少不绝；气血两亏，不能荣润肌肤，故畏寒肢冷、面色苍白、神疲食少；舌脉为正虚邪留之候。

辨证要点：以局部微红微肿，稍有压痛，时有反复，或不易溃破，或溃后漏口难敛，脓液稀少不绝及舌脉为本证要点。

治法：补气养血，托里排毒。

方药：托里消毒散[62]加减。若红痛有肿核者，可加野菊花、蒲公英、郁金以助清热消肿、活血止痛；溃后漏口不敛已久、面色苍白者，宜加玄参、天花粉、白蔹以养阴清热、生肌排脓。

2.外治

（1）滴滴眼液：可用清热解毒类滴眼液，如0.5%熊胆滴眼液等；或用抗生素滴眼液，如0.4%环丙沙星滴眼液等。

（2）湿热敷：早期局部宜用湿热敷，每日2～3次。

（3）药物敷：未成脓者，可用如意金黄散调和外敷；或用新鲜芙蓉叶、野菊花、马齿苋、紫花地丁等量，洗净捣烂外敷，以清热解毒，促其消散。

3.中成药治疗

根据证型选用黄连上清丸、牛黄解毒丸、十全大补丸或人参养荣丸等口服。

4.西医治疗

（1）全身可选用抗生素类药，根据病情选择口服、静脉给药或肌内注射等。

（2）已成脓者，应切开排脓，并放置引流条，每日换药，待脓尽伤口愈合。

（3）若已成瘘者，可行泪囊摘除术并切除瘘管。

【预防与调护】

1.忌食辛辣炙煿等刺激性食物，以防止漏睛变生本病。

2.本病位置在危险三角区，急性发作时不可挤压患处，切勿采用泪道冲洗及泪道探通术，以免脓毒扩散。

3. 素有漏睛者，应彻底治疗。

【文献选录】

《医宗金鉴·外科心法要诀》："漏睛疮在大眦生，肝热风湿病睛明，红肿痛溃脓稠易，青黑脓稀难长平。""此证生于目大眦，由肝热风湿病发于太阳膀胱经睛明穴，其穴之处系藏泪之所。初起如豆如枣，红肿疼痛，疮势虽小，根源甚深。溃破出黏白脓者顺，出青黑脓或如膏者险。初宜服疏风清肝汤，溃后用黄灵药，捻入疮口，兼贴万应膏，其口渐渐收敛……亦有疮口过出泪液，以致目内干涩者，收敛更迟，若溃断眼边弦者不治。"

【现代研究】

急性泪囊炎是比较常见的眼病之一，往往是在慢性泪囊炎的基础上，由于细菌穿过泪囊壁而引起泪囊周围蜂窝组织的急性化脓性炎症，也叫"急性泪囊周围炎"。以往由于治疗不及时，许多患者行泪囊切开引流术，给颜面仪容造成了不可挽回的损害。

急性泪囊炎的治疗：炎症初期，局部可用热敷疗法，用抗生素眼药水滴眼或冲洗泪道，但不要挤压泪囊或探通泪道，口服或肌注抗生素如急性炎症消退，如泪囊部形成脓肿，有明显波动，可切开引流。有报道抗生素与中药联合应用，治愈率占80%，没有引流与切开引流，说明中西医结合治疗较单独应用抗生素为好。特别值得强调的是：使用抗生素（包括西药和中药）需及时、足量、彻底，避免疾病反复发作。在治疗后期需及时冲洗泪道，保持泪道通畅，消除细菌的滋生地，这对于防止复发，颇有益处。

有报道对急性泪囊炎患者在泪囊脓肿穿孔破溃之前及时行泪总管探通术，有效地控制了急性炎症。在现有的急性泪囊炎诊疗规范中，一般认为不宜行泪道冲洗，但据临床观察，如果对急性泪囊炎患者在脓肿穿孔破溃前及时行泪道探通对泪总管减压引流，保证泪囊脓腔对外通畅，冲洗泪道是可行的，甚至是必要的。在急性泪囊炎的形成中，泪总管与鼻泪管的阻塞缺一不可，否则泪囊黏液有引流的渠道，不会形成急性细菌感染及造成泪囊脓漏形成。常规的泪囊切开引流术也是基于此理论切开引流减压的，利用现有的上下泪小点作为引流的通道，避免不必要的皮肤切开，进而在不影响疗效的情况下最大限度地保护患者的外观。

急性炎症解除后，根据患者要求及泪道情况可选择性实施常规鼻泪囊吻合术、内窥镜鼻腔泪囊吻合术或泪道探通硅胶管逆行插管术等。如探通过程中自上泪小管探通形成假道，则改行下泪小管探通，如成功亦不影响术后效果。如上下泪小管均形成假道，则需立刻停止该操作，改行泪囊切开引流术。

【教学重点】

明确本病的病位在泪囊；病因病机为风热外侵或心脾积热，热毒蕴结于泪窍所致；诊断依据主要为发病较急，睛明穴下方红肿高起，数日后红肿局限，可溃破出脓。应与针眼相鉴别。未成脓前以内治为主，已成脓者切开排脓。明确内治分型；证候分析；治法；代表方剂；手术适应证。

【教学难点】

本病的早期检查、诊断；漏睛疮与针眼的鉴别诊断；本病应重视外治，已成脓者切开排脓，并放置引流条；手术适应证的选择。若已成瘘者，可考虑泪囊摘除并切除瘘管。

【复习思考题】

1. 漏睛疮的临床特征是什么？
2. 漏睛疮如何辨证论治？
3. 漏睛疮与针眼如何鉴别？

主要参考文献

1. 洪德健. 中西医结合治疗慢性泪囊炎 ［J］. 甘肃中医，2010，23（4）：45-46.

2. 娄增新，牛会生，段志娟，等. 中西医结合治疗慢性泪囊炎的临床观察 ［J］. 中国中医眼科杂志，2011，21（2）：86-87.

3. 娄增新，韩伟. 中西医结合治疗慢性泪囊炎的临床研究 ［J］. 中国中医眼科杂志，2012，22（6）：420-422.

4. 彭静，梁柱平. 慢性泪囊炎治疗进展 ［J］. 基层医学论坛，2013，17（4）：514-515.

5. 乔玉春，王智霞，陈静. 泪总管探通治疗急性泪囊炎的初步效果观察 ［J］. 眼科，2012，21（1）：70-72.

6. 兰素华. 中西医结合治疗急性泪囊炎 ［J］. 中西医结合眼科杂志，1998，16（3）：153-154.

第十章　白睛疾病 ▷▷▷▷

　　白睛又称白仁、白眼，其表层透明而脆嫩，相当于西医学之球结膜；其里层色白而坚韧，相当于西医学之巩膜。因此，白睛疾病包括了西医学的部分结膜病和巩膜病。

　　白睛为五轮中之气轮，内应于肺，肺与大肠相表里，故白睛疾患多与肺、大肠有关；白睛暴露于外，易受风热外邪及疫疠之气侵袭而发病。病证多有虚实之分，实证多因风寒燥热等邪气侵袭；虚证则多由肺阴虚、肺气不足，目失温煦濡养而致。此外，大肠积热，肺失宣发肃降，亦可导致白睛疾病。然而，白睛是机体的一部分，其发病不仅与肺关系密切，而且还与其他脏腑有密切的关系，这一点在白睛深层疾病尤为突出。因此，临床上在对白睛疾病进行辨证时，必须有整体观念，综合局部和全身情况，进行审证求因。

　　白睛疾病是常见的外障眼病，大多起病急，发展快。主要临床表现为自觉目痒，目痛，碜涩，生眵，流泪；检查可见白睛红赤或浮肿，睑内面红赤、粟粒丛生等，其中白睛红赤是其最基本的临床表现。

　　治疗白睛疾病，实证多用疏风清热、清热解毒、泻火通腑、除湿止痒、凉血退赤等法，虚证则多用养阴润燥、益气生津等法。同时，局部治疗亦相当重要，不可忽视。由于风热赤眼、天行赤眼、天行赤眼暴翳、脓漏眼等白睛疾患具有传染性、流行性，应注意预防隔离。

第一节　风热赤眼

【教学目的】

　　掌握风热赤眼的病名概念、病因病机、诊断与鉴别、辨证论治、外治及其他治疗。

【教学要求】

　　详细讲授风热赤眼的发病特点、预后转归、病因病机、临床表现、不同阶段的诊治方法，病变的传染途径及预防措施。采用课堂讲授，配合幻灯、图片或多媒体课件等教学手段，有条件时配合临床患者示教。

【概述】

　　风热赤眼是指外感风热而猝然发病，以白睛红赤、眵多黏稠、痒痛交作为主要特征的眼病。《全国高等医药院校试用教材·中医眼科学》称本病为"风热眼",又名"暴风客热""暴风客热外障",俗称"暴发火眼"。本病多发于春、夏、秋季,常以手帕、毛巾、水、手为传染媒介,易在公共场所蔓延,散发于学校等集体生活场所。本病多为双眼患病,突然发生,一般在发病后3～4天症状达到高峰,以后逐渐减轻,1～2周痊愈,预后良好。若失于调治,则病情迁延,可演变成慢性。

该病主要类似于西医学的急性卡他性结膜炎,属急性细菌性结膜炎。常见的致病菌为肺炎链球菌、Koch-Weeks杆菌、金黄色球菌等。

【历史沿革】

暴风客热之病名首载于《银海精微》,但古代文献对本病的论述却可追溯至更早。如《龙树菩萨眼论》即有本病的记载,谓本病为暴风,其因乃"是暴风客入肺所致",其症为"白睛中肿起,覆乌珠,及上下眼肿痒或痛者",治疗"可用写(同泻)之……镰去血,眼中傅抽风药即差……特宜将息"。此后,《秘传眼科龙木论》《银海精微》等皆认为本病系肺经受毒,风不散,久则发热攻入眼中所致,而且《秘传眼科龙木论·暴风客热外障》中对本病的临床表现记载较为详细,如谓:"此眼初患之时,忽然白睛胀起,都覆乌睛和瞳人,或痒或痛,泪出难开,此是暴风客热。"在《银海精微·暴风客热》中还提出本病的治疗方法和禁忌,曰:"暴风客热者……治法疏通退热,凉膈、泻肝增减,酒调之剂发散风热。俗云热泪忌酒,孰知酒能引血,药无酒不能及于头目也。此眼不可濂洗,不可点凉药,暴客之邪来之速,去之亦速耳,非比五脏六腑蕴积发歇不时之症同。"明代王肯堂在《证治准绳·杂病·七窍门》中明确提出本病应与天行赤眼相鉴别,曰:"暴风客热证,非天行赤热,尔我感染之比。又非寒热似疟,目痛则病发,病发则目痛之比。乃素养不清,躁急劳苦,客感风热,卒然而发也。虽有肿胀,乃风热夹攻,火在血分之故,治亦易退,非若肿胀如杯等证,久积退迟之比。"《审视瑶函》则具体指出其治疗的方药,曰:"暴风客热忽然猖,睥胀头疼泪似汤……《局方》洗心散,热胜者服……洗肝散,风热俱胜者服……羌活胜风汤,风胜者服。"

【病因病机】

《证治准绳·杂病·七窍门》指出本病:"乃素养不清,躁急劳苦,客感风热,卒然而发也。"结合临床归纳其病因病机为:骤感风热之邪,风热相搏,客留肺经,上犯白睛而发;若素有肺经蕴热,则病证更甚。

【临床表现】

1. 自觉症状

患眼碜涩痒痛,灼热流泪,眵多黏稠;可见恶寒发热,鼻塞头痛,溲赤便秘等症。

2. 眼部检查

胞睑红肿,白睛红赤、浮肿(附彩图10-1),胞睑内面红赤,眵多黏稠。严重者,可见附有灰白色伪膜,易于擦去,但又复生。

3. 实验室及特殊检查

发病早期和高峰期的眼分泌物涂片及细菌分离培养可发现病原菌；结膜刮片可见多形核白细胞增多。

【诊断依据】

1. 起病急，双眼同时或先后发病。或有与本病患者的接触史。
2. 患眼碜涩痒痛，灼热流泪，眵多黏稠，白睛及胞睑内面红赤。
3. 结膜刮片见多形核白细胞增多，有助于诊断。

【治疗】

内治以祛风清热为基本治则，外治则应滴用清热解毒滴眼液或抗生素滴眼液。

1. 辨证论治

（1）风重于热证

证候：痒涩刺痛，羞明流泪，眵多黏稠，白睛红赤，胞睑微肿；可兼见头痛，鼻塞，恶风；舌质红，苔薄白或微黄，脉浮数。

辨证分析：病变初起，风热之邪上犯白睛，风重于热，故见白睛红赤、痒涩多眵、胞睑微肿等眼症；风为阳邪，上先受之，且鼻为肺窍，故头痛鼻塞恶风；舌脉为风热之征象。

辨证要点：以白睛红赤，痒涩多眵，头痛恶风及舌脉为本证要点。

治法：疏风清热。

方药：银翘散[147]加减。若白睛红赤明显，可加野菊花、蒲公英、紫草、牡丹皮以清热解毒、凉血退赤。

（2）热重于风证

证候：目痛较甚，怕热畏光，眵多黄稠，热泪如汤，胞睑红肿，白睛红赤浮肿；可兼见口渴，尿黄，便秘；舌红，苔黄，脉数。

辨证分析：外感风热之邪，火邪为甚，故见白睛红赤浮肿、眵多黄稠、热泪如汤等眼症；口渴，尿黄，便秘，舌红苔黄，脉数均为热盛于里之象。

辨证要点：以白睛红赤浮肿，眵多黄稠，热泪如汤，口渴，尿黄及舌脉为本证要点。

治法：清热疏风。

方药：泻肺饮[99]加减。白睛赤肿浮壅者，重用桑白皮，酌加桔梗、葶苈子以泻肺利水消肿；可加生地黄、牡丹皮以清热解毒、凉血退赤；便秘者，可加生大黄以通腑泄热。

（3）风热并重证

证候：患眼焮热疼痛，刺痒交作，怕热畏光，泪热眵结，白睛赤肿；兼见头痛鼻塞，恶寒发热，口渴思饮，便秘溲赤；舌红，苔黄，脉数。

辨证分析：患者平素内热较重，复感风热之邪，内外合邪，故见患眼焮热疼痛、刺痒交作、白睛赤肿等眼症；全身症状及舌脉均为风热并重之候。

辨证要点：以患眼焮热疼痛，刺痒交作，白睛赤肿，头痛发热，便秘溲赤及舌脉为本证要点。

治法：疏风清热，表里双解。

方药：防风通圣散[72]加减。若热毒偏盛，去麻黄、川芎、当归等辛温之品，宜加蒲公英、金银花、野菊花以清热解毒；若刺痒较重者，加蔓荆子、蝉蜕以祛风止痒。

2. 外治

（1）滴滴眼液：用鱼腥草滴眼液，每日 6 次；症状严重者，可每小时 2 次。亦可选抗生素滴眼液，如 0.1% 利福平滴眼液、0.25% 氯霉素滴眼液或 0.3% 妥布霉素滴眼液、0.3% 氧氟沙星滴眼液等。

（2）洗眼法：可选用蒲公英、野菊花、黄连、玄明粉等清热解毒之品，煎水熏洗患眼，每日 2~3 次。

3. 针灸治疗

（1）针刺：以泻法为主，可取合谷、曲池、攒竹、丝竹空、晴明、瞳子髎、风池、太阳、外关、少商，每次选 3~4 穴，每日针刺 1 次。

（2）放血疗法：点刺眉弓、眉尖、太阳穴、耳尖，放血 2~3 滴以泄热消肿，每日 1 次。

（3）耳针：选眼、肝、目 2、肺穴，留针 20~30 分钟，可间歇捻转，每日 1 次。

4. 中成药治疗

根据证型，可选用黄连上清丸等口服。

【预防与调护】

1. 注意个人卫生，不用脏手、脏毛巾揉擦眼部。

2. 急性期的患者所用手帕、毛巾、脸盆及其他生活用品应注意消毒，防止传染。如一眼患病，另一眼更须防护，以防患眼分泌物及滴眼液流入健眼。

3. 禁止包扎患眼。

4. 医生为患者检查后，应注意洗手消毒，以防交叉感染。

【现代研究】

现代临床研究显示，鱼腥草滴眼液及复方熊胆滴眼液对急性卡他性结膜炎均有较好的治疗效果；以千里光为主药的洗眼液对急性卡他性结膜炎也有良好的疗效；针刺耳穴眼（位于耳垂中央），取患侧，双眼发病取双侧，具有清肝明目、疏风泻火、凉血消肿之效；菊花清眼方等内服中药对本病也有较好的疗效。

【教学重点】

明确本病的病位在白睛表层，是临床上常见的具有传染性的白睛疾病。病因为骤感风热之邪，风热相搏，客留肺经，上犯白睛而发；若素有肺经蕴热，则病证更甚。风热赤眼主要讨论急性卡他性结膜炎，以患眼眵多黏稠、白睛及睑内面红赤为主要诊断要点；局部滴清热解毒或抗生素眼药是本病最主要的治疗方法；强调禁止局部包扎；属接触性传染疾病，勿以脏手、脏毛巾揉擦眼部，是本病的预防要点。

【教学难点】

本病的早期诊断及本病风热并重证与脓漏眼的鉴别诊断。

【复习思考题】

1. 风热赤眼的病因病机是什么？
2. 风热赤眼的诊断依据是什么？
3. 风热赤眼的风热并重证的主要证候是什么？

第二节 天行赤眼

【教学目的】

掌握天行赤眼的病名概念、病因病机、诊断与鉴别、辨证论治、外治及其他治疗。

【教学要求】

详细讲授本病的发病特点、预后转归、病因病机、临床表现、不同阶段的诊治方法，病变的传染途径及预防措施。采用课堂讲授，配合幻灯、图片或多媒体课件等教学手段，有条件时配合临床患者示教。

【概述】

天行赤眼是指外感疫疠之气，白睛暴发红赤、点片状溢血，常累及双眼，能迅速传染并引起广泛流行的眼病；又名"天行赤目""天行赤热""天行气运"等。本病多发于夏秋季，常见于成年人，婴幼儿较少见；传染性极强，潜伏期短，多于24小时内双眼同时或先后而发，起病急剧，刺激症状重，常呈暴发流行，但预后良好。

本病类似于西医学的流行性出血性结膜炎，属病毒性结膜炎，病原体为70型肠道病毒，偶由A24型柯萨奇病毒引起。

【历史沿革】

本病名见于《银海精微》，该书较为全面地论述了本病的病因、临床表现、传染性及预后等情况，指出："天行赤眼者，谓天地流行毒瓦斯，能传染于人，一人害眼传于一家，不论大小皆传一遍。"其病证为："肿痛沙涩难开，或五日而愈，此一候之气，其病安矣。"并认为："此症只气候瘴毒之染，虽肿痛之重，终不伤黑睛瞳仁也。"明代王肯堂在《证治准绳·杂病·七窍门》中也明确指出其传染性，曰："天行赤热证……往往老幼相传者是也。"在病因方面，认为除"天时流行热邪相感染"外，尚有"人或素有目疾及痰火热病，水少元虚者，则尔我传染不一"，即提出本病的发生还与内在原因有关；在病证鉴别及预后上认为："其丝脉虽多赤乱，不可以为赤丝乱脉证，常时如是之比。若感染轻而源清，邪不胜正者，则七日而自愈，盖火数七，故七日火气尽而愈；七日不愈而有二七者，乃再传也；二七不退者，必其犯触及本虚之故，防他变证矣。"明代傅仁宇在《审视瑶函》中除遵循上述理论外，还提出："天行赤热，时气流行，三焦浮燥……宜服驱风散热饮子……桑白皮散……泻热黄连汤……"《医方类聚》中的《龙树菩萨眼论》论述了本病愈后的注意事项，即："如眼因天行病后……不慎口将息，饮食失度所致，患起，食多热毒之食，必损其眼也……不尔，当生障翳，疼痛不可忍。"在治疗上，以上各书均主张内服外点并治。

【病因病机】

《银海精微》指出："天行赤眼者，谓天地流行毒瓦斯，能传染于人。"强调疫疠之气为其外因。

本病多因猝感疫疠之气，疫热伤络；或肺胃积热，肺金凌木，侵犯肝经，上攻于目而发病。

【临床表现】

1. 自觉症状

目痛羞明，碜涩灼热，泪多眵稀；可有头痛发热、四肢酸痛等症。

2. 眼部检查

初起胞睑红肿，白睛红赤，甚至红赤壅肿，睑内粟粒丛生，或有伪膜形成；继之白睛溢血呈点片状或弥漫状（附彩图 10-2），黑睛生星翳。耳前或颌下可扪及肿核。

3. 实验室及特殊检查

眼分泌物涂片或结膜刮片镜检见单核细胞增多。

【诊断依据】

1. 正处流行季节，或有接触史，起病急，多双眼同时或先后发病。
2. 患眼目痛羞明，碜涩灼热，泪多眵稀。
3. 白睛红赤，或见白睛溢血呈点片状，泪多眵稀，耳前或颌下可扪及肿核。

【治疗】

1. 辨证论治

（1）初感疠气证

证候：患眼碜涩灼热，羞明流泪，眼眵稀薄，胞睑微红，白睛红赤、点片状溢血；发热头痛，鼻塞，流清涕，耳前、颌下可扪及肿核；舌质红，苔薄黄，脉浮数。

辨证分析：初感疫疠之气，上犯白睛，故见白睛红赤、碜涩灼热、羞明流泪；热伤络脉，故白睛溢血；疫疠之气壅滞于耳前颌下，故可扪及肿核；发热头痛，鼻塞，流清涕及舌脉均为初感疫疠之气，内热不重之候。

辨证要点：以白睛红赤、点片状溢血，羞明流泪，发热头痛及舌脉为本证要点。

治法：疏风清热，兼以解毒。

方药：驱风散热饮子[85]加减。宜去方中之羌活、当归尾、川芎，酌加金银花、黄芩、蒲公英、大青叶等以增强清热解毒之力；若无便秘，可去方中大黄；若白睛红赤甚、溢血广泛者，加牡丹皮、紫草以清热凉血退赤。

（2）热毒炽盛证

证候：患眼灼热疼痛，热泪如汤，胞睑红肿，白睛红赤臃肿、弥漫溢血，黑睛星翳；口渴心烦，便秘溲赤；舌红，苔黄，脉数。

辨证分析：肺胃素有积热，复感疫疠之气，内外合邪，上攻于目，故见白睛红肿、弥漫溢血，黑睛星翳等眼症；口渴心烦，便秘溲赤，脉数苔黄等症皆热邪伤津，里热炽盛之候。

辨证要点：以白睛红肿、弥漫溢血，黑睛星翳，口渴心烦，便秘溲赤及舌脉为本证要点。

治法：泻火解毒。

方药：泻肺饮[99]加减。若白睛溢血广泛者，酌加紫草、牡丹皮、生地黄以凉血止血；黑睛生星翳者，酌加石决明、木贼、蝉蜕以散邪退翳；若便秘溲赤明显者，酌加生大黄、淡竹叶以清热通腑、利水渗湿。

2. 外治

（1）滴滴眼液：滴鱼腥草滴眼液，每日6次；症状严重者，可每小时2次。亦可选抗病毒滴眼液，配合抗生素滴眼液滴眼。

（2）洗眼法：选用大青叶、金银花、蒲公英、菊花等清热解毒之品，煎汤熏洗患眼，每日2~3次。

3. 针刺治疗

同"风热赤眼"。

4. 中成药治疗

根据临床证型，可选用银翘解毒丸、防风通圣丸等口服。

【预防与调护】

同"风热赤眼"。

【现代研究】

现代临床研究显示，双黄连粉针剂、鱼腥草滴眼液冲洗结膜囊，以及清热疏风的中药复方如五花汤、银翘散等治疗流行性出血性结膜炎均有较好的临床治疗效果。

【教学重点】

明确本病的病位在白睛表层，是临床上常见的具有传染性的白睛疾病。病因以猝感疫疠之气，疫热伤络，上攻于目为主；天行赤眼主要讨论流行性出血性结膜炎，以白睛红赤，或见白睛溢血呈点片状，泪多眵稀为主要临床诊断要点；局部滴眼药是本病最主要的治疗方法，辨证论治中注意酌加凉血退赤之品；本病有极强的传染性；强调禁止局部包扎。

【教学难点】

本病的早期诊断；本病与天行赤眼暴翳的鉴别诊断。

【复习思考题】

1. 天行赤眼的病因病机是什么？
2. 天行赤眼的诊断依据是什么？
3. 如何鉴别天行赤眼与风热赤眼？

第三节　天行赤眼暴翳

【教学目的】

了解天行赤眼暴翳的概念、病因病机、诊断与鉴别、辨证论治、外治及其他治疗。

【教学要求】

简要讲授本病的发病特点、预后转归、病因病机、临床表现、诊治方法，病变的传染途径及预防措施。采用课堂讲授，配合幻灯、图片或多媒体课件等教学手段，有条件时配合临床患者示教。

【概述】

天行赤眼暴翳是指因感受疫疠之气，急发白睛红赤，继之黑睛生翳的眼病；又名"大患后生翳""暴赤生翳"。本病可单眼或双眼同时患病，易传染流行，无明显季节性，各年龄段均可发生，病程较长，严重者可迁延数月。愈后常遗留不同程度的角膜薄翳，影响视力。

本病类似于西医学的流行性角结膜炎，属病毒性角结膜炎，病原体为腺病毒8、19、29和37型。

【历史沿革】

本病名首见于《古今医统大全·眼科》，该书在记载其症状时说："患眼赤肿，泪出而痛，或致头额俱痛，渐生翳障，遮蔽瞳人，红紫不散。"其实，早在《银海精微》中即有本病的相关记载："大患后生翳者，与天行赤眼同一症也，何分两症治之？天行赤眼只一候，或七日愈矣。虽同，无生翳之患。大患者，初起陡然而起，肿痛，发来甚重，沙涩难忍，增（憎）寒作热，坐卧不安，或通夜行至达旦，羞明怕日，泪出如汤，鼻涕溏流，两眼肿起如桃，日夜呻吟，饮食无味，二七不愈，遂生翳如黄脓疥疮，占在风轮，其脑牵痛……问曰：天行赤眼后生白翳者何也？答曰：邪气甚伤经络也，外邪甚则伤肝，肝受伤则生翳……"这不仅阐明了本病与天行赤眼的鉴别要点，而且还记述本病的病因及临床特点。

【病因病机】

《古今医统大全·眼科》认为本病:"运气所加,风火淫郁……必有瘀血,宜去之。"结合临床归纳其病因病机为:外感疠气,内兼肺火亢盛,内外合邪,肺金凌木,侵犯肝经,肺肝火炽,上攻于目而发病。

【临床表现】

1. 自觉症状

灼热目痛,碜涩羞明,泪多眵稀,视物模糊。

2. 眼部检查

初起胞睑微肿,泪多眵稀,白睛红赤臃肿,睑内粟粒丛生,耳前及颌下扪及肿核并有压痛;发病 1～2 周后,白睛红赤臃肿逐渐消退,但出现抱轮红赤或白睛混赤,黑睛星点翳障,散在而不连缀,呈圆形,边界模糊,多位于黑睛中央,在裂隙灯显微镜下清晰可见荧光素染色后的黑睛星点翳障(附彩图 10-3);2～3 周后,荧光素染色虽转为阴性,但黑睛点状混浊可持续数月或更长时间,以后逐渐消退。

3. 实验室及特殊检查

眼分泌物涂片见单核细胞增多。

【诊断依据】

1. 发病迅速,双眼先后发病,常有相关接触史。
2. 自觉碜涩疼痛,畏光流泪,泪多眵稀,耳前多有肿核,按之疼痛。
3. 白睛红赤浮肿,睑内粟粒丛生,黑睛出现星点翳障,多位于黑睛中部。

【鉴别诊断】

本病应与风热赤眼、天行赤眼相鉴别,其内容详见表 10-1。

表 10-1　风热赤眼、天行赤眼及天行赤眼暴翳鉴别表

鉴别点	风热赤眼	天行赤眼	天行赤眼暴翳
病因	感受风热之邪	猝感疫疠之气	猝感疫疠之气,内兼肺火亢盛,内外合邪,肝肺同病
眵泪	眵多黏稠	泪多眵稀	泪多眵稀
白睛红赤	白睛红赤浮肿	白睛红赤浮肿,点状或片状白睛溢血	白睛红赤浮肿,或抱轮红赤
黑睛星翳	多无黑睛生翳	少有,在发病初出现,其星翳易消退	多有,以发病后 1～2 周更多见,其星翳多位于黑睛中央,日久难消
分泌物涂片	多形核白细胞增多	单核细胞增多	单核细胞增多
预后	一般较好	一般较好	重者,黑睛可留点状翳障,渐可消退
传染性	有传染性,但不引起流行	传染性强,易引起广泛流行	同"天行赤眼"

【治疗】

肺肝同病为本病的特点，故治疗时不能因白睛红赤肿痛消退就放松黑睛星翳的治疗，否则会造成黑睛星翳迁延难愈。

1. 辨证论治

（1）初感疠气证

证候：目痒碜痛，羞明流泪，眼眵清稀，胞睑微肿，白睛红赤浮肿，睑内粟粒丛生，黑睛星翳；兼见头痛发热、鼻塞流涕；舌红，苔薄白，脉浮数。

辨证分析：疠气初感肺金，引动肝火，上犯白睛及黑睛，故见白睛红赤浮肿、黑睛星翳稀疏等眼症；全身症状及舌脉为疠气侵袭之候。

辨证要点：以白睛红赤浮肿，睑内粟粒丛生，黑睛星翳稀疏，头痛发热等全身症状及舌脉为本证要点。

治法：疏风清热，退翳明目。

方药：菊花决明散[142]加减。方中宜去羌活，常加蝉蜕、蒺藜以祛风退翳；若白睛红赤浮肿明显者，加桑白皮、金银花以清热泻肺。

（2）肺肝火炽证

证候：患眼碜涩刺痛，畏光流泪，视物模糊，黑睛星翳簇生，白睛混赤，睑内粟粒丛生；兼见口苦咽干，便秘溲赤；舌红，苔黄，脉弦数。

辨证分析：素体肺热较盛，肺金凌木，侵犯肝经，肺肝火炽，上攻于目，故见白睛混赤、黑睛星翳簇生等眼症；口苦咽干、便秘溲赤及舌脉均为肺肝火炽之候。

辨证要点：以白睛混赤，黑睛星翳簇生，口苦咽干等全身症状及舌脉为本证要点。

治法：清肝泻肺，退翳明目。

方药：修肝散[111]或洗肝散[114]加减。常于方中加密蒙花、谷精草以增疏风清热退翳之功；白睛混赤甚者，宜去方中川芎、红花，加牡丹皮以增强凉血退赤之功。

（3）阴虚邪留证

证候：目珠干涩，白睛红赤渐退，但黑睛星翳未尽；舌红少津，脉细数。

辨证分析：热邪伤津，余邪未尽，故见白睛红赤渐退，但目珠干涩，尚有黑睛星翳；舌红少津、脉细数为阴虚邪留之候。

辨证要点：以目珠干涩，尚有黑睛星翳及舌脉为本证要点。

治法：养阴祛邪，退翳明目。

方药：滋阴退翳汤[164]加减。常于方中加北沙参、天冬以助养阴生津；黑睛有翳、羞明者，宜加石决明、谷精草、乌贼骨以清肝明目退翳。

2. 外治

（1）滴滴眼液：滴鱼腥草滴眼液，每日6次；症状严重者，可每小时2次。亦可选抗病毒滴眼液，配合抗生素滴眼液滴眼；若黑睛星翳簇生，可配用促进黑睛表层愈合的眼药。

（2）熏洗眼：选用大青叶、金银花、蒲公英、决明子、野菊花等清热解毒之品，煎汤熏洗患眼，每日2～3次。

3. 其他治法

同"天行赤眼"。

【预防与调护】

同"风热赤眼"。

【文献选录】

《秘传眼科龙木论·暴赤眼后急生翳外障》："此眼初患之时，忽然白睛赤肿泪出，或痒或痛，皆是肝心壅毒在胸膈之间，更相击发。脏气上冲，致使如此。"

【教学重点】

明确本病的病位在白睛和黑睛表层；本病的临床特点是一般不出现白睛溢血，但睑内粟粒丛生明显，黑睛星点状翳障多出现在病后7～10天，黑睛点状混浊可持续数月或更长时间；局部滴眼药是本病最主要的治疗方法，辨证论治中注意酌加退翳明目之品；本病有很强的传染性；强调禁止局部包扎。

【教学难点】

本病的早期诊断；本病与天行赤眼、风热赤眼的鉴别诊断。

【复习思考题】

1. 天行赤眼暴翳的病因病机是什么？
2. 天行赤眼暴翳的诊断依据是什么？
3. 如何鉴别天行赤眼、天行赤眼暴翳及风热赤眼？

第四节　脓漏眼

【教学目的】

熟悉脓漏眼的病名概念、病因病机，了解脓漏眼的诊断与鉴别、辨证论治、外治及其他治疗。

【教学要求】

重点讲授本病的病名概念、病因病机、临床表现、病变的传染途径及预防措施。采用课堂讲授，配合幻灯、图片或多媒体课件等教学手段，有条件时配合临床患者示教。

【概述】

脓漏眼是以发病急剧，胞睑及白睛高度红赤臃肿，眵多如脓，易引起黑睛生翳溃损为主要特征的眼病。该病起病急、进展速，常因合并黑睛损害而严重危害视力，预后不良。其传染性极强，属接触传染。

本病类似于西医学之淋菌性结膜炎，属超急性细菌性结膜炎，是急性传染性眼病中最剧烈的一种。成人患者多为淋菌性急性尿道炎的自身感染，或他人尿道分泌物传染所致；新生儿患者则主要通过母体产道的炎性分泌物直接感染。

【历史沿革】

中医眼科古籍中无本病之相关记载，根据其病证特点，后世称为脓漏眼（《中医药学高级丛书·中医眼科学》）。

【病因病机】

外感淋病疫毒，导致肺胃火毒炽盛，夹肝火升腾，浸淫于目而成。

【临床表现】

1. 自觉症状

眼内灼热疼痛，眵多如脓，磣涩羞明，热泪如涌。成年患者潜伏期为10小时至2～3日不等，常有排尿困难、尿痛、尿急、尿血等症状。新生儿患者多在出生后2～3日发病，其症状与成人患者相似，但可有全身发热等表现。

2. 眼部检查

初期胞睑及白睛高度红赤臃肿，或伴白睛溢血及假膜形成，有黏稠或血性分泌物；3～5日后，可见大量脓性眼眵自睑裂外溢（附彩图10-4），部分患者合并黑睛溃烂，严重者黑睛穿孔，形成蟹睛，甚至珠内灌脓；2～3周后，脓性眼眵减少，胞睑内红赤肥厚、粟粒丛生、表面粗糙，白睛轻度红赤等，可持续数月。

此外，全身检查常在耳前扪及肿核，可有淋菌性尿道炎或阴道炎。

3. 实验室及特殊检查

眼分泌物或结膜刮片可找到淋球菌；尿道或阴道分泌物涂片急性期镜检可查见革兰阴性双球菌；血常规检查急性期白细胞总数可增加，中性粒细胞比例可升高。

【诊断依据】

1. 有淋病史或接触史；新生儿患者其母有淋病性阴道炎。
2. 胞睑及白睛高度红赤臃肿，有大量脓性眼眵。
3. 眼分泌物或结膜刮片发现淋球菌。

【鉴别诊断】

本病应与风热赤眼相鉴别。两者相同之处是发病急，有传染性，可见白睛红赤、眵多；不同之处是风热赤眼无淋病史或相关接触史，胞睑及白睛红赤肿痛、眼眵诸症相对较轻，一般不发生黑睛溃烂，分泌物或结膜上皮细胞刮片找不到淋球菌。

【治疗】

本病病情凶险，发展迅速，故强调全身与局部治疗相结合。

1. 辨证论治

（1）疫毒攻目证

证候：灼热羞明，疼痛难睁，眵泪带血，睑内红赤，白睛红肿，甚则白睛浮壅高出黑睛，黑睛星翳，或见睑内有点状出血及假膜形成；兼见恶寒发热，便秘溲赤；舌质红，苔薄黄，脉浮数。

辨证分析：疫毒上壅，肺失清肃，肺气壅滞，气郁水停血滞，故见白睛红肿，甚则白睛浮壅高出黑睛，以及眵泪带血等眼症；恶寒发热、便秘溲赤及舌脉表现为疫毒侵袭之候。

辨证要点：以白睛红肿，甚则白睛浮壅高出黑睛，眵泪带血及舌脉为本证要点。

治法：清热解毒。

方药：普济消毒饮[162]加减。可于方中加生地黄、牡丹皮以清热凉血；加葶苈子以下气行水；黑睛翳重者，可加石决明、芦荟以清肝退翳。

（2）火毒炽盛证

证候：白睛赤脉深红粗大，脓眵不断从睑内溢出，胞睑及白睛红赤浮肿，黑睛溃烂，甚则穿孔；兼见头痛身热，口渴咽痛，小便短赤剧痛，便秘；舌绛，苔黄，脉数。

辨证分析：火毒炽盛，气血两燔，热深毒重，故见白睛赤脉深红粗大、眵多成脓而不断从睑内溢出等眼症；肺胃火毒炽盛，引动肝火上燔，故见黑睛溃烂，甚则穿孔；舌脉及全身症状则为火毒炽盛之象。

辨证要点：以白睛赤脉深红粗大，眵多成脓，不断从睑内溢出及舌脉为本证要点。

治法：泻火解毒。

方药：清瘟败毒饮[156]加减。常酌加金银花、紫花地丁、败酱草、蒲公英以增强清热解毒之力；若白睛赤脉深红粗大甚者，可加紫草、赤芍以增凉血活血之功；若黑睛溃陷者，酌加夏枯草、青葙子、石决明以凉血解毒、清肝明目退翳；若便秘溲赤明显者，酌加通草、车前子、生大黄以通利二便。

2. 外治

（1）洗眼法：①用金银花、野菊花、紫花地丁、败酱草、蒲公英等清热解毒之品煎水外洗。②用3%硼酸液或1∶10000的高锰酸钾溶液冲洗结膜囊，每15～30分钟冲洗1次，必须夜以继日，不可间断，直至脓性眼眵减少或消失。

（2）滴滴眼液：①滴用清热解毒类滴眼液，如熊胆滴眼液等。②用抗生素滴眼液，如青霉素、氧氟沙星滴眼液等频频滴眼。③若发生黑睛溃烂者，还需用1%硫酸阿托品滴眼液或眼膏散瞳。

3. 西医治疗

本病必须同时全身应用抗生素治疗，首选头孢菌素类口服或静脉滴注。注意不要与其他药物混用。

（1）肌内注射：成人每次青霉素160万U，每日2次，连续5天。如青霉素过敏者，可用壮观霉素，每次 1g，每日 2 次，连续 5 天。

（2）静脉给药：有角膜病变者，应静脉推注头孢曲松钠，每次 1g，8 小时或 12 小时 1 次，连续 7 天。

（3）新生儿用青霉素 10 万 U/（kg·d），分 4 次肌内注射或静脉滴注，连续用 7 天；或用头孢噻肟曲松钠 25mg/kg，每 8 小时或 12 小时 1 次，连续 7 天。

（4）由于本病大约 30% 的患者伴有衣原体感染，故应补充口服对衣原体有效的抗生素。可选红霉素（每次 0.25g，4 次 / 日，连续 7 天）、阿奇霉素（每次 1g，1 次 / 日，连续 7 天）、多西环素（每次 0.1g，2 次 / 日，连续 7 天）。

【预防与调护】

1. 宣传性病防治知识，严格控制性病传播，淋病性尿道炎、阴道炎的患者患病期间禁止到公共游泳池游泳或浴池洗澡，饭前便后要洗手。

2. 对患有淋病性尿道炎及阴道炎的患者要隔离，彻底治疗，与患眼接触的医疗器械须严格消毒，焚毁敷料等物；若单眼患病，应用透明眼罩保护健眼。

3. 新生儿出生后应及时滴用妥布霉素滴眼液等抗生素眼液以预防。

4. 医生在检查和处理患者时，应戴保护眼镜。

【现代研究】

在病原学检测方面，新生儿、婴幼儿结膜炎患者虽然以淋病奈瑟菌感染为主，但是也不能忽略其他病原菌的感染，如解脲支原体、假丝酵母菌等；在检测手段方面，淋病奈瑟菌涂片中无杂菌生长且有大量肿胀的中性粒细胞存在时，应特别引起注意，应高度怀疑淋病奈瑟菌感染。

在治疗方面，谢香荣等通过比较青霉素局部用药与青霉素局部和全身联合用药治疗新生儿淋菌性结膜炎的研究结果显示：单纯局部应用青霉素是治疗一般新生儿淋菌性结膜炎的首选方法。

【教学重点】

强调本病起病急、进展速，常因合并黑睛损害而严重危害视力，具有极强的传染性，是白睛疾病中的急重症；中医病因以疫毒入侵、火毒炽盛为主；诊断以有淋病史或接触史，胞睑及白睛高度红赤壅肿，有大量脓性眼眵为主要依据；治疗上强调全身必须应用抗生素、全身与局部同时用药的重要性；禁止局部包扎。

【教学难点】

本病的早期诊断，以及本病与风热赤眼的鉴别诊断。

【复习思考题】

1. 导致脓漏眼的病原菌是什么？

2. 脓漏眼的诊断要点是什么？

3. 脓漏眼与风热赤眼的鉴别要点是什么？

4. 脓漏眼引起严重视力障碍的原因是什么？

5. 脓漏眼的治疗原则是什么？

第五节　赤丝虬脉

【教学目的】

了解赤丝虬脉的病名概念、病因病机、诊断及治疗。

【教学要求】

明确本病的病名概念、病因病机、临床表现特点及治疗措施。采用课堂讲授，配合幻灯、图片或多媒体课件等教学手段，有条件时配合临床患者示教或自学。

【概述】

赤丝虬脉是指以白睛赤脉纵横，粗细不一，条缕分明，甚则虬蟠旋曲，经久难退为主要临床特征的一种眼病，又称"赤丝乱脉"。本病与年龄、性别无关，大多双眼患病，常由暴风客热、天行赤眼等外障眼病治疗不彻底遗留而来，是比较顽固的一种慢性眼病。

赤丝虬脉类似于西医学的慢性卡他性结膜炎。慢性卡他性结膜炎可分为感染性和非感染性两大类。细菌感染多为急性结膜炎未愈而转为慢性，也可能为毒力不强的菌种感染而表现为慢性炎症。非感染性因素主要有屈光不正、烟酒过度、化学烟雾刺激、眼部长期应用有刺激的药物、睡眠不足等。

【历史沿革】

本病名见于明代傅仁宇所著《审视瑶函》，但对本病认识较为全面者，当推明代医家王肯堂所撰的《证治准绳·杂病·七窍门》。该书称本病为"赤丝乱脉证"，明确指出其临床表现为："赤丝乱脉证，谓气轮有丝脉赤乱，久久常如是者……有痛不痛，有泪无泪，有羞明不羞明，为病不等。"并强调其病位在气轮，即："盖病生在气轮，白珠上有丝脉纵横或稀密粗细不等，但常常如是，久而不愈者也。"其认为辨证上要分清本病与天行客风、赤脉贯睛等症，谓："非若天行客风等证之暴壅，赤脉贯睛之难恶者比。若只赤乱或昏昧涩紧不爽，或有微微泪湿者轻，因而犯戒者变重。若脉多赤乱兼以枯涩而紧痛，泪湿而烂肿者重。"在治疗上，主张根据赤脉的部位，辨明何经何络而治之，曰："验之当以大脉为主，从何部分而来，或穿连某位，即别其所患在何经络，或传或变，自病合病等证。分其生克承制，然后因其证而投其经以治之。"明代傅仁宇在《审视瑶函》中提出"赤丝虬脉"之病名，对其临床表现的描述和治法与《证治准绳》相近，同时还强调治疗应"内服外点"，要"因其滞而量其轻重，各略导之，不可太过，过则伤其真血，水亏膏涩，昏弱之患至矣，宜服点并行"，并明确提出用"退热散""点眼蕤仁膏"。

【病因病机】

《审视瑶函》谓："此症谓气轮有赤丝虬脉，常时如是者，或因目病初起失养，致血滞于络而赤者，其病生于气轮……若只赤虬昏昧，涩紧不爽，或有微泪湿热者轻，因犯传变者重……"结合临床归纳为：

1.因长期风沙刺激，或嗜酒成习，或过食辛辣厚味，或烟火久熏等，致热郁血脉，白睛赤脉纵横。

2.因某些外障眼病，治不及时或不彻底，余邪未尽，伤阴耗液，阴虚火旺所致。

3.亦有因久用目力，劳逸无度，阴津暗耗，血滞脉络而致。

4.或因眶内肿块挤压，血络瘀阻而致。

【临床表现】

1. 自觉症状
患眼干涩微痒，或灼热泪出，时有眼眵，眼睑沉重，不耐久视。

2. 眼部检查
白睛表层赤脉纵横，粗细不匀，疏密不等，甚者虬脉粗赤，虬蟠旋曲（附彩图10-5），时轻时重，经久难消，视力无损。

【诊断依据】

1.白睛表层赤脉纵横，粗细不匀，疏密不等，虬蟠旋曲。

2.时轻时重，经久难消，视力无损。

3.患眼微痒，干涩不舒，时有眼眵。

【鉴别诊断】

本病应与椒疮相鉴别。两者的鉴别要点在于本病无赤脉下垂，愈后睑内表面不留瘢痕。

【治疗】

本病大多是某些外障眼病迁延失治而来。对于余邪未尽，热郁脉络者，应清解余邪、凉血活血；对脾胃有湿热者，宜清热利湿；对阴虚火旺者，宜滋阴降火。外治用清热解毒类中药制剂，且需较长期坚持使用。

1. 辨证论治

（1）热郁脉络证

证候：眼涩刺痒，羞明流泪，白睛赤脉粗大蟠曲，其色紫红；舌质红，苔薄黄。

辨证分析：外障眼病，迁延失治，余邪未尽，热郁脉络，故见白睛赤脉粗大蟠曲等症；舌质红，苔薄黄为余邪未尽之象。

辨证要点：以白睛赤脉粗大蟠曲，舌质红，苔薄黄为本证要点。

治法：凉血退赤。

方药：退热散[118]加减。若赤脉紫红粗大明显者，加丹参、红花以活血行滞。

（2）脾胃湿热证

证候：白睛污浊，赤脉纵横，便溏尿赤；舌质红，苔黄腻，脉滑。

辨证分析：平素嗜食肥甘厚味，酿成脾胃湿热，湿热上熏于白睛，故见白睛污浊、赤脉纵横；脾胃运化失司，则见便溏；病乃湿热则小便黄赤，舌质红，苔黄腻，脉滑。

辨证要点：以白睛污浊，赤脉纵横，便溏尿赤，舌质红，苔黄腻为本证要点。

治法：清利湿热。

方药：清脾散[155]加减。若白睛污浊，赤脉纵横明显者，加黄芩、桑白皮、牡丹皮以增强清利湿热、活血行滞。

（3）虚火上炎证

证候：眼干涩不适，不耐久视，时轻时重，白睛赤脉迂曲细小，眵泪稀少；可见口干咽燥，梦多寐少，舌红少苔，脉细而数。

辨证分析：久视劳瞻，阴津内耗，虚火上炎，故见白睛赤脉迂曲细小、时轻时重；阴津不足，津不上承，故见眼干涩不适、不耐久视等症。全身症状及舌脉为虚火上炎之象。

辨证要点：以白睛赤脉迂曲细小，时轻时重，干涩不适，不耐久视及舌脉为本证要点。

治法：滋阴降火。

方药：知柏地黄丸[90]加减。若心烦失眠，加酸枣仁、茯神以养心安神；若津少便结，加何首乌、火麻仁以润肠通便。

2. 外治

（1）滴眼药水：滴0.2%鱼腥草眼药水，每日6次；症状严重者，可1小时2次。亦可选0.1%利福平、妥布霉素等抗生素眼药水滴眼。

（2）洗眼法：选用大青叶、金银花、蒲公英、菊花等清热解毒之品，煎汤熏洗患眼，每日2~3次。

【预防与调护】

1. 患暴风客热等外障眼病者，应彻底治愈。

2. 在风沙烟尘较多的环境工作时，应戴防护眼镜，以避免风沙刺激。

3. 平时工作、生活要有规律，勿过用目力，饮食宜清淡，戒除烟酒。

4. 若屈光不正者，应戴适当眼镜矫正。

【文献选录】

《灵枢·论疾诊尺》："赤脉从上下者，太阳病；从下上者，阳明病；从外走内者，少阳病。"

【现代研究】

周万芹报道，以升阳降火汤（柴胡、羌活各9g，黄芪、人参各12g，升麻、炙甘草、黄连、黄芩各6g，生石膏15g。每天1剂，水煎，分3次温服）治疗慢性结膜炎，取得较好的临床效果。

【教学重点】

明确本病属于一种慢性眼病，类似于西医学的慢性卡他性结膜炎；其病因复杂，但病证以虚实夹杂为主；治疗较为棘手。

【教学难点】

本病的病因病机。

【复习思考题】

1. 慢性卡他性结膜炎的主要病因有哪些？
2. 赤丝虬脉的诊断要点是什么？
3. 赤丝虬脉的病因病机是什么？

第六节　时复目痒

【教学目的】

熟悉时复目痒的诊断要点，了解其病因、临床分型及治疗要点。

【教学要求】

重点讲授本病的病名概念、病因病机、诊断要点、临床分型及治疗要点。采用课堂讲授，配合幻灯、图片或多媒体课件等教学手段，有条件时配合临床患者示教。

【概述】

时复目痒是指发病时目痒难忍，白睛红赤，至期而发，呈周期性反复发作的眼病；又名"时复证""痒若虫行证""眼痒极难忍外障"等。本病多见于青少年男性，常双眼发病，其病程可长达数年或数十年之久，随年龄增长逐渐减轻或痊愈。

该病类似于西医学的春季结膜炎，属免疫性结膜炎。致病的过敏原可为植物的花粉、微生物的蛋白质成分及动物皮毛等。根据病变部位，可分为睑结膜型、角膜缘型和混合型。

【历史沿革】

本病名见于曾庆华主编的《中医眼科学》，在古代医籍中无"时复目痒"之病名记载。就其发病特征而言，与民国时期康维恂编著的《眼科菁华录·时复之病》中所载之"时复症"相似，书中说本病："类似赤热，不治自愈，及期而发，过期又愈，如花如潮，久而不治，遂成其害。"但"时复症"之名则首见于明代王肯堂所著《证治准绳·杂病·七窍门》，曰："谓目病不治，忍待自愈，或治失其宜，有犯禁戒，伤其脉络，遂致深入。又不治之，致搏夹不得发散之。故或年之月，月之日，如花如潮，至期而发，至期而愈，久而不治及因激发遂成大害。未发者，问其所发之时令，以别病本在何经位。已发者，当验其形证丝脉，以别其何部分，然后治之。"阐明时复症有时间性、周期性、自愈性，也可酿成大灾；治疗上，不仅要治已病，更提出未病防变，治疗未病的思想。

【病因病机】

1.肺卫不固，风热外侵，上犯白睛，往来于胞睑肌肤腠理之间。
2.脾胃湿热内蕴，复感风邪，风湿热邪相搏，滞于胞睑、白睛。
3.肝血不足，虚风内动，上犯于目。

【临床表现】

1. 自觉症状
双眼奇痒难忍，灼热微痛，碜涩不适，甚则羞明流泪，有白色黏丝样眼眵。

2. 眼部检查
胞睑内面有状如铺路卵石样的扁平颗粒，表面似覆一层牛奶，白睛呈污红色（附彩图10-6）；或见黑睛边缘出现黄白色胶样隆起结节，重者结节相互融合，包绕黑睛边缘，白睛呈污红或黄浊色。上述两种情况可以单独出现，也可同时存在。

3. 实验室及特殊检查
结膜刮片可见嗜酸性粒细胞或嗜酸性颗粒。

【诊断依据】

1.双眼奇痒难忍，周期性反复发作，一般春夏季发病，秋冬季缓解。
2.睑内面有扁平颗粒，状如铺路卵石样排列；或见黑睛边缘出现黄白色胶样隆起结节，白睛呈污红或黄浊色；或两种情况同时存在。
3.结膜刮片可见嗜酸性粒细胞或嗜酸性颗粒。

【鉴别诊断】

本病应与椒疮相鉴别。两者相同之处是均在胞睑内面有颗粒丛生；不同之处是椒疮之颗粒较小，目无奇痒，无定期发病的特点；而本病之颗粒较大，硬而扁平，排列如铺路之卵石样，双眼奇痒，定期发病。

【治疗】

1. 辨证论治

（1）外感风热证

证候：眼痒难忍，灼热微痛，有白色黏丝样眼眵，胞睑内面遍生状如小卵石样颗粒，白睛污红；舌淡红，苔薄白，脉浮数。

辨证分析：外感风热，郁滞睑肤肌腠，气血受阻，故见睑内遍生卵石状颗粒；风盛则痒，故见眼痒难忍；风热为阳邪，故感眼目灼热、白睛污红；舌脉为外感风热之候。

辨证要点：以睑内遍生卵石状颗粒或白睛污红，眼痒难忍及舌脉为本证要点。

治法：祛风止痒。

方药：消风散[131]加减。痒甚者，酌加桑叶、菊花、刺蒺藜以增祛风止痒之功；若白睛红赤、灼热明显者，可加牡丹皮、赤芍、郁金以凉血消滞退赤。

（2）湿热夹风证

证候：患眼奇痒难忍，风吹日晒、揉拭眼部后加剧，泪多眵稠呈黏丝状，睑内面遍生颗粒，状如小卵石排列，白睛污红，黑白睛交界处呈胶样结节隆起；舌质红，苔黄腻，脉数。

辨证分析：湿热郁遏，气血郁阻，兼受风邪，故见患眼奇痒难忍、眼眵黏稠呈黏丝状、白睛污红、黑白睛交界处呈胶样结节隆起；舌脉为湿热夹风之候。

辨证要点：以患眼奇痒难忍，眼眵黏稠呈黏丝状，白睛污红，黑白睛交界处呈胶样结节隆起及舌脉为本证要点。

治法：清热除湿，祛风止痒。

方药：除湿汤[121]加减。常于方中加白鲜皮、地肤子、茵陈以增强除湿止痒之力；睑内面遍生状如小卵石样颗粒及有胶样结节隆起者，可加郁金、川芎以消郁滞。

（3）血虚生风证

证候：眼痒势轻，时作时止，白睛微显污红；面色少华或萎黄；舌淡脉细。

辨证分析：肝虚血少，虚风内动，上扰于目，故见眼痒干涩、时作时止；全身症状及舌脉均为血虚之候。

辨证要点：以眼痒干涩，时作时止，面色少华或萎黄及舌脉为本证要点。

治法：养血息风。

方药：四物汤[46]加减。方中宜加蒺藜、防风以增祛风止痒之功；加炒白术、茯苓、南沙参以健脾益气，使气血生化有源。

2. 外治

（1）滴滴眼液：滴用清热解毒类滴眼液，如熊胆滴眼液，可配合用 0.5% 醋酸可的松滴眼液；亦可用 2% 色甘酸钠滴眼液，配合用 0.1% 肾上腺素溶液；或用 2% 环孢霉素 A 滴眼液滴眼。

（2）冷敷：局部冷敷可减轻症状。

3. 针刺治疗

选取承泣、光明、外关、合谷等穴，每日 1 次，10 次为 1 个疗程。

4. 西医治疗

病情严重者可口服氯雷他定 10mg，每日 1 次，1～2 周为 1 个疗程。

【预防与调护】

1. 发作期为避免阳光刺激，可戴有色眼镜。
2. 少食或不食辛辣厚味之品，以免加重病情。
3. 缓解期可益气补脾以固其本，对防止复发或减轻复发症状有积极的意义。

【现代研究】

徐大梅报道用内服万应蝉花散加减方（石决明、蝉蜕、当归、防风、川芎、赤芍各 10g，羌活、苍术、甘草各 6g。每天 1 剂，水煎 2 次，每次取汁约 150mL，两次煎液混合后分 2 次口服。痒甚时，加荆芥、白蒺藜；睑结膜型，加桔梗、菊花；角膜缘型，加知母、生地黄；有角膜并发症时，加龙胆、夏枯草），并将内服中药煎取第 3 次煎液约 200mL，药液热时睁开双目，先熏双眼；待药液变温时，微闭双目，先洗后敷双眼，每天 1 次，每次 10～20 分钟，其治疗春季结膜炎的疗效优于滴色甘酸钠滴眼液组。孟青青等用川椒方颗粒剂（主要由花椒、荆芥、防风、地肤子、蛇床子等组成）治疗过敏性结膜炎，其疗效优于滴奥洛他定滴眼液组。赵建浩等用中药低温凉雾超声雾化熏眼法（药用太子参、人参叶、金银花、黄芩、桑叶、白蒺藜、黄柏、苍术各 3g，蝉蜕 1g，甘草 1g，加水 300mL，煎煮开 10 分钟后，继加珍珠粉 0.1g，冰片 0.1g，煎煮 5 分钟，置凉，过滤，倒入已消毒的 500mL 生理盐水瓶中备用）治疗春季结膜炎，其临床疗效优于中药常温超声雾化法治疗组。

【教学重点】

强调本病以眼部奇痒且呈周期性反复发作为临床特征；根据病变部位可分为睑结膜型、角膜缘型和混合型；在治疗上局部与全身同时用药，缓解期益气补脾以固其本，对防止复发或减轻复发症状有积极的意义。

【教学难点】

本病与椒疮的鉴别诊断。

【复习思考题】

1. 根据病变部位，时复目痒可分为哪几种类型？
2. 时复目痒的病因病机是什么？
3. 时复目痒的诊断要点是什么？
4. 时复目痒与椒疮如何鉴别？

5. 春季结膜炎的常见过敏原有哪些?

第七节　金　疳

【教学目的】

熟悉金疳的病因病机、临床表现、辨证论治及其与火疳的鉴别。

【教学要求】

重点讲授本病的病名概念、病因病机、诊断要点、辨证论治及其与火疳的鉴别。采用课堂讲授,配合幻灯、图片或多媒体课件等教学手段,有条件时配合临床患者示教。

【概述】

金疳是指白睛表层生玉粒样小疱,周围绕以赤脉的眼病;又名"金疡"。本病以单眼发病为多,亦有双眼发病者。体质虚弱、营养不良的儿童每易反复发作,但预后良好。

本病类似于西医学之疱性结膜炎,属免疫性结膜炎,是一种迟发型免疫反应,可能是对微生物蛋白质发生过敏所致。

【历史沿革】

金疳之名首见于《证治准绳·杂病·七窍门》,书中对其症状及发生部位进行了描述:"金疳证,初起与玉粒相似,至大方变出祸患……生于气轮者,则有珠痛泪流之苦。"明代傅仁宇《审视瑶函》在《证治准绳》的基础上提出了用泻肺利气兼以养阴的"泻肺汤"来治疗本病,补充了《证治准绳》的不足。清代黄庭镜在《目经大成》中称本病为金疡。

【病因病机】

1. 肺经燥热,宣发失职,肺火偏盛,上攻于目,气血郁滞而成。
2. 肺阴不足,虚火上炎白睛所致。
3. 脾胃失调,土不生金,肺金失养,肺气不利而致。

【临床表现】

1. 自觉症状
仅感眼部碜涩不适。

2. 眼部检查
白睛浅层可见灰白色或玉粒状小疱,多为 1 个,大小不一,压之不痛,小疱周围有赤脉环绕(附彩图 10-7),小疱破溃后可以自愈,愈后不留痕迹。

3. 实验室及特殊检查

部分患者结核菌素试验阳性。

【诊断依据】

1. 白睛浅层见灰白色小疱，周围有赤脉环绕。
2. 眼部磣涩不适。

【治疗】

1. 辨证论治

（1）肺经燥热证

证候：目涩疼痛，泪热眵结；白睛浅层生小疱，其周围赤脉粗大；或有口渴鼻干，便秘溲赤；舌质红，苔薄黄，脉数。

辨证分析：肺经燥热，宣降失职，气血郁滞，故见白睛颗粒隆起、周围赤脉色红粗大且自觉磣涩疼痛；燥热伤津，故口渴鼻干、泪热眵结；肺与大肠相表里，肺被火灼，则便秘溲赤；舌红苔黄，脉数有力为热在气分的表现。

辨证要点：以白睛浅层生小疱，其周围赤脉粗大，舌质红，苔薄黄为本证要点。

治法：泻肺散结。

方药：泻肺汤[98]加减。常于方中加赤芍、牡丹皮以凉血活血退赤，加连翘以增清热散结之功；若小疱位于黑睛边缘者，加夏枯草、决明子以清肝泻火；大便秘结者，可加大黄以泻腑清热。

（2）肺阴不足证

证候：隐涩微疼，眼眵干结，白睛生小疱，周围赤脉淡红，反复再发；可有干咳咽干；舌质红，少苔或无苔，脉细数。

辨证分析：肺阴不足，目乏阴津濡养，虚火上炎，故眼磣涩疼痛不甚、小疱周围赤脉色淡；正虚不能胜邪，故反复发作；全身症状和舌脉均为肺阴不足、阴虚内热之候。

辨证要点：以眼内磣涩疼痛不甚，白睛小疱周围赤脉色淡及舌脉为本证要点。

治法：滋阴润肺。

方药：养阴清肺汤[112]加减。常于方中加夏枯草、连翘以增清热散邪之功。

（3）肺脾亏虚证

证候：白睛小疱周围赤脉轻微，日久难愈，或反复发作；疲乏无力，食欲不振，腹胀不舒；舌质淡，苔薄白，脉细无力。

辨证分析：肺脾亏虚，肺虚则治节不行，气化不利，气血郁滞难散，故见白睛小疱日久难愈，或反复发作；病证属虚，内无大热，故见白睛小疱周围赤脉轻微，舌质淡，苔薄白；全身症状为脾失健运、肺气虚弱之候。

辨证要点：以眼症轻微，白睛小疱反复发作，疲乏无力等全身症状及舌脉为本证要点。

治法：益气健脾。

方药：参苓白术散[103]加减。可加桑白皮、赤芍以缓目赤、止目痛。

2. 外治

可选用 0.5% 熊胆滴眼液滴眼，每日 3～6 次，同时选用 0.5% 醋酸可的松滴眼液或 0.025% 地塞米松滴眼液。亦可用抗生素类药物。

【预防与调护】

宜少食辛辣炙煿之品，以防助热伤阴；加强锻炼，增强体质；适当补充多种维生素。

【文献选录】

1.《证治准绳·杂病·七窍门》："金疳证，初起与玉粒相似，至大方变出祸患。生于睥内，必碍珠涩痛，以生翳障。生于气轮者，则有珠痛泪流之苦。子后午前阳分气升之时尤重，午后入阴分则病略清宁，久而失治，违戒反触者，有变漏之患。"

2.《审视瑶函》："金疳起如玉粒，睥生必碍睛疼，沙擦涩紧翳障生。若在气轮目病，珠痛泪流不爽，阳分最苦气升，时交阴降略清宁，目小涩而坚硬……宜服泻肺汤。"

3.《目经大成》："金疡玉粒生睛上……此证生于气轮，状如金粟，粒数无定，眵泪涩痛不消说，间有连上睑内结者，尤碍青睛……但火金亢战，非风湿居土木也。子后午前阳气升旺之时，病必急，大剂泻白散、治金煎。不稍减，消毒逐瘀汤投之，无有不罢。"

【现代研究】

发病机制方面：儿童疱性角结膜炎应当警惕结核菌隐性感染；葡萄球菌感染也是本病的常见致病原因，其中金黄色葡萄球菌和表皮葡萄球菌的阳性率分别占第一、二位。此外，多数患儿血清总 IgE 升高，说明本病与 I 型超敏反应也有一定关系。饮食习惯不良、偏食可能是当前本病发病的主要诱因；市售垃圾食品对儿童疱性眼炎的发病影响应引起重视。

治疗方面：张季瑾等报道双氯芬酸钠结合中药熏眼的方法治疗疱性结膜炎的效果比单纯使用抗炎药物好，可作为治疗疱性结膜炎的一种有效方法。

【教学重点】

明确本病的病位在白睛表层；强调本病是以白睛浅层的灰白色或玉粒状小疱，压之不痛，小疱周围有赤脉环绕为主要临床特征；局部与全身用药的重要性，以及不同病证的用药特点；加强锻炼，增强体质是其主要的预防措施。

【教学难点】

本病与火疳的鉴别诊断。

【复习思考题】

1. 简述金疳的病因病机。
2. 金疳的主要临床特征是什么？
3. 金疳的肺脾亏虚证与肺阴不足证的证治特点是什么？
4. 如何预防金疳的复发？
5. 金疳的易发人群是哪些？

第八节　白涩症

【教学目的】

熟悉白涩症的病名概念，了解其病因、症状及治疗要点。

【教学要求】

明确本病的病名概念、病因病机、临床表现特点及治疗措施。采用课堂讲授，配合幻灯、图片或多媒体课件等教学手段，有条件时配合临床患者示教。

【概述】

白涩症是指白睛不赤不肿，而以自觉眼内干涩不适，甚则视物昏蒙为主症的眼病；又名"干涩昏花"。此病多为双眼发病，与年龄、季节无关，药物治疗难取速效。

本病主要与西医学之干眼（包括睑板腺功能障碍、结膜松弛症）相类似。其他疾病如急性结膜炎后期、慢性结膜炎、浅层点状角膜炎等，若主症与本病相符，亦可参照本节辨证论治。

【历史沿革】

白涩症之名首见于《审视瑶函》，但明代王肯堂在《证治准绳·杂病·七窍门》中对本病论述颇详，然而未以单独病列出，而是包括在"白眼痛""干涩昏花"中。如该书对干涩昏花的症状描述道："干涩昏花证，目自觉干涩不爽利而视物昏花也。"其病因："乃劳瞻竭视，过虑多思，耽酒恣燥之人，不忌房事，致伤神水，目上必有证如细细赤脉，及不润泽等病在焉。合眼养光，良久则得泪略润，开则明爽可见，水少之故。"其治疗宜："治惟滋阴养水，略带抑火，以培其本。本正则清纯之气和而化生之水润。"明代傅仁宇《审视瑶函》则在《证治准绳》的基础上，将这种白睛不肿不赤，沙涩昏蒙之病命名为"白涩症"，该书不仅描述其症状曰："不肿不赤，爽快不得，沙涩昏蒙，名曰白涩。"而且还提出本病的病因和鉴别诊断曰："气分伏隐，脾肺湿热……此证南人俗呼白眼，其病不肿不赤，只是涩痛。乃气分隐伏之火，脾肺络湿热，秋天多患此。俗称稻芒赤目者，非也。"在其治疗上，提出用桑白皮汤治之。

【病因病机】

《审视瑶函》谓"乃气分隐伏之火，脾肺络湿热";《证治准绳》言"乃火郁蒸膏泽，故津液不清，而珠不莹润，汁将内竭"。结合临床，归纳如下：

1. 风沙尘埃侵袭日久或久留于干燥环境等，化燥伤津，加之素有肺阴不足，内外合邪，燥热犯目所致。

2. 平素情志不舒，郁火内生，灼伤津液，目失濡养。

3. 久病或年老体衰，或过用目力，劳瞻竭视，导致气虚津亏，精血不足，目失滋养。

4. 风热赤眼或天行赤眼治疗不彻底，余热未清，隐伏肺脾之络所致。

【临床表现】

1. 自觉症状

患眼干涩不爽，瞬目频频，或微畏光，灼热微痒，不耐久视，眵少色白或无眵；或同时有口鼻干燥，口中乏津。

2. 眼部检查

白睛赤脉隐隐；或白睛不红不肿，胞睑内面红赤；或睑弦红赤、增厚，睑弦有黄白色分泌物堆积；或目珠干燥而失却莹润光泽（附彩图 10-8），白睛微红，有皱褶，眵黏稠呈丝状。

3. 实验室及特殊检查

（1）泪液分泌量测定：多次 schirmer 法（SⅠT 和 SⅡT）小于 10mm/5min 为异常。

（2）荧光素染色泪膜破裂时间（FBUT）小于 5 秒，非接触式泪膜破裂时间（NIBUT）小于 10 秒；泪河线宽度小于 0.3mm。

（3）泪液渗透压测定：利用冰点 – 渗透压测量仪进行检测，一般大于 312mOms/L 可诊断为干眼症。

（4）虎红染色试验阳性，角膜荧光素染色试验阳性。

（5）印迹细胞学检查表现为杯状细胞密度降低，细胞核浆比降低，出现蛇形染色质、鳞状上皮化增加。

（6）必要时做自身抗体（类风湿因子、抗核抗体），免疫球蛋白 IgG、IgM、IgA 测定和血沉检查。

【诊断依据】

1. 患眼干涩不爽，频频瞬目，或微畏光，甚则视物昏蒙。

2. 白睛赤脉隐隐，胞睑内面红赤；或睑弦红赤、增厚；或睑弦有黄白色分泌物堆积。

【治疗】

1. 辨证论治

（1）肺阴不足证

证候：眼干涩不爽，不耐久视，白睛如常或稍有赤脉，黑睛可有细点星翳，反复难愈；可伴口干鼻燥，咽干，便秘；苔薄少津，脉细无力。

辨证分析：肺阴不足日久，燥热犯目，目失润养，故见目珠干涩、不耐久视、黑睛星翳；虚火壅滞，故见白睛隐红；其他全身症状及舌脉均为肺阴不足之候。

辨证要点：以眼干涩不爽，不耐久视，黑睛可有细点星翳，口干鼻燥，咽干便秘及舌脉为本证要点。

治法：滋阴润肺。

方药：养阴清肺汤[112]加减。可于方中加太子参、五味子以益气养阴；黑睛有细点星翳者，可加蝉蜕、菊花、密蒙花以明目退翳。

（2）气阴两虚证

证候：目内干涩不爽，目燥乏泽，双目频眨，羞明畏光，白睛隐隐淡红，不耐久视，久视后则诸症加重；甚者视物昏蒙，黑睛可有细点星翳，或呈丝状，迁延难愈；口干少津，神疲乏力，头晕耳鸣，腰膝酸软；舌淡红，苔薄，脉细或沉细。

辨证分析：气阴两虚，目失所养，故见目内干涩不爽、目燥乏泽，甚者视物昏蒙；"久视伤血"，故不耐久视，久视后则诸症加重；全身症状及舌脉均为气阴俱虚之候。

辨证要点：以目内干涩不爽，目燥乏泽，久视后则诸症加重，神疲乏力，腰膝酸软及舌脉为本证要点。

治法：益气养阴，滋补肝肾。

方药：生脉散[49]合杞菊地黄丸[73]加减。可加白芍、当归养血和营，使目得血荣；黑睛生翳者可加密蒙花、蝉蜕以退翳明目；白睛隐隐淡红者可加地骨皮、白薇以清热退赤。

（3）肝经郁热证

证候：目珠干涩，灼热刺痛，或白睛微红，或黑睛星翳，或不耐久视；口苦咽干，烦躁易怒，或失眠多梦，大便干或小便黄；舌红，苔薄黄或黄，脉弦数。

辨证分析：肝郁化火，灼伤津液，故目珠干涩、灼热刺痛；气郁化火，扰动心神，故烦躁易怒；其他全身症状及舌脉均为肝经郁热之候。

辨证要点：以目珠干涩，灼热刺痛，烦躁易怒及舌脉为本证要点。

治法：清肝解郁，养阴明目。

方药：丹栀逍遥散[23]加减。方中可加百合、生地黄以增养阴生津之力；黑睛星翳者，加密蒙花、菊花、珍珠母以明目退翳；或可选鬼针草以清热解毒，助清肝之力。

（4）邪热留恋证

证候：患风热赤眼或天行赤眼之后期，微感畏光流泪，有少许眼眵，干涩不爽，白睛少许赤丝细脉而迟迟不退，睑内亦轻度红赤；舌质红，苔薄黄，脉数。

辨证分析：因暴风客热或天行赤眼治疗不彻底，热邪伤阴，余邪未尽，隐伏于肺脾两经，更致其壅滞不畅而津少失润，故以风热赤眼或天行赤眼之后期出现上述眼症为特点；舌脉为邪热留恋之候。

辨证要点：以暴风客热或天行赤眼后出现上述眼症为本证要点。

治法：清热利肺。

方药：桑白皮汤[139]加减。方中可加金银花、赤芍以增清热解毒、凉血散瘀之力；若阴伤而无湿者，可去方中之茯苓、泽泻。

2. 外治

（1）可滴用人工泪液，如0.1%玻璃酸钠滴眼液等。

（2）眼部中药熏蒸：对睑板腺阻塞不明显的干眼症，采用密蒙花、鬼针草、菊花等中药熏蒸眼部，每日1~2次，10日为1个疗程。

（3）雾化法：可选用柴胡、密蒙花、鬼针草、玄参、枸杞子等清肝养阴之品，煎煮取汁，经超声雾化设备直接作用于眼局部，每日1次。

3. 针刺治疗

选睛明、上睛明、攒竹、四白、承泣、太阳、丝竹空、阳白等眼周穴，每次选3~4穴，平补平泻手法，每日1次，每次留针30分钟，10日为1个疗程。

4. 睑板腺按摩

睑板腺功能障碍所致的干眼症，可采用睑板腺按摩，每周或10天1次。

5. 手术治疗

结膜松弛症所致的干眼症，可采用手术治疗，包括结膜新月形切除术、结膜缝线固定术、结膜双极电凝术、下睑缘张力减弱术、结膜松弛定量定位切除术等。

【预防与调护】

1. 彻底治疗风热赤眼或天行赤眼。
2. 避免熬夜、过用目力、风沙烟尘刺激及勿滥用滴眼液。
3. 宜少食辛辣炙煿之品，以免化热伤阴。
4. 眼局部湿热敷。

【现代研究】

中药滋阴明目丸（由熟地黄、枸杞子、怀山药、茯苓、黄精、菟丝子、山茱萸、楮实子、丹参、三七、羌活、石菖蒲等药组成）、润目灵颗粒（由鬼针草、枸杞子、菊花水煮喷雾干燥制成速溶颗粒剂分装，每袋剂量相当生药鬼针草15g，枸杞子10g，菊花6g，口服，每次1袋，每天2次）、明目地黄丸、石斛夜光丸、逍遥散联合生脉散、密蒙花颗粒（由密蒙花、菊花、枸杞等组成）等口服，润目灵、鱼腥草等中药雾化，对干眼症患者均有一定疗效。眼部中药熏蒸、睑板腺按摩联合眼部中药熏蒸治疗睑板腺功能异常所致的干眼症具有良好的治疗作用；清肝养阴汤熏蒸联合玻璃酸钠滴眼液可促使泪液分泌，有效改善睑板腺开口的阻塞，增加泪液脂质层厚度，延长泪膜破裂时间，改善干眼症状；针灸治疗干眼症的方法众多，针刺、电针、雷火灸、针灸并用、针药结合、眼针、穴位注射等方法治疗干眼症均有一定的疗效；针药并用配合辨证是一种治疗干眼症的有效方法。

在干眼症的实验研究方面，国内学者也做了不少研究工作。如孙化萍等观察发现0.8%黄精多糖滴眼液点眼对干眼症有效，治疗组在用药2周后Schirmer I试验滤纸湿长明显增加，用药3周后角结膜虎红染色点数减少。彭清华等研究表明，密蒙花、菊花有效成分为黄酮类物质，可以和泪腺细胞中雄激素受体（AR）结合，产生相应的生物学效应，通过拟雄激素效应的途径，治疗雄激素水平下降所致的干眼症。密蒙花总黄酮和菊花总黄酮对去势所致干眼症雄兔动物模型有较好的实验疗效，能维持泪腺基础分泌量，并可显著减轻泪腺局部炎症反应及细胞凋亡。体外细胞实验研究表明：密蒙花总黄酮含药血浆可与泪腺上皮细胞中的 AR 相结合，对泪腺上皮细胞中 AR 产生上调作用；密蒙花总黄酮含药血浆可通过与 AR 的结合促进 STAT1 的磷酸化表达，并激活 STAT1 细胞信号传导通路，而产生与丙酸睾酮相同的雄激素效应。

在结膜松弛症的研究方面：中医治疗尊崇滋阴宣肺、养血健脾原则。张兴儒等采用中药经验方内服，包括杞精明目汤等方剂滋补肝肾，培补先天之精血；健脾益气，以助精血生化之源。在维护泪膜稳定的同时，改善泪液中的黏蛋白，促进眼表组织损害的修复，改善泪液功能，从而治疗结膜松弛症，其疗效较之常规西药有一定优势。辅以中药解痉舒筋活血外用热敷，针对部分眼睑张力过强型结膜松弛症，以恢复眼表的整体结构和功能。细胞实验也证实杞精明目汤药物血清可下调体外培养的人眼结膜松弛症球结膜成纤维细胞中 MMP_1、MMP_3、$TIMP_1$ 的表达，显著上调 $TIMP_3$ 的表达。

【教学重点】

明确本病的病位在白睛，或黑睛的表层；白涩症主要讨论干眼，强调以白睛无明显赤肿而自觉眼内干涩不舒为主要临床特征；局部与全身用药的重要性，对睑板腺功能异常所致的干眼在采用局部与全身用药的基础上，施以睑板腺按摩或睑板腺按摩联合眼部中药熏蒸是重要的治疗方法。

【教学难点】

本病的诊断及其与赤丝虬脉的鉴别诊断。

【复习思考题】

1. 白涩症的诊断要点是什么？
2. 如何鉴别白涩症与赤丝虬脉？
3. 白涩症的主要证型有哪些？

第九节　胬肉攀睛

【教学目的】

熟悉胬肉攀睛的病名概念，了解其病因、临床表现及治疗原则。

【教学要求】

明确本病的病名概念、病因病机、临床表现特点及治疗原则。采用课堂讲授，配合幻灯、图片或多媒体课件等教学手段，有条件时配合临床患者示教或自学。

【概述】

胬肉攀睛是指眼眦部长赤膜如肉，其状如昆虫之翼，横贯白睛，攀侵黑睛，甚至遮盖瞳神的眼病；又名"胬肉侵睛外障""蟹蟆积证""肺瘀证""目中胬肉"等。胬肉多起于大眦，也有起于小眦或两眦同时发生者。常见于中老年人及户外工作者，男性多于女性，若遮盖瞳神则影响视力。

本病相当于西医学之翼状胬肉，属结膜变性疾病。按病变进展情况，可分为进展期和静止期。

【历史沿革】

本病名首见于《银海精微》，该书较为详细地叙述了本病的病因病机及辨证治疗。其实，早在《备急千金要方》中就记载了治疗胬肉的钩割手法。明代医著《证治准绳·杂病·七窍门》根据胬肉形态、发展趋势等方面的不同，将其分为蟹蟆积证、肺瘀证。清代《目经大成》则进一步将胬肉分为"尖头"与"齐头"两种，并指出："齐头浮于风轮，易割易平复，全好，迹象都无；尖头深深蚀入神珠，大难下手，且分明割去，明日依然在上，非三、五回不能净尽。"这与西医学将翼状胬肉分为进展期和静止期类似。清代《张氏医通·七窍门》对本病的症状及治法的记载简洁而明了，谓："胬肉攀睛证，多起于大眦，如膜如肉，渐侵风轮，甚则掩过瞳神，初起可点而退，久则坚韧难消，必用钩割。"

【病因病机】

《银海精微》对其发病之因记载甚详，云："此症者，脾胃热毒，脾受肝邪，多是七情郁结之人，或夜思寻，家筵无歇，或饮酒乐欲，使三焦壅热；或肥壮之人，血滞于大眦。胬肉发端之时多痒，因乎擦摩，胬肉渐渐生侵黑睛。"结合临床，归纳如下：

1. 心肺蕴热，风热外袭，内外合邪，热郁血滞，脉络瘀滞，渐生胬肉。
2. 劳欲过度，心阴暗耗，肾精亏虚，水不制火，虚火上炎，脉络瘀滞，致生胬肉。

【临床表现】

1. 自觉症状

初起无明显的自觉症状，或眼感痒涩；进展期痒涩加重，流泪生眵；静止期痒涩不显。可有视力下降，若胬肉过大可致眼珠转动受限。

2. 眼部检查

上、下胞睑之间的白睛上起膜，渐渐变厚，赤丝相伴，红赤高起，胬起如肉；一般自眦角开始，呈三角形。其横贯白睛的宽大部分称为体部；攀向黑睛的尖端称为头部；横跨黑睛边缘的部分称为颈部。若头尖高起而体厚，赤瘀如肉，发展迅速，每可侵及黑睛中央，障漫瞳神，则属进展期（附彩图10-9）；若胬肉头钝圆而薄，体亦菲薄如蝇翅，色白或淡红，多发展缓慢，或始终停止在黑睛边缘部，则属静止期。

【诊断依据】

1. 眦部白睛上生赤膜如肉，略呈三角形，其尖端渐向黑睛攀侵。
2. 胬肉上有丝脉相伴，或粗或细。

【治疗】

若胬肉淡红菲薄，头平体小者，以点眼药为主；胬肉头尖高起，体厚而宽大，血脉红赤粗大者，应内外同治；如药物治疗无效，发展较速者，宜手术治疗。

1. 辨证论治

（1）心肺风热证

证候：患眼眵泪较多，眦痒羞明，胬肉初生，渐渐长出，攀向黑睛，赤脉密布；舌苔薄黄，脉浮数。

辨证分析：外感风热，邪客心肺，经络瘀滞，故见眦痒、羞明多泪、胬肉长出、赤脉密布等眼症；舌苔薄黄、脉浮数为心肺风热之候。

辨证要点：以胬肉初生，赤脉密布，舌苔薄黄，脉浮数为本证要点。

治法：祛风清热。

方药：栀子胜奇散[107]加减。若赤脉密布，可加赤芍、牡丹皮、郁金以散瘀退赤；便秘者去方中羌活、荆芥穗，酌加大黄以通腑泄热。

（2）阴虚火旺证

证候：患眼涩痒间作，胬肉淡红菲薄，时轻时重；心中烦热，口舌干燥；舌红少苔，脉细。

辨证分析：虚火上炎，灼烁眼目，故见胬肉淡红菲薄、微有涩痒之眼症；全身症状及舌脉均为阴虚火旺之候。

辨证要点：以胬肉淡红菲薄，心中烦热，舌红少苔为本证要点。

治法：滋阴降火。

方药：知柏地黄丸[90]加减。若心烦失眠显著者，可加麦冬、五味子、酸枣仁以养心安神。

2. 外治

滴滴眼液：可用清热解毒之滴眼液或抗生素滴眼液，并同时选用0.5%醋酸可的松滴眼液或0.075%地塞米松滴眼液，每日各3~4次。

3. 手术治疗

胬肉发展迅速，侵入黑睛，有掩及瞳神趋势者，须行手术治疗。手术方式包括胬肉切除术、胬肉切除合并结膜瓣转移修补术、胬肉切除合并自体游离结膜瓣移植术、胬肉切除联合角膜干细胞移植术等。手术原则为角膜创面干净光滑，胬肉结膜下组织切除要彻底。对术后复发者不可盲目再次手术。

【预防与调护】

1. 注意眼部卫生，避免风沙与强光刺激；忌烟酒及刺激性食物；勿过劳和入夜久视。

2. 对胬肉手术后复发的患者，不宜立即又行手术，应在其静止 6 个月后再考虑手术。

【文献选录】

《银海精微》："然此症者……日积月累者为实，乍发乍痛者为虚。治法：实者小钩为钩，钩起剪断些宽，三五日剪痕收满，方可点阴二阳四药，吹点，余翳渐清，避风忌口，斋戒可也。若乍发不宜钩剪，宜服药，点以淡丹药可也。三焦心火俱炎，亦能生此疾，治之须钩割后，宜服泻脾除热饮。"

【现代研究】

发病机制方面：研究发现，本病的发生发展与角膜缘干细胞的转化与缺乏有关；紫外线照射可促进翼状胬肉形成；且细胞因子在翼状胬肉发病机制中起重要作用，如血管内皮生长因子（VEGF）引导的新生血管形成在翼状胬肉发病机制中占主导地位；翼状胬肉的病因还与某些环境因素有关。

治疗方面：胬肉切除联合角膜干细胞移植术的临床应用为严重的翼状胬肉患者带来了光明，同时也极大地降低了术后复发问题；抗 VEGF 药物为翼状胬肉提供了新的治疗手段。曾志成等报道翼状胬肉切除术后配合口服退翳明目汤，能够减轻患者术后眼干症状、促进泪液基础分泌量、改善泪膜稳定性、降低术后胬肉复发率。傅甜等报道栀子胜奇散联合手术治疗复发性翼状胬肉的效果优于单纯手术治疗者。

【教学重点】

明确本病的病位主要在白睛浅层，但涉及两眦、白睛和黑睛；胬肉攀睛相当于西医学之翼状胬肉，眦部白睛上生赤膜如肉，略呈三角形，其尖端渐向黑睛攀侵为主要诊断要点；按病变进展情况可分为进展期和静止期，药物仅能减轻局部症状和控制 / 减轻病变的发展；胬肉发展迅速，侵入黑睛，有掩及瞳神趋势者，须行手术治疗。

【教学难点】

本病的病位、病变的变化过程；本病与流金凌木、黄油症的鉴别诊断。

【复习思考题】

1. 胬肉攀睛的病位涉及哪些部位？
2. 胬肉攀睛的诊断依据是什么？

3. 胬肉攀睛的手术指征是什么?

4. 如何预防胬肉攀睛切除术的复发?

5. 胬肉攀睛与流金凌木、黄油症如何鉴别?

第十节　白睛溢血

【教学目的】

了解白睛溢血的病名定义、病因病机、临床表现及证治要点。

【教学要求】

简单讲授本病的发病特点、预后转归、病因病机、临床表现、诊断及治疗措施。采用课堂讲授,配合幻灯、图片或多媒体课件等教学手段,有条件时配合临床患者示教。

【概述】

白睛溢血是指白睛表层下出现片状出血斑,甚至遍及整个白睛的眼病。本病多见于50 岁以上的中老年人。

本病相当于西医学之结膜下出血,常由球结膜下血管破裂或血管壁渗透性升高引起,一般认为多与高血压、动脉硬化、糖尿病、血液病、结膜炎症、腹内压升高(如剧烈咳嗽)及眼部外伤等因素有关。

【历史沿革】

本病名始见于《中医眼科学讲义》(全国中医院校试用教材,人民卫生出版社,1960 年版)。根据病证之描述,本病即属古代所称的色似胭脂症。《证治准绳·杂病·七窍门》曰:"不论上下左右,但见一片或一点红血,俨似胭脂抹者是也。"治法主张:"于相近处睥内开导治之……若畏开者,内外夹治亦退,只是稍迟;独于内治亦退,其效尤迟;亦有……不治自愈……感激风热者他证生焉。"由此可见,王肯堂对此病之症状及治疗的论述是何等细致,但王氏未提出具体方药。至后《审视瑶函》一书,不仅在王氏基础上补充了该病的病因病机,而且提出了具体方剂,从而丰富了对本病的认识。如谓:"此因血热妄行,不循经络,偶然热客肺膜之内,滞而成患,常有因嗽起者,皆肺气不清之故,须以清肺散血之剂,外点药逐之,宜服退赤散。"

【病因病机】

1. 热客肺经,肺气不降,迫血妄行而外溢白睛。

2. 素体阴虚,或年老精亏,虚火上炎,灼伤脉络致血溢络外。

此外,剧烈呛咳、呕吐致使气逆上冲,酗酒过度而湿热上熏,以及妇女逆经和眼部外伤等均可导致血不循经,目络破损而外溢白睛。

【临床表现】

1. 自觉症状

不甚明显，多为他人发现。

2. 眼部检查

白睛浅层下见点、片状出血斑，边界清楚，甚者遍及白睛。初期色鲜红（附彩图10-10），逐渐变成棕黄色，最后吸收消退。

【诊断依据】

白睛浅层下出现点、片状出血斑，边界清楚，甚者遍及白睛。

【治疗】

1. 辨证论治

（1）热客肺经证

证候：白睛表层血斑鲜红；或见咳嗽气逆，痰稠色黄，咽痛口渴，便秘尿黄；舌质红，苔黄少津，脉数。

辨证分析：热客肺经，肺失清肃，热邪迫血妄行，故见白睛血斑鲜红；全身症状及舌脉均为热客肺经之候。

辨证要点：以白睛出血鲜红，或见咳嗽气逆，痰稠色黄及舌脉为本证要点。

治法：清肺凉血散血。

方药：退赤散[117]加减。可选加丹参、赤芍、红花、郁金以活血化瘀。

（2）阴虚火旺证

证候：白睛溢血，血色鲜红，反复发作；或见头晕耳鸣，颧红口干，心烦少寐；舌红少苔，脉细数。

辨证分析：阴虚不能制火，火旺则更伤真阴，虚火灼络，血溢络外，故见白睛溢血、反复发作；全身症状及舌脉均为阴虚火旺之候。

辨证要点：以白睛溢血，反复发作，或见头晕耳鸣，心烦少寐等全身症状及舌脉为本证要点。

治法：滋阴降火。

方药：知柏地黄丸[90]加减。若夜梦多者，加酸枣仁、五味子以养心安神；若出血量多者，加丹参、赤芍以养血活血化瘀。

此外，由剧烈呛咳、呕吐、外伤、酗酒、逆经等所致者，主要针对病因论治。如系中老年患者，且反复发作者，应警惕全身情况，以便早期防治。

2. 外治

（1）冷敷：本病初起宜眼部冷敷以止血。

（2）热敷：本病48小时后无继续出血者，可予眼部热敷，以促进瘀血吸收，缩短疗程。

3. 中成药治疗

（1）复方血栓通胶囊：适用于血瘀兼气阴两虚证，口服，每次 3 粒，每日 3 次。

（2）云南白药：适用于外伤血瘀证，口服，每次 0.25～0.5g，每日 4 次。

4. 西医治疗

维生素 C 片，口服，每次 0.2g，每日 3 次。

【预后与转归】

本病一般经 1～2 周出血逐渐消退，预后良好，目力无损。过程多为先由血色鲜红慢慢变为紫暗，再由浓渐淡，向四周扩散，渐成褐黄，而后完全吸收。

【预防与调护】

1. 少食辛辣肥甘之品，以防湿热内生，迫血妄行；劳逸结合，少熬夜伤阴，以达阴平阳秘、气血调和；避免用力过猛或眼外伤，以免血不循经。

2. 如有高血压及心脑血管疾病等应及时处理。

【现代研究】

本病为眼科中老年人的常见病、多发病，由于血管壁脆性增加，诱发结膜下出血。其发病因素虽多，但不外乎疾病因素与其他因素两类。疾病因素如高血压、动脉硬化、糖尿病、血液病、结膜炎症、眼部外伤等，其他因素如大便屏气、剧烈咳嗽、过度疲劳、熬夜工作及热水洗澡等。本病发生后，中医的治疗原则就是促使患部血止之后加快瘀血消散。很多活血祛瘀中药在本病的治疗中都有较好的疗效。如现代药理研究表明，赤芍能抗血小板凝集、抗血栓形成，山楂叶有扩张血管、降胆固醇的作用，丹参能扩张血管、改善微循环。和血明目片能通过扩张血管、活血化瘀、改善微循环而促进结膜下出血、渗出、水肿的吸收。除了中药内服之外，中药离子导入和超声雾化熏眼疗法也是较好的外治方法。如离子导入通过直流电的作用，将丹参药物的离子导入患部，从而达到治疗目的。超声雾化治疗使药物直接作用于患眼，充分发挥药物的功能，通过气流熏洗改善患眼血液循环，加快出血的吸收。

【教学重点】

本病的教学重点是证治。要明确证治的关键是外治与内治相结合，这样能缩短疗程。外治的原则是病初起宜冷敷以止血，48 小时后需热敷以散血。内治的原则是出血少者不必用药，让其自愈；出血多者，早期宜清肺凉血或滋阴降火为主，进而血变紫暗时，酌加通络散血之品，以促进瘀血早日消退。

【教学难点】

寻找并明确病因病机，是治愈本病的前提，非常重要。热客肺经、阴虚火旺、剧烈呛咳或呕吐、酗酒过度、妇女逆经及眼部外伤等，均可导致血不循经，目络破损而外溢白睛。临证时，应详询病史，综合分析。

【复习思考题】

白睛溢血的病因与治疗要点有哪些？

第十一节 火 疳

【教学目的】

熟悉火疳的病名定义、病因病机、临床表现、鉴别诊断及证治要点。

【教学要求】

一般讲授本病的发病特点、预后转归、病因病机、临床表现、诊断与鉴别诊断、治疗措施。采用课堂讲授，配合幻灯、图片或多媒体课件等教学手段，有条件时配合临床患者示教。

【概述】

火疳是指邪毒实火上攻、郁聚白睛，导致白睛里层呈紫红色局限性隆起且疼痛的眼病。其好发于成年女性，多为单眼发病，也可双眼先后发病，病程较长，且易反复。

本病类似于西医学之巩膜外层炎及前巩膜炎，常与免疫因素相关，不少患者合并有全身疾病，如风湿性关节炎、类风湿关节炎、红斑狼疮、多发性结节性动脉炎、强直性脊柱炎、结核病、梅毒等。

【历史沿革】

本病名最早见于《证治准绳·杂病·七窍门》。该书对本病之病因、症状及鉴别诊断均有论述。如云："生于睥眦气轮，在气轮为害尤急，盖火之实邪在于金部，火克金，鬼贼之邪，故害最急。初起如椒疮榴子一颗，小而圆或带横长而圆，如小赤豆，次后渐大。痛者多，不痛者少。不可误认为轮上一颗如赤豆之证因瘀积在外易消者，此则从内而生也。"后来《审视瑶函》在《证治准绳》的基础上，补充写道："火疳生如红豆形，热毒应知患不轻。两眦目家犹可缓，气轮犯克急难停，重则破溃成血漏，轻时亦有十分疼。清凉调治无疑惑，免致终身目不明。"提出用洗心散治之。至《目经大成》，又称之为火疡。

【病因病机】

1. 心肺热毒内蕴，火郁不得宣泄，以致白睛里层气滞血瘀，滞结为疳而病发。
2. 素有痹证，风湿久郁经络，郁久化热，风湿热邪循经上犯于白睛而发病。
3. 肺经郁热，日久伤阴，阴虚火炎，上攻白睛。

此外，瘰疬、梅毒等全身性疾病常可诱发本病。

【临床表现】

1. 自觉症状

轻者，患眼涩痛或局部疼痛，羞明流泪；重者，目痛剧烈，痛连目眶四周，或眼珠转动时疼痛加剧，羞明流泪，视物不清等。

2. 眼部检查

轻者，白睛里层向外隆起，呈紫红色结节，推之不移，疼痛拒按，隆起之结节可由小渐渐增大，周围布有紫赤血脉；重者，白睛里层向外突起，呈紫红色结节，甚者范围广泛，环抱黑睛呈堤状隆起，推之不移，疼痛拒按，白睛混赤浮肿（附彩图 10-11）。

3. 实验室及特殊检查

血沉、血清尿酸、类风湿因子、免疫复合物等检查有助于查找病因。

【诊断依据】

1. 患眼疼痛，畏光流泪。
2. 白睛里层向外隆起紫红色结节，推之不移，疼痛拒按。

【鉴别诊断】

本病应与金疳相鉴别，鉴别要点详见表 10-2。

表 10-2 火疳与金疳的鉴别表

鉴别点	金疳	火疳
病位	白睛表层	白睛里层
白睛病变	小疱呈灰白色，界限明显，可以溃破；推之可移，按之不痛；小疱四周的赤脉多鲜红	结节较大，呈紫红色，圆形或椭圆形隆起，界限不清，很少溃破；推之不移，按之痛甚；结节四周的赤脉多紫红
病程	较短	较长
预后	较好，一般不波及瞳神，愈后多不留痕迹	较差，常波及瞳神，愈后多留痕迹

【治疗】

1. 辨证论治

（1）火毒蕴结证

证候：发病较急，患眼疼痛难睁，羞明流泪，目痛拒按，视物不清；白睛结节大而隆起，或连缀成环，周围血脉紫赤怒张；伴见口苦咽干，气粗烦躁，便秘溲赤；舌红，苔黄，脉数有力。

辨证分析：火热毒邪结聚，目络壅阻，气血瘀滞，故见患眼疼痛甚、白睛结节大且高隆、脉络紫赤怒张等眼症；全身症状及舌脉均为火毒蕴结之候。

辨证要点：以发病较急，目痛拒按，白睛结节大而隆起，周围血脉紫赤怒张，口苦咽干，便秘溲赤及舌脉为本证要点。

治法：泻火解毒，凉血散结。

方药：还阴救苦汤[74]加减。方中温燥之药应酌情减少，并加生石膏以增强清热泻火之功。

（2）风湿热攻证

证候：发病较急，目珠胀闷而疼，且有压痛感，羞明流泪，视物不清，病势缠绵难愈；白睛有紫红色结节样隆起，周围有赤丝牵绊；常伴有骨节酸痛，肢节肿胀，身重酸楚，胸闷纳减；舌苔白腻，脉滑或濡。

辨证分析：风湿之邪客于肌肉筋骨脉络，阻碍气机，郁久化热，上攻白睛，故见目珠胀闷而疼等眼症；全身症状及舌脉均为风湿热邪攻目之候。

辨证要点：以目珠胀闷而疼，病势缠绵难愈，白睛有紫红色结节样隆起，骨节酸痛，胸闷纳减及舌脉为本证要点。

治法：祛风化湿，清热散结。

方药：散风除湿活血汤[158]加减。火疳红赤甚者，可去方中部分辛温祛风之品，选加牡丹皮、丹参以凉血活血消瘀，加桑白皮、地骨皮以清泄肺热；若骨节酸痛、肢节肿胀者，可加豨莶草、秦艽、络石藤、海桐皮等以祛风湿、通经络。

（3）肺阴不足证

证候：病情反复发作，病至后期眼感酸痛，干涩流泪，视物欠清，白睛结节不甚高隆，色紫暗，压痛不明显；口咽干燥，或潮热颧红，便秘不爽；舌红少津，脉细数。

辨证分析：病久邪热伤阴，阴伤火旺，然非实火，故以病变反复、眼干涩稍痛、白睛结节不甚高隆、压痛不明显为主症；其他眼症及全身症状和舌脉均为肺阴不足之候。

辨证要点：以病情反复发作，干涩流泪，白睛结节不甚高隆，压痛不明显；口咽干燥及舌脉为本证要点。

治法：养阴清肺，兼以散结。

方药：养阴清肺汤[112]加减。若阴虚火旺甚者，加知母、地骨皮以增滋阴降火之力；若白睛结节日久，难以消退者，以赤芍易方中白芍，酌加丹参、郁金、夏枯草、瓦楞子以清热消瘀散结。

2. 外治

（1）滴滴眼液：可选用清热解毒类滴眼液，或抗生素类、激素类滴眼液，如妥布霉素地塞米松滴眼液、0.5%醋酸可的松滴眼液、0.075%地塞米松滴眼液等，每日4～6次。若并发瞳神紧小者，须及时滴1%硫酸阿托品滴眼液或眼膏散瞳。

（2）局部热敷：可用内服药渣再煎水做眼部湿热敷，以达促进局部血液循环、减轻眼部症状、缩短病程等辅助作用。

3. 针刺治疗

取攒竹、睛明、丝竹空、承泣、四白、太阳、合谷、曲池、百会等，每次选3～5穴，交替轮取，泻法为主，每日1次，每次留针30分钟，10日为1个疗程；实热证明显者，可于合谷、太阳点刺放血。

4. 西医治疗

（1）病因治疗：可根据实验室检查以寻找病因，并针对病因进行治疗。

（2）对病情较严重者应加服吲哚美辛、保泰松等非皮质类固醇消炎药；病情严重者，应加服糖皮质激素制剂。

【预后与转归】

火疳轻症者，病在白睛里层之表浅处，只要及时治疗，一般预后较好，视力无损；如失治或治之不彻或火疳重症者，病及白睛里层之深部，则愈后常遗留白睛青蓝、白膜侵睛，也可波及黑睛和黄仁，变生他症，甚至可造成失明，危害较大而预后差。

【预防与调护】

因本病之发病多与全身病变有关，故在罹患之后，应积极寻找与本病有关的全身病变，结合眼病一并治疗。眼病治愈后，更须进一步治疗与眼病有关的全身病变，以防止或减少复发。同时，还要少食辛辣炙煿之品，保持七情和畅，注意寒暖适中，避免潮湿，以减轻病情或防止发作。

【文献选录】

1.《审视瑶函》："火疳生如红豆形……此症生于睥眦气轮也，在气轮为害尤急，盖火之实邪今在金部，火克金，鬼贼相侵，故害最急……不可误认为轮上一颗如赤豆症，因瘀积在外，易消之，此则从内而生也，宜服洗心散。"

2.《眼科菁华录》："睥眦气轮，初如椒疮榴子，或圆或长，状如红豆，此因从内而生，非同瘀积于外易消之比。"

3.《韦文贵眼科临床经验选》："本病主要是肺、心、肝三经火邪，夹风、瘀滞为患。轻者为心肺火郁而滞结；重者是肝肺实火上蒸，络脉瘀滞而成。本病还好发于阴虚火旺者。"

【现代研究】

较多临床研究证实，中医中药治疗本病在缩短疗程与预防复发方面有着较好的疗效。如洪德健等报道：将巩膜炎病例分成两组，治疗组51例69眼予中药雾化、内服、熏蒸，15天为1个疗程。雾化中药：秦皮15g，防风10g，细辛5g，黄连6g，甘草6g，加水煎取汁，每次20mL，20～30分钟，每日2次。内服中药：桑白皮10g，地骨皮10g，牛蒡子10g，连翘10g，浙贝母6g，天花粉10g，紫草10g为基本方。加减：心肺热毒型，加黄芩、黄柏、黄连；风湿热邪攻目型，加羌活、独活、防风、赤芍、鸡血藤；肺阴不足型，加沙参、麦冬、石斛、百合。每日1剂，每剂煎服2次。熏蒸：将内服药液倒入保温杯中，每次内服前熏患眼20分钟，每日2次。以上所有病例均辅以外用地塞米松眼水，涂四环素可的松眼膏。根据病情，口服吲哚美辛、维生素C、B族维生素等。如虹膜炎症明显，用阿托品散瞳，局部湿热敷。对照组35例48眼，则单纯用西药治疗。结果：治疗组中，痊愈58眼，有效10眼，无效1眼，总有效率98.55%；对照组中，痊愈35眼，有效7眼，无效6眼，总有效率87.50%。经统计学分析，两组有显著性差异（$P < 0.05$）。

【教学重点】

本病的教学重点是诊断与鉴别诊断。诊断依据有自觉症状和眼部检查所见。自觉症状主要是患眼疼痛、畏光流泪，且眼痛持续，多夜间较甚；而眼部检查主要是见白睛里层向外隆起紫红色结节，推之不移，疼痛拒按，病变多为局限，但有的范围广泛。鉴别诊断的关键是要分清与金疳的区别。其鉴别要点有病位、白睛病变、病程和预后等。

【教学难点】

本病的教学难点是辨证论治。因病发白睛深层，以肺热火毒蕴结为主，故治疗应以泄肺热解火毒为本，且因邪热每多累及血分，故治疗亦应顾及血分，酌加活血散结之品。若风湿热合邪攻目者，治宜祛风化湿、清热散结。至于火疳后期，病情往往表现为虚实兼杂，多见肺阴不足证，则予养阴清肺，兼以散结为治。对于反复发作者，还须在眼病治愈后调理全身，必要时请内科、妇科等会诊，以制订恰当的治疗方案。

【复习思考题】

1. 何谓火疳？试简述其病因病机与辨证论治。
2. 火疳与金疳的鉴别要点有哪些？

第十二节　白睛青蓝

【教学目的】

了解白睛青蓝的病名定义、病因病机、临床表现及证治要点。

【教学要求】

简单讲授本病的发病特点、预后转归、病因病机、临床表现、诊断及治疗措施。采用课堂讲授，配合幻灯、图片或多媒体课件等教学手段，有条件时配合临床患者示教。

【概述】

白睛青蓝是指白睛傍黑睛缘处发生红色肿胀隆起，反复发作，日久该部白睛色变青蓝的眼病。其多见于成年女性，可单眼或双眼同时或先后发病，病程较长，且易反复，病变可由火疳发展而来，也常侵及黑睛甚至瞳神而严重影响视力。

本病类似于西医学之深层巩膜炎后期的巩膜葡萄肿，除了少数由感染引起，大多与系统性结缔组织病变有关。一般认为，本病是局部产生的抗原或循环免疫复合物在眼内沉积诱发的超敏反应。

【历史沿革】

本病名为现代名，见于《中医眼科学讲义》。本病最早见于《证治准绳·杂病·七窍门》中，称为"目珠俱青"。该书对其发病原因、症状、预后均论述得很详细，如谓："乃目之白珠变青蓝色也，病在至急。盖气轮本白，被郁邪蒸逼，走散珠中，膏汁游出在气轮之内，故色变青蓝，瞳神必有大小之患。失治者，瞳神损，而为终身痼疾矣。然当各因其病而治其本。如头风者，风邪也；伤寒、疟疾、痰火，热邪也；因毒者，毒瓦斯所攻也，余仿此。"至于治疗，此书仅提出了还阴救苦汤治之。《审视瑶函·白痛》称其为白珠俱青，在王氏治疗的基础上，又补充了天麻汤，以及伤寒疟后和毒气致病的药物加减。从上可知，古人已开始认识到本病发生与某些全身性疾病有关。

【病因病机】

1. 火疳之病经久不愈或反复发作，火热之邪郁闭而不得宣泄，致白睛变薄、失去光泽而色变青蓝，故火疳之病因病机可作为本病之参考。

2. 肺热亢盛，肺金乘肝木，肝木受邪，郁久生热，肺肝热毒，或湿热蕴蒸，均可热毒从内蒸逼，浸淫白睛，致白睛气血瘀滞，渐变青蓝。

此外，风湿痹痛、瘰疬、梅毒，以及妇女月事不调等，均可诱发本病。

【临床表现】

初起自觉眼珠疼痛较为剧烈，畏光流泪，常于白睛里层、黑睛傍际形成隆起，四周紫红肿胀，压痛明显。此起彼伏，反复发作，则致黑睛四周病变如环状，患处白睛变薄，失去光泽，渐变青蓝（附彩图10-12）。若病变进展侵及黑睛甚至瞳神，可造成黑睛边际变生尖端向着中央的舌形混浊及瞳神紧小等，病经数月或数年，严重危害视力。

除局部病变外，全身可能有关节酸楚疼痛、瘰疬、梅毒及妇女月事不调等症状表现。

【诊断依据】

1. 患眼疼痛剧烈，畏光流泪明显。

2. 白睛里层深处向外隆起，局部变薄，色呈青蓝，推之不移，疼痛拒按。或兼见黑睛边际舌形翳膜，或瞳神紧小。

【鉴别诊断】

本病主要需与火疳相鉴别。火疳者，白睛里层向外隆起紫红色结节；本病者，白睛里层深处向外隆起部变薄，色呈青蓝，往往伴见黑睛边际舌形翳膜，或瞳神紧小，其反复发作病史明显，病程冗长。

【治疗】

1. 辨证论治

（1）肺肝热盛证

证候：患眼疼痛剧烈，畏光流泪，视物模糊；黑睛傍际之白睛里层见暗红蓝色病变隆起，白睛变薄，甚有黑睛四周病变如环状，或伴黑睛边际见舌形翳膜入侵，或神水混浊、瞳神缩小；全身可伴口渴咽干，口苦耳鸣，烦躁易怒，大便秘结；舌红苔黄，脉弦数。

辨证分析：肺热不解而乘肝木，肝木被乘则郁，久则生热，且气滞血瘀，故见白睛里层暗红蓝色病变隆起，甚有黑睛四周病变如环状。黑睛属风轮，内应于肝，今肝郁化热，蒸灼黑睛，故见黑睛深层混浊、舌形翳膜形成。母病及子，肺热及肾，黄仁受灼，神水被煎，故神水混浊、瞳神缩小。黑睛瞳神病发，故视物模糊。肺肝热盛，气滞血瘀，故眼痛剧烈、畏光流泪。肺热伤津，故口渴咽干、便秘。肝郁化热，则烦躁易怒。肝热上冲，故口苦耳鸣。舌红苔黄、脉弦数为肺肝实热之候。

辨证要点：以患眼疼痛剧烈，畏光流泪，白睛里层见暗红蓝色病变隆起，白睛变薄，伴口渴咽干，大便秘结及舌脉为本证要点。

治法：清肺泻肝。

方药：还阴救苦汤[74]加减。若头痛眼痛剧烈，可加制乳香、没药以活络止痛；有梅毒者，加土茯苓以利湿解毒；黑睛舌形混浊者，加白蒺藜、石决明以清肝明目；神水混浊、瞳神缩小者，加车前子、猪苓、茺蔚子以清肝利水。

（2）湿热蕴蒸证

证候：患眼胀闷疼痛，羞明流泪，视物不清，缠绵难愈；白睛里层见暗红蓝色病变隆起，反复发作；常伴有身重胸闷，食欲不振；舌苔黄腻，脉濡数。

辨证分析：湿热内蕴，蒸逼于上，困于白睛，气血瘀滞，故见白睛里层暗红蓝色病变隆起。湿性黏滞，故反复发作、缠绵难愈；湿热气血瘀滞为患，不通则痛，故眼胀闷痛、羞明流泪；湿蒙清窍，故视物不清；全身症状及舌脉均为湿热蕴蒸之候。

辨证要点：以患眼胀闷疼痛，缠绵难愈，白睛里层见暗红蓝色病变隆起，反复发作，伴身重胸闷及舌脉为本证要点。

治法：清热化湿。

方药：三仁汤[9]加减。可加黄柏、茵陈以清热除湿；若白睛暗红蓝色隆起而眼痛明显者，可加牡丹皮、赤芍以凉血活血、消瘀止痛。

（3）阴虚火旺证

证候：患眼疼痛不显；白睛里层暗红色斑块减退，但病变之处变薄，色呈青蓝，经久不愈；舌红少苔，脉细数。

辨证分析：病程日久，邪热羁留，阴精耗伤，目睛失养，故病变之处变薄，色呈青蓝，经久不愈；正虚邪衰，病情趋于稳定，故眼痛不显；舌红少苔、脉细数为阴虚火旺之候。

辨证要点：以白睛里层色呈青蓝，经久不愈及舌脉为本证要点。

治法：滋阴降火。

方药：知柏地黄丸[90]加减。可加生地黄、玄参、杭菊、沙苑子、赤芍以滋阴清热消瘀。

2. 外治

可参照"火疳"的外治法。此外：

（1）湿热敷：可用中药内服药渣再次煎水做眼部湿热敷，每次15～20分钟，每日1～2次。

（2）熏眼法：可用中药内服药渣再次煎水做超声雾化熏眼，每次15～20分钟，每日1～2次。

（3）点眼药粉：对肺肝热盛证和湿热蕴蒸证者，可予退云散点眼，每日3次。对阴虚火旺证者，可予八宝眼药或犀黄散点眼，每日3次。

3. 其他治法

参照"火疳"治疗。

4. 西医治疗

参照"火疳"治疗。

【预后与转归】

本病之预后较火疳更差。大多数经及时正确治疗可控制病情发展，亦有治愈者。但因其病程较长，且易反复发作，故常易波及黑睛或瞳神，部分坏死性者，失治或治不彻底则可致白睛青蓝色隆起处溃破，变生他症，甚至失明。

【预防与调护】

参照"火疳"。

【文献选录】

《审视瑶函·白痛》："此症乃目之白睛，忽变青蓝色也。病症尤急。盖气轮本白，被郁邪蒸逼，走入珠中，膏汁游出，入于气轮之内，故色变青蓝。瞳神必有大小之患，失治者，瞳神损而终身疾矣。宜服天麻汤（天麻、家菊花、川芎、当归身、羌活、白芍药、甘草各等分）……伤寒疟后，白珠青者，加柴胡、麦门冬（去心）、黄芩、天花粉。毒瓦斯所攻，白珠青者，加黄芩、牛蒡子（炒研）、连翘、黄连。"

【现代研究】

较多临床报道表明，对于巩膜外层炎和深层巩膜炎之顽固性者，采用雷公藤治疗，取得了较好的疗效。如王素君等认为，巩膜炎的治疗主要应用免疫抑制疗法，通常使用皮质类固醇药物，少数用免疫抑制剂。这类药物对大多数患者均能有效，但对某些病情严重和顽固者不能治愈。大剂量、长时间应用的副作用大，甚至产生严重的并发症。而雷公藤片剂、口服液，眼科用量小，效果好，副作用轻，中毒表现已大大减少。雷公藤作用为：①抗炎作用：其抗炎作用不兴奋或依赖垂体 – 肾上腺皮质系统，本身也无糖皮质激素作用，其对免疫过程效应期有直接作用，可能有降低毛细血管通透性、抑制炎症浸润渗出、抑制或对抗各类炎症介质及有抗凝、抗栓塞等作用。②免疫抑制作用：对体液免疫、细胞免疫均有抑制作用。与它能抑制 T 淋巴组织在 PHA 诱导下的增殖反应，抑制 IL-2 的产生和 IL-2R 的表达，抑制肿瘤坏死因子 A、可溶性白介素 Ⅱ 受体（SIL-2R）的生成有关。

此外，尚军用针灸治疗深层巩膜炎，指出其病因多由感受外邪或血瘀阻络，肝气不能上达于目所致。三棱针点刺眼周穴位及大椎，能够使眼部的血液循环得到改善，使痹阻不通的经络得到畅通；大敦是足厥阴肝经的井穴，在此放血有理气、调理气机之功效。头痛乃眼络瘀阻之伴症，针刺上星、头维、太阳、外关、三阴交、太冲，有调节阴阳、行气活血、理气止痛之功效。以上治疗标本兼治，故获良效。

【教学重点】

本病的教学重点是诊断与鉴别诊断。在诊断依据中，自觉症状主要是患眼疼痛剧烈、畏光流泪，眼部检查主要是白睛里层深处向外呈青蓝色隆起、局部变薄、疼痛拒按，或兼见黑睛边际舌形翳膜，或瞳神紧小。鉴别诊断的关键是要分清与火疳的区别。从实质上看，白睛青蓝是火疳的重症，多伴见黑睛边际舌形翳膜，或瞳神紧小，其反复发作病史明显，病程冗长。

【教学难点】

本病的教学难点是辨证论治。须知治疗本病除参考火疳外，尚应考虑本病常可造成黑睛边际混浊肿胀及瞳神紧小，故当参阅白膜侵睛及瞳神紧小的治疗，另外还要充分认识肺火亢盛，肺金乘肝木的传变关系。因本病较火疳之病程更为缓慢，往往与全身有关，故临证时要明辨虚实兼杂，正确处理局部与全身的关系，重视调理善后，防止复发等，这也是治疗当中的重要环节。

【复习思考题】

1. 何谓白睛青蓝？
2. 白睛青蓝的病因及证治要点有哪些？

第十三节　流金凌木

【教学目的】

了解流金凌木的病名定义、病因病机、临床表现、鉴别诊断及证治要点。

【教学要求】

一般讲授本病的发病特点、预后转归、病因病机、临床表现、诊断与鉴别诊断、治疗原则。采用课堂讲授，配合幻灯、图片或多媒体课件等教学手段，有条件时配合临床患者示教。

【概述】

流金凌木是指白睛与黑睛表面之间呈膜状或条索状粘连的眼病。因病起于白睛，侵附黑睛，白睛属金，黑睛属木，故名。其可为单眼或双眼先后发病。

本病类似于西医学之假性翼状胬肉。多由角膜溃疡、灼伤或化学腐蚀伤后，高度水肿隆起的球结膜与角膜上皮细胞缺损部位粘连引起的后遗症。

【历史沿革】

本病名见于《目经大成》，曰："此症目无甚大弊，但三处两处似膜非脂，从气轮（肺金）而蚀风轮（肝木），故曰流金凌木。状如胬肉攀睛，然色白而薄，位且不定。"

【病因病机】

1. 多因肺经蕴热，热邪壅盛，侵及肝经而发。
2. 亦可由外伤损及白睛、黑睛而成。

【临床表现】

1. 自觉症状
患眼碜涩不适，流泪恶风。

2. 眼部检查
白睛有灰白色膜，无丝脉牵附，伸展如楔状，侵及黑睛边缘，只是膜之头部与黑睛粘连（附彩图 10-13），用探针在其颈部下方可顺利通过，头齐而薄，中微高厚，但侵及黑睛边缘的方位不定，为数不一，不限于睑裂部，亦无发展趋势，视力无损。

【诊断依据】

1. 患眼碜涩不适，流泪恶风。
2. 白睛起灰白色膜，侵及黑睛边缘，只是头部与黑睛粘连，但方位不定。

【鉴别诊断】

本病应与胬肉攀睛、黄油症相鉴别。

1. 胬肉攀睛
膜状物从眦部开始自发生长，横贯白睛，攀侵黑睛，与白睛黑睛全面粘着，有赤脉伴附，膜厚如肉，进展可遮盖瞳神，影响视力。

2. 黄油症

位于睑裂部黑睛两侧之白睛表面，有淡黄色脂膜状隆起，浮嫩微皱，不痒不痛，绝不发展，不影响视力。

【治疗】

一般不需治疗。但病之初期，患眼有自觉不适者，可予辨证内治联合外治以改善症状。如影响美观或眼珠运动者，则考虑手术。

1. 辨证论治

（1）肺经蕴热证

证候：患眼碜涩不适，生眵干结；白睛有灰白色膜侵及黑睛边缘，只是头部与黑睛粘连，无丝脉牵附；舌偏红，苔薄黄，脉浮数。

辨证分析：外邪入肺，肺经蕴热，邪热较轻，故患眼不红不肿不痛，或白睛微红；肺热及肝，症情不重，故白睛有灰白色膜侵及黑睛边缘，无丝脉牵附；舌偏红、苔薄黄、脉浮数均为肺经蕴热之候。

辨证要点：以白睛有灰白色膜侵及黑睛边缘，头部与黑睛粘连及舌脉为本证要点。

治法：泻肺清热。

方药：泻白散[94]加减。方中可加葶苈、夏枯草以增强清肺肝之热。

（2）邪热伤目证

证候：白睛、黑睛外伤后，患眼碜涩不适，流泪恶风，微红微痛，稍有羞明；白睛有灰白色膜泛起，侵及黑睛边缘，只是头部与黑睛粘连；伴口苦便干；舌红，脉弦小数。

辨证分析：白睛、黑睛外伤，肺肝受邪，风热作祟，故患眼碜涩羞明，流泪恶风，微红微痛，白睛起膜，侵及黑睛边缘；口苦便干、舌红、脉弦小数均为肺肝蕴热之候。

辨证要点：以白睛、黑睛外伤后，患眼微红微痛，白睛有灰白色膜泛起，侵及黑睛边缘，伴口苦便干及舌脉为本证要点。

治法：祛风清热，除损明目。

方药：石决明散[38]加减。方中可加乌贼骨、密蒙花以清肝热。

2. 外治

（1）滴滴眼液：可选用鱼腥草滴眼液等，每日4~6次。

（2）点眼药粉：可予退云散点眼，每日3次。

3. 西医治疗

如本病影响美观或眼球运动者，则予手术。

【预后与转归】

本病无发展趋势，一般视力无损，预后良好。

【预防与调护】

1. 注意眼部保护，避免沙尘侵入及化学损伤。

2. 一旦异物、酸碱入眼或白睛、黑睛病变，应及时治疗，防止白睛与黑睛局部粘连。

3. 重视个人卫生，节制烟酒及少食辛辣食物。

【文献选录】

《目经大成》："忧思郁结心神损，恚怒劬劳肝气亏，饥饱不匀仓廪坏，色欲无时水火虚，土气既衰金自薄，风邪寒暑易相欺，病兼五脏惟斯症，医得无增便是除。此症目无甚大弊，但三处两处似膜非脂，从气轮而蚀风轮，故曰流金凌木。状如胬肉攀睛，然色白而薄，位且不定。亦多见于阴郁妇女。所以然者，妇人性虽柔，当不得好胜而善愁。善愁则气降，好胜不胜则愁变为恨矣。恨不能发故郁，郁则生火，火盛精耗，金木俱伤，爰得斯病。病成可却而不可除，万无妄施钩割，徒致人丧明也。症成可却，盖风轮患此，必有微眵与泪，或昏不自在。以归六君子合生脉，倍分两为丸，岁月长服，则病不再长。或还少丹、驻景丸亦可。不可除，攀睛胬肉明明薄在轮廓，只钩起钳定，飞刀割之立去。此则谓攀睛却是翳障，谓翳障却是皮膜，谓轻而无害却针药无下手处。医得无增便是除，此言虽谬，见理明。"

【现代研究】

本病较重影响美观或眼球运动者，临床多用手术治疗。如王永强报道：对26例（26眼）假性胬肉采取取自健眼的带角膜缘干细胞的结膜瓣移植治疗，术后随访4~12个月，观察术后植片、角膜上皮愈合、胬肉复发及供区创面修复情况。结果：所有患眼术后植片水肿3~5天后减轻，7~15天完全消退，拆线后植片血供良好，角膜上皮愈合。仅1例（31.85%）术后13天，植片溶解脱落，1个月后行2次手术植片成活。3例（11.54%）术后复发。健眼供区创面均恢复良好，均在7天后愈合，1个月后充血消退，未影响外观。从而得出结论：取自健眼的自体带角膜缘干细胞的结膜瓣移植治疗外伤后假性胬肉，术后复发率低，外观良好。

又如陈乐民报道对43例（48眼）假性胬肉患者采用羊膜移植术治疗，结果：术后1周48眼羊膜移植片透明、平伏，与结膜愈合良好。术后随访3~15个月，42眼角膜透明光滑，羊膜已结膜化，无明显充血及胬肉样组织增生，6眼胬肉复发，手术成功率为87.5%，所有病例术后均未出现排斥反应。研究认为胬肉切除加羊膜移植术治疗假性胬肉效果明显，是治疗假性胬肉的较好方法。

【教学重点】

本病的教学重点是诊断与鉴别诊断。诊断依据中眼部检查显得特别重要。鉴别诊断主要是与胬肉攀睛进行鉴别。流金凌木是白睛有灰白色膜，侵及黑睛边缘，只是头部与黑睛粘连，无丝脉牵附，用探针在其颈部下方可顺利通过，而不像胬肉攀睛那样膜状物从眦部开始生长，横贯白睛，攀侵黑睛，与白睛黑睛全面粘着，有赤脉伴附，可遮盖瞳神。

【教学难点】

本病的教学难点是辨证论治。本病一般不需治疗，但病之初期，患眼有自觉不适者，可予辨证内治。肺经蕴热者，治以泻白散加减泻肺清热；邪热伤目者，治以石决明散加减祛风清热，除损明目。临证时注意灵活配伍。

【复习思考题】

1. 何谓流金凌木？试简述其病因病机与辨证论治。
2. 流金凌木与胬肉攀睛的鉴别要点有哪些？

第十四节　黄油症

【教学目的】

了解黄油症的病名定义、病因病机、临床表现、鉴别诊断及证治要点。

【教学要求】

一般讲授本病的发病特点、预后转归、病因病机、临床表现、诊断与鉴别诊断、治疗原则。采用课堂讲授，配合幻灯、图片或多媒体课件等教学手段，有条件时配合临床患者示教。

【概述】

黄油症是指眼眦部与黑睛之间的白睛上有增生物，色黄似脂膜的眼病。其可单眼或双眼发病，多见于成年人及室外工作者。

本病类似于西医学之睑裂斑，又名"睑裂黄斑"，多由烟尘、日光等长期刺激和老年变性引起的结膜结缔组织变性所致。

【历史沿革】

本病名见于《证治准绳·杂病·七窍门》，曰："生于气轮，状如脂而淡黄浮嫩，乃金受土之湿热也，不肿不疼，目亦不昏，故人不求治，无他患，至老只如此。"

【病因病机】

1. 久处风沙，日晒烟熏，邪侵白睛，气血不畅。
2. 素食辛热厚味，脾蕴湿热，母病及子，肺经受扰，白睛即病。

【临床表现】

1. 自觉症状

患眼不痒不痛，无其他不适，偶有碜涩，目力无损。

2. 眼部检查

眼眦部与黑睛之间的白睛表面，生一淡黄色脂膜，浮嫩而略高起（附彩图 10-14），日久渐渐伸展，呈三角形，头向黑睛。一般生于内侧者明显，外侧者较轻，无丝脉攀附，不侵入黑睛。

【诊断依据】

1. 患眼无其他不适，偶有碜涩。

2. 眼眦部与黑睛之间的白睛表面，局部有淡黄色脂膜，浮嫩微隆，久渐伸展，呈三角形，头向黑睛，无丝脉攀附。

【鉴别诊断】

本病应与胬肉攀睛、流金凌木相鉴别。

1. 胬肉攀睛

膜状物从眦部开始自发生长，横贯白睛，攀侵黑睛，有赤脉伴附，进展可遮盖瞳神，影响视力。

2. 流金凌木

白睛起灰白色膜，侵及黑睛边缘，只是头部与黑睛粘连，但方位不定，不限于睑裂部，亦无发展趋势，视力无损。

【治疗】

一般不需治疗。但若患眼偶有碜涩，脂膜有少许赤脉伴附者，可予辨证内治联合外治以改善症状。如脂膜较大而影响美观者，则考虑手术。

1. 辨证论治

（1）肺经风热证

证候：患眼碜涩不适；眼眦部与黑睛之间的白睛表面，有淡黄色脂膜斑，浮嫩微隆；或伴鼻塞流涕；舌尖偏红，苔薄黄，脉浮小数。

辨证分析：风吹日晒，邪侵白睛，风热客结，气血不畅，故白睛表面有淡黄色脂膜斑、浮嫩微隆，患眼碜涩不适；鼻塞流涕、舌尖偏红、苔薄黄、脉浮小数均为肺经风热之候。

辨证要点：以患眼碜涩不适，眼眦部与黑睛之间的白睛表面有淡黄色脂膜斑，或伴鼻塞流涕及舌脉为本证要点。

治法：祛风清热。

方药：栀子胜奇散[107]加减。方中可去羌活、密蒙花，加蝉蜕祛风退翳。

（2）脾肺湿热证

证候：患眼碜涩不适；眼眦部与黑睛之间的白睛表面，有淡黄色脂膜斑，浮嫩微隆，有少许赤脉；伴神疲肢软，胸闷口苦；舌偏红，苔黄腻，脉濡数。

辨证分析：饮食不节，脾蕴湿热，肺经受扰，白睛成病，故白睛表面有淡黄色脂膜斑、浮嫩微隆、少许赤脉，患眼碜涩不适；神疲肢软、胸闷口苦、舌偏红、苔黄腻、脉濡数均为湿热内蕴之候。

辨证要点：以患眼碜涩不适，眼眦部与黑睛之间的白睛表面有淡黄色脂膜斑、浮嫩微隆，伴胸闷口苦及舌脉为本证要点。

治法：清热除湿。

方药：泻脾除热饮[100]加减。方中可加茵陈、藿香、通草、桑白皮以增强清热除湿之力；若无便秘者，可去大黄、芒硝。

2. 外治

（1）滴滴眼液：可选用鱼腥草滴眼液等，每日 4～6 次。

（2）点眼药粉：可予退云散点眼，每日 3 次。

3. 西医治疗

如本病斑块较大、影响美观者，可予手术。

【预后与转归】

本病不侵入黑睛，亦不影响视力，至老年亦无变化。

【预防与调护】

1. 长期从事野外工作者，宜戴防护眼镜。
2. 节制饮食，少进辛热刺激肥甘厚味。

【现代研究】

睑裂斑是由于紫外线作用而引起的球结膜变性病变，病理主要是上皮下胶原纤维发生断裂、卷曲，且具有弹力组织的染色特性，大多仅影响美观，不需治疗，病理检查为胶原纤维组织增生。本病若斑块影响美观者，临床多采用手术治疗。如陈彦群等报道：在睑裂斑处球结膜下注射 0.25% 平阳霉素及地塞米松，每 2 周 1 次，共 1～2 次。结果大多数患者在注射 1 次后睑裂斑体积缩小、变薄、局部萎缩。研究认为平阳霉素球结膜下注射是治疗巨大睑裂斑的一种简便有效的方法。

【教学重点】

本病的教学重点是诊断。诊断依据中眼部检查主要是眼眦部与黑睛之间的白睛表面，局部有淡黄色脂膜，浮嫩微隆，久渐伸展，呈三角形，头向黑睛，但不与眦部相连，无丝脉攀附。

【教学难点】

本病的教学难点是治疗。因本病不侵入黑睛，亦不影响视力，一般不需治疗。但若患眼偶有碜涩，脂膜有少许赤脉伴附者，可予内外治结合治疗，旨在改善症状。如病灶较大而有碍瞻视者，则予手术。

【复习思考题】

何谓黄油症？试简述其病因病机与诊断要点。

主要参考文献

1. 柏树祥，柏明曦.针刺眼穴治疗卡他性结膜炎［J］.中国针灸，2013，33（11）：1003.

2. 姜秀芳.菊花清眼方治疗急性细菌性结膜炎34例疗效观察［J］.河北中医，2013，35（9）：1369–1370.

3. 李翔，王明芳，谢学军，等.鱼腥草滴眼液治疗急性卡他性结膜炎［J］.眼科新进展，2001，21（6）：417–419.

4. 姚洁.清热散风汤剂治疗急性病毒性结膜炎95例［J］.中医中药，2013，11（7）：630–631.

5. 徐惠玲，杨丽霞，常宏艳.双黄连粉针剂超声雾化治疗流行性出血性结膜炎临床观察［J］.四川中医，2002，20（9）：68–69.

6. 罗华丽，费曜，和永生.五花汤治疗流行性出血性结膜炎临床疗效观察［J］.重庆医学，2012，41（19）：1943–1945.

7. 罗海兰.银翘散加减治疗流行性出血性结膜炎的临床疗效探究［J］.中国医药指南，2013，11（10）：291–292.

8. 刘媛媛.鱼腥草滴眼液冲洗结膜囊在治疗病毒性结膜炎中的疗效观察［J］.中医中药，2012，29（10）：280–281.

9. 李琴，徐玉妹，乔伟振，等.新生儿、婴幼儿结膜炎病灶部淋病奈瑟菌及其他病原菌感染的研究［J］.中华医院感染学杂志，2010，20（22）：3459–3460.

10. 苗岩，姜艳婷，杨威，等.1989~2008年46898例淋病奈瑟球菌涂片检查结果分析［J］.中华医院感染学杂志，2009，19（23）：3289–3291.

11. 谢香荣，李双农.新生儿淋菌性结膜炎局部用药疗效分析［J］.长治医学院学报，2012，26（6）：452–454.

12. 周万芹.升阳降火汤治疗慢性结膜炎50例［J］.新中医，2009，41（1）：75–76.

13. 孟青青，高健生，接传红，等.川椒方和奥洛他定滴眼液治疗过敏性结膜炎的疗效观察［J］.中国中医眼科杂志，2013，23（6）：398–402.

14. 赵建浩，李莉，姚素芬.中药低温凉雾超声雾化法治疗春季结膜炎疗效观察［J］.中国中医眼科杂志，2010，20（1）：25–26.

15. 徐大梅.万应蝉花散治疗春季结膜炎100例临床观察［J］.中国中医眼科杂志，2010，20（3）：172–173.

16. 白大勇，于刚，崔燕辉，等.儿童疱性角结膜炎 25 例临床分析［J］.眼科新进展,2012,32(4):369-371.

17. 郎雪华，郭素梅.儿童疱性眼炎 200 例发病诱因的调查分析［J］.中国斜视与小儿眼科杂志，2013, 21（3）: 36-37.

18. 吴艳，曹茜.疱性眼炎 37 例病因的临床分析［J］.山西医药杂志，2013, 42（3）: 285-286.

19. 张季瑾，徐凤.双氯芬酸钠结合中药熏眼辅助治疗疱性结膜炎的临床观察［J］.国际眼科杂志，2011, 11（3）: 433-435.

20. 王朝霞，韦春玲，左海霞，等.清肝养阴汤熏蒸联合玻璃酸钠滴眼液治疗干眼症 129 例［J］.陕西中医，2014, 35（3）: 329-330.

21. 张琳琳，张翠红，马晓芃，等.针灸治疗干眼症的现状与展望［J］.针灸临床杂志，2014, 30（1）: 62-66.

22. 孙晓艳，何慧.针药并用辨证治疗干眼症疗效观察［J］.上海针灸杂志，2014, 33（5）: 427-429.

23. 谢立科，朱志容，张明明.逍遥散联合生脉散治疗干眼病的临床研究［J］.中国中医眼科杂志，2009, 19（2）: 71-73.

24. 彭抿，李传课，喻干龙，等.滋阴明目丸治疗阴虚型干眼临床观察［J］.辽宁中医杂志，2001, 28（8）: 478-479.

25. 李凯，王育良，黄晶晶，等.中药润目灵治疗水样液缺乏干眼症的临床研究［J］.中国中医眼科杂志，2009, 19（6）: 333-335.

26. 刘莹，颉瑞萍，曹水清.驻景丸加减方颗粒联合直流电离子导入治疗干眼症 160 例疗效观察［J］.中国中医眼科杂志，2010, 20（4）: 206-207.

27. 宋立，王笑莲.明目地黄丸治疗干眼症临床观察［J］.中华中医药杂志，2008, 23（8）: 747-749.

28. 徐静静，叶河江.用石斛夜光丸联合羟糖苷滴眼液治疗肝肾阴虚型干眼症的临床观察［J］.成都中医药大学学报，2010, 33（1）: 18-20.

29. 龚岚，孙兴怀，马晓苑，等.针刺治疗干眼症临床疗效和安全性观察的初步研究［J］.中华眼科杂志，2006, 42（11）: 1026-1028.

30. 刘慧莹，彭清华，姚小磊，等.针刺治疗干眼症的临床研究［J］.中国中医眼科杂志，2009, 19（3）: 148-150.

31. 彭清华，刘慧莹，姚小磊，等.针刺对干眼症患者性激素水平调节的影响［J］.国际眼科杂志，2009, 9（8）: 1534-1536.

32. 陈陆泉.雷火灸治疗泪液缺乏性干眼症疗效观察［J］.中国针灸，2008, 28（8）: 585-588.

33. 宋立，张南，矫红，等.雷火灸治疗干眼症的临床观察［J］.中华中医药杂志，2007,22（10）: 726-729.

34. 许艳红，王育良，王友法，等.润目灵雾化剂治疗干眼病的临床疗效研究［J］.中国中医眼科杂志，2009, 19（4）: 198-200.

35. 李洁，高健生.鱼腥草雾化治疗干眼病的疗效观察［J］.中国实用眼科杂志，2005, 23（9）:

996.

36. 李鹏飞，马玉忠，李东伟 . 推拿结合中药熏蒸治疗颈椎病合并干眼症疗效观察［J］. 按摩与导引，2007，24（4）：8-9.

37. 孙化萍，罗旭升，曾庆华，等 .0.8% 黄精多糖滴眼液对干眼症的实验研究［J］. 中国中医眼科杂志，2004，14（2）：67-69.

38. 姚小磊，彭清华，吴权龙，等 . 密蒙花提取物对去势导致干眼症白兔泪腺细胞凋亡的影响［J］. 中国中医眼科杂志，2007，17（3）：139-144.

39. 彭清华，姚小磊，吴权龙，等 . 密蒙花提取物对去势雄兔干眼症的预防作用［J］. 中华眼科杂志，2008，44（11）：1011-1019.

40. 姚小磊，彭清华，吴权龙 . 密蒙花提取物治疗兔去势所致干眼症［J］. 眼视光学杂志，2008，10（1）：21-26.

41. 李怀凤，彭清华，姚小磊，等 . 密蒙花总黄酮对去势雄鼠干眼症模型角膜和泪腺组织中 TNF-α，IL-1β 表达的影响［J］. 国际眼科杂志，2009，9（7）：1248-1251.

42. 李怀凤，彭清华，姚小磊，等 . 密蒙花总黄酮对去势雄鼠干眼症模型角膜和泪腺组织的保护作用［J］. 中国中医眼科杂志，2010，20（1）：1-6.

43. 吴权龙，彭清华，姚小磊 . 密蒙花提取物滴眼剂对实验性干眼症鼠泪腺组织形态学的影响［J］. 湖南中医药大学学报，2009，29（5）：35-37.

44. 彭清华，姚小磊，彭俊，等 . 密蒙花提取物滴眼剂对实验性干眼症鼠泪腺组织细胞凋亡的影响［J］. 国际眼科杂志，2010，10（1）：40-43.

45. 彭清华，姚小磊，彭俊，等 . 密蒙花提取物对干眼症雄兔泪腺局部炎症反应影响的研究［J］. 中华中医药学刊，2010，28（7）：1351-1356.

46. 彭清华，姚小磊，吴权龙，等 . 密蒙花提取物滴眼剂对实验性干眼症鼠泪腺组织细胞凋亡的影响（英文）［J］. 中西医结合学报，2010，8（3）：244-249.

47. 彭清华，姚小磊，吴权龙，等 . 密蒙花提取物滴眼对干眼症去势鼠泪腺组织雄激素受体数量的影响（英文）［J］. 国际眼科杂志，2010，10（2）：203-208.

48. 王方，彭清华，陈佳文，等 . Ⅱ型胶原酶体外分离大鼠泪腺上皮细胞及细胞培养［J］. 眼科新进展，2009，29（5）：330-332.

49. 王方，彭清华，姚小磊，等 . 密蒙花总黄酮含药血浆干预干眼症细胞凋亡模型 STAT1 磷酸化蛋白表达（英文）［J］. 国际眼科杂志，2010，10（1）：5-8.

50. 王方，彭清华，姚小磊，等 . 密蒙花总黄酮对去势导致干眼症雄鼠泪腺 BaxmRNA、Bcl-2mRNA 表达的影响［J］. 眼科新进展，2010，30（3）：201-206.

51. 陈佳文，彭清华，姚小磊，等 . 密蒙花总黄酮对去势雄鼠干眼症泪腺 TGF-β1 及其基因表达的影响［J］. 眼科研究，2010，28（4）：311-314.

52. Xiaolei Yao，Qinghua Peng，Jun Peng，et al. Effects of extract of buddleja officinalis on partial inflammation of lacrimal gland in castrated rabbits with dry eye Running title：Buddleja officinalis in castrated rabbits［J］. Int J Ophthalmol，2010，3（2）：114-119.

53. 彭清华，姚小磊，吴权龙，等 . 密蒙花提取物滴眼剂对实验性干眼症大鼠泪腺组织雄激素受体数量的影响［J］.中国中西医结合杂志，2012，32（1）：72-75，114.

54. 姚小磊，彭清华，陈启雷，等.菊花总黄酮对去势导致干眼症雄兔泪腺细胞 Fas、FasL 表达的影响［J］.国际眼科杂志，2014，14（10）：1749-1754.

55. 姚小磊，彭清华，陈启雷，等.菊花总黄酮对去势导致雄兔干眼症泪腺细胞 Bax、Bcl2 表达的影响［J］.湖南中医药大学学报，2014，34（7）：12-17.

56. 张兴儒，项敏泓.结膜松弛症基础与临床［M］.上海：上海科学技术出版社，2016.

57. 项敏泓，饶娅敏，李青松，等.精杞明目汤治疗结膜松弛症的泪液功能改变［J］.眼科新进展，2012，32（8）：743-746.

58. 项敏泓，李轶捷，张兴儒，等.杞精明目汤药物血清对结膜松弛症患者球结膜成纤维细胞中基质金属蛋白酶表达的影响［J］.中华实验眼科杂志，2013，31（10）：940-943.

59. 郑霄，李翔骥，王薇，等.角膜缘干细胞移植与传统术式治疗翼状胬肉术后复发情况比较［J］.实用医院临床杂志，2014，11（1）：119-121.

60. 张蒙，陈子林.抗新生血管生成药（贝伐单抗）治疗翼状胬肉的研究现状［J］.医学综述，2014，20（1）：109-111.

61. 胡宝珍，孙时英.翼状胬肉的发病机制和临床治疗的研究进展［J］.医学综述，2014，20（6）：1077-1079.

62. 曾志成，彭清华.退翳明目汤对翼状胬肉切除术后基础泪液分泌和泪膜稳定性的影响［J］.中医杂志，2014，55（3）：218-221.

63. 傅甜，王连方.栀子胜奇散联合手术治疗复发性翼状胬肉效果优于单纯手术［J］.浙江中医杂志，2014，49（1）：48.

64. 董玉君.和血明目片治疗黄斑出血的临床观察［J］.国际眼科杂志，2007，7（1）：286.

65. 黄春林，朱晓新.中药药理与临床手册［M］.北京：人民卫生出版社，2006.

66. 张跃红.复方丹参离子导入治疗外伤性玻璃体积血［J］.眼外伤职业眼病杂志，2002，24（5）：517.

67. 杨漪萍.超声雾化治疗急性结膜炎临床体会［J］.宁夏医学杂志，2000（6）：325.

68. 洪德健，丁淑华.中西医结合治疗巩膜炎 51 例［J］.南京中医药大学学报，1999，15（3）：187.

69. 王素君，叶军.雷公藤治疗顽固性巩膜炎疗效观察［J］.浙江临床医学，2003，5（9）：668.

70. 杨仓良，程方，高渌纹，等.剧毒中药古今用［M］.北京：中国医药科技出版社，1991.

71. 匡彦德，张骅，秦万章.雷公藤对 IL-2 的产生和 IL-2 受体表达的抑制作用［J］.上海免疫学杂志，1988（8）：250-252.

72. 尚军.深层巩膜炎案［J］.中国针灸，2005，25（8）：541.

73. 王永强，张鸿韬，王相如.自体带角膜缘干细胞结膜瓣移植治疗假性胬肉［J］.眼外伤职业眼病杂志，2009，31（11）：867-868.

74. 陈乐民.羊膜移植治疗假性胬肉的疗效［J］.实用临床医学，2011，12（11）：92.

75. 李凤鸣.眼科全书［M］.北京：人民卫生出版社，1996.

76. 陈彦群，王晓栋.羊膜移植治疗假性胬肉的疗效［J］.高原医学杂志，2011，21（3）：26.

第十一章　黑睛疾病 ▷▷▷▷

　　黑睛，即西医学的角膜，又名"黑眼""黑仁""黑珠""乌珠""乌睛"等，俗称"黑眼珠"。黑睛位于眼珠前部正中央，周边与白睛相连，近似圆形，质地清澈晶莹而娇嫩，是外界光线进入眼内的第一道窗口，乃保证神光正常发越的重要组织之一，还具有保护瞳神及眼内组织的重要作用。若黑睛有损，极易累及黄仁与瞳神，故《证治准绳·杂病·七窍门》曰："风轮则有包卫涵养之功，风轮有损，瞳神不久留矣。"五轮学说将黑睛属肝称风轮，其病理及治疗多与肝有关联。古代眼科对黑睛疾病的认识，《证治准绳》命名最详；《原机启微》有"风热不制之病""七情五贼劳役饥饱之病"等，专论黑睛病的病因病机、临床表现、病程转归及辨证论治，其方药至今仍为临床所常用，其提出的"翳犹疮也"的观点，颇有参考价值；《银海指南》治翳验案甚多，其论治立足整体，尤重正气，不拘泥风热生翳之说，方药颇具特色，对难治型的黑睛翳障有指导意义。

　　黑睛疾病的特点：一是发病机会多，因黑睛暴露于外，直接与外界接触，黑睛表层组织脆嫩易损，易被外邪侵袭，易被外伤损害，因黑睛与白睛紧密相连，常受白睛疾病所累，故黑睛疾病是严重危害人们视力健康的常见病、多发病，是我国当前致盲的主要原因之一。二是恢复慢，黑睛本身无血络分布，营养来源较差，修复能力低，一旦发病，则病程较长。三是自觉症状剧烈，黑睛感觉灵敏，病邪多为风热阳邪，犯其清窍，经络壅滞，故一旦发病或外伤受损，疼痛、畏光、流泪等刺激症状很明显。四是影响视力，黑睛一旦发病，即是混浊而影响其透明性，是视力受损，且黑睛病变一旦损及深层，愈合后必然留下疤痕翳障和永久性的视力障碍。

　　黑睛疾病的致病因素，外邪以风热邪毒为多见，内则与素体阴虚火旺、肝火内盛、内蕴湿热、气血虚弱等有关，故《张氏医通·七窍门》有"翳膜者，风热重则有之"之说、《原机启微》有"风热不制，七情五贼，劳役饥饱"之言。

　　黑睛疾病的主要病变形式为混浊，称之"翳"，炎性混浊称"新翳"，疤痕性混浊称之为"宿翳"。根据其翳障的形态不同，古人有很多不同命名。新翳者常伴有抱轮红赤或白睛混赤，以及明显的碜涩、疼痛、畏光、流泪、视物模糊等症状，常见的病变如聚星障、凝脂翳、湿翳、花翳白陷、混睛障、疳积上目等。黑睛疾病的局部病变形式除翳障外，病程稍久则往往有新生血络伸入，这亦是黑睛新翳的常见伴随体征。黑睛疾病常伴有的目赤、目痛、羞明、流泪等自觉症状不具有特异性，其他炎性眼病亦可出现上述自觉症状。

　　黑睛疾病常出现抱轮红赤或白睛混赤，临证需与白睛红赤相鉴别。白睛红赤起自白睛周边，颜色鲜红，其血络位于浅层，呈树枝状，推之可以移动；抱轮红赤为黑睛周围发红，颜色紫暗，其血络位于深层，呈放射状，推之不移动。若前两者兼而有之，则称为白睛混赤。

黑睛疾病的发展过程与预后转归：一般说来，病在初起，星点翳障，病位表浅，风热在表者，及时治疗，治法得当者，可恢复并不留瘢痕翳障。若治不及时，或治不得法，或正气亏虚，或邪毒过盛，病情发展，翳障扩大加深，损及深层者，治愈后则留下厚薄不一、大小不等的宿翳。严重者，更可变症丛生。病损黄仁者，出现黄液上冲、瞳神紧小、瞳神干缺等，甚或眼珠塌陷。病变向深层发展，可致黑睛溃破、黄仁脱出，形成蟹睛，愈后形成斑脂翳；或是黑睛溃破之际，邪毒侵入珠内，致眼珠全毁。

黑睛疾病的辨证，多从肝胆经入手，但重症者，亦常与肺、脾有关，如伴白睛红肿较甚，与肺热有关，胞睑红肿较著，又责之邪犯脾经，黄液上冲多认为系阳明热毒。黑睛新翳早期，病位表浅者，多为肝经风热；病至中期，翳障扩大加深，红痛剧烈，多为肝胆实火或腑实热炽或湿热内壅；病之后期，或反复难愈，局部症状较轻，多为阴虚邪留，气虚邪恋。

黑睛疾病的治疗，其主要原则是内外兼治，祛除病邪，顾护正气，治肝为主，兼顾脾肺，控制发展，促其修复，消退翳障，减少疤痕，防止变症。常用治法有祛风散邪，清热祛湿，泻火解毒，活血凉血，退翳明目，益气养阴等。古人有实则泻其子的观点，黑睛新翳火热炽盛者，兼泻心火亦是一法；胞睑、白睛症状严重者，兼泄脾肺之热；《医学纲目》说"新翳所生，宜表散"，因黑睛病疼痛、畏光、流泪等刺激症状很是常见，且黑睛居上部及体表，故祛风发散药极为常用；黑睛无血络，营养供应差，故活血药被经常使用；黑睛晶莹透亮，易留翳障，退翳药的使用亦很重要，所以发散药、活血药、退翳药的应用，几乎可贯穿黑睛疾病治疗的全过程。黑睛疾病的局部治疗非常重要，如散瞳、抗炎、眼部熏洗、湿热敷、结膜下注射、手术等是常用治疗措施。

第一节　银星独见

【教学目的】

了解银星独见的病因和证治要点。

【教学要求】

讲授本病的病名含义、病因病机、临床表现、诊断及治疗措施。采用课堂讲授，配合幻灯、图片或多媒体课件等教学手段，有条件时配合临床患者示教，课时不够时，可采用自学。

【概述】

银星独见是指黑睛独生一翳，色白如银，形状如星而言。"银"是指翳的颜色，"星"是指翳的形状，"独"是指翳的数目，"见"通"现"。临床比较多见，症状较轻，病情变化较为缓慢而单纯，治疗及时，容易痊愈。

本节主要讨论黑睛上容易痊愈的单个星点翳障，与西医学的单纯性角膜炎相似。常由角膜上皮损伤后毒力比较弱的病菌侵入所致。

【历史沿革】

本病首见于《证治准绳·杂病·七窍门》，曰："乌珠上有星，独自生也。若连萃而相生相聚者不是星，盖星不能大，大而变者亦不是。"根据其形状命名为"银星独见"，阐述本病的过程为既不扩大，又不加深，还可自消。其病机系火客络间，但有虚实之别，临证还须与聚星障、凝脂翳早期鉴别。《张氏医通》继承了这个观点，不但列举了退翳明目的若干内服方药，如因风者用蝉花散，或因肾虚者用六味丸加谷精草、白蒺藜等，而且还提出以碧云散、阿魏嗅鼻的治疗方法。

【病因病机】

1. 多因风热犯目所致，但风热之邪尚轻，正气较强，能抗御邪气，故过日而不扩大，也不加深，经数日而愈。

2. 或因肾阴不足，虚火上炎，郁滞于风轮，结而为星。若虚火退，则银星自消。如《证治准绳·杂病·七窍门》"银星独见"谓："若络间之虚火客游，因而郁滞于风轮，结为星者，其火无源，不得久滞，火退气散膏清而星自消。"

【临床表现】

1. 自觉症状

畏光流泪，眼睑难睁，但疼痛一般尚轻。

2. 眼部检查

抱轮稍红，黑睛上有星状之翳，其色银白，大多只一颗（附彩图 11-1），且过两三日也不继续发展。除病变区外，其余黑睛尚清，黑睛后亦无黄液，黄仁展缩也多正常。经治疗后，于数日内可以痊愈。愈后未留瘢痕者，对视力无碍；若留有冰瑕翳，又位于瞳神者，多影响视力。

【诊断依据】

1. 黑睛上独生一翳，边界较清，色白如星。
2. 过两三日，黑睛星翳不发展扩大。
3. 抱轮微红，畏光流泪。

【鉴别诊断】

1. 聚星障

黑睛骤起多个星点，互相连缀，可融合溃陷如树枝状、地图状。

2. 凝脂翳

初起似星，边界不清，肥浮脆嫩，善变速长。

【治疗】

1. 辨证论治

本病的辨证论治，首宜分清虚实。实者多为风热犯目，治宜祛风清热；虚者多为肾阴不足，虚火上炎，治宜滋阴降火。

（1）风热犯目证

证候：黑睛生星翳一颗，近星翳方位之黑睛边缘发红，畏光流泪涩痛等症较轻；鼻塞咽痛；舌红苔薄黄，脉浮数。

辨证分析：本型较为常见，系风热之邪外袭，上犯于目，故黑睛生星翳。因风热之邪尚轻，故仅见翳形如星、抱轮发红等症。肺系受邪，故鼻塞咽痛。舌红苔黄，脉浮数为风热在表之候。

辨证要点：以黑睛生星翳一颗及鼻塞咽痛、舌脉表现为本证要点。

治法：祛风清热，退翳明目。

方药：桑菊饮[140]加金银花、黄芩、木贼。方中桑叶、菊花、薄荷、桔梗、杏仁辛散轻扬以疏散风邪，金银花、黄芩、连翘、芦根清热以解毒，木贼疏风散热以退翳，诸药协和为祛风清热、退翳明目之剂。临证亦可用万应蝉花散[12]去苍术加白蒺藜、谷精草。

（2）虚火上炎证

证候：黑睛生翳如星，抱轮红不明显，眼内干涩；遗精梦泄，腰酸；舌红无苔，脉细数。

辨证分析：肾阴不足，虚火上乘，蒸灼黑睛，故黑睛生翳如星。肾阴不足，津液亏乏，目失所养，故眼内干涩。肾主封藏，肾阴不足，封藏失职，故遗精梦泄；腰为肾之府，肾虚则腰酸。舌红无苔，脉细数为阴虚火旺之候。

辨证要点：以黑睛生翳如星，眼内干涩及舌脉表现为本证要点。

治法：滋阴降火。

方药：知柏地黄丸[90]加谷精草、白蒺藜。方中六味地黄丸滋阴补肾；知母、黄柏清降虚火；谷精草、白蒺藜退翳明目。合之，为滋阴降火、退翳明目之方。

2. 外治

（1）用鱼腥草眼药水或抗生素类眼药水滴眼，每日4次以上。睡前涂抗病毒或抗生素类眼膏。

（2）用内服药渣再次煎水做湿热敷，每次15分钟，日2~3次。

【预后与转归】

本病预后良好，一般不留瘢痕。如治疗不及时，病情发展，痊愈后可留瘢痕影响视力。

【预防与调护】

本病的发生与感冒发热、妇女经期等机体抵抗力下降有关，平常注意锻炼身体，增强体质，饮食清淡而富有营养；一旦发生，即时治疗。

【文献选录】

1.《证治准绳·杂病·七窍门》："乌珠上有星……有虚实自退不退之证。虚实者，非指人之气血而言，乃指络间之火而言。若络间之虚火客游，因而郁滞于风轮，结为星者，其火无源，不得久滞，火退气散膏清而星自消。若火有源而来，气实壅滞于络者，则水不清，故星结不散。其色白圆而颗小浮嫩者，易退易治。沉涩坚滑者，宜作急治之，恐滞久气定，治虽退而有迹，为冰瑕矣……若能大者，此必是各障之初起也。"

2.《张氏医通·七窍门》："乌珠上有星，独自生也。盖人之患星者，由火在阴分而生，故不能大，若能长大者，必是各障之初起也。即如凝脂一证，初起白颗，小而圆嫩，俨然一星，不出一二日间，渐渐长大，因而触犯，遂致损目，若误认为星，则谬矣。大凡见珠上有星一二颗，散而各自生，至二三日看之不大者方是。若七日而退者，火数尽也，若连萃贯串相生，及能大者，皆非是也。凡星见青色者为风，其人必头痛，蝉花散去苍术加白蒺藜、谷精草，并用碧云散祛风为主；星久不退，恐其成翳，阿魏搐鼻法，每夜搐之。星见陷下者或小点乱生者，为肾虚，其人必因梦泄或房劳之故，宜生料六味丸加谷精草、白蒺藜、车前子。凡去星之药，非谷精不应也。"

【教学重点】

明确本病是单纯性角膜炎的一种类型，反复发病。病变发展者，可影响视力，但一般预后良好。主要是积极寻找病因，针对原因进行治疗，方可从根本上治愈。

【教学难点】

本病的难点是寻找原因，只有对因治疗，才容易治愈。必须详细询问病史，做必要的全身检查及实验室检查，以帮助明确病因。

【复习思考题】

试述银星独见的病因、临床表现与治疗。

第二节　聚星障

【教学目的】

1. 掌握聚星障的病因病机、临床表现、辨证论治和局部治疗。
2. 了解聚星障的历史沿革、预防与护理。

【教学要求】

详细讲授本病的发病特点、预后转归、病因病机、临床表现、诊断及治疗措施。采用课堂讲授，配合幻灯、图片或多媒体课件等教学手段，有条件时配合临床患者示教。

【概述】

聚星障是指黑睛浅层骤生多个细小星翳，其形或连缀，或团聚，伴有沙涩疼痛、羞明流泪的眼病。病名首见于《证治准绳·杂病·七窍门》，书中对翳之形、色及变化过程记载甚详，"聚星障证，乌珠上有细颗，或白色，或微黄，微黄者急而变重，或连缀，或团聚，或散漫，或一同生起，或先后逐渐一而二，二而三，三而四，四而六七八十数余"，同时认为"若兼赤脉爬绊者退迟"。本病常在感冒发热基本好转或痊愈后出现，或在劳累后发病。常单眼为患，亦可双眼同时或先后发生。

本病类似于西医学之病毒性角膜炎，临床多见单纯疱疹病毒感染所致者。

【历史沿革】

本病在《原机启微》中，虽未直书为聚星障，但在以病因病机立论的"风热不制之病"中，已对聚星障的主要特征进行了描述，曰："翳如秤星者，或一点，或三四点，而至数十点。"用以祛风为主的代表方剂羌活胜风汤加减治疗。聚星障的病名，首先见于《证治准绳·杂病·七窍门》，并指出了本病的特点，书中谓："乌珠上有细颗，或白色，或微黄，微黄者急而变重，或连缀，或团聚，或散漫，或一同生起，或先后逐渐一而二，二而三，三而四，四而六七八十数余。"治疗用清肝热的羚羊角散。书中指出，若有赤脉爬绊者退迟，若有星翳生于丝尽头者亦退迟，若团聚生大而作一块者有凝脂之变。至《审视瑶函》，在病因、证候等方面，继承《证治准绳》之说，在治疗上采用祛风、清热、养阴的海藏地黄散。此后在《张氏医通》《目经大成》《眼科菁华录》等著作中，均沿用了此种论述。

在古代医籍中，本症还包括了黑睛丝脉尽头出现的细小星翳，对这种星翳将在沙眼及赤膜下垂中讨论。本节所述黑睛上骤生细小星翳，或散漫分布，或连缀排列，且可向深层发展，黑睛多出现树枝状、地图状或圆盘状混浊，与西医学的单纯疱疹病毒性角膜炎相似。

【病因病机】

《证治准绳·杂病·七窍门》谓："翳膜者，风热重则有之。"结合临床，归纳如下：

1. 外感风热或风寒，上犯于目，邪客黑睛，致生翳障。

2. 外邪入里，邪遏化热，或素体阳盛，肝经伏火，内外合邪，肝胆火炽，灼伤黑睛。

3. 恣食肥甘，好进煎炒，脾胃受损，酿蕴湿热，土反侮木，熏蒸黑睛。

4. 素体阴虚，正气不足，或热病之后，津液耗伤，则阴津亏乏，复感风邪致病。

【临床表现】

1. 自觉症状

视力不同程度下降。轻者眼内沙涩，微痛不适，畏光流泪；重者碜涩疼痛，灼热羞明，热泪频流，多无眵。

2. 眼部检查

可见胞睑难睁，抱轮红赤或白睛混赤，黑睛知觉减退。初期黑睛生翳，状如针尖或秤星，色灰白，少则数颗，多则数十颗，或同时而起，或先后逐渐而生；继则相互融合成树枝状（图11-1-1、附彩图11-2-1）；若病情继续发展，病灶扩大加深，则呈现边缘不齐且表面凸凹的地图状（图11-1-2、附彩图11-2-2）；荧光素染色检查阳性。也有病变位于黑睛深层，肿胀混浊，其形如圆盘状（图11-1-3、附彩图11-2-3），黑睛后壁可有皱褶，但其表面光滑，荧光素染色检查阴性。

本病严重者多波及黄仁，引起黄仁肿胀，瞳神紧小，神水混浊，甚则黄仁与晶珠粘连，还可发生绿风内障。其病位较深者，愈后黑睛遗留瘢痕翳障，可影响视力，甚或失明。

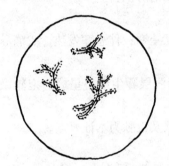 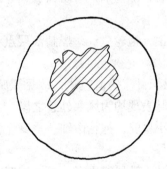 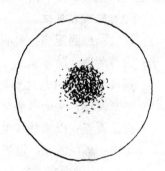

图 11-1-1 聚星障（树枝状）　　图 11-1-2 聚星障（地图状）　　图 11-1-3 聚星障（圆盘状）

3. 实验室及特殊检查

（1）病毒分离：角膜组织刮片可做病毒分离。

（2）荧光抗体染色：可进行上皮刮片荧光抗体染色及房水细胞荧光抗体染色检查，在被感染的细胞质或核内可找到特殊的荧光染色区，表明有病毒存在。

【诊断依据】

1. 常有感冒史，或在劳累后发病。

2. 不同程度视力下降，眼部沙涩疼痛，畏光流泪，胞睑难睁。

3. 抱轮红赤，黑睛可见星点状或树枝状或地图状混浊，2%荧光素钠溶液染色阳性；或黑睛深层混浊状如圆盘。病变区知觉减退。

【治疗】

本病治疗应分辨患病之新久。新起者以祛邪为主；病情日久，迁延不愈，反复发作者，应扶正祛邪。外治以祛风清热，退翳明目为主。若病灶扩大加深者，应配合散瞳药物滴眼治疗。

1. 辨证论治

（1）风热客目证

证候：患眼涩痛，羞明流泪，抱轮微红，黑睛浅层点状星翳，或多或少，或疏散或密聚；伴恶风发热，头痛鼻塞，口干咽痛；舌质红，苔薄黄，脉浮数。

辨证分析：风热之邪初犯于目，病情轻浅，故见黑睛浅层骤生细小星翳、抱轮微红；发热头痛、鼻塞咽痛及舌脉表现均为风热外袭之候。

辨证要点：以黑睛骤生细小星翳，抱轮微红，全身症状及舌脉为本证要点。

治法：疏风清热，退翳明目。

方药：银翘散[147]加减。常于方中加柴胡、黄芩以增祛肝经风热之功；抱轮红赤，热邪较重者，可加赤芍、牡丹皮、板蓝根、大青叶、菊花、紫草以助清热散邪、凉血退赤之力；胞睑难睁、羞明多泪者，加蔓荆子、防风、桑叶以清肝明目。

（2）风寒客目证

证候：患眼涩痛，羞明流泪，抱轮微红，黑睛浅层点状星翳；伴恶寒发热，头痛鼻塞；舌苔薄白，脉浮紧。

辨证分析：风寒之邪初犯于目，病情轻浅，故见黑睛浅层骤生细小星翳，抱轮微红；恶寒发热，头痛鼻塞及舌脉表现均为风寒外袭之候。

辨证要点：以黑睛骤生细小星翳，抱轮微红，全身症状及舌脉为本证要点。

治法：疏风散寒，退翳明目。

方药：荆防败毒散[105]加减。若风寒重者，可改用四味大发散[45]加减。

（3）肝胆火炽证

证候：患眼胞睑难睁，碜涩疼痛，灼热畏光，热泪频流，白睛混赤，黑睛生翳，扩大加深，形如树枝，或状若地图；或兼头疼胁痛，口苦咽干，烦躁，小便黄；舌质红，苔黄，脉弦数。

辨证分析：肝胆火热炽盛，邪深毒重，黑睛受灼，故见黑睛生翳并扩大加深而呈树枝状或地图状；胁痛、口苦、烦躁及舌脉表现均为肝胆火炽之候。

辨证要点：以黑睛生翳，扩大加深，呈树枝状或地图状等眼症及口苦咽干、舌脉为本证要点。

治法：清肝泻火，退翳明目。

方药：龙胆泻肝汤[39]加减。方中常加蝉蜕、木贼以退翳明目；小便黄赤者可加瞿麦、萹蓄以清利小便。

（4）湿热犯目证

证候：患眼泪热胶黏，抱轮红赤，黑睛生翳，状若地图，或黑睛深层翳如圆盘，肿胀色白；或病情缠绵，反复发作；伴头重胸闷，口黏纳呆，腹满便溏；舌质红，苔黄腻，脉濡数。

辨证分析：湿热蕴结，熏蒸黑睛，故见黑睛生翳、状若地图，或黑睛深层翳如圆盘、肿胀色白；湿热胶着难解，故可见病情反复缠绵；头重胸闷、口黏纳呆、腹满便溏及舌脉表现均为湿热内蕴之候。

辨证要点：以黑睛生翳如地图状，或黑睛深层呈圆盘状混浊之眼症及舌脉为本证要点。

治法：清热除湿，退翳明目。

方药：三仁汤[9]加减。抱轮红赤显著者，可加黄连、赤芍以清热退赤；黑睛肿胀甚者，可加金银花、秦皮、海螵蛸以解毒退翳。

（5）阴虚夹风证

证候：眼内干涩不适，羞明较轻，抱轮微红，黑睛生翳日久，迁延不愈，或时愈时发；常伴口干咽燥；舌红少津，脉细或细数。

辨证分析：素体阴虚，或久病伤阴，阴虚无力抗邪，或时感风邪，故见黑睛生翳日久，病情不重，迁延不愈，或时愈时发；口干咽燥及舌脉表现均为阴虚之候。

辨证要点：以黑睛生翳日久，病情不重，时愈时发，迁延不愈之眼症及口干咽燥、舌脉表现为本证要点。

治法：滋阴祛风，退翳明目。

方药：加减地黄丸[59]加减。可于方中加菊花、蝉蜕以增退翳明目之功；兼气短乏力、眼内干涩者，可加党参、麦冬以益气生津；抱轮红赤较明显者，可加知母、黄柏以滋阴降火。

2. 外治

（1）点眼：①抗病毒类滴眼液或眼用凝胶，如0.1%阿昔洛韦滴眼液，或0.05%安西他滨滴眼液，或更昔洛韦眼用凝胶，并可配合滴用重组人干扰素α2b滴眼液。②散瞳类滴眼液或眼用凝胶，如1%硫酸阿托品滴眼液或眼用凝胶，或托吡卡胺滴眼液。③仅黑睛深层呈圆盘状病变者，在抗病毒药物治疗的同时，可短期慎重而合理地局部使用糖皮质激素，如滴用0.02%氟米龙滴眼液等。

（2）熏洗或湿热敷：可用金银花、连翘、蒲公英、大青叶、薄荷、紫草、柴胡、秦皮、黄芩等水煎熏眼；或过滤药汁，待微温时冲洗眼部；或以毛巾浸泡后湿热敷眼部，每日2~3次。

3. 针刺治疗

可选用睛明、四白、丝竹空、攒竹、合谷、足三里、光明、肝俞等穴，每次局部取2穴，远端取2穴，交替使用，根据病情虚实酌情使用补泻手法。

4. 中成药治疗

风热所致者，可用抗病毒冲剂；肝火所致者，可用牛黄解毒丸。

5. 手术治疗

药物治疗无效者，可选用羊膜移植术、结膜瓣遮盖术、深板层角膜移植术等。

【预后与转归】

本病如能早期治疗，效果尚好；若治不及时，常易反复发作，不仅难以速愈，且易变生花翳白陷、凝脂翳、黄液上冲等症。愈后常留瘢痕，影响视力。

【预防与调护】

1. 本病多在感冒发热、过度疲劳等机体抵抗力下降的情况下发病，故锻炼身体、增强体质是预防本病发生与复发的根本措施。正气充足，则不易外感六淫之邪，可以减少本病的发生，已患本病者，可以减少复发。感冒发热时如有眼部不适，要注意检查眼部，做到早期发现，早期治疗。不要自作主张，随便点药，尤其是激素类眼药。如黑睛呈现点状、树枝状、地图状等浅层病变者，则禁用糖皮质激素。

2. 患眼病后要及时就医，按时点药服药，要注意眼部清洁卫生，不可乱加揉擦。七情畅和，劳逸适度，使体内阴阳相对协调，有利于病眼的康复。由于本病病程长，易反复，患者思想要开朗，心情要平静，不能急躁。饮食宜清淡而富有营养，忌食酒、姜、葱、蒜、辣椒等刺激性食品，少食肥甘厚味，以免助火生热，加重病情。少用目力，闭目休息，在强光下可戴防护眼镜。

【文献选录】

1.《原机启微·风热不制之病》："风动物而生于热，譬以烈火焰而必吹，此物类感召而不能违间者也。因热而召，是为外来。久热不散，感而自生，是为内发。内外为邪，惟病则一……风加头痛，风加鼻塞，风加肿胀，风加涕泪，风加脑颠沉重，风加眉骨酸痛，有一于此，羌活胜风汤主之。风加痒，则以杏仁、龙胆草泡散洗之。病者有此数证，或不服药，或误服药，翳必随之而生。翳如云雾，翳如丝缕，翳如秤星。翳如秤星者，或一点，或三四点，而至数十点。"

2.《证治准绳·杂病·七窍门》："聚星障证……如此生起者，初起者易治，生定者退迟，能大者有变，团聚生大而作一块者，有凝脂之变。连缀四散，傍风轮白际而起，变大而接连者，花翳白陷也。若兼赤脉爬绊者退迟，若星翳生于丝尽头者亦退迟，进速且有变，盖接得脉络生气之故。此证大抵多由痰火之患，能保养者庶几，斫丧犯戒者变证生焉。"

【现代研究】

近年来针对单纯疱疹病毒性角膜炎的研究主要有以下几个方面：

1. 发病机理

单纯疱疹病毒性角膜炎（herpes smiplex keratitis，HSK）是一种由单纯疱疹病毒及病毒抗原引起的T淋巴细胞介导的免疫病理性疾病。大多数研究结果提示，CD_4^+淋巴细胞是HSK的主要免疫介质；进一步的研究发现，辅助性T细胞1型（Th1）CD_4^+细胞起着更加特异性的作用。研究者进一步探讨了CD_4^+T细胞的2种亚型——Th1细胞和

Th2 细胞分泌的细胞因子在 HSK 角膜组织中的表达，结果发现：CD_4^+Th1 细胞介导的 HSK 免疫反应主要是一种 DTH（迟发性超敏反应），角膜损伤程度最终取决于 DTH 的反应程度。

2. 检测方法

目前临床常用的实验室 HSK 诊断方法有：病毒分离（virusisolation）、涂片法、电镜法、免疫技术（免疫荧光技术、酶免疫法、单克隆抗体技术等）、分子技术（核酸杂交技术、聚合酶链式反应等）、共焦显微镜检查、环媒恒温扩增法等。

3. 治疗方法

（1）药物治疗：目前临床常用药物有皮质类固醇类、抗病毒类（如阿昔洛韦、更昔洛韦等）、环孢素、干扰素、重组白介素 –2、胸腺素、载脂蛋白 E（apolipoprotein，ApoE）、多肽（peptides）、单氨氧化酶抑制剂（MAOIs）、环氧化酶抑制剂（COX 抑制剂）、抗 HSV–1 疫苗、抗血管生成药等。

（2）手术治疗：角膜移植术及羊膜移植术。

（3）中医药治疗：对于病毒性角膜炎的治疗主要有辨证论治治疗、分型治疗、分期治疗、专病专方治疗、单味药治疗、中成药治疗及抗复发等。其辨证论治，大多从肝立论，分为肝经风热、肝经实火、肝火热毒、肝肾阴虚等型，也有从三焦、卫气营血进行辨证分型的，还有分层论治的。有的学者根据有些中药具有清热解毒和抑制病毒的作用，将黄芩、千里光、鱼腥草、紫草等分别制成滴眼剂滴眼，取得了一定效果。值得注意的是，对于病程长，迁延不愈的病例，有的学者用益气养阴法以增强抵抗力，达到扶正祛邪的目的。

【教学重点】

明确本病是指病毒所致的非化脓性角膜炎，是常见的致盲性角膜病；病因以"风热不制"为主，与体质因素有关，不同素体出现不同症情；聚星障主要讨论单纯疱疹病毒性角膜炎，角膜上有特征性病灶，如树枝状、地图状、圆盘状改变，是主要诊断要点；早期正确的治疗措施是防止病情发展；辨证论治为主的内服药治及以抗病毒为主的外治，是本病的治疗要点；增强体质，注意饮食，防治感冒是本病的预防要点。

【教学难点】

本病目前最大难点是如何防止复发，其次是筛选疗效高的植物药，皮质类固醇的使用亦是本病治疗中的难点。皮质类固醇是一把双刃剑，用之得法，对控制病情（指深层病变）十分有利；用之不慎，后果同样严重，以致加重病情和导致复发。

【复习思考题】

1. 试述聚星障的病因病机。
2. 试述聚星障的临床表现、辨证论治及预防。

第三节 风轮赤豆

【教学目的】

掌握风轮赤豆的病名含义、临床表现及治疗措施，了解其病因病机及鉴别诊断。

【教学要求】

介绍风轮赤豆的病名概念、发病原因、临床表现及治疗措施，亦可以在讲授白睛疾病金疳时一并介绍本病。

【概述】

风轮赤豆是指黑睛上出现灰白颗粒状翳障，且有赤脉自气轮追随牵绊呈束样，直达风轮表面，成束赤脉追随牵绊，色红如赤小豆之眼病。儿童及青少年多见，易复发。

《证治准绳》中"轮上一颗如赤豆证"，还包括了白睛上所出现的颗粒（即金疳），但本节只讨论黑睛上的豆状颗粒翳障，即风轮赤豆，与西医学的束状角膜炎相似，其发生与微生物引起的变态反应有关。

【历史沿革】

本病首见于《证治准绳·杂病·七窍门》，该书称为"轮上一颗如赤豆证"，阐述了本病的病机、主证和治法，认为其病机为"内有瘀血之故"，治疗"急宜开导，血渐通，颗亦渐消。"《张氏医通》承袭了王氏观点，汇编了本病。《中医眼科学讲义》将此简称为"风轮赤豆"，至今仍用此名。

【病因病机】

本病始自白睛黑睛交界处，白睛属肺，黑睛属肝，故病机多与肝、肺二经有关。

1. 素体蕴热，复感风邪，邪犯肝肺，循经犯目，致生翳障。
2. 肺肾阴虚，水不制火，虚火上扰，风轮被灼，翳障由生。

【临床表现】

本病初起，颗粒样突起多位于黑睛边缘，渐向黑睛中央发展，来自白睛的赤脉追随牵绊，状如彗星，色红如赤豆（附彩图11-3）。赤豆可日渐增大，溃后中间凹陷，愈后赤脉可消退，亦可留瘢痕而影响视力。本病时发时止，发时色红，沙涩疼痛，羞明流泪，眼睑难睁。止时色白，症状缓解。小儿患者，每可于颈部触及累累成串的肿核。

【诊断依据】

1. 黑睛有颗粒样突起，赤脉追随缠绕，形似赤豆。

2. 眼疼沙涩，怕光流泪。

3. 好发于体质虚弱的儿童，常有颈部瘰疬和面部湿疹。

【治疗】

1. 辨证论治

（1）肝肺风热证

证候：患眼痛涩羞明，怕热流泪，黑睛颗粒状翳障，赤脉自白睛追随牵绊，状如彗星；舌质红，薄苔，脉弦或弦数。

辨证分析：风热外邪，侵袭肝肺二经，循经害目，灼伤黑睛则生颗粒翳障；蕴滞肺经，则白睛赤脉相随侵入黑睛，牵绊颗粒；痛涩羞明，怕热流泪，皆为风热犯目之候。

辨证要点：以患眼痛涩羞明流泪，黑睛颗粒状翳障，赤脉追随及舌脉为本证要点。

治法：清肝泻肺，疏风活血。

方药：洗肝散[114]加减。可选加黄芩、桔梗、赤芍、木贼草、牡丹皮等清热、凉血退翳之品；赤脉粗大者，加生地黄、桃仁等凉血活血。

（2）阴虚火旺证

证候：风轮赤豆，反复发病，赤脉牵绊，迁延不愈，眼内干涩不爽，视物模糊；五心烦热，失眠盗汗，咳嗽少痰，咽部干燥；舌红少苔，脉细数。

辨证分析：久病伤阴或素体阴虚，正难却邪，故病久难愈；阴液不足，目失濡养，更加虚火灼目，故眼睛干涩、视物模糊；阴虚火旺，虚火内扰，故五心烦热、失眠盗汗、咳嗽咽干；舌脉皆阴虚火旺之候。

辨证要点：以病久不愈，眼内干涩，五心烦热，失眠盗汗及舌脉为本证要点。

治法：滋阴降火，活血退翳。

方药：滋阴降火汤[165]加减。可选加百部、牡丹皮、蝉蜕、乌贼骨、石决明、红花等滋阴凉血、活血退翳之品。

2. 外治

（1）滴眼药水：选用鱼腥草眼药水、0.075%地塞米松眼药水、0.3%左氧氟沙星眼药水、贝复舒眼药水等，每日4~6次，交替滴眼；病情重者，可用1%阿托品眼药水滴眼扩瞳，每日1~2次。

（2）涂眼药膏：可选用0.5%红霉素眼膏或0.3%左氧氟沙星眼用凝胶。

（3）湿热敷：可用杏仁、当归、龙胆、千里光、薄荷等煎水，熏洗患眼，并用纱布浸药液敷眼。

3. 西医治疗

积极寻找病因，针对病因进行治疗。

【预后与转归】

本病常易复发，多次复发，可遗留瘢痕翳障而影响视力。

【预防与调护】

本病之预防，以加强锻炼，改善体质为主。平素注意综合饮食，多食富有营养又易消化之食物，避免偏食等不良习惯。若经常复发者，要注意检查，是否有结核病灶。

【文献选录】

《证治准绳·杂病·七窍门》："轮上一颗如赤豆证：气轮有赤脉灌注，直落风轮，风轮上有颗积起，色红，初如赤小豆，次后积大，专为内有瘀血之故。急宜开导，血渐通，颗亦渐消，病到此十有九损。若白珠上独自有颗鲜红者，亦是瘀滞。上下无丝脉接贯者，只用点服自消。若有贯接者，必络中有血灌来，宜向所来之处寻看，量其轻重而导之。若白轮有红颗而胀急涩痛者，有变，而急痛连内而根深接内者，火疳也，又非此比。若白珠虽有红颗而珠不疼，虽疼不甚者病轻，治亦易退，善消可矣。"

【教学重点】

明确本病是疱性角结膜炎的一种类型，是一种迟发型的免疫反应。反复发病，病变侵及黑睛中央者，可影响视力，但一般预后良好，主要是积极寻找病因，针对导致免疫反应的原因进行治疗，方可从根本上治愈。

【教学难点】

本病的难点是寻找导致免疫反应的原因，只有对因治疗，才容易治愈，必须详细询问病史，做必要的全身检查及实验室检查，以帮助明确病因。

【复习思考题】

1. 何谓风轮赤豆？
2. 风轮赤豆有何临床表现？怎样进行辨证论治？

第四节 木 疳

【教学目的】

掌握木疳的病名定义、病因病机、诊断与鉴别及治疗措施。

【教学要求】

介绍木疳的病名概念、预后转归、病因病机、临床表现、诊断与鉴别、治疗措施等。讲授时可考虑将金疳、木疳、风轮赤豆三病一同介绍，三者的病因及治疗措施大同小异。

【概述】

木疳是指黑睛发生灰白颗粒状翳障，并无赤脉相随牵绊的眼病。古代中医眼科学病名中，有金疳、木疳、土疳、火疳等病名。因发病部位在黑睛，而黑睛属肝，肝属木，故称木疳。疳，乃疮之意也，见于体质较弱的儿童及青少年，与金疳是同一类疾病，但远不如金疳之常见。本病可反复发作，病变较轻浅者，多不影响视力；病情反复或病变较深者，可因遗留疤痕翳障而影响视力，极少数因失治或治之无效而黑睛溃破变生蟹睛者。

木疳与西医学疱性角结膜炎中的疱性角膜炎相似，乃一种微生物导致的迟发型变态反应性疾病，与束状角膜炎是同一类眼病。

【历史沿革】

木疳病名首见于《证治准绳·杂病·七窍门》，书中只记述了病变部位和病状特点，曰："木疳证，生于风轮者多，其色蓝绿青碧，有虚实二证，虚者大而昏花，实者小而痛涩。非比蟹睛因破而出，乃自然生出者，大小不一，亦随其变长也。"至《审视瑶函》则沿用了《证治准绳》的记载，且补充了治疗方药。主张实证以清肝泄热为主，方用羚羊角饮子；肝虚夹热者，用平肝清火汤。至《目经大成·五色疡》则称本病为木疡，谓："木疡如豆据青睛，绀碧苍黄画不成，若使深侵金井去，水纹荡漾绿苔生。此症生于风轮左右，色苍碧，形若败豆……失治则睛必裂，愈后显有薛蚀苔斑，似翳非障，神医为之掣肘。"指出本病状如豆，位于黑睛，失治可穿孔，愈后留瘢痕翳障等。

【病因病机】

1. 素体火旺，外犯风邪，侵袭肝经，风热合邪，循经灼目，致生翳障。
2. 素体阴虚，肝血不足，虚热内生，上炎目窍，灼伤风轮，翳障由生。

【临床表现】

本病初起，自觉沙涩疼痛，羞明流泪，眼睑难睁。查黑睛可见一个或数个颗粒状疱性翳障（附彩图11-4），大小不等，部位不定，溃破后成一较浅的凹陷，愈后不留瘢痕翳障。重者可向深层发展，凹陷加深，赤痛加重，或此愈彼起，愈后遗留瘢痕翳障而影响视力。偶尔发生黑睛穿孔，变生蟹睛，愈后形成斑脂翳等。本病可单独发生，亦可与金疳同时存在。

【诊断依据】

1. 黑睛有一个或数个颗粒样突起。
2. 眼痛沙涩，羞明流泪，眼睑难睁。
3. 好发于体质虚弱的儿童，常合并有颈部瘰疬及面部湿疹。

【治疗】

1. 辨证论治

（1）肝经风热证

证候：眼痛沙涩，羞明流泪，眼睑难睁，抱轮红赤，黑睛生颗粒状翳障；舌红苔薄黄，脉弦或弦数。

辨证分析：黑睛属肝为风轮，素有肝火，复感风邪，风热火邪，循经灼目，故有眼痛沙涩、畏光流泪、抱轮红赤、黑睛翳障等；舌脉乃风热之候。

辨证要点：以黑睛翳障，疼痛沙涩，畏光流泪，舌红苔薄黄为本证要点。

治法：祛风泻火，清肝明目。

方药：新制柴连汤[168]加减。可选加羚羊角、谷精草、蝉蜕等祛风退翳；大便结者，加大黄、决明子泻火通便。

（2）阴虚火旺证

证候：黑睛颗粒状翳障，反复发病，抱轮微红，眼内干涩不适，视物模糊；五心烦热，失眠盗汗；舌红少苔，脉细数。

辨证分析：久病伤阴或素体阴虚，正难却邪，故病久难愈、反复发病；阴血不足，目失濡养，加之虚火灼目，故黑睛生翳、眼内干涩、视物模糊；阴虚火旺，虚火扰内，故五心烦热、失眠盗汗；舌脉为阴虚火旺之候。

辨证要点：以黑睛生翳，经久不愈，或反复发病，眼睛干涩，视物模糊，舌红少苔为本证要点。

治法：滋阴降火，活血退翳。

方药：滋阴降火汤[165]加减。一般加牡丹皮、丹参、蝉蜕、乌贼骨等活血退翳；大便结者，加瓜蒌仁、酒大黄润肠通便。

2. 外治

参考"风轮赤豆"。

3. 西医治疗

同"风轮赤豆"。

【预后与转归】

一般预后良好，反复发作者，可遗留瘢痕翳障而影响视力。少数可发生黑睛穿孔，变生蟹睛，遗留斑脂翳。

【预防与调护】

同"风轮赤豆"。

【文献选录】

《审视瑶函·目疣》："木疳十有九风轮，碧绿青蓝似豆形，如是昏沉应不痛，若然泪涩目多疼，莫教变症侵眸子，不散瞳神便破睛。此症生于风轮者多，其色蓝绿青碧，有虚实二证，虚者大而昏花，实者小而痛涩，非比蟹睛，因破而出，乃自然生出者，大小不一，亦有渐变成尖长也。宜服羚羊角饮子、平肝清火汤。"

【教学重点】

同"风轮赤豆"。

【教学难点】

同"风轮赤豆"。

【复习思考题】

1. 何谓木疳？
2. 木疳有何临床表现？怎样进行辨证论治？
3. 比较木疳与风轮赤豆之异同。

第五节　凝脂翳

【教学目的】

1. 掌握凝脂翳的病名定义、病因病机、临床表现、诊断与鉴别、辨证论治、局部治疗。
2. 了解凝脂翳的历史沿革及本病的转归与预防。

【教学要求】

详细讲授本病的病因病机、预后转归、临床表现、中西医治疗措施，介绍本病的讨论范围、本病与黑睛外伤及漏睛等的关系。采用课堂讲授，配合幻灯、图片或多媒体课件等教学手段，有条件时配合临床患者示教。

【概述】

凝脂翳是指黑睛生翳，状如凝脂，多伴有黄液上冲的急重眼病。该病名首载于《证治准绳·杂病·七窍门》，而《审视瑶函》中对其症状特点和预后均有较详细的阐述，说："此症为疾最急，昏瞽者十有七八，其病非一端。起在风轮上，有点；初生如星，色白，中有糜，如针刺伤。后渐渐长大，变为黄色，糜亦渐大为窟者。"多为单眼发病，夏秋收割季节多见，素有漏睛者易患。一般起病急，病情危重，若不及时治疗或处理不当，每易迅速毁坏黑睛，甚至黑睛溃破、黄仁绽出、变生蟹睛恶候，视力发生严重障碍，甚或失明，愈后视力多受影响。

本病相当于西医学的细菌性角膜炎，主要指匍行性角膜溃疡和绿脓杆菌性角膜溃疡。前者多因角膜外伤后葡萄球菌、肺炎链球菌、链球菌、肠道杆菌等感染所致，后者专指角膜外伤后绿脓杆菌感染引起者。

【历史沿革】

凝脂翳病名见于《证治准绳·杂病·七窍门》。早在隋代《诸病源候论·目病诸候》载有"目内有丁候"，实际已包括凝脂翳在内。该书谓："目，肝之外候也。脏腑热盛，热乘于肝，气冲于目，热气结聚，而目内变生状如丁也。"说明脏腑热盛是本病发生的病因。至明代，《证治准绳·杂病·七窍门》根据黑睛生翳，状如凝固油脂而命名为凝脂翳，指出："此证为病最急，起非一端，盲瞽者十有七八。"诊断凝脂翳："大法不问星障，但见起时肥浮脆嫩，能大而色黄，善变而速长者，即此证也。"肥、浮、脆、嫩为本病特点。肥者系指边缘肥厚不清，与正常组织无明显界限；浮者系指病变组织高出于黑睛表面，稍呈突起状；脆者若凝脂之脆，似有一触即溃之险，提示病变易于穿破；嫩者系指病变新嫩，易向纵深发展，善变速长。书中对本病的发展变化预后做了详细论述："甚则为窟、为漏、为蟹睛，内溃睛膏，外为枯凸。"《审视瑶函》沿用王氏之说，并提出了清肝泻火的四顺清凉饮子作为治疗凝脂翳的主方，后世医家应用至今。《张氏医通·七窍门》中汇编了凝脂翳，症状描述与《证治准绳》雷同，治疗上用皂角丸、神消散，然两方退翳明目，目前主要用于凝脂翳后期，黑睛遗留瘢痕翳障者。《目经大成》治疗凝脂翳的立法处方比较丰富，有通腑泻下的小承气下利中丸，有清肝泄热的羚羊角调清肝散，有散风活血的消风活血汤等。其对局部观察甚细，曰："若可施钳，或竟镊出，下得一窝，窝底皮膜如芦竹之纸，风吹欲破。"此膜即后弹力膜，若破则形成穿孔。

【病因病机】

《诸病源候论·目病诸候·目内有丁候》认为，本病病因为"脏腑热盛，热乘于肝，气冲于目，热气结聚"；而《证治准绳·杂病·七窍门》则指出，若黑睛"四围见有瘀滞者，因血阻道路，清汁不得升运之故。若四围不见瘀赤之甚者，其内络深处，必有阻滞之故"。结合临床，归纳如下：

1. 黑睛外伤，风热邪毒乘伤袭入，黑睛被染；或素有漏睛，邪毒已伏，更易乘伤客目而发病。

2. 外邪入里，蕴遏化热，或嗜食辛煿，脏腑热盛，肝胆热毒上灼黑睛，壅滞蓄腐。

3. 久病之后气虚阴伤，正气不足，外邪滞留，致黑睛溃陷，缠绵不愈。

【临床表现】

1. 自觉症状

发病急，常在黑睛外伤后 24~48 小时发病。初起时眼内涩痛，或灼热刺痛，畏光流泪，眵黄黏稠，视物模糊。病情进展，严重者症见头目剧痛，羞明难睁，热泪如汤，视力剧降。

2. 眼部检查

初病时，胞睑稍微肿胀，抱轮红赤或白睛混赤，黑睛生翳，大如米粒或绿豆，色灰白，表面混浊，边缘不清，中部凹陷，上覆薄脂；病重者，胞睑红肿，白睛混赤浮肿，黑睛如覆一片凝脂，色黄白，肥浮脆嫩，凹陷扩大加深，甚至可延及整个黑睛；常兼黑睛后壁沉着物、神水混浊或黄液上冲（图11-2、附彩图11-5-1、附彩图11-5-2），黄液量多时可遮掩整个瞳神。若病情继续发展，可引起黑睛变薄，甚或穿孔，致黄仁绽出而成蟹睛症。若初起眵泪及凝脂即为黄绿

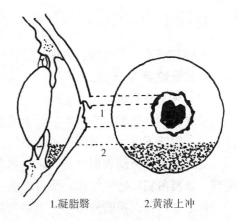

1.凝脂翳　　　2.黄液上冲

图 11-2　凝脂翳及黄液上冲示意图

色者，则其病势更为凶险，可于数日内导致黑睛全部毁坏而溃破，或脓攻全珠，眼珠塌陷而失明。

3. 实验室及特殊检查

角膜病变组织刮片涂片检查和病原体培养可发现致病菌，如金黄色葡萄球菌、肺炎链球菌、链球菌、肠道杆菌或绿脓杆菌。

【诊断依据】

1. 常有黑睛外伤史，或同时伴有漏睛病史。

2. 黑睛生翳如米粒样，表面浮嫩，边缘不清，继则扩大溃陷，上覆凝脂；2%荧光素钠溶液染色阳性；常伴黄液上冲。若眵泪、凝脂及黄液上冲呈黄绿色者，疑为绿脓杆菌所致。

3. 角膜刮片涂片及细菌培养有助于诊断。

【鉴别诊断】

本病早期须与聚星障相鉴别，详见表11-1。

表 11-1　凝脂翳早期与聚星障鉴别表

鉴别点	凝脂翳早期	聚星障
诱因	黑睛损伤	感冒发热或劳累后
知觉	变化不明显	病变区知觉减退
眵泪	眵泪呈脓性	泪多眵少或无眵
翳形	初起为单个米粒样混浊，色灰白，边缘不清，表面污浊，如覆薄脂	初起为多个针尖样细小星点混浊，继则融合如树枝状或地图状
复发	无复发	有反复发作史
化脓	常化脓，易穿孔，伴黄液上冲	一般不化脓，不穿孔，多无黄液上冲

【治疗】

本病起病急，来势猛，发展快，症状重，变化多，需综合救治。

1. 辨证论治

（1）风热壅盛证

证候：病变初起，头目疼痛，羞明流泪，视力减退，抱轮红赤，黑睛生翳如星，色呈灰白，边缘不清，上覆薄脂；舌质红，苔薄黄，脉浮数。

辨证分析：黑睛表层外伤，风热邪毒因伤袭入，风热壅盛，邪毒结聚黑睛，故黑睛生翳、如覆薄脂、抱轮红赤；头目疼痛、羞明流泪及舌脉表现均为风热外袭之候。

辨证要点：以黑睛外伤生翳，如覆薄脂等眼症及舌脉表现为本证要点。

治法：祛风清热，退翳明目。

方药：新制柴连汤[168]加减。若见白睛混赤者，可加金银花、蒲公英、千里光等以清热解毒。

（2）里热炽盛证

证候：头目剧痛，羞明难睁，热泪如汤，眵多黏稠，视力障碍，胞睑红肿，白睛混赤浮肿，黑睛生翳，窟陷深阔，凝脂大片，神水混浊，黄液上冲，眵泪、凝脂色黄或黄绿；常伴发热口渴，溲赤便秘；舌红，苔黄厚，脉弦数或脉数有力。

辨证分析：外邪入里化热，或脏腑素有积热，里热炽盛，肝胆火炽，热毒上攻黑睛，壅结蓄腐为脓，故有黑睛翳陷深阔、凝脂大片、黄液上冲、白睛混赤浮肿、头目剧痛、眵泪凝脂色黄或黄绿等眼症；发热口渴、溲赤便秘及舌脉表现均为热盛腑实之候。

辨证要点：以黑睛翳陷深大，凝脂色黄绿，黄液量多，白睛混赤浮肿的眼症及全身症状为本证要点。

治法：泻火解毒，退翳明目。

方药：四顺清凉饮子[48]加减。常于方中加金银花、野菊花、紫花地丁、败酱草、蒲公英以清热解毒；眼赤热肿痛较重者，可加牡丹皮、玄参、乳香、没药以凉血化瘀；口渴便秘明显者，可加天花粉、生石膏、芒硝以增清热生津、泻火通腑之功。黄液上冲者，可用眼珠灌脓方[144]加减。

（3）气阴两虚证

证候：眼痛羞明较轻，眼内干涩，抱轮微红，黑睛溃陷，凝脂减薄，但日久不敛；常伴口燥咽干，或体倦便溏；舌红脉细数，或舌淡脉弱。

辨证分析：病情日久，久病必虚，正虚无力抗邪，余邪未尽，故见黑睛溃陷、凝脂减薄、抱轮微红且日久不敛等眼症；口燥咽干或体倦便溏及舌脉表现均为气阴两虚之候。

辨证要点：以黑睛溃陷，日久不敛等眼症及舌脉为本证要点。

治法：偏阴虚者滋阴退翳；偏气虚者益气退翳。

方药：偏于阴虚者，用滋阴退翳汤[164]或海藏地黄散[133]加减；偏于气虚者，用托里消毒散[62]去陈皮，加蝉蜕、木贼以祛风退翳。

2. 外治

（1）点眼：①清热解毒类中药滴眼液，如鱼腥草滴眼液。②抗生素类滴眼液，开始可用0.5%左氧氟沙星滴眼液或0.3%妥布霉素滴眼液等，待细菌培养结果明确后选用敏感的抗生素滴眼液滴眼。③散瞳类滴眼液或眼用凝胶，如1%硫酸阿托品滴眼液或眼用凝胶，以防瞳神干缺。④抗生素类眼膏，如氧氟沙星眼膏，或0.5%红霉素眼膏，睡前涂眼。

（2）熏洗及湿热敷：可用金银花、板蓝根、野菊花、大青叶、千里光、荆芥、防风等水煎熏眼；或过滤药汁，待微温时冲洗眼部；或以毛巾浸泡后湿热敷眼部，每日1～3次。

（3）球结膜下注射：可选用敏感抗生素做结膜下注射。

3. 针刺治疗

取睛明、承泣、丝竹空、攒竹、阳白、太阳、翳明、合谷、肝俞等，每次选3～5穴，交替轮取，泻法为主，每日1次。

4. 中成药治疗

有风热表现者可用银翘解毒片，热毒较重者用牛黄解毒丸。

5. 西医治疗

（1）药物：可予全身足量抗生素药物治疗。

（2）手术：如病灶清创联合结膜瓣遮盖术；黑睛将要溃破者，可采取板层角膜移植术或穿透性角膜移植术；黑睛已经溃穿者，眼珠内容物脱出，则须行眼内容物剜出术。

【预后与转归】

本病预后的好坏，取决于病变的轻重、治疗的迟早及治疗措施是否得力等因素。一般来说，病变轻、病位浅而治疗及时的，愈后可仅留菲薄瘢痕；若病变重，病位至黑睛深层的，愈后常留较厚的瘢痕而影响视力。有的甚至黑睛穿破，造成蟹睛恶候，这种情况，预后多属不良。

【预防与调护】

1. 注意劳动保护，防止黑睛外伤。佩戴隐形眼镜者，须注意佩戴卫生。一旦黑睛损伤，应及时就诊。

2. 素患漏睛者，应及时处理，根除病灶。若在发病期间，可每日冲洗泪道或做泪点封闭。

3. 黑睛异物处理时，要注意无菌操作，做到器械药品消毒严格、无污染，术前洗眼，术后预防感染，次日复诊。

4. 对凝脂翳属绿脓杆菌所致的住院患者，应实行床边隔离。

5. 饮食宜清淡，少食辛辣炙煿之物，并保持二便通畅，以使内火下泻，病情减轻。特别是黑睛行将穿孔者，应避免剧烈咳嗽及便秘，以防穿孔。

【文献选录】

1.《审视瑶函》:"此症为疾最急,昏瞀者十有七八。其病非一端,起在风轮上,有点,初生如星,色白,中有糜,如针刺伤,后渐渐长大,变为黄色,糜亦渐大为窟者;有初起如星,色白无糜,后渐大而变,色黄始变出糜者;有初起便带鹅黄色,或有糜无糜,后渐渐变大者;或初起便成一片如障,大而厚,色白而嫩,或色淡黄,或有糜无糜而变者。或有障,又于障内变出一块如黄脂者;或先有痕糜,后变出凝脂一片者。所变不一,为祸则同。治之不问星障,但见起时肥浮脆嫩,能大而色黄,善变而速长者,即此症也。初起时微小,次后渐大,甚则为窟、为漏、为蟹睛,内消睛膏,外为枯凸。或气极有声,爆出稠水而破者,皆此郁迫之极,蒸灼肝胆二络,清气受伤,是以枯及神膏,溃坏虽迟,不过旬日而损及瞳神。若四围见有瘀滞者,因血阻滞道路,清汁不得升运之故;若四围不见瘀滞之甚者,其内络深处必有阻滞。凡见此症,必当昼夜医治。若迟,待长大而蔽满黑睛者,虽救得珠完,亦带疾矣。治后,珠上必有白障,如鱼鳞圆状等翳,终身不能脱。若结在当中,则视昏渺耳。凡目病有此症起,但有头疼珠痛,二便燥涩,即是极重之症;二便通利,祸亦稍缓。一有於斯,尤为可畏,世之治者,多不能识其患者,为害甚矣!宜服:四顺清凉饮子。"

2.《目经大成·凝脂翳变》:"此症初起,目亦痛,多虬脉,畏光紧闭,强开则泪涌出。风轮上有点如星,色白,中有孔如锥刺伤,后渐渐长大,变为黄色,孔亦渐大,变为窟。有初起翳色便黄,大且厚,治依下法。四围裂开一缝,若可施钳或竟镊去,下得一窝,窝底皮膜如芦竹之纸,风吹欲破,见辄令人吃惊。又初起现厚大白障,继则于障内衷出黄翳,状类鹅脂,为疾益急。再头痛便秘,则为窟、为漏、为蟹睛、为凹凸、为眇、为瞽,不日而致。治之不问孔窟浅深,但见翳色肥黄浮脆,善变速长,亟以小承气下利中丸,净其内,随磨羚羊角调清肝散,彻其外,俾表里邪行,头风不即止,不便必通。大便通,目赤痛与泪合减,乃用消风活血汤,或防风散结汤、犀角地黄汤。服过势少退,照下星月翳蚀定方。其眼药对症点洗,妥适便好,不须琐赘。愈后必有白障,若鱼鳞、玛瑙等形,终身不能脱。"

【现代研究】

细菌是化脓性角膜炎的最常见病因,细菌性角膜炎是主要的致盲眼病之一。在发展中国家,细菌性角膜炎是角膜盲第一位的病因。任何能够破坏泪液、角膜上皮、角膜缘血管及角膜内皮细胞完整性的因素,均可为细菌感染提供机会,最常见的相关因素有外伤、佩戴角膜接触镜、眼表疾病、角膜手术、局部或全身性疾病等。造成角膜炎的细菌种类众多,其中以微球菌科(主要是葡萄球菌和微球菌属)、链球菌属、假单胞菌属及肠杆菌科为主,约87%的细菌性角膜炎是由上述四类细菌所致。据研究表明,其中绿脓杆菌、凝固酶阴性葡萄球菌、肺炎球菌、棒状杆菌及金黄色葡萄球菌是细菌性角膜炎的主要致病菌。因此,西医治疗本病主要用抗生素,金黄色葡萄球菌性角膜炎,最常选用氟喹诺酮类抗生素;凝固酶阴性葡萄球菌性角膜炎,轻度病变可选用一般广谱抗生素，溃疡面积较大或有前房反应时应选用氟喹诺酮类抗生素；沙雷菌性角膜炎，选用氟喹诺酮类及氨基苷类抗生素；肺炎链球菌性角膜炎，一般选用青霉素及头孢类抗生素；铜绿假单胞性角膜炎，首选第三代氟喹诺酮类抗生素；摩拉杆菌性角膜炎，首选氟喹诺酮类及 β－内酰胺类抗生素；放线菌性角膜炎，选用青霉素及头孢类抗生素；链球菌性角膜炎，首选青霉素；痤疮丙酸杆菌性角膜炎，选用青霉素、头孢霉素、大环内酯类及氟喹诺酮类抗生素。有角膜后弹力层膨出或穿孔倾向时，可行结膜瓣遮盖或角膜移植。

中医对本病的治疗主要以辨证论治、分期分型治疗、针灸治疗、专病专方治疗及中药外滴或外熏等治疗为主，同时配合西药滴眼等。中药治疗化脓性角膜溃疡，大多以辨证论治为依据，多将角膜炎浸润期辨为肝经风热，溃疡期辨为肝胆实热；兼黄液上冲者，为热毒炽盛。姚和清《眼科证治经验》认为，溃疡部位不同，内在脏腑病机亦有所别。溃疡位于角膜中央者，多与肝经实火有关，位于 3~9 点方位之边缘者，多与心火上扰有关；位于下方边缘者，多与肺胃积热有关。陆南山《眼科临证录》治疗角膜溃疡兼黄液上冲的经验，认为黄液上冲是阳明热炽，并以《灵枢·经筋》"阳明为目下网"立论，大便不结者重用石膏，大便闭结者加芒硝、大黄。此外，还有用一方为主进行加减治疗的，大多以龙胆泻肝汤为基本方，热毒重者，加金银花、蒲公英、连翘、板蓝根，或紫花地丁，或白花蛇舌草等；大便秘结者，加大黄、芒硝、枳实；烦躁欲饮者，加生石膏、知母、玄参；痛甚者，加乳香、没药。亦有用清热解毒类草药治疗的，均有一定效果。

【教学重点】

明确本病是细菌所致的急性化脓性角膜炎，是一种急重眼病；发病前多有黑睛外伤史及患漏睛病史，起病急，发展迅速，变症多，后果严重；病因以热毒为主，病机与瘀滞有关；黑睛翳障初始为点片状，迅速扩大加深，翳面腐浊，状如凝脂，伴有黄液上冲。治疗不当者，易于溃破穿孔，形成蟹睛和斑脂翳；邪毒盛而抵抗力差者，穿破之际，邪毒侵延珠内，致眼内脓炎而终至眼球萎缩。辨证论治和选用敏感抗生素为主的外治加扩瞳，是本病治疗要点。采取有效的抗炎措施，选用足量有效的抗生素，迅速控制感染，十分重要。及时处理好黑睛外伤，是本病的预防要点。

【教学难点】

本病目前最大难点是明确致病细菌，以便选用敏感的抗生素；病程长时，如何与真菌性角膜炎（湿翳）鉴别十分困难。

【复习思考题】

1. 试述凝脂翳的病因病机、临床特征、辨证论治。
2. 凝脂翳初期为什么不能过早疏利？
3. 凝脂翳为什么不能过用寒凉药物？

第六节　湿 翳

【教学目的】

1. 掌握湿翳的病名概念、病因病机、临床表现、诊断与鉴别诊断、辨证论治、局部治疗。

2. 了解湿翳的历史沿革及本病的转归与预防。

【教学要求】

介绍湿翳的病名概念、发病特点、病因病机、临床表现、诊断与鉴别、治疗措施、预后转归等。采用课堂讲授，配合幻灯、图片或多媒体课件等教学手段，有条件时结合临床患者示教。课时不多者，可在讲授凝脂翳时一并讲授。

【概述】

湿翳是指黑睛生翳，翳形微隆，外观似豆腐渣样，干而粗糙的眼病。本病多发于炎热潮湿的气候环境，又以夏秋收割季节更常见，农业劳动者发病占大多数。由于激素和抗生素的滥用，近几十年来发病率显著增加；多单眼发病，且一旦发病，则病程长，可反复发作；临床表现复杂，诊断和治疗十分困难。常出现黄液上冲，严重者黑睛毁坏而失明，是目前眼科致盲眼病之一。

本病是以病因命名的眼病，湿性黏腻，故其致病自觉症状多不剧烈，但缠绵难愈，与西医学的真菌性角膜炎相类似，常由镰刀菌、念珠菌、曲霉菌等真菌感染所致。

【历史沿革】

湿翳病名首见于《一草亭目科全书》，但该书对本病并无专门论述，也未提及治疗方法。李传课《中医眼科临床手册》指出，本病由湿邪外侵，湿热熏蒸所致，治疗用化湿清热的甘露消毒丹。由于本病并不少见，且后果严重，故编入祁宝玉主编的《高等中医药院校试用教材·中医眼科学》，其后第七至第九版新世纪全国高等中医药院校规划教材《中医眼科学》编入了本病。

【病因病机】

多因稻谷、麦芒、植物枝叶擦伤黑睛，或角膜接触镜戴取不慎损伤黑睛，或黑睛手术造成轻度黑睛外伤等，均可使湿毒之邪乘伤侵入，湿遏化热，熏灼黑睛而致病。

【临床表现】

1. 自觉症状

眼内渐觉磣涩，继而疼痛不适，畏光流泪，眵泪黏稠，视物模糊。病程较长，可达

2～3个月。

2. 眼部检查

抱轮红赤或白睛混赤，黑睛生翳，呈圆形或椭圆形或不规则形，与正常组织分界较清，翳色灰白，表面微隆而欠光泽，状如豆腐渣样堆积，外观干燥而粗糙，且易刮除。病变常向四周及纵深逐渐发展，溃腐周围可见星状及丝状混浊，黑睛后壁出现斑块状沉着物，并伴有黄液上冲，其质大多黏稠而量多，可遮盖大部分瞳神（附彩图11-6）；甚至可黑睛溃破，黄仁绽出，形成蟹睛（附彩图11-7）。

3. 实验室及特殊检查

角膜病变组织刮片涂片可查到真菌菌丝，病原体培养可发现真菌生长；角膜共焦显微镜检查，可显示角膜感染组织的超微结构，辅助真菌性角膜炎的诊断。

【诊断依据】

1. 多有稻谷、麦芒、树枝、树叶等植物性黑睛外伤史。
2. 黑睛生翳，表面微隆，外观似豆腐渣样，干而粗糙，眵泪黏稠。
3. 眼部检查所见严重而自觉症状较轻。
4. 病变部位刮片涂片或培养更有助于诊断。

【治疗】

1. 辨证论治

（1）湿重于热证

证候：患眼畏光流泪，疼痛较轻，白睛红赤或抱轮微红，黑睛之翳初起，表面微隆，形圆而色灰白；多伴脘胀纳呆，口淡便溏；舌淡，苔白腻而厚，脉缓。

辨证分析：黑睛外伤，湿毒初侵，湿遏化热，但湿重于热，故黑睛生翳、形圆微隆而色灰白、抱轮微红、疼痛亦轻；脘胀纳呆、口淡便溏及舌脉表现均为湿重于热之候。

辨证要点：以黑睛生翳微隆起，色灰白，白睛红赤，口淡便溏等全身症状及舌脉为本证要点。

治法：化湿清热。

方药：三仁汤[9]加减。泪液黏稠者，可加黄芩、茵陈以清热利湿；口淡纳呆较重者，常加茯苓、苍术以健脾燥湿。

（2）热重于湿证

证候：患眼碜涩不适，疼痛畏光，眵泪黏稠，白睛混赤，黑睛生翳，表面隆起，状如豆腐渣，干而粗糙，或见黄液上冲；常伴便秘溺赤；舌红，苔黄腻，脉濡数。

辨证分析：湿热邪毒内蕴，郁久化热，热重于湿，熏灼黑睛，故黑睛生翳隆起、状如豆腐渣、干而粗糙、眵泪黏稠、患眼碜涩疼痛；便秘溺赤及舌脉表现均为热重于湿之候。

辨证要点：以黑睛生翳隆起，状如腐渣，外观干而粗糙，便秘溺赤及舌脉表现为本证要点。

治法：清热祛湿。

方药：甘露消毒丹[32]加减。黄液上冲较甚者，可加薏苡仁、桔梗、玄参以清热解毒排脓；大便秘结者，可加芒硝、生石膏以通腑泄热。

2. 外治

（1）点眼：①抗真菌类滴眼液首选5%那他霉素滴眼液，或0.1%～0.2%两性霉素B溶液，频频滴眼，可联合0.5%氟康唑滴眼液，好转后适当减少用药频率。②散瞳类滴眼液或眼用凝胶，如1%硫酸阿托品滴眼液或眼用凝胶。

（2）熏眼：可用苦参、白鲜皮、车前草、金银花、龙胆、秦皮等水煎，待温度适宜时熏眼，每日2～3次。

3. 中成药治疗

可选用甘露消毒丸口服。

4. 西医治疗

（1）药物治疗：严重真菌感染者可联合口服或静脉滴注抗真菌药物。

（2）手术：对黑睛溃破或即将溃破者，可及时行结膜瓣遮盖术或角膜移植术。

【预后与转归】

本病的预后取决于能否早期做出诊断及能否给予正确治疗。由于本病早期诊断不易，当出现典型症状时，黑睛多已溃坏，常发生黄液上冲、黑睛穿孔、黄仁绽出，形成蟹睛，故预后一般较差，致盲率很高。

【预防与调护】

1. 尽量避免黑睛外伤。一旦意外伤及黑睛后，不可滥用抗生素、激素及免疫抑制剂。对已有植物性黑睛损伤和长期使用激素抗生素的患者，必须提高警惕，防止本病发生。如脚趾有真菌感染，要注意卫生，不要用手摸了脚又摸眼，以防病从手传。

2. 及时治疗本病，积极控制病情发展，预防并发症的发生。

3. 忌用糖皮质激素，以防加重病情。若已使用激素者，应迅速减药直至停用。

【现代研究】

1. 病理机制

真菌性角膜炎的发生被公认为与真菌毒力因素和宿主免疫防御因素相互作用的动态平衡被破坏有关，正常角膜不含感染性真菌，真菌一般是由角膜上皮层的损伤侵入角膜间质，从而导致组织坏死和宿主的炎症反应。在疾病的前期阶段为病原菌因素致病，首先多有角膜上皮受损暴露基底膜，真菌黏附于角膜组织的细胞外基质成分，黏附后真菌通过产生多种酶类降解破坏角膜组织，并促进菌丝在角膜中扩散。黏附还能上调跨膜信号转导，进而改变宿主细胞骨架结构，重排微管和微丝蛋白，并能导致细胞凋亡。在感染过程中，尤其是真菌黏附定植后，还存在免疫机制介导的损伤。同时，真菌还可通过增厚胞壁和菌丝套菌丝等形态改变逃避宿主免疫。在后期阶段则是宿主因素致病，如免疫调节反应、种属特异、耐药等，其中包括炎症反应损伤和超敏反应损伤。

2. 诊断方法

目前真菌性角膜炎的诊断方法主要有角膜刮片涂片检查（10% 氢氧化钾湿片法、Gram 染色和 Giemsa 染色、PAS 染色）、真菌培养、共焦显微镜检查、病理学检查、聚合酶链反应（PCR）检查、基因芯片技术、荧光显微镜检测法、免疫学方法、超声生物显微镜检查等。

3. 治疗方面

（1）抗真菌类药物：包括多烯类抗真菌药（两性霉素 B、那他霉素）、唑类抗真菌药（伊曲康唑、氟康唑、克霉唑、酮康唑、咪康唑等）、烯丙胺类抗真菌药（萘替芬、特比萘芬、布替萘芬等）、嘧啶类抗真菌药（氟胞嘧啶）、免疫抑制剂类抗真菌药（环孢素 A）、棘球白素类抗真菌药（卡泊芬净、米卡芬净和阿度芬净等）、具有抗真菌活性的抗生素（灰黄霉素）、其他抗真菌药（安尔碘稀释液、碘酊、氯己定等）。

（2）手术治疗：在药物治疗效果不好或无效的情况下，可行手术治疗。目前手术治疗方式主要有清创术、结膜瓣遮盖术、角膜移植术、羊膜移植术、板层角膜移植术。

（3）中医药治疗：主要以辨证论治、分期分型治疗、专病专方治疗为主，同时配合西药滴眼等。如陈钢锋用通脾泻胃汤（芫蔚子、防风、黄芩、大黄、玄参、天冬、麦冬、知母、车前子、甘草）治疗真菌性角膜溃疡，取得良好疗效。金仁炎采用中西医结合治疗真菌性角膜炎 11 例，西药用 3% 克霉唑混悬液滴眼，开始每半小时 1 次，症状好转后减少次数，1% 阿托品散瞳，2% ~ 5% 碘酊涂溃疡面。中药治以清热解毒，芳香化湿，兼祛风邪，药用黄芩、蒲公英、生石膏、水牛角、金银花、生地黄、防风、荆芥、羌活、藿香、佩兰、香薷，后期加扶正的党参、黄芪等。结果：痊愈 6 例，好转 2 例，无效 3 例。

【教学重点】

明确本病是指真菌所致的感染性角膜炎，是致盲性眼病，由于糖皮质激素和广谱抗生素的滥用，本病的发病率呈上升趋势。本病的诊断与鉴别不易，必须重点介绍，临床上对抗生素治疗无效，病程较长的化脓性角膜炎，病灶区的角膜后壁有片状斑块，病灶区外有卫星灶或伪足者，应高度怀疑本病，实验室检查应刮片寻找真菌，无阳性发现者，需多次反复刮片；还可刮取坏死物进行真菌培养。本病治疗宜采取综合措施，局部与全身选用有效抗真菌药，以局部给药为主，用药需连续 2 周以上；中药治疗从湿、热、毒方面着手；预防角膜外伤，是防止本病发生的最佳措施。

【教学难点】

本病目前最大难点是诊断与鉴别诊断，临床上由于条件限制等原因，早期诊断几乎是不可能的。必须呼吁眼科医生们对本病引起高度重视，力争早期诊断，及时治疗，尽量避免出现重症真菌性角膜炎。另外，目前市面上局部使用的抗真菌眼药，很难买到，更谈不上有选择有效药物的余地。当前有必要大力发掘有效的抗真菌植物药，这也是目前角膜病治疗中的薄弱环节。

【复习思考题】

1. 什么是湿翳？其病因病机如何？
2. 湿翳的主要临床表现是什么？应该如何治疗？

第七节　花翳白陷

【教学目的】

1. 掌握花翳白陷的病名概念、病因病机、临床表现、辨证论治及局部治疗。
2. 了解花翳白陷的历史沿革及其鉴别诊断。

【教学要求】

介绍本病的发病特点、病名定义、病因病机、临床表现、诊断与鉴别、辨证论治、其他治疗及预后转归。采用课堂讲授，配合幻灯、图片或多媒体课件等教学手段，有条件时结合临床患者示教。

【概述】

花翳白陷是指黑睛生白翳，四周高起，中间低陷，状如花瓣的眼病。该病名首载于《秘传眼科龙木论·花翳白陷外障》，书中在记载其症状特征时说："此眼初患之时，发歇忽然疼痛泪出，立时遽生翳白，如珠枣花陷砌鱼鳞相似。"常为单眼发病，也可双眼先后发病，相隔时间可达数年之久。发病后眼痛剧烈，顽固难愈，最终花翳多侵及整个黑睛，广泛结瘢而严重影响视力。

本病类似于西医学的蚕蚀性角膜溃疡及边缘性角膜溃疡等多种角膜病的症状。发病原因不明，可能与自身免疫有关。本节主要讨论蚕蚀性角膜溃疡。

【历史沿革】

花翳白陷一名见于《秘传眼科龙木论》，但花翳在此以前的古代医籍中早有记载，《太平圣惠方·治眼生花翳诸方》谓："夫花翳初发之时，眼中发歇疼痛，泪出，赤涩，睛上忽生白翳，如枣花、砌鱼鳞相似。此为肝肺积热，脏腑壅实，而生此疾。"《圣济总录·眼目门》也有类似记载，曰："目生花翳者，点点色白，状如枣花鱼鳞之类是也。此由肝肺实热，冲发眼目。"以上两书指出了花翳的形状及病机，后世花翳白陷实源于此。《秘传眼科龙木论·花翳白陷外障》谓："此眼初患之时，发歇忽然疼痛泪出，立时遽生翳白，如珠枣花陷砌鱼鳞相似。"治疗内服知母饮子、山药丸，外用摩顶膏摩顶。《银海精微·花翳白陷》指出："人之患眼生翳如萝卜花，或鱼鳞子，入陷如碎米。"治宜先服清肝散风活血的加味修肝散，继服泻火通腑的泻肝散。该书在"白陷鱼鳞"中，

也有对花翳白陷的描述，谓："白陷鱼鳞者，肝肺二经积热，充壅攻上，致黑睛遂生白
翳，如鱼鳞铺砌之状，或如枣花，中有白陷，发歇不时，或发或聚，疼痛泪出。"可见
该书将眼生花翳，分为花翳白陷与白陷鱼鳞二症。《证治准绳·杂病·七窍门》对花翳
白陷的发生发展、局部特征、治疗方法做了较为详细的阐述，曰："花翳白陷证，因火
烁络内，膏液蒸伤，凝脂从四围起而漫神珠。"治疗"轻则清凉之，重则开导之"，方用
知母饮子、桑白皮汤。《审视瑶函》的症状描述与《证治准绳》相似，治疗内服散风活
血退翳的洗肝散，外点琥珀散。此后，《异授眼科》《张氏医通》《医宗金鉴·眼科心法
要诀》等均称为"花翳白陷"。至《目经大成》称"花白翳陷"，指出本症善变速长，治
须与凝脂翳一样坚持。治疗开始用清热散风、表里双解的菊花通圣散，继则用清热泻肺
的治金煎。后期用顺气疏肝、清热化痰法调理退翳。

【病因病机】

《太平圣惠方·治眼生花翳诸方》谓："此为肝肺积热，脏腑壅实，而生此疾。"而
《目经大成·花白翳陷》则提出："土盛郁木，木郁则生火，火盛生痰，痰火交烁，膏液
随伤，乃变无了局。"结合临床，归纳如下：

1. 风热外袭，肺先受之，金盛克木，肺疾犯肝，邪热循经而上攻黑睛。

2. 脏腑积热，复感外邪，入里化热，邪热炽盛，内外相搏而上冲于目，导致黑睛
溃陷。

3. 素体羸弱，脏腑阳虚，或过用凉药，阳气不足，寒邪凝结足厥阴肝经，导致黑睛
生翳。

【临床表现】

1. 自觉症状
患眼疼痛，磣涩不适，畏光流泪，视物模糊；严重者，常伴头目剧痛。

2. 眼部检查
抱轮红赤或白睛混赤。初起黑睛四周边际生翳，色灰白或微黄，略微隆起；后逐渐
向黑睛中央侵蚀，翳处日益宽阔溃陷；而黑睛中部尚清，可见瞳神，整个黑睛四周高
些，中间低些，状似花瓣；或溃陷从黑睛一边开始，如蚕蚀之状，形如新月，渐侵中
央。溃陷向中央部蔓延的同时，周边部溃陷区逐渐修复，并有赤脉伸入，终成广泛瘢痕
翳障，遮掩瞳神（附彩图 11-8）。复感毒邪者，溃陷也可向深层进展，引起黄液上冲、
瞳神紧小，甚或黑睛穿孔、黄仁脱出，变生蟹睛等恶候。

3. 实验室及特殊检查
（1）角膜病变组织刮片：病原体培养可找到致病菌。

（2）免疫学检查：可见病变邻近区域的结膜抑制性 T 细胞减少，IgA 水平升高，
浆细胞、淋巴细胞增多，结膜上皮中免疫球蛋白及补体增加，大量的宿主细胞表达
HLA- Ⅱ类抗原等。

【诊断依据】

1. 患眼疼痛剧烈，羞明流泪，视物模糊。

2. 抱轮红赤或白睛混赤，黑睛生翳，四周高起，中间低陷，2% 荧光素钠溶液染色呈阳性。

3. 病变部位刮片做病原体培养有助于诊断。

【鉴别诊断】

本病须与湿翳及凝脂翳相鉴别，详见表 11-2。

表 11-2　花翳白陷与湿翳、凝脂翳的鉴别表

鉴别点	湿翳	凝脂翳	花翳白陷
病因	植物性黑睛外伤后，湿热毒邪侵袭	多为黑睛外伤或异物剔除术后，风热邪毒袭入，常有漏睛史	多无外伤史，多系风热外袭等引起
病势	起病缓，发展慢	起病急，发展快	发展缓，病程长
自觉症状	轻	重	随病情发展而加重
眼眵	黏液性	脓性	眵少
翳障形态	状如腐渣，干而粗糙，易刮下	状如凝脂，表面湿润，不易刮下	状如花瓣，形如新月，不易刮下
病原检查	刮片有菌丝，培养有真菌	刮片或培养，常可找到致病菌	可找到细菌，或为自身免疫性疾病

【治疗】

1. 辨证论治

（1）肺肝风热证

证候：患眼视物模糊，碜涩疼痛，畏光流泪，抱轮红赤，黑睛边际骤生白翳，渐渐扩大，四周高起，中间低陷；舌边尖红，苔薄黄，脉浮数。

辨证分析：风热邪毒侵袭，肺热及肝，邪热上攻黑睛，其邪不甚，故黑睛生翳初起，翳障多在边缘，抱轮红赤，碜涩疼痛，畏光流泪，视物模糊；苔薄黄、脉浮数亦为肺肝风热之候。

辨证要点：以黑睛生翳初起，翳障多在边缘等眼症及舌脉为本证要点。

治法：疏风清热。

方药：加味修肝散[58]加减。白睛混赤者，可加桑白皮以助清肺热；黑睛生翳渐大者，加龙胆以助清肝热。

（2）热炽腑实证

证候：患眼视力下降，头目剧痛，碜涩畏光，热泪频流，胞睑红肿，白睛混赤，黑睛生翳色黄溃陷，从四周蔓生，迅速侵蚀整个黑睛，遮掩瞳神，或见黄液上冲、瞳神紧小；多伴发热口渴，溲黄便结；舌红，苔黄，脉数有力。

辨证分析：风热邪毒外侵，入里化热，加之肺肝素有积热，脏腑火炽，热盛腑实，灼蚀黑睛，故黑睛生翳色黄溃陷，进展迅速，遍蔓黑睛，累及黄仁，以致黄液上冲、瞳神紧小等眼症发生；发热口渴、溲黄便结及舌脉表现均为热炽腑实之候。

辨证要点：以黑睛生翳溃陷蔓蚀整个黑睛之眼症及溲黄便结、舌脉表现为本证要点。

治法：通腑泄热。

方药：银花复明汤[145]加减。白睛混赤严重者，可加牡丹皮、赤芍、夏枯草以清热凉血退赤；伴黄液上冲者，可加用且重用栀子、生石膏、天花粉以清热泻火。

（3）阳虚寒凝证

证候：患眼视力下降，头眼疼痛，白睛暗赤，黑睛生翳溃陷，状如蚕蚀，迁延不愈；常兼四肢不温；舌淡无苔或白滑苔，脉沉细。

辨证分析：阳气不足，易受寒邪，寒袭厥阴，循经上犯于目，故黑睛翳陷、迁延不愈、白睛暗赤、头眼疼痛；全身症状和舌脉表现均为阳虚寒凝之候。

辨证要点：以黑睛翳陷，迁延不愈之眼症及四肢不温、舌脉表现等为本证要点。

治法：温阳散寒。

方药：当归四逆汤[64]加减。常于方中加丹参、红花以活血通脉，加木贼、蝉蜕、防风以退翳明目。

2. 外治

（1）点眼：①激素类或胶原酶抑制剂或免疫抑制剂滴眼液一般在黑睛边缘溃陷且伴有较多赤丝长入时使用，如0.02%～1%氟米龙滴眼液、2%半胱氨酸滴眼液，或1%～2%环孢霉素A油制剂等。②抗生素类滴眼液，如0.5%左氧氟沙星滴眼液、0.3%妥布霉素滴眼液等，每日3～4次，以防止合并细菌感染。③散瞳类滴眼液或眼用凝胶，如1%硫酸阿托品滴眼液或眼用凝胶，以防瞳神干缺。

（2）熏眼及湿热敷：可用金银花、蒲公英、黄连、当归尾、防风、杏仁、龙胆等水煎，过滤药汁，待温度适宜时熏眼，或做湿热敷，每日3～4次。

3. 中成药治疗

有风热表现者，可用银翘解毒片口服；热毒重者，口服牛黄解毒丸。

4. 西医治疗

（1）药物治疗：可全身应用糖皮质激素，如醋酸泼尼松片，待病情控制后逐渐减量。重症者还可用免疫抑制剂，如环磷酰胺片、氨甲蝶呤片等，但应注意药物不良反应。

（2）手术：病变进展迅速者，可采用改良割烙术；黑睛溃破或即将溃破者，可及时行角膜移植术。

改良割烙术方法：①术前滴用抗生素溶液2～3天。②术时采用局部浸润麻醉，轻症球结膜下，重症球后麻醉较妥。③距角膜缘2mm处，剪开溃疡方位的球结膜，范围超过半个钟点方位。④割除角膜缘及溃疡表面的病变组织，但勿损伤透明的角膜板层，出血点及充盈的血管用大头针烙灼之。⑤用剪刀钝性分离结膜下的筋膜组织，使和巩膜及球结膜拉开，用弯头小血管钳夹住病变的筋膜组织约6mm深剪除之，残端用大头针烙灼止血。⑥将球结膜创缘后退固定在巩膜上，使巩膜暴露6~8mm宽。⑦术后轻压包扎，每日换药，创面染色阴转后去包扎。

【预后与转归】

因花翳白陷是根据黑睛病变之形色命名的，概括范围较广，其预后则因病而定。病轻者，治疗后可痊愈；病重者，特别是延及整个黑睛者，预后较差，有的可毁坏整个黑睛而失明。

【预防与调护】

1. 积极治疗，及时了解有无眼珠胀硬和黑睛逐渐变薄，以防黑睛溃破等。
2. 仔细检查，及时排除多重感染，并坚持用药至黑睛溃陷处愈合。
3. 节制饮食，忌食辛辣炙煿刺激之品。

【文献选录】

1.《证治准绳·杂病·七窍门》："花翳白陷证，因火烁络内，膏液蒸伤，凝脂从四围起而漫神珠，故风轮皆白或微黄，视之与混障相似而嫩者，大法其病白轮之际，四围生蔓而来，渐渐厚阔，中间尚青，未满者瞳神尚见，只是四围略高，中间略低，此乃金克木之祸也。或有就于脂内下边，起一片黄膜，此二证夹攻尤急。亦有上下生起，名顺逆障，内变为此证者，此火土郁遏之祸也。亦有不从沿际起，只自凝脂翳色黄或不黄，初小后大，其细条如翳或细颗如星，此边起一箇，彼边起一箇，四散生将起来，后才长大，牵连混合而害目，此木火祸也。以上三者，必有所滞，治当寻其源，潜其流，轻则清凉之，重则开导。若病漫及瞳神，不甚厚重者，速救亦有挽回之理，但终不得如旧之好。凡疾已甚，虽瞳神隐隐在内，亦不能救其无疾，止可救其㿠凸而已。"

2.《目经大成·花白翳陷》："此症初起，双目便赤肿狂痛，畏明生眵，开视青睛沿际许多白点，俨若扭碎梅李花瓣，瓣色黄而浮大者尤险，一昼夜牵连混合，蔽幔神珠，看之与混睛障相似，却善长速变，且四围翳起，中央自觉低陷，甚则翳蚀于内，故名花白翳陷。治疗大费神思，意者土盛郁木，木郁则生火，火盛生痰，痰火交烁，膏液随伤，乃变无了局。《瑶函》谓金克木之祸，真是睡中说梦话耳。速救可以挽回。更须与凝脂症一样监守，以菊花通圣散一两，分三次调服，看势不衰，翌日再进一两，肿必消，翳亦合减，换治金煎，日二剂，中宵以三黄清热丸吞四钱，症不反复而渐罢。然后顺气疏肝、清热化痰，大约尽一季可全瘥。但终不能如旧，人其毋全责乎医。"

3.《银海精微·花翳白陷》："人之患眼生翳如萝卜花，或鱼鳞子，入陷如碎米者，此肝经热毒入脑，致眼中忽然肿痛，赤涩泪出不明，头痛鼻塞，乃是肝风热极，脑中风热极致使然也。宜服泻肝散，加味修肝散主之。"

【现代研究】

近来研究认为，蚕蚀性角膜溃疡是针对角膜基质中某个特殊靶抗原的自身免疫性疾病，可能由个体易感基因所激发，但具体机制仍不明了。目前临床主要的治疗方式有以下几种：

1. 西药治疗

包括皮质激素类药物（常用局部制剂为 1% 的泼尼松龙滴眼液，对单侧良性患者治疗可取得良好效果；在局部用药效果不佳或有角膜穿孔危险的情况下可改用口服，常规每日顿服 60～100mg）、免疫抑制剂（如环孢素 A、环磷酰胺、克莫司等）、单克隆抗体［如淋巴细胞单抗（Campath-1H）、英夫利昔单抗（Infliximab）等］、干扰素（如 IFN-α2b）等。

2. 自体血清

目前，自体血清（自血）已在神经营养性角膜炎和角膜上皮缺损修复方面得到应用。虽其作用机制尚未阐明，但已明确其含有能促进眼表上皮修复及抑制炎症的重要物质。其中的抗蛋白酶-α2、巨球蛋白能抑制角膜胶原酶活性，阻断溃疡进展。

3. 手术治疗

在局部及全身药物治疗无效的情况下可行手术治疗，包括球结膜切除术、板层角膜移植术、羊膜移植术，以及两种或者两种以上的手术联合治疗。殷伯伦根据中医眼科割烙原理，改创为环割加烙术，即沿角巩膜缘剪开球结膜一环周，分离后剪除结膜下组织一环周，割除角膜缘的结膜组织，角膜溃疡做板层割除，灼烙巩膜表面的出血点及迂曲血管。治疗蚕蚀性角膜溃疡 20 例 21 只眼，均治愈。通过 4～17 年观察，认为疗效比割烙术好。指出本病部位是在球结膜下筋膜组织，以及巩膜表面怒张血管。环周割除里层的来源，烙定赤脉的源流，使球结膜下组织被阻断在暴露的巩膜面以外，菲薄的球结膜与角膜缘长合延迟，是治愈蚕蚀性角膜溃疡的关键。

4. 中医中药治疗

如张健内治与外治结合治疗本病。若肺肝风热者，用加味修肝散：羌活、防风、菊花、白蒺藜、桑螵蛸、栀子、黄芩、连翘、当归、赤芍、荆芥、大黄各 10g，麻黄、薄荷、木贼、川芎、甘草各 5g。若肝胆实热者，方用洗肝散：当归尾、防风、生地黄、苏木、菊花、刺蒺藜、羌活、赤芍各 10g，玄参、熟地黄、白芍各 15g，麦冬、木贼各 10g，蝉蜕、川芎、甘草各 5g。外点琥珀散：琥珀、珊瑚、朱砂、白硇砂、马牙硝各 15g，乌贼骨 3g，珍珠 30g，均研极细末，和匀，每日 3～5 次，点目翳处。滴扩瞳剂 1% 阿托品液。共治 7 例，除 2 例改西医手术外，其余 5 例均获痊愈。还有用乌梅丸［乌梅（去核）、党参、制附片（先煎 1 小时）各 12g，黄连、干姜、桂枝、炒川椒、炒黄柏各 6g，当归 9g，细辛 3g］、用银黄注射液结膜下注射治疗本病的报道。

【教学重点】

明确本病是指非化脓性的溃疡性角膜病，主要讨论蚕蚀性角膜溃疡，某些非感染性的角膜溃疡可以参考本节的证治。本病不常见，十分难治，预后不良。其发病因素，西医学认为与特异性自身免疫反应有关；中医学认为是与肝肺受邪，风热为患，或脏腑功能失调有关，如脾胃不健等。该病特点是慢性、进行性、疼痛性、非感染性、周边性的角膜溃疡，自周边开始，翳面溃陷，边际高起，状如枣花或萝卜花，病程冗长，久治难愈。治疗主要调理肝肺脾三脏，祛除风热毒邪，内外兼治；及早诊断，及早治疗，增强体质亦很重要。

【教学难点】

本病首先是治疗效果差，其次是病因难明，诊断缺少可靠的实验室指标。治疗方面，《秘传眼科龙木论》主张知母饮子、山药丸，《原机启微》主张柴胡复生汤、助阳活血汤、决明益阴丸，《银海精微》主张加味修肝散，《审视瑶函》主张洗肝散等，可供我们辨证论治时参考，归纳起来以祛风散寒、清热泻火两类药为主，其次有益气、养阴、活血、退翳药等。因本病疼痛较剧烈，古人用方以祛风散寒止痛所占比例大。西医学的激素治疗值得重视，近几十年报道割烙法有可喜疗效，最后各种方法无效者，有角膜移植术可选用。关于病因，现代认为与特异性自身免疫反应有关，有人认为本病与角膜外伤、手术或某些病毒感染有关。

【复习思考题】

1. 何谓花翳白陷？其病因病机如何？
2. 花翳白陷的临床表现如何？怎样进行辨证论治及局部治疗？

第八节　黄液上冲

【教学目的】

了解黄液上冲的病因病机、临床表现及辨证论治。

【教学要求】

介绍本病的病名定义、病因病机、临床表现、辨证论治、其他治疗及预后转归。采用课堂讲授，配合幻灯、图片或多媒体课件等教学手段，有条件时可结合临床患者示教。

【概述】

黄液上冲（《目经大成》）是指黑睛与黄仁之间（前房）出现黄色脓液，由下而冲上故名；又名"黄膜上冲（《世医得效方·眼科》）""推云""内推云（《银海指南》）""黄脓上冲（《眼科开光易简秘本》）"。本症是指凝脂翳、湿翳或瞳神紧小等病严重阶段出现的一个症状，并非独立疾病，与前房积脓相当。

【历史沿革】

黄液上冲病名首见于《目经大成》，但在历代眼科著作中早有描述，如《秘传眼科龙木论·眼黄膜上冲外障》谓："此眼初患之时，疼痛发歇，作时赤涩泪出，渐生黄膜，直覆黑睛，难辨人物……服通脾泻胃汤立效。"《证治准绳·杂病·七窍门》进一步阐明了黄膜的位置与形状，谓："黄膜上冲证，在风轮下际坎位间，神膏之内，有翳生而色黄，如年少人指甲内际白岩相似，与凝脂翳同一气脉，但凝脂翳在轮外生，点药可去者，此则在膏内热蒸起，点药所不能除。"可选用通脾泻胃汤、神消散、皂角丸、犀角饮等。《审视瑶函》沿用《证治准绳》之说，治疗内服通脾泻胃汤，外用立应散嗅鼻。至《目经大成·黄液上冲》见解与众不同，认为非"膜"而为"液"。因为"膜系皮属，凡薄而嫩，厚而韧，不动紧着者皆是，讵能上冲""盖液类浆水，比喻恰切"，故改名为"黄液上冲"，治疗用柴葛解肌汤、大黄丸、人参白虎汤、芍药清肝散等。个别属于虚寒性质的，"入手须参芪桂附温散"，与前人一味寒凉见解显著不同。黑睛后之黄液渐多渐升，仿佛云彩推移，故又名"推云"或"内推云"。《银海指南》谓："自下而上属足阳明胃经，名推云，又名黄膜上冲。在黑珠内者，名内推云。"至晚清，《眼科开光易简秘本》已认识到本证之黄液即黄色脓液，又改称"黄脓上冲"。

【病因病机】

1.素食辛热炙煿，膏粱厚味，酿成脾胃积热。

2.感受外邪，入里化热，火热上炎。

上述二因，常相互为病，内外合邪，毒盛热炽，以致三焦火毒上燔，蒸灼黄仁，灼伤神水，脓液内聚而成急重之候。

3.素体肝肾阴虚，或热甚伤阴，又夹胃热上承，形成虚实相兼，反复发作之病机。

【临床表现】

患眼疼痛，或头目剧痛、眼睑难睁，怕光流泪，抱轮红赤，或白睛混赤。黑睛与黄仁之间的间隙（前房）中出现黄色液体，黄液沉在下方，上界呈水平面，下界边缘沿随黑睛呈半月弧状（附彩图11-9），可随头位改变而移动。其量可多可少，可稀可稠，量少者如指甲根之半月白岩；量多者可遮掩整个瞳神。若有凝脂翳、花翳白陷等黑睛病变，极易穿破黑睛，变为蟹睛等恶候。若有瞳神紧小，极易造成瞳神干缺，以致变症丛生。若脓攻全珠，病情最险，失治则眼珠塌陷而失明。

【诊断依据】

1.患眼疼痛，眼睑难睁，怕光流泪，抱轮红赤，或白睛混赤。

2.黑睛与黄仁之间的间隙（前房）中出现黄色液体，黄液沉在下方，上界呈水平面。

【鉴别诊断】

本症虽常出现于凝脂翳，但两者须当区别。凝脂翳生在黑睛上，表面如一片凝固的油脂，而本症是在黑睛与黄仁之间（前房）出现黄色脓液，由下向上漫增。如《证治准绳·杂病·七窍门》谓："凝脂翳在轮外生，点药可去者；此则在膏内热蒸起，点药所不能除。"

【治疗】

本证大抵黄液色淡、量少，发展稍缓者属轻；黄液色深，发展迅速，量多而遮满瞳神者属重。若二便不利者，为更重之征。对于初发者，不论证之轻重，总宜泻火解毒为治。对于屡发者，多为虚实夹杂之证，治宜补虚泻实。不过，还是《审视瑶函》说得好，曰："是症最逆，非一方可疗，当究脉之虚实，当随所因，置方施治可也。"

1. 辨证论治

（1）热毒炽盛证

证候：黄液上冲，抱轮红赤或白睛混赤，畏光流泪，头目剧痛；口渴喜饮，大便秘结；舌红苔黄，脉数。

辨证分析：热毒炽盛，三焦火毒上燔，黄仁受灼，故黄液上冲、抱轮红赤等。火热属阳，阳光亦属阳，阳与阳合，则局部症状加重，故出现畏光流泪。火热上炎，清窍受扰，故头目剧痛；胃家实热，蒸灼津液，引水自救，故口渴喜饮；胃肠积热，故大便秘结。舌红苔黄，脉数为热邪炽盛之候。

辨证要点：以黄液上冲，抱轮红赤或白睛混赤及全身症状、舌脉表现为本证要点。

治法：清热泻火解毒。

方药：通脾泻胃汤[138]加减。本方为治疗黄液上冲的主方。方中大黄、玄明粉泻腑通大便；车前子清热利小便，二便通利，则邪热下泄；知母、石膏清胃降火；黄芩泻肺清热；茺蔚子除血热；防风祛风以止痛；然热盛伤心阴，故又以天冬、麦冬、玄参以清热养阴。合之则三焦火毒得清，诸症即减。若热毒甚者，可加金银花、蒲公英等清热解毒之品；若血热甚者，可加犀角（水牛角代）、牡丹皮等凉血清热之品。此外，羚羊角饮子[150]、眼珠灌脓方[144]亦是本症的常用方剂。

（2）阴虚胃热证

证候：黄液量少清稀，抱轮红赤，畏光较轻，反复发作；口干唇燥；舌红少苔，脉细数。

辨证分析：本型多见于反复发作患者，亦可由热毒炽盛型经治疗后转化而成。阴虚为肾阴不足，胃热为气火有余。阳明为目下网，阳明胃热，故出现黄液，但无大肠积热，故黄液量少清稀，见症亦轻。肾阴不足，无力抗邪，以致虚实夹杂而易反复发作。胃热伤阴，故口干唇燥。舌红少苔，脉细数为阴虚不足之候。

辨证要点：以黄液上冲，量少清稀，抱轮红赤及全身症状、舌脉表现为本证要点。

治法：滋阴清胃。

方药：玉女煎[27]去牛膝加寒水石。方中熟地黄为滋养肾阴之圣药，以治肾阴不足，麦冬协助熟地黄以养阴，石膏、知母、寒水石清胃降火，以治气有余之症。合之，为补泻兼施之剂。若兼有血热者，加生地黄、牡丹皮以凉血清热；兼夹邪毒者，加金银花、蒲公英以清热解毒。

2. 外治

（1）局部滴用抗生素眼药水，次数依据病情而定。

（2）用1%阿托品滴眼，以防瞳神干缺。

（3）用荆芥、防风、羌活、川芎、黄芩、金银花等药煎水做湿热敷，每日3次。

（4）其他疗法：古用嗅鼻法，取立应散或嗅鼻碧云散作为辅助治疗。嗅鼻后，涕泪并出，邪火随之而散。其作用机理，《原机启微·附方》谓："大抵如开锅盖法，常欲使邪毒不闭，令有出路。"但须注意，此法只宜用于瞳神紧小并发的黄液上冲，若因凝脂翳等并发者忌用，以免喷嚏频作，震破黑睛，发生蟹睛及其他变症，加重病情。

【预后与转归】

本症属于急重眼病。若无凝脂翳、花翳白陷等症，黄液量少稀薄，治疗得当，病势渐减，脓液吸收，视力尚可恢复。若黄液量多浓稠，遮满瞳神，常使黄仁粘连，瞳神干缺，并发绿风内障、圆翳内障等，使视力严重下降。若有凝脂翳、花翳白陷等症，而脓液渐增，遮满整个瞳神者，黑睛最易溃破，变成凸瓣之患，黄仁脱出，形成蟹睛，造成视力严重障碍，甚者眼珠萎缩，视力全失。

【预防与调护】

1. 本病之预防，须注意饮食调理，不要过食辛热炙煿之物，以免酿成脾胃湿热。

2. 对凝脂翳及瞳神紧小症，应早期治疗，防止出现黄液上冲。

3. 护理上亦要注意饮食清淡，多食蔬菜、水果，保持大便通畅，并密切观察病情。

4. 按时点服药物，有凝脂翳者，涂眼膏后包盖患眼，保护创面，有穿孔危险时，应加压包扎。

【文献选录】

1.《证治准绳·杂病·七窍门》："黄膜上冲证……若漫及瞳神，其珠必损，不可误认为涌波可缓者之证。此是经络阻塞极甚，三焦关格，火土邪之盛实者，故大便秘，小便涩，而热蒸，从膏内作脓溃起之祸也。失治者，目有瓣凸之患，通脾泻胃汤、神消散、皂角丸、犀角饮选用。"

2.《审视瑶函》："黄膜上冲病最真，风云膏内起黄云，白际黑云深处里，直从坎位灌瞳神。只因大便结，最恶是头疼，经络多壅滞，火燥涩炎蒸，错认涌波翳，空令目不明。此症于风轮下际，坎位之间，神膏内初起而色黄者，如人指甲根白岩相似，若凝脂之症。但凝脂翳从轮外生，点药可去，此在膏内，点药所不能及者。若漫及瞳神，其珠必破，不可误认为涌波治之。此是经络塞极，三焦关格，火土诸邪之盛实者，故大便秘而小便塞，则膏火蒸作脓，若上冲失治，凸臌之患必矣。"

3.《目经大成·黄液上冲》："此症于风轮下际金位之间，神膏内生物黄色，状如鸡脂，稍轻者，若黄浆小疮，外面无有，俨人指甲根白岩相类，非针药所能及者。势大不消，必冲出风轮，其睛随破而眇。即不然，金井立散，黑神败而失明，是症最逆，盖经络否塞，阴阳离间，火土诸邪，蒸溽幻化而成。有头痛便秘者尤急。若作天行客热，胡乱治而顿愈，吾其退避三舍。临视当问其已治未治。未治，以柴葛解肌、十神汤进一二剂看效。效则三友丸、大黄丸尽服；不效改用人参白虎汤、芍药清肝散，或泻黄，或双解，病必缓而渐退。已治，审其脉，相其体，验其方药，某过某不及，裁以心法。羚羊、犀角磨调逍遥散；或拨云、固本、还睛诸丸，煎汤递饮，黄液无不消。消则补和，对症选方，还元易矣。十中间有一虚寒，入手须参芪桂附温散者。舍症从脉，原有是说，又不可不细心理会。"

【现代研究】

苏宜春用中西医结合方法治疗匐行性角膜溃疡，随机抽取病例，分为中西医结合组和西药对照组（各200例），按西医眼科诊断标准，就诊时有前房积脓。两组均常规用抗生素眼药水、眼药膏及1%阿托品扩瞳。西药组选用一种抗生素（青霉素或庆大霉素）肌内注射加球结膜下注射。中西医结合组用中药加青霉素或庆大霉素结膜下注射。中药基本方：金银花、蒲公英、瓜蒌仁各15g，生石膏20g，天花粉、栀子、黄芩、连翘、赤芍、枳壳、柴胡、甘草各10g，淡竹叶8g。大便秘结加大黄、芒硝；口苦苔厚腻加龙胆、虎杖；积脓消失去瓜蒌仁、淡竹叶，加决明子；口干舌燥加玄参、麦冬；溃疡久不愈合加黄芪；溃疡愈合后改服拨云退翳散。治疗5天，前房积脓消失者，西药组109例，中西医结合组148例；治疗2周，痊愈者，西药组60例，中西医结合组81例；4周痊愈者，西药组146例，中西医结合组171例。总计：西药组痊愈184例，好转13例，无效1例，恶化2例，有效率98.5%；中西医结合组痊愈192例，好转8例，有效率100%。中西医结合治疗本病有如下优点：①缩短前房积脓消失时间。②缩短溃疡愈合时间。③减少角膜瘢痕形成，提高视力。

杜克敏用中西医结合治疗匐行性角膜溃疡，中药治疗分三型：肺阴不足，外受风邪型，用养阴清热汤：生地黄、生石膏、金银花、知母、天花粉、黄芩、龙胆、荆芥、防风、芦根、甘草。肝胃实热型，用银花复明汤：金银花、蒲公英、蜜桑皮、天花粉、黄芩、黄连、龙胆、生地黄、知母、大黄、芒硝、木通、蔓荆子、枳壳、甘草。脾胃失调型，用归芍八味汤：当归、白芍、枳壳、槟榔、莱菔子、车前子、金银花、甘草。结合西药局部治疗，治疗本病31例31只眼，痊愈17只眼，好转10只眼，无效4只眼。

【教学重点】

本症实际是凝脂翳、湿翳等黑睛病变严重阶段波及黄仁，或黄仁本身病变引起的一种症状，并非独立疾病，相当于西医学的前房积脓。临床表现除患眼疼痛，或头目剧痛、眼睑难睁，怕光流泪，抱轮红赤，或白睛混赤等角膜炎症状外，主要是黑睛与黄仁之间的间隙中出现黄色液体，黄液沉在下方，上界呈水平面，其量可多可少，可稀可稠，量少者如指甲根之半月白岩，量多者可遮掩整个瞳神。中医辨证论治，注意清热解毒，外治以滴用抗生素、散瞳药为主。

【教学难点】

黄液上冲首先是要明确病因，是由何种疾病所致；其次是要防止黑睛穿破、变为蟹睛，瞳神紧小、瞳神干缺及若脓攻全珠等恶候。

【复习思考题】

1.何谓黄液上冲？
2.试述黄液上冲的病因病机及辨证论治。
3.嗅鼻法治疗黄液上冲有何注意事项？

第九节 混睛障

【教学目的】

掌握混睛障的病名概念、病变部位，熟悉本病的病因病机、诊断与鉴别、辨证论治及局部治疗。

【教学要求】

介绍混睛障的病名概念、发病特点、预后转归、病因病机、临床表现、诊断要点及治疗措施等。采用课堂讲授，配合幻灯、图片或多媒体课件等教学手段，有条件时结合临床患者示教。若课时不够，亦可以自学为主。

【概述】

混睛障是指黑睛深层生翳，状若圆盘，其色灰白，混浊不清，漫掩黑睛，障碍视力的眼病。该病名首载于《审视瑶函》，书中对其病位及症状均有记载，说："此症谓漫珠，皆一色之障，世之患者最多，有赤白二症，赤者嫌其多赤脉，白者畏其光滑。"病程缓慢，往往需经数月治疗方能逐渐痊愈，常遗留瘢痕而影响视力；又名"混睛外障（《秘传眼科龙木论》）""混障证（《证治准绳·杂病·七窍门》）""气翳（《目经大成》）"。

本病相当于西医学的角膜基质炎，大多属于抗原－抗体在角膜基质内的免疫反应，常与先天性梅毒、结核、疱疹病毒感染、麻风等有关。

【历史沿革】

关于本病的记载，早在《秘传眼科龙木论》一书里，根据其病状和主要从外而障碍视力，故称为"混睛外障"。指出其症"先痛后痒，碜涩泪出，怕日羞明，白睛先赤，发歇无定，渐渐眼内赤脉横立遮睛，如隔纱看物，难以辨明"。其病因是"毒风在肝脏，积血睑眦之间然也"，治疗"初患宜令镰洗钩割，莫熨烙，去除根本，然后宜服凉肝散，点七宝膏，服退翳丸，立效"。《证治准绳·杂病·七窍门》称为"混障证"，谓漫珠皆一色之障。分为赤白两种，赤者比白者易治，赤者怕赤脉外爬，白者畏光滑如苔。看来本书所指混障证，还包括了黑睛上的瘢痕翳障，即所谓白者是也。此后，《审视瑶函》《张氏医通》均宗王氏之说，但《审视瑶函》主张在治法上以发散为主，谓："若遇此症，必食发物，或用药发起，转觉昏肿红赤，再用点服愈矣。"《张氏医通·七窍门》认为："宜服补肝调血之剂，血行则风自息；外用吹点，则翳渐退。"《医宗金鉴·眼科心法要诀》谓："混睛初起白睛混，渐生赤脉遮瞳睛，或混白膜漫珠上。"其病因，"此乃肝脏毒风与瘀血上凝所致"；治疗"先宜劀洗去瘀，后服地黄散，外点摩障灵光膏"。《目经大成》虽有混睛障的记载，但其所论述的"气翳"类比黑睛深层混浊，非常贴切。该书谓："此症目赤痛，眵泪都可，但青睛如浊烟笼罩，色泽欲死，甚者若混镜呵气，不能照人面目，从侧面视之，始隐隐微见金井……分明是外障，而风轮光滑，无障可去，故曰气翳。"

【病因病机】

《医宗金鉴·眼科心法要诀》中认为，本病由"肝脏毒风与瘀血上凝所致"。结合临床，归纳如下：

1. 风热外袭，肝经受邪，邪热扰目，黑睛乃病。
2. 脏腑积热，肝胆热毒循经上攻，黑睛被灼，气血壅滞。
3. 素体虚弱，脾运乏力，湿热内生，熏蒸于目，损伤黑睛。
4. 邪毒久伏，阴液耗伤，阴虚火旺，虚火炎目，导致黑睛病发。

【临床表现】

1. 自觉症状

目珠疼痛，羞明流泪，视物模糊，严重者视力明显下降。

2. 眼部检查

胞睑难睁，抱轮红赤，或白睛混赤，黑睛深层生翳，状若圆盘，其色灰白，混浊不清，逐渐漫掩黑睛，似磨砂玻璃样，表面粗糙，但不溃陷（图11-3、附彩图11-10）。久则赤脉从黑睛边际侵入深层中央，呈毛刷状排列，可延及整个黑睛，终成赤白混杂的翳障而严重影响视力。其间常伴黑睛后壁沉着物，神水混浊，瞳神缩小，甚或出现瞳神干缺或瞳仁闭锁。

因先天性梅毒引起者，多双眼同时或先后发病，并有马鞍鼻、赫金森（Hutchinson）齿、

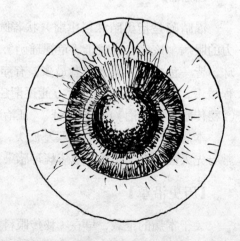

图11-3　混睛障示意图

口角皲裂等表现；结核性者常单眼罹患，黑睛生翳多呈扇形、周边性，不蔓延整个黑睛；病毒感染者常为黑睛深层圆盘状混浊，易反复发作（参见"聚星障"一节）。

3. 实验室及特殊检查

（1）血清学检查：康–华氏反应、荧光素螺旋体抗体吸附试验（FTA-ABS）或微量血清梅毒螺旋体试验（TPHA）多呈阳性。

（2）结核菌素（OT）试验：可呈阳性。

（3）胸部 X 射线拍片：可发现肺部结核病灶。

【诊断依据】

1. 自觉眼痛，羞明流泪，视力下降。

2. 黑睛深层呈圆盘状灰白色混浊、肿胀，2% 荧光素钠溶液染色阴性。

3. 梅毒血清学检查、OT 试验、胸部 X 射线拍片等检查有助于诊断。

【治疗】

若检查为梅毒、结核等原发病因确切者，须综合治疗。

1. 辨证论治

（1）肝经风热证

证候：患眼疼痛，羞明流泪，抱轮红赤，黑睛深层生翳，状若圆盘，其色灰白，混浊不清；兼见头痛鼻塞；舌红，苔薄黄，脉浮数。

辨证分析：肝为风木之脏，黑睛属肝，风热之邪上袭黑睛，故见黑睛深层翳若圆盘、色灰白而混浊不清等眼症；头痛鼻塞及舌脉表现均为风热在表之候。

辨证要点：以黑睛深层混浊，状若圆盘，抱轮红赤之眼症及舌脉表现为本证要点。

治法：祛风清热。

方药：羌活胜风汤[77]加减。白睛混赤明显者，可加金银花、菊花、蒲公英、栀子以清热解毒；若系梅毒引起者，可加土茯苓以驱梅解毒。

（2）肝胆热毒证

证候：患眼刺痛，羞明流泪，抱轮暗红，或白睛混赤，黑睛深层生翳，状若圆盘，混浊肿胀，其色灰白，或赤脉贯布，或赤白混杂；可伴口苦咽干，便秘溲黄；舌红，苔黄，脉弦数。

辨证分析：黑睛风轮内应于肝，肝胆热毒炽盛，因热致瘀，或火郁脉络，故见黑睛深层翳若圆盘、混浊肿胀、赤脉贯布、白睛混赤等眼症；口苦咽干、便秘溲黄及舌脉表现均为肝胆热毒之候。

辨证要点：以黑睛深层混浊肿胀、赤脉贯布、白睛混赤等眼症，口苦咽干、便秘溲黄及舌脉表现为本证要点。

治法：清肝解毒，凉血化瘀。

方药：银花解毒汤[146]加减。黑睛灰白混浊肿胀增厚者，可加车前子、茺蔚子以利水消肿；黑睛赤脉瘀滞甚者，可选加当归尾、赤芍、桃仁、红花以活血化瘀；口渴欲饮者，可加生石膏、知母以助清热；便秘者，可加玄明粉以助大黄通腑泻下；若系梅毒引起者，可加土茯苓以驱梅解毒。

（3）湿热内蕴证

证候：患眼胀痛，羞明流泪，抱轮红赤，或白睛混赤，黑睛深层翳若圆盘，混浊肿胀；常伴头重胸闷，纳呆便溏；舌红，苔黄腻，脉濡数。

辨证分析：脾失健运，湿邪内停，湿遏化热，闭阻于内，土盛木郁，肝经受扰，故见黑睛深层翳若圆盘、混浊肿胀等眼症；头重胸闷、纳呆便溏及舌脉表现均为湿热内蕴之候。

辨证要点：以黑睛深层混浊、肿胀明显，头重胸闷等全身症状及舌脉表现为本证要点。

治法：清热化湿。

方药：甘露消毒丹[32]加减。黑睛肿胀明显者，可加车前子、薏苡仁以利水渗湿；食少纳呆者，可加陈皮、枳壳以理气调中。

（4）阴虚火炎证

证候：患眼病变迁延不愈，或反复发作，干涩隐痛，抱轮微红，黑睛深层混浊；可兼口干咽燥；舌红少津，脉细数。

辨证分析：邪毒不解，久伏体内，耗伤阴液，阴津不足，虚火上炎，故黑睛病变迁延不愈或反复发作、干涩隐痛、抱轮微红；口干咽燥及舌脉表现均为阴虚火炎之候。

辨证要点：以黑睛深层混浊迁延不愈或反复发作，干涩隐痛等眼症及舌脉为本证要点。

治法：滋阴降火。

方药：滋阴降火汤[165]加减。常于方中加木贼、蝉蜕以退翳明目；腰膝酸软者，可加牛膝、枸杞子、菟丝子以增滋补肝肾之功。

2. 外治

（1）点眼：①激素类滴眼液，如0.02%～1%氟米龙滴眼液或0.5%醋酸可的松滴眼液。②散瞳类滴眼液或眼用凝胶，如1%硫酸阿托品滴眼液或眼用凝胶，以防瞳神干缺。③清热解毒类中药滴眼液，或抗生素类或抗病毒类滴眼液。

（2）湿热敷：可用内服中药之药渣再次煎水过滤后做湿热敷，每日3～4次。

（3）球结膜下注射：病变较重者可用糖皮质激素做球结膜下注射，隔日1次或视病情而定。

3. 中成药治疗

热毒较重者，可用牛黄解毒丸口服；湿热明显者，可用甘露消毒丸口服；阴虚者，可用知柏地黄丸口服。

4. 西药治疗

针对原发病因进行治疗，如全身予以抗梅毒、抗结核或抗病毒治疗等。

【预后与转归】

本病病程长，往往要经过数月治疗，混浊才能逐渐减轻，赤脉才逐渐消退，但也可复发，也有部分愈后仍遗留瘢痕，影响视力。治疗过程中，若不及时散瞳，常致瞳神干缺，严重影响视力。

【预防与调护】

1. 本病病程较长，需医患配合，耐心调治，定期随诊，急躁无助于病情好转。
2. 饮食宜清淡而富有营养，少食辛辣煎炸之物，以免助火生热。

【文献选录】

《证治准绳·杂病·七窍门》："混障证：谓漫珠皆一色之障也，患之者最多。有赤白二证，赤者易治于白者，赤者怕赤脉外爬，白者畏光滑如苔，有此二样牵带者，必难退而易发。若先因别证而成混障，则障去而原病见矣。若无别证，到底只是一色者；若混障因而犯禁触发者，则变证出。先治变证，后治本病。"

【现代研究】

高培质认为，深层疱疹病毒性角膜炎（包括盘状角膜炎及深层角膜基质炎）以气虚为本，风热为标，分为风热、气虚、阴虚三型。风热型（16例16只眼），方用病毒1号方，主要药物有金银花、蝉蜕、白术、茯苓、当归等。气虚型（21例23只眼），方用病毒2号方，主要药物有太子参、炒白术、薏苡仁、柴胡、蝉蜕等。阴虚型（4例4只眼），方用病毒3号方，主要药物有生地黄、麦冬、五味子、白蒺藜等。上方均水煎服，日1剂。辅助治疗：眼局部点用抗病毒1号眼药水（自制），每小时1次。1%阿托品眼膏每晚涂1次，每日湿热敷3次。角膜水肿严重病例有12例配合点用地塞米松和氯霉素混合液。局部点用激素，患者必须具备以下条件：①角膜表层浸润或溃疡完全吸收或愈合。②角膜基质层水肿严重且长期不消。③按时点用有效的抗病毒药物。④角膜水肿消退时，点激素次数宜递减（一般开始时每日点2~3次），直至停用。⑤密切观察角膜表层变化，一旦发现浸润或溃疡时立即停用。本组治疗41例43只眼，痊愈25只眼，占58.1%，有效18只眼，占41.9%，无无效病例。

李应湛用明目消炎丸（蝉蜕、白蒺藜、谷精草、青葙子、密蒙花、木贼、石决明、决明子、夜明砂、夏枯草、菊花、桑叶、龙胆、黄连各30g，当归、赤芍各15g。将上药共为细末，过筛，另以生地黄、玄参各30g，煎成水剂，调和诸药粉，制成小丸）治疗深层角膜炎，每服9g，日2次，配合阿托品金霉素眼膏和眼部湿热敷。治疗深层角膜炎17例，痊愈14例，无效3例。

童牧治疗盘状角膜炎24例，中医治疗分为两型：津液不足，邪热内炽型，用增液白虎汤加减：生地黄12g，麦冬、玄参、知母、生石膏、熟大黄、金银花各10g，黄芩、柴胡各5g，密蒙花、甘草各3g，鲜芦根20g。外感风热，正气不足型，用陆氏退翳散加减：钩藤、连翘、赤芍、香附、炒栀子各10g，蝉蜕、密蒙花、甘草各3g，木通、木贼各5g，玄参、谷精草各6g。经分型治疗，待角膜上皮浸润吸收，表面平滑后，为解决基质层水肿，一律用银花解毒汤内服。西药治疗选用盐酸吗啉胍、小檗碱口服，碘苷和角膜宁眼药水滴眼。治疗前视力，24 例中有 5 例眼前指数，12 例 < 0.1，7 例 < 0.2。治疗结果：视力 0.7 的 3 例，1.0 的 9 例，1.2 以上的 12 例。

【教学重点】

明确本病是多种因素所致抗原 – 抗体在角膜基质内的免疫反应，是一类非溃疡性角膜炎症，病变位于角膜基质内（黑睛深层），多双眼发病，易反复发作，其病因病机多与风、热、湿、毒、瘀有关，西医学认为与结核、梅毒、病毒等有关。临床表现除红痛畏光流泪，视力下降等一般角膜炎症状外，主要是黑睛深层广泛性混浊水肿，表面无溃疡性病变。需进行一系列实验室检查以明确病因。中医辨证论治，注意风热湿毒瘀，外治以激素、扩瞳、湿热敷为主，西医治疗需以明确病因为前提。

【教学难点】

混睛障目前首先是不易明确病因，难以针对病因治疗；其次难以防止复发和难免留下瘢痕，严重者需角膜移植。

【复习思考题】

1. 何谓混睛障？
2. 试述混睛障的病因病机、临床表现及辨证论治。
3. 混睛障在早期为什么就要使用扩瞳药？

第十节　黑翳如珠

【教学目的】

了解黑翳如珠的病因及证治要点。

【教学要求】

介绍黑翳如珠的病名概念、病变性质、预后转归、病因病机、临床表现、诊断要点、治疗及预防措施。采用课堂讲授为主，配合幻灯、图片或多媒体课件等直观教学手段，课时不多者，只介绍其病变性质、发生原因及预防措施，其他内容采用自学。

【概述】

黑翳如珠指黑睛上突起翳障，色黑而圆，形状如珠而言。常出现于凝脂翳、湿翳、花翳白陷及疳积上目等黑睛溃蚀、欲破未破之际。其大小高低不等，数目多寡不一。若病情继续发展，极易穿破黑睛，变生蟹睛。

本节主要讨论黑睛上出现的黑色圆珠状翳障，与西医学的后弹力层膨出相似。黑睛溃陷向深部可达后弹力层，此膜坚韧不易穿破，在眼内压的影响下，该膜从溃陷底部向前膨出，呈透明的小疱状隆起，形成本症。

【历史沿革】

本病在《秘传眼科龙木论·黑翳如珠外障》谓："此眼初患之时，忽然疼痛难忍，泪出不开，有翳如黑珠子在黑眼上。如是大人患者，肝肾俱劳，毒风入眼，如此疾状。不宜针灸触发，即服补肾丸。如小儿患者，即是实热急疳，宜服羚羊角饮子，即瘥。"指出了本病的病因病机、临床表现和辨治原则。以后《银海精微·黑翳如珠》说："风轮生翳如珠，如蝇头如蟹眼者何也？答曰：肝肾二经风热气郁也。治法：久积黑翳高者，宜挑破珠头。疼者宜拨云汤、明目细辛汤主之。热甚者，当归龙胆汤主之。点用二八丹调乳汁用。"是否手术，与《秘传眼科龙木论》的观点完全相反。一说"不宜针灸触发"，一说"用小锋针逐个横穿破其黑翳，中有恶水流出即平，势若拾芥，瞬息痊安，眼即能开。"《证治准绳·杂病·七窍门》阐述本症需与蟹睛、木疳鉴别，治疗先服羚羊角散，后服补肾丸。以后《医宗金鉴·眼科心法要诀》"黑翳如珠"之肝肾虚者用通明补肾丸，实热证用羚羊角饮子。《目经大成·黑翳如珠》指出此症少见，举一例为虚实夹杂之证，用补气的四君子汤加吴茱萸酒炒黄连治愈，与以前治法不同。

【病因病机】

1. 多因外受风热邪毒，内有肝胆积热，内外合邪，上攻黑睛，复因治不及时，或邪毒炽盛所致。

2. 素体肝肾虚弱，风热邪毒乘虚袭入。

3. 小儿患者多因嗜食肥甘香燥之物，甘辛积热，脾胃失调；或病后体虚，饮食不化酿成疳积，以致疳积攻目，目失濡养，白睛干燥，黑睛枯涩，病情发展而成本症。如《银海精微·黑翳如珠》指出："小儿如此患者，多是疳眼。"

【临床表现】

一般先有凝脂翳、花翳白陷等黑睛病变，自觉患眼疼痛，甚或痛极难忍，寝食不安，眼睑难睁，羞明畏日，热泪常流等症。检视眼部时，需细心谨慎，动作轻巧敏捷。撑开眼睑可见抱轮红赤，甚则白睛混赤而肿，黑睛溃烂，深层组织向前呈泛起之状，并出现突起之黑色小疱，形状如珠（附彩图 11-11）。若治不及时，极易穿破而变生蟹睛。

小儿疳眼者，黑睛上黑翳如珠，但不红不痛，只是羞明，且是双眼为患，还伴有其他疳积症状。

【诊断依据】

黑睛溃烂，深层组织向前呈泛起之状，并出现突起之黑色小疱，形状如珠。

【治疗】

本症的辨证，必须分清虚实。势急痛剧为实，势缓不痛为虚。实者多是凝脂翳、花翳白陷等黑睛病演变而来；虚者多是小儿疳眼，目失濡养所致。但也有虚中夹实，实中夹虚的虚实夹杂证。若为肝胆积热者，治宜清泻肝胆；热毒炽盛者，治宜清热解毒，泻腑通便；肾虚夹热者，治宜补肾清热。因疳积引起者，参照"疳积上目"治疗。外治宜以滴眼药为主。在病变早期，不用粉剂点眼，以免残泣药末、不溶颗粒摩擦病变，加重病情。

1. 辨证论治

（1）肝胆积热证

证候：黑翳如珠，抱轮红赤，头目疼痛；口苦心烦；舌红苔黄，脉弦数。

辨证分析：素有肝经积热，外受风热邪毒，内外相搏，上攻黑睛，致黑睛溃烂，深层组织向前呈泛起之状，故出现黑翳如珠、赤涩疼痛等症。口苦心烦、舌红苔黄、脉弦数为肝胆积热之候。

辨证要点：以黑翳如珠，抱轮红赤及口苦心烦、舌脉表现为本证要点。

治法：清肝泄热。

方药：当归龙胆汤[63]去黄芪、五味子，加生地黄。方中龙胆草、黄芩、黄连、黄柏苦寒清泄肝胆实热，羌活、防风祛风止泪止痛；石膏清胃降火；升麻、甘草清热解毒；又虑实热伤阴，故用当归、生地黄养血滋阴，使邪去而不伤正；柴胡、赤芍既能疏肝和血，又能引药入肝。合之，为清肝泄热之剂。

（2）热毒炽盛证

证候：黑翳如珠，满布黑睛，白睛混赤浮肿，头目痛极；口渴发热，溲黄便秘；舌红苔黄厚，脉数有力。

辨证分析：外邪入里化热，热毒炽盛，上攻黑睛，故出现黑翳满布、白睛混赤浮肿。热炽腑实，故口渴发热、溲黄便秘。舌红、苔黄、脉数，为热毒炽盛之候。

辨证要点：以黑翳如珠，满布黑睛及口渴发热、溲黄便秘、舌脉表现为本证要点。

治法：清热解毒，泻下通腑。

方药：羚羊角饮子[150]去五味子，加金银花、石膏。方中羚羊角清热解毒，凉肝息风；大黄、芒硝荡涤肠胃；知母、石膏清胃降火；再辅以细辛、防风散邪止痛。合之，为清热解毒、泻腑通便之方，服后便通症减即去芒硝、大黄，可转入清热退翳之法。

（3）肾虚夹热证

证候：黑翳如珠，抱轮稍红，眼痛较轻，隐涩难开；兼腰酸膝软；舌淡红少，脉细。

辨证分析：本型为虚实夹杂之证，多见于病情后期。实为热邪，热邪上熏，故见黑翳如珠、隐涩难开等症；虚为肾虚，腰为肾之府，主骨生髓，肾虚故见腰酸膝软，舌淡脉细等。

辨证要点：以黑翳如珠，抱轮稍红，腰酸膝软及舌脉表现为本证要点。

治法：补肾清热。

方药：通明补肾丸[136]去人参，加黄芩。方中熟地黄、肉苁蓉、菟丝子、枸杞子、五味子、楮实子补养肾精，扶正祛邪；当归养血滋阴；知母、黄柏、黄芩清热；菊花祛风退翳，牛膝引热下行，少许青盐引药入肾。合之，为补肾清热，以补为主的方剂。

2. 外治

（1）用鱼腥草眼药水频频滴眼，或用抗生素类药物滴眼及球结膜下注射。

（2）1% 阿托品液滴眼以充分扩瞳。

（3）外用绷带加压包扎，以防穿孔。

（4）病情后期，遗留瘢痕翳障，用八宝眼药点眼，每日 3 次。

【预后与转归】

本症一旦出现，表示黑睛溃陷已至深层，仅留一层薄膜，极易造成穿孔形成蟹睛等症。即使治愈，也难免遗留较厚的瘢痕翳障，影响视力。

【预防与调护】

本病的预防，关键在于积极治疗原发病，防止黑睛溃陷向深层发展。本病极易穿孔，患者应卧床休息，双眼用绷带加压包扎，使眼球停止活动。避免咳嗽、喷嚏、用力大便等增加眼部压力的动作。检查、上眼药、换眼垫需细心谨慎，动作要轻巧敏捷，切勿挤压眼球，以防穿孔。

【文献选录】

1.《证治准绳·杂病·七窍门》："黑翳如珠证，非蟹睛、木疳之比，木疳是大者，生则瞳损不可治。此则至大方损珠，后损瞳神也。又非蟹睛因破流出之比，此肝气有余，欲泛起之患。故从风轮际处，发起黑疱，如珠子，圆而细，或一或二或三四五六，多寡不一。其证火实盛者痛，虚缓者不痛，治亦易平。若长大，则有裂目之患。"

2.《银海精微·黑翳如珠》："黑翳如珠者，肾肝俱劳，七情郁结之人，毒瓦斯攻充，热极泪出，难开疼痛，甚至水轮突起。黑翳，如豆如珠，大小不定，撑起眼胞，碜涩碍人眼睛，难以运动，寝食不安。先患一只，后乃相牵俱损。治法：用小锋针逐个横穿破其黑翳，中有恶水流出即平，势若拾芥，瞬息痊安，眼即能开。设若不谙此疗，服凉剂点凉药，靡有其功。小儿如此患者多是疳眼。"

【教学重点】

黑翳如珠是指黑睛上出现的黑色圆珠状翳障，与西医学的后弹力层膨出相似。其教学重点是要明确该病的病因病机、临床表现、辨证论治、外治、转归与预后。

【教学难点】

本病的教学难点是要明确引起该病的原因，治疗时除内服药物外，需要配合外治，并外用绷带加压包扎，以防穿孔。

【复习思考题】

试述黑翳如珠的病因、临床表现及治疗。

第十一节　蟹睛症

【教学目的】

了解蟹睛症的病名概念、病因和证治要点。

【教学要求】

介绍蟹睛症的病名概念、预后转归、病因病机、临床表现、治疗及预防措施，并强调预防的重要性。采用课堂讲授为主，配合幻灯、图片或多媒体课件等直观教学手段，课时不多时采用自学。

【概述】

蟹睛症是指黑睛溃破，黄仁自溃口绽出，状如蟹睛而言；又名"损翳（《龙树菩萨眼论》）""蟹目（《太平圣惠方·治蟹目诸方》）""离睛（《圣济总录·眼目门》）""蟹睛疼痛（《世医得效方·眼科》）""蟹睛突起（《古今医统大全·眼科》）""蟹睛横出（《目经大成》）""蟹珠（《银海指南》）""蝇头蟹眼（《眼科统秘》）"等。此病是黑睛疾病发展至严重阶段，溃破穿孔后的一种变症。愈后多遗留较厚的斑脂翳，严重影响视力。若处理不当，邪毒入眼，眼内化脓，或神水瘀阻，并发绿风内障，可毁坏整个眼球。

蟹睛是一个症状，严重的黑睛生翳、疳积上目、黑睛外伤等皆可引起，它与西医学的角膜破溃、虹膜脱出相当。黑睛外伤所致者以手术治疗为主，本节重点讨论黑睛疾病引起者。

【历史沿革】

本症在古代医籍中记载较多，《医方类聚》转载唐代之《龙树菩萨眼论》一书就有关于本病的记载，该书谓："若眼目痛患甚，当黑珠上生黑子，如蟹眼，或如豆者为损翳。极难治，不可钩割……唯宜服汤，并冷补丸、决明镇肝之类是也。"《太平圣惠方·治蟹目诸方》进一步阐述了本症的病因病机，谓："夫蟹目者，由脏腑壅滞，肝有积热，上冲于目，令目痛甚，当黑睛上生黑珠子，如蟹之目，故以为名焉；或有如豆者，名曰损翳，极是难治。"《圣济总录·眼目门》中蟹目又有"离睛"之别名。以后的历代眼科著作以《证治准绳·杂病·七窍门》对本症的论述较为精辟，明确指出它由"凝脂翳破坏风轮"引起，而且有瞳神改变，"内视瞳神亦如杏仁、枣核状者"。本症与黑翳如珠不同，"黑翳如珠，源从膏内生起，非若此因破而出，故大不同"。辨证时首先要分清虚实，"虚者软而不疼，实者坚而多痛"。《审视瑶函》对蟹睛症有类似描述，实证用泻肝汤治疗。《医宗金鉴·眼科心法要诀》指出，本症由肝胆积热肾虚热所致，其症"虚软不痛实硬痛"，治疗实者用泻肝汤，虚者用镇肾决明丸。《目经大成·蟹睛横出》指出本症治疗时曰："一切汗吐下诸法皆用不着，合选和而带补之方，加五味、枣仁、白芍徐徐酸敛，日久自然收入。"这与前人清肝泻肝之法显然不同。《银海指南》称为蟹珠，并根据其发生部位不同分属于不同的脏腑经络，书中谓："发于瞳神颠顶属肝肾两经；发于瞳神下面属阳明；发于大眦傍者属太阳；发于小眦傍者属少阳。"这可作为临床选用引经药之参考。

【病因病机】

本症多在凝脂翳、花翳白陷等黑睛疾病过程中，因热毒炽盛或治疗不及时，病变向深层发展，腐蚀风轮，致使溃破，黄仁绽出而成；或因上述病变发展至黑翳如珠时，复因咳嗽、喷嚏、怒吼、号哭、用力大便等震破黑睛，黄仁乘势脱出所致。

【临床表现】

本症初起，多在凝脂翳、花翳白陷等黑睛病变过程中眼痛突然减轻或消失。查眼睑肿胀，白睛混赤，黑睛瞳孔领区之旁，或偏上偏下，或偏左偏右，可见黄仁自溃口绽出，其色棕黑，状如蟹眼，或如蝇头，甚则横长如黑豆，周围绕以灰白翳障，瞳仁变形如杏仁枣核状（附彩图11-7）。愈后则留斑脂翳之类。若斑脂翳形成，可影响神水流畅而继发绿风内障。若溃口过大者，可见青黄迭出，黑白混杂，甚则膏尽珠陷，终至失明。

【诊断依据】

黑睛瞳孔领区之旁，可见黄仁自溃口绽出，其色棕黑，状如蟹眼。

【鉴别诊断】

本症貌似黑翳如珠，临证需当细察。黑翳如珠是黑睛未穿破，黄仁未脱出，只是出现黑而圆、状如珠的翳障，且伴有明显疼痛等症；而本症是黑睛已穿破，黄仁脱出，形似蟹眼，且有疼痛立即减轻或消失的病史。这些是区别的要点。

【治疗】

1. 辨证论治

本症之辨证，首宜分虚实，初起多实，以泻肝为主，病久多虚，以补肾为主。

（1）肝胆火炽证

证候：风轮凸起黑珠，状如蟹睛，紧张如球，赤涩流泪，羞明难睁，口苦苔黄，脉弦数。

辨证分析：肝胆火热炽盛，黑睛穿破，黄仁突出，故见风轮凸起黑珠、状如蟹眼等症，口苦为胆热上蒸，苔黄为热为实；肝胆火炽，故脉弦数。

辨证要点：以风轮凸起黑珠，状如蟹睛，口苦苔黄，脉弦数为本证要点。

治法：泻肝清热。

方药：泻青丸[97]加减。方中龙胆草、栀子、大黄清泄肝胆实热；羌活、防风祛邪止痛，当归、川芎行气活血。若热毒甚者，加金银花、连翘等清热解毒之品；若大便秘结者，可改用泻肝汤[95]以通腑泻下。药后大便通，邪热清，疼痛止，可用四物汤[46]养肝，再加酸枣仁、五味子等酸收之品以利蟹睛平复。

（2）阴虚火旺证

证候：蟹睛虚软不痛，头昏耳鸣，腰酸膝软，舌红无苔，脉细数。

辨证分析：阴虚易火旺，但与实火相比，本质有别，故蟹睛虚软不痛；阴虚责之于肝肾，肝开窍于目，肾开窍于耳，肝肾虚弱，故见头昏耳鸣等症；舌红无苔、脉细数，为阴虚火旺之候。

辨证要点：以蟹睛虚软不痛及全身症状、舌脉表现为本证要点。

治法：滋阴降火。

方药：知柏地黄丸[90]加减。本方即六味地黄丸加知母、黄柏。方中六味地黄丸为滋补肾阴之祖方，配知母、黄柏清虚热、泻相火，阴足火降，诸症即减。临证亦可用镇肾决明丸[170]加减。

2. 外治

（1）局部用鱼腥草眼药水滴眼，或用抗生素类眼药水滴眼，每小时 1 次。

（2）蟹睛症后期，病变修复，用八宝眼药点眼，每日 3 次。

3. 手术治疗

可结合做结膜瓣封盖术。

【预后与转归】

本症预后较差，虽经治疗，但愈后必留斑脂翳的翳障。如斑脂翳范围较广，不仅严重影响视力，而且可影响神水流畅，使神水流通受阻，可继发绿风内障等严重并发症，预后不良。若邪毒从溃口入眼，可致眼内化脓，眼珠萎陷而失明。

【预防与调护】

本症之预防，关键在于积极治疗原发病，杜绝本症的发生。如黑睛有溃破之势，可用眼垫加压包扎，卧床休息，避免咳嗽、喷嚏、用力大便，点眼时切勿挤压眼球，以免加重病情。其余可参考黑翳如珠一节。

【文献选录】

1.《证治准绳·杂病·七窍门》："蟹睛证：谓真睛膏损，凝脂翳破坏风轮，神膏绽出黑颗，小则如蟹睛，大则如黑豆，甚则损及瞳神，内视瞳神亦如杏仁、枣核状者，极甚则细小不见者，至极则青黄迷出者。此证与黑翳如珠状类，而治大不同，夫黑翳如珠，源从膏内生起，非若此因破而出，故大不同。然有虚实二证，虚者软而不疼，来迟去速；实者坚而多痛，来速去迟。其视有二，其治则一，虽有妙手，难免瘢痕之患。"

2.《目经大成·蟹睛横出》："此证视风轮上有黑珠一颗，周围肤翳略缠者是。盖缘暴风客热，暨水衰火炎，医不合法，致凝脂、黄液、木疡诸病蚀破青睛，黑睛从破处而出，始如蝇头，中如蟹睛，甚则横长如黑豆，故呼上名。软而不疼，金井但斜未败，准可许其平复。间有结痂如豆壳，壳落始愈者。然补穿合碎，虽妙手空空，瘢痕终乎不免。若尖硬痛紧，药饵再误，则黑白混一，蟹睛决不能平，不则必裂，青黄迷出，目其随眇已乎。"

"蟹睛本医药妄乱逼成，一切汗吐下诸法皆用不着，合选和而带补之方，加五味、枣仁、白芍徐徐酸敛，日久自然收入。若未经看治，此则木火强盛，脉必浮弦而数，须抑青、泻青、八正、逐客等洁净脏腑，然后宜和宜滋养，细心调理，十九无害。"

【教学重点】

蟹睛症是指黑睛溃破，黄仁自溃口绽出，状如蟹睛而言。蟹睛是一个症状，严重的黑睛生翳、疳积上目、黑睛外伤等皆可引起，它与西医学的角膜破溃、虹膜脱出相当。其教学重点是要明确该病的病因病机、临床表现、辨证论治、外治、转归与预后等。

【教学难点】

本病的教学难点是要明确引起该病的原因，治疗时除内服药物外，需要配合外治，必要时结合做结膜瓣封盖术。

【复习思考题】

1. 蟹睛是怎样形成的？
2. 蟹睛与黑翳如珠如何鉴别？
3. 蟹睛症如何防治？

第十二节 正 漏

【教学目的】

了解正漏的病因和证治。

【教学要求】

介绍正漏的病名概念、病变性质、预后转归、病因病机、临床表现、治疗及预防措施，并强调预防的重要性。采用课堂讲授为主，配合幻灯、图片或多媒体课件等直观教学手段，课时不多者，可采用自学。

【概述】

正漏之正是指位置在黑睛正中，漏是指漏口，即黑睛中部有细小漏口，未能愈合，神水不断漏出而言。本病多由黑睛生翳，病情恶化，风轮溃漏而成。神水流出，眼珠萎陷，若邪毒从漏口进入珠内，可致眼内化脓，珠毁丧明。

本节讨论黑睛中部有漏口的病证，与西医学的角膜瘘相当。

【历史沿革】

本证见于《证治准绳·杂病·七窍门》，谓："有漏生于风轮，或正中，或略偏，病至此，目亦危矣。"并指出病情初起，瘘口小而浅者可以治疗；病久瘘口深而大，损及瞳神者，多有丧明之忧。以后《张氏医通》亦汇编了本症，并指出其病机是肝肾风热伏陷所致，治宜急用泻肝药，如龙胆、羌活、生地黄、大黄之类。此后很少有其他医籍记载。

【病因病机】

多因凝脂翳、花翳白陷等黑睛病变，病情进展，肝肾风热伏陷，风轮溃漏而成；也有因细小尖锐物体刺破黑睛，未能修复所致。

【临床表现】

患眼疼痛，畏光流泪，眼睑难睁。查抱轮红赤，黑睛有针尖大小之瘘孔（附彩图11-12），位于正中，亦可略偏，但很少至黑睛偏旁，瘘孔处呈稍凹陷的黑色小点或小疱样隆起，周边绕以灰白翳障。如用荧光素液滴眼观察，可见黑睛上有绿色细流，因神水不断从瘘口流出，致前房变浅，眼珠变软。若瘘口自行封闭，神水分泌增加，又可使眼珠变硬，眼部胀痛难忍，待神水再度冲破瘘口时，疼痛可自行缓解，眼珠复又变软。若风热邪毒乘漏侵入珠内，可致眼珠痛极，红赤浮肿，若治不及时，可致严重后果。

【诊断依据】

1. 黑睛正中有针尖大小之瘘孔。
2. 用荧光素液滴眼观察，可见黑睛上有绿色细流。

【治疗】

本症因有漏生于风轮，大多以外治为主，结合内服药物。肝火上炎者，以清肝泻火为主，肝肾虚弱者，以补益肝肾为主。

1. 辨证论治

（1）肝火上炎证

证候：黑睛正漏，目赤疼痛，畏光流泪，口苦苔黄，脉弦数。

辨证分析：肝肾风热伏陷，以致肝火上炎，熏灼黑睛，致生正漏，目赤疼痛等症。

辨证要点：以黑睛正漏，目赤疼痛，口苦苔黄，脉弦数为本证要点。

治法：清肝泻火。

方药：龙胆泻肝汤[39]加减。

（2）肝肾虚弱证

证候：正漏日久，目痛较轻，红赤不显，头昏耳鸣，舌红少苔，脉细。

辨证分析：目为肝窍，主乎肾，病情日久入肾，肾虚无力修复，故正漏日久不愈，头昏耳鸣、舌红脉细为肝肾虚弱之候。

辨证要点：以正漏日久，目痛较轻，红赤不显及舌脉为本证要点。

治法：滋补肝肾。

方药：杞菊地黄丸[73]加生黄芪。本方即六味地黄丸加枸杞子、菊花，为补益肝肾和明目的著名方剂，加生黄芪者，取其托毒生肌修复瘘口之功。

2. 外治

局部施行烧灼术，可用 3%～6% 石炭酸或 5% 碘酊等烧灼瘘口处，随即用生理盐水冲洗，每隔 3 天烧灼 1 次，2～3 次即可，术后加压包扎，并结合内服降血压药物。

3. 手术治疗

上述方法无效时，可用结膜瓣封盖术，或考虑角膜移植术。

【预后与转归】

若漏口较小又能及时治疗者，多可愈合，但愈合后多留瘢痕翳障，影响视力。若漏口长期不愈，或时愈时发，邪毒可从漏口侵入珠内，蓄毒成脓，珠毁丧明。若漏口较大，黄仁神膏绽出，瞳神损坏，眼珠塌陷，预后更为不良。

【预防与调护】

1. 积极治疗凝脂翳等急重黑睛病，以防止发生穿孔渗漏；防止黑睛外伤。

2. 本症发生后，要特别注意眼部清洁，按时点抗生素眼药水、眼药膏，并用消毒眼垫封盖，检查用的荧光素液要严格消毒，点药操作要轻巧，防止漏口扩大或邪毒从漏口入眼造成严重后果。

【文献选录】

1.《证治准绳·杂病·七窍门》："正漏证，有漏生于风轮，或正中，或略偏，病至此，目亦危矣。若初发破浅，则流出如痰白膏，犹为可救。至于日久而深，则流出青黑膏汁，损及瞳神，即有金丹妙药，难挽先天二五元精，丧明必矣。病属肝肾二部，目窍于肝主于肾，故曰正漏耳。"

2.《张氏医通·七窍门》："生于风轮，或正中，或略偏，为肝肾风热伏陷所致。若初发破浅，则流出如痰白膏；日久而深，则流出青黑膏汁，瞳神已损。急用泻肝药，如龙胆、羌活、生地、大黄之类下夺之。"

【教学重点】

正漏是指黑睛中部有漏口的病证，与西医学的角膜瘘相当。其教学重点是要明确该病的病因病机、临床表现、辨证论治、外治、转归与预后等。

【教学难点】

本病的教学难点是要明确引起该病的发病原因，治疗时除内服药物外，需要配合手术治疗，如局部烧灼术、结膜瓣封盖术，或考虑角膜移植术等。

【复习思考题】

简述正漏的形成与治疗。

第十三节 赤膜下垂、血翳包睛

【教学目的】

了解赤膜下垂、血翳包睛的病因病机、临床表现、辨证论治。

【教学要求】

介绍赤膜下垂、血翳包睛的病名概念、病变性质、预后转归、病因病机、临床表现、治疗及预防措施。采用课堂讲授为主，配合幻灯、图片或多媒体课件等直观教学手段，课时不多者采用自学。

【概述】

赤膜下垂是指赤脉密集如膜，从黑睛上缘垂向黑睛中央而言；又名"垂帘膜（《世医得效方·眼科》）""垂帘翳（《银海精微》）""赤脉下垂（《异授眼科》）"。大多双眼发病，多见于成年人；治不及时，可发展为血翳包睛。

血翳包睛是指赤脉下垂加重，赤脉从四周蔓延整个黑睛而得名；又名"彩云捧日（《目经大成》）"。若病情严重者，血翳堆积如肉，则视力急降，甚至失明。

此两症是由沙眼引起的同一疾病的不同阶段，故合并讨论。

本节只讨论由沙眼引起的赤膜下垂与血翳包睛，分别与西医学的沙眼性角膜血管翳、全角膜血管翳相当。

【历史沿革】

本病早在《太平圣惠方·治眼赤脉波贯黑睛诸方》中就有记载，曰："脏腑壅滞，风热相搏，毒热之气，积而不散，攻眼上下，故生赤脉冲黑睛也。"（《圣济总录·眼目门》）在此基础上，进一步阐明赤脉的来源方向，然后依经以治之。该书谓："风邪热毒内干脏腑，则随其经络上冲于目，故令赤脉波贯黑睛也。上下左右各有部分，不可不察。其从大眦侵睛而痒者，肺胃热也；其从小眦起者，手少阳脉动，虚热也；其自上而下者，足太阳脉动，邪热也；其自下冲上者，足阳明脉动，邪热也。其源不同，当察其部分，据经以治之。"至《秘传眼科龙木论》正式命名为"眼赤膜下垂外障"，曰："此眼初患之时，忽然赤涩，泪下痛痒，摩隐瞳人，黑睛渐生翳障，赤膜下垂，直覆眼睛。有此障闭，如云霞之色，最宜镰洗出血，熨烙前后，点清凉煎，服羚羊角饮子即瘥。"指出赤膜下垂的形状和主症，治疗宜镰洗出血，点服并用。《世医得效方·眼科》又有"垂帘膜"之称。《银海精微》谓"赤膜垂下，遮于黑睛疼痛者，乃胃热也"，治疗用大黄当归散。若发歇无时，久服生地黄散则不发。该书的垂帘翳与赤膜下垂相当，曰："眼赤涩泪出，肿痛无时，年久乌睛白红色，故名曰垂帘翳。宜服洗心散，加味修肝散。""血翳包睛"首见于该书，曰："人之患血翳遮两睛者何也？答曰：皆因心经发热，肝脏虚劳，受邪热，致令眼中赤涩，肿痛泪出，渐有赤脉通睛，常时举发，久则发筋结厚，遮满乌睛，如赤肉之相，故名曰血翳包睛。宜服泻心汤，次以修肝活血汤。"又曰："痛时用破血红花散、当归龙胆汤，点用清凉散。"可见该书对血翳包睛的病因和主症描述得确切具体，其中"发筋结厚""如赤肉之相"与西医学的肉状血管翳非常相似。因本病由心肝之火郁于血脉，故书中有泻心、修肝、破血活血之类方剂。《古今医统大全》认识到血翳包睛有"因上下睑有粟，而致有瘀血者"。睑内粟粒样颗粒，类似沙眼，认识到沙眼为血翳包睛的病因是很不容易的。《证治准绳·杂病·七窍门》只有赤膜下垂的论述，其病因病机为湿热火邪，潜于血络，以致深处瘀滞。治疗应内外结合，外宜点药和开导，内服炙肝散、通肝散、神消散、皂角丸等。《审视瑶函》治疗赤膜下垂用消膜退障的皂角丸。《医宗金鉴》用清肝泻肺的羚羊饮。至《目经大成》除有血翳包睛外，还有"彩云捧日"，谓："此症满风轮生障赤色，厚薄高低不等，痛涩莫敢开视，见人则两眉紧斗，眵泪并流，且丝脉纵横，白睛亦红紫相映，故曰彩云捧日。"此两症实为一病。治疗此病"入手须菊花通圣散，或清毒逐瘀汤大剂煎服。服已用砭针开导，以绛雪丹、飞熊丹昼夜互点。看势稍定，分珠散、八正散、消风散血汤增减与服，自然恶化为善"。《异授眼科》称赤脉下垂，用清热凉血，化瘀散风之通血散治疗。

【病因病机】

1.因患椒疮，脾、肺、肝风热壅盛，热郁脉络，致赤脉丛生。
2.心肝热炽，火热上炎，热积成瘀，气血壅阻，致血翳包睛。

本病的病机主要是热与瘀。热与脾、肺、肝三经密切相关，初起胞睑内面有椒疮，热在脾；赤脉始于白睛，热在肺；继则侵入黑睛，热在肝，三焦蕴热，郁于血分，以致由热致瘀，因瘀留热，形成一个瘀热互结的过程。

【临床表现】

赤膜下垂：病初起，黑睛上缘出现灰白菲薄翳膜，且赤脉密集牵绊，下垂至黑睛，与未波及的黑睛呈明显的分界线（附彩图11-13），赤脉尽头处，常有细小星翳。每见羞明流泪，痛痒并作，视力下降。翻转眼睑，可见椒疮累累成片。

血翳包睛：赤膜渐次变大增厚，且赤脉从内外及上下方蔓入黑睛，纵横满布，形成血翳包睛（附彩图11-14）。伴赤涩灼热，羞明流泪，头目疼痛，视力重降。若血翳堆积如肉，障满黑睛，则视力极降，难辨人物。

【诊断依据】

1.赤膜下垂
黑睛上缘出现灰白菲薄翳膜，且赤脉密集牵绊，下垂至黑睛。
2.血翳包睛
赤膜渐次变大增厚，且赤脉从内外及上下方蔓入黑睛，纵横满布。

【鉴别诊断】

赤膜下垂需与垂帘障鉴别：《证治准绳·杂病·七窍门》谓："垂帘障证，生于风轮，从上边而下，不论厚薄，但在外色白者方是，若红赤乃变证，非本病也。"可见以翳膜颜色之红与白，赤脉之多与无，为鉴别二症之要点。

【治疗】

本症之辨证，以局部症状为主。初起赤膜甚薄，只见一片垂下者，病情尚浅，若赤脉细小，色微赤，头目不痛者，病缓少变，若赤脉扩大，翳膜肥厚，血翳堆满黑睛者，病情严重，往往不易消退或难全部消退。治宜内外结合，内治以清热疏风，凉血化瘀为原则。外点磨障退翳之药，并结合劀洗椒疮，防其复发。

1. 辨证论治

（1）肺肝风热，血热壅滞证

证候：赤膜下垂，赤脉尽头星翳丛生，怕热羞明，沙涩刺痒，头目疼痛，舌红苔黄，脉数。

辨证分析：因椒疮病情增剧，故致成赤膜。肺肝风热由肺及肝，故赤膜从白睛贯入黑睛。肝热上乘，故星翳丛生。因风热壅盛，气血瘀滞，故见怕热痒痛等症。舌红苔黄脉数，为热盛的表现。

辨证要点：以赤膜下垂，赤脉尽头星翳丛生，怕热羞明等眼症及头目疼痛、舌脉表现为本证要点。

治法：清肝泻肺，凉血化瘀。

方药：退红良方[116]加减。可加牡丹皮、红花凉血散瘀，以消翳膜。也可用归芍红花散[42]加减。

（2）心肝热炽，热壅血瘀证

证候：黑睛血翳满布，甚或堆积如肉，白睛紫赤，畏热羞明，目珠刺痛，口苦咽干，舌红苔黄，脉数。

辨证分析：心火内炽，肝热炽盛，致赤膜发展扩大，黑睛血翳满布。因热致瘀，因瘀化热，瘀热交炽，可致血翳，堆积如肉。心肝热盛，遇热加重，故畏热羞明。目内血络瘀滞，故目珠刺痛。口苦咽干，舌红苔黄，脉数，为心肝热盛之候。

辨证要点：以黑睛血翳满布，甚或堆积如肉，以及口苦咽干、舌脉表现为本证要点。

治法：清心泻肝，凉血破瘀。

方药：破血红花散[124]加减。若头痛珠痛，可再加龙胆以泻肝；若口渴喜饮，可加石膏以清胃热，若小便赤涩，可合导赤散[69]清热导热。

2. 外治

（1）可用八宝眼药点眼以磨障退翳，每日3次。但若星翳丛生，须先用鱼腥草眼药水滴眼，待星翳平复，再点用散剂。

（2）瞳神缩小者，须用1%阿托品液滴眼，视情酌定滴用次数。

（3）若睑内椒疮累累，必须结合劀法以消瘀积。

【预后与转归】

赤膜下垂常停止于黑睛上部，对视力影响不大，经治疗赤脉亦可消失。血翳包睛病情较重，若堆积如肉者，治疗虽可减轻，但难以全部消除，对视力影响较大，甚至不辨人物。

【预防与调护】

本症由重症沙眼变生而来，故积极防治沙眼是预防本病的根本措施。当发生赤膜下垂时，要积极治疗，防止发展为血翳包睛。

【文献选录】

1.《证治准绳·杂病·七窍门》："赤膜下垂证：初起甚薄，次后甚大，大者病急，其患有障色赤，多赤脉贯白轮而下也。乌珠上半边近白际起障一片，仍有赤丝牵绊，障大丝粗赤甚，泪涩珠疼头痛者，病急而有变。丝细少色微赤，珠不疼头不痛者，缓而未变。亦有珠虽不疼，头亦不痛，若无他证，或只涩赤而生薄障，障上仍有细丝牵绊，或于障边，丝下仍起星数点，此星亦是凝脂之微病也。此等皆是火在内滞之患，其病尚轻，治亦当善。盖无形之火，潜入膏内，故作是疾，非比有形血热之重也。若障上有丝及星生于丝梢，皆是退迟之病，为接得丝脉中生气，故易生而难退。虽然退迟，翳薄丝细，赤不甚者，只善为逐之足矣。甚者不得已而开导之。大抵白珠上半边有赤脉生起，垂下到乌珠者，不论多寡，但有疼痛虬赤，便是凶证来了。总是丝少赤微，但从上而落者，退亦迟，治当耐久。若贯过瞳神者，不问粗细联断，皆退迟。此证是湿热在脑，幽隐之火深潜在络，故有此脉之赤，四围虽无瘀血，其深处亦有积滞，缘滞尚深而火尚伏，故未甚耳。一旦触发，则其患进发，疾亦盛矣。内无涩滞，外无此病，轻者消散，重者开导，此定法也。"

2.《目经大成·血翳包睛》："此症初起，或左或右，赤肿狂痛，泪流如汤，畏避不敢向阳，恍若暴风客热。失治，赤脉大小纵横，贯过风轮。越宿，加头痛、便秘，赤脉陡大，变成血障。障复实而成翳，厚蔽震巽轮廓，强掰开视，黑白无有，惟一体血肉，故曰血翳包睛。"

【教学重点】

赤膜下垂是指赤脉密集如膜，从黑睛上缘垂向黑睛中央。血翳包睛则是指赤脉下垂加重，赤脉从四周蔓延整个黑睛。病情严重者，血翳堆积如肉，可视力急降，甚至失明。此两症是由沙眼引起的同一疾病的不同阶段，分别与西医学的沙眼性角膜血管翳、全角膜血管翳相当。其教学重点是要明确该病的病因病机、临床表现、辨证论治、外治、转归与预后等。

【教学难点】

本病的教学难点是要明确引起该病的原因，本症由重症沙眼变生而来，故积极防治沙眼是预防本病的根本措施。当发生赤膜下垂时，要积极治疗，防止发展为血翳包睛。治疗时，除内服药物外，需要配合外治。若睑内椒疮累累，须结合劆法以消瘀积。

【复习思考题】

1. 赤膜下垂与血翳包睛的关系是什么？
2. 试述赤膜下垂与血翳包睛的临床表现及辨证论治。

第十四节　疳积上目

【教学目的】

了解疳积上目的病名定义、发病特点和证治要点。

【教学要求】

详细讲授本病的发病特点、预后转归、病因病机、临床表现、诊断及治疗措施。采用课堂讲授，配合幻灯、图片或多媒体课件等教学手段，有条件时配合临床患者示教。

【概述】

疳积上目是指继发于小儿疳积，初起夜盲、眼干涩，日久黑睛生翳糜烂，甚则溃破穿孔的眼病；又名"小儿疳眼外障""小儿疳伤""疳眼"等，俗称"疳毒眼"。

本病相当于西医学的角膜软化症，是因维生素 A 严重缺乏而致的眼病，发生原因多为伴有麻疹、肺炎、中毒性消化不良等病程迁延性疾病，或因慢性消耗性疾病病程中未能及时补充维生素 A 等，也可见于消化道脂类吸收障碍所致维生素 A 吸收率降低。临床上以角膜干燥混浊、软化坏死为主要特征，又称上皮性眼干燥症，也是全身营养不良的局部表现。多见于婴幼儿，常双眼发病。若能及早医治，预后良好；如不及时治疗，会引起角膜干燥、溶解、坏死及穿破，产生多种并发症，严重影响视力，甚至致盲。

【历史沿革】

本病最早见于《秘传眼科龙木论·小儿疳眼外障》，曰："初患之时，时时痒涩，捎眉咬甲揉鼻，致令翳生，赤肿疼痛，泪出难开。"但我国早期医籍对本病之夜盲和黑睛生翳即有着详细的记载，如《诸病源候论·小儿杂病诸候》有"雀目候"与"眼障翳候"。《备急千金要方》《外台秘要》亦有治雀目方记载。宋代，钱乙著《小儿药证直诀》，立"诸疳"，在疳证中记述有目赤眵泪、隐涩难睁、白膜遮睛之类眼部兼证。至

《秘传眼科龙木论》，对本病不同发展阶段所表现的雀目与黑睛生翳才有了比较全面的认识，如在"肝虚雀目内障"附诗谓："雀目虽轻不可欺，小儿患者作疳翳。"又在"小儿疳眼外障"附诗曰："小儿疳眼自何来，脑热肝风祸灾，或固泻痢潜中上，雀目多时亦是媒，初患时时闭痒涩，病深生翳肿难开，手捎头发兼揉鼻，怕见光明头不抬。""宜服杀疳散、退翳丸立效。"此后医籍对本病阐述多有专论，如《银海精微·小儿疳伤》《原机启微·深疳为害之病》。而《审视瑶函·疳伤》的描述又进一步提高了认识，曰："疳证皆因饮食失节，饥饱失调，以至腹大面黄，重则伤命，轻则害目。"其症："但见白珠先带黄兼白色皱起，后微红生眵，怕亮不睁，上下眼睥频频劄动不定，黑珠上有白膜成如此◎圈，堆起白晕，晕内一黑一白……乃疳积入眼，攻致肝经，亦难治矣。"在治疗方面，主张"勿治其目，竟治其疳，目病自愈"。强调了从全身论治，以治病求本。此后医家对本病认识渐趋一致，且与现代观点比较吻合。至新中国成立，高等医药院校教材《中医眼科学》称本病为"疳积上目"。

【病因病机】

《审视瑶函·疳伤》认为本病皆因"饮食失节，饥饱失调"，其病机为"疳眼伤脾湿热熏，木盛土衰风毒生"。结合临床，归纳如下：

1. 小儿失乳，喂养不当，盲目忌口，或饮食偏嗜，皆可导致脾胃虚弱，脾失健运，精微失运，生化不足，肝虚血少，遂致疳积上犯于目，目失濡养而发此病。

2. 小儿脾常不足，肝常有余，若乳食无度，喂养不当，损伤脾胃，运化失常，形成积滞，日久化热，脾病及肝，肝热内生，热邪上扰，攻于眼目。

3. 疳积日久，或大病之后，损伤脾阳，脾阳不振，导致中焦寒凝气滞，阳虚阴盛，水湿不化，上凌于目。

【临床表现】

1. 自觉症状

早期多有夜盲，干涩羞明，或频频眨眼，或闭目不睁，继而眼痛，畏光流泪，视力下降。

2. 眼部检查

起始白睛干燥，污暗萎黄，眼珠转动时近黑睛缘之白睛可见较多与黑睛缘平行的向心性皱褶，随之逐渐变为基底向着黑睛缘略带银白色的三角形干燥斑；病情进展则见黑睛干燥，枯晦失泽，或呈灰白色混浊（附彩图 11-15），知觉减退，甚至糜烂，并发黄液上冲与凝脂翳。重者可致整个黑睛坏死、穿破，变生蟹睛、旋螺尖起、眼珠枯萎等恶候。

3. 全身症状

本病初起常伴见患儿身形消瘦，面色萎黄，毛发枯焦，皮肤粗糙，精神萎靡，掩面而卧，或烦躁不宁。若见咳嗽声嘶，纳呆泄泻，腹大如鼓，青筋暴露等候，则病情危重。

【诊断依据】

1. 夜盲，眼部干涩，频频眨目。

2. 白睛、黑睛表面干燥粗糙，晦暗失泽，眼珠转动时白睛有向心性皱褶，甚或黑睛混浊或溃烂、知觉减退。

3. 全身伴有疳积症状。

【鉴别诊断】

本病应与高风内障相鉴别。两者均有早期出现夜盲，但高风内障为内障眼病，眼底可见视盘色蜡黄，视网膜血管旁有骨细胞样色素沉着，血管变细，视野逐渐缩窄；而疳积上目为外障眼病，其外显证候明显，可见白睛和黑睛干燥无光泽，甚至黑睛混浊、溃烂等症，一般眼底无异常。

【治疗】

本病是小儿疳积在眼部的病变，临证时应将眼局部表现与全身症状相结合，针对致疳的不同原因辨证施治。病情严重者须采取综合疗法，以迅速控制病势，挽救视力。

1. 辨证论治

（1）脾气不足证

证候：夜盲，白睛干涩，频频眨目，黑睛雾状混浊；多兼体瘦面黄，纳呆厌食；舌淡红，苔薄白，脉弱。

辨证分析：喂养不当或饮食偏嗜，脾胃生化乏源，肝虚血少，目失濡养，故有夜盲眼干、白睛黑睛失泽等眼症；体瘦面黄、纳呆厌食及舌脉表现均为肝脾亏虚之候。

辨证要点：以小儿白睛干涩，频频眨眼，夜盲，以及全身症状和舌脉为本证要点。

治法：健脾消积，养肝明目。

方药：参苓白术散[103]加减。夜盲严重者，可加鲜猪肝、枸杞子、夜明砂以补精血而明目；脘腹胀满者，可加厚朴、陈皮以行气宽中。

（2）肝血不足证

证候：夜盲，眼内干涩，黑睛失泽，频频眨目；精神萎靡，面色萎黄；舌淡红，苔薄白，脉细。

辨证分析：肝开窍于目，肝血不足，目失濡养，故夜盲、眼内干涩、频频眨目。黑睛为风轮，在脏属肝，肝血不足，黑睛失养，故黑睛失泽。面色萎黄，舌淡红，苔薄白，脉细均为血虚之候。

辨证要点：以小儿夜盲，眼内干涩，黑睛失泽，以及全身症状和舌脉为本证要点。

治法：滋补肝血。

方药：猪肝散[148]加减。枸杞子、夜明砂、谷精草各10g，煎水煮猪肝200g食用。食欲不振，为脾虚湿困，加苍术3g研末，撒于肝内煮服，以健脾燥湿；若脐周疼痛，为腹内虫积，加使君子3～6g，研末空腹服用，以杀虫消积。

（3）脾虚肝热证

证候：头眼疼痛，畏光流泪，白睛干燥，抱轮红赤，黑睛混浊或溃烂，甚至黄液上冲，严重者可致黑睛穿破，变为蟹睛；多伴有腹胀便溏，烦躁不宁；舌红苔薄，脉弦。

辨证分析：脾胃虚弱，气血不足，目失濡养，故白睛干燥、黑睛混浊或溃烂、畏光流泪；脾病及肝，肝热内生，上攻于目，故伴有黄液上冲，黑睛穿溃；烦躁不宁，舌脉均为脾虚肝热之候。

辨证要点：以黑睛混浊或溃烂，白睛干燥，抱轮红赤，腹胀便溏等全身症状和舌脉为本证要点。

治法：健脾清肝，退翳明目。

方药：肥儿丸[92]加减。可于方中加夏枯草、菊花、蝉蜕以退翳明目；若有黄液上冲者，可加薏苡仁、蒲公英、败酱草以增清热排毒之功。

（4）中焦虚寒证

证候：夜盲羞明，眼涩疼痛，白睛干燥，抱轮微红，黑睛灰白色混浊或溃烂；多伴面白无华，四肢不温，大便频泻，完谷不化；舌淡，苔薄，脉细弱。

辨证分析：疳积日久，脾阳不振，寒从中生，寒凝气滞，上凌于目，故见黑睛生翳灰白或溃烂、抱轮微红等眼症；全身症状和舌脉均为中焦虚寒之候。

辨证要点：以黑睛生翳灰白或溃烂，白睛干燥，抱轮微红，四肢不温，大便完谷不化及舌脉为本证要点。

治法：温中散寒，补益脾胃。

方药：附子理中汤[82]加减。脘腹冷痛者，可加肉桂以增温中散寒之力。若本病有泄泻不止、手足浮肿、全身枯瘦者，当以挽救生命为要，须按儿科疳积危重症救治。

2. 外治

（1）滴滴眼液：①维生素A油剂，每次1~2滴，每日6次。②清热解毒类中药滴眼液或抗生素类滴眼液，如鱼腥草滴眼液或0.5%左氧氟沙星滴眼液，以防止继发感染。

（2）散瞳：如1%硫酸阿托品滴眼液或眼用凝胶，以防瞳神干缺。

（3）涂眼药膏：黑睛混浊糜烂时，可用抗生素眼药膏涂眼。

3. 针灸治疗和捏脊疗法

（1）针灸治疗：可选用中脘、天枢、足三里、气海、脾俞、胃俞、肝俞、肾俞、四缝等穴，每日1次，10次为1个疗程，用平补平泻法；或参照"小儿疳积"的治疗。

（2）捏脊疗法：从长强至大椎穴操作，以两手指背横压在长强穴部位，向大椎穴推进，同时以两手拇指与食指将皮肤肌肉捏起，交替向上，直至大椎，作为1次，如此连续捏脊6次。在推捏第5、6次时，以拇指在肋部将肌肉提起，提4~5下，捏完后再以两拇指从命门向肾俞左右推压2~3下。每日2~3次，连续3~5日。此法有调理脾胃、调和阴阳、疏通经络的作用。

4. 中成药治疗

（1）肥儿冲剂：适用于脾虚肝热证。口服，每次3~6g，每日3次。

（2）金匮肾气丸：适用于中焦虚寒证。口服，按小儿折量服用。

5.西医治疗

（1）药物：在积极治疗内科疾病、改善营养的同时，应迅速补充大量维生素 A 及其他维生素，同时注意补充 B 族维生素，可口服维生素 AD 丸、鱼肝油等。严重病例应每次肌注维生素 A 2 万单位，连续 7 ~ 10 天。纠正水及电解质失调，请儿科或内科会诊以治疗其全身病。

（2）手术：黑睛斑翳难消者，可适时行穿透性角膜移植术进行治疗。

【预后与转归】

本病如能早期发现和治疗，则可控制发展，及时治愈，否则黑睛受损，甚至盲瞽。全身若见腹大如鼓，青筋暴露，泄泻频频，手足俱肿，病属危重，预后较差。

【预防与调护】

1.婴幼儿、孕妇和哺乳期的妇女要注意饮食营养，防止营养不良。

2.重视科学育儿，纠正挑食偏食的不良习惯，患病的小儿不能无原则地忌口。

3.凡小儿频频瞬目，或闭眼不开，喜伏母怀，应警惕小儿疳积的发生，及时就诊。

4.对黑睛溃烂已软化坏死者，应约束患儿双手，防止其用手揉擦眼珠；检查或点眼药时亦应动作轻柔，以防促成黑睛穿孔。

【文献选录】

1.《秘传眼科龙木论·小儿疳眼外障》："或因雀目多时，泻痢潜冲，疼痛泪出难开，膈间热，肝风入，初患之时，时时痒涩，挦眉咬甲揉鼻，致令翳生，赤肿疼痛，泪出难开，膈硬，白膜遮满，怕日，合面而卧，不喜抬头……宜服杀疳散、退翳丸立效。"

2.《银海精微·小儿疳伤》："小儿疳伤之症，富贵之家，多生是疾，盖由父母过爱之由也。小儿如草木之萌芽，难受风日寒露之欺，且小儿五脏六腑未实，气血柔弱，怎禁油腻煎炒及诸般荤腥。或一周半载，纵口味食糖甜之物及鹅鸭鸡猪牛羊等肉；或饭方了，又哺以乳，或乳方饱又与其饭……有是症焉。或贫贱之家，亦有是症，何也？一食诸物不消不化，先伤于脾，致腹胀，午后发热，至夜半方退，日久头发稀疏，转作泄泻频频，泻甚则渴，至伤肝胆，眼之白仁鲜红，羞明怕日，渐生翳膜，遮瞒黑珠，或突起如黑豆、如香菇之状。治法：先治内，后治外……若疳伤肝胆，眼珠突出或瞎尽，为不治之症。不独瞎眼，甚至伤命。若声哑口干，手脚俱肿，十死八九。"

3.《原机启微·深疳为害之病》："卫气少而寒气乘之也，元气微而饮食伤之也，外乘内伤，酿而成之也……渴而易饥，能食而瘦，腹胀下利，作嘶嘶声，日远不治，遂生目病。其病生翳，睫闭不能开，眵泪如糊，久而脓流，竟枯两目。何则？为阳气下走也，为阴气反上也。治法……当作升阳降阴之剂。"

【现代研究】

疳积上目类似于西医学的角膜软化症，是由于维生素 A 缺乏而引起角膜、结膜上皮干燥变性，后期发生广泛的角膜组织坏死、软化、溃疡乃至穿孔，引起全眼球炎，最终导致双目失明。夏丹分析：维生素A主要通过以下三方面作用：①维生素A参与合成角膜糖蛋白，刺激葡萄糖和氨基葡聚糖接入角膜上皮；诱导基质层成纤维细胞cDNA合成增加；参与角膜的能量代谢；影响角膜转分化，诱导角膜内皮细胞表面表皮生长因子受体表达增加，对表皮生长因子促进角膜创伤愈合有增强效应；对于维持正常的视觉功能及免疫系统的完整性必不可少。②维生素A与眼表面的黏蛋白的表达密切相关。③维生素A刺激角膜缘干细胞向短暂增殖细胞转化，并抑制短暂增殖细胞的扩增和阻止不正常的终末分化，如角化。

维生素A缺乏属于营养不良性疾病，主要原因有：①消化吸收不良；②营养摄入不足；③体能消耗过多。

近年来，随着人民生活水平提高，角膜软化症的发病率大大降低，但边远农村仍有发病，如不及时治疗，可危及视力，导致失明，本病病因明确，诊断简单，确诊后立即补充大剂量鱼肝油及富含维生素A的食品如猪肝、蛋黄等。陈增奎对17例婴幼儿角膜软化症通过肌注维生素AD，局部鱼肝油滴眼的治疗，其中34只眼1~3周后治愈。球结膜湿润有光泽，角膜透明，知觉恢复。3例可见角膜斑翳；1例1眼粘连性角膜白斑，效果满意。

【教学重点】

明确本病的病位虽在黑睛，但病本在于疳积；早期夜盲目劄，干涩羞明；常见辨证证型。

【教学难点】

本病早期的检查、诊断及防治措施。

【复习思考题】

1. 疳积上目的概念及发病特点是什么？
2. 疳积上目的诊断依据是什么？
3. 疳积上目之脾虚肝热证的证候、治法、治方有哪些？

第十五节　暴露赤眼生翳

【教学目的】

熟悉暴露赤眼生翳的病名定义、病变部位、诊断及治疗。

【教学要求】

讲述本病的病因、发展过程、防治方法。采用课堂讲授，配合幻灯、图片或临床患者示教。

【概述】

暴露赤眼生翳是指胞睑不能完全闭合，致使黑睛长期暴露而生翳的眼病。本病若不能及时治疗，常因复感邪毒使黑睛溃烂，严重影响视力。

西医学的暴露性角膜炎的病变过程可出现与暴露赤眼生翳相类似的表现。本病是角膜失去眼睑保护而暴露在空气中，引起干燥、上皮脱落进而继发感染的角膜炎症，多因眼睑缺损、眼球突出、眼睑外翻、麻痹性眼睑闭合不全、甲状腺功能异常等疾病所导致。

【历史沿革】

该病名首见于《银海精微》，书中不仅载述了该病的症状特点，而且还与天行赤眼进行鉴别，曰："天行赤眼者，能传染于人；暴露赤眼但患于一人而无传染之症。天行者，虽痛肿而无翳，暴露者痛而生翳，故此有别治法。即其所因，量其老少虚实，热则清凉之，气结则调顺之，此眼纵有瘀血切不可刷洗，亦不可峻补，药宜酒煎散发散，内有麻黄、苍术，或大黄当归散疏通血气，点以淡药九一丹，如翳厚，珍珠散点之。"此后，无其他医籍记载。

【病因病机】

1. 因风牵睑出、睥翻粘睑、胞睑瘢痕等致胞睑不能闭合，或睛高突起，致胞睑不能闭合，黑睛暴露，目失润养，干燥生翳。

2. 因黑睛暴露于外，受风热之邪侵袭，致使黑睛受损而生翳溃陷。

【临床表现】

1. 自觉症状

眼内干涩疼痛，羞明流泪，日久视力减退。

2. 眼部检查

胞睑不能完全闭合，初起白睛、黑睛干燥不润泽，日久白睛混赤，黑睛暴露处生翳，翳色灰白，并有赤脉伸入（附彩图 11-16）。若病情发展，翳障可扩大，黑睛溃陷，甚则黄液上冲。

【诊断依据】

1. 自觉眼内干涩，羞明流泪，视力下降。
2. 眼睑闭合不全，白睛红赤，黑睛暴露处生翳。

【治疗】

本病治疗，首先应针对病因进行综合治疗，去除暴露因素，局部治疗的同时，结合辨证论治可缩短病程，减轻症状。

1. 辨证论治

（1）阴津不足证

证候：胞睑不能全闭，眼内涩痛，羞明流泪，抱轮微红，黑睛干燥，灰白混浊；舌红少苔，脉细。

辨证分析：黑睛失于胞睑卫护，长期暴露，阴津耗损，泪液不能敷布，目失濡润，故涩痛羞明、黑睛干燥混浊；舌红少苔，脉细均为津液不足之候。

辨证要点：以胞睑不能全闭，黑睛干燥灰白混浊等眼症及舌脉为本证要点。

治法：滋阴润燥。

方药：十珍汤[5]加减。若白睛红赤，可加柴胡、黄芩、栀子以清热；眼干涩明显者，加石斛、天花粉以养阴润燥。

（2）肝经风热证

证候：患眼碜涩疼痛，羞明流泪，白睛混赤，黑睛生翳溃陷；兼见口苦咽干，舌红苔黄，脉弦数。

辨证分析：胞睑闭合不全，黑睛暴露，风热之邪侵袭，故患眼碜涩疼痛、羞明流泪、白睛混赤、黑睛生翳；肝经风热，故见口苦咽干、舌红苔黄、脉弦数。

辨证要点：以白睛混赤、黑睛生翳溃陷，口苦咽干及舌脉为本证要点。

治法：平肝清热。

方药：石决明散[38]加减。若黑睛生翳较甚者，酌加防风、桑叶、蝉蜕、密蒙花、谷精草等退翳明目；肝热明显者，可加生地黄、夏枯草、玄参。

2. 外治

（1）滴滴眼液：①清热解毒类眼药水。②人工泪液等角膜保护剂频繁滴眼。③抗生素滴眼液点眼。

（2）涂眼药膏：晚上可涂抗生素眼膏，如0.5%红霉素眼膏等，以预防细菌感染。

（3）遮盖患眼：用眼垫封盖，或佩戴软性角膜接触镜，以保护黑睛。

3. 西医治疗

（1）病因治疗：去除造成黑睛暴露的因素。

（2）药物治疗：口服多种维生素，以营养黑睛。

（3）手术治疗：必要时可行睑缘缝合术或结膜瓣遮盖术等。

【预后与转归】

本病常与胞睑不能覆盖黑睛的症状同时存在。若治疗不及时，黑睛溃陷，变生蟹睛，甚至眼珠塌陷。

【预防与调护】

1. 去除胞睑不能遮盖黑睛的原因，防止黑睛暴露。

2. 注意遮盖患眼，防止黑睛受到刺激。

3. 坚持滴点眼药水，保持黑睛润泽。

【现代研究】

暴露赤眼生翳类似于西医学的暴露性角膜炎，是眼科常见的致盲眼病之一；常见于睑裂闭合不全的各种病变，如面部烧伤、昏迷、全麻、睑外翻、眼睑缺损、睑下垂术后、面瘫、甲亢性突眼或其他原因引起的严重眼球突出等。暴露性角膜炎确切的机理现在还不甚清楚，可能与睑裂闭合不全时，致角膜暴露及瞬目运动障碍，或角膜失去知觉，瞬目的反射消失也可出现功能性睑闭合不全。由于角膜表面的暴露，泪液蒸发过速，角膜上皮干燥、模糊、坏死、脱落、溃疡或角膜上皮角质变性，伴有基质浸润混浊。

临床上对于暴露性角膜炎患者首先要去除病因，佩戴深色的软性接触镜，涂抗生素眼膏，对暂不能去除病因者，必要时行睑裂缝合辅以应用红霉素等抗生素眼水（或眼膏）、贝复舒等促进角膜上皮修复的眼药水，并配合医生制作湿房或购买潜水镜给患者佩戴。赵京京等对 3 例全麻后发生暴露性角膜炎的患者应用自体血清治疗，通过患者主诉和观察眼部症状了解使用效果，结果 3 例患者治疗 2 天后不适消失，症状缓解，疗效明显。石林山等将 58 例（78 眼）暴露性角膜炎患者随机分为治疗组和对照组，治疗组给予润舒滴眼液加金因舒滴眼液加红霉素眼膏治疗，而对照组仅用润舒滴眼液和红霉素眼膏治疗，并随访 14 天，滴眼后 3 天、5 天、7 天、10 天、14 天观察角膜浸润修复情况。结果：治疗组 3～5 天、7～10 天、2 周治愈率分别是：74.36%、84.62%、100%；对照组治愈率分别是：51.28%、66.67%、79.49%，治疗组角膜修复情况明显好于对照组，两组间疗效比较，差异有统计学意义（$P < 0.05$）。说明金因舒对暴露性角膜炎有明显的治疗作用。

【教学重点】

明确本病的特点和危害性，若治不及时，黑睛溃陷，可变生恶候；预防和治疗引起黑睛暴露的原发病尤为重要。

【教学难点】

本病的病因病机，以及早期诊断和治疗。

【复习思考题】

1.暴露赤眼生翳的病名定义是什么？
2.暴露赤眼生翳的治疗原则是什么？

第十六节 宿 翳

【教学目的】

掌握宿翳的病名定义、病因病机、临床表现、治疗原则。

【教学要求】

讲授本病的发生原因、病变特点、预后转归及治疗措施。采用课堂讲授，配合幻灯、图片或多媒体课件等教学手段。

【概述】

宿翳是指黑睛疾患痊愈后遗留下的瘢痕翳障，其临床特征为翳障表面光滑，边缘清晰，无红赤疼痛畏光。历代眼科文献根据翳障的位置、形状、范围、厚薄及颜色等情况命名，名目繁多，然主要有冰瑕翳、云翳、厚翳、斑脂翳四种。宿翳因其厚薄、透明度及其位置不同，对视力可有不同程度的影响。翳薄如果及早治疗，可望减轻或消退；若年久翳老，则用药难以奏效。

本病相当于西医学之角膜瘢痕，其中的冰瑕翳、云翳、厚翳、斑脂翳分别相当于西医学之角膜薄翳、角膜斑翳、角膜白斑、粘连性角膜白斑。角膜是重要的屈光介质，有五层组织结构，其中上皮层遭受损伤后可以再生，不留瘢痕。前弹力层受损后不能再生，角膜基质层约占角膜厚度的 90%，约由 200 层排列规则的胶原纤维束薄板组成，与角膜面平行，具有同等的屈光指数，其间有角膜细胞和少数游走细胞，并有黏蛋白和糖蛋白填充，无再生能力。如果角膜病变导致前弹力层和基质层损伤，其缺损由成纤维细胞产生的瘢痕组织所修复，从而使角膜失去透明性，影响光线的进入。

【历史沿革】

本病名见于《目经大成》。关于黑睛的瘢痕翳障，古代文献记载较多，《神农本草经》就有"贝子味咸主目翳""秦皮主目中青翳白膜"的记载。这里的"翳"包括了新翳与宿翳。《诸病源候论·目病诸候》中"目肤翳候"对宿翳有专门描述，曰："阴阳之气，皆上注于目，若风邪痰气，乘于腑脏，脏腑之气，虚实不调，故气冲于目，久不散，变生肤翳。肤翳者，明眼睛上有物如蝇翅者即是。"《备急千金要方·七窍门》有治目生翳方，《外台秘要·卷二十一》有目肤翳方，其中包括治疗瘢痕翳障的方剂。宋代《太平圣惠方》专列有"治眼生肤翳诸方""治远年翳障诸方"，如内服决明丸、外点朴硝散等。《圣济总录·眼目门》中亦载有"远年翳障"的内容。《秘传眼科龙木论》在"七十二证方论"中有"钉翳根深""冰瑕翳深"等黑睛宿翳，指出其治疗"不宜钩割熨烙，难得全效"，内服芜蔚子散，点退翳清凉散等。《银海精微》在"察翳法"中说："又有一样厚翳，去尽其眼痊愈，黑睛有些微云，薄薄带淡白色不能去，名曰冷翳。"增加了"冷翳""厚翳"等症名。《证治准绳·杂病·七窍门》对本症的论述详细全面，深入透彻。在阐述凝脂翳的转归时，明确指出其结果是"珠上必有白障，如鱼鳞、外圆翳等状，终身不能脱"。并根据翳的厚薄、形状立有"冰瑕翳""玛瑙内伤""圆翳外障""斑脂翳"等症名，指出："冰瑕翳证，薄薄隐隐，或片或点，生于风轮之上，其色光白而甚薄，如冰上之瑕……大抵虽治不能速去，纵新患者，必用坚守确攻，久而方退，若滑涩沉深及患久者，虽极治亦难尽去。"玛瑙内伤是"薄而不厚，圆斜不等，其色昏白而带焦黄，或带微微红色"；剑脊翳是"状如剑脊，中间略高，两边稍薄横于风轮之外"；圆翳外障是"薄而且圆，其色白，大小不等，厚薄不同"；"斑脂翳证，其色白中带黑，或带青，或焦黄，或微红，或有细细赤脉绊罩……其病是蟹睛收回，结疤于风轮之侧"。此外，《异授眼科》有"老翳"，《医宗金鉴·眼科心法要诀》有"云翳"，《银海指南》有"顽翳"等症名。至于《目经大成》所称"冰壶秋月""虎潭呈月""剑横秋水"等症名，分别与"冰瑕翳""云翳""剑脊翳"相类。其中"冰壶秋月"又称"宿翳"，谓："此症亦是宿翳，若隐若现，或片或点，留于风轮，色光白而甚薄，虽看易治，其实不然。"《秘传眼科纂要》则对退翳之法的正确运用，以及常用退翳药物进行了详细的阐述。

【病因病机】

宿翳为黑睛疾病或黑睛外伤痊愈后遗留的瘢痕翳障。黑睛生翳多由外感风热或脏腑热炽所致，火热易伤阴液，且火邪易郁脉络，故瘢痕翳障的形成往往与阴津不足、气血瘀滞有关。

【临床表现】

1. 自觉症状

可有视力下降，无红赤疼痛、羞明流泪等症状。

2. 眼部检查

黑睛上有翳障，部位不定，形状不一，表面光滑，边缘清楚，无发展趋势，荧光素染色阴性。位于黑睛周边者，多不影响视力或影响较小；位于黑睛中部且翳厚而大遮掩瞳神者，则可严重影响视力。主要分为以下几种：

（1）冰瑕翳：翳菲薄，如冰上之瑕，须在集光下方能察见者。

（2）云翳（附彩图11-17）：翳稍厚，如蝉翅，似浮云，自然光线下可见者。

（3）厚翳（附彩图11-18）：翳较厚，色白如瓷，一望则知者。

（4）斑脂翳（附彩图11-19）：翳与黄仁粘着，其色白中带黑，或有细小赤脉牵绊，瞳神倚侧不圆者。

【诊断依据】

1. 有黑睛疾患史。
2. 眼无红赤疼痛、畏光流泪等。
3. 黑睛遗留瘢痕翳障，表面光滑，边缘清楚，无发展趋势，荧光素染色阴性。

【治疗】

本病的治疗首先应分清翳之新久。新患而浅薄者，坚持用药，可望瘢痕变薄缩小；日久而陈旧者则病情顽固，药物难以奏效，可考虑手术治疗。

1. 辨证论治

（1）余邪未尽证

证候：黑睛生翳近愈，溃陷修复，肿胀变薄，边界渐清，留有瘢痕，赤痛不显，视物昏蒙，轻微羞明流泪，稍感沙涩不适；舌红苔薄，脉弦。

辨证分析：黑睛生翳修复期，病邪大部消退，正气渐复，故见溃陷修复、肿胀变薄、边界渐清。翳障较深，必留瘢痕，使黑睛失去晶莹清澈，阻碍神光发越，故视物昏蒙。余邪未尽，故见轻微羞明流泪、沙涩不适。

辨证要点：以黑睛生翳近愈或初愈、溃陷修复，微感羞明流泪、沙涩不适为本证要点。

治法：祛风清热，退翳明目。

方药：拨云退翳丸[86]加减。若见白睛微红者，加金银花、黄芩、夏枯草等以清热。

（2）阴虚津伤证

证候：黑睛疾患将愈或初愈，红消痛止，眼内干涩不适，视物昏蒙不清，黑睛遗留瘢痕翳障，形状不一，厚薄不等；舌质红，苔薄白，脉细。

辨证分析：黑睛疾病后期邪退正复，病变修复，故眼红消痛止；黑睛翳障阻碍神光发越，故视物昏蒙，甚或视力严重下降；热灼津液，或久病伤阴，阴津不足，故眼内干涩；舌红脉细为阴虚之候。

辨证要点：以黑睛疾患将愈或初愈，遗留翳障，眼内干涩不适为本证要点。

治法：养阴退翳。

方药：滋阴退翳汤[164]加减。可于方中加石决明、海螵蛸、蝉蜕、谷精草以增强退翳明目之功；眼仍有轻微红赤者，可加黄芩、夏枯草以清余邪退翳；若觉痒涩有泪，加荆芥、薄荷以祛风散邪。

（3）气血凝滞证

证候：黑睛宿翳日久，赤脉攀伸翳中，视力下降；舌红苔薄白，脉缓。

辨证分析：黑睛宿翳日久，气血凝滞，故翳中赤脉牵绊；瘢痕阻隔，而视力下降。

辨证要点：以黑睛宿翳，赤脉攀伸翳中为本证要点。

治法：活血退翳。

方药：桃红四物汤[122]加减。可加木贼、蝉蜕、谷精草、密蒙花等退翳明目；若有舌淡脉弱者，可加太子参以益气退翳。

2. 外治

（1）滴滴眼液：可用障翳散滴眼液，每日2～3次。

（2）点眼药粉：障翳散粉剂或八宝眼药，适量，每日2～3次。

3. 针刺治疗

可取睛明、承泣、瞳子髎、健明等为主穴，翳明、攒竹、太阳、合谷等为配穴，每次主、配穴各2～3个，交替轮取，平补平泻，每日1次，每次留针30分钟，30日为1个疗程。

4. 手术治疗

（1）翳厚遮挡瞳神者，可行角膜移植术。

（2）对于中央性角膜白斑，散瞳后视力增加者，可考虑光学虹膜切除术。

（3）符合适应证者，可行准分子激光治疗。

【预后与转归】

新患日浅者，耐心调治，可望收效；年深日久者，多不治，后遗瘢痕影响视力，甚至导致目盲。

【预防与调护】

1. 注意饮食起居，避免感冒，防止黑睛病变复发。

2. 在黑睛病变后期，应逐渐加退翳药，以促进翳障吸收，提高视力。

【文献选录】

1.《证治准绳·杂病·七窍门》："冰瑕翳证：薄薄隐隐，或片或点，生于风轮之上，其色光白而甚薄，如冰上之瑕。若在瞳神傍侧者，视亦不碍光华；若掩及瞳神者，人看其病不觉，自视昏眊渺茫，其状类外圆翳，但甚薄而不圆，又似白障之始，但经久而不长大。凡风轮有痕廥者，点眼不久，不曾补得水清膏足，及凝脂、聚星等证，初发点服，不曾去得尽绝，并点片脑过多，障迹反去不得尽，而金气水液凝滞者，皆为此证。大抵虽治不能速去，纵新患者，必用坚守确攻，久而方退，若滑涩沉深及患久者，虽极治亦难尽去。"

"斑脂翳证：其色白中带黑，或带青，或焦黄，或微红，或有细细赤脉绊罩，有丝绊者，则有病发之患。以不发病者论，大略多者粉青色，结在风轮边傍，大则掩及瞳神，掩及瞳神者，目亦减光，虽有神手，不能除去。治者但可定其不垂不发，亦须内外夹治，得气血定久，瘢结牢固，庶不再发。若治欠固，或即纵犯，则斑迹发出细细水疱，时起时隐，甚则发出大疱，起而不隐，又甚则于本处作痛，或随丝生障，或蟹睛再出矣。其病是蟹睛收回，结疤于风轮之侧，非若玛瑙内伤，因内伤气血，结于外生之证，犹有可消之理，故治亦不同耳。"

2.《秘传眼科纂要·论退翳难易》："至若退翳之法，如风热正盛，则以祛风清热之药为主，略加退翳药；若风热稍减，则以退翳之药为主，略加祛风药、清热药。若一味清热，以至热气全无，则翳不冰即凝则燥，虽有神药，不能去矣。夫翳自热生，疗由毒发，发必在乌轮，乌轮属肝，则以清肝、平肝、行肝气之药，如柴胡、芍药、青皮之类，皆退翳药也。浅学者流，不识此理，惟执定蒙花、木贼、谷精、虫退、青葙、决明为退翳之药，又不辨寒热，信手摭拈，糊涂乱用，非徒取识者之笑，而且害人。"

【现代研究】

临床采用消朦眼膏、乙基吗啡（狄奥宁）、退翳散、发泡疗法及埋线等中西医结合治疗均疗效欠佳；角膜移植效果虽好，但仍然受到材料来源困难，排异反应等因素困扰。虽然近年来运用PTK（准分子激光治疗性角膜切削术）对角膜混浊面有一定疗效，但若瘢痕累及实质层则很难奏效，且受诸多条件限制。李波通过对 85 例宿翳患者随机分为对照组（口服中药消翳汤加减）和治疗组（采用宿翳刮治疗法，口服中药消翳汤加减）。治疗组显效 28 例，有效 17 例，总有效率 100%，平均疗程 10 天，明显优于对照组。张仁俊等通过中药辨证施治配合碘化钠球结膜下注射治疗角膜宿翳，将 183 例（183 眼）患者随机分为 A 组（碘化钠球结膜下注射组）、B 组（中药组）、C 组（中药配合碘化钠球结膜下注射组）3 个组。经观察显示：有效率 A 组 62.1%，B 组 66.7%，C 组 92.3%。说明中药配合碘化钠球结膜下注射治疗角膜宿翳具有促进角膜新陈代谢、提高角膜瘢痕吸收、恢复角膜透明等功效。

【教学重点】

明确本病是指各种角膜病变导致前弹力层和基质层损伤，其缺损由成纤维细胞产生的瘢痕组织所修复而形成的，是常见的致盲性眼病；多为凝脂翳、花翳白陷、聚星障、湿翳、混睛障等疾病或外伤痊愈后遗留的瘢痕翳障，一旦形成则难以消退，故治疗原发病尤为重要。

【教学难点】

对于严重遮挡瞳神，影响视力的黑睛瘢痕，药物治疗难以收效。角膜移植术是治疗角膜病致盲的有效手段。在讲述本病诊治原则的基础上，详细介绍目前同种异体角膜移植的技术及现状。

角膜没有血管，免疫学上处于相对的"赦免状态"。因此，角膜移植是器官移植中成功率较高的一种。虽然我国许多地区设有眼库，为角膜移植患者提供了一定量的供体，但角膜供体来源仍有很大限制。应当加强宣传，争取社会各界支持，鼓励更多的人更新观念，奉献爱心，在去世后捐献眼角膜，使更多的角膜病盲人得到复明机会。加强角膜病的防治研究也是减少因角膜病致盲的重要措施，积极预防和治疗细菌性、病毒性、真菌性等角膜炎是减少角膜病致盲的重要手段。特别要对单疱病毒性角膜炎的免疫研究、角膜移植术后免疫排斥反应的控制、角膜移植术供体角膜材料的保存、角膜内皮细胞保护、人工角膜的研制、角膜干细胞等方面进行深入研究。

【复习思考题】

1. 常见的宿翳分为哪几种？
2. 宿翳早期治疗原则是什么？
3. 使用退翳明目法时，为什么不能单用或过用苦寒清热药物？

第十七节　旋螺突起

【教学目的】

掌握旋螺突起的病名定义、形成原因，熟悉其临床表现、治疗原则。

【教学要求】

讲授本病的病名含义、发生原因、病变特点及治疗措施。采用课堂讲授，配合幻灯、图片或多媒体课件等教学手段。

【概述】

旋螺突起是指黑睛生翳，致使其圆绽而中间高起，呈旋螺尖尾之状的外障眼病；又名"旋螺尖起""翳如螺盖""旋螺突出"等。本病多因斑脂翳并发而来，药物治疗难以奏效。

西医学的角膜葡萄肿的病变过程可出现与本病证相类似的表现，多发生于角膜溃疡、角膜穿孔后，虹膜绽出瘢痕形成。角膜瘢痕大而薄，虹膜粘连范围广泛，因眼压的作用向前膨隆，形成角膜葡萄肿。突出局限者，称为"部分角膜葡萄肿"；整个角膜向前突起者，称为"全角膜葡萄肿"。

【历史沿革】

本病名见于《张氏医通·七窍门》，但本症在《医方类聚》引用的唐代《龙树菩萨眼论》中即有"翳如螺旋"的记载。因黑睛中央高而绽出，如螺蛳之形，圆而尾尖，《秘传眼科龙木论》则根据"眼前似障翳，尖起似螺旋"而名"旋螺尖起外障"；若旋螺突起睛珠亦突出者，则称"旋螺突睛"。因本病积热在肝，故治疗用泻肝饮子、搜风汤。《原机启微》称为"翳如螺盖"，《一草亭目科全书》称为"旋螺翳"，《银海精微》《证治准绳》《医宗金鉴》均称为"旋螺尖起"。《银海精微》谓："旋螺尖起者，热积于肝贴，毒壅于膈门，充攻睛珠疼痛，中央瞳人渐变青白色，忽然突起。"内治用泻肝化瘀的郁金酒调散，内清外解的双解散，并有手术治疗。书中谓："若年久须有锋针对瞳人中央针入半分，放出恶水，此乃取平之，就纸封将息，避风忌口，十数日可也。"《证治准绳·杂病·七窍门》的论述较为全面、深刻，指出其病乃"因亢滞之害，五气壅塞，故胀起乌珠。在肝独盛，内必有瘀血"，并指出了本病的主要症状和治疗法则。《医宗金鉴·眼科心法要诀》指出本症"乃肝经积热亢极，瘀血凝滞所致"，治疗"轻者宜泻脑汤，重者用泻肝饮子"。《目经大成》复因"此症乃神珠被头风痰火所蒸，色死而实，绝似煮熟田螺"而称其为"醢螺出壳"。本病眼胀痛偏头痛剧烈者，往往与头风痰火，神水瘀滞，眼压增高有关。《异授眼科》称"旋螺突出"，曰："目有旋螺突出者何也，答曰：是积也。积乃脏腑之流毒，攻于外，发于目，血结于肝，木之积也。"治疗宜用活血疏风、平肝退翳的蝉蜕无比散，外点推云散。

【病因病机】

黑睛属风轮，内应于肝，黑睛疾患形成斑脂翳，复因肝经积热亢盛，上攻于目；或因肝气过盛，气火上攻，头风痰火，气血壅滞，神水瘀积，致使黑睛部分突起，如旋螺尾尖之状。故《银海精微》曰："旋螺尖起者，热积于肝贴，毒壅于膈门。"

【临床表现】

1. 自觉症状

患眼痛胀，时轻时重，沙涩难睁；或痛极难忍，寝食不安，羞明畏光，热泪频流；视力障碍，甚至盲无所见。

2. 眼部检查

白睛血络稀疏，但较粗大，抱轮暗红，黑睛生翳，某一局部呈旋螺尖尾样突起，色呈青黑（附彩图 11-20），日久周围绕以白色瘢痕翳障，黄仁粘定其中，瞳仁欹侧不圆。

【诊断依据】

1. 患眼有斑脂翳，瞳仁变形不圆。
2. 黑睛部分突起，状如旋螺尖尾，翳色黑白相间。
3. 患眼胀痛沙涩，或偏头痛，眉棱骨痛。

【鉴别诊断】

本症应与旋胪泛起相鉴别。旋胪泛起为黑睛突起呈圆锥状，黄仁、瞳神无改变。本症由斑脂翳变生而来，局部黑睛呈旋螺尖尾样突起，黑白相间，或带棕色，黄仁与瘢痕粘着，瞳神欹侧不圆。

【治疗】

本病服药仅可缓解症状、延缓病情发展，难以治愈。眼珠肿痛，肝火亢盛者，治宜平肝泻火；症状缓解或无疼痛红赤者，以平肝活血、退翳明目为主。无光感者，可考虑手术摘除眼球。

1. 辨证论治

（1）肝经积热

证候：旋螺尖起，抱轮红赤或白睛混赤，畏光流泪，目珠疼痛；伴偏头痛，口苦咽干；舌红苔黄，脉弦数。

辨证分析：黑睛生翳溃烂，兼以肝经积热亢盛，上攻于目，故呈旋螺尖尾样突起；肝热壅盛，热滞血瘀，目窍不利，故抱轮红赤或白睛混赤、头目疼痛；口苦咽干，舌红苔黄，脉弦数等均为肝经积热之候。

辨证要点：以黑睛旋螺尖起，白睛混赤，口苦咽干及舌脉为本证要点。

治法：清肝泻火。

方药：泻肝汤[95]加减。若眼珠肿痛明显者，加乳香、没药以行气活血止痛；眉棱骨痛者，加夏枯草以清肝止痛；若大便秘结，加大黄逐腑泻下。

（2）邪滞血瘀

证候：红赤肿痛不显，黑睛突如旋纹螺壳，黄仁与瘢痕粘连，或有赤脉伸入；舌质暗红，脉弦涩。

辨证分析：黑睛生翳，粘连突起，热邪渐退，余邪未清，故眼目红赤疼痛不显；邪滞血瘀，目络不畅则瘢痕翳障有新生赤脉伸入；舌脉皆为血瘀之候。

辨证要点：以黑睛旋螺突起，红赤不显，瘢痕翳障有新生赤脉伸入为本证要点。

治法：活血散风，平肝退翳。

方药：蝉花无比散[169]加减。可加何首乌、生地黄、夏枯草等以凉血养肝平肝；加密蒙花、谷精草以退翳明目。

2. 外治

（1）用熊胆滴眼液滴眼，每日 3 次。

（2）用八宝眼药或犀黄散点眼。

3. 其他治法

（1）针灸治疗，可取行间、太冲、风池、太阳、攒竹，每日 1 次，每次留针 20 分钟。

（2）病情不能控制者，可考虑手术治疗。

【预后与转归】

本症预后不佳，服药只能暂时缓解症状。若瞳神尚未尽损者，还有几分希望；若瞳神全损，即成痼疾。

【预防与调护】

1. 黑睛斑脂翳变生旋螺尖起，若无痛胀等症，不必服药治疗。但病变处黑睛薄而脆弱，故应保护患眼，切勿用手揉擦，以免发生穿孔。

2. 注意休息，勿劳累过度及用力大便、闭气等。

【文献选录】

1.《证治准绳·杂病·七窍门》："旋螺尖起证：乃气轮以里，乌珠大概高而绽起，如螺师之形圆而尾尖，视乌珠亦圆绽而中尖高，故曰旋螺尖起。因亢滞之害，五气壅塞，故胀起乌珠。在肝独盛，内必有瘀血。初起可以平治。失于内平之法，则瘀虽退而气定膏凝，不复平矣。病甚膏伤者，珠外亦有病，如横翳、玉翳、水晶沉滑等证在焉，盖初起时本珠欲凸之候，因服寒凉之剂救止，但止于戕伐木气，故血虽退而络凝气定，不复平也。"

2.《秘传眼科龙木论》："此眼初患之时，忽然疼痛，作时由热积壅毒留在肝间，切宜补治，恐损眼也，宜服搜风汤、泻肝饮子，宣肠立效。"

3.《目经大成·醯螺出壳七十七》："此症乃神珠被头风痰火所蒸，色死而实，绝似煮熟田螺，其凸与平陷亦如之，故名。往见世人患此，初不经意，乃症已成，求医之切，有不远千里而愿为执鞭者，为之太息。"

4.《医宗金鉴·眼科心法要诀》："旋螺外障，气轮之内乌珠色变青白，如螺蛳之壳。其色初青久黑，其形尖圆，乃肝经积热亢极，瘀血凝滞所致。轻者宜泻脑汤，重者用泻肝饮子。"

【现代研究】

旋螺突起类似于现代眼科的角膜葡萄肿，是角膜溃疡的并发症之一，至今尚无理想的治疗方法。对于病变范围大、虹膜几乎全部前粘连的角膜葡萄肿，由于常伴有高眼压的病理过程及眼前段结构的严重破坏，各种治疗方法均难挽救视力。为美容起见，一般采用摘除眼球安装义眼以改善外观。

为了避免摘除眼球，尽可能保存或提高视力，近年来有文献报道采用角膜移植术、角膜覆盖术，以及扁平部造瘘术等治疗角膜葡萄肿，取得了较好的临床疗效，免除了患者因摘除眼球所造成的身心痛苦。如周文天等报道采用较大植片的穿透性角膜移植术治疗病变范围大、角膜前凸明显的病例，取得了较满意的美容效果，部分患者还提高了视力。景连喜等采用角膜覆盖术治疗角膜葡萄肿12眼，结果均治愈，术前残留部分视力的4眼中2眼术后视力有所改善。12眼中无一例发生排斥，患眼颜色无一退色。邱四可等报道对16例16眼角膜葡萄肿施行睫状体扁平部造瘘术，经随访观察3个月~1年，16眼中有15眼角膜葡萄肿消失，4眼视力有不同程度提高，12眼眼压保持正常范围，表明该治疗方法不仅使角膜葡萄肿消除，避免了眼球摘除，而且还可以挽救视功能，不同程度地提高视力。

【教学重点】

明确本病多为各种角膜病变导致的严重后果。常因凝脂翳、花翳白陷、外伤等导致黑睛穿孔，黄仁绽出，与破口粘定，久而膨出，变生此病。一旦形成，难以治疗。

【教学难点】

病情不能控制者，可考虑手术治疗。

【复习思考题】

1.旋螺突起的病名概念是什么？
2.旋螺突起的病变特点及预后如何？

第十八节 旋胪泛起

【教学目的】

熟悉旋胪泛起的病名概念、病变部位、治疗原则。

【教学要求】

讲述本病的病因、病变特点、治疗方法。采用课堂讲授，配合幻灯、图片或临床患者示教。

【概述】

旋胪泛起是指黑睛中央部分逐渐向前呈圆锥状突出为临床特征的眼病。常发生于青春期，多双眼先后患病，女性多于男性，视力严重减退，药物治疗难以奏效。

本病类似于西医学的圆锥角膜，为常染色体显性或隐性遗传的先天性角膜发育异常的眼病，可伴有其他先天性疾患如先天性白内障、无虹膜、视网膜色素变性等。

【历史沿革】

该病名首见于《证治准绳·杂病·七窍门》，曰："气轮自平，水轮自明，惟风轮高泛起也。"其病因为肝气独盛，火郁风轮，随火胀起。《审视瑶函》则沿用《证治准绳》之说，治疗用泻肝火、退翳膜的泻肝散、救睛丸等。

【病因病机】

本病多因先天禀赋不足，加之肝气独盛，肝失条达，郁结阻络，气滞血瘀，脉络瘀阻，黑睛失养所致。

【临床表现】

1. 自觉症状

视力日渐昏蒙，随病情加重，视力严重障碍。

2. 眼部检查

目无红赤疼痛，黑睛并无翳障，瞳神亦无损害，然可见黑睛中央突起呈圆锥状，略似脑盖（附彩图 11-21），日久黑睛膨胀变薄，甚则混浊。眼底因高度散光而扭曲变形，模糊不清。

【诊断依据】

1. 双眼患病，无红赤疼痛。

2. 黑睛呈圆锥状突起，表面光滑。

3. 视力严重减退。

【鉴别诊断】

本症应与旋螺突起相鉴别，详见"旋螺突起"。

【治疗】

本病多先天而生，目前尚未有特效药物治疗。

1. 辨证论治

肝气郁结证

证候：黑睛突起如圆锥，日久变薄，甚则混浊，视力下降；兼见胸胁胀满，烦躁易怒；舌苔薄，脉弦。

辨证分析：先天不足，黑睛薄弱，复因肝气郁滞，气滞血瘀，黑睛因而胀起如圆锥；肝脉布胸胁，肝郁气滞，经脉不畅，故胸胁胀满；肝喜条达，肝失疏泄，故烦躁易怒；脉弦亦为肝郁之候。

辨证要点：以黑睛突起如圆锥，日久变薄，全身兼症及舌脉为本证要点。

治法：疏肝解郁。

方药：逍遥散[128]加减。

2. 其他治疗

本病药物治疗难以奏效，宜验光配镜矫正视力或手术治疗。轻症者，可准确验光佩戴框架眼镜或硬性角膜接触镜，以提高视力；如加镜无助，或病情发展较快，或重者圆锥突起很高，接触镜难以贴附，可考虑角膜移植手术。

【预后与转归】

本病常在青少年时期起病，角膜中央部进行性变薄并向前突出。严重者，角膜可发生前、后弹力层破裂，基质层水肿，愈后遗留瘢痕。

【预防与调护】

参见"旋螺突起"。

【文献选录】

1.《证治准绳·杂病·七窍门》："气轮自平，水轮自明，唯风轮高泛起也……乃肝气独盛，胆液滞而木道涩，火郁风轮，故随火胀起。或在下，或在上，或在两旁，各随其火之所来，从上胀者多。非比旋螺尖起已成证而俱突起顶尖不可医者，乃止言风轮胀起者耳。"

2.《审视瑶函》："气轮自平，水轮尚明，惟风轮而泛起，或赤脉以纵横，肝气独盛，血液欠清，莫使风轮俱突，致累损及瞳神，此症目病，气轮自平，惟风轮高耸而起也，或有从风轮左边突起，亦有右边突起者，乃肝气独盛，胆液涩而木道滞，火郁风轮，故随火胀起，或上或下，或在左右，各随火之所致，从上胀者多，非比旋螺尖起，已成症，而俱凸起顶尖，不可医者类也，宜服泻肝散，救睛丸。"

【现代研究】

旋胪泛起相当于西医学的圆锥角膜，是一种原因不明的先天角膜发育异常，多见于10～25岁青少年，双眼发病。视力进行性下降，呈渐进性发展，是导致青少年视力严重低下的常见病之一。

轻、中度的圆锥角膜患者小瞳孔下佩戴普通的框架眼镜或角膜接触镜，可满足患者矫正视力的需要，对于晚期重度患者，或发展较快、圆锥突起较高且角膜有全层不规则混浊者，目前认为行穿透性角膜移植术治疗是首选的有效方法。但因术后免疫排斥、持续性功能丧失和内皮细胞密度超生理下降，使植片的远期存活率不理想。为了避免或减少上述并发症，近年来，有运用深板层角膜移植术治疗圆锥角膜的探索，但9%～33%的后弹力层穿孔率限制了其在临床上的推广。曲利军、谢立信、李素霞等在此基础上提出新的改良手术，即在精确控制植床剖切深度的基础上，进行深基质板层切除联合供体全厚角膜片移植来治疗圆锥角膜，可以有效改善圆锥角膜患者术后屈光状态，提高术后视力。近年来采用的角膜交联术治疗圆锥角膜也获得了较好的效果，此方法是通过 370nm 波长的紫外线 A 照射浸染了感光剂核黄素的角膜胶原纤维，诱导角膜胶原纤维发生交联增强角膜硬度，增加胶原纤维的机械强度和抵抗角膜扩张的能力，可使人眼角膜硬度增加 330%，并能显著阻止角膜扩张的发展，而且角膜交联疗法后的患者同样可以通过佩戴接触镜来提高视力，对于治疗失败的患者仍可进行穿透性角膜移植。李荣需等报道持续散瞳状态下配戴框架眼镜对于晚期圆锥角膜视力残疾患者在角膜移植术前作为过渡治疗，短期摆脱视力残疾、提高生活质量，可作为低视力康复的一种有效方法。陆燕等观察飞秒激光辅助的深板层角膜移植术对于圆锥角膜患者具有良好的临床效果及安全性。

【教学重点】

了解本病多与先天禀赋不足有关，可呈进行性加重，药物治疗难以取效。

【教学难点】

本病的发病特点和处理原则。

【复习思考题】

1. 旋胪泛起的病名概念是什么？
2. 旋胪泛起与旋螺突起如何鉴别？

第十九节　睛黄视渺

【教学目的】

了解睛黄视渺的病名概念、发病特点和处理要点。

【教学要求】

讲授本病的发病原因、预后转归、临床表现及治疗措施。采用课堂讲授，配合幻灯、图片或多媒体课件等教学手段，有条件时配合临床患者示教。

【概述】

睛黄视渺是指风轮黄亮如金色，而视物昏蒙不清的病证，又名"血翳"。

西医学的角膜血染等病变过程可出现与睛黄视渺相类似的表现，多因外伤或手术导致前房积血同时伴有眼压升高，或出血性青光眼前房积血，导致角膜实质吸收了前房内已破坏了的红细胞分解产物引起弥漫性的血染；也可由于各种原因的角膜实质内新生血管出血，引起局限性的血染症。

【历史沿革】

本病名见于《证治准绳·杂病·七窍门》，曰："风轮黄亮如金色，而视亦昏眇。"
此病还见于《审视瑶函》《张氏医通》《眼科菁华录》等医籍，其名称和内容皆相同。

【病因病机】

1. 多因恣酒嗜燥，生湿化热，湿热熏蒸，上扰于目；或脾失健运，痰湿内生，浊气
不降，清阳之气不能上荣于目所致。

2. 撞击伤目或血灌瞳神，瘀血积滞，损及黑睛所致。

【临床表现】

1. 自觉症状
视物昏蒙不清，视力明显减退。

2. 眼部检查
血灌瞳神前部后，黑睛被染成红褐色（附彩图 11-22-1）或绿黑色，瘀血积久不
消，黑睛失其晶莹透明而逐渐变为灰黄色（彩图 11-22-2），或色泽晦暗；可有眼珠
变硬。

【诊断依据】

血灌瞳神，积久不消，黑睛色变灰黄，伴眼珠变硬，视力下降。

【治疗】

本症的治疗以手术为主，围手术期可辨证论治内服中药。

1. 辨证论治

（1）湿热困阻证

证候：血灌瞳神前部后黑睛失去晶莹透明之状而变为灰黄色，视物昏蒙不清；兼见
身重头困；舌苔黄腻，脉濡数。

辨证分析：外伤或手术后血灌瞳神，瘀血积滞，日久致黑睛失养，故逐渐变为灰黄
色；黑睛失去透明通光之性，则视物昏蒙不清；身重头困，舌苔黄腻，脉濡数均为湿热
内困之候。

辨证要点：以黑睛变为灰黄色，身重头困及舌脉为本证要点。

治法：清热除湿，解毒明目。

方药：葛花解毒饮[160]加减。

（2）血瘀气滞证

证候：血灌瞳神前部多日未吸收，血色暗红，黑睛渐变灰黄，视物昏蒙；伴头眼胀
痛，眼珠变硬；舌质紫暗，苔薄白，脉弦。

辨证分析：血灌瞳神，积血日久，损伤黑睛，故积血紫暗，黑睛变色；血瘀络阻，气滞不畅，则视物昏蒙、头眼胀痛、眼珠变硬；舌紫暗、脉弦均为血瘀气滞之候。

辨证要点：以血灌瞳神后多日未吸收，血色暗红，黑睛渐变灰黄，头眼胀痛及舌脉为本证要点。

治法：行气活血，化瘀止痛。

方药：除风益损汤[119]加减。可于方中加桃仁、红花、泽兰以加强活血化瘀之效。

（3）痰瘀互结证

证候：血灌瞳神大部分或全部吸收，黑睛呈黄褐色混浊，轻度畏光流泪；视力减退或丧失；舌质紫暗，苔厚腻，脉弦缓。

辨证分析：血灌瞳神，瘀血阻滞，兼脾虚湿盛，日久成痰，痰瘀互结，壅遏黑睛，故黑睛呈黄褐色混浊、视力严重减退；舌紫暗、苔厚腻、脉弦缓均为痰瘀互结之候。

辨证要点：以血灌瞳神日久，瘀血逐渐吸收，黑睛黄褐色混浊，以及舌脉为本证要点。

治法：化湿涤痰，活血通络。

方药：桃红四物汤[122]合涤痰汤[134]加减。如睛黄视渺黑睛呈盘状混浊者，为瘀滞成积，可加鳖甲、牡蛎，以软坚散结、消积明目。

2. 中成药治疗

可口服云南白药，或注射血栓通注射液。

3. 西医治疗

（1）继发青光眼者，可使用乙酰唑胺、甘露醇等以降眼压。

（2）药物治疗无效，前房积血较多，可行前房穿刺术。

【预后与转归】

前房积血早期，治疗及时，积血吸收较好，发生本病病情较轻；若积血较多，则角膜血染范围较大，病情较重，预后欠佳。

【预防与调护】

1. 进行宣教，提高防范意识，预防眼外伤的发生。

2. 病情较重者，应注意休息。

3. 饮食清淡富含营养，保持大便通畅。

【文献选录】

1.《证治准绳·杂病·七窍门》："风轮黄亮如金色，而视亦昏眇，为湿热重而浊气熏蒸清阳之气，升入轮中，故轮亦色易。好酒嗜食，湿热燥腻之人，每有此疾。与视瞻昏眇证本病不同。"

2.《审视瑶函》："风轮好似黄金色，视亦昏蒙清不得，熏蒸湿热入睛瞳，清气每遭浊气逼，壮年不肯听医言，及至衰羸磋有疾。此症专言风轮黄亮，如金之色，而视亦昏眇，为湿热重而浊气熏蒸清阳之气，升入轮中，故轮黄色也，好酒，恣食热燥腥腻之人，每有此病，与视瞻昏眇不同也，宜服葛花解毒饮。"

【现代研究】

角膜血染是中、重度前房积血的严重并发症之一，因含铁血黄素颗粒进入角膜基质层而使角膜呈现棕红色铁锈样的混浊。其自我吸收过程缓慢，严重影响视力，重者须数年才能吸收，有的甚至终生不愈而影响视力。早期采用中西医结合的方法进行治疗对缓解病情，促进吸收有一定的作用。临床上中医多采用活血化瘀之法进行治疗，如王高用祛瘀明目汤治疗角膜血染 26 例 26 眼，显示活血化瘀中药具有促进前房积血吸收、消除角膜血染、降低高压，从而达到提高视力的作用。西医采用碘制剂、尿激酶等药物及物理疗法治疗。如潘松杨用依地酸钙钠、覃小平用依地酸钙钠配合中医活血化瘀之桃红四物汤治疗角膜血染，在短期内能使血染的角膜恢复透明，可能与依地酸钙钠为一种耦合剂，能使侵到角膜实质层的红细胞变性产物重新游离出来而被吸收有关。杨畏三等应用普罗碘铵球结膜下注射治疗本病；吕高杰等用谷胱甘肽球结膜下注射及点眼，联合前房尿激酶冲洗治疗角膜血染；严启玉等采用尿激酶球结膜下注射，联合使用 20% 甘露醇静脉点滴，均获得满意的效果。碘能促进角膜实质内红细胞产物的分解及吸收，尿激酶是一种纤溶酶原激活酶，能激活纤溶酶原变为纤溶酶，使纤维蛋白分解，因此尿激酶能溶解血栓与血块，从而促进角膜血染吸收。临床还有报道采用五官超短波及音频药物透入治疗角膜血染，取得较好疗效。杨红等通过依地酸二钠 – 几丁糖凝胶对兔角膜血染铁离子析出的作用的研究，显示 0.37% 依地酸二钠 –1.0% 几丁糖凝胶在体外促血染角膜中的铁离子析出作用明显优于生理盐水及 0.37% 依地酸二钠滴眼液，且对角膜组织的结构无明显影响，有望用于临床上治疗角膜血染。

【教学重点】

明确本病的病因多为撞击伤目、血灌瞳神，后乃病及黑睛。

【教学难点】

本病预防、诊断，以及防治措施。

【复习思考题】

1. 睛黄视眇的概念及发病部位是什么？
2. 睛黄视眇常见的中医证型有哪些？

主要参考文献

1. 关瑞娟，亢泽峰，李凌 . T 淋巴细胞因子与单纯疱疹病毒性角膜炎的研究进展 [J]. 国际眼科杂志，2011，11（6）：1015–1016.

2. 马君鑫，周如侠，王林农 . 单纯疱疹病毒性角膜炎的实验室检查现状及进展 [J]. 国际眼科杂志，2013，13（12）：2414-2417.

3. 张晓英，李凌. 单纯疱疹病毒性角膜炎的研究新进展［J］. 国际眼科杂志，2011，11（3）：439-441.

4. 朱晓林. 中西医结合治疗单疱病毒性角膜炎研究进展［J］. 中国中医药现代远程教育，2008，6（4）：392-393.

5. 庞万敏. 三焦辨证在治疗单疱病毒性角膜炎中的运用［J］. 云南中医杂志，1981（6）：26-27.

6. 芮云清. 夹湿伏邪与聚星障三焦辨证［J］. 中国中医眼科杂志，1997，7（3）：156-157.

7. 陈宪民. 应用卫气营血辨证治疗角膜炎 120 例［J］. 山东中医杂志，1999，18（7）：295-297.

8. 陈宪民. 眼科的卫气营血辨证［J］. 山东中医杂志，1987，16（6）：9-10.

9. 王志，柯志文. 卫气营血辨证治疗聚星障［J］. 河南中医，1985（4）：1-3.

10. 姚和清. 眼科证治经验［M］. 上海：上海科学技术出版社，1979.

11. 陆南山. 眼科临证录［M］. 北京：中国医药科技出版社，2012.

12. 孙旭光. 细菌性角膜炎诊治进展［J］. 中国医刊，2003，38（6）：59-61.

13. 许静，赵海霞. 细菌性角膜炎治疗方法的研究进展［J］. 国际眼科杂志，2012，12（5）：870-871.

14. 陈钢锋. 中西医结合治疗霉菌性角膜溃疡 7 例报告［J］. 中国中医眼科杂志，1996（1）：37.

15. 金仁炎. 中西医结合治疗霉菌性角膜炎 11 例［J］. 浙江中医学院学报，1985（4）：20.

16. 董贤慧，高维娟，贺小平. 真菌性角膜炎基础研究进展［J］. 承德医学院学报，2011，28（1）：75-77.

17. 董贤慧，钱涛，高维娟. 真菌性角膜炎诊断方法研究进展［J］. 中国实用眼科杂志，2010，28（9）：941-944.

18. 李灿. 真菌性角膜炎临床治疗进展［J］. 中国乡村医药杂志，2012，19（10）：75-77.

19. 殷伯伦. 环割加烙术治疗蚕蚀性角膜溃疡临床观察［J］. 中国中医眼科杂志，1993（3）：142.

20. 张健. 蚕蚀性角膜溃疡的审因论治［J］. 江苏中医杂志，1987（11）：25.

21. 龚志贤. 乌梅丸治疗花翳白陷［J］. 新中医，1983（2）：30.

22. 黎加仁. 银黄注射液结膜下注射治疗蚕蚀性角膜溃疡 2 例［J］. 中国中医眼科杂志，1994（2）：88.

23. 杨雨昆，赵敏. 蚕蚀性角膜溃疡的治疗及进展［J］. 中国实用眼科杂志，2009，27（7）：685-688.

24. 苏宜春. 中西医结合治疗匐行性角膜溃疡 200 例疗效观察［J］. 中西医结合杂志，1988（1）：54.

25. 杜克敏，张贵福. 中西医结合治疗匐行性角膜溃疡［J］. 中国中医眼科杂志，1993（2）：118.

26. 高培质. 深层疱疹性角膜炎辨证规律的探讨［J］. 中医杂志，1989（6）：36.

27. 李应湛. 明目消炎丸治疗深层角膜炎 17 例［J］. 新医药学杂志，1977（11）：22.

28. 童牧. 中西医结合治疗盘状角膜炎 24 例［J］. 陕西中医，1987（9）：400.

29. 夏丹，夏钦，方敏，等. 儿童干眼症病因学分析［J］. 国际眼科杂志，2011，11（2）：289-293.

30. 陈增奎. 角膜软化症 17 例临床分析［J］. 基层医学论坛，2006，10（5）：473.

31. 赵京京，王新鹏 .3 例应用自体血清治疗全麻术后暴露性角膜炎的效果观察与护理［J］. 现代临床护理，2013，12（1）：33-34.

32. 石林山，钱雪，程萍.金因舒治疗暴露性角膜炎临床观察［J］.吉林医学，2011，32（17）：3463-3464.

33. Jan S, Austin D J. Phototherapeutic keratectomy for treatment of recurrrentcorneal erosion［J］. J Cataract Refract Surg，1999，25（12）：1610-1614.

34. 李波.宿翳新法疗法［J］.黑龙江中医药，2009（5）：36.

35. 张仁俊，赵永旺，唐福成，等.中药配合碘化钠治疗角膜宿翳的临床疗效研究［J］.国际眼科杂志，2007，7（1）：217-219.

36. 周文天，蓝绪达，徐翠如，等.穿透性角膜移植治疗角膜葡萄肿11例报告［J］.中华医学美容杂志，1997（4）：50-51.

37. 景连喜，邝少吟，石玉恒，等.角膜覆盖术治疗角膜葡萄肿临床观察［J］.眼外伤职业眼病杂志，2002（3）：299-300.

38. 邱四可，秦军，胡爱华，等.睫状体扁平部造瘘术治疗角膜葡萄肿［J］.眼视光学杂志，2002（1）：48-49.

39. 余继锋，黄一飞.圆锥角膜治疗进展［J］.国际眼科杂志，2010，10（1）：90-92.

40. 韩育红.深板层角膜移植术治疗圆锥角膜的临床探讨［J］.昆明医学院学报，2010（7）：90-92.

41. 曲利军，谢立信.改良深板层角膜移植术治疗圆锥角膜患者术后屈光状态分析［J］.眼科新进展，2010（9）：845-847.

42. 李素霞，高华，王婷，等.改良深板层角膜移植治疗完成期圆锥角膜［J］.中华移植杂志（电子版），2011（1）：58-59.

43. 樊郑军.角膜胶原交联治疗圆锥角膜的初步临床观察［J］.海军总医院学报，2010（1）：1-2.

44. 李荣需，廖瑞端，黄静文，等.持续散瞳状态下配戴框架眼镜在晚期圆锥角膜视力残疾患者中的应用［J］.中国康复，2012（3）：235-236.

45. 陆燕，杨丽萍，葛轶睿，等.飞秒激光辅助的深板层角膜移植术治疗圆锥角膜及角膜扩张症［J］.眼科新进展，2013（10）：942-945.

46. 王高.祛瘀明目汤治疗角膜血染临床观察［J］.中国中医眼科杂志，1995（1）：35-36.

47. 潘松杨.EDTA治疗角膜血染（附14例报告）［J］.实用眼科杂志，1988（1）：19-20.

48. 覃小平.EDTA配合中医活血化瘀法治疗角膜血染一例报告［J］.广西医学，1992（4）：273-274.

49. 杨畏三，王相贤，王宝君.应用普罗碘铵治疗角膜血染［J］.眼外伤职业眼病杂志（附眼科手术），1990（S2）：781-782.

50. 吕高杰，苏秀真，东平，等.谷胱甘肽尿激酶联合应用治疗角膜血染［J］.临床眼科杂志，1994（3）：178.

51. 严启玉.尿激酶、甘露醇联合用药治疗角膜血染症疗效观察［J］.中国现代医学杂志，1998（10）：68.

52. 丁桃，蔡宁.物理因子治疗角膜血染2例报道［J］.昆明医学院学报，2002（2）：122.

53. 杨红，刘淑芳，陈芳.依地酸二钠－几丁糖凝胶对兔角膜血染铁离子析出的作用［J］.眼外伤职业眼病杂志，2010（4）：246-250.

第十二章　瞳神疾病 ▷▷▷▷

瞳神又名"瞳子""瞳仁""眸子""金井"等，简称"瞳"。瞳神有狭义和广义之分：狭义的瞳神指黄仁中央能展缩之圆孔，相当于西医学之瞳孔；广义的瞳神是瞳孔及瞳孔后眼内各部组织的总称。如《证治准绳·杂病·七窍门》说："五轮之中，四轮不鉴，唯瞳神乃照物者。"又如《目经大成·五轮》说："风轮下一圈收放者为金井，井内黑水曰神膏，有如卵白涂以墨汁，膏中有珠，澄澈而软，状类水晶棋子，曰'黄精'，总名瞳神。"可见，广义瞳神不仅指瞳神本身，而且还包括了其后的黄仁、神水、晶珠、神膏、视衣及目系等组织。

按五轮学说理论中，瞳神应属水轮，内应于肾和膀胱，其发病多责之于肾与膀胱。实则因瞳神涉及脏腑经络颇多，病变时除与上述脏腑有关外，与其他脏腑亦密切相关。瞳神疾病在内常由脏腑功能失调所致，外则多因感受邪气而起，其证有虚证、实证及虚实夹杂证。虚证多因脏腑内损，气血不足，真元耗伤，精气不能上荣于目等所致；实证常由风热攻目，气火上逆，痰湿内聚，气滞血瘀，目窍不利等引起；虚实夹杂证则由阴虚火炎，肝阳化风，气虚血滞，脾肾阳虚而水湿内停等引起。此外，瞳神疾病还可因某些外障眼病传变而来，也可因头眼部外伤或其他病变等导致。

本章所言，为广义瞳神的疾病，属内障眼病范畴，为常见、多发眼病。瞳神结构复杂、精细，为眼内产生视觉的重要部分。其病变复杂多样，对视力的影响也较其他外障眼疾为重。主要证候特点表现为两类：一为瞳神形色的异常，如瞳神缩小、散大及变形、变色等；二为视觉的改变，如视物模糊、变形、变色，眼前有物飞动，夜盲，视野缺损，视力骤降，甚至失明。因涉及眼组织广泛，对视力影响明显，病变极其复杂，故不能仅凭主观症状进行辨证论治，必须采用现代相关的仪器检查，确定病变的部位及性质，从而进行综合分析、治疗。

瞳神疾病包括西医学的葡萄膜疾病、青光眼、晶状体疾病、玻璃体疾病、视网膜疾病、视神经及视路疾病等。

瞳神疾病的治疗，内治虚证多以滋养肝肾、补益气血、益精明目等法为主，实证常用清热泻火、疏肝理气、淡渗利湿、化痰散结、凉血止血、活血化瘀、芳香开窍等治疗方法，虚实兼夹证宜以滋阴降火、柔肝息风、益气活血、健脾渗湿、温阳利水等法治疗。外治方面，局部用药及西医学的手术治疗亦十分重要。有些瞳神疾病发病急骤危重，需进行中西医结合治疗以提高疗效。此外，配合针灸、眼部直流电药物离子、视网膜激光光凝等其他有效的方法进行综合治疗也是临床常用的治疗措施。

第一节　瞳神紧小、瞳神干缺

【教学目的】

1. 掌握瞳神紧小与瞳神干缺的病名含义，了解其病因病机的复杂性和影响视力的严重性。

2. 掌握瞳神紧小与瞳神干缺的病因病机、临床特点、辨证论治、局部用药及其预防。

3. 掌握天行赤眼、瞳神紧小、绿风内障三者的鉴别。

【教学要求】

教学方法：以课堂讲授（选用问题式、讲授式、案例式、讨论式）及临床见习为主。教学设备：主要用电子幻灯、教学图片或相关录像资料等多媒体教学资源。有条件者宜用临床实例进行示教。

【概述】

瞳神紧小是黄仁受邪，以瞳神持续缩小，展缩不灵，伴有目赤疼痛、畏光流泪、黑睛内壁沉着物、神水混浊、视力下降为主要临床症状的眼病；又名"瞳神焦小（《一草亭目科全书》）""瞳神缩小（《审视瑶函》）""瞳仁紧锁（《银海精微》）""强阳抟实阴之病（《原机启微》）""瞳神细小（《眼科约编》）""瞳缩（《病源辞典》）"及"肝决（《眼科捷径》）"等。历代医家多认为瞳神缩小为本病的主要症状，常见于青壮年，病情迁延易反复，缠绵难愈。

本病失治、误治，或病情迁延，可致黄仁与晶珠黏着，瞳神边缘参差不齐，失去正圆，黄仁干枯不荣，则称为"瞳神干缺"，又名"瞳人干缺外障（《秘传眼科龙木论》）""金井锯齿《眼科易简补编》）""瞳神缺陷（《一草亭目科全书》）"。瞳神干缺病名首见于《秘传眼科龙木论·瞳人干缺外障》，《原机启微》对其进行了更加详细的描述，曰："若瞳神失去正圆，边缘参差不齐，如虫蚀样，则称瞳神干缺。"本病还易发生并发症，较为常见的有晶珠混浊，视力下降，以至失明。如《银海精微·瞳人干缺》记载："此症失于医治，久久瞳多锁紧，如小针眼大，内结有云翳，或黄或青或白，阴看不大，阳看不小，遂成瞽疾耳。"

西医学的急性前葡萄膜炎、Behcet 氏病、Vogt- 小柳 - 原田综合征等病变过程或可出现与瞳神紧小相类似的证候。而慢性前葡萄膜炎，或急性前葡萄膜炎病程迁延或失治，或可出现与瞳神干缺相类似的证候。西医学的发病机制主要为自身免疫反应。

瞳神紧小及瞳神干缺两病见症虽然有别，但实则均为黄仁病变，且在病因病机和临床表现等方面大致相似，故一并阐述。

【历史沿革】

本病名首见于《证治准绳·杂病·七窍门》。但早在《外台秘要》就有"瞳子渐渐细小如簪脚，甚则小如针"的描述，在元末明初倪维德撰写《原机启微·强阳抟实阴之病》则把本病称为"强阳抟实阴之病"，指出："其病神水紧小，渐小而又小，积渐之至，竟如菜子许。又有神水外围，相类虫蚀者，然皆能睹而不昏，但微觉眊矂差涩耳。"需要说明的是，这里的神水所指为瞳神，因为作者在《原机启微·阴弱不能配阳之病》说"肾主骨，骨之精为神水"，参照《灵枢·大惑论》"骨之精为瞳子"，可知文中所述神水紧小即瞳神紧小之意。至此，古代医家已初步把瞳神紧小与瞳神干缺联系起来了，明·王肯堂《证治准绳·杂病·七窍门》在继承《原机启微·强阳抟实阴之病》理论基础上，首次对本病以"瞳神紧小"命名，并对其病因病机、证治及预后等做了比较全面的论述，明·傅仁宇《审视瑶函》称本病为"瞳神缩小"，并指出："此症谓瞳神渐渐细小如簪脚，甚则缩小如针也。"清·邓苑的《一草亭目科全书·内障》称之为"瞳神焦小"，清·颜筱园《眼科约编·瞳神细小》称之"瞳神细小"，而清·黄庭镜在《目经大成·瞳神缩小》中又做了与《外台秘要》类似的描述，曰："此症谓金井倏尔收小，渐渐小如针孔也。"尽管历代医家对本病的命名略有不同，但均指瞳神失去正常的展缩功能，持续缩小，甚至缩小如针孔的眼病。而最早对瞳神干缺加以描述并命名的，首见于《秘传眼科龙木论·瞳人干缺外障》。该书根据本病发作时伴有头痛目痛等外证，至病变后期发展成为瞳神参差不圆而称之"瞳人干缺外障"。托名孙思邈的《银海精微·瞳人干缺》继承了"瞳人干缺"的病名，但去掉"外障"，认为："瞳仁干缺者，亦系内障，与外障无预，但因头疼痛而起，故列外障条中。"并对本病的体征做了更详尽的描述，曰："故金井不圆，上下东西如锯齿，匾缺参差，久则渐渐细小，视物蒙蒙，难辨人物。"

历代医家对本病的病因病机认识不同，但可概括为虚实两证，实者乃因外感热邪或肝郁化火，致肝胆蕴热，火邪攻目，黄仁受灼，瞳神展缩失灵则瞳神紧小；虚者为劳伤肝肾或久病伤阴，肝肾阴亏，虚火上炎，黄仁失养且或受火灼，拘急收引则瞳神紧小。如倪维德在《原机启微·强阳抟实阴之病》认为："强者，盛而有力也。实者，坚而内充也。故有力者，强而欲抟，内充者，实而自收。是以阴阳无两强，以无两实。惟强与实，以偏则病，内抟于身，上见于虚窍也。足少阴肾为水，肾之精上为神水，手厥阴心包络为相火，火强抟水，水实而自收。"明·王肯堂《证治准绳·杂病·七窍门》认为："患者因恣色之故，虽病目亦不忌淫欲，及劳伤血气，思竭心意，肝肾二经俱伤，元气虚弱不能升运精汁，以滋于胆。胆中三合之精有亏，则所输亦乏，故瞳中之精亦日渐耗损，甚则陷没俱无，而终身疾矣。亦有头风热证，攻走蒸干津液而细小者，皆宜乘初早救，以免噬脐之悔也。"而清·黄庭镜《目经大成·瞳神缩小》则认为："阳强阴实，水火既济，何病之有？内无所伤，能睹不昏，何药之有？火强搏水，水实则自收，是犹日月对照，固当明察秋毫，何微觉眊矂？"乃"因劳伤精血，阳火散乱，火衰不能鼓荡山泽之气生水滋木，致目自涸，而水亦随涸。"

【病因病机】

《原机启微·强阳抟实阴之病》曰："足少阴肾为水，肾之精上为神水，手厥阴心包络为相火，火强抟水，水实而自收，其病神水紧小。"临证中病因病机较为复杂，结合临床归纳如下：

1. 外感风热，内侵于肝，或肝郁化火致肝胆火旺，循经上犯黄仁，黄仁受灼，展而不缩发为本病。

2. 外感风湿，内蕴热邪，或风湿郁而化热，熏蒸黄仁所致。

3. 肝肾阴亏或久病伤阴，虚火上炎，黄仁失养；更因虚火煎灼黄仁，或展而不缩为瞳神紧小，或展缩失灵，与晶珠粘着而成瞳神干缺。

【临床表现】

该病有急性和慢性之分，一般慢性者的证候较急性者轻，多有并发症出现。

1. 自觉症状

起病可感眼珠疼痛拒按，痛连眉骨颞部，入夜尤甚，伴畏光、流泪，视物模糊；或伴关节酸楚疼痛等。

2. 眼部检查

视力不同程度下降，胞睑红肿或重或轻，抱轮红赤或白睛混赤，黑睛后壁可见粉尘状或小点状、羊脂状沉着物，多呈三角形排列（图12-1、附彩图12-1），神水混浊（附彩图12-2）（丁道尔现象阳性）。严重者，可见黄液上冲或血灌瞳神（附彩图12-3），黄仁肿胀，纹理不清，瞳神缩小，展缩不灵。黄仁一处或多处与晶珠粘着，瞳神失却正圆，呈梅花状、锯齿状及梨状等（图12-2、附彩图12-4）。晶珠上可有黄仁色素附着，或有灰白膜样物覆盖瞳神，出现晶珠混浊、神膏混浊或绿风内障等。

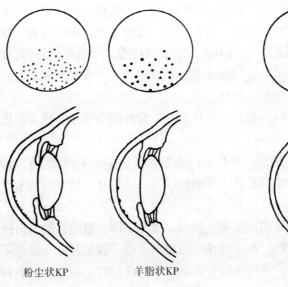

粉尘状KP　　　　羊脂状KP

图12-1 黑睛后壁沉着物示意图　　　　**图12-2 瞳神干缺示意图**

3. 实验室及特殊检查

（1）血沉检查：部分患者呈阳性。

（2）类风湿因子检查：部分患者呈阳性。

（3）HLA-B27 抗原：有助于发现关节强直性脊柱炎。

（4）胸部 X 射线检查及纤维结肠镜检查：有助于发现肺及肠道结核病。

（5）梅毒血清学测定：部分患者呈阳性。

（6）免疫球蛋白检查：部分患者 IgA、IgG、IgM 等均可能增高。

（7）早期脑脊液检查：部分患者可见白细胞。

【诊断依据】

1. 眼珠疼痛，畏光流泪，视力下降。

2. 抱轮红赤或白睛混赤。

3. 黑睛后壁可见尘状、点状或羊脂状物沉着。

4. 神水混浊。

5. 黄仁纹理不清。

6. 瞳神紧小或瞳神干缺，瞳神闭锁（附彩图 12-5）或瞳神膜闭（附彩图 12-6），瞳神展缩不灵。

【治疗】

本病的治疗务必尽早在局部应用散瞳药物，防止黄仁与晶珠粘着，减少或减轻并发症的发生。

1. 辨证论治

（1）肝经风热证

证候：突感轻微的眼珠疼痛，畏光、流泪，视物稍模糊；轻度抱轮红赤，黑睛后壁可见少量尘状物附着，神水轻度混浊，瞳神缩小，展缩不灵；舌苔薄黄，脉浮数。

辨证分析：风热上扰黄仁，脉络阻滞，故眼珠疼痛；风热停聚目窍，故畏光流泪、抱轮红赤；热灼肝胆，则黑睛后壁可见少量尘状物附着、神水轻度混浊、瞳神缩小、展缩不灵；舌苔薄黄，脉浮数为肝经风热之候。

辨证要点：以眼部症状轻，如轻度抱轮红赤、瞳神缩小等及舌脉为本证要点。

治法：疏风清热。

方药：新制柴连汤[168]加减。若抱轮红赤较甚者，酌加生地黄、牡丹皮、决明子、密蒙花等退赤止痛；神水混浊明显者，可酌加泽泻、淡竹叶、猪苓以利水泄热。

（2）肝胆火炽证

证候：眼珠疼痛，眉棱骨痛，畏光、流泪，视力下降；胞睑红肿，白睛混赤，黑睛后壁可见点状或羊脂状沉着物，神水混浊，或黄液上冲，黄仁肿胀，纹理不清，瞳神缩小，展缩不灵，或瞳神干缺，或可见神膏内细尘状混浊；口苦咽干，大便秘结；舌红苔黄，脉弦数。

辨证分析：黄仁属肝，神水属胆，肝胆火炽，系实证。肝开窍于目，眉骨颞颥分属肝胆经，肝胆火炽上攻黄仁，脉络阻滞，故眼珠疼痛，痛连眉骨颞颥；火郁目窍，故畏光流泪，白睛混赤；热灼肝胆，则神水混浊、黄液上冲或神膏混浊；火炽伤络，血溢络外，则血灌瞳神；神水混浊，黄液上冲或神膏混浊，神光发越受阻，则视力下降；肝热循经下注，则阴部溃疡；口苦咽干，大便秘结及舌脉表现为肝胆火炽之候。

辨证要点：以发病时眼部症状急重，视力下降，白睛混赤，神水混浊，瞳神缩小且展缩失灵等主要眼症，全身症状及舌脉等为本证要点。

治法：清泻肝胆。

方药：龙胆泻肝汤[39]加减。用于眼珠疼痛、白睛混赤甚者，可加赤芍、牡丹皮、茜草以清热凉血、退赤止痛；若见黄液上冲者，可加蒲公英、紫花地丁、败酱草以清热解毒、排脓止痛；兼口苦咽干、大便秘结者加天花粉、大黄以清热生津、泻下攻积。

（3）风湿夹热证

证候：发病较缓，病情缠绵，反复发作。眼珠坠胀疼痛，眉棱骨胀痛，畏光、流泪，视力缓降，抱轮红赤或白睛混赤，黑睛后壁有点状或羊脂状物沉着，神水混浊，黄仁肿胀，纹理不清；瞳神缩小，展缩失灵，或瞳神干缺，或瞳神区有灰白膜样物覆盖，或可见神膏内有细尘状、絮状混浊；常伴肢节肿胀，酸楚疼痛；舌红苔黄腻，脉濡数或弦数。

辨证分析：风热与湿邪相搏，风湿热邪黏滞重着，阻滞于中，清阳不升，浊阴上泛，故眼珠坠胀疼痛、眉棱骨胀痛；湿热熏蒸肝胆，故抱轮红赤或白睛混赤，神水混浊；湿性黏滞，故发病较缓，病情缠绵，且易反复；肢节肿胀、酸楚疼痛等为湿热黏滞关节所致。

辨证要点：以发病较缓，病情缠绵，且易反复，眼珠及眉棱骨胀痛之眼症，肢节肿胀、酸楚疼痛及舌脉等症状为本证要点。

治法：祛风清热除湿。

方药：抑阳酒连散[75]加减。经治疗已无肢节肿胀、酸楚疼痛者，可去独活、羌活；若神水混浊甚者，可加车前子、薏苡仁、泽泻以健脾渗湿；脘痞、苔腻者，系湿邪为盛，去知母、寒水石，酌加白蔻仁、薏苡仁等。

（4）虚火上炎证

证候：病势较缓，时轻时重，眼干不适，视物昏花，或见抱轮红赤，黑睛后壁可有粉尘状物沉着，可见神水混浊，黄仁轻度萎废，瞳神干缺，晶珠混浊；可兼失眠烦热，口燥咽干；舌红少苔，脉细数。

辨证分析：久病伤阴，阴虚火炎，故眼干不适、视物昏花、目痛时轻时重；阴虚灼烁黄仁，晶珠失养，故黄仁失荣，瞳神干缺，晶珠混浊；虚火上扰，烦热不眠，口干咽燥；舌红少苔，脉细而数为阴虚火旺之候。

辨证要点：以病势缓慢，眼症时轻时重，全身症状和舌脉为本证要点。

治法：滋阴降火。

方药：知柏地黄丸[90]加减。病久肝肾阴亏，精血不足，眼干不适，黄仁日渐萎废，瞳神干缺，晶珠混浊者，肝肾阴亏症状明显者可用滋养肝肾的杞菊地黄丸[73]加减。

（5）脾肾阳虚证

证候：白睛红赤不甚，瞳神紧小或干缺，黄仁晦暗，视物昏花，黑睛后壁可有棕灰色沉着物，可兼见四肢不温，形寒气怯，口泛清涎；或长期应用糖皮质激素体胖乏力，动则心悸气短。舌质淡，舌苔薄，脉细。

辨证分析：病至后期，正气衰弱，或长期应用糖皮质激素损伤阳气，故白睛红赤不甚；阳虚不能化精，精气不能上灌，涵养瞳神，故瞳神紧小或黄仁干枯不荣，视物昏花，黑睛后壁有棕灰色沉着物；脾肾阳虚不能温养肌体，故四肢不温、形寒气怯；不能化气行水，故口泛清涎；脾肾阳虚波及于心，故动则心悸气短；舌质淡，舌苔薄，脉细，皆为阳虚之候。

辨证要点：以瞳神紧小或干缺，四肢不温，形寒气怯及舌脉为本证要点。

治法：温中扶阳。

方药：附子理中汤[82]加减。若阳虚甚者，可加肉桂，其温补之力更强。

2. 外治

（1）滴滴眼液：①扩瞳，扩瞳是治疗本病重要而必不可少的措施。发病之初即应快速、充分散瞳。重症者，可滴用 1% ~ 2% 阿托品滴眼液（或眼药膏，或眼用凝胶），每日 2 ~ 3 次，扩瞳的作用主要是防止虹膜后粘连、瞳孔膜闭及由此产生严重并发症；减轻或解除虹膜括约肌和睫状肌的痉挛，缓解疼痛及扩张血管，减轻虹膜睫状体的充血，改善局部血液循环，抑制炎症渗出。若不能拉开瞳孔后粘连，可用散瞳合剂（1% 阿托品注射液 0.3mL、1% 可卡因注射液 0.3mL、0.1% 肾上腺素注射液 0.3mL 的混合液）0.1 ~ 0.3mL，球结膜下注射。有严重心血管疾病者忌用。症轻或阿托品过敏者可用 2% 后马托品滴眼液（或眼药膏）。恢复期一般用 0.5% ~ 1% 的托吡卡胺滴眼液扩瞳，每日 1 ~ 2 次。②糖皮质激素滴眼液，如 0.5% 可的松滴眼液或 0.1% 地塞米松滴眼液，每日 4 ~ 6 次。病情重者，每 30 分钟 1 次，好转后改为 1 小时 1 次。③配合抗生素滴眼液滴眼，如妥布霉素滴眼液等。

（2）涂眼药膏：睡前涂 0.5% 四环素可的松眼药膏或妥布霉素可的松眼药膏。

（3）药物熨敷：将内服方之药渣布包，在温度适宜时即可进行眼部药物熨敷，以利退赤止痛。

（4）其他治疗：地塞米松注射液 2.5 ~ 5mg，结膜下注射，每日 1 次或视病情而定。

3. 针刺治疗

（1）肝经风热者，取睛明、申脉、太冲、曲泉、合谷穴。用泻法，每日 1 次，留针 30 分钟，10 日为 1 个疗程。

（2）肝胆火炽者，取太冲、风池、睛明、太阳、印堂穴。用泻法，每日 1 次，留针 30 分钟，10 日为 1 个疗程。

（3）风湿夹热者，取合谷、曲池、承泣、攒竹、风池穴。用泻法，每日 1 次，留针 30 分钟，10 日为 1 个疗程。

（4）虚火上炎者，取睛明、四白、三阴交、行间、肝俞、太溪穴。用平补法，每日 1 次，留针 30 分钟，10 日为 1 个疗程。

4. 中成药治疗

（1）雷公藤总苷片，适用于风湿夹热证。口服，每次 2 片，每日 3 次。

（2）龙胆泻肝丸，适用于肝胆火炽证。口服，每次 9g，每日 3 次。

（3）知柏地黄丸（浓缩丸），适用于虚火上炎证。口服，每次 8 丸，每日 3 次。

（4）杞菊地黄丸（浓缩丸），适用于肝肾阴亏证。口服，每次 8 丸，每日 3 次。

（5）附桂理中丸（浓缩丸），适用于脾肾阳虚证。口服，每次 8 丸，每日 3 次。

（6）茵栀黄注射液，适用于肝胆湿热证。静脉滴注，每次 20mL，加入 0.9% 氯化钠注射液 250mL，每日 1 次，连续 7～10 天。

（7）清开灵注射液，适用于肝胆火炽证。静脉滴注，每次 20～40mL，加入 0.9% 氯化钠注射液 250mL，每日 1 次，连续 7～10 天。

5. 西医治疗

（1）药物

①口服：醋酸泼尼松片，每次 30～50mg，每天早餐前 1 次顿服，根据病情每 5 天减量 5mg，应与胃黏膜保护剂同用。

②静脉给药：地塞米松注射液，每次 10～15mg，加入 0.9% 氯化钠注射液 250mL，每日 1 次。根据病情，每 5 天减量 5mg，后改为口服醋酸泼尼松片。应与胃黏膜保护剂同用。

（2）手术

①白内障超声乳化联合人工晶体植入术：适用于并发白内障在炎症控制后，光定位准确者。

②小梁切除术：适用于继发性青光眼，用降眼压药眼压仍不能控制在正常范围者，或在炎症控制后，前房角开放范围 ≤ 1/2 周者。

【预后与转归】

本病若治疗不及时，可导致瞳神闭锁、瞳神膜闭；或早期未能及时扩大瞳孔，以致瞳神边缘与晶珠粘连；或瞳神被晶珠表面所结灰白膜障完全封闭，均能阻断神水由瞳神后方向前流出，以致神水瘀滞在内，压迫黄仁，向前膨隆，眼珠肿痛，眼压增高，继发绿风内障而失明。此外，黄仁神水之变，常导致晶珠日渐混浊，并发白内障，终至盲而不见；或神水枯竭、眼珠萎软［低眼压、眼球萎缩（附彩图 12-7）］。

【预防与调护】

1. 本病早期应及时扩瞳，防止瞳神后粘连，减少或减轻并发症的发生发展。

2. 注意应用糖皮质激素药物所致的不良反应，避免并发症的发生。

3. 调节情志，保持心情舒畅，安心调养，节制房事。

4. 积极治疗原发病，定期复查。

5. 饮食宜清淡，忌食辛辣炙煿、烘烤焙烙之品，戒烟限酒，以防助湿生热。

6. 户外活动时，宜戴有色眼镜，避免强光刺激。

【文献选录】

1.《银海精微·瞳人干缺》："劳伤于肝，故金井不圆，上下东西如锯齿，匾缺参差，久则渐渐细小，视物蒙蒙，难辨人物，相牵俱损。治法：宜泻肝补肾之剂……此症失于医治，久久瞳多锁紧，如小针眼大，内结有云翳，或黄或青或白，阴看不大，阳看不小，遂成瞽疾耳。"

2.《原机启微·强阳抟实阴之病》："强者……火强抟水，水实而自收，其病神水紧小，渐小而又小，积渐之至，竟如菜子许。又有神水外围，相类虫蚀者，然皆能睹而不昏，但微觉眊躁羞涩耳。是皆阳气强盛而抟阴，阴气坚实而有御，虽受所抟，终止于边鄙皮肤也，内无所伤。治法：当抑阳缓阴则愈，以其强耶，故可抑，以其实耶，惟可缓而弗宜助，助之则反胜，抑阳，酒连散主之。大抵强者则不易入，故以酒为之导引。欲其气味投合，入则可展其长，此反治也。还阴救苦汤主之，疗相火药也。亦宜用搐鼻碧云散。"

3.《证治准绳·杂病·七窍门》："瞳神紧小，倪仲贤论强阳抟实阴之病曰：强者盛而有力也；实者坚而内充也，故有力者强而欲抟，内充者实而自收，是以阴阳无两强亦无两实，惟强与实以偏则病，内抟于身，上见于虚窍也，足少阴肾为水，肾之精上为神水，手厥阴心包络为相火，火强抟水，水实而自收。其病神水紧小，渐小而又小，积渐至如菜子许。又有神水外围，相类虫蚀者，然皆能睹而不昏，但微觉眊躁羞涩耳，是皆阳气强盛而抟阴，阴气坚实而有御，虽受所抟，终止于边鄙皮肤也，内无所伤动。治法当抑阳缓阴则愈，以其强耶，故可抑，以其实耶，惟可缓而弗宜助，助之则反胜，抑阳酒连散主之。大抵强者则不易入，故以酒为之导引。欲其气味投合，入则可展其长，此反治也。还阴救苦汤主之，疗相火药也。亦宜用搐鼻碧云散。"又云："瞳子渐渐细小如簪脚，甚则小如针，视尚有光，早治尚可挽回，复故则难。"

4.《目经大成·瞳神缩小》："此症谓金井倏尔收小，渐渐小如针孔也，盖因劳伤精血，阳火散乱，火衰不能鼓荡山泽之气生水滋木，致目自涸，而水亦随涸，故肾络下缩，水轮上敛。甚则紧合无隙，残疾终身矣。治宜大补气血，略带开郁镇邪，使无形之火得以下降，有形之水因而上升，其血归元，而真气不损，或少挽回一二。"

5.《秘传眼科龙木论·瞳人干缺外障》："此眼初患之时，忽因疼痛发歇，作时难忍，夜卧不得睡，即瞳人干缺，或上或下，或东或西，常不圆正，不辨三光，久后必俱损，大人多患，其瞳人或白或黑不定，白者脑脂流下为患，黑者胆热，肾脏俱劳，肝风为患，宜服泻肝汤、镇肝丸、补肾散立效。"

【现代研究】

王玉霞等将54例虹膜睫状体炎门诊患者随机分为两组，每组27例。对照组采用局部散瞳联合激素治疗，治疗组在对照组治疗的基础上结合中医辨证施治。结果：治疗组总有效率为92.59%，对照组总有效率为62.96%，两组病例总有效率比较差异有统计学意义。研究认为中西医结合治疗虹膜睫状体炎效果明显优于单纯西药治疗，值得临床推广应用。王新立选择了2005年9月至2010年4月期间该院收治的92例虹膜睫状体炎患者，随机分为中西医结合治疗组与对照组治疗。结果：采用中西医结合治疗后，46

例患者治愈 29 例，占 63%，总有效率达 97.8%；而对照组患者治愈 11 例，占 23.9%，总有效率为 73.9%，差异显著。治愈后 6～12 个月进行随访观察，其中治疗组随访 38 例，复发 1 例；而对照组随访 29 例，复发 4 例。统计学分析表明，两组差异显著。马芬俞将 64 例虹膜睫状体炎门诊患者随机分为两组，每组 32 例。对照组采用局部散瞳联合激素治疗，治疗组在对照组治疗的基础上结合中医辨证施治。结果：治疗组总有效率为 93.75%，对照组总有效率为 78.12%，两组病例总有效率比较，差异有统计学意义。研究认为中西医结合治疗虹膜睫状体炎效果明显优于单纯西药治疗，值得临床推广应用。

【教学重点】

1. 瞳神紧小与瞳神干缺的定义。瞳神紧小若误治或失治，常导致瞳神干缺。
2. 明确本病的病位在瞳神。瞳神紧小的临床表现、诊断与鉴别诊断。
3. 瞳神紧小的治疗原则。治疗应用中西医结合的方法。
4. 瞳神紧小局部治疗的关键是扩瞳。

【教学难点】

1. 瞳神紧小的诊断与鉴别诊断。充分利用电子幻灯、教学图片或相关录像资料等多媒体教学资源从瞳神紧小的诊断依据，讲解如何诊断瞳神紧小。并根据眼部充血性质、前房深浅、瞳孔大小、眼压等主要鉴别要点较详细地讲解与暴风客热、绿风内障的鉴别诊断。

2. 瞳神紧小的中西医结合治疗方法。强调瞳神紧小应用中西医结合的治疗方法是治疗本病的最佳选择。参阅本病的治疗项，分别较详细地表述本病西医治疗与中医药治疗的特点。

3. 瞳神紧小局部治疗的关键是扩瞳。从扩瞳的作用及瞳神紧小的临床表现，强调瞳神紧小局部治疗的关键是扩瞳。

【复习思考题】

1. 何谓瞳神紧小、瞳神干缺？
2. 瞳神紧小的临床表现主要有哪些？
3. 瞳神紧小的中医分型及其相对应的治则及代表方剂有哪些？
4. 为什么认为瞳神紧小的眼局部用药至关重要？
5. 如何进行瞳神紧小的鉴别诊断？
6. 瞳神干缺的主要证候包括哪些？

附：葡萄膜炎的病因及分类

葡萄膜又称色素膜、血管膜，由虹膜、睫状体及脉络膜三部分组成，三者相互连接，发病时常互相影响。由于病因和发病机制极其复杂，且易发生严重并发症，故为常见的致盲眼病之一。

【病因】

1. 感染性因素

可因病毒、细菌、真菌、寄生虫、立克次体等病原体直接侵犯葡萄膜及眼内组织引起炎症，因此诱发的抗原抗体及补体复合物引起葡萄膜炎，病原体与人体或眼组织的交叉反应引起的免疫反应亦可诱发。

2. 非感染性因素

（1）外源性因素：多因手术、外伤、酸、碱等物理或化学性损伤所致。

（2）内源性因素：①自身免疫反应，如正常眼组织中含有致葡萄膜炎的抗原，在机体免疫功能紊乱时，就出现对自身抗原的免疫反应而致病。②氧化损伤因素，如变性组织或坏死肿瘤组织所致氧自由基代谢产物增加，可直接引起组织损伤和诱发本病。

3. 免疫遗传因素

现已发现多种葡萄膜炎与 HLA 抗原有关。HLA 抗原为组织相关抗原，凡与它有关联的病变多有一定程度的遗传倾向，如强直性脊柱炎合并葡萄膜炎与 HLA-B27 有关等。

【分类】

本病分类方法多。

1. 按病因，分为感染性和非感染性。

2. 按病程，分为急性、亚急性、慢性和陈旧性。

3. 按炎症性质，分为化脓性和非化脓性。

4. 按病理改变，分为肉芽肿性和非肉芽肿性。

5. 按炎症部位划分，是目前临床最常用的分类方法。

（1）前葡萄膜炎：虹膜和睫状冠以前的睫状体组织发炎，又称虹膜炎、前部睫状体炎及虹膜睫状体炎。

（2）中间葡萄膜炎：睫状体扁平部、玻璃体基底部、周边视网膜及脉络膜炎性和增生性疾病。

（3）后葡萄膜炎：脉络膜、视网膜、视网膜血管及玻璃体等组织的炎症，称脉络膜炎、脉络膜视网膜炎及视神经视网膜炎。

（4）全葡萄膜炎：包括前、中、后葡萄膜炎的混合型，炎症累及整个葡萄膜。

6. 特殊性葡萄膜炎：交感性眼炎、Behcet 氏病、Vogt- 小柳 - 原田病等。

第二节　五风内障

【教学目的】

1. 掌握绿风内障、青风内障的病名定义、诊断与鉴别、病因病机、临床特点、辨证论治、局部用药及其预防。

2. 掌握绿风内障与天行赤眼、瞳神紧小的鉴别。

3. 了解黄风内障、黑风内障、乌风内障的病名定义、临床特点和治疗。

【教学要求】

详细讲授绿风内障、青风内障的发病特点、预后转归、病因病机、临床表现、诊断及治疗措施。讲授天行赤眼、瞳神紧小、绿风内障的鉴别点。采取课堂讲授，配合多媒体课件、图片、案例引导、PBL 等教学手段，有条件时配合临床患者示教。课时不足时，黄风内障、黑风内障、乌风内障的内容采用自学。

五风内障为绿风内障（附彩图 12-8）、青风内障（附彩图 12-9）、黄风内障（附彩图 12-10）、黑风内障（附彩图 12-11）、乌风内障（附彩图 12-12）之合称。古人以风命名，说明病势急剧，疼痛剧烈，变化迅速，危害严重。《目经大成·五风变》谓："此症乃火、风、痰疾烈交攻，头目痛急，金井先散，然后神水随某脏而现某色，本经谓之五风。"《医宗金鉴·眼科心法要诀》则说："瞳变黄色者，名曰黄风；变绿白色者，名曰绿风；变黑色者，名曰黑风；变乌红色者，名曰乌风；变青色者，名曰青风。"由于此五病证瞳神皆有大小气色变化，后期多有晶珠混浊，故称"五风内障"；多因情志抑郁，气机郁结，肝胆火炽，神水积滞所致；是以头目胀痛、抱轮红赤、视物昏蒙为主要表现的内障类眼病。

一、绿风内障

【概述】

绿风内障是以眼珠变硬，瞳神散大，瞳色淡绿，视力锐减，伴有恶心呕吐、头目剧痛为主要临床特征的眼病；又名"绿风""绿盲""绿水灌瞳"等。本病是常见的致盲眼病之一，发病急，病情危重，应及时治疗。多见于 40 岁以上的中老年人，可两眼先后或同时发病，女性居多，多因情志波动或劳累过度诱发。

绿风内障类似于西医学之急性闭角型青光眼急性发作期，睫状环阻塞性青光眼可参考本病辨证论治。

【历史沿革】

在唐代，《外台秘要·眼疾品类不同候》中已有"绿翳青盲"的记载，其状颇类本病，并认为其病因为"此疾之源，皆从内肝管缺，眼孔不通所致也"。至《太平圣惠方》始记载有绿风内障病名。《龙树菩萨眼论》对本病症状论述较为详尽，谓："若眼初觉患者，头微旋，额角偏痛，连眼眶骨及鼻额时时痛，眼涩，兼有花，睛时痛。"指出本病为双眼发病，女性多于男性，预后可致盲，曰："初患皆从一眼前恶，恶后必相牵俱损。其状妇人患多于男子……若瞳人开张，兼有青色，绝见三光者，拱手无方可救。"《秘传眼科龙木论·绿风内障》中还记载了本病发作时可出现"呕吐恶心"之症，曰："此眼初患之时，头旋额角偏痛，连眼睑骨及鼻颊骨痛，眼内痛涩见花。或因呕吐恶心，或因呕逆后，便令一眼先患，然后相牵俱损。目前花生，或红或黑，为肝肺受损，致令然也。"对该病瞳神变化的描述，则以《证治准绳·杂病·七窍门》为详，曰："绿风内障证，瞳神气色浊而不清，其色如黄云之笼翠岫，似蓝靛之合藤黄……久则变为黄风。"指出发病主要为"痰湿所攻，火郁、忧思、忿怒之过。"

《医方类聚》所载《龙树菩萨眼论》在论述本病治疗时说："初觉即急疗之，先服汤丸，将息慎护，针刺依法疗之，即住疾热。宜服羚羊角饮子三五剂，还睛散，通明镇肝丸。及针丘墟、解溪穴，牵引令风气下。忌针眦脉出血，头上并不宜针灸之也。"《原机启微》以病因命名眼科疾病，"气为怒伤散而不聚之病"与本病类似，曰："一证因为暴怒，神水随散，光遂不收，都无初渐之次，此一得永不复治之证也。"对本病治疗、防护的论述有："宜以《千金》磁朱丸主之，镇坠药也；石斛夜光丸主之，羡补药也；益阴肾气丸主之，壮水药也。有热者，滋阴地黄丸主之。此病最难治，饵服上药，必要积以岁月，必要无饥饱劳役，必要驱七情五贼，必要德性纯粹，庶几易效，不然必废，废则终不复治，久病光不收者，亦不复治。"《证治准绳·杂病·七窍门》曰："瞳子散大者，少阴心之脉夹目系，厥阴肝之脉连目系，心主火，肝主木，此木火之势盛也。其味则宜苦、宜酸、宜凉，大忌辛辣热物，是泻木火之邪也……药中去茺蔚子，以味辛及主益肝，是助火也，故去之……亦不可用青葙子，为助阳火也……病既急者，以收瞳神为先，瞳神但得收复，目即有生意，有何内障，或针或药，庶无失收瞳神之悔。"《医宗金鉴·眼科心法要诀》将五风内障分为有余、不足两类，绿风有余证用绿风羚羊饮，绿风不足证用绿风还睛丸。

绿风内障尚有其他病名，如绿风（《世医得效方》）、绿盲（《医方类聚》所载《龙树菩萨眼论》）、绿风障证（《审视瑶函》）、绿水灌瞳（《一草亭目科全书》）、绿水灌珠（《眼科捷径》）、绿水贯瞳人（《石氏眼科应验良方》）、绿风变花（《眼科统秘》）等。

【病因病机】

《外台秘要·眼疾品类不同候》认为，"内肝管缺，眼孔不通"则引发本病；《太平圣惠方》概括其病因病机为"肝肺风热壅滞"；《原机启微》分析本病病因病机为"因为暴怒，神水随散，光遂不收，都无初渐之次"；《证治准绳·杂病·七窍门》认为"痰湿所致，火郁、忧思、忿怒之过"为发病原因。结合临床，归纳如下：

1. 邪热内犯，肝胆火热亢盛，热极生风，风火上攻头目，目中玄府闭塞，神水排出受阻，积于眼内所致。

2. 情志过激，气郁化火，气火上逆，目中玄府闭塞，神水排出不畅，蓄积于目中而发。

3. 脾湿生痰，痰郁化热，痰火郁结，上攻于目，阻塞玄府，神水滞留目内而致。

4. 肝胃虚寒，饮邪上犯，目络阻塞，玄府郁闭，神水滞留。

5. 或有劳倦过度，肾精亏损，水不涵木，肝阳上亢，导致玄府闭塞，神水瘀积。

【临床表现】

1. 自觉症状

（1）前驱期：发病前常在情志刺激或过用目力后自觉眼珠微胀，鼻根酸痛；患眼同侧额部疼痛，傍晚视物昏蒙，视灯光如彩虹，经休息后症状缓解或消除。

（2）急性发作期：起病急骤，眼胀欲脱，患眼同侧头痛如劈，视灯光如彩虹，视物不清或视力骤降；常伴有恶心、呕吐等全身症状，易被误诊为胃肠疾病。

2. 眼部检查

（1）前驱期：眼压升高，眼部可有轻度充血或不充血，角膜轻度雾状水肿，瞳孔稍扩大，对光反射迟钝，前房角部分关闭。休息后可缓解，可反复多次发作。

（2）急性发作期：胞睑肿胀，抱轮红赤或白睛混赤，黑睛雾状水肿，黑睛后壁可有黄仁色素附着；前房极浅，黄仁晦暗，纹理模糊，展缩失灵，瞳神中度散大，瞳色淡绿；视力急降，常为数指或手动，严重时仅存光感；房角关闭，甚或粘连；目珠胀硬，眼压升高，多在 50mmHg 以上，甚者可达 80mmHg 左右。

3. 实验室及特殊检查

（1）前驱期各症状多不典型，若疑为本病者可行暗室试验、暗室俯卧试验、饮水试验、散瞳试验等辅助诊断。试验前后眼压升高超过 8mmHg 者为阳性，可进一步做青光眼排除试验。

（2）房角镜检查：观察高、低眼压时前房角是否有狭窄（判断房角属窄 Ⅰ、窄 Ⅱ、窄 Ⅲ、窄 Ⅳ）、粘连及粘连的程度，对诊断和治疗均有重要意义。

（3）视野检查：早期视野可正常，反复发作后可致视野缺损。

【诊断依据】

1. 发病急骤，视力急降。
2. 头眼胀痛，恶心呕吐，目珠胀硬，眼压明显升高。
3. 抱轮红赤或白睛混赤、肿胀，黑睛雾状水肿。
4. 瞳神中度散大，展缩不灵。
5. 前房极浅，房角部分或全部关闭。

【鉴别诊断】

本病应与天行赤眼、瞳神紧小进行鉴别，其内容详见表 12-1。

表 12-1　天行赤眼、瞳神紧小、绿风内障的鉴别表

鉴别点	天行赤眼	瞳神紧小	绿风内障
疼痛	眼灼热痛痒	眼及眉骨疼痛或胀痛	头眼剧烈胀痛
视觉	视力正常，或偶有一过性虹视	视力下降	视力锐降、虹视
胞睑	重者胞睑红肿	重者胞睑红肿	胞睑肿胀
白睛	白睛红赤	抱轮红赤或白睛混赤	抱轮红赤或白睛混赤肿胀
黑睛	或有星翳	黑睛后壁有灰白色沉着物	黑睛雾状水肿
前房	深浅正常	深浅正常	浅或极浅
神水	清晰	混浊或黄液上冲	混浊
黄仁	纹理清	纹理不清	晦暗、纹理不清

鉴别点	天行赤眼	瞳神紧小	绿风内障
瞳神	正圆	缩小或干缺	散大
晶珠	透明	透明或黄仁色素附着	灰白色混浊斑或黄仁色素附着
眼压	正常	正常或偏低	增高
全身症	多无不适	或有头痛	患眼同侧头痛，多伴恶心、呕吐

【治疗】

本病主要与风、火、痰、郁导致目窍不利，瞳神散大，玄府闭塞，眼孔不通，进而神水瘀滞有关，治疗应消除病因，开通玄府，宣壅滞，缩瞳神。本病对视力损害极大，甚至可致失明，故治疗以挽救视力为先，尤以缩瞳为要，如《证治准绳》所说："病既急者，以收瞳神为先，瞳神但得收复，目即有生意。"临证多采用中西医结合方法进行救治。

1. 辨证论治

（1）风火攻目证

证候：发病急骤，视力锐减，头痛如劈，目珠胀硬，胞睑红肿，白睛混赤肿胀，黑睛雾状水肿，前房极浅，黄仁晦暗，瞳神中度散大，展缩不灵，房角关闭甚或粘连；多伴有恶心、呕吐等全身症状；舌红苔黄，脉弦数。

辨证分析：肝开窍于目，头颞部属胆经，肝胆风火相扇交炽，上攻头目，导致目中玄府闭塞，神水瘀积，故头痛如劈、目珠胀硬、黑睛水肿、视力锐减、胞睑红肿、白睛混赤肿胀；风性开泄，火性升散，故瞳神中度散大、展缩不灵；气火上逆，胃气失和，故恶心呕吐；舌红苔黄、脉弦数为肝胆火旺之候。

辨证要点：以目珠胀硬，头痛如劈，视力锐减，白睛混赤，黑睛雾状水肿，前房极浅，瞳神散大，伴有恶心、呕吐及舌脉为本证要点。

治法：清热泻火，平肝息风。

方药：绿风羚羊饮[157]加减。头痛甚者，宜加钩藤、菊花、白芍，以增息风止痛之功；伴有恶心、呕吐者，可加陈皮、半夏以降逆止呕；目珠胀硬，神水积滞者，常加猪苓、通草、泽泻以利水泄热。

（2）气火上逆证

证候：眼症同前；伴有胸闷嗳气，恶心、呕吐，口苦；舌红苔黄，脉弦数。

辨证分析：肝郁气滞，故胸闷嗳气；肝郁化火，气火上逆攻目，玄府郁闭，神水瘀积，故致眼胀头痛、眼珠变硬、视物不清；肝郁化火，故口苦、舌红苔黄、脉弦而数。

辨证要点：以目珠胀硬，白睛混赤，黑睛雾状水肿，瞳神散大，胸闷嗳气，口苦及舌脉为本证要点。

治法：疏肝解郁，泻火降逆。

方药：丹栀逍遥散[23]合左金丸[35]加减。胸闷胁肋胀者，加枳壳、香附以行气止痛；目珠胀甚者，加石决明以平肝清热。

（3）痰火郁结证

证候：眼症同前；常伴身热面赤，动辄眩晕，呕吐痰涎；舌红苔黄，脉弦滑。

辨证分析：脾湿生痰，郁久则化火生风，风痰夹火上攻头目，致清窍受阻，玄府闭塞，神水潴留，故头目胀痛、目珠坚硬、瞳神散大、视力骤降；痰火内盛，气机失常，故见身热面赤、动辄眩晕、呕吐痰涎；舌红苔黄、脉弦滑为痰火之候。

辨证要点：以目珠胀硬，白睛混赤，黑睛雾状水肿，瞳神散大，身热面赤，呕吐痰涎及舌脉为本证要点。

治法：降火逐痰。

方药：将军定痛丸[113]加减。若动辄眩晕、呕吐甚者，加天竺黄、竹茹、藿香等以清火化痰、降逆止呕。

（4）饮邪上犯证

证候：头痛眼胀，痛牵颠顶，眼压增高，视物昏蒙，瞳孔散大；干呕吐涎沫，食少神疲，四肢不温；舌淡苔白，脉沉弦。

辨证分析：肝胃虚寒，胃失和降，饮邪上犯头目，致清窍受阻，玄府闭塞，神水潴留，故头痛眼胀、眼压增高、视物昏蒙、瞳孔散大；寒凝气滞，眼络阻塞，则痛牵颠顶；胃失和降，则干呕吐涎沫；脾失健运，则食少神疲、四肢不温；舌淡苔白，脉沉弦为肝胃虚寒之候。

辨证要点：以头痛眼胀，痛牵颠顶，眼压增高，瞳孔散大，干呕吐涎沫，四肢不温及舌脉为本证要点。

治法：温肝暖胃，降逆止痛。

方药：吴茱萸汤[76]加减。若眼胀痛甚者，加石决明、珍珠母；颠顶痛者，加藁本、细辛。

（5）阴虚阳亢证

证候：眼胀头痛，视物模糊，虹视，眼压中等度升高，瞳孔散大，时愈时发；腰膝酸软，面红咽干，眩晕耳鸣；舌红少苔，脉弦细。

辨证分析：肾精亏损，水不涵木，肝阳亢盛，致目中玄府闭塞，神水潴留，故眼胀头痛、视物模糊、虹视、瞳孔散大；肝肾不足，虚火上炎，则症情时愈时发，眼压中等度升高；肝肾阴虚，则腰膝酸软、面红咽干、眩晕耳鸣；舌红少苔，脉弦细为虚火之候。

辨证要点：以眼胀头痛，虹视，瞳孔散大，腰膝酸软，眩晕耳鸣及舌脉为本证要点。

治法：滋阴养血，平肝息风。

方药：阿胶鸡子黄汤[81]加减。若见五心烦热，加知母、黄柏以降虚火，或改用知柏地黄汤滋阴降火。

（6）气虚血瘀证

证候：闭角型青光眼手术后，视物不清，眼微胀或不胀，眼压基本正常，舌质稍暗或有瘀点，脉细涩。

辨证分析：青光眼手术致目中真气外泄，气血亏虚；手术本身致眼部脉络瘀滞，气血运行不畅，故出现视物不清、眼微胀或不胀、舌质稍暗或有瘀点、脉细涩诸症。

辨证要点：以青光眼手术后，视物不清，眼微胀或不胀及舌脉为本证要点。

治法：益气活血，利水明目。

方药：补阳还五汤[80]加减。可酌加益母草、车前子、泽兰以加强活血利水之功；加枸杞子、杭菊花以补肝明目。

2. 急救治疗

（1）滴滴眼液：①缩瞳剂：用1%～2%毛果芸香碱滴眼液，急性发作时每3～5分钟滴1次，共3次；然后每30分钟滴1次，共4次；以后改为每小时滴1次，待眼压下降至正常后，改为每日3～4次。②β－肾上腺素能受体阻滞剂：可以抑制房水生成，但患有心传导阻滞、窦房结病变、支气管哮喘者忌用。如0.25%～0.5%马来酸噻吗洛尔或盐酸倍他洛尔，每日2次。③糖皮质激素类滴眼液：可用1%地塞米松滴眼液滴眼，每日2～3次。

（2）全身用药：①高渗脱水剂：可选用甘露醇、山梨醇及甘油等，如用20%甘露醇溶液静脉快速滴注。②碳酸酐酶抑制剂：能抑制房水分泌，可选用醋甲唑胺等口服，并同时服用等量的碳酸氢钠。注意磺胺类过敏、肾功能及肾上腺皮质功能严重减退者禁用。

如用药后眼压下降不明显，可行前房穿刺术以降低眼压。

（3）手术治疗：经上述治疗后，根据眼压恢复情况及房角粘连的范围来选择手术方式。

3. 其他治法

针刺治疗可缓解头眼疼痛及恶心、呕吐等全身症状，对视功能有一定保护作用。主穴：睛明、上睛明、风池、太阳、四白、合谷、神门、百会。配穴：风火攻目证选曲池、外关；气火上逆证选行间、太冲；痰火郁结证选丰隆、足三里等。恶心呕吐明显者加内关、胃俞。以上均用捻转提插之泻法，行手法至有明显针感后出针，或留针10分钟。疼痛严重者可于大敦、合谷、角孙、太阳等穴点刺放血。

【预后与转归】

治疗及时，瞳神但得收复，目即有生意。失治、误治则可导致瞳神散大难收，变生为黄风内障。

【预防与调护】

1. 早期发现，早期治疗。对疑似患者应追踪观察，并使其避免在暗处久留或工作。

2. 避免情志过激及情志抑郁，减少诱发因素。

3. 若一眼已发生绿风内障，另一眼虽无症状，亦应进行预防性治疗，以免耽误病情。

4. 忌辛辣刺激之品，适量饮水，戒烟酒。

5. 切记不可误点散瞳药或使用颠茄类药物，以免引起严重后果。

【文献选录】

1.《外台秘要·眼疾品类不同候》："如瞳子翳绿色者，名为绿翳青盲，皆是虚风所作，当觉急须即疗，汤丸散煎针灸，禁慎以驱疾势。""此疾之源，皆从内肝管缺，眼孔不通所致也。"

2.《太平圣惠方》："治绿风内障，肝肺风热壅滞，见红白黑花，头额偏疼，渐渐昏暗，不见物者。"

3.《龙树菩萨眼论》："若眼初觉患者，头微旋，额角偏痛，连眼眶骨及鼻额时时痛，眼涩，兼有花，睛时痛，是风兼劳热为主。初患皆从一眼前恶，恶后必相牵俱损。其状妇人患多于男子，皆因产节后，状息失度，及细作绣画，用眼力劳损。或有三五年即双暗。有风热盛，不经旬月，即俱损之，此是热毒入脑，及肝肾劳，受其热气所致。古方皆为绿盲。初觉即急疗之……若瞳人开张，兼有青色，绝见三光者，拱手无方可救，皆因谬治，及晚故也。"

4.《证治准绳·杂病·七窍门》："绿风内障症，瞳神气色浊而不清，其色如黄云之笼翠岫，似蓝靛之合藤黄，乃青风变重之证，久则变为黄风。虽曰头风所致，亦由痰湿所攻，火郁忧思忿怒之过，若伤寒疟疫热蒸，先散瞳神而后绿后黄。前后并无头痛者，乃痰湿攻伤真气，神膏耗溷，是以色变也。盖久郁则热盛，热盛则肝木之风邪起，故瞳愈散愈黄。大凡病到绿风危极矣，十有九不能治也。"

"瞳子散大者，少阴心之脉夹目系，厥阴肝之脉连目系，心主火，肝主木，此木火之势盛也。其味则宜苦、宜酸、宜凉，大忌辛辣热物，是泻木火之邪也……瞳神散大，而风轮反为窄窄一周，甚则一周如线者，乃邪热郁蒸，风湿攻击，以致神膏游走散坏。若初起即收可复，缓则气定膏散，不复收敛。未起内障颜色，而止是散大者，直收瞳神，瞳神收而光自生矣。散大而有内障起者，于收瞳神药内，渐加攻内障药治之。多用攻内障发药，攻动真气，瞳神难收。病既急者，以收瞳神为先，瞳神但得收复，目即有生意，有何内障，或针或药，庶无失收瞳神之悔。若只攻内障，不收瞳神，瞳神愈散，而内障不退，缓而疑不决治者，二证皆气定而不复治，终身疾矣。"

5.《医宗金鉴·眼科心法要诀》："然风虽有五，其致病之由则有二：一曰外因，必因头风，其痛引目上攻于脑，脑脂与热合邪，下注于目，而致双目忽然失明也；一曰内因，必因内伤脏腑，精气不能上注于目，或先病左目，后及于右目，或先病右目，后及于左目，左右相传，两目俱损也。"

【现代研究】

眼球局部解剖结构变异被公认为是闭角型青光眼的主要发病因素，包括眼轴较短、角膜较小、前房浅、房角狭窄，且晶状体较厚、位置相对靠前，使瞳孔缘与晶状体前表面接触紧密，房水越过瞳孔时阻力增加。当瞳孔中等度散大时，则周边虹膜前移，在房角入口处与小梁面相贴，房角关闭，引起眼压急剧升高。情绪激动、暗室停留时间过长、局部或全身运用抗胆碱药物等，均可使瞳孔散大而诱发本病，长时间阅读、疲劳、疼痛、暴饮暴食等也是本病的常见诱因。

闭角型青光眼首选治疗方法包括药物和手术，手术治疗一般是无法避免的。中医药对于本病的研究主要是在围手术期用药上，包括了抗青光眼手术后视觉功能的提高方面。彭清华等通过对原发性闭角型青光眼患者全身和局部多项指标的检测，认为急、慢性闭角型青光眼患者不论其中医病因如何，在其病变过程中均存在"血瘀水停"的病证特点，其治疗应在中医辨证的基础上加用活血利水药。在闭角型青光眼中医证型中，除外由于局部眼压升高后机械压迫导致的眼血流障碍，其血瘀水停病理严重程度依次为肝郁气滞证＞肝阴虚阳亢证＞肝胃虚寒证＞肝胆火旺证。而对青光眼手术后的病机，认为主要为气虚血瘀水停，治疗当益气活血利水，在补阳还五汤的基础上，组方青光安颗粒，临床观察发现能有效维持青光眼术后滤过疱的形态，控制术后眼压的回升，提高患者视功能。实验研究表明，青光安对急性、慢性高眼压模型，高压状态下细胞培养模型和小梁切除术后动物模型的小梁、视网膜、视神经、筛板等眼组织有保护作用，减少高眼压状态下视网膜细胞的凋亡。

王万杰等在总结王明芳教授治疗青光眼围手术期的经验时认为，手术前需注重结合全身证候与眼局部表现进行整体辨证。属肝气郁结，水湿停滞，应疏肝理气利水，常选用四逆散合四苓散；属肝郁化火，应疏肝解郁化火，可选用丹栀逍遥散；属痰火升扰，宜清热化痰，和胃降逆，常用黄连温胆汤；属肝胆火炽，风火相扇，闭塞玄府，急宜清热泻火，平肝息风，选绿风羚羊饮。术后易引动肝热，当治以平肝清热，方选用石决明散加减。若炎性反应较重，可合用千金苇茎汤。如果伴有前房积血：出血早期，血色鲜红，应以凉血止血为主，辅以活血，宜选用具有止血而不留瘀之生蒲黄汤；出血停止，血色暗红，应以活血化瘀为要，治宜选择既能活血化瘀又能行气解郁的血府逐瘀汤。前房延缓形成：以利水为主要治法，若为炎症导致，应平肝清热利水，方选石决明散合四苓散；若是滤过太甚、脉络膜脱离所致者，治宜益气利水，常用八珍汤合四苓散。眼压控制不良的治疗，临床常用通窍活血汤合四苓散加减。手术后视功能的保护，治宜滋养肝肾、活血化瘀，兼通络开窍，选用杞菊地黄丸合桃红四物汤加石菖蒲、路路通等。

近期不少研究表明，针刺疗法也有降眼压的作用。张海翔等通过探讨量化针刺手法对急性闭角型青光眼房水动力学的影响，观察针刺前及针刺后 3、6、12 个月的眼房水流量（F 值）、眼房水流畅系数（C 值）及压畅比的动态变化，分析量化针刺与房水动态变化的关系及演变规律，发现采用针刺量化手法组在每个时段的观察效果均明显优于采用传统针刺方法的对照组（均 $P < 0.05$），不同时段与治疗前相比均有显著性差异（均 $P < 0.05$）。从动物实验中发现，房水中离子浓度和渗透压均有明显改变，说明量化针刺手法较传统针刺手法对急性闭角型青光眼房水动力学影响显著，有效地维持了眼房水的动态平衡。

【教学重点】

明确本病是中医眼科常见的致盲眼病之一，发病急，病情重，及时正确治疗对预后转归相当重要。周边虹膜机械性阻塞房角为其现代发病机制，中医病因病机有风火、气火、痰火之不同。临床表现分前驱期、急性发作期，前驱期症状不典型可采取激发试验加以诊断与排除，房角检查对于治疗具有指导意义。头眼胀痛、视力急降、恶心呕吐、眼压升高、抱轮红赤、黑睛雾状水肿、瞳神中度散大、前房浅、房角关闭为其诊断要点。治疗以收瞳为要，辨证论治。急救措施包括局部滴眼、全身用药，以及手术治疗。避免诱发因素为本病预防调护之关键。

【教学难点】

本病因剧烈头痛及高眼压压迫感觉神经末梢会引起反射性恶心呕吐，易误诊为高血压、胃肠道病及其他传染病，为本病诊断难点之一。

本病眼红，须与天行赤眼、瞳神紧小眼病相鉴别，可从疼痛、视觉、胞睑、白睛、黑睛、前房、神水、黄仁、瞳神、晶珠、眼压、全身症状等方面加以鉴别。本病手术往往无法避免，围手术期辨证用药及针刺治疗可发挥中医药优势。

【复习思考题】

1. 何为绿风内障？
2. 绿风内障的病因病机、临床表现、诊断要点是什么？
3. 试述绿风内障辨证分型论治。
4. 试述绿风内障的外治要点、急救措施。
5. 如何预防绿风内障眼病？
6. 怎样鉴别天行赤眼、瞳神紧小和绿风内障？
7. 何为绿风内障发病的现代病理机制？

二、青风内障

【概述】

青风内障是指起病隐伏，自觉症状不明显，或时有轻度眼胀及视物昏蒙，视野渐窄，终致失明的慢性内障眼病；又名"青风""青风障症"等。本病初起时病情轻，病势缓，视力下降不明显，极易被患者忽略，当发展至行走碰物撞人，视野缩窄，已损害目系，邪坚病固，治疗就极为困难。一般多为双眼受累，亦可双眼同时或先后发病。

青风内障类似于西医学之原发性开角型青光眼，正常眼压性青光眼可参考本病治疗。

【历史沿革】

青风内障之病名首见于《太平圣惠方·治眼内障诸方》，书中提到"青风内障，瞳人虽在，昏暗渐不见物，状如青盲。"提出青风内障患者瞳仁色淡，病情呈渐进性。《秘传眼科龙木论·青风内障》中提出："此眼初患之时，微有痛涩，头旋脑痛；或眼先见有花无花，瞳人不开不大，渐渐昏暗；或因劳倦，渐加昏重。"指出本病初患时自觉症状不明显，仅有轻度的眼胀眼痛，或伴有头晕头痛，或见视物昏花，瞳孔轻度散大或不大，病程缓慢，可因劳倦逐渐加重。《世医得效方·眼科》记述稍详，曰："此眼不痛不痒，瞳人俨然如不患者，但微有头旋，及见生花，或劳则转加昏蒙。"说明本病来势轻缓，眼无赤痛，瞳神亦无明显变化，到视力减退时已是晚期。《证治准绳·杂病·七窍门》中进一步指出："青风内障证，视瞳神内有气色，昏蒙如晴山笼淡烟也。然自视尚见，但比平时光华则昏蒙日进。急宜治之，免变绿色……病至此亦危矣，不知其危而不急救者，盲在旦夕耳。"不仅描述了青风内障自觉和他觉症状较轻，并指出青风内障预后不佳，待到病甚光没则治亦无效。《明目至宝·卷二·眼科七十二证受疾之因》认为病因为肾虚劳，为难治性眼病，曰："此为肾虚劳也，此疾难治也。"《审视瑶函》认为本病发生、发作与情志因素密切相关，曰："青风内障肝胆病，津液亏兮气不正。哭泣忧郁风气痰，几般难使阳光静。"

此外，本病临床多见之虹视现象，在《证治准绳·杂病·七窍门》和《目经大成·目晕》中也有记述。前者将其单列一证，名"光华晕大证"，指出为"实火阳邪发越于上之害，诸络必有滞涩。"后者称之为"目晕"，认为它"似因非症"，不是一个独立的病证，谓："此目别无甚病，但见灯视月及隙漏之处，则有碗大一圈环影睛外，其色内青红而外紫绿，绝似日华月晕，故曰目晕。大意水衰不能制火，水火相射，则乖戾之气激而上浮，故能无中生有。譬诸日与雨交，倏然成虹……凡人劳极久视，废眠强起，便有此弊。可暂而不可常……若以恙小而忽之，并不加培养，丧明之前驱也。"治疗"须四君合补水宁神汤立愈"。以上见解，对临床辨证具有指导意义。

【病因病机】

《秘传眼科龙木论·青风内障》中认为本病多因虚所致，曰："因五脏虚劳所作。"《审视瑶函》则认为病因虚、实皆有，曰："阴虚血少之人，及竭劳心思，忧郁忿恚，用意太过者，每有此患。然无头风痰气火攻者，则无此患。"结合临床，归纳如下：

1. 先天禀赋不足，命门火衰，不能温运脾阳，水谷不化精微，生湿生痰，痰湿流窜目中脉络，阻滞目中玄府，玄府受损，神水运行不畅而滞留于目。

2. 肝郁气滞，气郁化火，致目中脉络不利，玄府郁闭，神水瘀滞。

3. 久病肝肾亏虚，目窍失养，神水滞涩。

4. 思虑过度，用意太过，内伤心脾，致气血不足，玄府滞塞，神水瘀滞。

【临床表现】

1. 自觉症状

患病早期眼无不适，或偶有视物昏蒙、目珠发胀，视灯光如彩虹。至晚期常视物不清，易撞人碰物，甚者失明。

2. 眼部检查

（1）视力：视力早期多无明显改变，后期逐渐下降，甚或失明。

（2）白睛无红赤，或轻度抱轮红赤。黑睛透明，前房深浅多正常，前房角开放，瞳神大小正常或稍偏大。

（3）视盘变化：典型患者视盘生理凹陷加深扩大，杯盘比加大（C/D > 0.6）；或双眼视盘比值不等，双眼 C/D 差值 > 0.2；最后视盘色苍白，视盘血管向鼻侧移位，在视盘缘呈屈膝状（附彩图 12-13）。病变早期可见视盘缘变窄，特别是颞上、颞下象限处明显，若疑为本病，应追踪随访。

（4）眼压：病变早期眼压不稳定，时有升高，随病变发展眼压渐高，但多为中度升高。检测 24 小时眼压波动大于 8mmHg。一般以清晨、上午较高，午后渐降。

（5）视野：①中心视野改变：早期可见典型孤立的旁中心暗点（图 12-3-①）和鼻侧阶梯（图 12-3-②）；中期可见旁中心暗点渐渐扩大，多个暗点融合成弓形暗点（图 12-3-③），逐渐发展形成较大的鼻侧阶梯，若上方和下方弓形暗点相接即成环形暗点。②周边视野改变：视野通常在出现旁中心暗点后就有改变，视野缩小常开始于鼻上方，渐次为鼻下方、颞侧，进行性向心性缩小，最后视野仅存中央部 5°~10°的管状视野（图 12-3-④）。

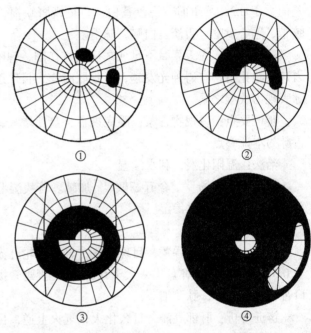

图 12-3 青风内障视野变化示意图

3. 实验室及特殊检查

（1）视野检查：定期检查、对比，有助于诊断本病。

（2）对比敏感度检查：多有空间 / 时间对比敏感度下降。

（3）房角检查：房角无粘连，为宽角。

（4）视觉电生理检查：图形 VEP 的 P_{100} 潜时延长，振幅下降；图形 ERG 振幅下降。

（5）共焦激光扫描检眼镜检查：可分析计算视盘生理凹陷扩大加深的量。

（6）激光扫描偏振仪（神经纤维分析仪）检查：较视野检查更客观、敏感。

【诊断依据】

1. 眼压 > 21mmHg。

2. 高眼压时前房角开放。

3. 青光眼性视盘改变和（或）有视网膜神经纤维层缺损。

4. 青光眼性视野缺损。

【治疗】

本病初发症状轻，病势缓，极易被忽视。在防治过程中应加强各项检查，随访追踪，尽早确诊，以便进行中西医结合治疗。

1. 辨证论治

（1）痰湿泛目证

证候：早期偶有视物昏蒙，或瞳神稍大，眼底视盘杯盘比增大，或两眼视盘杯盘比差值大于0.2；严重时，视盘苍白，可见视野缺损，甚或呈管状，眼压偏高；可伴头昏眩晕，恶心欲呕；舌淡苔白腻，脉滑。

辨证分析：先天禀赋不足或久病耗气伤阳，脾阳失于温养，气机凝滞，水湿运化无力，痰湿犯目，有碍神光发越，故眼胀时作，目珠逐渐变硬；头昏眩晕、恶心欲呕及舌脉表现为痰湿之候。

辨证要点：以视物昏蒙，眼底视盘杯盘比增大，视野缺损，头昏眩晕，恶心欲呕及舌脉为本证要点。

治法：温阳化痰，利水渗湿。

方药：温胆汤[163]合五苓散[17]加减。若痰湿上泛，头眼胀痛者，可加川芎、车前草、通草以活血利水渗湿。

（2）肝郁气滞证

证候：时有视物昏蒙，目珠微胀，轻度抱轮红赤，或瞳神稍大，眼底视盘杯盘比大于0.6，或两眼视盘杯盘比差大于0.2；可见视野缺损，眼压偏高；或兼情志不舒，心烦口苦；舌红苔黄，脉弦细。

辨证分析：肝郁气滞，日久化火，气火上逆，目中脉络不畅，故头目胀痛，心烦口苦；肝主情志，肝失疏泄，情志不舒；舌红苔黄、脉弦细为气郁化火之候。

辨证要点：以目珠微胀微红，眼底视盘杯盘比增大，情志不舒，心烦口苦及舌脉表现为本证要点。

治法：疏肝解郁，活血利水。

方药：逍遥散[128]加减。可加香附行气以助解气郁，加丹参、川芎活血祛瘀以理血郁，加半夏、竹茹利水渗湿以治痰郁，加车前子利水明目。若头眼时有胀痛，视力渐降，可加牡丹皮、菊花以清肝明目止痛。

（3）肝肾亏虚证

证候：患病日久，视物不清，瞳神稍大，视野缺损或呈管状，视盘苍白；可伴头晕失眠，腰膝无力，舌淡苔薄，脉细沉无力；或面白肢冷，精神倦怠，舌淡苔白，脉细沉。

辨证分析：病至后期，肝肾精血亏虚，目窍失养，故神光衰微、视盘苍白；头晕失眠，腰膝无力，舌淡苔薄，脉细沉无力为精血不足之表现；阴损及阳，则面白肢冷、精神倦怠、舌淡苔白、脉细沉。

辨证要点：以久病，视野缺损或呈管状，视盘苍白，全身症状及舌脉表现为本证要点。

治法：补益肝肾。

方药：加减驻景丸[60]加减。视力日减，视野渐窄者，加党参、白芍、川芎、当归等以益气养血；若见面白肢冷，精神倦怠，偏肾阳虚者，可用金匮肾气丸[91]加减。

（4）心脾两虚证

证候：晚期或手术后，视物不清，瞳神稍大，视野缩窄，视盘苍白；眼胀头昏，失眠多梦，肢体疲乏，食少便溏，面色萎黄；舌淡苔薄白，脉细弱。

辨证分析：心脾内伤，气行乏力，精血不足，故视物不清、瞳神稍大、视野缩窄、视盘苍白；心血不足，气滞血瘀，则眼胀头昏、失眠多梦；脾虚失运，气血不足，肌肉失养，则肢体疲乏、食少便溏、面色萎黄；舌淡苔薄白，脉细弱为心脾两虚之候。

辨证要点：以晚期或手术后，视野缩窄，视盘苍白，全身症状及舌脉表现为本证要点。

治法：补益心脾。

方药：归脾汤[41]加减。若舌苔白滑者，为脾虚有湿，加苍术以健脾燥湿；若视野管状缩小，为气滞血瘀，加香附、丹参以行气活血化瘀。

（5）气虚血瘀证

证候：开角型青光眼手术后，视物不清，眼微胀或不胀，眼压基本正常，舌质稍暗或有瘀点，脉细涩。

辨证分析：青光眼手术致目中真气外泄，气血亏虚；手术本身致眼部脉络瘀滞，气血运行不畅，故出现视物不清、眼微胀或不胀、舌质稍暗或有瘀点、脉细涩等诸证候。

辨证要点：以青光眼手术后，视物不清，眼微胀或不胀及舌脉为本证要点。

治法：益气活血，利水明目。

方药：补阳还五汤[80]加减。可酌加益母草、车前子、泽兰以增强活血利水之功；加枸杞子、杭菊花以补肝明目。

2. 滴滴眼液

可首选 β-肾上腺素能受体阻滞剂或前列腺素衍生物，一种药物不能控制眼压时则换用另一种药物，可单用或联合运用作用机制不同的药物，并定期复查。

（1）β-肾上腺素能受体阻滞剂，其作用在于阻断睫状体非色素上皮细胞上的 β-肾上腺素能受体而抑制房水生成，如噻吗洛尔、贝他根、美开朗等。

（2）前列腺素衍生物，其作用在于增加房水经葡萄膜巩膜外流通道，如苏为坦、卢美根、适利达等。

（3）肾上腺能受体激动剂，其作用在于增加房水经葡萄膜巩膜外流通道，同时减少房水生成。分为非选择性肾上腺能受体激动剂，如肾上腺素、地匹福林；选择性肾上腺能受体激动剂，如酒石酸溴莫尼定、阿泊拉可乐定等。

（4）碳酸酐酶抑制剂，其作用在于抑制睫状体非色素上皮细胞内碳酸酐酶以减少房水生成，如派立明等。

（5）拟胆碱药，其作用在于缩瞳及收缩睫状肌以牵引巩膜突和小梁网，加宽小梁网及 Schlemm 管腔隙以减小房水外流阻力，如 1% ~ 2% 毛果芸香碱滴眼液。

3. 针刺治疗

主穴同"绿风内障"。配穴：痰湿泛目证选脾俞、肺俞、三阴交、丰隆；肝郁气滞证选三阴交、丰隆、内关、太冲；肝肾亏虚证选肝俞、肾俞、太溪、三阴交。根据虚实选用补泻手法，每日 1 次，留针 30 分钟，10 日为 1 个疗程。

4. 中成药治疗

根据证型，选用五苓散、逍遥散、六味地黄丸等。

5. 西医治疗

（1）药物治疗

①视神经保护剂治疗：如钙离子阻滞剂、谷氨酸拮抗剂、神经营养因子、抗氧化剂等，可从不同的环节起到一定的视神经保护作用。

②全身药物降眼压治疗：参考"绿风内障"。

（2）手术治疗

若药物及针刺不能控制眼压者，或无法长期忍受药物或针刺治疗者，可考虑手术治疗，根据病情选择小梁切除术、复合式小梁切除术、非穿透小梁手术或氩激光小梁成形术、选择性小梁成形术等。

【预后与转归】

本病为不可逆性致盲眼病。其预后取决于眼压是否能够控制至目标眼压，良好的眼压是否能够长期稳定地保持，以及治疗前的视功能。失治则可导致瞳神散大难收，变生为黄风内障。

【预防与调护】

1. 积极参加青光眼普查，一旦发现眼压偏高、视野有改变及眼底 C/D 值较正常为大时，尽量做相关检查，以明确诊断或排除此病。

2. 若已确诊为本病，应积极治疗，定期观察和检查视力、眼压、眼底、视野等情况。

3. 注意休息，避免情绪激动，不宜熬夜。

4. 饮食宜清淡易消化，多吃蔬菜、水果，忌烟酒、浓茶、咖啡、辛辣等刺激性食品。保持大便通畅。不可一次性饮水过多，每次饮水不宜超过 250mL，间隔 1 ~ 2 小时再次饮用。

【文献选录】

1.《秘传眼科龙木论·青风内障》："此眼初患之时……渐加昏重。宜令将息，便须服药，恐久结为内障。不宜针拨，皆因五脏虚劳所作，致令然也。"

2.《明目至宝·卷二·眼科七十二证受疾之因》："青风眼候如何？不疼不痛由他，瞳子安然如不患，却有头旋害我。渐有花生上下，后劳昏暗增加，还睛散服不为佳，羚羊角散兼和。此为肾虚劳也，此疾难治也。宜服：还睛散、镇肝散、二地散。"

【现代研究】

原发性开角型青光眼（POAG）具有多基因、多因素的致病倾向性。张莉分析目前国内 POAG 的危险因素包括全身性及眼部因素，眼部因素包括眼压及非眼压因素。其他因素包括近视、青光眼家族史、眼部低灌注压、低血压、心血管疾病、高血压、高血脂等血管血液性因素。青光眼患者需要终身治疗，正确决策一线降眼压药物的标准是：根据眼压升高机制针对性用药；能够强效降眼压；控制昼夜眼压波动；用药方便；副作用小。决策选择联合用药标准是：安全、耐受性好；联用后有效；拥有不同的药物作用机制；使用方便；与一线药物有很好的协同机制。

彭清华等通过对原发性开角型青光眼患者眼压、房水蛋白、眼血流动力学、眼底荧光造影、血液流变学、内皮素（ET）、血浆血栓素 B_2（TXB_2）、血浆 β-血栓球蛋白（β-TG）、vonWillebrand 因子（vWF）、6-酮-前列环素 F1α（6-keto-PGF1α）、T/K 比值等局部和全身多项指标的检测，认为开角型青光眼患者不论其中医病因如何，在其病变过程中也存在"血瘀水停"的病证特点，其治疗应在中医辨证的基础上加用活血利水药。在开角型青光眼中医证型中，其血瘀水停病理严重程度依次为肝郁气滞证＞肝肾亏虚证＞痰湿泛目证。

中医对本病的治疗主要体现在对于视神经的保护，以及对微循环的改善。中西医结合是目前临床患者较多接受的治疗模式，采用中医辨证论治联合西药常规用药。付彦江根据中医辨证，采用口服中药与局部点药相结合的方法，治疗正常眼压性青光眼 32 例 64 只眼，对照组眼局部点 0.25% 噻吗洛尔滴眼液，每日 2 次，每次 1~2 滴，观察指标为视力、视野，经统计分析，治疗组总有效率 75%，对照组总有效率 61%，两组疗效统计学处理有显著性差异（$P < 0.05$）。彭清华等研究表明，活血利水法（常用地龙 12g，红花 10g，赤芍 15g，茯苓 30g，益母草、车前子各 20g）可有效降低原发性开角型青光眼患者的眼压，提高其视功能。

王禹燕等认为正常眼压型青光眼多以病程分期为依据。将本病分为 2 型：肝郁气滞型，治宜疏肝解郁、清热化痰，既要扶正又要祛邪，标本兼治，给予通窍明目汤（柴胡、香附、菊花、牡丹皮、夏枯草、当归、白芍、白术、川芎、半夏、竹茹、茯苓、车前子）；肝肾亏虚型，治宜滋补肝肾、益气养血，以扶正为主，使精血充足目得濡养，予益损养目汤（熟地黄、枸杞子、楮实子、女贞子、党参、白芍、川芎、当归、丹参、山药、茯苓、车前子）。张殷建将慢性单纯性青光眼辨证分为 3 型：气郁化火型，治以疏肝清热法，药用柴胡、黄芩、山栀子、枳壳、夏枯草、当归、茯苓、猪苓。痰火上扰型，治以清热祛痰法，药用半夏、陈皮、茯苓、黄连、枳实、苍术、白术、细辛。肝肾阴虚型，治以滋阴养血法，药用枸杞子、熟地黄、制首乌、川芎、茯苓、泽泻、制香附、五味子。若眼压偏高，酌加葛根、槟榔、车前子、细辛、川芎等；眼底血管偏细，酌加丹参、红花、郁金、毛冬青、鸡血藤等；视盘色淡，视功能下降明显，酌加枸杞子、菟丝子、覆盆子、制何首乌、黄精等。同时均外用 0.5% 噻吗心胺眼药水，2 次/日，每周测 1 次眼压，如眼压高于 4kPa（30mmHg），则加服 Diamox 125~250mg，1~2 次/日。

青风内障的中成药治疗报道较多，多为活血或改善循环药物，主要有益脉康片、川芎嗪注射液、灯盏细辛口服及注射液、银杏叶提取物、葛根素注射液等，各药物的临床观察均显示有一定疗效。庞有慧等采用临床流行病学的临床试验方法，对葛根、三七、银杏叶三种药物的疗效进行评价。将 60 例 110 只眼青光眼视神经萎缩患者，单盲随机分为 4 组，4 组分别给予葛根注射液、银杏叶注射液、三七注射液和脑组织蛋白水解物。在视力、视野、视觉诱发电位方面进行治疗前后的比较及各种药物的比较。结果显示：治疗后，4 组视力恢复有效率分别为 64.00%、55.56%、65.52%、27.59%，4 组视野平均光敏度均有所增加，各组视野平均缺损率亦有所减少，但 $P > 0.05$，无显著性差异。中药制剂治疗后在视野平均光敏度及 P–VEP 的 P_{100} 波组间对比有显著性差异（$P < 0.05$）。

【教学重点】

明确本病发病隐匿，病情进展缓慢，许多患者在早期可无任何自觉症状，到晚期视功能严重不可逆受损时才发觉。其病因病机以虚证为多，虚实夹杂，与先天禀赋相关。临床眼部检查可见眼底视盘、眼压、视野的特征性改变。对比敏感度、视觉电生理等特殊检查有利于病情观察及治疗效果对照。治疗方案采用中医辨证论治联合西药，局部降眼压滴眼液具有不同作用机制，可单用或联合使用。预后转归与预防调护直接相关。

【教学难点】

本病诊断为教学难点之一，如何早期明确诊断，可根据眼压 > 21mmHg、高眼压时前房角开放、青光眼性视盘改变和（或）有视网膜神经纤维层缺损、青光眼性视野缺损等。还必须了解有些眼球眼压虽然高于正常值，却不产生视盘和视野损害，称为"高眼压症"；有些患者有青光眼性视盘视野损害，但眼压却在正常范围内，称为"正常眼压性青光眼"。本病发病与局部解剖因素、个人遗传因素、年龄、性别、气候、全身情况、个人喜好，以及激素水平、神经兴奋度、儿茶酚胺、应激反应等多种因素相关，如何将眼与全身相结合给予正确辨证论治亦为难点所在。

【复习思考题】

1. 何为青风内障？
2. 青风内障的病因病机、临床表现、诊断要点是什么？
3. 青风内障如何辨证分型论治？
4. 试述青风内障的外治要点。
5. 青风内障眼病如何预防与调护？

三、黄风内障

【概述】

黄风内障为青风、绿风内障等的晚期改变。因瞳神散大难收，不睹三光，晶珠变黄，故视瞳内为黄色而得名。

黄风内障类似于当今之绝对期青光眼。

【历史沿革】

黄风内障病名首见于《证治准绳·杂病·七窍门》，又名"黄风（《世医得效方·眼科》）"。《秘传眼科龙木论》于"五风变内障"中指出五风为："乌绿青风及黑黄，堪嗟宿世有灾殃。"并说："此眼初患之时，头旋偏痛，亦是脏腑虚劳，肝风为本。或一眼先患，或因呕吐双暗。"虽有最早出现关于黄风的记载，但在分证论述时未列本病，无黄风内障的具体描述及诊治方法。其后《世医得效方》谓："高风雀目……才至黄昏便不见，经年瞳子如金色，名曰黄风。"其所指黄风乃指高风雀目之晚期。至此，依现代的观点来看，黄风的瞳色变黄可有两种情况：一是因神水瘀滞，眼珠胀硬，瞳神散大，瞳色昏黄；二是瞳神大小无明显异常，晶珠混浊，反射黄光。前者与《秘传眼科龙木论》所载类同，而后者与《世医得效方》所载之瞳子色黄如金比较接近。到明清时期，众位医家论黄风，有宗《秘传眼科龙木论》者，亦有沿袭《世医得效方》者。如《证治准绳·杂病·七窍门》指出绿风内障证，"久则变为黄风"，其症"瞳神已大而色昏浊为黄也，病至此，十无一人可救者"。并强调"瞳神不大不小，只是黄而明莹，乃是元气伤滞所成……非若黄风之散大不可医者"。《医宗金鉴·眼科心法要诀》则说："黄风者，初病雀目，日久瞳变黄色，甚而如金，难治之证也。"不过，比较而言，以《证治准绳·杂病·七窍门》对黄风的认识更符合五风内障的特点。至于高风雀目内障，后世文献明确指出：除晶珠可变混浊外，也能并发神水瘀滞，眼珠胀硬，瞳神散大，瞳色昏黄之黄风。

【病因病机】

因风火痰诸邪导致青风、绿风等症，致目中气血失和，气机不畅，玄府闭塞，神水滞积，日久致晶珠变生黄色，瞳神散大而目盲。

1. 肝胆火邪滞留目窍，气机不畅，气血不和，玄府闭塞，神水滞积，瞳神散大，不睹三光。

2. 痰热伤阴，阴虚火旺，虚火上炎，致目中脉络瘀阻，水道不通，瞳神散而色黄，神光不显而盲无所见。

【临床表现】

1. 自觉症状

患眼胀痛，头晕或有神昏，视物不见，甚者不睹三光。

2. 眼部检查

（1）视力：仅存光感，甚或无光感。

（2）白睛丝脉粗糙，色赤紫暗，或见抱轮微红。

（3）黑睛晦暗，可生翳如水疱，大小不等，大者常见，溃后则眼痛涩泪出，黑睛常有赤脉侵入。

（4）瞳神极度散大，展缩失灵，黄仁全周缩窄如线，变薄泛白，可有赤脉伸入其上。晶珠混浊呈现黄色，眼底多不能窥见。如偶能窥见者，可见视乳头凹陷如杯、色变苍白。

（5）眼压：眼压持续过高。目珠硬，但亦可最后变萎软而塌陷。

3. 实验室及特殊检查

可结合眼前房、眼部超生、视觉电生理等检查决定治疗方案，以达到最少造成患者伤害、最大减轻患者痛苦的目的。

【诊断依据】

1. 有青光眼病史，有反复发作史。

2. 头眼胀痛。

3. 眼压高，且难以控制。

4. 瞳神散大或瞳神展缩不灵。

5. 视力仅存光感或无光感。

【治疗】

本病已光绝目盲，难以复明，药物乃治其兼症。

1. 辨证论治

（1）肝胆余火证

证候：目珠胀硬，抱轮微红，头眩心烦，口苦咽干；舌红，脉弦。

辨证分析：头颞部属胆经，肝开窍于目，肝胆火邪，上攻头目，玄府闭塞，神水瘀积，故目胀头眩；火邪滞留目窍，则抱轮红赤；肝胆火邪上攻，则口苦咽干；肝失疏泄，情志不畅，则心烦；舌红、脉弦为肝胆有火之候。

辨证要点：以目珠胀硬，抱轮微红，头眩心烦，口苦咽干为本证要点。

治法：清肝息风。

方药：沈氏息风汤[78]加减。

（2）阴虚火旺证

证候：眼涩刺痛，畏光泪出，黑睛起疱；头眩耳鸣，口干咽燥；舌红少津，脉弦而细。

辨证分析：痰火伤阴，则眼涩刺痛；虚火上犯于目，则畏光泪出；水不涵木，则黑睛起疱；头眩耳鸣、口干咽燥、舌红少津、脉弦而细均为阴虚火旺之候。

辨证要点：以眼涩刺痛，畏光泪出，黑睛起疱，头眩耳鸣及舌脉表现为本证要点。

治法：滋阴降火。

方药：知柏地黄丸[90]加减。

2. 其他治法

对症治疗，缓解症状。如降眼压药物、睫状体电凝或冷凝术等。

【预后与转归】

因眼压持续增高，已造成视神经萎缩，视力丧失。如症状不能缓解，则可考虑眼球摘除手术。

【预防与调护】

应尽量避免眼球摘除给患者带来的精神痛苦。

【现代研究】

接传红、高健生等研究指出："青风、绿风、黄风内障分别为急性闭角型青光眼的前驱期、急性期、绝对期，是同一疾病早、中、晚期三个不同的发展阶段。急性闭角型青光眼的缓解期、慢性期根据症状表现，亦可归属于青风内障范畴。"青风、绿风、黑风、黄风的命名，除根据瞳神的障翳气色不同外，观察瞳神颜色时，以角膜水肿和晶状体的颜色为背景而命名。王利民总结李宗智老中医经验，提出"从郁论治青光眼"的观点，认为就青光眼发病来说，可分为气郁、血郁、痰郁。采用疏肝理气，行气解郁，逍遥散加减；行气活血，开通玄府，越鞠丸合桃红四物汤化裁；行气化痰，开通玄府，将军定痛丸加减。他提出青光眼从郁论治以疏肝理气为要、"治未病"思想在青光眼防治中的重要性、青光眼的防治要善于调畅情志，以及水血同源，治水必要治血。

【教学重点】

黄风内障是因眼压持续增高而造成视神经萎缩，导致视功能丧失；是急慢性青光眼的最后阶段。其诊断需根据患者病史、治疗经过、眼科检查。其治疗方案可根据患者症情特点，以达到局部、全身症状的缓解。应尽量避免眼球摘除给患者带来的精神痛苦。

【教学难点】

必要时可结合眼前房、眼部超生、视觉电生理等检查决定治疗方案，以达到最少造成患者伤害、最大减轻患者痛苦的目的。

【复习思考题】

1. 何为黄风内障？
2. 黄风内障的病因病机、临床表现、诊断要点是什么？
3. 如何对黄风内障进行辨证论治以缓解患者痛苦？

四、黑风内障

【概述】

黑风内障为病发时瞳神内呈昏黑之色之五风内障眼病。黑风内障特点为发病缓慢，自觉症状不明显。本病眼珠变硬，逐渐加重，为一漫长的过程，故而往往不易引起患者的警觉，只是在做眼科检查或晚期患者感到视野缺损时才被发现，因此更具有潜在危害性。本病多见于 50 岁左右男性，可两眼先后或同时发病。

黑风内障类似于当今之慢性闭角型青光眼。

【历史沿革】

该病名见于《太平圣惠方·治眼内障诸方》，又名"黑风（《龙树菩萨眼论》）"。据《龙树菩萨眼论》记载："黑风、绿风等，皆从一眼前发者多，已后必相牵俱患。即觉头旋，眼有花，额角如绳缠，疼痛不可堪忍。月日间，或因食热酒面，发还如旧。则候时时发动，此是恶候……瞳人若青色，绝三光者，无烦救疗耳！"其后《秘传眼科龙木论·黑风内障》沿袭前说，谓："此眼初患之时，头旋额角偏痛，连眼睑骨及鼻颊骨时时亦痛，兼眼内痛涩，有黑花来往，先从一眼先患，以后相牵俱损。"内容与其所述绿风内障的症情基本相同，因此，《世医得效方·眼科》论黑风时说："此眼与绿风候相似，但时时黑花起。"后世《证治准绳·杂病·七窍门》《张氏医通·七窍门》等在描述其与绿风之区别时，皆同意这一见解，曰："与绿风候相似，但时时黑花起。"《眼科捷径》还说"黑风日久成绿风"。可见，古人认为"绿色"与"黑色"只是表象，而发病的本质是一致的。

对于本病的病因，《太平圣惠方·治眼内障诸方》提出："肝肾风虚，上焦客热。"《秘传眼科龙木论·黑风内障》又说："肾脏虚劳，房室不节。"歌曰："黑暗形候绿风同，脏腑推寻别有踪。黑即肾家来作祸，绿风本是肺相攻。"《世医得效方·眼科》则认为由"肾受风邪，热攻于眼"引起，后世医书如《证治准绳》等多宗此观点。

【病因病机】

1. 忧思郁怒，肝气郁结，化热生风，风火升扰。
2. 肝郁气滞，痰湿内生，目络受阻。
3. 肝肾阴虚，虚火上炎。

以上诸因导致目中气机郁闭，气血失畅，关格阻塞，神水积滞而为本病。

【临床表现】

1. 自觉症状

发病缓慢，有不同程度的眼部不适，或有眼珠发胀，发作性视蒙与虹视，休息或睡眠之后有时可得到缓解，故往往被当作眼疲劳而忽略。晚期眼胀痛加重，视物不清，视野缩小，甚者失明。

2. 眼部检查

（1）视力：早期可无明显改变，后期逐渐下降，甚或失明。

（2）白睛不红或抱轮微红。

（3）黑睛昏晦带黑，如覆薄雾，瞳神散大或中大。

（4）前房：周边浅，中央深度略浅或接近正常。根据虹膜和前房角形态，可表现为虹膜膨隆型和虹膜高褶型。虹膜膨隆型，前房浅，房角窄，虹膜膨隆，瞳孔阻滞；虹膜高褶型，虹膜根部赘长，房角入口处窄，虹膜表面平坦，中央前房不浅，而房角较短，瞳孔阻滞不明显。

（5）房角：中等狭窄，有程度不同的虹膜周边前粘连。当眼压升高时房角变窄。

（6）眼压：眼压增高。而在病变早期，眼压多不稳定，呈波动状，一天之内可能有数小时眼压升高，而在就诊时眼压可能正常。反复发作后，基压（24小时的最低眼压）逐渐升高。

（7）视盘：后期眼底有典型的青光眼性视盘凹陷。

3. 实验室及特殊检查

（1）青光眼激发试验，如暗室试验、暗室俯卧试验、散瞳试验等。试验前后眼压升高超过8mmHg者为阳性。

（2）24小时眼压测量。

（3）房角镜检查，房角窄，或有粘连。

（4）超声生物显微镜检查，清晰显示房角结构，获得任意子午线的前房角二维图像。

（5）早期多为中心视野改变，如生理盲点上下扩大，呈火焰状暗点，出现旁中心暗点，以至相继形成弓形暗点。随着病程进展，周边视野开始在鼻侧缩小缺损，继之向心性缩小呈管状视野，最后中心视力丧失。

【诊断依据】

1. 发病缓慢，有不同程度的眼部不适，发作性视蒙与虹视。
2. 眼压升高。眼压升高时，房角变窄。
3. 前房周边浅，房角狭窄，可有虹膜周边前粘连。
4. 虹膜膨隆或虹膜高褶。
5. 发作时角膜水肿，瞳神散大，展缩不灵。
6. 晚期有典型青光眼视盘、视野表现。

【鉴别诊断】

本病应与青风内障进行鉴别，两者均呈慢性、进行性发展，眼压高，发作时眼前部没有充血，自觉症状不明显，晚期有典型青光眼视盘、视野表现。鉴别的关键在于黑风内障眼内压升高时，前房角变窄或关闭。

【治疗】

1. 辨证论治

（1）肝郁气滞证

证候：头眩目痛，抱轮微红，黑睛微昏如薄雾所罩，瞳神中等散大，气色偏黑，眼底视盘生理凹陷扩大变白，视盘血管呈屈膝爬坡状；可兼见胸胁胀满，烦躁易怒；苔薄，脉弦。

辨证分析：肝郁气滞，故头眩目痛，神水滞留，瞳神散大，气色偏黑，视盘凹陷扩大变白，视盘生理血管受压；郁而化火，则见抱轮微红。肝主条达、主情志，肝失疏泄，则烦躁易怒、胸胁胀满；脉弦为肝郁气滞之候。

辨证要点：以头眩目痛，抱轮微红，瞳神略大而气色偏黑，胸胁胀满，烦躁易怒及舌脉表现为本证要点。

治法：疏肝解郁，息风通络。

方药：丹栀逍遥散[23]加减。

（2）痰湿阻络证

证候：眼症如前；兼见胸闷泛恶，舌苔厚腻，脉濡滑。

辨证分析：脾湿生痰，痰湿阻滞，清阳不升，清窍受阻，玄府闭塞，神水潴留，故头痛目硬、瞳神散大气色改变、视盘受阻色白失养；痰湿内阻，则动辄眩晕、呕吐痰涎；舌苔厚腻，脉濡滑为痰湿之候。

辨证要点：以头眩目痛，瞳神略大而气色偏黑，胸闷泛恶及舌脉表现为本证要点。

治法：涤痰解郁。

方药：柴胡疏肝散[126]合温胆汤[163]加减。

（3）肝肾阴虚证

证候：白睛不红或抱轮隐隐带红，黑睛无异常，唯瞳神稍大，瞳内气色微显昏黑，目珠略略增硬，视盘生理凹陷扩大变白；可兼见颧红口苦，五心烦热，失眠盗汗；舌红，脉弦而细。

辨证分析：虚火上犯，则抱轮隐隐带红；肝肾阴虚，目系失养，则视盘色渐发白；肾不主水，则神水滞涩，瞳神散大且气色昏黑，目珠略硬；颧红口苦，五心烦热，失眠盗汗，舌红，脉弦而细均为肝肾阴虚之候。

辨证要点：以目珠略硬，白睛微红或不红，瞳神稍大而气色偏黑；兼见口苦，五心烦热及舌脉表现为本证要点。

治法：滋阴降火。

方药：知柏地黄丸[90]加减。

2. 外治

可选缩瞳滴眼液滴眼，或β-肾上腺素能受体阻滞剂或前列腺素衍生物，可单用或联合运用，并定期复查。

3. 西医治疗

根据症情，选择不同的抗青光眼手术，同时给予视神经保护治疗。

【预后与转归】

失治则瞳神散大，视力丧失不可逆，变生为黄风内障。

【预防与调护】

同"绿风内障"。

【文献选录】

1.《证治准绳·杂病·七窍门》："与绿风候相似，但时时黑花起，乃肾受风邪，热攻于眼。"

2.《太平圣惠方》："治眼昏暗，瞳仁不分明，成黑风内障。宜服补肾丸方。""治乌风内障昏暗不见物，宜服羚羊散方。"

【现代研究】

有人认为：急性闭角型青光眼多发生在 40 岁以上的中老年人，其中有一部分人已经有核性白内障或后囊下白内障的发生，瞳孔内呈现出黄棕色的背景。眼压急剧升高时，瞳神散大，角膜水肿明显。观察瞳神时，可见瞳色淡绿，因此称为绿风内障。而黑风内障的患者可能白内障尚未发生，晶体透明、清亮，发病时患者仅为角膜水肿，瞳神散大，更显瞳色幽黑深邃，与绿风内障的瞳神颜色明显有别。所谓"绿风在肺，黑风在肾"的解释，是古人限于当时的检查条件，未能观察到晶体混浊的真相，对两者所产生的理解，不必拘泥。总的来说，黑风内障与绿风内障发病时自觉症状基本类似。其病因为肝肺受邪，风火痰郁所致，或肝肾阴亏，肝阳上亢所致，症状表现以实证、热证为多。

接传红、高健生等研究指出：古人受当时医疗条件所限，只能根据瞳神的障翳气色的不同进行命名。随着现代检查手段的进步，我们考虑急性闭角型青光眼发作时角膜水肿，瞳神散大，晶状体不同程度混浊，故以角膜水肿和晶状体的颜色为背景命名。不同颜色的形成主要与以下几方面有关：①角膜水肿的轻重程度；②老年性白内障的程度；③瞳孔散大的程度。青风时，角膜水肿较轻，瞳孔轻度散大或不散大，"视瞳神内有气色昏蒙，如青山笼淡烟也"。绿风时，角膜水肿严重，瞳孔散大为主，晶状体呈棕黄色混浊，因此可见瞳色为绿色，"瞳神气色浊而不清，其色如黄云之笼翠岫，似蓝靛之合藤黄"。黑风内障的患者晶体透明、清亮，发病时角膜水肿，瞳神散大，更显瞳色幽黑深邃。至黄风阶段，主要以瞳孔散大，晶状体严重混浊为主，角膜或有水肿，"瞳神已大而色昏浊为黄也"。古人以"风"来命名疾病，主要与其发病急、病情重有关，如视力急骤下降，眼胀痛、头痛程度严重，符合"风性善行而数变"的特点。

【教学重点】

明确本病是五风内障之一，慢性、进行性发展，最终导致目盲。早期诊断，正确治疗对预后转归相当重要。本病属于现代慢性闭角型青光眼。临床症状不典型时，可采取激发试验加以明确诊断。观察高眼压时房角变窄情况，以与青风内障相鉴别。房角检查对于诊断、治疗具有指导意义。治疗以收瞳为要，辨证论治。手术根据房角关闭程度而设定。预防调护在于避免其诱发因素。

【教学难点】

本病慢性、进行性发展，眼压高时，眼红等症状不明显，为诊断难点。本病后期出现视盘萎缩、视野缩小，最终致盲，为治疗难点。早期诊断，正确治疗对预后转归相当重要。

本病需对眼房角解剖结构、眼内房水循环等加以认识，有时需借助现代眼科特殊检查如房角镜检查、超声生物显微镜检查等。本病往往无法避免手术，围手术期辨证用药及针刺治疗可发挥中医药优势。

【复习思考题】

1. 何为黑风内障？
2. 黑风内障的病因病机、临床表现、诊断要点是什么？
3. 试述黑风内障辨证分型论治。
4. 试述黑风内障的外治要点。
5. 对黑风内障眼病如何进行预防调护？
6. 黑风内障与青风内障的鉴别要点是什么？
7. 何为黑风内障发病的现代病理机制，多见哪两个临床类型？

五、乌风内障

【概述】

乌风内障为发病后瞳神色昏浊晕滞气，如暮雨中之浓烟重雾，其色带乌之五风内障眼病。本病由其他眼病所引起，多为单眼。视物昏蒙，眼珠变硬，瞳神或大或不大，或为紧小，或为干缺，或闭锁或膜闭，但展缩皆失灵，瞳内气色浊晕而带乌昏，或可窥见败血于睛内。由于原发眼病不同，临床表现也有所不同。

乌风内障类似于当今之继发性青光眼。

【历史沿革】

本病名首见于《太平圣惠方·治眼内障诸方》，《外台秘要·眼疾品类不同候》又名"乌风"，该书曰："若见黑烟赤光，瞳子黑大者为乌风。"《秘传眼科龙木论》对本病早期症状做了扼要阐述，谓："此眼初患之时，不疼不痒，渐渐昏沉，如不患眼人相似。"指出其早期临床症状无眼胀痛，仅为视物模糊。历代对本病见解不一，《眼科捷径》认为有瞳神散大之候。《世医得效方·眼科》描述其症状为："此眼虽痒痛，而头不旋，但渐渐昏暗，如物遮定，全无翳障，或时生花。"其说眼有痒痛。《审视瑶函》《张氏医通·七窍门》均同此说。《证治准绳·杂病·七窍门》描述其证候曰："乌风内障证，色昏浊晕滞气，如暮雨中之浓烟重雾。"《医宗金鉴·眼科心法要诀》指出："乌风者，初病亦与绿风之证不异，但头痛而不旋晕，眼前常见乌花，日久瞳变乌滞浑红之色。"指出其临床具有头痛、眼胀、虹膜红变的特点，类似西医学之"出血性青光眼"。

本病的病因病机，《世医得效方·眼科》归纳为"肝有实热"；《证治准绳·杂病·七窍门》曰："风痰之人，嗜欲太多，败血伤精，肾络损而胆汁亏，真气耗而神光坠矣。"《审视瑶函》进一步阐述了此病之预后，曰："乌风内障浊如烟，气散膏伤胆肾间，真一既飘精已耗，青囊妙药也徒然。"《医宗金鉴·眼科心法要诀》将此病分为有余、不足二证，有余证用"乌风决明丸"，不足证用"乌风补肝散"治疗。

【病因病机】

1. 肝胆实热，升犯目络。
2. 风痰为患，上壅于目，阻闭目络。
3. 肝肾阴虚，阴亏火炎，致目内出血，败血壅瘀目中；或肝肾精血不足，目失濡养等。

以上诸因导致目络阻滞，玄府闭塞，神水积滞，发为本病。

【临床表现】

1. 自觉症状

头痛目眩，眼珠胀痛，泪热难睁。

2. 眼部检查

（1）视力下降，甚至无光感。

（2）白睛不红，或抱轮红赤，或抱轮混赤。

（3）瞳神或大或不大，或为紧小，或为干缺，或闭锁，或膜闭，但展缩皆失灵，瞳内气色浊晕而带乌昏，或可窥见败血于睛内。

（4）眼压增高。

3. 实验室及特殊检查

根据原发眼病或全身疾病，选择相关眼部或全身检查，如眼部超声检查、房角镜检查、超声生物显微镜检查、视野检查、眼电生理检查、头颅CT、免疫相关检查等。

【诊断依据】

1. 眼压增高。
2. 瞳神或大或不大，或为紧小，或为干缺，或闭锁，或膜闭，但展缩皆失灵，瞳内气色浊晕而带乌昏，或可窥见败血于睛内。
3. 继发于某些眼病或全身疾病。

【治疗】

1. 辨证论治

（1）肝胆实热证

证候：头眼胀痛，瞳神闭锁或膜闭或见干缺，黄仁膨隆，目珠胀硬；可兼见口苦咽干，心烦面红；舌红，脉弦。

辨证分析：肝胆实热，上攻头目，导致目中玄府闭塞，神水瘀积，故头痛目珠胀硬。肝开窍于目，肝主泪液，肝热上犯，则羞明流泪、视物昏蒙。肝火循经上犯黄仁，黄仁受损，则瞳神紧缩变小或见干缺、黄仁膨隆、抱轮红赤。口苦咽干、心烦面红、舌红、脉弦均为肝胆火旺之候。

辨证要点：以头眼胀痛，瞳神闭锁，黄仁膨隆，口苦咽干，心烦面红及舌脉表现为本证要点。

治法：清泻肝胆实热。

方药：凉胆丸[130]加减。

（2）风痰壅目证

证候：眼胀珠痛，视力减退，抱轮微红或红赤，瞳神散大，瞳内色昏而浊；可兼见头晕而眩，胸闷气急；舌苔厚腻，脉濡或滑。

辨证分析：脾湿生痰，郁久则化火生风，风痰上攻头目，致清窍受阻，玄府闭塞，神水潴留，故眼胀珠痛、视力减退、瞳神散大、瞳内色昏而浊。痰火上扰，则抱轮微红或红赤；湿盛，气机失常，故见头晕而眩、胸闷气急；舌苔厚腻，脉濡或滑为痰湿之候。

辨证要点：以眼胀珠痛，瞳神散大，瞳内色昏而浊，头晕而眩，胸闷气急及舌脉表现为本证要点。

治法：涤痰开窍，清肝除风。

方药：白附子散[53]加减。

（3）气滞血瘀证

证候：头眼胀痛，热泪不止，视力锐减，抱轮红赤，瞳神散大，瞳内隐隐乌红，目珠胀硬。

辨证分析：气滞血瘀，眼络不通，神水不畅，则头眼胀痛、目珠硬、视力锐减。眼络瘀阻，则见瞳神散大、瞳内隐隐乌红。气滞日久化火上扰目窍，则抱轮红赤、热泪不止。

辨证要点：以头眼胀痛，目珠胀硬，瞳神散大，瞳内隐隐乌红为本证要点。

治法：行滞消瘀。

方药：通窍活血汤[137]加减。

（4）精血不足证

证候：以上诸症为病既久，头目痛胀轻微，瞳神或大或不大；兼见头晕倦怠，健忘失眠，耳鸣怔忡；舌淡脉弱。

辨证分析：病既久，精血亏虚，目窍失养，故头目痛胀轻微；瞳神失养，或大或不大；头晕失眠，倦怠健忘，耳鸣怔忡，舌淡脉弱均为精血不足之候。

辨证要点：以病久，目痛胀轻微，头晕倦怠，健忘失眠，耳鸣怔忡及舌脉表现为本证要点。

治法：滋补肝肾，益精养血。

方药：乌风补肝散[24]加减。

2. 西医治疗

散瞳以解除瞳孔粘连。降眼压治疗，如药物不能控制则可行滤过性手术、人工引流装置植入术、全视网膜光凝术、睫状体破坏性手术等。

【预后与转归】

乌风内障属于并发性青光眼，由于已有较为严重的原发病变，所以治疗常比原发性青光眼更为复杂，预后也较差。

【预防与调护】

1. 积极治疗原发疾病。
2. 降低眼压。
3. 保护视功能。

【文献选录】

1.《太平圣惠方》："治乌风内障昏暗不见物，宜服羚羊散方。"

2.《秘传眼科龙木论·乌风内障》："此眼初患之时，不疼不痒，渐渐昏沉，如不患眼人相似，先从一眼起，复乃相牵俱损，瞳子端然，不开不大，微小，不睹三光。此是脏气不和，光明倒退，眼带障闭。经三五年内，昏气结成翳，如青白色，不辨人物……针之无效，惟宜服药，补治五脏，令夺病势，宜服决明丸、补肝汤立效。"

3.《张氏医通·七窍门》："色昏浊晕滞气，如暮雨中之浓烟重雾。"

4.《审视瑶函》："风痰之人，嗜欲太多，及败血伤精，肾络损而胆汁亏，精气耗而神光坠矣。宜服白附子汤，治发散初起，黑花昏昏，内障。"

【现代研究】

郭红建等通过综述乌风内障（新生血管性青光眼）中西医诊疗进展，认为中医辨证论治可调节患者的全身情况以达到治疗目的，针对性相对较广。王万杰等认为，乌风内障是指眼珠胀痛，视物模糊甚至视物不见，瞳神气色昏暗，日久变乌带浑红之色的内障眼病；总结古籍对其病因病机的论述，认为有不足和有余二证；临床治疗应根据不同阶段的不同症状辨证施治，应重视活血化瘀、利水疏络、散结通利的治疗法则。同时还应该强调中西医结合，以达最佳疗效。王瑛璞报道1例中西医结合治疗糖尿病性新生血管性青光眼，辨证为肝胃火盛、瘀血阻络，治疗予清肝泻胃、行气活血，方药：羌活、柴胡、丹参、牡丹皮、茯苓、车前子（炒）、生大黄、黄芩、生地黄、川芎等；同时结合降眼压、控制血糖、改善微循环等。症情稳定，随访2个月，新生血管未复发。彭清华等采用活血利水法治疗外伤性前房积血继发性青光眼33例33只眼，用桃红四物汤合五苓散加减（药用生地黄、当归尾、赤芍、川芎、地龙、红花、茯苓、猪苓、车前仁、白术等）；对照组31例31只眼采用活血化瘀法治疗，用桃红四物汤加减（药用生地黄、当归尾、桃仁、赤芍、川芎、红花）。结果：经15天的治疗，治疗组痊愈18只眼，显效12只眼，好转3只眼，总有效率为100%；对照组痊愈12只眼，显效11只眼，好转7只眼，无效1只眼，总有效率为96.77%。两组痊愈＋显效率相比，有显著性差异

（$P < 0.01$）。且治疗组痊愈时间比对照组少 1.8 天。治疗组的眼压、视力与对照组相比，均有显著性差异（$P < 0.05$）。研究认为采用活血利水法治疗外伤性前房积血并继发性青光眼，较传统的活血化瘀法治疗，可收到疗效更好、疗程较短的良好效果。

【教学重点】

乌风内障是由于某些眼病或全身疾病，影响或破坏了正常的房水循环，使房水排出受阻而引起眼压升高的一组青光眼。必须首先明确病因，这是一个关键点。继发性青光眼也可根据前房角是关闭或开放而分为闭角型和开角型两大类。

【教学难点】

乌风内障作为一种并发性青光眼，可由多种原发疾病引起。其中瞳神紧小并发乌风内障、圆翳内障并发乌风内障较为多见。另外还有皮质类固醇性青光眼、房角后退性青光眼、外伤性眼内积血继发性青光眼、新生血管性青光眼、睫状环阻滞性青光眼等。

如何结合眼内神水循环破坏进行辨证论治是教学难点，还须结合现代眼科特殊检查如眼部超声、房角镜检查、超声生物显微镜检查等。及时、正确的治疗是视功能挽回的关键。

【复习思考题】

1. 何为乌风内障？
2. 乌风内障的病因病机、临床表现、诊断要点是什么？
3. 试述乌风内障的辨证分型论治。
4. 乌风内障可继发于哪些眼病？

附：青光眼的分类及治疗

【分类】

一般将青光眼分为原发性青光眼、继发性青光眼及先天性或发育性青光眼三大类。

1. 原发性青光眼

（1）原发性闭角型青光眼：①急性闭角型青光眼；②慢性闭角型青光眼。

（2）原发性开角型青光眼：①慢性单纯性青光眼；②正常眼压性青光眼。

2. 继发性青光眼

指因其他眼病或全身疾病破坏或者干扰了房水生成及正常循环，引起眼压升高的青光眼。常见的继发性青光眼有：

（1）常见眼病继发性青光眼：①新生血管性青光眼；②青光眼睫状体炎综合征；③与虹膜、睫状体疾病相关的青光眼；④继发于前葡萄膜炎的青光眼；⑤晶状体源性青光眼；⑥眼外伤性青光眼。

（2）糖皮质激素性青光眼。

（3）眼部手术后青光眼：①睫状环阻塞性青光眼；②视网膜玻璃体手术相关的继发性青光眼。

3. 先天性或发育性青光眼

（1）婴幼儿型青光眼。

（2）青少年型青光眼。

（3）合并其他眼部或全身发育异常的先天性青光眼。

【治疗】

1.原发性闭角型青光眼。

（1）缩瞳：治疗同"绿风内障"。

（2）降眼压：治疗同"绿风内障"。

（3）配合糖皮质激素滴眼液滴眼，可减轻充血和虹膜反应。

（4）手术治疗：经药物治疗后，根据眼压恢复情况及房角粘连的范围来决定和选择手术方法。若眼压恢复在正常范围，房角开放或粘连不超过1/3者，可行周边虹膜切除术或激光虹膜切开术；眼压不能恢复至正常范围，房角广泛粘连者，可行小梁滤过性手术。

2.原发性开角型青光眼。

（1）局部用药：局部用缩瞳、降眼压药，同"绿风内障"。

（2）口服药：如眼压偏高，可口服小剂量醋甲唑胺，每次0.125g，每日2～3次，并同时服用碳酸氢钠。

（3）手术治疗：若药物及针刺不能控制眼压者，或无法长期忍受药物或针刺治疗者，可考虑手术治疗。根据病情，可选择氩激光小梁成形术、小梁切除术或非穿透小梁手术。

3.继发性青光眼以治疗原发病为主，配合降眼压药治疗。

（1）新生血管性青光眼：查找原因，针对病因进行治疗。

（2）青光眼睫状体炎综合征：局部使用降眼压药及皮质激素药，以控制眼压和炎症反应，必要时可配合口服降眼压药。

（3）与虹膜、睫状体疾病相关的青光眼：根据眼压情况，给予降眼压药或手术治疗。

（4）继发于虹膜、睫状体炎症的青光眼：多因瞳孔闭锁或膜闭引起，可做小梁切除术；如合并晶珠混浊，可行青光眼白内障联合手术。

（5）晶状体源性青光眼：药物治疗同"原发性闭角型青光眼"，手术可行小梁滤过术或青白联合术。

（6）眼外伤性青光眼：降眼压治疗同"原发性闭角型青光眼"。房角退缩者，忌用缩瞳剂；前房积血者，可冲洗前房。

（7）糖皮质激素性青光眼：立即停用激素类药物，一般眼压可逐渐恢复，必要时配合降眼压药使用。

（8）眼部手术后青光眼：①睫状环阻塞性青光眼：药物治疗同"原发性闭角型青光眼"，必要时可摘除晶体或行前部玻璃体切割术。②视网膜玻璃体手术相关的继发性青光眼：如为环扎带太紧或巩膜垫压块压迫涡静脉引起，应及时调整；若为玻璃体注入气体或硅油引起，可行激光虹膜切开术。

4.先天性青光眼受诸多因素影响，一般治疗效果不佳。

（1）婴幼儿型青光眼：早期行房角或小梁切开术，晚期行小梁切除术。

（2）青少年型青光眼：行小梁切开或切除术。

（3）合并其他眼部或全身发育异常的先天性青光眼：可行小梁切除术。

第三节　晶珠内障

晶状体，中医学称为"晶珠"，又名"黄精"或"睛珠"。晶体本身透明，无血管，位于眼内黄仁（虹膜瞳孔）之后，神膏（玻璃体）之前；借晶体悬韧带与睫状体联系以固定其位置，正对瞳神圆孔，为一扁圆形双凸面弹性透明体，状似水晶围棋子；是保证眼内神光发越的重要组织，是眼屈光系统的重要组成部分。晶珠具有折光作用，并能凭本身的弹性而调节折光。随着年龄的增长，晶珠的弹性降低，调节作用也随之减弱。晶珠一旦发病，则逐渐变混，影响眼内神光的正常发越，障碍视力。其病理变化可为透明度改变和位置、形态的异常。前者在临床上表现为各种类型的白内障；后者在临床上可分为全脱位和半脱位。

晶珠混浊的病变，西医学称为白内障，它是眼科常见病和主要致盲性疾病，根据病因、发生年龄、发展速度、晶体混浊程度和部位及形态等，可进行不同的分类。本章主要讨论几种常见的晶状体混浊性疾病，主要临床表现为晶珠混浊、视力缓慢下降，渐至失明。

一、圆翳内障

【教学目的】

掌握圆翳内障的病名定义、病因病机、诊断与鉴别诊断、辨证论治、外治及手术治疗。

【教学要求】

详细讲述本病的发生、发展过程，以及病因病机、临床表现、诊断、不同阶段具体的诊治方法、预后转归。采用课堂讲授，配合幻灯、图片或多媒体课件等教学手段，有条件时配合临床患者示教。

【概述】

圆翳内障是指随年龄增长而晶珠逐渐混浊，视力缓慢下降，终至失明的眼病。

圆翳内障相当于西医学的年龄相关性白内障，又称"老年性白内障"。病因较为复杂，可能是环境、营养、代谢和遗传等多种因素对晶状体长期综合作用的结果。流行病学研究表明，过多的紫外线照射、过量饮酒、吸烟、妇女生育多、心血管疾病、高血压、精神病、机体外伤等与白内障的形成有关。本病多见于 50 岁以上的老年人，随年龄增长，其患病率增高且晶珠混浊加重。可一眼或两眼先后或同时发病，病程一般较长。

根据混浊部位不同，西医学将年龄相关性白内障分为 3 种类型，即皮质性白内障、核性白内障和囊膜下混浊性白内障，其中皮质性白内障最为常见。

【历史沿革】

圆翳内障的名称首见于《秘传眼科龙木论》。本病的最早记载见于《外台秘要·出眼疾候》，书中描述了本病的发生和漫长的发展过程、后果及治疗，曰："眼无所因起，忽然膜膜，不痛不痒，渐渐不明，久历年岁，遂致失明。令观容状，眼形不异，唯正当眼中央小珠子里，乃有其障，作青白色，虽不辨物，犹知明暗三光，知昼知夜。如此之者，名作脑流青盲眼。未患时，忽觉眼前时见飞蝇黑子，逐眼上下去，此宜金篦决（注：金篦，即金针；决，开通之意。金篦决，按文义指用金针拨开内障），一针之后，豁然开云而见白日。"因古人误认为本病是脑脂流下结成内障而失明，故称为"脑流青盲眼"。其中所说的金篦决内障，则是对眼科金针拨内障手术的最早记载。此后，《龙树菩萨眼论》也有类似记载，说："眼不痒不痛，端然渐渐不明，遂即失明，眼形不异，唯瞳人里有隐隐青白色，虽不辨人物，犹见三光者，名曰内障。"还解释说："古方名清盲，非盲，今见其有翳如浆水色者是。瞳人岂得清盲者，以清净为义耳。"并指出："若翳状已成，非汤药所及，徒施千方，亦无一效，唯用金针拨之，如拨云见日。"到了《秘传眼科龙木论》，对本病的认识已经比较全面。该书在"圆翳内障"中说："凡眼初患之时，眼前多见蝇飞花发，垂螭（注：螭，音 xi，通称螭子或喜蛛，为蜘蛛的一种，身体细长，脚很少，暗褐色），薄烟轻雾，渐渐加重；不痛不痒，渐渐失明，眼与不患眼相似，且不辨人物，惟睹三光。患者不觉，先从一眼先患，向后相牵俱损。此是脑脂流下，肝风上冲。玉翳青白，瞳人端正，阳看则小，阴看则大，其眼须针，然后服药。"该书将本病的自觉症状做了详细生动的描述，而且把检查所见和手术指征记载得十分明白。该书还最早记载了与本病相类的冰翳、浮翳、沉翳、滑翳、涩翳、横翳、散翳、枣花翳、偃月翳、白翳黄心、黑水凝翳、胎患等 10 余种内障，其病名虽不相同，但实则均为晶珠混浊，只是发病的病因及病变的阶段、程度、部位、颜色有所差别而已。因此，后来《目经大成·内障》说："障在睛内，犹悬布幔于纸窗之上，外人安知其蔽而不明也。初起目昏，次视惑，次妄见，甚乃成翳，色白或微黄，或粉青，状如星，如枣花，如半月，如剑脊，如水银之走，如膏脂之凝，如油之滴水中，如冰之冻杯内，名曰圆、曰横、曰滑、曰涩、曰浮、曰沉、曰破散、曰浓厚，先生一目，向后俱有。"该书作者黄庭镜，对内障的手术治疗很有研究，指出："目不赤痛，左右并无头风，瞳子不欹不侧，阳看能小，阴看能大，年未过六十，过六十而矍铄，知昼夜，见影动，皆可针拨，反此者不能。"并在《审视瑶函·内障》所载拨内障八法的基础上做了进一步的阐述，而且将八个操作步骤依次以审机、点睛、射覆、探骊、扰海、卷帘、圆镜、完璧命名。在《证治准绳·杂病·七窍门》中，对晶珠完全混浊的圆翳内障记载尤为准确，说："瞳神中白色如银也……重则瞳神皆雪白而圆亮。"

《秘传眼科龙木论·白翳黄心内障》认为："初患之时，肝脏劳热。先从一眼先患，以后相牵俱损。初觉即须急疗，先须服用汤药丸散。将息谨护，即宜针刺诸穴脉。后更用金针轻拨，然后服坠翳散即效。"《医宗金鉴》曰："白翳黄心内障证，四围白包内中黄，大小眦中微带赤，翳隐黑珠障内光，肺肝风热冲于目，隐痛羞明泪似汤。坠翳决明茺蔚子，人参甘菊共车防。"黄心翳四边皆白，中心一点微黄色，隐在黑珠内，映出珠外。该病亦属圆翳内障范围。

【病因病机】

古代医籍中认为本病的发生与"肝肾俱虚""肝风上冲""肝气冲上"等因素有关。结合临床，归纳如下：

1. 年老体弱，肝肾不足，精血亏损，不能滋养晶珠而混浊；或可阴血不足，虚热内生，上灼晶珠，致晶珠混浊。

2. 年老脾虚气弱，运化失健，精微输布乏力，不能濡养晶珠而混浊；或水湿内生，上泛晶珠而混浊。

3. 肝热上扰目窍，致晶珠逐渐混浊。

【临床表现】

1. 自觉症状

视物模糊，或视近尚明而视远模糊，或眼前可见固定不动的黑影，或视一为二，或可有虹视等。

2. 眼部检查

视力下降，与病程长短及晶珠混浊部位密切相关。病程越长，视力下降越明显。混浊在瞳神部位，视力多有下降，最终视力可仅为手动或光感。晶珠可见不同形态、部位、颜色和不同程度的混浊。在病变早期，用药物散大瞳神，可见晶珠周边呈点状或冰凌状混浊，后渐向中心发展而全混浊（附彩图12-14）；或如"四边皆白，中心一点微黄色"，即古称白翳黄心内障，今所称之晶状体核混浊，所谓核性白内障（附彩图12-15）。瞳神展缩正常，正如古称瞳神"阴看则大，阳看则小"。

【诊断依据】

1. 年龄在50岁以上，视力渐进性下降。
2. 晶珠有不同部位、不同形态及不同程度的混浊。
3. 排除引起晶珠混浊的其他眼病和全身性疾病。

【鉴别诊断】

本病须与其他原因所致的晶珠混浊引起的内障眼病相鉴别。

1.老年性核硬化

与核性白内障的鉴别，主要是核硬化多不影响视力，检眼镜检查眼底时，核硬化无遮光现象。

2.并发性白内障

与囊膜下白内障的鉴别，主要是并发性白内障早期在面包屑样混浊中有彩色光泽，混浊沿视轴区向前发展，边界模糊。有眼部其他疾病病史。

3.蓝点状白内障

静止性先天异常，混浊呈斑点状，可呈灰白色或天蓝色，一般较小，不影响视力。

4.先天性白内障

晶珠混浊为与生俱来，可以伴发或不伴发其他眼部异常或遗传性和系统性疾病。

5.外伤性白内障

有眼部钝挫伤、穿通伤、眼内异物或物理因素外伤的病史。

【治疗】

初患圆翳内障者可用药物治疗，控制或减缓晶珠混浊的发展。晶珠混浊程度较甚或完全混浊者，或患者感觉到晶珠混浊已影响生活或工作时，应行手术治疗。

1.辨证论治

（1）肝肾不足证

证候：视物昏花，视力缓降，晶珠混浊；或头昏耳鸣，少寐健忘，腰酸腿软，口干；舌红苔少，脉细。或见耳鸣耳聋，潮热盗汗，虚烦不寐，口咽干痛，小便短黄，大便秘结；舌红少津，苔薄黄，脉细弦数。

辨证分析：肝肾亏虚，精血不足，精不上承，目失濡养，晶珠失于充养而渐渐混浊；或阴亏虚火内生，上炎晶珠，故见晶珠渐渐混浊、视力缓降；肾主骨，肾藏精，精生髓，诸髓属脑，肝肾阴虚，脑髓、骨骼失养，故头晕耳鸣，腰膝酸软。阴虚津亏则口咽干痛，小便短黄，大便秘结；阴虚虚火上炎，则潮热盗汗，虚烦不寐。舌红，苔少或薄，脉细为阴虚所致。

辨证要点：以晶珠渐渐混浊，视力缓降，耳鸣耳聋等全身症状及舌脉为本证要点。

治法：补益肝肾，清热明目。

方药：杞菊地黄丸[73]加减。用于肝血不滋，阴精不荣于上，少寐口干者，宜加女贞子、墨旱莲；若阴亏虚火上炎，潮热虚烦，口咽干燥者，可用知柏地黄丸加地骨皮、石斛。

（2）脾气虚弱证

证候：视物模糊，视力缓降，或视近尚明而视远模糊，晶珠混浊；伴面色萎黄，少气懒言，肢体倦怠；舌淡苔白，脉缓弱。

辨证分析：脾虚运化失健，水谷精微输布乏力，不能上营晶珠，晶珠失养；或脾虚水湿不运，上犯晶珠，故见晶珠混浊、视力缓降；脾虚运化失健，水谷精微输布乏力，气血化生不足，则面色萎黄，少气懒言；脾主肌肉，脾气虚弱，则肢体倦怠。舌淡苔白，脉缓弱为脾气虚弱之候。

辨证要点：以晶珠混浊，视力缓降，面色萎黄，少气懒言等全身症状及舌脉为本证要点。

治法：益气健脾，利水渗湿。

方药：四君子汤[44]加减。若大便稀溏者，宜加薏苡仁、白扁豆、车前子以利水渗湿；纳差食少者，加山药、神曲、鸡内金、薏苡仁等以补脾和胃渗湿。

（3）肝热上扰证

证候：视物不清，视力缓降，晶珠混浊，或有眵泪，目涩胀；时有头昏痛，口苦咽干，便结；舌红苔薄黄，脉弦或弦数。

辨证分析：肝热上扰头目，热灼晶珠，故见晶珠混浊、视力缓降；肝热上扰目窍，耗伤津液则有眵泪，目涩胀；肝热上扰于头，脑失所养，则时有头昏痛；肝热伤津则口苦咽干，便结。舌红苔薄黄，脉弦或弦数为肝热上扰之候。

辨证要点：以晶珠混浊，视力缓降，口苦咽干等全身症状及舌脉为本证要点。

治法：清热平肝，明目退障。

方药：石决明散[38]加减。因邪热为患而口苦便结者，去方中性味辛温的羌活；肝热不甚，无口苦便结者，可去方中栀子、大黄；肝热夹风而头昏痛者，可酌加黄芩、桑叶、菊花、蔓荆子、钩藤、刺蒺藜，以助清热平肝、明目退障之功；若口苦咽干甚者，加生地黄、玄参以清热生津。

2. 外治

（1）滴滴眼液：用于滴眼的药物，如麝珠明目滴眼液、法可林、卡他灵、卡林–U滴眼液等，选用其中之一即可。

（2）手术治疗：①中医眼科传统的手术方法是在翳定障老，瞳神不欹不侧，阴看则大、阳看则小、唯见三光时行白内障针拨术。该手术方法在古代"金针拨内障"的基础上有一定的改进，手术优点是切口小，手术时间短，患者手术时体位可坐可仰卧，尤其对于年老多病不能平卧，无法施行白内障囊内、外手术的患者较为适合。手术时用特制的拨障针等简单手术器械，将完全混浊的晶状体的悬韧带划断，然后转移到靠近视网膜周边部的玻璃体腔内。其缺点是混浊晶状体存留在玻璃体腔内，易继发青光眼等并发症。随着白内障手术的发展，现已很少选用此种手术方法。②白内障囊内摘除术。③白内障囊外摘除联合人工晶状体植入术、超声乳化白内障吸出联合人工晶状体植入术等为目前临床常用的主要手术方法。

（3）后发性白内障手术治疗：圆翳内障术后晶状体后囊混浊，在影响视力时可用YAG激光将瞳孔区的晶状体后囊膜切开，若后囊膜太厚可行手术切开治疗。

3. 针灸治疗

本病初、中期可行针刺治疗。主穴：太阳、攒竹、百会、四白、完骨、风池、足三里。配穴：肝热上扰证选蠡沟、太冲；肝肾不足证选肝俞；脾气虚弱证选脾俞、三阴交。根据虚实施以补泻。每日1次，留针30分钟，30日为1个疗程。虚象明显者，可在肢体躯干穴加施灸法。

4. 中成药治疗

根据不同证型，可选用杞菊地黄丸、知柏地黄丸及石斛夜光丸等。

【预后与转归】

圆翳内障患者，如果眼无其他疾患，仅为晶珠混浊，不论未成熟或成熟，治疗效果均较好，尤其是翳定障老者，行手术治疗后，即可恢复部分视功能，预后良好。若因其他眼疾导致晶珠混浊而无光感或光定位不准，红绿色觉不能辨识，眼压低或高者，不属本病范围，不能手术治疗，疗效不好，预后亦不佳。

【预防与调护】

1. 对于早期白内障的患者，应及时点药服药，积极治疗，以控制或减缓晶珠混浊的发展。

2. 若患有糖尿病、高血压等全身疾病者，应积极治疗全身病，对控制或减缓晶珠混浊有一定意义，同时也有利于以后手术治疗。

3. 注意饮食调养，忌食辛燥煎炸食品。白内障术后患者应多食清淡而富于营养的食物及水果，少食辛辣炙煿之品。

4. 白内障患者手术后，应根据术式选择的不同，采用不同体位。如白内障针拨术后的患者宜半卧位，以后少做低头动作，避免晶珠脱出于前房，并生他症；白内障囊内摘除术后的患者宜卧位或半卧位，以免玻璃体脱入前房形成玻璃体疝；白内障现代囊外摘除术的患者术后即可行走，但仍不宜做剧烈活动。

5. 为防止圆翳内障的发生，在阳光较强的热带或沙漠地区工作时，宜戴墨镜或防护眼镜以保护眼睛。

【文献选录】

1.《原机启微·阴弱不能配阳之病》："其病初起时，视觉微昏，常见空中有黑花……次则视歧，睹一成二，神水淡白色。"

2.《证治准绳·杂病·七窍门》："黑睛上一点圆，日中见之差小，阴处见之则大，或明或暗，视物不明。医者不晓，以冷药治之，转见黑花，此因肝肾俱虚而得也。宜服皂角丸合生熟地黄丸及补肺散、补肾丸、镇肝丸、虎精丸、聚宝丸、化毒丸、青金丹、卷云膏。"

"瞳神中白色如银也。轻则一点白亮如星似片，重则瞳神皆雪白而圆亮，圆亮者，一名圆翳内障。有仰月、偃月变重为圆者。"

3.《中西医结合手术治疗白内障·中医学对白内障的分类》：白内障在形成的过程中，用肉眼去观察，可发现各种不同的颜色形态，古人亦相应地取了各种不同的病名，举例如下：

以颜色分，有"白翳黄心内障"，白内障的中心呈棕黄色或琥珀色，类似某些老年性核性白内障。

　　以白内障的混浊形态和部位不同来分，如混浊在周边呈锯齿状者，称"枣花翳内障"，与某些晶状体皮质先开始混浊的老年性皮质性白内障近似。

　　以白内障的成熟度或软硬度不同，又有"老翳内障"和"嫩翳内障"的称呼。

　　其他尚有"浮翳内障""滑翳内障""散翳内障"等名称。

　　这种分类与"金针拨内障"的手势方法和器械准备有关，如选择拨障针的粗细，需依白内障的老、嫩来定。"老翳"是指白内障较硬者（如成熟期老年性白内障，特别是核性白内障），可用细针拨，使晶状体韧带拨断，亦不致将内障拨破，针孔可小一些。"嫩翳"是指白内障较软，囊膜易破的白内障（如老年性白内障膨胀期和过熟期，以及某些先天性白内障、并发性白内障），可用粗针拨，这样拨时白内障不易破碎。故有"老翳细针粗薄嫩，针形不可一般般"之说。又如"浮翳"即前房浅者，要从近角膜处进针。"沉翳"即前房深者，要从远角膜缘处进针。此外，以白内障的形态来决定完整拨下还是将其刺破等。

　　总之，分类的目的是为了指导手术，使白内障患者复明。

　　4.《中西医结合手术治疗白内障·中医学的"金针拨障术"》：明末清初黄庭镜所著的《目经大成》一书，将这个手术的方法归纳成八个步骤，分别称"审机""点睛""射覆""探骊""扰海""卷帘""圆镜""完璧"，总称为金针拨障术"八法"。

　　审机：指患者手术时采取的体位，用冷水麻醉，医生如何拿针及固定手术眼等方法。

　　点睛：指选定进针部位，在"风轮与外眦相半正中插入"，进针的方向、手法等。

　　射覆：指"点睛"后继续进针，同时将针柄向颞侧倾斜，使针进入虹膜之后、晶状体之前的部位。

　　探骊：指"射覆"后针头继续探索前进，使针经过虹膜之后、晶状体之前，继续进针指向瞳孔。

　　扰海：指"探骊"后，拨障针到达瞳孔将整个白内障拨下。

　　卷帘：指白内障在经"扰海"拨落后，如又重新浮起，则需再度拨落，务使白内障拨落到下方，不再浮起为止。

　　圆镜：指白内障已被拨落，不再浮起，停针在瞳孔中央，检查瞳孔是否正圆、明亮，被拨下的白内障位置是否合适，亦可问患者是否能看见人、物，一般患者此时已能见眼前手指。

　　完璧：指手术经过良好，告毕，缓缓将针抽出一半，如内障不再浮起，则全部出针，随即包扎手术眼。

　　以上介绍的是"金针拨障术"的主要手术操作过程，但在具体手术时，又有几种不同的方法。其中主要有两种：第一种是将白内障完整拨下，如果被拨破，则表示手术失败，因为白内障破后易引起各种术后并发症，甚至造成失明。《秘传眼科龙木论》在"浮翳内障"中提到"但依教法施心力，免触凝脂破不明"。第二种手法是有意将白内障刺破，《秘传眼科龙木论》在"滑翳内障"中提到"有似水银珠子旋，针拨虽然随手落，拟抽针处却归源，缩针穿破青涎散，五月金乌照远天"。书中所说的"滑翳"，相当于一些没有晶状体核、皮质呈乳状、囊皮较厚、韧带又坚韧的先天性白内障。

"金针拨障术"一般手术部位，中医古书提到是在"风轮与外眦相半正中插入"，即角膜与外眦之中点，相当于角膜缘外 4～5mm 处。从解剖学上分析，距角膜缘 4mm 左右正在睫状体扁平部，这里的血管较睫状体突起部大为减少，中医有选择这里做切口的实践经验。我们通过动物实验和临床观察，进一步表明，在睫状体扁平部做切口不易引起出血，而且当患者因各种原因需要第二次手术时，在术后任何一天都可从原切口重新进行，同样不易引起出血。我们认为：睫状体扁平部血管少，只是术中不易出血的部分原因。另外，这里尚有较多的睫状肌，当手术切开后，切口两端的肌肉挛缩压迫血管，使之不易出血；同时，因肌肉收缩，两断端分开而有一定的距离，术后各自愈合；当需要做第二次手术时，从原切口进针亦不易出血，且术后反应很轻。

【现代研究】

1. 病因学的现代研究

杜植鹏等认为，由于晶体蛋白的氧化损伤、翻译后修饰等，使得晶体蛋白水溶性降低，导致晶状体混浊，引起视力下降。晶体蛋白是晶状体上皮细胞的主要成分，约占晶状体中水溶性蛋白的 90%，依据其在电场中的迁移能力，分为 α、β、γ 这 3 种晶体蛋白。大量的研究表明，白内障的发生与自由基的产生、氧化损伤、晶体蛋白比例改变及晶状体上皮细胞的凋亡有直接关系。而晶状体中含有丰富的热休克蛋白（heat shock proteins，HSPs），对晶状体上皮及晶体蛋白维持正常的生理活动起着重要的作用。近来的研究表明，HSPs 可帮助晶状体中新合成的蛋白质分子获得天然构象，保护它们免受应激损害，阻止蛋白质的不正确折叠或变性，或帮助变性的蛋白质复性。代广知等提出氧化应激导致自由基过量产生而诱发细胞凋亡，认为在紫外线照射、营养缺乏等不良因素下，人的眼睛会产生活性氧自由基。过量的自由基会损伤细胞中的 DNA。过量的自由基会导致细胞膜受到破坏及细胞内的蛋白受到氧化而发生聚集不溶。同时，还提出蛋白质糖基化学说，认为在高血糖或高半乳糖等病理情况下，晶体蛋白的游离氨基被糖分子中醛基结合后，改变了表面电荷的分布和分子结构，使内部巯基基团暴露，氧化形成二硫键，最终形成不溶性高分子聚合物，导致白内障的发生。魏远建等对水通道蛋白与白内障的关系进行研究，水通道蛋白主要介导自由水沿渗透压梯度的被动跨生物膜转运，对水有高度选择性。晶状体只有两种水通道蛋白，晶状体上皮细胞表达的水通道蛋白和晶状体纤维细胞表达的水通道蛋白，它们共同调节晶状体水代谢，维持晶状体生理功能及透明性，其异常表达可导致白内障的发生。刘丽丽等对一氧化氮与白内障病理进行相关性的实验分析，将老年性白内障、糖尿病性白内障和正常晶状体匀浆上清，检测一氧化氮合成酶与一氧化氮。结果表明，正常患者晶状体中含有一氧化氮合成酶与一氧化氮，老年性白内障晶状体一氧化氮合成酶与一氧化氮高于正常组，糖尿病性白内障晶状体一氧化氮合成酶与一氧化氮高于老年性白内障组。

2. 中药治疗实验研究

马伟风等探讨中药金钗石斛提取物中 4 种不同极性的生物碱（脂溶性、水溶性、低极性、弱极性）对人晶状体上皮细胞（HLEC）氧化损伤防护作用的影响。方法：将 H_2O_2 与传代培养的 HLEC 共同孵育复制氧化损伤模型，同时加入不同极性的金钗石斛提取物作用 24 小时后，用四甲基偶氮唑蓝法（MTT）检测 HLEC 的增殖情况，流式细胞术检测其凋亡情况，并探讨不同极性及同一极性不同浓度的金钗石斛提取物对氧化损伤后细胞增殖及凋亡的影响。结果：H_2O_2 组 LEC 增殖下降，金钗石斛脂溶性生物碱和水溶性生物碱高剂量组可促进氧化损伤的 LEC 的增殖，其中脂溶性生物碱显著增强氧化损伤的 LEC 的增殖（$P < 0.01$）。脂溶性生物碱可以明显抑制 H_2O_2 诱导的 LEC 凋亡（$P < 0.01$）。结论：金钗石斛脂溶性生物碱低剂量组可通过抗氧化损伤而促进 LEC 的增殖，抑制 LEC 的凋亡。肖春莹等用苦瓜霜滴眼液对白内障进行研究，测定大鼠 D- 半乳糖性白内障晶状体混浊程度分值，测定豚鼠 D- 半乳糖性白内障晶状体混浊程度分值，测定大鼠亚硒酸钠性白内障晶状体混浊程度分值，结果表明：苦瓜霜滴眼液明显降低 D- 半乳糖性白内障大鼠 /D- 半乳糖性白内障豚鼠和亚硒酸钠性白内障大鼠晶状体混浊程度分值。结论是苦瓜霜滴眼液对白内障有明显的预防和治疗作用。

3. 临床研究

张健等用障眼明胶囊治疗早期年龄相关性白内障 56 例，总有效率 82.14%。雷春燕等自拟活血补肾明目汤治疗未成熟老年性白内障，将 100 例患者随机分成 2 组，治疗组 50 例用活血补肾明目汤治疗，对照组 50 例患者用莎普爱思滴眼液治疗，6 个月后观察 2 组患者的视力情况、晶体混浊程度及自觉症状，以评价药物的防治效果。结果：治疗组总有效率 84%。

【教学重点】

圆翳内障的概念、病因病机、临床表现、诊断与鉴别诊断、辨证论治。明确本病的病位在晶珠；手术适应证。

【教学难点】

圆翳内障早期的检查、诊断与鉴别诊断，以及皮质性白内障的临床分期。

【复习思考题】

1. 圆翳内障的病因病机、临床表现和不同时期的治疗要点是什么？
2. 皮质性白内障是怎样进行临床分期的？

二、胎患内障

【教学目的】

掌握胎患内障的病名定义、病因病机、诊断与鉴别诊断、辨证要点及治疗。

【教学要求】

详细讲述胎患内障的发病特点、发展过程、病因病机、临床表现、诊断与鉴别诊断、不同阶段具体的治疗措施。采用课堂讲授，配合幻灯、图片或多媒体课件等教学手段，有条件时配合临床患者示教。

【概述】

因先天因素所致小儿初生晶珠即有混浊，或在出生后若干年内晶珠渐变混浊的眼病，称为胎患内障。本病可与其他先天性眼病或先天性畸形同时存在，多为双眼发病，可在出生数月发现，也可至十余年后才被察觉；多数静止不变，少数缓慢发展。若出生后体质虚弱、营养不良者，可加速发展。

西医学的先天性白内障，可参照胎患内障进行辨证论治。

【历史沿革】

胎患内障一名，首见于《秘传眼科龙木论》；又名"胎翳内障（《中国医学大辞典》）"和"小儿胎元内障（《疡医大全》）"。

关于本病，《秘传眼科龙木论·胎患内障》说："此眼初患之时，皆因乳母多有吃食乖违，将息失度，爱食湿面五辛诸毒丹药，积热在腹，后此令胎中患眼。生后五六岁以来，不言不笑，睹无盼视，父母始觉。急须服药调理，不宜点诸毒药、烧灸头面……直至年长十五以来，方始辨眼内翳障状如青白色，盖定瞳人，犹辨三光，可候金针拨之。"阐述了胎患内障的病因和证治。《世医得效方·眼科》也说："胎患，此候初生二三岁，观物则近看，转睛不快；至四五岁，瞳仁洁白，昏蒙不见；延至年高，无药可治。盖胎中受热，致损其目，莫能治之。"从而阐明了本病的临床特征、病因病机、治疗及预后，进一步说明胎患内障的病因是"胎中受热"，该病药物治疗的效果不佳。

【病因病机】

此病多因父母具有本病的遗传家族史，或先天禀赋不足，脾肾两虚所致；或因母亲妊娠时将息失度，饮食失调，过食肥甘厚味或辛辣炙煿之品，或误食某些药物，或患风疹，感受风毒，邪聚腹中，内攻胎儿目睛，致晶珠发育不良而成。

【临床表现】

患儿出生后，视物转睛不如同龄儿灵敏，顾盼无神。检视眼部，可见瞳神内的晶珠呈乳白色或粉青色混浊（附彩图 12-16-1、附彩图 12-16-2）；或呈小点状、圆斑状、星状、梭状、羽毛状、花冠状混浊，混浊区与透明区境界清楚；或瞳神周边清莹而晶珠中央呈乳白色或蓝白色混浊。大多数双眼患病，但程度可以不一致。部分患儿终生保持原状且视力不受明显影响，也有的患者则在数月、数年内完全失明，并可伴见眼球震颤、黄仁发育异常、小眼珠、心脏病等眼或全身性疾病。

【诊断依据】

1. 患儿出生后，即存在不同程度的晶珠混浊。
2. 双眼患病。

3. 无眼外伤或其他可以导致晶珠混浊的局部或全身性疾病。

【鉴别诊断】

1. 视网膜母细胞瘤

瞳孔呈金黄色反光，肿瘤表面有血管，眶 X 射线平面可见钙斑。B 超探查可见强回声占位病变，可有钙斑声影。

2. 转移性眼内炎

高热，急性感染性疾病史，角膜后沉着物，虹膜后粘连，低眼压或眼球萎缩，并发性白内障。

3. 外伤性白内障

眼部外伤病史，晶体混浊的形态及周围组织的损伤痕迹。

4. 原始玻璃体增生症

足月产婴儿，单眼发病，患眼前房浅，眼轴短。晶体后灰白色纤维膜状物，可伴玻璃体动脉残遗。

5. 外层渗出性视网膜病变

单眼，年龄较大，6 岁以上，男性多见。视网膜有白黄色病变，轻度隆起，表面有微血管瘤，毛细血管扩张；严重者，因视网膜广泛脱离而呈现白瞳孔反射。

6. 早产儿视网膜病变

低体重早产儿，高浓度氧气吸入史。双眼发病。视网膜血管扩张迂曲，周边部视网膜有新生血管和水肿，在晶体后有纤维血管组织，将睫状体向中央牵拉，因而发生白内障和视网膜脱离。

【治疗】

1. 辨证论治

胎患内障，晶珠轻微混浊，视力尚可，病情逐渐加重者，可服药治疗。若病变轻微，静止不变，可不必治疗。若晶珠全混，视力障碍者，应及早手术治疗，术后可内服健脾益气或滋补肝肾之剂以调理，对恢复视功能有利。

（1）脾气虚弱证

证候：晶珠混浊逐渐发展，视物模糊，面色无华，身体羸瘦，神疲纳差。舌淡，脉细弱。

辨证分析：脾为后天之本，主运化。脾虚不运，水谷精微不能上输于目，晶珠失养，故晶珠混浊逐渐加重；晶珠混浊，遮蔽神光，故视物模糊；脾虚，气血生化之源不足，故面色无华；精微不补，故身体羸瘦、神疲纳差。

辨证要点：以晶珠混浊，视力缓降，面色无华，神疲纳差等全身症状及舌脉为本证要点。

治法：健脾益气。

方药：参苓白术散[103]加减。若消化不良，加麦芽、神曲健脾消食；若目中干涩不适，加石斛、玉竹、枸杞子滋阴润燥；若兼血虚，则合四物汤[46]加减。

（2）肾阴不足证

证候：眼内干涩，晶珠混浊，头晕耳鸣，毛发萎黄，发育不良。舌红，苔少或薄，脉细。

辨证分析：肾藏精，肾阴不足，精不上承，目失濡养，故眼内干涩，晶珠混浊；肾阴不足，脑失所养，故头晕耳鸣、毛发萎黄；肾主先天，肾阴不足，故见小儿发育不良。舌红，苔少或薄，脉细为肾阴不足之候。

辨证要点：以晶珠混浊，视力缓降，头晕耳鸣等全身症状及舌脉为本证要点。

治法：补益肾阴。

方药：杞菊地黄丸[73]加减。

2. 其他治疗

（1）针刺治疗：同"圆翳内障"。

（2）穴位注射：取合谷、三阴交、足三里、肾俞、翳明等，每次2～3穴，每穴注射维生素 C 0.25mL，每日或隔日 1 次，10 次为 1 个疗程。

3. 手术治疗

胎患内障，晶珠全部混浊，或中央部分混浊比较严重，瞳神展缩如常，光定位及色觉功能正常者，就必须及时手术，以免导致幼儿发生弱视。对于出生后晶珠已完全混浊，或中央部分明显混浊者，应尽早手术，最早可于出生后 3～6 个月施行，以利其视功能的发育。

对于手术方式的选择，应根据患儿的年龄、晶珠混浊的部位及程度、是否伴有其他眼病等具体情况而定。一般而言，不宜选择囊内摘除术。相反，在选择的任何术式中均应考虑到尽可能避免损失晶体后囊膜，以利于以后植入人工晶体，但患者年龄太小时，不宜过早植入，宜待眼珠发育相对稳定后再行二期人工晶体植入术。对于混浊位于晶珠中央而周边透明者，可考虑选择光学虹膜切除术，亦即增视性虹膜切除术。如晶珠周边仅存部分透明区，切口应选在最透明处；如各周边都透明，则切口以选择在鼻下方为好，以利于患儿步行和阅读；如晶珠完全混浊，可选择针吸术、线状摘除术等。

胎患内障术后可服用祛风清热、活血明目中药，如除风益损汤、清上瘀血汤；后期服用补益肝肾之剂如明目地黄丸、杞菊地黄丸、加减驻景丸等，对提高患者视功能有利。

（1）增视性虹膜切除术：增视性虹膜切除术适用于晶体中央混浊小于 5mm；或散瞳后视力在 0.3 以上，晶体混浊估计无明显进展者；或角膜中央部白斑影响视力，在散瞳后视力有进步者。该手术既能提高视力，又能保留晶状体的调节功能。手术一般做在鼻下象限，如果该区角膜混浊则应改在颞象限，术后可以扩大患者的视野。如果患者仅有一只眼，应在散瞳后用裂隙灯检查，将虹膜缺损做在视力进步最明显的部位。

其手术方法为：表面麻醉及结膜下和球后麻醉，开睑，用固定镊将角膜切口对侧靠近角膜缘的球结膜夹住，固定眼球。用三角形刀片由角膜缘内 0.5mm 处刺透角膜，进入前房。角膜切口约为 4mm，在撤出刀片时可将其向一侧牵引以扩大切口。也可以在手术部位做一个以角膜缘为基底的结膜瓣，剥离至角膜缘前界，在角膜后界做切口。将虹膜镊由切口伸入前房，放在与角膜中央呈放射状的位置剪除虹膜，做一个小于3mm的窄条虹膜缺损，留下1.5～2mm的虹膜根部（太大的虹膜缺损不仅不能增进视力，反而能引起强光炫眼）。将虹膜恢复器由切口的颞侧角伸入，把虹膜缺损的颞侧柱角抚平整后，撤出恢复器，再由切口鼻侧角伸入，同样地抚平整鼻侧的虹膜柱角。注意勿伤及晶状体。球结膜下注射庆大霉素和地塞米松，涂阿托品和抗生素眼膏，遮盖并包扎双眼。

（2）白内障吸出术和抽吸灌注术：白内障吸出术是把晶状体前囊刺破后将其内容物抽吸出来；而抽吸灌注术指手术时一直维持前房深度，在刺破前囊后将液体注入前房的同时，抽吸出晶体内容物。此两种手术适用于没有硬核的白内障，包括婴幼儿先天性白内障和30岁以下的各种皮质性白内障。

手术方法为：术前应充分散大瞳孔，手术可以在局部麻醉（1%～2%普鲁卡因或利多卡因做眼睑、球后、球结膜下麻醉或加上直肌下麻醉）或全身麻醉，亦可以在基础麻醉下加上局部麻醉再进行。以开睑器或睑牵引缝线张大睑裂后（必要时以缝线固定上直肌使眼球处在下转位置），在鼻侧、颞侧或上方做以角巩缘或穹窿部为基底的小结膜瓣，以截囊刀自角巩缘刺入前房（或以25号针头连接前房冲洗液如生理盐水、林格溶液或平衡盐溶液，使在前房不消失的情况下）将中央部的前囊切开，抽出破囊刀（针）后，将连接冲洗液的抽吸针头伸入前房把晶体皮质抽吸出来，这是晶体吸出手术方法。有条件时，应采用抽吸灌注法，即将连接冲洗液的抽吸及灌注针头伸入前房，在不断灌注的情况下，同时将晶体皮质抽吸出来。抽吸灌注针头可以使用同轴双腔灌注器，其内管连接抽吸注射器的顶端或一侧有一小吸孔，其外管连接灌注液体。亦可以将18或19号两个钝头针头焊接成并排抽吸灌注器，或在角巩缘做两个入口，分别伸入灌注针头和抽吸针头，待皮质抽吸干净后，缝合角巩缘创口及球结膜瓣。球结膜下注射庆大霉素加地塞米松，术眼涂阿托品及抗生素眼膏，眼垫遮盖并包扎双眼。

【预后与转归】

本病预后主要取决于病眼的发育情况，是否伴有其他眼病，并与手术时期及手术方式的选择是否正确有关。如伴小眼珠、虹膜缺损、眼珠震颤、目偏视等眼病者，视力多不能得到满意提高；对晶珠全混浊或中央部分严重混浊者，手术治疗应尽早施行，过迟则会引起弱视而丧失获得良好视功能的机会。

【预防与调护】

1. 注意围生期保健，母亲怀孕前3个月预防感冒，避免病毒感染。怀孕期间营养均衡，避免代谢紊乱。减少胎患内障的发生。

2. 优生优育，禁止近亲婚配是减少隐性遗传性白内障的重要措施。

3. 对于晶珠全混浊或中央部分严重混浊者，手术治疗应尽早施行，术后尽早进行弱视治疗，争取获得良好视功能的机会。

【文献选录】

1.《血证论》:"既成胎后,肾中之阳气,则化水以养胎,胃中之水谷,则取汁化血,从冲任两脉,下注胞中以养胎,胎中水足,则血不燥;胎中血足,制气不亢;水血调和,则胎孕无病。所以有病者,皆水与血不和之故,胎疾多端。"

2.《疡医大全》:"此证皆因母怀孕时,有暴怒惊恐,兼饮食乖违,将息失度,母食面食,五辛炙煿之物,并服诸毒丹药,积热在腹内攻小儿损目,及生二三岁后,不言不哭,都无盼视,父母始觉。及长成方知内障,内有翳青白色遮盖瞳仁。"

【教学重点】

胎患内障的概念、病因病机、临床表现、诊断与鉴别诊断、辨证论治。明确本病的病位在晶珠;手术适应证。

【教学难点】

本病早期的检查、诊断及鉴别诊断。

【复习思考题】

1. 胎患内障的病因病机、临床表现和治疗要点是什么?
2. 胎患内障应与何病进行鉴别?

三、惊振内障

【教学目的】

掌握惊振内障的病名定义、病因病机、诊断与鉴别诊断、辨证论治、外治及其他治疗。

【教学要求】

详细讲述本病的发病特点、发展过程、病因病机、临床表现、诊断与鉴别诊断、不同阶段具体的治疗措施。采用课堂讲授,配合幻灯、图片或多媒体课件等教学手段,有条件时配合临床患者示教。

【概述】

眼珠被物损伤,损及晶珠而发生晶珠混浊的内障眼病,称为惊振内障,相当于西医学的外伤性白内障。因损伤程度不同,其病情发展速度和程度也各有差异,或数日内晶珠全混,不能辨物;或晶珠逐渐混浊,发展缓慢;或仅晶珠局部混浊而终生保留一定视力。药物治疗病程较长,可使已混浊的晶珠吸收而转清澈;若患眼损伤不重而晶珠全混者,手术治疗常可复明。

　　本病多因眼球穿通伤、钝挫伤、辐射性损伤及电击伤等引起晶状体混浊。由于致伤原因不同，伤情复杂，晶体混浊的部位、形态、发生、发展和预后各有特点。以机械所致的晶体混浊多见，患者多为青壮年。

【历史沿革】

　　惊振内障一名首见于《秘传眼科龙木论》，《证治准绳·杂病·七窍门》"目为物所伤"中的"触伤真气证"与此类同，提出其治疗时"内宜调畅气机，无使凝滞"。《审视瑶函》又名"惊振翳"。其证如《目经大成·内障》所述："有头脑被物打触，或跌仆倒撞，瘀血流出眼窝，渗入神水，当不及觉，后荏苒成症。轻止本目，重则左右相牵，《本经》曰惊振翳，受病固不同于他，而治法则一。然要知右边受伤，先损右而牵左；左边受伤，先损左而牵右。牵损者可针，先损者忌针；损轻者可针，损重者忌针耳。"描述了其症状、病情发展情况及治疗原则。

【病因病机】

　　1. 眼珠被物撞击受到挫伤，震击晶珠，气血失和，络脉滞涩，渐至气结膏凝，晶珠失其晶莹透明之色而变混浊。
　　2. 眼珠因锐物刺伤或金石碎屑飞溅入目，直接损及晶珠，晶珠破碎，膏脂外溢，凝结而为内障；或风热毒邪乘隙而入，伤及目中血络，瘀血停留，郁而化热，煎灼晶珠而发为本病。

【临床表现】

　　因损目之物的尖锐、力的大小等的不同，外伤后的临床表现各异。一般外伤后眼部疼痛、畏光、流泪、视力下降。检查眼部可见胞睑瘀肿，抱轮红赤或白睛瘀赤肿胀，在白睛或黑睛上可发现眼球穿透伤口，或黄仁受损，神水不清，甚至可见血灌瞳神，或瞳神干缺，或瞳仁欹侧。

　　晶珠受伤后的表现为：眼珠为物挫伤，晶珠被震击，轻者晶珠部分逐渐混浊，发展缓慢，后经一至三年，形成乳白色完全混浊（附彩图 12-17-1、附彩图 12-17-2）；重者，晶珠数日内即可出现点片状混浊，并迅速发展为全部混浊变白，障满瞳神。有眼珠被物穿透，晶珠直接受伤破碎，膏脂外溢，一两日内即可全部混浊，并有乳白色膏脂悬浮于神水之中。更有甚者，由于受伤后晶珠肿胀或溢出膏脂的刺激，可引起并发性瞳神紧小；或因风热毒邪的乘隙侵入，引起黄液上冲等险症。

　　外伤性白内障由于外伤性质的不同，所致晶状体混浊的部位和程度亦有所不同。现分述如下：

1. 挫伤性白内障

　　眼部受挫伤后，首先表现为虹膜瞳孔缘色素印在晶状体表面，使相应部位晶状体囊下出现环形混浊，常可逐渐消退或遗留细小白点。此外，挫伤的外力亦可通过房水传导直接作用于晶状体，影响晶状体囊膜的渗透性，甚至使晶状体囊膜破裂，或损伤前囊下的晶状体上皮细胞和晶状体纤维，引起晶状体纤维肿胀及形成混浊。

2. 穿透性外伤性白内障

眼球穿通伤的同时可使晶状体囊破裂，房水进入晶状体囊内，引起纤维水肿、变性和混浊。如穿孔极小可自行闭合，使晶状体出现局限性小混浊，不再发展。但在晶状体囊膜破损后多数出现皮质迅速混浊，这是由于晶状体皮质过度膨胀，或由于皮质碎片阻塞房角，或发生继发性青光眼。

3. 辐射性白内障

多由于工业或医疗防护措施不当，或长期接触射线或一次性大剂量接触射线引起，包括红外线、微波、快速中子、γ射线和X射线照射等。晶状体混浊常开始于后囊或后上皮质，多缓慢发展成全白内障。

4. 电击伤白内障

多发生于雷击、触电后，致白内障的电压为500～3000V。潜伏期为数日至数年不等，病变部位在晶状体囊及其下皮质，晶状体混浊可静止，也可持续发展，影响视力。雷击者多为双侧性，前后囊及其下皮质受累；电击者多为单侧性，与接触部位同侧，多累及前囊及其下皮质。

5. 爆炸伤引起的白内障

矿工因采矿时的爆炸伤、儿童眼部的爆竹伤，均可造成类似于穿透性白内障，一般情况下眼组织的损伤均较严重。

外伤性白内障的发生与伤害的程度有关。如果瞳孔区晶体受伤，视力减退很快发生；位于虹膜后的晶体受伤，发生视力减退的时间就较慢；囊膜广泛破坏，除视力障碍之外，还伴有眼前节明显炎症或继发性青光眼。在检查外伤性白内障患者时，必须高度注意有无眼内异物。有时巩膜的伤口不易发现而造成误诊。

【诊断依据】

1. 有眼珠被锐物刺破或金石飞溅入目或撞击伤目的外伤史。
2. 有晶珠混浊。

【诊断提示】

1. 明确的外伤、电击及射线接触史对诊断很有帮助。但对幼儿，其病史往往不详，可根据眼部其他组织伤痕，结合晶体混浊的形象确定诊断。

2. 挫伤后晶体可延迟于数月至数年才出现典型混浊改变，此前可能仅表现为后囊下透明区消失。幼儿眼外伤后因囊膜渗透性暂时改变，而使浅层皮质混浊，若干年后被新生透明晶体纤维包绕入内层。

3. 穿孔性白内障的晶体囊膜裂口不闭合，对于年轻的患者，皮质可能完全吸收。多量的皮质突然大量释放入前房，可继发青光眼或引起晶体过敏性葡萄膜炎。若伴存球内金属异物，可发生晶体铁锈沉着症或晶体铜质沉着症等。

4. 外伤性白内障因致伤原因、伤情等因素不同，视力预后不同。

【鉴别诊断】

1. 年龄相关性白内障

中老年发病，随着年龄增长，晶体逐渐混浊，视力逐渐下降，无眼部其他疾病的病史。

2. 先天性白内障

为出生时或出生后第一年内发生的晶状体混浊，可以伴发或不伴发其他眼部异常或遗传性和系统性疾病。

3. 并发性白内障

由于眼部炎症或退行性病变，使晶状体营养或代谢发生障碍，导致混浊。

【治疗】

1. 辨证论治

本病是由外伤所致，且多伴有血络受损或眼珠破损所致的血灌瞳神，甚至因邪毒内侵而发生黄液上冲等重症，故早期积极的药物治疗是必要的。药物对外伤后的晶珠混浊亦有一定疗效，尤其是晶珠破碎、皮质溢出而混浊者，服药治疗可促进其消散，一般以祛风清热、活血化瘀治疗为宜。若晶珠未破而全混者，服药则难以奏效，可采用手术治疗，其手术方式应根据伤眼具体情况而定。

（1）气滞血瘀证

证候：眼珠胀痛，头痛，视力下降；胞睑瘀血肿胀，白睛瘀赤，血灌瞳神，瞳神不圆或偏斜，晶珠部分混浊；全身可无兼症。

辨证分析：眼珠被物挫伤，气血失和，气机阻滞，故眼胀、头痛；眼受外伤，胞睑、白睛首当其冲，伤后气血瘀滞，故胞睑瘀肿、白睛瘀赤；目中血络受损，脉破血溢，故见血灌瞳神；黄仁受伤，失其舒缩功能，故瞳神不圆或偏斜；伤及晶珠，则逐渐混浊；晶珠混浊，神光发越受阻，故视力下降。

辨证要点：以眼部外伤后晶珠受损而变混浊，视力下降，眼部瘀血为本证要点。

治法：行气活血，祛风止痛。

方药：除风益损汤[119]加减。胞睑、白睛瘀肿较甚者，加桃仁、红花、田三七活血祛瘀；血灌瞳神者，去川芎，加白茅根、侧柏叶、炒蒲黄凉血止血，待血止成瘀后改用坠血明目饮[83]加减；出现抱轮红赤者，加决明子、蔓荆子、夏枯草、柴胡祛风清热。

（2）风毒夹瘀证

证候：目珠疼痛难忍，羞明流泪，视力骤降；胞睑红赤肿痛，白睛混赤，黑睛生翳如凝脂，或黄液上冲，晶珠混浊或破碎，膏脂溢出。全身可兼见口干口苦，小便黄，大便结，舌红苔黄，脉数。

辨证分析：眼珠被锐物刺破，或金石飞溅入目，风热毒邪乘袭侵入，目络壅滞，故目珠疼痛难忍，羞明流泪，视力下降；风热毒邪侵袭胞睑、白睛、黑睛，故胞睑红赤肿胀，白睛混赤，黑睛生翳如凝脂；热毒蕴积眼内，可见黄液上冲；晶珠直接受伤破碎，故膏脂溢出，凝结混浊。口干口苦、小便黄、大便结、舌红苔黄、脉数均为热毒内蕴之候。

辨证要点：以伤眼剧痛难忍，羞明流泪，视力骤降，白睛混赤，真睛破损，晶珠破损混浊，口干口苦等全身症状及舌脉为本证要点。

治法：祛风泄热，活血解毒。

方药：分珠散[22]加减。待热毒清除，病势减轻，可改用除风益损汤[119]或坠血明目饮[83]加减。

2. 外治

（1）局部扩瞳：晶珠破碎，膏脂溢出及引起黄仁病变者，滴1%阿托品扩瞳，以加速神水循环，促进溢出膏脂的吸收，并防止瞳神干缺。

（2）局部滴药：眼珠穿破致晶珠混浊者，可滴用黄芩苷眼药水、千里光眼药水，或0.25%氯霉素眼药水、0.025%地塞米松眼药水等。晶珠震击未破，逐渐混浊者，可滴用卡他灵、法可林或卡他灵眼液等。

3. 针刺治疗

同"圆翳内障"。

4. 穴位注射

同"胎患内障"。

5. 西药治疗

晶珠未破混浊者，可口服维生素。晶珠破裂，膏脂溢出，引起黄仁病变者，可加服激素。

6. 手术治疗

碰撞日久（伤后半年以上），晶珠完全混浊，或严重损害视力，光定位准确，红绿色觉正常，眼压正常者，应手术治疗。对术式的选择应根据具体情况而定，30岁以下者可做白内障吸出术，有条件的，最好选用现代囊外摘除联合人工晶体植入术，以使患者能获得术后最佳视力，免去终生戴镜的烦恼。对晶体囊膜已破裂，晶体皮质进入前房内者，应在处理其他伤口的同时，摘除已混浊的晶体。

【预后与转归】

本病的预后主要取决于伤眼的损伤程度及是否存在感染等，尤其取决于眼底组织的损伤程度。若仅晶体损伤而发生白内障，手术后视力多能得到不同程度的改善。

【预防与调护】

1. 本病预防的关键在于预防眼外伤，加强安全教育，注重劳动保护，健全规章制度，遵守操作规程；要教育学生、儿童不要玩弄锐利、有弹性、有爆炸性的物品；磨工、车工、电焊工等工作时及到高山、沙漠、雪地等均要戴用防护眼镜。

2. 患者宜饮食清淡而富有营养，忌食辛辣等刺激性食品，注意保持大便通畅。

【文献选录】

1.《秘传眼科龙木论·惊振内障》:"此眼初患之时……或因打筑,脑中恶血流下,渐入眼内,后经二三年间变成白翳,一如内障形状,不宜针拨。先患之眼,更一只牵损之眼。却待翳成,依法针之立效,然后服镇肝丸、还睛散即瘥。"

2.《证治准绳·杂病·七窍门》:"乃被物撞打,而目珠痛,痛后视复如故,但过后渐觉昏冥也。盖打动珠中真气,脉络涩滞而郁遏,精华不得上运,损及瞳神而为内障之急。若初觉昏暗,速治之以免内障结成之患。若疾已成,瞳神无大小欹侧者,犹可拨治,内宜调畅气血,无使凝滞。此证即成,即惊振内障。"

3.《世医得效方·眼科》:"此证因病目再被撞打,变成内障。日夜疼痛,淹淹障子,赤膜绕目,不能视三光,久病内障。"

【教学重点】

惊振内障的概念、病因病机、临床表现、诊断与鉴别诊断、辨证论治。明确本病的病位在晶珠;手术适应证。

【教学难点】

本病早期的检查、诊断及鉴别诊断。

【复习思考题】

1. 试述惊振内障的病因病机、临床表现和治疗要点。

2. 惊振内障应与何病进行鉴别诊断?

3. 惊振内障如何根据外伤性质的不同,所致晶状体混浊的部位和程度不同,确定手术适应证?

四、金花内障

【教学目的】

掌握金花内障的病名定义、病变部位、诊断与鉴别诊断、辨证论治、外治及其他治疗。

【教学要求】

详细讲述本病的发病特点、病因病机、临床表现、诊断与鉴别诊断、不同阶段具体的治疗措施。采用课堂讲授,配合幻灯、图片或多媒体课件等教学手段,有条件时配合临床患者示教。

【概述】

金花内障是指因眼部疾病而导致晶珠逐渐混浊，视力缓慢下降，终至失明的眼病；又名"金星内障"，相当于西医学的并发性白内障。本病常与其他眼病同时存在，常为瞳神紧小、瞳神干缺、高风内障、绿风内障、青风内障、视衣脱离及目瘤等病的并发症。

由眼部疾病所造成的晶体透明度部分或全部丧失者，称为并发性白内障，常引起并发性白内障的原发眼病有：炎症性疾病如葡萄膜炎、严重角膜炎等；变性性疾病，如视网膜色素变性、高度近视、青光眼、视网膜脱离等。此外，眼内肿瘤、网膜血管性疾病、内眼手术后的并发性白内障在临床上并不少见。晶体混浊的发展变化，很大程度上取决于眼部病变的进展过程。由于晶体后囊薄弱，无上皮层，故多发生囊膜下混浊。

并发性白内障发生机理尚未完全明了。一般认为，由于眼内炎症或其他病理过程，其代谢产物影响晶体的营养和代谢，致使晶体混浊。

【历史沿革】

金花内障系指瞳仁锁如不开，渐结成障膜如金花之样，端然失明，唯见三光的病证。本病类今之瞳孔闭锁及膜闭，或由虹膜睫状体炎引起的并发性白内障等。又名"金星内障（《疡医大全》）"。

《原机启微·强阳抟实阴之病》："足少阴肾为水，肾之精上为神水，手厥阴心包络为相火，火强抟水，水实而自收，其病神水紧小，渐小而又小，积渐之至，竟如菜子许。又有神水外围，相类虫蚀者，然皆能睹而不昏，但觉眊躁羞涩耳。"

《证治准绳·杂病·七窍门》："瞳子渐渐细小如簪脚，甚则小如针，视尚有光，早治可以挽住，复故则难……及劳伤血气……肝肾二经俱伤，元气衰弱……瞳中之精亦日渐耗损……亦有头风热证攻走，蒸干津液而细小者，皆宜乘初早救……"

《世医得效方》："散翳……肝肺相传，停留风热。""黑花翳……盖胆受风寒。"

《秘传眼科龙木论·五风变内障》："乌绿青风及黑黄，堪嗟宿世有灾殃，瞳人颜色如明月，问睹三光不见光，后有脑脂如结白，真如内障色如霜。"

【病因病机】

病因大致相似，为阴虚阳亢、肝风内动上攻头目，多兼脏腑内伤、精气血不能输布头目。对本病的治疗，除治疗原发病外，参照"圆翳内障"处理。

【临床表现】

1. 自觉症状

视物模糊，视力逐渐下降，终至失明，唯见三光或眼前可见固定不动的黑影。

2. 眼部检查

视力下降，与患者有原发眼病密切相关，患者有原发眼病的表现。晶体混浊的形态学特征性改变：后囊膜下混浊，呈玫瑰花状、网状、花彩、点状、条状或弥漫性（附彩

图 12-18）。常有水疱及水裂，后皮质有彩虹样光泽。数月或数年后，可呈晶体完全混浊。

因眼部原发病不同，晶体混浊特点也不同。由瞳神紧小或瞳神干缺所致者，多由皮质开始；严重黑睛疾病，可引起晶体前极部混浊；绿风内障急性发作所致"青光眼斑"，为前囊膜下边界清晰的斑点状白色混浊；高度近视，多致核性混浊；高风内障的并发性白内障晶体混浊，形态较为典型，具代表性。金花内障的发展，取决于眼部原发病的进展过程。金花内障多为单眼，亦可为双眼，多于眼部原发性疾病的晚期发生。

眼部原发疾病的特征，如葡萄膜炎的 KP、前房渗出等。晶体未完全混浊前，可详查眼底病变表现。

【诊断依据】

1. 有原发性疾病史，如葡萄膜炎、视网膜脱离、青光眼、眼外伤、高度近视等。
2. 视力明显下降。
3. 晶状体后囊首先出现金黄色蜂窝样锅底状混浊，以后向中心及四周发展；后囊下皮质呈菊花状混浊，并有空泡变性，最后扩展至全皮质混浊。

具备 1 ~ 3 项即可诊断。

【诊断提示】

1. 眼部原发病病史及体征。
2. 晶体囊膜肥厚多皱，可有钙化斑。
3. 为明确诊断和客观预测并发性白内障术后视力，应认真进行眼科检查，如眼压测量、视网膜电流图、B 型超声波等。

【鉴别诊断】

1. 老年性囊膜下白内障

表现为囊膜下棕黄色盘状混浊，边缘清楚，厚度基本一致，而且没有彩色结晶，空泡较少，常呈锅巴样外观。无其他眼病。

2. 外伤性白内障

有外伤史及角膜、虹膜外伤痕迹，混浊部位与伤痕多关系密切。混浊沿晶体纤维分布延伸，无空泡及彩色结晶。

【治疗方法】

1. 治疗原发病。
2. 并发性白内障明显影响视力，眼部原发病稳定情况下，可采用手术治疗。

【治疗提示】

1. 对并发性白内障的后极部浑浊，应在术前、术中认真检查，估计后囊膜是否受累。对于联合人工晶体植入术的患者尤为重要。

2. 视功能的恢复与原发眼病导致视功能损害的程度有关。虹膜异色症并发白内障和高度近视并发白内障预后较好。

3. 对于恢复视功能无望的患者，是否采取手术应慎重考虑。

4. 手术时机的选择要因眼部原发病情况而定，如葡萄膜炎应完全静止 3 个月至半年内手术。

5. 高度近视并发白内障，由于现代白内障囊外摘除术的开展而安全性大大提高。

6. 并发性白内障手术是否联合实施人工晶体植入术，需慎重考虑。如眼部活动性炎症、视网膜中央血管闭塞、增殖性视网膜病变、虹膜红变、眼内肿瘤等属绝对禁忌证。

【预后与转归】

本病的预后主要取决于原发眼病对眼底组织的损伤程度。若仅晶体损伤而发生白内障，手术后视力多能得到不同程度的改善。

【预防与调护】

1. 本病预防的关键在于积极治疗原发眼病，避免发展为并发性白内障。
2. 患者宜饮食清淡而富有营养，忌食辛辣等刺激性食品。

【教学重点】

金花内障的概念、病因病机、临床表现、诊断与鉴别诊断、辨证论治。明确本病的病位在晶珠；手术适应证。

【教学难点】

本病早期的检查、诊断及鉴别诊断，以及如何选择手术时期。

【复习思考题】

1. 试述金花内障的病因病机、临床表现和治疗要点。
2. 金花内障应与何病进行鉴别诊断？
3. 金花内障应如何选择手术时期？

附：白内障的分类、术前检查及主要手术方法

【分类】

白内障是常见的主要致盲眼病，分类方法较多。
1. 根据发病年龄进行分类，分为先天性、婴儿性、青年性、成年性、老年性白内障等。
2. 根据病因进行分类，分为老年性、外伤性、并发性、代谢性、药物性及中毒性、发育性、后发性白内障等。

3. 根据混浊部位进行分类，分为皮质性白内障、核性白内障、囊膜下白内障等。

4. 根据混浊形态进行分类，分为点状白内障、花冠状白内障、板层状白内障、绕核白内障等。

5. 根据混浊程度进行分类，分为初发期白内障、肿胀期白内障、成熟期白内障、过熟期白内障。

【术前常规检查】

1. 眼部检查

（1）视力：0.5 以下。若仅有手动 / 眼前或光感者，应检查光定位是否准确，色觉是否正常。若光定位不准确及色觉不正常者，术后视力难以评估。

（2）眼前段检查：无泪囊炎，结膜无充血，角膜透明，房水闪光阴性，虹膜无炎症者方可行手术治疗。若有泪囊炎者，必先行泪囊手术。

（3）晶状体核硬度的分级：一般核为白色或浅黄色者，为 1 度硬化，称 1 级核；核为黄色者，为 2 度硬化，称 2 级核；核为琥珀色者，为 3 度硬化，称 3 级核；核为棕黄或棕黑色者，为 4 度硬化，称 4 级核。

（4）眼压：在正常范围。

（5）角膜曲率及 A 型超声波检查：眼轴长度，计算人工晶状体度数。

（6）视觉电生理检查：初步评估术后视力的恢复情况。

2. 全身检查

（1）血压：在正常范围内。若长期患高血压者，不宜降得太低，但亦应在 180/90mmHg 以下。

（2）血常规、尿常规及出、凝血时间检查：均应在正常范围。

（3）血糖：血糖应在正常范围（6.1mmol/L 以下）。糖尿病患者应在其所适应的范围内尽可能地控制血糖，最好在 8.3mmol/L 以下。

（4）心电图、胸部 X 射线透视、肝肾功能等检查：以确定是否适应手术，必要时请相关科室会诊或术中监护。

【主要手术方法】

1. 白内障针拨术

白内障针拨术是在古代眼科"金针拨内障"的基础上，经过改良的一种手术方法。该手术通过将混浊的晶状体移位到玻璃体腔内，使患者复明。适用于老年性成熟期或近成熟期白内障。本手术具有患者痛苦少，术后不需卧床和器械简单、方法简便等优点，对年老多病患者尤宜。术前数天患眼滴消炎眼药水，冲洗泪道；术前 2 小时用 1% 阿托品液或 1%～2.5% 去氧肾上腺素液等散瞳，直至瞳孔充分散大（8mm 以上）。术眼结膜囊及术区皮肤按常规消毒，眼垫包封；进手术室后，再冲洗结膜囊及消毒皮肤，做表面麻醉。其具体操作方法有扁针法和圆针法两种，现代以扁针法应用较多。

（1）扁针操作法：以左眼为例。患者取半卧位，或用五官科检查椅取坐位，头微后仰，铺手术巾，做球后及下睑缘外侧 1/3 处皮下浸润麻醉；助手用眼睑拉钩拉起上睑，下睑用缝线牵引；术者左手用固定镊子夹持角膜缘 6 点钟处的球结膜以固定眼球，并牵拉眼球转向鼻上方，右手持止血钳夹紧已掰成的三角形刀片，在角膜缘 4～5 点钟外 4mm 处，刀尖与巩膜垂直，做一平行于角膜缘、穿透眼球壁全层的切口，切口长约 3mm。右手换取拨障针，针头部的弯曲面朝下，针尖与巩膜垂直，将拨障针的扁平部全部插入切口，然后略退针，针头留在切口内约 3mm 时，针柄倾向面部，保持针头朝向 12 点钟处，并在睫状体与晶状体之间轻轻摆动前进，经过虹膜后面，到达瞳孔中心部，然后将针头凹面贴住晶状体向下绕过晶状体赤道部 6 点钟处，转向晶状体后上方。直接拨断 4～6 点钟处韧带，接着将针放平到针头在晶状体后 7～8 点钟赤道部处向 4～5 点钟水平摆动，做第 1 次划破玻璃体前界膜的动作。此时针头的凹面已朝上，要注意将针柄向外旋转，使针的凹面仍然朝下。然后略退针，重新进入晶状体前，再依次压晶状体边缘的 1～4 点钟和 9～12 点钟处，使晶状体向后下倾倒，其相应处的韧带亦同时折断。这时用拨障针由左向右，第 2 次水平划破瞳孔区下 1/3 的玻璃体前界膜（划时将拨障针头超过晶状体赤道缘）。最后将针头部移到 8 点钟处的晶状体边缘，将晶状体拨至眼球内颞下的视网膜锯齿缘附近（注意不可使晶状体靠后），除 6 点钟处保留几根韧带外，务必使 6 点半至 9 点钟处韧带全部折断，稍压数分钟，当起针后晶状体不再浮起，即可退针。

如果术者对划破玻璃体前界膜没有把握，可在取出拨障针后，换用扩张针伸向切口（必须朝向球心），缓慢来回捻转扩张切口，捻转角度 90° 左右即可，使手上有紧涩感才能达到充分扩张的目的。去扩张针之前，左手松开固定镊，换取结膜镊去扩张针，使结膜切口与巩膜切口错位，达到用结膜遮盖巩膜切口的目的。术毕涂用 1% 阿托品眼膏及抗生素眼膏，术眼遮盖眼垫并包扎。

（2）圆针操作法：以右眼为例。患者取平卧或半卧位，铺手术巾，做球后麻醉，放置开睑器。术者右手持固定镊夹持角膜边缘 6 点钟处的球结膜，并牵拉眼球转向鼻上方；左手持止血钳夹紧已掰成的三角形刀片，在角膜缘 8～9 点钟的外侧 4mm 处，与巩膜垂直，刀锋向外，做一垂直于角膜缘、贯穿眼球壁全层的切口，切口长约 3mm。用拨障针沿切口垂直穿入眼球内约 3mm 深，再将针体转至与眼球内壁接近平行，轻轻地将针由睫状体与晶状体之间向瞳孔区推进，使针到达晶状体前面。然后用拨障针按外下、外上、内上、内下等方向的顺序，将晶状体相应部位的韧带直接拨断，并向后方轻压；继而以拨障针头弯曲部抱着晶状体对侧赤道部（右眼 4 点钟、左眼 8 点钟处）拉压向颞下方，使之紧贴于睫状体扁平部和锯齿缘之间的眼球壁内侧；稍候片刻，徐徐起针至瞳孔领。如果晶状体不再浮起，方可抽出拨障针。再用小棉签轻轻揉按出针口，使结膜切口与巩膜切口错位，达到用结膜遮盖巩膜切口的目的。术毕涂 1% 阿托品眼膏及抗生素眼膏，术眼遮盖眼垫并包扎。

白内障针拨术术后，取头部稍高位平卧，或于第一二天取 30°～40° 之半卧位。普食。大小便等日常生活均可自理。每天换药 1 次，4～5 天后解除眼垫。瞳孔在未缩小到正常以前，不宜低头，以免玻璃体疝嵌入前房及拨下的晶状体掉入前房。术后 2 个月可验光配镜。

2. 针拨套出术

白内障针拨套出术是在金针拨障术的基础上，吸收西医眼科白内障摘除术的优点而发展起来的中西医结合的手术方法。该手术是在拨离晶状体后，用特制的套子套住晶状体，再用器械把核捣碎后取出。此法可以克服针拨术将晶状体留在眼内所存在的一些缺点，减少并发症。该手术主要适用于老年性白内障，对于青年、小儿和高度近视玻璃体液化及其他眼内情况不明的白内障患者，不宜采用此法。术前准备同"白内障针拨手术"。麻醉在针拨术所用方法的基础上，再加眶缘轮匝肌浸润麻醉，或采用面神经阻滞麻醉，上睑缘正中和下睑缘靠外侧皮肤浸润麻醉，以备缝线牵引。

其手术方法为：患者取平卧位，缝眼睑牵引缝线开睑。用剪刀在颞下方角膜缘后5～6mm处，平行于角膜缘剪开结膜10～12mm，分离结膜下组织，暴露出巩膜，用三角形刀片在角膜缘后4～5mm处做一平行于角膜缘的巩膜大半层切开，长5～6mm；在切口中央做一预置缝线，再在切口中央刺穿眼球壁，做一2.5～3mm长的切口。将拨障针自切口进入眼内，把晶状体上方大半悬韧带拨断，仅保留6点半至8点钟处悬韧带，然后将晶状体上半部压向后方，使成45°角倾斜，以便套取。将刀片伸进切口内扩大切口，用向上割的方法把大半切开的巩膜连同睫状体扁平部切开。用生理盐水洗净内障套，多余水分用纱布挤干（注意勿使纱布纤维留在套上），关闭套口，注意驱净套内空气，然后进套。

助手拉开预置缝线，使切口张开；术者将套向前上方缓慢伸进，待全套进入后，助手再将缝线交叉，使切口关闭。术者接着把套口转向并靠近晶状体上半赤道部，张开套口，并顺势推套向下，套住晶状体。如晶状体跟着向下移位而不能进套，可以用斜视钩自下方角膜缘外轻推晶状体入套。当晶状体大部进入套内后，即慢慢关闭套口，并使套口渐渐转向前方，眼外的斜视钩亦渐压向角膜，使下方晶状体悬韧带完全断离。当晶状体完全进入套内时，随即关闭套口。此时，助手拉开切口，术者把内障套慢慢垂直自眼内拉出，仅留乳胶套在眼内，然后平置内障套手柄，张开套口，伸入粉碎器至套内，分次绞碎并取出晶状体核，最后把残留的晶状体物质连同内障套一起取出，助手随即闭合切口。清除切口的玻璃体后，结扎预置缝线，必要时亦可做补充缝线，结膜切口连续缝合。术眼涂1%阿托品及抗生素眼膏，或兼在结膜下注射庆大霉素加地塞米松，双眼遮盖并包扎。

3. 白内障囊内摘除术

该手术方法多用于晶状体完全混浊者，是将整个混浊晶状体完全摘除，术后无后囊膜残留，不会出现后发性白内障，瞳孔区始终透明。该手术不用在显微镜下进行。其缺点是患者常会发生玻璃体疝、继发青光眼及角膜的损伤，有的还会发生视网膜脱离，加之术后需佩戴高度的凸透镜，镜片厚重，且视野范围受限，因此目前已少采用。

4. 白内障囊外摘除联合人工晶状体植入术

该手术是在手术显微镜下将晶状体前囊膜做环形撕开，呈直径4～5mm的圆孔，取出混浊核并吸净混浊皮质，然后将人工晶状体植入囊袋内。该手术方法因保留了后囊膜，克服了白内障囊内摘除术后的一些并发症，而且能迅速恢复视力，临床应用极为广泛。缺点是易出现后发性白内障。

5. 超声乳化白内障吸出联合人工晶状体植入术

该手术是在手术显微镜下，于角膜缘后做 6~7mm 长的与角膜缘平行或与角膜缘呈反弧形的巩膜板层切口，撕开晶状体前囊膜 4~5mm 的圆孔，用超声乳化仪将晶状体核粉碎并吸出，吸净皮质，然后将人工晶状体植入囊袋内。该手术方法切口小，手术时间短，创伤小，保留了后囊膜，可迅速恢复视力，是目前临床积极推崇的手术方法之一。

第四节　云雾移睛

【教学目的】

熟悉云雾移睛的病因病机、临床表现、证治要点。

【教学要求】

熟悉云雾移睛的病因、症状、治疗要点。教学方法：以课堂讲授（选用问题式、讲授式、案例式、讨论式）及临床见习为主。教学设备：主要用电子幻灯、教学图片或相关录像资料等多媒体教学资源。有条件者宜用临床患者进行示教。

【概述】

云雾移睛是指眼外观端好，唯自觉眼前有蚊蝇或云雾样黑影飞舞飘动，甚至视物昏蒙的内障眼病；又名"眼见黑花（《太平圣惠方》）""蝇翅黑花（《银海精微》）""蝇影飞起（《一草亭目科全书》）""黑花飞蝇（《圣济总录》）""珠中气动（《证治准绳》）"。

云雾移睛相当于西医学的玻璃体混浊（附彩图 12-19、附彩图 12-20），玻璃体混浊不是一种孤立性的疾病，而是由多种眼内疾病所引起的体征之一。所以，在西医学中飞蚊症、闪辉性玻璃体变性（附彩图 12-21）、玻璃体淀粉样变性（附彩图 12-22）、星状玻璃体变性（附彩图 12-23）、原始玻璃体动脉残留（附彩图 12-24）、真性晶状体囊膜剥脱征（附彩图 12-25）、Fuchs 虹膜异色性葡萄膜炎（附彩图 12-26）、糖尿病视网膜病变、年龄相关性黄斑变性、高度近视、视网膜震荡、先天性视盘前血管襻（附彩图 12-27-1、附彩图 12-27-2）、埋藏视盘玻璃疣（附彩图 12-28-1、附彩图 12-28-2）等病变过程中或可出现与云雾移睛相类似的证候。多由于玻璃体液化、变性、后脱离或眼内炎症、出血，全身性疾病，外伤，寄生虫，眼内肿瘤，老年人及高度近视等因素导致。临床上常见眼前出现大小不等、形态不一的影子飘动等症状。

本病多发生于中老年人。年老体弱、近视、消渴、过度疲劳等人常易罹患。其病位在神膏。可单眼或双眼发病。病久则缠绵难愈。

【历史沿革】

对云雾移睛的症状早在隋·巢元方《诸病源候论·目病诸候》就有"视见蜚蝇黄黑"的类似记载。《龙树菩萨眼论》又有"眼无痛痒，唯见黑花，或如飞蝇悬发者"的描述。宋·《圣济总录·眼目门》有目见黑花飞蝇的记载,谓:"始则眼不能瞩远,久则昏暗,时见黑花飞蝇。其证如此,肾虚可知也。"进一步指出了视近而不能视远者,病久可见黑花飞蝇之症。而宋元时代葆光道人在《秘传眼科龙木论·葆光道人眼科龙木集》中则另有见解,认为本病亦有实证,与肝肾胆有关,曰:"眼常见黑花如绳牵者……此肾脏之实也。肾属水,其应北方黑色,乃肝之母,母实,肝肾之邪伤于经;胆者目之经,神水之源。肾邪入目,时复落落蝇羽者,肾之实也。"而云雾移睛之病名则首见于明·王肯堂《证治准绳·杂病·七窍门》。该书对其病名、症状、病因病机做了比较详细的描述,曰:"云雾移睛证,谓人自见目外有如蝇、蛇、旗旆、蛱蝶、绦环等状之物,色或青黑粉白微黄者,在眼外空中飞扬缭乱,仰视则上,俯视则下也,乃玄府有伤,络间津液耗涩,郁滞清纯之气而为内障之证。"在珠中气动中指出:"视瞳神深处,有气一道,隐隐袅袅而动,状若明镜远照一缕青烟也……动而定后光冥者,内证成矣。"明·《银海精微》对本病的病因和症状记述比较具体,强调本病为脏腑内虚所致,曰:"此肾水衰。肾乃肝之母,肾水不能济于肝木则虚热,胆乃生于肝之侵。肝木枯焦,胆气不足,故行动举止,则眼中神水之中,荡漾有黑影如蝇翅者。"此后的《审视瑶函》《张氏医通》等对云雾移睛症的病因和证治认识比较一致,而且较前人全面,如清·张璐《张氏医通·七窍门》说:"云雾移睛证,自见如蝇飞花堕,旌旆绦环,空中撩乱,或青黄黑白,仰视则上,俯则下也。乃络间津液耗涩,郁滞清纯之气而然,其原皆属胆肾,黑者胆肾自病……或白或黄者,因痰火伤肺脾清纯之气也。"由此可见,历代医家从不同侧面对云雾移睛进行了较为详尽的论述。现代《中医眼科学》教材及其他眼科论著对本病进行了系统的归纳整理,并结合西医学的相关内容论述本病。

【病因病机】

《证治准绳·杂病·七窍门》认为:"玄府有伤,络间津液耗涩,郁滞清纯之气而为内障之证。其原皆属胆肾。黑者,胆肾自病;白者,因痰火伤肺,金之清纯不足;黄者,脾胃清纯之气有伤其络。"结合临床归纳为:

1. 肝肾亏损,耗精伤液,神膏失养。多因年事渐高,脏腑功能减退,以致肝肾亏损,精气不升,目失精血濡养,则神膏混浊不清。

2. 痰湿内蕴,郁久化热。多因饮食不节,嗜食辛辣炙煿,脾胃受损,脾虚生湿,郁怒伤肝,肝火内生,湿热阻遏气机,浊气循经上泛头目,蒸伤清纯之气,致神膏混浊不清。

3. 气滞血瘀,血溢络外。多因情志不舒,肝失疏泄,气机郁滞,经脉不利,气血郁闭目窍,滞于神膏而混浊不清。

4. 脾虚气弱或气血不足。多因竭视劳瞻,过用目力,久视伤血,精气不能上注于目,目失濡养,神膏受损而混浊不清。

【临床表现】

1. 自觉症状

自觉眼前有云雾或蚊蝇样物飘动,或为黑色,或为红色,在明亮白色背景下更明显，可伴"闪光"感。

2. 眼部检查

视力可正常或有不同程度障碍；眼外观如常；玻璃体内可见灰白色、黑色、棕褐色、红色等细尘状、絮状、团块状混浊灶，根据玻璃体混浊灶的色泽、形态、位置，可初步对其性质进行判断。

3. 实验室及特殊检查

（1）眼部 B 型超声检查，以了解玻璃体混浊的性质。

（2）视觉电生理检查，对无法看清眼底者，可了解其视功能状况。

【诊断依据】

1. 自觉眼前有云雾或蚊蝇样物飘浮，且随目珠转动而呈无规律飘动。

2. 检眼镜、前置镜或眼部 B 型超声检查可见玻璃体有混浊灶。

【鉴别诊断】

1. 本病与圆翳内障（附彩图 12-14）相鉴别

两者均可出现眼前有黑影遮挡，主要区别在于病位不同。云雾移睛，病位在玻璃体，黑影在眼前飘动，其移动方向与眼球转动方向不一致；圆翳内障，病位在晶状体，黑影移动与眼球转动方向一致或不随眼球转动。

2. 本病与生理性飞蚊症相鉴别

生理性飞蚊症的特征是量少、孤立、透明无色。检眼镜及前置镜均没有查出玻璃体有混浊物。

3. 本病与神光自现（附彩图 12-29-1、附彩图 12-29-2）相鉴别

神光自现又名神光自见，是指外观如常，自视眼前一片白光闪烁，时发时止，一闪而过；病变部位多在视网膜，与眼球运动无关。

4. 本病与坐起生花相鉴别

坐起生花又名起坐生花，是指坐起过快，眼前冒花，而非云雾移睛之眼前常有黑影飘动。

5. 本病与萤星满目（附彩图 12-30）相鉴别

萤星满目是指自觉眼前有无数金星散乱，状如萤火飞伏缭乱，大多认为是眩晕所致的症状之一。

【治疗】

1. 辨证论治

（1）肝肾亏损证

证候：眼前黑影飘动，如蚊翅，如环状、半环状，或伴闪光感；可伴近视，视物昏蒙，眼干涩，易疲劳；全身可见头晕耳鸣，腰酸遗泄；舌质红，舌苔薄，脉细。

辨证分析：肝肾两亏，精血虚衰，神膏失养，故见眼前黑影飘动；神光衰微，故伴近视、视物昏蒙；全身症状及舌脉均为肝肾亏损之候。

辨证要点：以眼前黑影飘动，近视，头晕耳鸣等全身症状及舌脉为本证要点。

治法：补益肝肾。

方药：明目地黄汤[88]加减。若玻璃体混浊较重，酌加牛膝、丹参以助补肝肾、养血活血；虚火伤络者，加知母、黄柏、旱莲草、女贞子以养阴清热。

（2）气血亏虚证

证候：自觉视物昏花，眼前黑影飘动，时隐时现，不耐久视，睛珠涩痛；兼见面白无华，头晕心悸，少气懒言；唇淡舌嫩，脉细弱。

辨证分析：久病气血亏损，气虚不能生血，血虚不能化气，五脏六腑之气血不能上荣于目，神膏失于濡养，故眼前黑影飘动、不耐久视、睛珠涩痛；全身表现及舌脉均为气血亏虚之候。

辨证要点：以眼前黑影飘动，不耐久视，睛珠涩痛，全身症状及舌脉为本证要点。

治法：益气补血。

方药：八珍汤[6]或芎归补血汤[65]加减。八珍汤气血双补，适用于眼前黑影飘动、视物昏花、不耐久视之气血两亏者；芎归补血汤重在养血滋阴且清虚热，适用于眼前黑影飘动、时隐时现、睛珠涩痛之血虚生内热者。气虚甚者，酌加黄芪、五爪龙、五指毛桃以帮助益气。

（3）湿热蕴蒸证

证候：自觉眼前黑影浮动，多呈尘状、絮状混浊，视物昏蒙；形体肥胖，胸闷纳呆，或头重神疲、四肢乏力；舌苔黄腻，脉滑。

辨证分析：素嗜肥甘厚味、烘烤焙烙之品，致脾胃湿热内蕴，清阳不升，浊邪上泛，故眼前黑影为尘絮状、视物昏蒙、形体肥胖、头重神疲、四肢乏力；舌苔黄腻，脉滑为湿热蕴蒸之候。

辨证要点：以黑影为尘絮状，形体肥胖等全身症状和舌脉为本证要点。

治法：宣化畅中，清热除湿。

方药：三仁汤[9]加减。食少纳呆者，加白术、怀山药、白扁豆以健脾益气；混浊呈絮状者，可加浙贝母、法半夏、桔梗等化痰散结；有心烦口苦者，选加黄芩、栀子、厚朴、苍术、车前子以助清热除湿。

（4）气滞血瘀证

证候：自觉眼前黑花，呈絮状、块状红色混浊，视力不同程度下降；或有情志不舒，胸胁胀痛；舌有瘀斑，脉弦涩。

辨证分析：七情内伤，肝气不舒，肝郁气滞，致脉络瘀阻，血溢络外，滞于神膏，故眼前有红色或棕褐色团块状影子飘浮；胸胁胀痛及舌脉为气滞血瘀之候。

辨证要点：以眼前漂浮团块状红色、灰白色混浊，全身症状和舌脉为本证要点。

治法：行气活血。

方药：血府逐瘀汤[68]加减。混浊物鲜红者，宜去桃仁、红花而酌加生蒲黄、生三七以止血化瘀；混浊物呈棕褐色者，选加三棱、莪术、鳖甲、牡蛎以助化瘀散结；久瘀伤正，可选加黄芪、党参、五爪龙、五指毛桃等扶正祛瘀。

2. 外治

（1）滴滴眼液：用氨碘肽滴眼液滴眼，每次 1 滴，每天 6 次。

（2）其他治法：眼部直流电药物离子导入，选用川芎嗪、丹参、普罗碘铵液等做眼部直流电离子导入，每日 1 次，每次 15 分钟，10 次为 1 个疗程。但对新鲜出血所致本病者，应避免使用。

3. 针灸治疗

（1）肝肾亏损证：肾俞、百会、丝竹空、命门、关元。每日 1 次，可用平补法，或留针 30 分钟，10 日为 1 个疗程。

（2）气血亏虚证：脾俞、胃俞、太白、足三里、四白、合谷、睛明、承泣、太阳。每日 1 次，用平补法，或留针 30 分钟，10 日为 1 个疗程。

（3）湿热蕴蒸证：瞳子髎、睛明、丰隆、光明、照海。每日 1 次，可用泻法，10 日为 1 个疗程。

（4）气滞血瘀证：攒竹、太阳、承泣、风池、上星。每日 1 次，可用泻法，10 日为 1 个疗程。

4. 中成药治疗

（1）参苓白术散，适用于云雾移睛属脾虚气弱证。口服，每次 6g，每日 3 次。

（2）补中益气丸（浓缩丸），适用于云雾移睛属中气不足证。口服，每次 8~10 丸，每日 3 次。

（3）血府逐瘀口服液，适用于云雾移睛属气滞血瘀证。口服，每次 10mL，每日 3 次。

（4）明目地黄丸（浓缩丸），适用于云雾移睛属肝肾亏损证。口服，每次 8 丸，每日 3 次。

（5）八珍丸（浓缩丸），适用于云雾移睛属气血亏虚证。口服，每次 8 丸，每日 3 次。

（6）黄芪注射液，适用于云雾移睛兼有气虚证。静脉滴注，每次 20mL，加入 5% 葡萄糖注射液 250mL，每日 1 次，连续 7~14 天。

（7）丹参注射液，适用于云雾移睛兼有气滞血瘀证。静脉滴注，每次 20mL，加入 0.9% 氯化钠注射液 250mL，每日 1 次，连续 7~14 天。

（8）川芎嗪注射液，适用于云雾移睛兼有血瘀证。静脉滴注，每次 80mg，加入 0.9% 氯化钠注射液 250mL，每日 1 次，连续 7~14 天。

（9）茵栀黄注射液，适用云雾移睛属湿热蕴蒸证。静脉滴注，每次 20mL，加入 0.9% 氯化钠注射液 250mL，每日 1 次，连续 7~14 天。

5. 西医治疗

（1）药物：①口服卵磷脂络合碘片（沃丽汀），每片 1.5mg，每次 3mg，每日 3 次；②肌内注射：普罗碘铵注射液，每次 2mL，每日 1 次。

（2）手术：玻璃体切割术，适用于严重的玻璃体混浊、玻璃体积血且药物治疗不能吸收，或增生性玻璃体视网膜病变，或牵拉性视网膜脱离者。

【预后与转归】

高度近视患者玻璃体液化，可能导致玻璃体后脱离（附彩图 12-31），产生视网膜裂孔（附彩图 12-32），引起玻璃体积血和视网膜脱离。若玻璃体混浊或玻璃体积血不吸收，或反复玻璃体积血，可引起青光眼，或形成牵拉性视网膜脱离（附彩图 12-33）。

【预防与调护】

1. 患者应保持心情舒畅，避免急躁忿怒、过度疲劳。向患者解释病情，使其树立信心，坚持治疗。

2. 高度近视者，应避免过用目力和头部震动。

3. 出血引起者，饮食宜清淡，少食辛辣炙煿、烘烤焙烙之品。

4. 眼前黑影短期内增加或"闪光"频发时，应详细检查眼底，注意是否有视网膜变性区和早期视网膜脱离，根据病情采取相应措施进行干预，防止病情发展。

5. 若行玻璃体切割术，应根据术中玻璃体腔内是否填充惰性气体、硅油或重水等，以及根据填充物作用位置选择相应的体位，以提高手术成功率。

【文献选录】

1.《诸病源候论·目病诸病》："凡目病，若肝气不足，兼胸膈风痰劳热，则目不能远视，视物则茫茫漠漠也；若心气虚，亦令目茫茫，或恶见火光，视见蜚蝇黄黑也。"

2.《圣济总录》："肾水既虚，肝无以滋养，故见于目者，始则不能远视，久则昏暗，时见黑花飞蝇。"

3.《葆光道人眼科龙木集》："一如云影申花，或似飞蝇相赶，此乃肝经受病也……肾脏原来受贼邪，上生两眼内生花，分明蝴蝶交加舞，莫待朦胧似雾遮。"

4.《银海精微·蝇翅黑花》："人之患眼目有黑花，茫茫如蝇翅者何也？答曰：此肾水衰……治之须用猪苓散，顺其肝肾之邪热，次用黑参汤以凉其肝……后用补肾丸。黑花自消。"

5.《审视瑶函》："云雾移睛，元虚者殃，自视目外，有物舒张，或如蝇蚊飞舞，或如旗饰飘扬，有如粉蝶，有带青黄，昏属肾胆，内障难当。"

【现代研究】

中药治疗玻璃体混浊的报道较多，如用软坚散结方、补肾明目汤、驻景明目片治疗等。宋曼将符合标准的玻璃体混浊 60 例患者分为治疗组 30 例（45 眼）和对照组 30 例（42 眼）。治疗组予利水散结方（茯苓、黄芪、浙贝母、车前子、陈皮、泽泻、昆布、白芍、猪苓、五味子、茺蔚子各 10g，每日 1 剂，水煎，分 2 次服，连服 60 天）内服，对照组予石斛夜光丸口服。结果：①两组药物均有治疗玻璃体混浊的作用，治疗前后各项指标均有差异。②两组药物临床疗效相比，治疗组优于对照组。研究认为利水散结方治疗玻璃体混浊效果显著，值得临床推广。陈志强将玻璃体混浊 60 例患者随机分为治疗组 30 例（50 只眼）和对照组 30 例（48 只眼）。治疗组内服明目清浊汤（决明子、枸杞子、熟地黄、昆布、磁石、黄芪、菊花各 10g。每日 1 剂，水煎分早、晚 2 次服），对照组肌注普罗碘铵。结果：治疗组显效 16 眼，有效 22 眼，无效 12 眼，总有效率为 76.00%；对照组显效 10 眼，有效 16 眼，无效 22 眼，总有效率为 54.17%。两组综合疗效比较，差异有显著性意义。研究认为明目清浊汤治疗玻璃体混浊疗效优于肌注普罗碘铵。周瑞雅等将 71 例 98 眼近视性玻璃体混浊的患者，分为治疗组 39 例 57 眼，对照组 32 例 41 眼。治疗组应用氨碘肽注射液 2mL 肌内注射，每天 1 次，30 天为 1 个疗程，共 2 个疗程。对照组应用复方血栓通胶囊、三七片口服，结果：治疗组显效 21.5%，有效 61.8%，无效 16.7%；对照组显效 3.26%，有效 10.71%，无效 86.03%。研究认为氨碘肽注射液治疗近视性玻璃体混浊疗效显著，无明显副作用，可以作为近视性玻璃体混浊治疗的首选药物。

【教学重点】

1. 明确本病的病位在瞳神、神膏。云雾移睛的临床表现、诊断与鉴别诊断。
2. 本病的治疗原则。临床以中医治疗为主。
3. 本病治疗的关键是能否明确云雾移睛的性质。

【教学难点】

1. 云雾移睛的性质。充分利用电子幻灯、教学图片或相关录像等多媒体教学资料进行讲解，应让学生认识到如何尽可能明确或识别云雾移睛的性质。
2. 云雾移睛以中医为主治疗的临床分型、治则与方药。强调本病应用中医药治疗的优势与特点，表述具体的证治要点。

【复习思考题】

1. 何谓云雾移睛？
2. 云雾移睛的病因病机是什么？
3. 云雾移睛的临床表现是什么？
4. 云雾移睛的中医分型，其相对应的治则及代表方包括哪些？
5. 如何进行云雾移睛的鉴别诊断？

第五节　血灌瞳神

【教学目的】

1. 熟悉血灌瞳神的病名含义。
2. 了解血灌瞳神的病因及证治要点。

【教学要求】

熟悉血灌瞳神的病名含义，了解病因病机、临床表现、辨证论治、预防与护理。教学方法：以课堂讲授（选用问题式、讲授式、案例式、讨论式）及临床见习为主。教学设备：主要用电子幻灯、教学图片或相关录像资料等多媒体教学资源。有条件者，宜用临床患者进行示教。

【概述】

血灌瞳神是指由于各种原因导致目中之血不循经流注，溢于络外，灌入瞳神之中的眼病，属于眼科急重症之一。

本病类似于西医学的前房积血（附彩图 12-34）和玻璃体积血（附彩图 12-35）。前房积血多由于眼外伤及手术损伤所致，或由于虹膜睫状体炎或新生血管性青光眼（附彩图 12-36）等致血液积聚于前房内。而玻璃体积血主要由于视网膜血管病，如糖尿病视网膜病变、视网膜静脉阻塞、视网膜静脉周围炎、视网膜血管炎等导致血管破裂或新生血管出血所致；或眼外伤及手术损伤所致，也可以是视网膜裂孔形成或年龄相关性黄斑变性等导致血液积聚于玻璃体腔内。

血灌瞳神可发生于不同性别的任何年龄，素体热盛或阴虚火旺或气虚血弱者，有可能罹患本病，但相对而言，临床多见于眼部外伤，诸如撞击伤目或眼部手术等情况。

【历史沿革】

血灌瞳神病名首见于《证治准绳·杂病·七窍门》，相类似的病名有目血灌瞳人（《圣济总录》）、血灌瞳人（《世医得效方》）、瞳人血贯（《眼科秘诀·论退翳之法》）、血贯瞳人（《眼科易简补编·论证》）、血灌瞳人外障（《秘传眼科龙木论》）、血灌瞳仁内障（《眼科纂要》）。近代有根据离经之血灌流的位置不同，而将本病分为"血灌瞳神前部"和"血灌瞳神后部"的提法。"血灌瞳神前部"是指离经之血灌注于黑睛与黄仁之间者，本节内容以讨论此种病证为主；"血灌瞳神后部"是指离经之血经瞳仁如水流入井之状，灌入瞳神之内，其证多属"云雾移睛""视瞻昏渺""暴盲"等范畴，可参见相关的病证，全国中医药行业"十三五"规划教材《中医眼科学》将血灌瞳神后部命名为"血溢神膏"。

中医古代医籍对本病的记载较丰富，认识也相对统一。《秘传眼科龙木论·血灌瞳人外障》称："此眼初患之时，忽被物误刺着，针或灸之失度……"首先强调了眼外伤是本病发生的重要原因。《证治准绳·杂病·七窍门》中进一步对本病进行了较详细的论述，曰："瞳神不见其黑莹，但见其一点鲜红，甚则紫浊色也。"认为本病的病机在于肾元和胆中精汁受损，因此治疗困难，预后不佳，即所谓："盖肾之真一有伤，胆中精汁皆损，故一点元阳神气灵光，见其血之英色，而显于肾部，十患九不治者。"《审视瑶函·目赤》表达了同样的看法，并着重强调了与瘀血灌瞳症的鉴别意义，曰："今人但见瘀血灌睛，便为血灌瞳神，不知血灌瞳神，乃清阳纯和之气已损，其英华血色，乘于肾部，命亦不久，岂比火入血分，瘀凝有形之急者比乎"。此后，清代张璐对本病的临床表现和病因病机做了进一步的阐述，并将其分为三种证型，认为本病系"因毒血灌入金井瞳神水内也，清浊相混，时痛涩，红光满目，蒙蒙如隔绢，看物若烟雾中。此证有三：若肝肾血热灌入瞳神者，多一眼先患，后相牵俱损，最难得退；有撞损血灌入者，虽甚而退速；有针内障，失手拨着黄仁，瘀血灌入者"（《张氏医通·七窍门·目赤》）。所描述的内容与当今的临床实际是比较吻合的，对后世影响较大。此后也有着重从脏腑失调角度认识本病的，如《眼科易简补编·论证·血贯瞳人》称："血贯瞳人者，因心生血，肝藏血，脾统血，精倦神疲，脾气衰，肝邪盛，是故肝木强而克脾土，脾失统血之权，随肝火而入于金井之中。初则青轮下睑现出红线，渐如半月之状，久则浸盈流溢，灌入金井，视物如黄霞赤浪，致青轮四面俱红。正面看之如血膜在外，侧面看之青轮浮起，轮内障是红血。"对肝脾失调，脾不统血而致的病机做了较精当的论述，同时对本病的临床所见的描述也十分贴切。《眼科奇书》则着重强调了本病在药物治疗方面应注意的问题，曰："血灌瞳人，甚痛，如不急治，眼必胀破，女人多有此病。然须辨析明白，方可用药，如黑珠内瞳人是红色，正是血灌瞳人。治此病万不可用升提药，总以平肝肾为主。"由于本病的发病多因外伤所致，故近代许多中医眼科专著均将本病归于"撞击伤目"等外伤性眼病中，而发生于瞳神后部者，又多归于"暴盲""视瞻昏渺""云雾移睛"等病证中而未予单独论述。廖品正主编的《高等中医药院校教学参考丛书·中医眼科学》等对本病进行了较系统的归纳和整理，使本病的诊断和治疗方法更趋于完善，更符合临床实际。

【病因病机】

1. 撞击伤目，损伤目络，或手术不慎，眼络受损，血溢络外，致血灌瞳神。
2. 七情内伤，肝失条达，肝气郁结，血行不畅，脉络瘀滞，血不循经，灌于瞳神。
3. 劳瞻竭视，致脾虚气弱，血失统摄，溢于络外，灌入瞳神。
4. 嗜食肥甘厚味，痰湿内生，痰凝气滞，血脉瘀阻，痰瘀互结，迫血妄行，灌入瞳神。

【临床表现】

1. 自觉症状

患眼视力可有不同程度下降；或视物如隔绢纱，或见红光，或有眼胀痛，甚至伴有头额疼痛。

2. 眼部检查

前房见瘀积鲜红色或紫暗血液，量少者仅沉积于下方，量多者可遮掩瞳神。若日久瘀血不消散，常并发青光眼或角膜血染（附彩图12-37）。若为玻璃体积血量少者，可见玻璃体有程度不同的尘状、条状或絮状混浊，可见眼底有出血灶。若玻璃体积血量多者，检眼镜下瞳孔区仅见红光反射，看不见眼底。若积血日久不消散，常并发牵拉性玻璃体视网膜病变、继发性青光眼等。

3. 实验室及特殊检查

若玻璃体积血量多者，可用眼部 B 型超声检查了解玻璃体与眼底情况。

【诊断依据】

1. 用裂隙灯显微镜检查，可发现前房积血及其程度。
2. 少量玻璃体积血经眼底检查即可确诊，部分可发现原发病。
3. 大量玻璃体积血需要进行眼部超声检查证实。

【鉴别诊断】

本病应与白睛溢血相鉴别：本病积血的部位可在黑睛与黄仁之间，或在金井内，多有视力受损，甚则目珠胀痛；而后者主要表现为白睛表层出血，点状或片状，鲜红色或紫暗色出血灶，甚则遍布全白睛，视力不受影响，目无肿痛。

【治疗】

1. 辨证论治

（1）眼络受损证

证候：撞击眼部或眼部手术后，黑睛与黄仁之间，或金井内积有瘀血，视物不清或眼珠胀痛；舌质红或有瘀斑，舌苔薄白或薄黄，脉弦。

辨证分析：睛珠被外力撞击，致目中脉络受损；或眼部手术损伤目中脉络，致血溢络外而灌于瞳神，故视物不清。瘀血积聚，气机不畅，不通则痛而目珠胀痛。舌质有瘀斑乃瘀滞之象。

辨证要点：以外力撞击眼部或眼部手术后，黑睛与黄仁之间积有瘀血及舌脉为本证要点。

治法：受损早期宜凉血止血，除风益损。后期宜活血化瘀。

方药：早期用除风益损汤[119]加减。出血有加重趋势者，去当归，加生蒲黄、女贞子以凉血止血。后期用桃红四物汤[122]。若积血多，血色紫暗，积久不消者，加三棱、莪术等破瘀散结；若有瘀积化热，加栀子、黄芩等以清肝泄热。

（2）血热妄行证

证候：眼珠胀痛，黑睛与黄仁之间，或金井内积有瘀血，眼前骤见黑花或红光，或视力急剧下降；多伴烦躁易怒，口苦咽干，溲赤便秘；舌红苔黄，脉弦数。

辨证分析：热邪炽盛，入于血分，热盛血壅，滞结睛珠，故致眼珠胀痛；热邪伤络，血热妄行，则血灌瞳神；烦躁易怒，口苦咽干，溲赤便秘，舌红苔黄，脉弦数乃为里热炽盛所致。

辨证要点：以视力急剧下降，瞳神内积有瘀血，口苦咽干等全身症状和舌脉为本证要点。

治法：清热凉血止血。

方药：生蒲黄汤[50]加减。肝阳上亢者，加石决明、夏枯草、白蒺藜以清热平肝；

出血严重者，酌加藕节、阿胶、栀子炭、侧柏炭以凉血止血；大便秘结者，酌加大黄、芒硝以泻下通便。

（3）虚火伤络证

证候：血灌瞳神；兼见头晕耳鸣，心烦失眠，颧赤唇红，口苦咽干；舌红苔少，脉细数。

辨证分析：阴虚虚火上炎，热入血分，灼伤脉络，血不循经，溢于络外，故血灌瞳神、头晕耳鸣、心烦失眠、颧赤唇红、口苦咽干。舌红苔少，脉细数乃为真阴亏耗，虚火上炎，内扰心神所致。

辨证要点：以血灌瞳神，头晕耳鸣、心烦失眠等全身症状和舌脉为本证要点。

治法：滋阴降火，凉血止血。

方药：滋阴降火汤[165]或知柏地黄丸[90]加减。口苦咽干、五心烦热者，酌加鳖甲、莲子心、沙参、天冬、玄参以养阴清热；虚烦少眠者，酌加生牡蛎、生龙骨、酸枣仁、夜交藤、柏子仁以安神除烦。

（4）气滞血瘀证

证候：眼外伤病史，自觉视物不见，血溢神膏；或瘀血内停，久不消散；舌质紫暗，或有瘀斑，脉弦涩。

辨证分析：外伤目络，血溢络外，致脉络瘀阻，滞于神膏，离经之血即为瘀血；舌质紫暗，或有瘀斑，脉弦涩为气滞血瘀之候。

辨证要点：以血溢神膏，久不消散，舌质紫暗，或有瘀斑，脉弦涩等为本证要点。

治法：行气活血，祛瘀通络。

方药：血府逐瘀汤[68]加减。混浊物鲜红者，宜去桃仁、红花而酌加生蒲黄、藕节炭、生三七以止血化瘀；瘀血积久难消者，酌加昆布、海藻、牡蛎以助化瘀散结；久瘀伤正者，应选加黄芪、党参等扶正祛瘀。血溢神膏，日久不吸收，致眼内干涩、口干、舌暗或见瘀点、脉细涩，为血水互结证；治宜养阴增液，活血利水；方选猪苓散[149]合生蒲黄汤[50]加减。

2. 外治

（1）滴滴眼液：用氨碘肽滴眼液滴眼，每日4次。

（2）其他疗法：眼部直流电药物离子导入，选用川芎嗪液、丹参液、三七液或普罗碘铵液导入，每日1次，每次15分钟，10次为1个疗程。

3. 针灸治疗

（1）外伤所致的血灌瞳神，取合谷、太冲、太阳、大椎、足三里穴。出血早期以泻法为主；出血后期以补法为主，或用平补平泻法。

（2）属虚火者，取承泣、曲池、合谷、肾俞、肝俞、睛明、三阴交、太溪、光明穴。用平补平泻法。

4. 中成药治疗

（1）复方丹参片，适用于血灌瞳神属眼络受损证。口服，每次3片，每日3次。

（2）复方血栓通胶囊，适用于血灌瞳神属血瘀兼气阴两虚证。口服，每粒0.5g，每次 3 粒，每日 3 次。

（3）血府逐瘀丸，适用于血灌瞳神属血热妄行证。口服，每次 2 丸，每日 2 次。

（4）知柏地黄丸（浓缩丸），适用于血灌瞳神属虚火伤络血瘀者。口服，每次 8 丸，每日 3 次。

（5）丹参注射液，适用于血灌瞳神属血瘀者。静脉滴注，每次 20mL，加入 0.9% 氯化钠注射液 250mL，每日 1 次，连续 7~14 天。

（6）川芎嗪注射液，适用于血灌瞳神属血瘀者。静脉滴注，每次 80mg，加入 0.9% 氯化钠注射液 250mL，每日 1 次，连续 7~14 天。

（7）黄芪注射液，适用于血灌瞳神属气虚者。静脉滴注，每次 20mL，加入 5% 葡萄糖注射液 250mL，每日 1 次，连续 7~14 天。

5. 西医治疗

（1）药物：①口服：早期可用维生素 K_4，每次 8mg，每日 3 次。出血停止后，可用卵磷脂络合碘片（沃丽汀），每片 1.5mg，每次 3mg，每日 3 次。②肌内注射：巴曲酶，每次 1000U，每日 1 次。③静脉给药：早期可用酚磺乙胺注射液，每次 250mg，加入 0.9% 氯化钠注射液 250mL，每日 1 次；或氨甲苯酸注射液，每次 0.4g，加入 0.9% 氯化钠注射液 250mL，每日 1 次。停止出血后，可用尿激酶，每次 5000~10000U，加入 0.9% 氯化钠注射液 250mL，新鲜配制，每日 1 次。

（2）手术：①前房冲洗术：适用于前房积血不能吸收者，或前房积血继发青光眼者。②玻璃体切割术：适用于玻璃体积血不能吸收者，或增生性玻璃体视网膜病变，或牵拉性视网膜脱离者。③激光睫状体光凝术或睫状体冷凝术：适用于血灌瞳神所致的新生血管性青光眼。

【预后与转归】

外伤所致的血灌瞳神多能吸收，但前房积血若日久不吸收，可出现角膜血染或继发性青光眼；玻璃体积血日久不吸收，可出现增生性玻璃体视网膜病变，或继发性青光眼，上述病变均可严重影响视力，甚则导致视功能丧失。

【预防与调护】

1. 出现血灌瞳神，应包扎双眼、取半坐卧位、减少活动、静养休息。

2. 重视生产安全，避免眼外伤。

3. 眼部手术时，操作动作要轻柔、准确，避免损伤眼部组织。

4. 饮食宜清淡，忌食辛辣炙煿、肥甘厚味、烘烤焙烙之品。

5. 若行玻璃体切割术，应根据术中玻璃体腔内是否填充惰性气体、硅油或重水等，以及根据填充物作用位置选择相应的体位，以提高手术成功率。

【文献选录】

1.《证治准绳·杂病·七窍门》："血灌瞳神证，谓视瞳神不见其黑莹，但见其一点鲜红，甚则紫浊色也。病至此亦甚危且急矣，初起一二日尚可救，迟则救亦不愈。"

2.《眼科金镜·血贯瞳神症》："血贯瞳神，乃胆肾真精有损，清纯元阳正气耗散，致瘀血流入睛中，清浊相混，红光满瞳，视日蒙蒙如隔雾，看物冥冥似云生。此症最险，急治可救，缓则难瘥，多有命不能长久者。人多以瘀血贯睛，乃白睛由瘀血所灌，紫胀如虬；此是瞳仁黑莹一点鲜红血色，遮盖神光。宜坠血明目丸、没药散。"

3.《医宗金鉴·眼科心法要诀·血灌瞳人歌》："血灌瞳人目睛痛，犹如血灌色相同，胆汁肝血因热耗，血为火迫灌睛瞳。急用止痛没药散，硝黄血竭引茶清；痛止大黄当归散，贼苓栀子菊苏红。"

【现代研究】

彭清华等采用活血利水法治疗外伤性前房积血63例患者的65只眼，用桃红四物汤合四苓散加减（基本方：生地黄15g，当归尾12g，桃仁、赤芍、川芎、白术、桔梗各10g，红花6g，茯苓30g，泽泻15g，车前仁20g）；与采用活血化瘀法，用桃红四物汤加减（基本方：生地黄15g，当归尾12g，桃仁、赤芍、川芎10g，红花6g）治疗的35例36只眼进行对照。结果：治疗组痊愈28只眼，显效23只眼，好转11只眼，无效3只眼，总有效率为95.48%；对照组痊愈12只眼，显效12只眼，好转8只眼，无效4只眼，总有效率为88.88%。两组相比，有显著性差异（$P < 0.01$）。治疗组28只眼痊愈的平均时间为8.5天，对照组12只眼痊愈的平均时间为10.5天，疗程比对照组少2.0天。彭清华等根据玻璃体积血患者"水血互结"的中医病机特点，采用活血通脉、利水明目作用的散血明目片治疗玻璃体积血患者76例79只眼，与35例37只眼做对照，证实该药确能促进玻璃体积血的吸收，改善眼底情况，改善全身血液流变性，降低血液的黏滞性和聚集性，降低血小板的活化功能，减轻血管内皮细胞的受损等，从而全面改善患者血瘀状况，提高玻璃体积血患者的视功能。动物实验证实，散血明目片能明显促进玻璃体积血的吸收，促进溶血，增强巨噬细胞的噬血能力，提高SOD活性，对玻璃体积血造成的玻璃体组织结构损害有一定的促进恢复作用；并能明显减少巨噬细胞对IL-6、TNF-α等炎性因子的释放，抑制其在玻璃体内的高表达，进而抑制由玻璃体积血所致PVR的发生，对视网膜具有保护性作用。

温利辉等对外伤性前房积血112例患者给予复方血栓通胶囊和云南白药胶囊口服为主治疗，辅以局部糖皮质激素治疗。眼压超过30mmHg者，进行降眼压治疗；持续高眼压者，行前房冲洗。结果：112例患者前房积血全部吸收。研究认为血栓通胶囊联合云南白药胶囊及西医辅助治疗外伤性前房积血的临床效果满意。王跃进等将112例患者滴注20%甘露醇250mL，每日2次；温开水冲服中药免煎颗粒生蒲黄汤，早晚各1次，结合出血时间、积血程度、并发症进行加减。结果：Ⅰ级积血1~2日吸收，Ⅱ级积血3~8日吸收，Ⅲ级积血7~15日吸收，2例继发青光眼，无并发角膜血染。研究认为生蒲黄汤结合甘露醇可有效控制早期出血，促进前房积血吸收，减少继发性青光眼等并发症的发生。周春安将101例外伤性前房积血患者随机分为治疗组51例，对照组50例。治疗组采用西药加中药蒲黄汤、桃红四物汤治疗，对照组采用单纯西药治疗，两组均 7 天为 1 个疗程，2 个疗程后评价疗效。结果：痊愈率，治疗组为 94.3%，对照组为 60.0%，差异有统计学意义，治疗组优于对照组；两组出血吸收时间比较，Ⅰ级积血差异无统计学意义，Ⅱ级和Ⅲ级积血差异均有统计学意义，治疗组优于对照组。研究认为中西医结合治疗外伤性前房积血较单纯西药效果好。申德昂将治疗组采用中西医结合分期治疗的方法进行治疗，对照组应用西医治疗。结果：治疗组有效率 100%，对照组有效率 96%。研究认为治疗组明显优于对照组，经统计学处理，差异有显著性。治疗组继发青光眼 2 例，对照组继发青光眼 24 例，经统计学处理，差异有显著性。

李群英等将 92 例外伤性前房积血的患者随机分为治疗组和对照组，每组 46 例。对照组给予常规止血、降眼压、抗炎等对症治疗；治疗组在对照组治疗的基础上，给予中药免煎剂蒲七汤以凉血止血、活血化瘀。两组病例均以 7 天为 1 个疗程，1 个疗程结束后统计疗效。观察两组患者综合临床疗效、前房积血吸收、视力恢复及眼压控制情况。结果：治疗组综合临床疗效明显优于对照组，前房积血吸收时间、视力恢复及眼压控制情况与对照组比较有统计学差异。研究认为蒲七汤治疗外伤性前房积血临床疗效显著，安全可靠。杨玉青等将符合诊断标准的糖尿病性玻璃体积血患者采用单盲法随机分成治疗组和对照组，治疗组 37 例，对照组 25 例。在常规糖尿病治疗基础上，治疗组应用依据益气养阴、和血通络法为治法自拟的糖网汤为基本方，结合分期辨证加减。对照组出血早期，给予巴曲酶针肌注，同时给予维生素 C、维生素 E 口服；出血稳定后，普罗碘铵注射液患眼电离子导入。观察治疗前后视力、玻璃体积血变化，结果：治疗组有效率 84.21%，疗效明显高于对照组。玻璃体积血治疗组治疗前后差异显著，两组治疗后比较，差异有统计学意义。研究认为益气养阴、和血通络法结合，分期治疗糖尿病性玻璃体积血疗效确切。

【教学重点】

1. 血灌瞳神的部位。
2. 血灌瞳神的治疗。

【教学难点】

1. 血灌瞳神的临床表现。充分利用电子幻灯、教学图片或相关录像等多媒体教学资料进行讲解，让学生能够理解和明确血灌瞳神的病变部位，包括黑睛与黄仁间（西医学的前房）、金井（西医学的玻璃体）。

2. 血灌瞳神中西医结合的治疗与预防。说明应用中西医结合的综合治疗方法，包括应用药物、理疗及手术等措施，分别扼要叙述本病中西医治疗的各自优势；治疗过程中应注意防治并发症的发生发展。

【复习思考题】

1. 何谓血灌瞳神？其病变部位在哪里？
2. 血灌瞳神的病因病机、临床表现是什么？

3. 如何理解血灌瞳神的预防与护理?

第六节　暴　盲

【教学目的】

1. 掌握络阻暴盲、络瘀暴盲、络损暴盲、目系暴盲的定义。
2. 掌握络瘀暴盲、目系暴盲的病因病机、临床表现、辨证论治。
3. 熟悉络阻暴盲的临床表现和急救措施。
4. 熟悉络损暴盲的病因病机、临床表现和治疗原则。

【教学要求】

掌握络阻暴盲、络瘀暴盲、络损暴盲、目系暴盲的定义;络瘀暴盲、目系暴盲的病因病机、临床特点及辨证论治。熟悉络阻暴盲的临床表现和急救措施,络损暴盲的病因病机、临床表现和治疗原则。教学方法:以课堂讲授(选用问题式、讲授式、案例式、讨论式)及临床见习为主。教学设备:主要用电子幻灯、教学图片或相关录像资料等多媒体教学资源。有条件者以临床患者进行示教。

【概述】

暴盲是指眼外观正常,一眼或双眼视力骤然急剧下降,甚至盲而不见的内障眼病,属眼科的急危重症之一。若不及时治疗,常可导致视力永久损害。

本病类似于西医学的突然发生视力急剧下降,甚至视力丧失的一类疾病。

【历史沿革】

"暴盲"首见于《证治准绳·杂病·七窍门》,曰:"平日素无他病,外不伤轮廓,内不损瞳神,倏然盲而不见也。"暴盲作为一种临床急危重症,早在东汉时期的华佗《华氏中藏经·论脚弱状候不同》已附带提及,该书在论述脚气病因病机时,将临床暴盲症状列为脚气病的发病诱因之一,指出脚气"特因他疾而作,或如伤寒,或如中暑……或暴盲聋,或口眼抽搐……"至宋元时期,张子和的《儒门事亲》进一步指出忿怒可导致暴盲的发生,曰:"怒气所致为呕血……为目暴盲,耳暴闭……"认为气候条件会影响本病的临床发病率,称在"君火司天"的"火运年"中:"其年目病者,往往目暴盲,运火灾烈故也。"并首次列举了本病的临床医案,曰:"戴人女僮至西华,目忽暴盲不见物,戴人曰:此相火也,太阳阳明,气血俱盛,乃刺其鼻中攒竹穴与顶前五穴,大出血,目立明。"而首次将暴盲作为一个病名并加以较详细论述者,为明·王肯堂的《证治准绳·杂病·七窍门》,认为本病的临床特点为:"平日素无他病,外不伤轮廓,内不损瞳神,倏然盲而不见也。"指出本病:"病致有三,曰阳寡,曰阴孤,曰神离,乃否塞关格之病。"此后众多医家均宗此说,并做了进一步阐述,如明·傅仁宇

《审视瑶函·内障》、清·黄庭镜《目经大成·暴盲》等。随着中西医结合日趋紧密和西医学的不断发展，暴盲作为急性视力损害的中医内障眼病，在临床表现、病因病机、诊断治则等方面，逐渐融入了西医学相关疾病的内容，现代中医医家据此将暴盲分为络阻暴盲、络瘀暴盲、络损暴盲、目系暴盲等，以下分别予以论述。

一、络阻暴盲

【概述】

络阻暴盲是指患眼外观正常，猝然一眼或双眼视力急剧下降，视衣可见以典型的缺血性改变为特征的致盲眼病。

本病相当于西医学的视网膜动脉阻塞（附彩图 12-38-1、附彩图 12-38-2、附彩图 12-38-3）、视网膜分支动脉阻塞（附彩图 12-38-4、附彩图 12-38-5）、睫状视网膜动脉阻塞、视网膜毛细血管前小动脉阻塞、脉络膜缺血和眼动脉阻塞等。本节主要讨论视网膜中央动脉或分支动脉阻塞。主要的致病因素有血管硬化、血管痉挛、血栓形成、血管受压、高血压等，各类栓子栓塞如动脉粥样硬化斑脱落、血小板纤维蛋白栓子、脂肪栓子、脓毒栓子、药物栓子等；动脉硬化或炎症、痉挛等可使血管内皮受损，血管内壁粗糙狭窄，易于形成血栓阻塞；同时，玻璃体视网膜手术、眼眶手术等由于术中及术后出现高眼压，可使视网膜动脉受压，或手术中对血管的直接损伤或刺激的应激反应都有可能发生视网膜动脉阻塞。

本病发病急骤，多为单眼发病，无性别差异；多发生于患有心血管疾病的老年人，偶见于年轻患者。

【历史沿革】

络阻暴盲以往中医古籍在"暴盲"中论述。对络阻暴盲特点记载较为准确的当推《抄本眼科》，书中描述"不害疾，忽然眼目黑暗，不能视见，白日如夜"，又称"落气眼"。而络阻暴盲病名则首见于《临床必读》。廖品正主编的《高等中医药院校教学参考丛书·中医眼科学》，将本病归入"眼络阻塞"的范畴。彭清华编著的《中国民间局部诊法》称为"目络阻滞暴盲"。此后在曾庆华主编的《普通高等教育"十五"国家级规划教材·中医眼科学》中，比较系统地从病名、病因病机、内外治、其他治法、预后及预防护理等方面介绍了络阻暴盲的内容。

【病因病机】

《证治准绳·杂病·七窍门》谓："乃否塞关格之病。病于阳伤者，缘忿怒暴悖，恣酒嗜辣好燥腻，及久患热病痰火人得之，则烦躁秘渴。病于阴伤者，多色欲悲伤，思竭哭泣太频之故。"《抄本眼科》指出其病机为"元气下陷，阴气上升"所致，结合临床，可归纳为：

1. 忿怒暴悖，气机逆乱，气血上壅，血络瘀阻，玄府闭塞。

2. 偏食肥甘燥腻、烘烤焙烙之品，或恣酒嗜辣，痰热内生，上扰清窍，血脉闭塞。

3. 年老阴亏，肝肾不足，肝阳上亢，气血并逆，瘀滞脉络，神光无以发越。

4. 心气亏虚，推动乏力，血行滞缓，眼络瘀塞，蒙蔽清窍。

【临床表现】

1. 自觉症状

突然视力急剧下降，甚至失明，或部分视野缺损。部分患者起病前可有一时性视物模糊、头痛头昏等。

2. 眼部检查

外眼如常，眼底检查可见视网膜动脉显著变细，甚则呈线状；静脉亦变细，血柱呈节段状或念珠状；视网膜后极部灰白色混浊水肿，黄斑区呈圆形或椭圆形红色，临床称之为"樱桃红斑"；如有视网膜睫状动脉存在，则其供血区域呈红色舌状区。分支动脉阻塞时，病变限于该分支营养区域。日久视网膜混浊水肿可消退，但出现视盘颜色淡白。

3. 荧光素眼底血管造影

在病变发生时，很难及时进行造影检查，多在病变发生后数小时、数日甚至数周后才进行此项检查，因此差异较大。其常见以下几种变化：①中央动脉主干无灌注或动脉小分支无灌注；②动脉及静脉充盈迟缓，视网膜循环时间延长；③检眼镜下所见的血流"中断"部位仍有荧光素通过；④毛细血管无灌注区形成；⑤部分血管壁的荧光素渗漏；⑥晚期患者可能没有显示视网膜动脉阻塞的荧光形态。

【诊断依据】

1. 突然视力急剧下降或丧失。

2. 视网膜动脉极细，血柱呈节段状。

3. 视网膜中央动脉阻塞时，后极部广泛灰白色水肿混浊，出现黄斑樱桃红斑。

4. 可有典型荧光素眼底血管造影的荧光形态，如臂－视网膜循环时间或视网膜动－静脉回流时间延缓、视网膜动脉充盈迟缓或充盈不良，或视网膜动脉呈节段性充盈或呈串珠状充盈等。

【鉴别诊断】

1. 本病应与眼动脉阻塞相鉴别

眼动脉阻塞时，视网膜中央动脉和睫状动脉同时供血缺失，视力损害更加严重，仅为光感或无光感；视网膜乳白色水肿混浊更重，40% 的患者眼底无樱桃红点，荧光素眼底血管造影显示脉络膜为弱荧光；病变晚期，黄斑部有明显的色素紊乱。

2. 本病应与缺血性视神经病变相鉴别

缺血性视神经病变视力可正常或程度不等地下降，但不如动脉阻塞者严重；视野常可出现与生理盲点相连的象限性缺损，荧光素眼底血管造影显示为视盘荧光充盈不均匀

（附彩图 12-39-1、附彩图 12-39-2、附彩图 12-39-3）。

3. 本病应与脉络膜缺血相鉴别

脉络膜缺血主要表现为视力突然减退，甚至骤然下降至眼前手动。眼底主要根据阻塞血管的大小、数量和发病时间而定：早期病变在阻塞的血管分支供应区域，视网膜外层和视网膜下出现灰白色水肿，严重者累及整个眼底呈灰白水肿；后期随着视网膜水肿的逐渐吸收，局部成脉络膜视网膜色素变性病变，逐渐出现色素颗粒，典型者呈三角形的色素瘢痕区域，其顶点指向视盘，底边朝向周边部，称为"三角综合征"。临床多数脉络膜缺血患者常合并有视网膜中央动脉阻塞或缺血性视神经病变，荧光素眼底血管造影早期可见脉络膜血管阻塞相应区域的血管无荧光素充盈。

【治疗】

本病为眼科急重症，抢救应尽早、尽快，以通为要，兼顾脏腑之虚实。辅以益气、行气。

1. 辨证论治

（1）气血瘀阻证

证候：眼外观端好，骤然盲无所见，眼底表现同眼部体征；兼情志抑郁，胸胁胀满，头痛眼胀，或病发于暴怒之后；舌有瘀点，脉弦或涩。

辨证分析：多因性情急躁，忿怒伤肝，或性情忧郁，情志内伤，气机郁滞，血行不畅，肝气通于目，肝失条达，致目中脉络瘀阻，神光无以发越，故见视力骤降、视网膜水肿；气血瘀阻脉络，故头痛眼胀、胸胁胀闷、舌有瘀点、脉弦或涩。

辨证要点：以视网膜动脉显著变细，伴胸胁胀满、急躁易怒等全身症状及舌脉为本证要点。

治法：行气活血，通窍明目。

方药：通窍活血汤[137]加减。失眠者，加夜交藤、柏子仁、酸枣仁以宁心安神；胸胁胀满甚者，加柴胡、郁金、青皮以行气解郁；视网膜水肿甚者，加琥珀、泽兰、益母草之类活血化瘀、利水消肿；头昏痛者，加天麻、白蒺藜、牛膝以平肝、引血下行。

（2）痰热上壅证

证候：眼部症状及检查同前；形体多较胖，头眩而重，胸闷烦躁，食少恶心，口苦痰稠；舌苔黄腻，脉弦滑。

辨证分析：平素过食肥甘厚味、烘烤焙烙之品，聚湿生痰，痰郁化热，痰热互结，上壅目中脉络，故骤然盲目。全身症状及舌脉均为痰热上壅之候。

辨证要点：以视网膜动脉显著变细，伴形体肥胖或目眩头重及舌脉为本证要点。

治法：涤痰通络，活血开窍。

方药：涤痰汤[134]加减。方中酌加地龙、川芎、郁金、牛膝、泽兰、麝香以助活血通络开窍之力；若热邪较甚，方中去人参，酌加黄连、黄芩以清热涤痰。

（3）肝阳上亢证

证候：眼部症状及眼底检查同前，目干涩；年老体弱，头痛眼胀或眩晕时作，急躁易怒，面赤烘热，心悸健忘，失眠多梦，口苦咽干；脉弦细或数。

辨证分析：年老体弱，肝肾阴亏，水不涵木，肝阳失潜；或肝郁气火内生而阴液暗耗，阴不制阳，肝阳亢逆，气血上冲，瘀阻目中脉络，故骤然盲而不见、目干涩。其全身症状及舌脉均为肝阳上亢之候。

辨证要点：以视网膜动脉显著变细，伴年老体弱或眩晕时作、面赤烘热等症及舌脉为本证要点。

治法：滋阴潜阳，活血通络。

方药：镇肝熄风汤[171]加减。可于方中加石菖蒲、丹参、丝瓜络、地龙、川芎以助通络活血；心悸健忘、失眠多梦者，宜加夜交藤、珍珠母以镇静安神；五心烦热者，加知母、黄柏、地骨皮以降虚火；视网膜水肿混浊明显者，加车前子、益母草、泽兰、郁金以活血利水。

（4）气虚血瘀证

证候：发病日久，视物昏蒙，视网膜动脉细而色淡红或呈白色线条状，视网膜水肿，视盘颜色淡白；或伴短气乏力，面色萎黄，倦怠懒言；舌质淡兼有瘀斑，脉涩或结代。

辨证分析：气虚血行乏力，血不充脉，目窍失养，故见视物昏蒙，视网膜动脉细而色淡红或呈白色线条状，视盘色淡等眼症；全身症状及舌脉均为气虚血瘀之候。

辨证要点：以视网膜动脉显著变细，视盘颜色淡白，伴短气乏力等全身症状及舌脉为本证要点。

治法：补气养血，化瘀通脉。

方药：补阳还五汤[80]加减。心慌心悸，失眠多梦者，加酸枣仁、夜交藤、柏子仁以养心宁神；视网膜颜色淡者，加枸杞子、楮实子、菟丝子、女贞子等益肾明目。久病情志抑郁者，加柴胡、白芍、枳壳、青皮、郁金以疏肝解郁。

2. 外治

（1）间歇性按摩眼球以降低眼压。

（2）眼部直流电药物离子导入。可选用川芎嗪液、丹参液或三七液导入，每日1次，每次15分钟，10次为1个疗程。

3. 针刺治疗

（1）主穴：睛明、风池、球后。配穴：外关、合谷、光明。

（2）主穴：风池、大椎、攒竹。配穴：合谷、阳白、内关。

（3）主穴：鱼腰、攒竹、球后。配穴：合谷、太冲、翳风。

方法：各主穴组穴位轮流交替使用，配穴组则左右侧交替使用。每日1次，平补平泻，留针20～30分钟，可连续针刺1～3个月。

4. 中成药治疗

（1）麝香保心丸，适用于络阻暴盲属气血瘀阻证。口服，每次2丸，每日3次。

（2）复方丹参滴丸，适用于络阻暴盲属气血瘀阻证。舌下含服，每次10丸，每日3次。

（3）复方丹参片，适用于络阻暴盲属气血瘀阻证。口服，每次 3 片，每日 3 次。

（4）贝羚胶囊，适用于络阻暴盲属痰热上壅证。口服，每次 0.6g，每日 3 次。

（5）礞石滚痰丸，适用于络阻暴盲属痰热上壅证。口服，每次 0.6g，每日 3 次。

（6）清脑降压片，适用于络阻暴盲属肝阳上亢证。口服，每次 6 片，每日 3 次。

（7）丹参注射液，适用于络阻暴盲兼有血瘀者。静脉滴注，每次 20mL，加入 0.9% 氯化钠注射液 250mL，每日 1 次，连续 7～14 天。

（8）川芎嗪注射液，适用于络阻暴盲兼有血瘀者。静脉滴注，每次 80mg，加入 0.9% 氯化钠注射液 250mL，每日 1 次，连续 7～14 天。

（9）黄芪注射液，适用于络阻暴盲属气虚者。静脉滴注，每次 20mL，加入 5% 葡萄糖注射液 250mL，每日 1 次，连续 7～14 天。

（10）醒脑静注射液，适用于络阻暴盲属玄府闭塞、气血瘀滞者。静脉滴注，每次 20mL，加入 0.9% 氯化钠注射液 250mL，每日 1 次，连续 7～14 天。

5. 西医治疗

（1）药物：①亚硝酸异戊酯 0.2mL 吸入，每隔 1～2 小时吸 1 次，连用 2～3 次。②舌下含化硝酸甘油片，每次 0.3～0.6mg，每日 2～3 次。③吸入 95% 氧及 5% 二氧化碳混合气体。④口服醋甲唑胺片，每次 250～500mg，首次倍量，每日 2～3 次。同时服等量碳酸氢钠片，兼用血管扩张药。⑤球后注射妥拉苏林注射液，每次 12.5mg，每日 1 次；或阿托品注射液，每次 1mg，每日 1 次。⑥静脉给药：尿激酶，每次 10000～20000U，加入 0.9% 氯化钠注射液 250mL，每日 1 次，连续 5 天；或葛根素注射液，每次 200～400mg，加入 0.9% 氯化钠注射液 250mL，每日 1 次；或罂粟碱 30～60mg，加入 0.9% 氯化钠注射液 250mL，每日 1 次。

（2）前房穿刺术：以降低眼压，使动脉压阻力减少。适用于本病早期。

【预后与转归】

视网膜动脉阻塞是眼科致盲的急危重症，若能争分夺秒，应用中西医结合的方法积极进行抢救，尚可挽回部分有用视力。若治疗不及时，常导致视力丧失。

【预防与调护】

1. 平素应保持心情舒畅，避免精神紧张及烦躁暴怒，节制房事，积极参加适当的体育活动。

2. 饮食宜清淡，忌食肥甘油腻、烘烤焙烙及烟酒等惹火生痰之品。

3. 一旦发现视力骤降时，应及时去医院诊治，避免失去抢救时机及延误病情。

【文献选录】

1.《灵枢·决气》："精脱者耳聋，气脱者目不明。"

2.《素问·刺禁论》："刺面，中溜脉，不幸为盲。""刺匡上陷骨中脉，为漏为盲。"

3.《审视瑶函》："此症谓目平素别无他症，外不伤于轮廓，内不损乎瞳神，倏然盲而不见也……乃闭塞关格之病……急治可复，缓则气定而无用矣。"

【现代研究】

彭清华等采用中药为主治疗视网膜中央动脉阻塞 13 例，根据患者的全身症状，辨证分为以下两型：气滞血瘀证者，治以理气解郁、活血利水、通窍明目，方用血府逐瘀汤加减（桃仁 10g，红花 8g，当归尾 12g，生地黄 20g，川芎 10g，地龙 12g，赤芍 10g，柴胡 10g，桔梗 10g，牛膝 15g，益母草 20g，车前子 15g，石菖蒲 15g，天麻 10g，石决明 15g）；气虚血瘀证者，治以益气活血利水、通窍明目，方用补阳还五汤加减（黄芪 30g，白参 10g，地龙 15g，赤芍 10g，川芎 10g，当归 12g，桃仁 10g，红花 6g，丹参 20g，石菖蒲 10g，茯苓 10g，车前子 15g）。在内服中药的同时，均配合球后注射归红注射液（由当归、红花为主制成）1.5~2mL，隔日 1 次，注射后并按摩眼球 15~20 分钟，持续 2~3 周，病程在 4 天内者均配合使用硝酸甘油片 0.5mg 舌下含服，每日 1~2 次；10% 低分子右旋糖酐 500mL 静脉滴注，每日 1 次，持续使用 7~10 天。13 例患者经 29~52 天，平均 37.15 天的治疗，均获得明显疗效，挽救了患者部分视功能。视力由治疗前的 2.965±0.803 提高到治疗后的 4.123±0.231，有非常显著性意义（$P < 0.001$）。所有患者经治疗，视野由查不出到可以查出，或视野明显扩大，视网膜水肿混浊吸收，黄斑部樱桃红消失。有 4 例患者治疗后，经荧光素眼底血管造影复查，发现其视网膜循环时间明显缩短，由治疗前的 6.3±2.1 秒，缩短至治疗后的 3.8±1.3 秒，有非常显著性意义（$P < 0.01$）。

陈莉将确诊为视网膜中央动脉栓塞的患者 68 例分为 2 组，治疗组采用中医活血化瘀法，用复元活血汤加减（柴胡 15g，天花粉 9g，当归 9g，酒炒大黄 30g，桃仁 9g，红花 6g，穿山甲 6g，杏仁 9g，枳壳 9g，甘草 6g）治疗，辅以六味地黄丸口服。对照组用尿激酶 5000IU 加入 5% 葡萄糖或生理盐水 250mL 内静脉滴注，每日 1 次。结果：①两组患者实施不同治疗前后视力情况，总有效率组间比较，3 个月和 6 个月的治疗效果，治疗组均优于对照组，差异具有统计学意义。②两组患者实施不同治疗前后眼底荧光造影情况，总有效率组间比较，3 个月和 6 个月的治疗效果，治疗组均优于对照组，差异具有统计学意义。研究认为在临床上治疗视网膜中央动脉栓塞的过程中，运用中医活血化瘀法的效果显著，是治疗视网膜中央动脉栓塞的可靠选择。王祎成对 43 例视网膜中央动脉栓塞患者同时使用补阳还五汤加味和西药进行治疗，其中西医治疗包括：①舌下含化硝酸甘油 0.6mg。②球后注射消旋山莨菪碱注射液 5mg。③间歇性按摩眼球。④患侧颞浅动脉旁皮下注射复方樟柳碱注射液 2mL，每日 1 次，连续 10 日。⑤吸入 95% 的氧和 5% 的二氧化碳的混合气体，流量为 3L/min，每日 14 次，每次 15 分钟，连续 10 日。在联合中医辨证治疗中，选补阳还五汤加味（黄芪 60g，当归 10g，赤芍 10g，川芎 10g，桃仁 10g，红花 10g，地龙 10g，丹参 30g，血竭 10g）水煎服，每次服 400mL，每日服 1 剂，分早、晚两次服下，10 天为 1 个疗程，连续治疗 2~3 个疗程。结果：在本组患者中，有 14 眼治愈，有 20 眼显效，有 8 眼有效，仅有 3 眼无效，治疗后视力改善的总有效率为 93.33%。研究认为使用补阳还五汤加味和西药治疗视网膜中央动脉栓塞具有确切的效果。

二、络瘀暴盲

【概述】

络瘀暴盲是指因眼底脉络瘀阻，血液不循常道外溢致视力突然下降的眼病。

络瘀暴盲类似于西医学之视网膜中央静脉阻塞（附彩图 12-40-1、附彩图 12-40-2）、视网膜分支静脉阻塞（附彩图 12-41-1、附彩图 12-41-2）、视网膜半侧静脉阻塞、中心性渗出性脉络膜视网膜病变、年龄相关性黄斑变性（湿性）等引起出血而视力骤降的眼病。本节主要讨论视网膜静脉阻塞，西医学认为引起视网膜静脉阻塞的原因有血管外的压迫、静脉血流的瘀滞及静脉血管内壁的损害，为视网膜中央静脉的主干或分支发生栓塞所引起的视网膜静脉血液回流障碍或中断。血管外的压迫多由于视神经内或视网膜动静脉交叉处的视网膜中央动脉或分支小动脉硬化，压迫其邻近的静脉所致，因而常见于高血压及动脉硬化等老年病；静脉血流的瘀滞则见于视网膜动脉灌注压不足或眼压增高及血液黏稠度增高，因而常发生于颈动脉供血不足、大量失血、低血压、青光眼、红细胞增多症、糖尿病、镰状细胞性贫血和血内蛋白异常等病；血管内壁的损害常由于视网膜血管炎所致，因而多见于年轻患者和糖尿病患者。这些病因常互相影响，故本病主要是多因素所致。

一般认为，本病病因复杂，可能是多种因素综合影响。多由于全身有高血压、糖尿病和肾病等，动脉发生硬化，在动静脉交叉处压迫静脉，使静脉管腔狭窄，或因静脉血管的炎症，发生血管壁的内膜浸润肿胀粗糙，血流阻力增加，使静脉的管腔容易阻塞。此外，血液的黏稠度和凝集性增高，血流速度减慢，血液循环不畅，容易诱发本病。但有关视网膜静脉阻塞的发病机制，目前尚未完全明了。大量关于血栓形成相关因子研究，如缺乏 C 蛋白、S 蛋白及抗凝血酶Ⅲ等倾向于血栓形成，但观点尚未统一。多数学者认为，高同型半胱氨酸血症和抗磷脂综合征可能是视网膜静脉阻塞的病因；多见于中老年人，常单眼发病。

【历史沿革】

络瘀暴盲以往中医古籍在"暴盲"中论述。《临床必读》将本病称之为"目衄暴盲"，廖品正主编的《高等中医药院校教学参考丛书·中医眼科学》将本病归入"眼络阻塞"范畴。曾庆华主编的《普通高等教育"十五"国家级规划教材·中医眼科学》将其归属于"络损暴盲"范畴，并且比较系统地从病因病机、内外治法、其他治法、预后及预防护理等方面介绍了络损暴盲的内容。彭清华主编的"十二五"规划教材《中医眼科学》首次将因眼底脉络瘀阻，血液不循常道外溢致视力突然下降的眼病称之为"络瘀暴盲"。

【病因病机】

《银海指南·肾经主病》提出其病因为"属相火上浮，水不能制"。本病病机的关键是脉络瘀阻，血溢脉外，遮蔽神光。结合临床，可归纳为：

1. 情志内伤，肝气郁结，肝失条达，气滞血郁，血行不畅，瘀滞脉内，瘀久则脉络破损而出血。

2. 年老体弱，阴气渐衰，劳思竭视，房事过度，暗耗精血，肝肾阴亏，水不涵木，肝阳上亢，气血上逆，血不循经而外溢。

3. 过食肥甘厚味、烘烤焙烙之品，痰湿内生，痰凝气滞，血脉瘀阻出血，上扰清窍而成。

【临床表现】

主要临床表现是视力下降和眼内出血。症状与病种、病程及部位有关。

1. 自觉症状

视力突然减退，或有眼前黑影飘动，严重者可骤降至眼前手动。

2. 眼部检查

视网膜静脉阻塞根据分型不同表现各异，目前多按阻塞部位和缺血情况分型。按阻塞部位，分为视网膜中央静脉阻塞、视网膜分支静脉阻塞、视网膜半侧静脉阻塞；按缺血性质，分为缺血型和非缺血型。临床常将两者结合。视网膜静脉阻塞者，可见视网膜静脉高度迂曲扩张、色暗红、断续、起伏于出血斑和水肿的视网膜中；动脉较细。以视盘为中心沿视网膜静脉呈放射状、火焰状及不规则分布的视网膜神经纤维层的广泛性出血。出血斑从视盘一直延续至视网膜周边部，或夹有棉绒斑，较大血管破裂所致的出血，可形成视网膜前出血或进入玻璃体内。视盘充血水肿，边界模糊，甚或被出血斑块遮盖。或黄斑囊样水肿，视网膜动脉可有反光增强等硬化征象。分支阻塞者，视网膜出血、水肿、渗出及静脉迂曲扩张局限于阻塞静脉的分布区内。可有与阻塞静脉分布的视网膜区域相应的视野缺损，如出血未波及黄斑，则中心视力较少受到影响。而缺血型和非缺血型视网膜中央静脉阻塞的主要区别见表 12-2。

表 12-2 非缺血型视网膜中央静脉阻塞与缺血型视网膜中央静脉阻塞的鉴别

比较项目		非缺血型（VSR）	缺血型（HR）
视力		正常或下降，但很少低于 0.1	常低于 0.1
视野		正常，或中心比较性暗点	有中心暗点，周边缺损
眼底	早期	静脉怒张，后极部出血较少，无棉絮状渗出斑	静脉明显怒张，后极部出血较多，常有棉絮状渗出斑
	晚期	视盘及视网膜无新生血管	视盘及视网膜常有新生血管
荧光素眼底血管造影		多数见不到毛细血管闭塞区	可见到毛细血管闭塞区
并发症		不发生新生血管	约 75% 的患者在两年内发生各种类型的眼部新生血管
预后		好，一半以上视力可恢复正常	极坏，不能恢复正常视力，约半数因并发新生血管性青光眼而失明
视网膜电图（ERG）		正常	b 波降低

　　本病常见的并发症主要有黄斑裂孔和视网膜裂孔、视网膜脱离、新生血管形成、新生血管性青光眼、玻璃体积血等。

　　3. 实验室及特殊检查

　　（1）荧光素眼底血管造影：对本病的诊断、治疗、预后，尤其是诊断分型极为重要。造影早期，可见视网膜静脉荧光素回流缓慢、动脉－静脉充盈时间延长，分支静脉阻塞者还可以显示出阻塞部位；视网膜出血区呈遮蔽荧光；静脉阻塞区毛细血管明显扩张，并可见大量微动脉瘤。造影后期，可见毛细血管有明显的荧光素渗漏，静脉管壁染色，视网膜呈一片强荧光或有黄斑花瓣样荧光（黄斑囊样水肿）。病程晚期的眼底荧光血管造影可见视网膜或视盘血管有侧支循环建立，缺血型者可见大面积毛细血管无灌注区，或可见视网膜新生血管及其荧光素渗漏。

　　（2）视野检查：根据视网膜中央静脉阻塞的视网膜受损程度，可出现严重程度不同的视野改变；若为静脉分支阻塞，可出现局限性扇形视野缺损。

　　（3）视网膜电图：b/a 波振幅比值降低，负型 ERG，a 波振幅减少或增大，b 波振幅下降，a 波和 b 波潜伏期延长，震荡电位振幅可减少或消失，ERG 强度－反应函数各参数的改变。

　　（4）眼电图检测：光峰振幅降低，光峰/暗谷比（Arden 比）降低，静脉阻塞引起的水肿区域累及一半或一半以上视网膜时，Arden 比异常，基值电位低于健眼。

【诊断依据】

　　1. 早期诊断根据不同的静脉阻塞部位导致不同程度的视力下降。

　　2. 检眼镜下见受累部位视网膜静脉充盈、扩张、变形，视网膜浅层出血，严重缺血合并视网膜棉絮斑。

　　3. 可有荧光素眼底血管造影典型的荧光形态。

【鉴别诊断】

　　1. 本病应与糖尿病视网膜病变相鉴别

　　糖尿病视网膜病变有明确的糖尿病病史，可见于任何年龄，多为双眼发病；后极部有多量的血管瘤和硬性渗出物，毛细血管无灌注区。

　　2. 本病应与视网膜静脉周围炎相鉴别

　　视网膜静脉周围炎多为双眼发病，病变部位多位于视网膜周边部，静脉旁多有白鞘伴行。

　　3. 本病应与高血压性视网膜病变相鉴别

　　高血压性视网膜病变有明确的高血压病史或体征，多双眼发病，常见视网膜浅层出血，多位于后极部，围绕视盘分布；常见棉絮状斑和黄斑部呈星芒状渗出，或可出现视网膜动脉壁反光增强、视网膜动静脉比例的改变、视网膜动静脉交叉压迫征。

　　4. 本病的青年患者应与视盘血管炎相鉴别

　　视盘血管炎病变可仅出现在视盘，或合并有视网膜静脉阻塞，但出血多围绕视盘，周边部较稀疏（附彩图 12-42-1、附彩图 12-42-2）。

【治疗】

因本病的基本病机是脉络瘀阻，血不循经，溢于目内。脉络阻塞是瘀，离经之血亦是瘀，故血瘀是本病最突出的病机。治疗时应注意止血不留瘀，祛瘀的同时应避免再出血，并积极治疗原发病。

1. 辨证论治

（1）气滞血瘀证

证候：眼外观端好，视力急降，眼底表现同眼部检查；全身可有眼胀头痛，胸胁胀痛，或情志抑郁，食少嗳气，或忿怒暴悖，烦躁失眠；舌红有瘀斑，苔薄白，脉弦或涩等。

辨证分析：情志不舒，肝郁气滞，日久化火，迫血妄行，血溢络外，神光遮蔽，故视力急降、眼底出血；全身症状及舌脉均为气滞血瘀之候。

辨证要点：以视网膜静脉扩张、迂曲、色暗红，眼底出血，伴胸胁胀痛等症及舌脉为本证要点。

治法：理气解郁，化瘀止血。

方药：血府逐瘀汤[68]加减。出血初期，舌红脉数者，宜加侧柏叶、荆芥炭、血余炭、白茅根、大蓟、小蓟以凉血止血；眼底出血较多，血色紫暗，加生蒲黄、茜草、三七以化瘀止血；视盘充血水肿，视网膜水肿明显，为血不利化为水，宜加泽兰、益母草、车前子以活血利水；失眠多梦者，加浮小麦、珍珠母、夜交藤以镇静安神。

（2）阴虚阳亢证

证候：眼症同前；兼见头晕耳鸣，面热潮红，头重脚轻，失眠多梦，烦躁易怒，腰膝酸软；舌红少苔，脉弦细。

辨证分析：肝肾阴亏，阴不制阳，肝阳上亢，络损血溢，神光被遏，故眼底出血、视物模糊；头晕耳鸣，面热潮红等全身症状及舌脉均为阴虚阳亢之候。

辨证要点：以视网膜静脉扩张、迂曲，眼底出血，伴头晕耳鸣、面热潮红等症及舌脉为本证要点。

治法：滋阴潜阳。

方药：镇肝熄风汤[171]加减。潮热口干明显者，可加生地黄、麦冬、知母、黄柏以滋阴降火；头重脚轻者，宜加龟板、首乌、白芍以滋阴潜阳。

（3）痰瘀互结证

证候：眼症同前，或是病程较长，眼底出血、水肿、渗出明显，或有黄斑囊样水肿；形体肥胖，兼见头重眩晕、胸闷脘胀；舌苔腻或舌有瘀点，脉弦或滑。

辨证分析：痰、湿、热上壅，目中脉络不畅，血瘀脉络，故眼底出血；眼底水肿、渗出明显及头重眩晕、胸闷脘胀、舌脉等为痰湿之象。

辨证要点：以视网膜静脉扩张、迂曲、色暗红，眼底出血，伴头重眩晕、胸闷脘胀等症及舌脉为本证要点。

治法：清热除湿，化瘀通络。

方药：桃红四物汤[122]合温胆汤[163]加减。若视网膜水肿、渗出明显者，可加车前子、益母草、泽兰以利水化瘀消肿。

2. 外治

眼部直流电药物离子导入。选用川芎嗪液、丹参液或三七液导入，每日 1 次，每次 15 分钟，10 次为 1 个疗程。

3. 针刺治疗

常用穴位：睛明、攒竹、球后、瞳子髎、太阳、翳明、风池、合谷、足三里、阳陵泉等。

方法：每次局部、远端取穴各 2～3 个。每日 1 次，平补平泻，留针 10～15 分钟。

4. 中成药治疗

（1）复方丹参片，适用于络瘀暴盲属气血瘀阻证。口服，每次 3 片，每日 3 次。

（2）复方丹参滴丸，适用于络瘀暴盲属气血瘀阻证。舌下含服，每次 10 丸，每日 3 次。

（3）二陈丸，适用于络瘀暴盲属痰瘀互结证。口服，每次 9～15g，每日 2 次。

（4）天麻钩藤饮，适用于络瘀暴盲属阴虚阳亢证。温开水冲服，每次 10g，每日 3 次。

（5）醒脑静注射液，适用于络瘀暴盲属气血瘀滞者。静脉滴注，每次 20mL，加入 0.9% 氯化钠注射液 250mL，每日 1 次，连续 7～14 天。

（6）黄芪注射液，适用于络瘀暴盲属气虚者。静脉滴注，每次 20mL，加入 5% 葡萄糖注射液 250mL，每日 1 次，连续 7～14 天。

（7）葛根素注射液，适用于络瘀暴盲者。静脉滴注，200～400mg，加入 0.9% 氯化钠注射液 250mL，每日 1 次，连续 7～14 天。

（8）川芎嗪注射液，适用于络瘀暴盲者。静脉滴注，每次 80mg，加入 0.9% 氯化钠注射液 250mL，每日 1 次，连续 7～14 天。

5. 西医治疗

（1）药物：

①口服：阿司匹林肠溶片，每次 100mg，每日 3 次。烟酸片，每次 100mg，每日 3 次。地巴唑片，每次 20mg，每日 3 次。

②球后注射：尿激酶，每次 100～500U，溶于 0.5～1mL 注射用水，每日或隔日 1 次。

③静脉给药：尿激酶，每次 10000～40000U，加入 0.9% 氯化钠注射液 250mL，每日 1 次，连续 5～10 天。或葛根素注射液，每次 200～400mg，加入 0.9% 氯化钠注射液 250mL，每日 1 次，连续 5～10 天。

④玻璃体腔注射：伴有黄斑水肿或视网膜新生血管，可行玻璃体腔内注射抗新生血管药物。

（2）视网膜激光光凝：适用于视网膜静脉阻塞有新生血管、无灌注区、黄斑囊样水肿等症者，以减少视网膜水肿，促进出血吸收，预防新生血管和新生血管性青光眼的发生发展，以挽救视力。

（3）手术：

①动静脉外膜切开术：适用于视网膜分支静脉阻塞者。

②放射状视神经切开术：适用于视网膜中央静脉阻塞视功能严重受损者。

③玻璃体切割术：适用于玻璃体积血经积极治疗仍不能吸收，或经眼部 B 型超声检查有机化膜形成或有视网膜脱离者。

【预后与转归】

视网膜静脉阻塞是眼科致盲的急危重症，应用中西医结合的综合方法积极治疗，可挽救有用视力。若治疗不当或出现黄斑裂孔和视网膜裂孔、视网膜脱离、新生血管形成、新生血管性青光眼、玻璃体积血等多种并发症时，可影响视力的恢复。

【预防与调护】

1. 出血期间应适当休息，减少活动，取半坐卧位。

2. 饮食宜低盐、低脂肪、低胆固醇，以清淡、容易消化、升血糖指数低的食物为主。忌食辛辣炙煿、烙焙烘烤及肥甘厚味腥发之品，戒烟慎酒。

3. 本病可能出现反复出血，应坚持长期治疗和观察，当病情反复时，切忌急躁、悲观、忿怒，保持心情舒畅，积极配合治疗。

4. 注意有无高血压、高脂血症、高血糖及心脑血管等疾病，消除可能发生本病的不良因素。

【文献选录】

1.《银海指南·杂病总论》："病之发也，有因外感内伤，前已详论之矣。至于杂症，不过气血痰食郁五者而已。然五者之中，惟气血为甚。"

2.《素问·宣明五气》："久视伤血。"

3.《审视瑶函·内外二障论》："夫目属肝，肝主怒，怒则火动痰生，痰火阻塞肝胆脉道，则通光之窍遂蔽，是以二目昏蒙，如烟如雾。目一昏花，愈生郁闷，故云久病生郁，久郁生病。"

4.《目经大成》："是故血虽静，欲使其行，不行则凝，凝则经络不通。"

5.《原机启微》："凡是邪胜血病不行，不行渐滞，滞则易凝。"

【现代研究】

彭清华以活血利水法为主，采用分期结合分型用药治疗视网膜静脉阻塞。凡病程在 1 个月以内的患者，根据全身症状的不同，按以下两型施治。阳亢血瘀型者，治以平肝潜阳、活血利水，用天麻钩藤饮加减；药用天麻 10g，钩藤 10g，生石决明 15g，牛膝 15g，菊花 10g，益母草 20 ~ 30g，茯苓 30g，泽泻 15g，车前子 20g，赤芍 15g，地龙 12g，丹参 15g 等。气滞血瘀型者，治以理气通络、活血利水，用血府逐瘀汤加减；药用生地黄 15g，当归尾 12g，柴胡 10g，桃仁 10g，红花 6g，川芎 10g，赤芍 10g，桔梗 10g，牛膝 15g，茯苓 30g，猪苓 20g，车前子 20g 等。凡病程在 1 个月以上的患者，不论其全身症状如何，均按水血互结型论治，治以养阴增液、活血利水，方用生蒲黄汤合猪苓散加减；药用生蒲黄 15g，丹参 15g，赤芍 15g，当归 12g，生地黄 20g，麦冬 12g，茯苓 30g，猪苓 20g，车前子 20g，萹蓄 15g，旱莲草 15g，地龙 12g 等。在内服中药的同时，配合静脉给药血栓通、球后注射归红注射液。治疗 RVO 23 例 23 只眼，取得了较好的临床疗效，并且通过治疗前后荧光素眼底血管造影及血液流变学检查发现，随着病情的好转，其眼底血管荧光充盈及血管形态、血液流变学各检测指标均得以不同程度的改善。魏燕萍等采用活血通脉、利水散结之散血明目片（三七、酒大黄、蒲黄、猪苓、防己、地龙、益母草等中药制成片剂）治疗气滞血瘀型视网膜静脉阻塞，亦取得明显疗效。

姜秀芳等将缺血型视网膜中央静脉阻塞的 360 例患者（均为单眼发病）随机分为两组，对照组 180 例，采用激光光凝法治疗；观察组 180 例，在对照组治疗基础上加用自拟中药方剂分期治疗。激光光凝法疗程 1 个月，中药治疗疗程 4 个月，疗程结束观察两组效果。结果对照组有效率为 77.78%，观察组有效率为 95.56%，两组比较差异有统计学意义。两组均未发生明显不良反应。研究认为激光光凝法联合中药治疗缺血型视网膜中央静脉阻塞的效果优于单纯激光光凝法，且不良反应较少。郑燕林等对确诊为视网膜中央静脉阻塞黄斑水肿的 30 例患者，详细记录患者病史、眼科常规检查、OCT、FFA 的结果；用曲安奈德玻璃体腔注射联合黄斑区格栅样光凝加用桃红四物汤合四苓散（桃仁 10g，红花 10g，生地黄 10g，当归 10g，川芎 10g，赤芍 15g，茯苓 20g，泽泻 10g，炒白术 10g，猪苓 15g）治疗黄斑水肿；观察时间 6 个月，在治疗后 1 周、1 个月、3 个月和 6 个月，进行眼科常规检查和 OCT 检查。结果联合治疗后 1 周、1 个月、3 个月、6 个月黄斑中心凹厚度（μm）分别为 572、391、328、271、269；视力 Log MAR 值分别为 1.27、0.96、0.84、0.74、0.68。研究认为联合治疗能降低视网膜中央静脉阻塞导致的黄斑水肿，治疗 3 个月该效果达到顶峰，之后趋于稳定；联合治疗能够有效改善患者视力，并能维持较长的时间；治疗后 1 周黄斑中心凹视网膜厚度的降低能显著提升视力。

实验研究方面：彭清华等研究发现，散血明目片及中药蛴螬提取物均能促进激光所致视网膜静脉阻塞兔眼内出血的吸收，改善视网膜组织缺血缺氧的状态，明显提高 SOD 含量，降低 MDA 含量，抑制 ET-1、PAI-1、VEGF、bFGF、HGF、MMP-2、小胶质细胞 CD40 和铁蛋白在视网膜面的高表达，诱导 tPA、ES、TIMP-2、HSP70 的高表达，抑制血栓形成，改善 RVO 后视网膜局部微循环，减轻缺血缺氧，进而治疗 RVO，防止 RVO 后新生血管形成。

三、络损暴盲

【概述】

络损暴盲是指因眼底脉络受损出血致视力突然下降的眼病。

西医学之视网膜静脉周围炎（附彩图 12-43-1、附彩图 12-43-2）、视网膜血管炎（附彩图 12-44-1、附彩图 12-44-2）、急性坏死性视网膜综合征（附彩图 12-45-1、附彩图 12-45-2）等病变过程或可出现与络损暴盲类似的证候。本节主要论述视网膜静脉周围炎。西医学认为，本病的病因尚未明确，可能与多种因素有关。有学者认为与免疫复合物引起的血管病变及结核性变态反应所引起的血管炎有关，是一种特发性自身免疫反应性疾病；也有学者认为与中耳炎、鼻窦炎、牙齿脓毒病灶、中间葡萄膜炎、病毒性视网膜炎、Behcet 病、系统性红斑狼疮、多发性硬化、多发性动脉炎、结节病等局部病灶有关。病变主要影响视网膜周边部小静脉。急性期视网膜静脉壁及其周围组织有多形核细胞浸润。在慢性或晚期病例，视网膜静脉及其周围组织有淋巴细胞、浆细胞、上皮样细胞，有时细胞浸润形成结节，可压迫血管壁使管腔变窄。炎症细胞可侵犯管腔，使管腔部分或完全阻塞。

【历史沿革】

络损暴盲以往在"暴盲"中论述，其病名首见于《临床必读》。彭清华主编的《中国民间局部诊法》将其归于"目衄暴盲"范畴。曾庆华主编的《普通高等教育"十五"国家级规划教材·中医眼科学》比较系统地从病因病机、内外治法、其他治法、预后及预防护理等方面介绍了络损暴盲的内容，其类似于西医学的视网膜中央或分支静脉阻塞、视网膜血管炎等因血管壁渗漏或破损，引起出血而视力骤降的眼病。

【病因病机】

《银海指南·肾经主病》提出，其病因为"属相火上浮，水不能制"。本病是多种原因致眼底脉道瘀阻、损伤而血溢脉外，病机关键是火邪上扰，灼伤脉络，血溢脉外而遮蔽神光。结合临床可归纳为：

1. 情志内伤，肝气郁结，郁久化火，火性上炎，上扰目窍，灼伤血络，脉络破损而致血不循经，溢于目内。

2. 嗜食辛辣炙煿、烘烤焙烙之品，脾胃受损，聚湿生痰，痰湿郁结，久郁化火，胃火炽盛，蒸灼目中脉络，迫血妄行，溢于目内。

3. 久病伤阴，肾阴亏虚，水不涵木，虚火内生，上扰清窍，灼伤目络，脉络破损，血不循经而外溢。

4. 劳瞻竭视，阴血暗耗，心血不足，或思虑过度，心脾俱伤，脾不摄血，血不循经，血溢络外。

【临床表现】

主要临床表现是视力下降和眼内出血，症状与病种、病程及部位有关。

1. 自觉症状

早期可无症状。当出血进入玻璃体后，可有黑影飘动或视物变红、视物模糊，视力突然下降至眼前指数，甚至黑蒙。

2. 眼部检查

早期病变多发生在视网膜周边部，周边部视网膜小静脉迂曲扩张，甚至扭曲呈螺旋状，血管旁有白鞘形成，病变血管周围视网膜浅层出血、水肿或灰白色渗出斑，随着病变进展，视网膜前有半透明或白色机化膜形成，并牵拉视网膜血管导致反复出血，严重者血液进入玻璃体腔致玻璃体积血。后期周边部视网膜小血管闭塞出现大片无灌注区，诱发视网膜新生血管形成。反复出血者可导致发生机化而形成增生性玻璃体视网膜病变、黄斑视网膜前膜或黄斑水肿等，最终导致并发症而致视力丧失。

并发症主要有视网膜新生血管、增生性玻璃体视网膜病变、牵拉性视网膜脱离、新生血管性青光眼、白内障、黄斑囊样水肿等。

3. 实验室及特殊检查

（1）眼部影像学检查：①荧光素眼底血管造影检查：可显示病变的部位和程度。早期可见病变静脉曲张，血管壁染色、渗漏，或毛细血管扩张、微血管瘤形成、动静脉异常吻合。后期周边部可出现毛细血管无灌注、视网膜血管异常吻合，或新生血管形成。② Amsler 方格表检查：病变影响黄斑部，可见中心暗点，方格变形。③眼光学相干断层扫描成像（OCT）检查：可确定黄斑水肿的程度。④视网膜厚度分析仪（RTA）检查：评估黄斑水肿程度，为病变的预后提供参考数据。⑤眼部超声检查：部分患者呈现玻璃体积血、增生性玻璃体视网膜病变的典型回声波。

（2）实验室检查：①结核菌素试验：部分患者呈阳性。②梅毒确证试验：部分患者呈阳性。③血分析、胸片、免疫球蛋白、循环免疫复合物、抗核抗体、类风湿因子等检测可有助于早期诊断。

【诊断依据】

1. 多见于青壮年男性，常为双眼先后发病，容易复发。

2. 反复出现眼前黑影飘动及视力下降。

3. 检眼镜下周边部视网膜有出血、渗出、机化及血管旁白鞘，合并或不合并玻璃体积血，或有新生血管形成。

4. 荧光素眼底血管造影显示：病变视网膜静脉出现曲张，血管壁荧光素着染、渗漏，或见毛细血管无灌注区，视网膜血管异常吻合，视网膜新生血管等改变。

【鉴别诊断】

1. 本病应与视网膜血管炎相鉴别

视网膜血管炎是由各种原因引起的视网膜动脉和静脉炎症性病变，常单眼发病，多合并有全身病。检眼镜下视网膜血管周围浸润和血管有白鞘，常合并玻璃体炎症性浑浊、视盘及黄斑区水肿。荧光素眼底血管造影显示弥漫性毛细血管渗漏荧光。

2. 本病应与 Coats 病相鉴别

两者同属视网膜血管疾病。Coats 病是一种视网膜毛细血管扩张症，好发于少年男性，单眼发病。早期病变位于周边部时，无自觉症状。当病变累及黄斑时，出现视力减退。儿童出现斜视或"猫眼"症。典型病例表现为环绕视盘和黄斑部附近视网膜血管扩张、迂曲及视网膜下黄白色渗出。常发生渗出性视网膜脱离及增殖性玻璃体视网膜病变，晚期大块渗出病变可侵犯全视网膜，并发白内障、虹膜红变、新生血管性青光眼等。荧光素眼底血管造影显示小动静脉扩张、迂曲，血管壁呈囊样扩张或为串珠样动脉瘤；或显示毛细血管扩张、微血管瘤、毛细血管无灌注、动静脉血管异常吻合及新生血管；或显示病变区荧光素着染、出血性荧光遮蔽，或黄斑部花瓣状荧光积存。

3. 本病应与视网膜中央静脉阻塞相鉴别

视网膜中央静脉阻塞常见于中老年人，多单眼发病，病变部位多位于后极部，以视网膜中央静脉扩张、迂曲，沿视网膜静脉分布区域出现火焰状出血灶为主要临床特征。而本病多见于青年人，常双眼发病，反复发作，病变部位多位于视网膜周边部。

4. 本病应与糖尿病视网膜病变相鉴别

糖尿病视网膜病变有糖尿病病史。病变部位可位于后极部、赤道部和周边部，早期以视网膜微血管瘤、渗出、点片状出血为主，随病情发展可出现毛细血管无灌注、黄斑部囊样水肿、视网膜新生血管及增殖性视网膜病变等。

5. 本病应与树枝状视网膜血管炎相鉴别

树枝状视网膜血管炎多见于10岁以下儿童，常双眼突然发病，视网膜血管呈白鞘化，多伴有葡萄膜炎的表现。

【治疗】

1. 辨证论治

中医药在促进出血吸收，减轻水肿，减少并发症等方面有一定优势。临床常用辨证分型治疗和分期治疗两种方式，分型治疗根据眼底结合全身症状分为肝郁血瘀、胃火炽盛、肝肾阴虚、脾虚气弱等证型。临床也可根据出血早期、瘀血期和反复发作期等阶段不同的临床特点进行论治。根据具体病情，可采取内服汤剂、眼部直流电药物离子导入、静脉滴注等给药方法。

（1）血热伤络证

证候：眼外观端好，视力急降，眼底表现同眼部检查；可伴心烦失眠，口舌生疮，小便短赤；舌红脉数。

辨证分析：心主血脉，诸脉属目，肝开窍于目，心肝火旺，循经上攻目窍，灼伤脉络，血溢络外，神光遮蔽，故视力急降、眼底出血；全身症状及舌脉均为血热伤络之候。

辨证要点：以视网膜小静脉扩张，眼底出血，色鲜红；伴口舌生疮，小便短赤等全身表现及舌脉为本证要点。

治法：清热凉血，止血活血。

方药：宁血汤[56]加减。出血初期，舌红脉数者，宜加荆芥炭、白茅根、大蓟、小蓟以凉血止血；眼底出血较多，血色紫暗，加生蒲黄、茜草、郁金以化瘀止血；视网膜水肿明显，为血不利化为水，宜加益母草、薏苡仁、车前子以活血利水。

（2）肝经郁热证

证候：眼症同前；可伴口苦咽干，烦躁易怒；舌红苔黄，脉弦数。

辨证分析：五志化火，热入血分，脉络受损，络损血溢，神光被遏，故见视力急降、眼底出血；全身症状及舌脉均为肝经郁热之候。

辨证要点：以视网膜小静脉扩张，眼底出血；伴烦躁易怒，口苦咽干等全身表现及舌脉为本证要点。

治法：疏肝清热，凉血止血。

方药：丹栀逍遥散[23]加减。出血初期，可酌加赤芍、旱莲草、茺蔚子、白茅根以增凉血止血之力；失眠多梦者，加煅牡蛎、夜交藤以镇静安神。

（3）阴虚火旺证

证候：病情迁延，反复出现玻璃体积血；可伴头晕耳鸣，五心烦热，口干唇燥；舌质红，脉细数。

辨证分析：热邪最易伤阴，病久阴亏火旺，虚火灼伤脉络，络损血溢于外，故见病情迁延、反复出现玻璃体积血；全身症状及舌脉均为阴虚火旺之候。

辨证要点：以视网膜小静脉扩张，眼底出血反复；伴五心烦热、口干唇燥等全身表现及舌脉为本证要点。

治法：滋阴降火，凉血化瘀。

方药：滋阴降火汤[165]或知柏地黄汤[90]加减。出血初期，宜加荆芥炭、白茅根以凉血止血；反复发作者，可加浙贝母、昆布以软坚散结。

（4）脾虚气弱证

证候：视网膜反复出血，出血斑颜色淡；可伴面色萎黄，心悸健忘，肢体倦怠，少气懒言，月经量少或淋沥不断，纳差便溏，舌质淡胖，有齿印，舌苔薄白，脉细或细弱。

辨证分析：平素思虑过度，心脾俱伤，脾不摄血，血不循经，血行络外，故视网膜反复出血，出血斑颜色淡；心脾虚弱，无以充养，气血渐衰而致面色萎黄，心悸健忘，肢体倦怠，少气懒言，月经量少或淋沥不断，纳差便溏，舌质淡胖，有齿印，舌苔薄白，脉细或细弱。

辨证要点：以病程长久，眼底反复出血；伴肢体倦怠、少气懒言等全身症状及舌脉为本证要点。

治法：健脾益气，摄血祛瘀。

方药：归脾汤[41]加减。纳差腹胀者，去大枣、龙眼肉，酌加神曲、陈皮、砂仁以理气和中；视网膜出血色较淡者，可加阿胶、白薇、侧柏叶以补血止血。出血已止者，选加生地黄、泽兰、三七、丹参等以增活血祛瘀之效。

2. 外治

眼部直流电药物离子导入。选用川芎嗪液、丹参液或三七液导入，每日1次，每次15分钟，10次为1个疗程。

3. 针灸治疗

常用穴位：睛明、风池、太冲、太阳、阳白、丝竹空、攒竹、合谷、肾俞、肝俞、三阴交等穴。

方法：每次局部、远端取穴各 2～3 个。每日 1 次，根据病证虚实，用平补平泻法。

4. 中成药治疗

（1）复方丹参片，适用于络损暴盲兼有血瘀证。口服，每次 3 片，每日 3 次。

（2）川芎嗪片，适用于络损暴盲兼有血瘀证。口服，每次 2 片，每日 3 次。

（3）知柏地黄丸，适用于络损暴盲属阴虚火旺证。口服，每次 8 粒，每日 3 次。

（4）归脾丸，适用于络损暴盲属脾虚气弱证。口服，每次 10g，每日 3 次。

（5）醒脑静注射液，适用于络损暴盲属肝郁血瘀者。静脉滴注，每次 20mL，加入 0.9% 氯化钠注射液 250mL，每日 1 次，连续 7～14 天。

（6）黄芪注射液，适用于络损暴盲属气虚血瘀者。静脉滴注，每次 20mL，加入 5% 葡萄糖注射液 250mL，每日 1 次，连续 7～14 天。

（7）复方丹参注射液，适用于络损暴盲兼有血瘀者。静脉滴注，每次 20mL，加入 0.9% 氯化钠注射液 250mL，每日 1 次，连续 7～14 天。

（8）脉络宁注射液，适用于络损暴盲属阴虚血瘀者。静脉滴注，每次 20mL，加入 0.9% 氯化钠注射液 250mL，每日 1 次，连续 7～14 天。

5. 西医治疗

（1）药物：①口服：可选择使用糖皮质激素、烟酸、肌苷、B 族维生素、血管扩张剂、碘制剂和促进新陈代谢的药物。②球后注射：尿激酶，每次 100～500U，溶于 0.5～1mL 注射用水，每日或隔日 1 次。③静脉给药：尿激酶，每次 10000～40000U，加入 0.9% 氯化钠注射液 250mL，每日 1 次，连续 5～10 天。或葛根素注射液，每次 200～400mg，加入 0.9% 氯化钠注射液 250mL，每日 1 次，连续 5～10 天。④玻璃体腔内注射药物：适用于合并严重黄斑水肿者。用曲安奈德注射液 4mg，于角巩缘颞下侧睫状体平坦部进入玻璃体腔内，缓慢注入药物。⑤病因治疗，如抗结核治疗及去除耳、口腔、鼻部等眼部邻近组织的感染性疾病。

（2）手术：玻璃体切割术，适用于玻璃体积血经积极治疗仍不能吸收，或经眼部 B 型超声检查有机化膜形成或有牵拉性视网膜脱离者。

（3）视网膜激光光凝：适用于视网膜静脉周围炎、视网膜血管炎有新生血管、毛细血管无灌注区、黄斑囊样水肿等，以减少视网膜水肿，促进出血吸收，预防新生血管和新生血管性青光眼的发生发展，以挽救视力。可根据病情，决定激光光凝治疗的方式方法。如出现黄斑水肿者，可用氩激光行局部格子样光凝等。

（4）心理辅导治疗：采取不同的心理辅导方式，以缓解患者的焦虑、恐惧等不良心理状态。

【预后与转归】

视网膜静脉周围炎病程长，易反复发作，是可致盲的眼科病证，应用中西医结合的综合方法积极治疗，多能挽救有用视力。若治疗不当或可出现病情反复、玻璃体积血、牵拉性视网膜病变、白内障、新生血管形成、新生血管性青光眼等多种并发症，影响视力的恢复。

【预防与调护】

1. 出血期应注意休息，避免剧烈运动；可包扎双眼或戴针孔镜，以限制眼球活动；睡眠宜取半坐卧位或侧卧位，使积血下沉。

2. 适时起居，切忌劳累，节制房事，保持大便通畅。

3. 饮食宜清淡而富有营养，应戒烟慎酒，忌食辛辣炙煿、烘烤焙烙等易耗气伤津，助热生火之品。

4. 本病常反复出血，应坚持长期治疗和观察，切忌急躁、悲观和忿怒；宜心情舒畅，积极配合治疗。

【文献选录】

1.《血证论·目衄》："阳明之脉，绕络于目，故凡治目多治阳明。吾尝观《审视瑶函》外障目翳诸方，共一百零，而用大黄者七十余方，可知泻阳明胃经之热，是治目疾一大法门。治目衄者，可以类推，凡白虎汤、甘露饮、玉女煎均治阳明方，医者审虚实先后而用之，罔不奏效。夫目虽阳明经所属，而实肝所开之窍也；血又肝之所主，故治目衄；肝经又为要务，地骨皮散加柴胡、炒栀子、益母草及丹栀逍遥散治之。谨按病发于肝者，多是怒逆之气火，耳鸣口苦，胸胁刺痛，宜从肝治之，可用上二方及当归芦荟丸、龙胆泻肝汤治之。病发阳明者，发热口渴，目干鼻干，大便燥结，宜从阳明法治之。"

2.《世医得效方·眼科》："血灌瞳人，瞳人为血灌注，其痛如锥刺，皆无翳膜，睹物不明者，由肝气闭，血无所归而得，宜引血归肝。"

3.《审视瑶函》："此症谓人自视目外有无数细细红星，如萤火飞缭乱也，甚则如灯光扫星矣。其人必耽酒嗜燥，劳心竭肾，痰火上升，目络涩滞，精汁为六贼之邪火熏蒸所损。故阳光散乱而飞伏，乃水不胜火之患。此病之最重者，久而不治，内障成矣，宜服滋阴降火汤。"

【现代研究】

李淑琳等将42例（47眼）视网膜静脉周围炎患者随机分为治疗组22例（24眼）和对照组20例（23眼）。治疗组：西医治疗同对照组，且同时服用中药治疗4周，根据患者具体情况和疾病发展的不同阶段，分为早期（发病1周内）及晚期（1周后）。早期治以凉血止血，兼活血化瘀；晚期治以活血化瘀，兼养阴明目。无论早、晚期，将按肝火上炎型和阴虚火旺型进行辨证施治。①肝火上炎型：伴有烦躁胁胀，头痛眩晕，面赤咽干苦，小便黄，大便结，舌红苔黄，脉弦数。②阴虚火旺型：伴有五心烦热，失眠多梦，咽干口燥，舌红少苔，脉细数。早期治疗以宁血汤加减（当归、芍药、熟地黄、生地黄、牡丹皮、地骨皮、沙参、三七、小蓟、仙鹤草、甘草）。偏肝火上炎型的，加龙胆、黄芩以清肝火；阴虚火旺型，则加知母、黄柏以降虚火。后期治疗以血府逐瘀汤加减（桃仁、红花、当归、川芎、熟地黄、柴胡、丹参、枸杞子、泽兰、覆盆子、水蛭、海藻、昆布）。偏肝火上炎型的，加黄芩、石决明以清肝火明目；阴虚火旺型，则加地骨皮、旱莲草以降虚火，眶周太阳穴注射复方樟柳碱2周。对照组：地塞米松10mg+生理盐水100mL，每日1次，静脉滴注，连用14日；后口服醋酸泼尼松15mg/d，连用14日；止血剂用氨甲苯酸0.3g，加入0.9%氯化钠注射液250mL，静脉滴注；口服卡巴克洛10mg，维生素C 0.2g，每日3次，均连用14日。结果：治疗组总有效率为95.45%，疗程平均3周；对照组总有效率为60.00%，疗程平均6周。两组比较，治疗组疗效明显优于对照组。研究认为用中西医结合的方法治疗视网膜静脉周围炎，见效快且效果明显优于单纯西药治疗。岳章显等将30例42眼早期视网膜静脉周围炎患者随机分为2组：对照组行视网膜病变区光凝治疗；治疗组除行视网膜病变区光凝治疗外，同时口服和血明目片，5片/次，3次/日，1个月为1个疗程，服用3个疗程。对照组和治疗组中查出病因者，给予相关对症治疗，随访1个月～3年。结果：对照组有效率为80%，治疗组有效率为95.5%。经统计学分析，两组有统计学差异。研究认为视网膜静脉周围炎患者用和血明目片联合激光光凝治疗，效果显著。

四、目系暴盲

【概述】

目系暴盲是指目系因六淫外感、情志内伤或外伤等致患眼倏然盲而不见的眼病。

目系暴盲类似于西医学之急性视神经炎（附彩图12-46-1、附彩图12-46-2）、外伤性视神经病变、前部缺血性视神经病变等引起视力突然下降的视神经病。本节主要论述急性视神经炎，根据其发病部位不同又分视盘炎及球后视神经炎（附彩图12-47），视神经炎常见于全身性急性或慢性传染病，如流行性感冒、腮腺炎、脑膜炎、伤寒、麻疹、梅毒、结核等，也可继发于眼眶、鼻窦、牙齿等局部病变；或营养性和代谢性障碍，如维生素缺乏、贫血、哺乳、糖尿病等；或与铅、烟、酒精、奎宁等中毒及脱髓鞘疾病等有关。国内学者认为，特发性者约占1/2，认为与变态反应有关，儿童常见于上呼吸道感染，然而有近半数的病例，用目前的检查方法还不能查出病因。不同原因引起的视神经炎，其病理改变亦不相同，一般分为两类。一类是急性化脓性炎症，神经组织出现密集的细胞浸润、坏死，形成小型脓肿，此类较少见。另一类多为间质性增生，首先是病变组织发生水肿，神经间隔中有密集的多形核细胞及淋巴细胞浸润，而后有血管及结缔组织增生，以致间隔变厚，再加上组织水肿则压迫视神经纤维使之变性、萎缩。本病可单眼或双眼发病，无明显季节性、无地域及性别差异，起病多急重，可造成严重的视功能障碍。

【历史沿革】

目系暴盲以"暴盲"症为名见于《证治准绳·杂病·七窍门》，以往是在"暴盲"中论述。《临床必读》和《中医诊断与鉴别诊断学》称本病证为"火郁暴盲"，彭清华在

《中国民间局部诊法》中称为"目系炎性暴盲",廖品正主编的《高等中医药院校教学参考丛书·中医眼科学》则将本病归入"目系猝病"范畴。目系暴盲病名首见于曾庆华主编的《普通高等教育"十五"国家级规划教材·中医眼科学》,而且比较系统地从病名、病因病机、内外治、其他治法、预后及预防护理等方面介绍了该病的内容。

【病因病机】

中医学认为,视神经属目系,乃厥阴肝经所主;目系位于瞳神,瞳神属肾,所以急性视神经炎的发生多与肝肾脏腑功能失调相关。其病因病机可以火、郁、瘀、虚概之。《审视瑶函》谓本病:"病于阳伤者,缘忿怒暴悖,恣酒嗜辣,好燥腻,及久患热病痰火人得之,则烦躁秘渴;病于阴伤者,多色欲悲伤,思竭哭泣太频之故……伤于神者,因思虑太过,用心罔极,忧伤至甚……元虚水少之人,眩晕发而盲瞀不见。能保养者,治之自愈;病后不能养者,成痼疾。"后世多沿此说,结合临床归纳为:

1. 六淫外感或五志过极,肝火内盛,循肝经上扰,灼伤目系,玄府闭塞。

2. 悲伤过度,情志内伤,或忿怒暴悖,肝失条达,气机郁滞,目系受损,阻遏神光。

3. 热病伤阴或素体阴亏,阴精亏耗,水不济火,虚火内生,上炎目系,神光无以发越。

4. 久病体虚,或素体虚弱,或产后血亏,气血亏虚,目系失养,蒙蔽清窍。

【临床表现】

1. 自觉症状

突然视力下降,甚或失明。部分患者伴转动眼球时疼痛或感眼球深部疼痛,儿童可伴头痛、呕吐。

2. 眼部检查

视力很差者,瞳孔对光反射迟钝;双眼失明者,瞳孔散大,瞳孔直接及间接光反射均消失;单眼或双眼患者受累程度严重的,一侧可有相对性传入性瞳孔障碍。眼底检查:若为视盘炎,可见视盘充血,边界模糊,严重时视盘充血肿胀,但一般不超过2或3个屈光度;视网膜中央静脉充盈、迂曲,视盘及其周围可见少许出血和渗出、水肿。急性球后视神经炎,早期眼底多正常,晚期可出现视盘颞侧苍白。前部缺血性视神经病变者,视盘轻度肿胀、淡红色,表面毛细血管扩张,有局限性灰白色水肿、盘周线状出血。

3. 实验室及特殊检查

(1)视野检查:急性视神经炎者,中心暗点、旁中心暗点或周边视野缩小;缺血性视神经病变者,常见水平性、象限性缺损等视野异常。

(2)视觉电生理检测:视觉诱发电位(VEP)检测,闪光 VEP 和图形 VEP 的 P_{100} 潜时延长,振幅下降。

(3)荧光素眼底血管造影:急性视盘炎者,可见视盘表面毛细血管扩张及荧光渗漏；缺血性视神经病变表现为视盘荧光充盈迟缓或荧光充盈不均匀。

【诊断依据】

1. 视力突然下降，甚至失明。

2. 视盘炎及缺血性视神经病变者，眼底有相应改变；球后视神经炎者，眼球转动时感球后疼痛，内、外眼检查常无异常改变。

3. 急性者有瞳孔改变。

4. 视野检查有中心暗点等损害。

【鉴别诊断】

1. 急性视神经视盘炎须与下列疾病相鉴别

（1）视盘水肿（附彩图 12-48-1、附彩图 12-48-2）：早期视力基本正常，视野生理盲点扩大，向中心性收缩；有颅内压或眶内压高的其他体征，常伴头痛、恶心、呕吐等。眼底表现：视盘充血、水肿，隆起一般超过 3 个屈光度，周围视网膜水肿、出血，视网膜中央静脉怒张迂曲，静脉搏动消失。头部 CT 或 MRI 检查有助于诊断。

（2）假性视神经炎：视盘虽也较红，并稍隆起，但多不超过 1 或 2 个屈光度，这种情况终身不变，且无出血和渗出。视野正常，生理盲点无扩大。视力正常或矫正后正常。荧光素眼底血管造影检查显示视盘无荧光渗漏。

（3）缺血性视神经病变：常见于老年人，视力突然减退。视野检查：与生理盲点相连的象限性缺损，水平或垂直性半侧偏盲。颅内压正常。眼底可见视盘水肿，边缘不清，常伴少量出血，中央动脉、静脉无明显改变。荧光素眼底血管造影：早期视盘的某一部分呈弱荧光，其余部分正常荧光，造影后期弱荧光区出现明显荧光渗漏。

（4）有髓神经纤维（附彩图 12-49）：此为一种先天异常，一般可见由视盘边缘发出白色不透明斑块，呈放射状排列，视网膜及其血管均属正常，或视网膜血管可被部分有髓神经纤维覆盖。荧光素眼底血管造影检查：视盘未见异常荧光形态。

2. 急性球后视神经炎应与下列疾病相鉴别

（1）伪盲：患者的行为与视力不相称，用伪盲试验，不难诊断。视野和 VEP 检查正常可予以排除。

（2）癔症性黑蒙：瞳孔无改变，有发作性及螺旋状视野，多次反复的检查，视野向心性缩小愈来愈甚。

（3）视交叉肿瘤：蝶鞍区的垂体瘤或颅咽喉管瘤对视交叉的压迫，是颅内视路病损最常见的原因，能产生视力减退直至失明；后期视盘常呈现下行性单纯性萎缩，常与急性球后视神经炎相混淆。视交叉肿瘤引起的视力减退及视野缺损是逐渐发展的，典型者呈双侧偏盲，常伴有持续性头痛及内分泌失调。头颅影像学检查可见蝶鞍扩大或鞍上钙化点，应会同神经科进一步检查。

（4）屈光不正：无视野改变，用针孔镜片或散瞳验光则可区别。

（5）角膜薄翳及晶状体后囊轻度混浊（附彩图 12-50）：可用透照法或裂隙灯显微

镜检查发现。

（6）中心性浆液性脉络膜视网膜病变、黄斑囊样水肿（附彩图 12-51-1、附彩图 12-51-2）：虽表现为视力障碍及中心暗点，但无眼球后胀痛，且患者多述有视物变形，眼底多有黄斑部病变，患者色觉障碍及瞳孔变化均没有急性球后视神经炎者明显。用小电筒照射眼约 10 秒钟后再测视力，急性球后视神经炎者视力无明显下降，而黄斑病变者的视力则明显下降。荧光素眼底血管造影：可以出现典型的中心性浆液性脉络膜视网膜病变及黄斑囊样水肿的荧光形态。

【治疗】

本病对视力危害极大，属眼科急重症，宜早期中西医结合治疗以及时抢救视力。

1. 辨证论治

（1）肝经实热证

证候：视力急降，甚至失明，伴眼球胀痛或转动时作痛；眼底可见视盘充血肿胀，边界不清，视网膜静脉扩张，迂曲，颜色紫红，视盘周围水肿、渗出、出血，或眼底无异常；全身症见头胀耳鸣，胁痛口苦；舌红苔黄，脉弦数。

辨证分析：肝之经脉与目系直接相连，肝火内盛，循经直灼目系，故见视力骤降，眼球转动时球后牵拽疼痛，或视盘充血肿胀等眼症；全身症状和舌脉为肝经实热之候。

辨证要点：以视力骤降，眼球转动时球后牵拽疼痛，或视盘充血肿胀，胁痛口苦等全身症状及舌脉为本证要点。

治法：清肝泄热，兼通瘀滞。

方药：龙胆泻肝汤[39]加减。可于方中加夏枯草、决明子以增强清肝泻火之功；若视盘充血肿胀等，可加桃仁、泽兰、牡丹皮以助活血散瘀、利水消肿；若头目胀痛者，酌加菊花、蔓荆子、青葙子、石决明以清利头目止痛；烦躁失眠者，加黄连、首乌藤、莲子心等清心宁神。

（2）肝郁气滞证

证候：患眼自觉视力骤降，眼球后隐痛或眼球胀痛，眼部检查同前；患者平素情志抑郁或妇女月经不调，喜叹息，胸胁疼痛，头晕目眩，口苦咽干；舌质暗红，苔薄白，脉弦细。

辨证分析：情志抑郁，气机滞塞，目系郁闭，故视力骤降、眼球后隐痛或眼球胀痛；胸胁疼痛和舌脉为肝郁气滞之候。

辨证要点：以视力骤降，眼球后隐痛或眼球胀痛，或视盘充血，伴胸闷胁痛等全身症状及舌脉为本证要点。

治法：疏肝解郁，行气活血。

方药：逍遥散[128]合桃红四物汤[122]加减。若视盘充血明显或视网膜静脉迂曲粗大者，宜加牡丹皮、栀子以清热凉血散瘀；头目隐痛者，加石决明、菊花以清肝明目。

（3）阴虚火旺证

证候：眼症同前；全身症见头晕目眩，五心烦热，颧赤唇红，口干；舌红苔少，脉细数。

辨证分析：劳瞻竭视或热病伤阴致虚火上炎，灼伤目系，故出现视物不明、眼球胀痛、视盘充血等；头晕目眩和舌脉等为阴虚火旺之候。

辨证要点：以视力下降，眼球后隐痛或眼球胀痛，或视盘充血，伴头晕目眩等全身症状及舌脉为本证要点。

治法：滋阴降火，活血祛瘀。

方药：知柏地黄丸[90]加减。方中加丹参、毛冬青以助活血化瘀。若耳鸣耳聋较重者，酌加龟板、玄参、旱莲草以增强滋阴降火之力；若口渴喜冷饮者，宜加石斛、天花粉、生石膏以生津止渴。

（4）气血两虚证

证候：病久体弱，或失血过多，或产后哺乳期发病。视物模糊，兼面白无华或萎黄，爪甲唇色淡白，少气懒言，倦怠神疲；舌淡嫩，脉细弱。

辨证分析：目得血而能视，气血虚则目系失养，故视力急降、眼球后隐痛或眼球胀痛；面色无华，少气懒言，舌脉等为气血两虚之候。

辨证要点：以视力急降，眼球后隐痛，或视盘充血，伴面色无华、少气懒言等全身症状及舌脉为本证要点。

治法：补益气血，通脉开窍。

方药：人参养荣汤[8]加减。可在方中加丹参、石菖蒲、鸡血藤以活血养血。心悸失眠者，加酸枣仁、柏子仁、首乌藤以养心宁神。

2. 外治

眼部直流电药物离子导入。选用川芎嗪液、丹参液或三七液导入，每日1次，每次15分钟，10次为1个疗程。

3. 针灸治疗

（1）肝火亢盛型：取行间、睛明、肝俞、心俞、风池、丝竹空、四白、合谷穴以清热解毒，凉血泻火。多针少灸，以泻法为主。

（2）气滞血瘀型：取睛明、膈俞、丝竹空、中渚、风池、悬钟穴以疏肝解郁，行气活血。针灸并用，以针为主，平补平泻手法。

（3）肝脾湿热型：取睛明、脾俞、三阴交、足三里、合谷、四白、胆俞穴，以清热利湿，宣畅气机。

（4）灸气海穴，每次5~10分钟。

4. 中成药治疗

（1）泻青丸，适用于目系暴盲属肝胆火炽之症状轻患者。口服，每次9g，每日3次。

（2）龙胆泻肝丸，适用于目系暴盲属肝胆火炽之症状重者。口服，每次9g，每日3次。

（3）清开灵口服液，适用于目系暴盲属肝胆火炽或热毒灼目者。口服，每次10mL，每日3次。

（4）双黄连口服液，适用于目系暴盲属肝胆火炽或热毒灼目者。口服，每次10mL，每日3次。

（5）逍遥丸，适用于目系暴盲属肝气郁结之症状轻者。口服，每次9g，每日3次。

（6）舒肝丸，适用于目系暴盲属肝气郁结之症状重者。口服，每次9g，每日3次。

（7）明目上清丸，适用于目系暴盲属热毒灼目者。口服，每次9g，每日3次。

（8）知柏地黄丸，适用于目系暴盲属阴虚火旺者。口服，每次9g，每日3次。

（9）舒肝理气丸，适用于目系暴盲属气滞血瘀者。口服，每次6g，每日3次。

（10）血竭胶囊，适用于目系暴盲兼血瘀者。口服，每次2丸，每日3次。

（11）复方丹参滴丸，适用于目系暴盲兼血瘀者。口服，每次10丸，每日3次。

（12）十全大补丸，适用于目系暴盲属气血两虚者。口服，每次9g，每日3次。

（13）醒脑静注射液，适用于目系暴盲属肝气郁结，玄府闭塞者。每次20mL，加入0.9%氯化钠注射液250mL，静脉滴注，每日1次。

（14）双黄连粉针，适用于目系暴盲属肝胆火炽或热毒灼目者。每次3.6～4.2g，加入0.9%氯化钠注射液250mL，静脉滴注，每日1次。

（15）清开灵注射液，适用于目系暴盲属胆火炽或热毒灼目者。每次40mL，加入0.9%氯化钠注射液250mL，静脉滴注，每日1次。

（16）川芎嗪注射液，适用于目系暴盲属气滞血瘀者。每次80mg，加入0.9%氯化钠注射液250mL，静脉滴注，每日1次。

（17）脉络宁注射液，适用于目系暴盲兼阴虚血瘀者。每次20mL，加入0.9%氯化钠注射液250mL，静脉滴注，每日1次。

（18）复方丹参注射液，适用于目系暴盲兼血瘀者。每次20mL，加入0.9%氯化钠注射液250mL，静脉滴注，每日1次。

（19）血栓通注射液，适用于目系暴盲兼血瘀者。每次10mL，加入0.9%氯化钠注射液250mL，静脉滴注，每日1次。

（20）黄芪注射液，适用于目系暴盲属气血两亏者。每次20mL，加入5%葡萄糖注射液250mL，静脉滴注，每日1次。

5. 西医治疗

（1）药物：应进行全面细致的检查，尽可能找出病因，针对病因积极治疗，如应用广谱抗生素、驱梅、抗结核疗法等。一般急性视神经炎均考虑应用皮质类固醇，能减轻组织的炎症反应及减少组织水肿，减轻视功能的损害和缩短病程。在全身和局部无禁忌证的情况下，应早期足量应用，病情好转后逐渐减量，至病情稳定，再以维持量巩固疗效。同时要考虑合并细菌感染存在，故常规使用抗生素进行治疗，主张使用广谱抗生素足量和静脉给药，以期达到迅速、有效控制感染。必要时，选用二联以上的抗生素，但在使用大量激素和广谱抗生素的情况下，注意出现二重感染的可能；兼用神经营养类药物及血管扩张剂。

①口服：地塞米松片，每次5mg，每日3次；或每日清晨15～20mg，1次顿服。或醋酸泼尼松片，每次10～15mg，每日3次；或每日清晨30～60mg，1次顿服。烟酸

片，每次 0.1g，每日 3 次；或地巴唑片，每次 20mg，每日 3 次；或胞磷胆碱钠胶囊，每次 0.2g，每日 3 次。

②肌内注射：维生素 B₁ 注射液，每次 100mg，每日 1 次。维生素 B₁₂ 注射液，每次 0.05mg，每日 1 次。妥拉苏林注射液，每次 25mg，每日 1 次。

③静脉给药：地塞米松 10～20mg 加入 5% 葡萄糖注射液 250mL，静脉滴注，每日 1 次。一般总量为 300～400mg，应用 3～4 日后开始以 5mg 递减用量，15 天后改为口服至维持量。或氢化可的松 150～200mg，加入 5% 葡萄糖注射液 250mL，静脉滴注，每日 1 次。应用 3～5 日后开始以 25～50mg 递减用量，15 天后改为口服至维持量。

妥布霉素注射液，每次 24 万 U，加入 5% 葡萄糖 250mL，静脉滴注，每日 1 次。

细胞色素 C 注射液 400U、肌苷注射液 0.4g、辅酶 A 注射液 200U、胞磷胆碱注射液 0.5g，加入 5%～10% 葡萄糖注射液 500mL，静脉滴注，每日 1 次。

（2）心理辅导治疗：采取不同的心理辅导方式，以缓解患者焦虑、恐惧等不良心理状态。

（3）高压氧治疗：可增加机体血氧的含量，提高氧张力和血浆氧含量，以改善视盘及视网膜的缺氧状态。方法：每日 1 次，每次 30 分钟，10 次为 1 个疗程。

【预后与转归】

急性视神经炎是眼科急重症，必须及时而正确地治疗，可恢复视力或保存一定的有用视力。若失治误治，或护理不当，缺乏有效的保健，则病情加重，治疗也难以奏效，常出现继发性视神经萎缩、视盘颜色变淡、视力有不同程度的障碍甚至丧失。

【预防与调护】

急性视神经炎的致病因素复杂，要特别注意致病因素对身体的影响，重视生活饮食与精神调理，加强身体抗病能力，避免发病。

1. 生活调理

（1）顺应四时，适其寒温，锻炼身体，增强体质，避免外邪侵袭。

（2）合理安排生活起居、工作学习、文体活动，动静结合，避免过度疲劳而诱发本病。

（3）积极防治传染病，对眼部、鼻窦及口腔等部位的炎症应积极治疗，消除隐患。

（4）养成良好的生活习惯，切忌吸烟和酗酒。

（5）急性视神经炎病发后，应及时采取综合方法治疗，避免或减少并发症和后遗症。

2. 饮食调理

提倡饮食多样化，以富含营养，又易消化之品为宜；忌食辛辣炙煿、虾鱼及螃蟹等腥发之物，以免助热生火，或酿成脾胃湿热，加重病情。宜多食水果、蔬菜、蛋类及瘦猪肉等。病至康复期，一般不宜进食寒凉凝滞之物，以免损伤脾胃，致运化失司，妨碍康复。常用于饮食疗法的药材与食物有：党参、黄芪、山药、粳米、羊肝、熟地黄、天冬、麦冬、枸杞子、木耳、百合、菊花、芦根、苦瓜、丹参、谷精草、石菖蒲、决明子、绿豆、芝麻、胡萝卜、猪脑、鳖肉、蚌肉、桑椹、菠菜、黄瓜、丝瓜等。

3. 精神调理

急性视神经炎患者应重视精神调理，保持乐观，调和喜怒，消除忧愁，减少思虑，避免惊恐，使精神内守，七情调和，则百脉和畅，脏腑阴阳气血平衡，增强战胜疾病的信心。否则伤神伤血，阴阳失调，经脉阻滞，不利于视功能的康复，还容易加重病情。当病情稳定，或在康复期，应适当参加文体活动，使身体脉络通利，气血流畅，脾胃健旺，筋骨强健，正气日盛，邪气渐消，有助于疾病康复。

【文献选录】

1.《灵枢·口问》："目者，宗脉之所聚也。"

2.《灵枢·大惑论》："五脏六腑之精气皆上注于目而为之精，精之窠为眼，骨之精为瞳子，筋之精为黑眼，血之精为络。其窠气之精为白眼，肌肉之精为约束，裹撷筋骨血气之精而与脉并为系，上属于脑，后出于项中。"

3.《证治准绳》："平日素无他病，外不伤轮廓，内不损瞳神，倏然盲而不见也……屡有因头风痰火，元虚水少之人，眩晕发而醒则不见。能保养者，亦有不治自愈；病复不能保养，乃成痼疾，其证最速而异。"

4.《医林改错》："两目系如线，长于脑，所见之物归于脑。"

【现代研究】

彭清华等根据患者的眼底改变和全身情况辨证分型，从肝论治视神经炎。肝郁气滞型者，治以疏肝理气、解郁明目，方用丹栀逍遥散加减；肝胆火炽型者，治以清肝泻火，方用龙胆泻肝汤加减；肝郁血瘀型者，治以疏肝解郁、活血明目，方用血府逐瘀汤加减；肝郁阴虚型者，治以疏肝解郁、益阴明目，用舒肝解郁益阴汤加减；病变后期，肝肾不足者，用明目地黄汤或加减驻景丸加减。

陈小华将 60 例前部缺血性视神经病变（AION）患者随机分为两组，各 30 例 30 眼。对照组在基础治疗（应用地塞米松 5mg、利多卡因 0.2mL，球后注射，隔天 1 次，共 5 次；同时服用维生素 B_1，每次 10mg，每天 3 次；甲钴胺片，每次 500μg，每天 3 次。对症治疗高血压、高血脂及糖尿病等原发疾病）的基础上，予丹参注射液静脉滴注及泼尼松口服治疗；治疗组在基础治疗的基础上，予疏肝解郁通络中药汤剂及针刺治疗（柴胡、白术、赤芍、茺蔚子、香附、丹参、地龙、泽兰、牛膝、木贼各 10g，当归 12g，茯苓、车前子、鸡血藤各 15g。每天 1 剂，水煎 2 次，共取汁 300mL，分早、晚 2 次，温服。针刺取穴：双侧上睛明、承泣、攒竹、目窗、风池、翳明、对侧合谷）。结果：总有效率是治疗组为 96.7%，对照组为 73.3%，两组总有效率比较，差异有显著性意义；两组治疗后的血液流变学变化比较，差异均有显著性意义。研究认为以疏肝解郁通络中药联合针刺治疗 AION，在临床疗效方面优于对照组，在改变血液黏稠度方面疗效亦优于对照组。

　　朱香将视神经炎 42 例患者随机分为两组，所有患者均根据病情轻重程度，将 500mg 或 1000mg 甲泼尼龙溶于 250mL 的生理盐水中静脉滴注，1 次 / 天，3 天为 1 个疗程；病情严重者，可连用 5 天，停药后改为晨起顿服泼尼松 60mg/d，每 3 天依次递减 10mg，减至 30mg 后每周递减 5mg 至停药，总疗程约 2 个月。联合应用弥可保注射液 500μg，肌内注射，1 次 / 天。同时根据病情，配合抗生素、血管扩张剂等治疗。治疗组在此基础上加用丹栀逍遥散加减方：柴胡 10g，牡丹皮 12g，栀子 10g，夏枯草 12g，当归 10g，白芍 12g，白术 10g，茯苓 12g，薄荷 6g，石菖蒲 10g，郁金 10g，茺蔚子 15g。失眠多梦者，加夜交藤、磁石；病程较久，视物不清者，加枸杞子、女贞子、桑椹。两组均治疗 2 个月后评价。结果：治疗组总有效率（90.5%）明显高于对照组（76.2%），研究认为中西医结合治疗视神经炎的疗效满意。

【教学重点】

1. 明确本病的病位在瞳神。络阻暴盲、络瘀暴盲、络损暴盲、目系暴盲的定义。
2. 络瘀暴盲、目系暴盲的病因病机、临床表现、辨证论治。
3. 络阻暴盲的临床表现和急救措施。
4. 络损暴盲的病因病机、临床表现和治疗原则。

【教学难点】

1. 暴盲、络阻暴盲、络瘀暴盲、络损暴盲、目系暴盲的定义，各种暴盲的不同临床表现。充分利用电子幻灯、眼底彩色照片及相关录像资料等多媒体教学资源进行讲解，让学生能够基本掌握何谓暴盲、络阻暴盲、络瘀暴盲、络损暴盲、目系暴盲。
2. 络瘀暴盲、目系暴盲的病因病机、临床表现、辨证论治。参照教材中的相关内容，结合电子幻灯、教学图片或相关录像资料等多媒体教学资源进行较详细的表述，让学生能够基本掌握络瘀暴盲、目系暴盲的病因病机、临床表现、辨证论治要点。
3. 络阻暴盲的急救措施。参照教材中的相关内容，通过讲解让学生能够基本了解治疗络阻暴盲要应用中西医结合的方法争分夺秒地进行。
4. 络损暴盲的病因病机、临床表现和治疗原则。参照教材中的相关内容，通过讲解让学生能够初步了解络损暴盲的病因病机、临床表现和治疗原则。

【复习思考题】

1. 何谓络阻暴盲、络瘀暴盲、络损暴盲、目系暴盲的病因病机？
2. 络阻暴盲、络瘀暴盲、络损暴盲、目系暴盲的临床表现主要包括哪些？
3. 分别简述络阻暴盲、络瘀暴盲、络损暴盲、目系暴盲的中医分型、治则及代表方剂。
4. 何谓络阻暴盲西医学的急救治疗措施？
5. 如何应用中西医结合的方法诊治目系暴盲？
6. 如何使用中成药治疗络阻暴盲、络瘀暴盲、络损暴盲、目系暴盲？

附：视盘水肿

视盘水肿，原称视乳头水肿（附彩图 12-48-1、附彩图 12-48-2），是视盘的非炎症性水肿，通常视功能障碍不明显。最常见原因为颅内肿瘤、炎症、外伤、先天畸形等，恶性高血压、肺心病、眶内肿瘤等引起颅压增高的疾病及眼压过低等亦可引起本病。当颅压升高时，导致视神经的蛛网膜下腔压力随之增高，视网膜中央静脉回流受阻，同时神经纤维轴浆流运动受阻，导致轴浆、水分、蛋白质积存于视盘处的细胞间而引起水肿。本病古代无相应名称，若有一定视觉障碍者，可归属于"视瞻昏渺"（《证治准绳》）或"青盲"（《神农本草经》）范畴。

【病因病机】

本病多因气郁气滞，气不化水，水停目窍；或素体肝旺，肝阳上亢于头目，壅阻目系；或脑生肿瘤，气滞血瘀或痰浊积聚，瘀阻目系等而致。

【临床表现】

以颅压增高的表现和眼底检查视盘水肿为主要异常，视功能在早期多无明显损害。

1. 症状

头痛、呕吐等；视力正常或有一过性黑蒙；少数患者有复视。

2. 眼底检查

视盘水肿在早期只表现为生理凹陷消失，边界模糊，可有充血。水肿明显时可呈菌状，隆起达 3 ~ 7D；视网膜静脉迂曲、怒张；视网膜有出血、棉绒斑和黄白色硬性渗出。如长期水肿，终将导致视神经萎缩。

3. 实验室及其他检查

（1）视野检查：可正常或生理盲点扩大。

（2）荧光素眼底血管造影：视盘有明显荧光素渗漏。

（3）眼科超声及共焦激光扫描仪（HRT）：可见到视盘明显隆起改变。

【诊断】

1. 诊断要点

眼底检查有明显视盘隆起而视功能损害不明显，瞳孔光反射亦无明显异常。

2. 鉴别诊断

早期的视盘水肿应与假性视盘水肿及视乳头炎相鉴别：假性视盘水肿为先天异常，多见于远视眼，荧光素眼底血管造影基本正常，而视盘水肿则有视盘强烈渗漏。视乳头炎有明显视功能损害及瞳孔光反射异常，视野亦有明显损害，而视盘水肿的视野仅为生理凹陷扩大。

【治疗】

尽快查找原因，治愈原发病后，视盘水肿即会很快消失，视功能多不会有明显损害。中医药对帮助消除水肿、保护视神经、后期恢复视神经功能有效。病因不明，病程过久而致视神经萎缩者，主要以中药及针刺进行治疗。

1. 辨证论治

（1）气虚水停证

证候：视盘水肿，全身兼纳少不食，乏力面白，便溏；舌淡苔白，脉沉滑。

治法：益气利水。

方药：五苓散[17]加减。加党参、黄芪助其益气明目，加石菖蒲开窍；久病加牛膝、鸡血藤、红花活血通络。

（2）阳虚水停证

证候：视盘水肿，伴肢冷面白，畏寒，夜尿多；舌淡苔白，脉沉弱或迟。

治法：温阳利水。

方药：真武汤[123]加减。气虚明显，加党参、葛根益气升阳；腰酸腿软者，加枸杞子、寄生、杜仲补肾强腰。

2. 针灸治疗

参照"视神经炎"治疗。

3. 西医治疗

（1）药物：主要为病因治疗。辅助应用维生素 $B_1$100mg，每日3次；维生素 B_{12}500μg 肌注，隔日1次；肌苷片400mg，每日3次；亦可用三磷酸腺苷等。水肿明显，可适当应用脱水剂，如20%甘露醇250～400mL，每日1次，静脉滴注。

（2）手术：水肿持续不消，可行眶内段神经鞘膜减压术。

【预防与调护】

1. 积极配合各科医生，反复、详细检查，力争找到病因。
2. 饮食宜清淡；注意多休息，勿过用体力及目力。

第七节 视衣脱离

【教学目的】

熟悉视衣脱离的病因、临床表现和证治要点。

【教学要求】

熟悉视衣脱离的病因、临床表现和证治要点。教学方法：以课堂讲授（选用问题式、讲授式、案例式、讨论式）及临床见习为主。教学设备：主要用电子幻灯、教学图片或相关录像资料等多媒体教学资源。有条件者，宜用临床患者进行示教。

【概述】

视衣脱离是指眼内视衣呈灰白色隆起，血络爬行其上，导致视功能障碍的内障眼病。

本病类似于西医学的视网膜脱离（附彩图 12-52-1、附彩图 12-52-2），是色素上皮层与视网膜内九层之间的分离而引起视功能障碍的眼病。有原发性与继发性两大类，孔源性视网膜脱离是玻璃体变性与视网膜变性两个因素综合作用的结果。各种原因（高度近视、无晶体眼、外伤后等）引起视网膜变性，特别是视网膜周边部的格子样变性、囊样变性、霜样变性、铺路石样变性等均可形成局部的干性裂孔；如同时发生玻璃体后脱离、液化、浓缩、膜形成则造成玻璃体方面对变性或"干洞区"视网膜的牵拉而形成裂孔，液化玻璃体经裂孔进入视网膜下形成视网膜脱离；眼外伤、视网膜出血性疾病致玻璃体积血，或眼内手术均可致玻璃体或视网膜下机化条带形成，增生性玻璃体视网膜病变则可造成牵拉性视网膜脱离；眼组织炎症（原田病、后葡萄膜炎等）、视网膜脉络膜肿瘤、脉络膜渗漏综合征等均可致无裂孔的渗出性视网膜脱离。

【历史沿革】

视衣脱离在中医古代医籍记载中尚未发现有相对应的病名，根据其证候，历代中医医籍主要在暴盲症中论述。而视衣脱离乃是现代中医的命名，该病名首见于《临床必读》。彭清华在《中国民间局部诊法》中称为"视衣脱落暴盲"，此后曾庆华主编的《普通高等教育"十五"国家级规划教材·中医眼科学》中比较系统地从病名、病因病机、内外治、其他治法、预后及预防护理等方面介绍了该病的内容。目前，许多中医医家根据视衣脱离的部位、范围、程度、视网膜功能及伴发症状之不同，又将本病分别归入"神光自现""云雾移睛""视瞻昏渺""暴盲"等范畴。

【病因病机】

本病先兆症状为"云雾移睛"及"神光自现"，前者的病因病机《证治准绳》认为是"玄府有伤，络间津液耗涩，郁滞清纯之气，而为内障之证，其原皆属胆肾"。有关神光自现，《审视瑶函》认为其病机是"乃阴精亏损，清气怫郁，玄府太伤，孤阳飞越"。当视衣脱离发生在后极部，特别是发生在黄斑区时，视力可骤然下降，属"暴盲"症。《证治准绳·杂病·七窍门》中谓："平日素无他病，外不伤轮廓，内不损瞳神，倏然盲而不见也。病致有三，曰阳寡，曰阴孤，曰神离。"综合古今医籍，其病因病机可归纳为以下几点：

1. 禀赋不足或劳瞻竭视，精血暗耗，肝肾两虚，目失所养。

2. 脾胃气虚，运化失司，固摄无权，水湿停滞，上泛目窍。

3. 情志内伤，肝失条达，疏泄失职，气血津液失其常道，渗于脉外，积于眼内而致视网膜脱离。

4. 头眼部外伤、视衣受损而致视网膜脱离。

【临床表现】

1. 自觉症状

发病前常有黑影飘动或闪光感；可有视物变形，或不同程度视力下降，或有幕状黑影逐渐扩大，甚者视力突然下降。

2. 眼部检查

可见玻璃体混浊，或液化；脱离部位的视网膜呈灰白色隆起，血管爬行其上；严重者可见数个半球状隆起，或呈宽窄不等的漏斗形，甚则漏斗闭合不见视盘；可有大小不等、形态不一的裂孔，裂孔多见于颞侧上、下方，多呈圆形或马蹄形。

3. 实验室及特殊检查

（1）超声检查：①Ａ型超声图像显示在玻璃体平段内出现一个垂直于基线的单高波。②Ｂ超图像显示视衣脱离处有一条强光带凹面向前，一端与视盘相连，另一端或止于周边部。

（2）荧光素眼底血管造影检查：如查不到裂孔时，可做本项检查，以鉴别脉络膜渗漏、疱状视网膜脱离等病变。

【诊断依据】

1. 突然视力下降或视野缺损。
2. 眼底检查可见视网膜灰白色隆起及裂孔。

【鉴别诊断】

1. 本病应与视网膜劈裂症（附彩图 12-53-1、附彩图 12-53-2）相鉴别

先天性视网膜劈裂症大多发现于学龄前儿童，有家族史；病变位于颞下方，双眼对称，病变部位视网膜血管有白鞘。获得性视网膜劈裂症多见于老年人，多位于下方周边部，呈半球状隆起，由囊样变形融合发展而成；内壁透明而薄，外壁缘处多见色素沉着，如内外壁破裂则发展成真性裂孔。

2. 本病应与脉络膜渗漏相鉴别

眼底周边部睫状体平坦部及前部脉络膜环状脱离，下方视网膜呈半球状隆起，为视网膜神经上皮层下积液，可随体位移动，无裂孔。玻璃体一般不混浊。

3. 本病应与渗出性视网膜脱离相鉴别

检眼镜下视网膜脱离不合并裂孔，视网膜下液流向眼球最低。眼部有原发病变的改变，如视网膜血管瘤、脉络膜肿瘤、葡萄膜炎、高血压性视网膜病变等。

【治疗】

1. 辨证论治

对裂孔源性视网膜脱离，应尽早手术治疗。内服中药主要用于部分非手术患者及需手术患者围手术期。

（1）脾虚湿泛证

证候：视物昏蒙，玻璃体混浊，视网膜脱离，或术后视网膜下仍有积液者；伴倦怠乏力，面色少华，食少便溏；舌质淡胖有齿痕，舌苔白滑，脉细或濡。

辨证分析：脾虚失运，湿浊结聚，上注于目，神光无以发越，故见视物昏蒙、玻璃体混浊、视网膜脱离；倦怠乏力、面色少华、食少便溏等全身症状及舌脉均为脾虚湿泛之候。

辨证要点：以视衣脱离，倦怠乏力、食少便溏等全身症状及舌脉为本证要点。

治法：健脾益气，利水化浊。

方药：补中益气汤[79]合四苓散[43]加减。积液多者，加苍术、薏苡仁、车前子以除湿利水。

（2）脉络瘀滞证

证候：头眼部外伤，或术后视网膜水肿，或残留视网膜下积液，结膜充血、肿胀；伴眼痛头痛；舌质暗红或有瘀斑，脉弦涩。

辨证分析：头眼部外伤或术后脉络受损，气血失和，故见外伤或术后出现视网膜水肿或残留视网膜下积液、结膜充血；全身症状和舌脉均为脉络瘀滞之候。

辨证要点：以眼外伤或视网膜脱离术后出现视网膜水肿或视网膜下积液，以及舌脉为本证要点。

治法：活血化瘀，通络止痛。

方药：桃红四物汤[122]加减。可酌加泽兰、三七以加强祛瘀活血利水之功；残留视网膜下积液者，宜酌加土茯苓、赤小豆、白茅根以祛湿利水；头目胀痛甚者，酌加白芷、柴胡、天麻、蔓荆子、菊花、石决明以祛风行气通络。

（3）气虚血瘀水停证

证候：视网膜脱离术后残留视网膜下积液，网膜出血；睁眼乏力，常欲闭眼；舌质暗红或有瘀斑，脉细涩。

辨证分析：视网膜脱离的产生系气虚不固所致。术中不可避免地出血，致阴血亏虚；术后脉络受损，津液外渗，致视网膜下残留积液；血液不循常道而溢于脉外，故见网膜出血；全身症状和舌脉均为气虚血瘀之候。

辨证要点：以视网膜脱离术后残留视网膜下积液，网膜出血，睁眼乏力及舌脉为本证要点。

治法：益气养阴，活血利水。

方药：补阳还五汤[80]加减。可酌加益母草、车前子、泽兰、三七以加强活血利水之功。

（4）肝肾阴虚证

证候：久病失养或手术后视力不升，眼见黑花、闪光；伴头晕耳鸣，失眠健忘，腰膝酸软；舌质红，舌苔少，脉细。

辨证分析：肝肾阴虚，五脏六腑之精无以上承，目失濡养，故术后视力不升，眼见黑花、闪光；全身症状及舌脉均为肝肾阴虚之候。

辨证要点：以视网膜脱离术后视力不升，眼见黑花，头晕耳鸣，腰膝酸软及舌脉等为本证要点。

治法：滋补肝肾。

方药：驻景丸加减方[104]加减。眼前黑花及闪光者，宜加麦冬、太子参、当归、川芎、赤芍以滋阴益气补血。

2. 外治

视网膜激光光凝，适用于单纯视网膜裂孔而无视网膜脱离者，或视网膜脱离范围小者，或手术后视网膜裂孔尚未完全封闭者。

3. 针刺治疗

主要以补肝肾、健脾胃、通络明目为治法。取穴：承泣、风池、攒竹、太阳。配穴：足三里、睛明、肾俞。用平补平泻法，每日或隔日针刺 1 次，14 次为 1 个疗程。

4. 中成药治疗

（1）五苓丸，适用于视衣脱离属脾虚湿泛证。口服，每次 10g，每日 3 次。

（2）补中益气丸，适用于视衣脱离属脾虚湿泛证。口服，每次 8g，每日 3 次。

（3）复方丹参片，适用于视衣脱离属脉络瘀滞证。口服，每次 3 片，每日 3 次。

（4）杞菊地黄丸，适用于视衣脱离属肝肾阴虚证。口服，每次 8g，每日 3 次。

（5）丹参注射液，适用于视衣脱离兼有血瘀者。静脉滴注，每次 20mL，加入 0.9% 氯化钠注射液 250mL，每日 1 次，连续 7～14 天。

（6）川芎嗪注射液，适用于视衣脱离兼有血瘀者。静脉滴注，每次 80mg，加入 0.9% 氯化钠注射液 250mL，每日 1 次，连续 7～14 天。

（7）黄芪注射液，适用于视衣脱离属气虚者。静脉滴注，每次 20mL，加入 5% 葡萄糖注射液 250mL，每日 1 次，连续 7～14 天。

5. 手术治疗

（1）巩膜缩短、外垫压联合巩膜电透热或冷冻术：适用于单纯孔源性视网膜脱离。

（2）巩膜环扎术：适用于视网膜大裂孔，锯齿缘断离大于半周以上的、广泛的视网膜脱离。

（3）玻璃体腔内气体填充术：适用于单纯视网膜裂孔或黄斑区裂孔而无视网膜脱离者。

（4）玻璃体切除联合玻璃体腔内气体、硅油或重水填充术：适用于大量的玻璃体积血、大的后极部视网膜裂孔、巨大视网膜裂孔，以及高度近视的黄斑裂孔、增生性玻璃体视网膜病变、牵拉性视网膜脱离等。

【预后与转归】

本病确诊后，如能及时手术或进行激光光凝治疗，封闭裂孔，可使视网膜复位；术后联合应用中医辨证论治，辅助视功能恢复。如未能及时治疗，则预后差，视功能难以恢复，严重者可出现眼球萎缩。

【预防与调护】

1. 如发现周边部视网膜格子样变性、囊样变性或干性裂孔者，应进行预防性激光治疗，以免病情进一步恶化，形成视网膜裂孔或视网膜脱离。

2. 术后患者应戒烟慎酒，少吃刺激性食物，保持大便通畅。

3. 手术前后应避免剧烈运动。

4. 如术中玻璃体腔内填充惰性气体、硅油或重水者，术后应根据填充物作用的位置选择相应的体位静养休息。

【文献选录】

《审视瑶函》:"神光人自见，起初如闪电，阴精淆纯阳，阳光欲飞变，唯见一片茫，何用空哀怨。此症谓目外自见神光出现，每如电光闪掣，甚则如火焰霞明，盖时发时止，与瞻视有色之定者不同，乃阴精亏损，清气怫郁，玄府太伤，孤阳飞越，而光欲散，内障之重者……"

"视正如何却是斜，阴阳偏胜眼生花，元精衰败元阳损，不久盲临莫怨嗟……此内之玄府。郁遏有偏，而气重于半边，故发见之光，亦偏而不正矣。治用培植其本，而伐其标，久而失治，内障成矣。"

【现代研究】

孔祥蕴将孔源性视网膜脱离病例 67 例（69 只眼）随机分为两组，均施行显微镜直视下外路视网膜复位手术。治疗组 33 例（35 只眼）术前术后口服中药颗粒剂治疗；术前口服健脾利水明目方（生黄芪 30g，当归 10g，泽泻 10g，茯苓 10g，猪苓 15g，白术 10g，苍术 10g，厚朴 10g，陈皮 10g，车前子 10g，桂枝 10g），术后予健脾利水明目方加党参 10g，川芎 10g，丹参 10g，黄精 10g，女贞子 10g。随症加减：玻璃体混浊明显者，加石菖蒲 10g，昆布 10g，海藻 10g，夏枯草 10g；积液量大者，加玉米须 10g，益母草 10g；伴有玻璃体积血者，加三七粉 6g，仙鹤草 10g。方中药物均使用配方颗粒剂，每日 1 剂，将每日的用药剂量倒入同一杯中，用适量沸水冲化，搅拌调匀后加盖密封，分早、晚 2 次服用；术前连续服 3~6 天，术后连服 15~30 天，同时常规使用激素及抗生素。对照组 34 例（34 只眼）术后常规使用激素及抗生素。结果：①术前视网膜下积液：治疗组明显吸收 30 只眼，部分吸收 4 只眼，有效吸收率 97.14%；对照组明显吸收 20 只眼，部分吸收 8 只眼，有效吸收率 82.35%。两组差异有统计学意义。②术后视力：术后 28 天时，治疗组术后视力恢复 0.1 以上者 94.29%，对照组术后视力恢复0.1 以上者 88.23%。研究认为中药与显微镜直视下外路视网膜复位手术配合治疗视网膜脱离较单纯显微镜直视下视网膜复位手术的效果更好。

刘瑜等将 93 例单纯性视网膜脱离患者，采用随机双盲法：对照组（45 例）给予单纯手术治疗后，给予常规使用激素及卧床休息；治疗组（48 例）在对照组治疗的基础之上，加用自拟益气利水渗湿汤（党参 15g，黄芪 20g，白术 12g，茯苓 12g，猪苓 10g，泽泻 9g，陈皮 15g，车前子 15g）。视网膜前及视网膜下有增生条索的，加丹参 20g，赤芍 12g，当归 10g。每日 1 剂，水煎服，早晚各 1 次，服药时间为术前 3 天至术后 11 天，治疗两周为 1 个疗程，观察视网膜复位及需要再次行玻璃体手术的情况。结果：对照组视网膜复位有 35 例，再次行玻璃体手术者 10 例；治疗组视网膜复位 44 例，再次行玻璃体手术的为 4 例，具有显著差异。研究认为自拟益气利水汤对单纯性视网膜术后视网膜下少量积液的治疗具有良好的作用。

彭清华认为，视网膜脱离手术是一种人为的眼外伤，术后多有血瘀病理存在，且有时术中还可导致视网膜出血，加重其血瘀病理。本病术中无论放水与不放水，其术后多有视网膜下积液的存留，而术中不可避免地出血又可使眼部阴血亏虚。因而其综合病理为气阴亏虚，血瘀水停；故以益气养阴、活血利水为原则，用补阳还五汤为主益气活血。另加茯苓、车前仁、泽泻益气利水消肿；生地黄、女贞子、旱莲草补养阴血。经临床 130 例 130 只眼的观察，如能以此为基础方坚持服药 1 个月以上，对提高视网膜脱离手术后患者的视功能有明显的临床疗效。实验研究发现，在补阳还五汤为主的加减基础上制成的复明片能促进兔实验性视网膜脱离后 SRF（视网膜下液）及视网膜下出血的吸收，促进视网膜神经上皮层与视网膜色素上皮细胞层重新黏附；能下调视网膜组织中 PCNA、IL-1 及 MMP-2 的表达，下调玻璃体腔中 IL-6、ET-1 的表达，进而抑制细胞增殖；能减轻 RD 后视网膜组织及细胞的形态学损伤；能提高 RD 后兔眼暗适应 ERG、暗适应最大反应、明适应 ERG 的 a 波和 b 波振幅，缩短其潜时，表明复明片能促进 RD 后视功能的恢复；能提高 RD 后视网膜组织 ATP 含量，改善 RD 后视网膜组织的能量代谢；能提高兔 RD 后视网膜组织 SOD 活性，降低 MDA 含量，表明复明片能增强内源性自由基清除酶系的能力，减轻脂质过氧化反应及其毒性代谢产物对视网膜组织细胞的损伤；能抑制 RD 损伤所致视网膜细胞凋亡，提高光感受器细胞的存活；能减少 RD 后视网膜组织神经胶质细胞的过度增生，促进突触结构的恢复，从而促进视功能的恢复。

曾志成等观察益气养阴活血利水法对高度近视孔源性视网膜脱离复位术后残留视网膜下液（SRF）及脉络膜血流动力学的影响。将高度近视孔源性视网膜脱离累及黄斑部，视网膜复位成功，OCT 检查黄斑部仍有 SRF 残留的患者共 60 例（60 眼），随机分为治疗组（30 例 30 眼）和对照组（30 例 30 眼）。治疗组予以益气养阴、活血利水法中药，对照组予以迈之灵片，1 个月为 1 个疗程，共 3 个疗程。治疗前后行视力检查、OCT 检查黄斑中心凹视网膜下液高度及彩色多普勒血流显像技术检查睫状后短动脉的 PSV、EDV 及 RI 等。结果：两组患者治疗后，视力均较治疗前有所改善（$P < 0.05$，$P < 0.01$），其中治疗后 2 个月、3 个月，治疗组患者视力优于对照组（$P < 0.05$，$P < 0.01$）；两组患者治疗后，黄斑中心凹 SRF 高度较治疗前均有所降低（$P < 0.05$，$P < 0.01$），且治疗组黄斑中心凹 SRF 高度低于对照组（$P < 0.05$，$P < 0.01$）；治疗组患者 PSV、EDV 及 RI 在治疗后均较治疗前改善（$P < 0.05$，$P < 0.01$），而对照组 PSV、EDV 及 RI 治疗前后比较，差异无统计学意义；治疗后，治疗组 PSV、EDV 均快于对照组（$P < 0.05$，$P < 0.01$），RI 均低于对照组（$P < 0.05$，$P < 0.01$）。研究认为益气养阴、活血利水法能够通过提高睫状后短动脉的血流速度，增加脉络膜的血流灌注量，促进高度近视孔源性视网膜脱离患者术后黄斑区 SRF 的吸收，提高患者的视功能。

【教学重点】

视衣脱离的病因和证治要点。

【教学难点】

1. 视衣脱离的病因。充分利用电子幻灯、教学图片或相关录像资料等多媒体教学资源表述中医学如何解释导致视网膜脱离的病因病机，并简要表述西医学如何解释导致视网膜脱离的各种原因。

2. 视衣脱离的证治要点。充分利用电子幻灯、教学图片或相关录像资料等多媒体教学资源说明裂孔源性视网膜脱离应尽早手术治疗，内服中药主要用于部分非手术患者及需手术患者的围手术期。

【复习思考题】

1. 何谓视衣脱离？

2. 如何理解视衣脱离的病因病机？

3. 视衣脱离的临床表现主要包括哪些？

4. 视衣脱离的中医辨证分型及相对应的治则及代表方剂包括哪些？

第八节　消渴内障

【教学目的】

熟悉消渴内障的病因病机、临床分期及证治要点。

【教学要求】

熟悉消渴内障的病因病机、临床表现、辨证论治。教学方法：以课堂讲授（选用问题式、讲授式、案例式、讨论式）及临床见习为主。教学设备：主要用电子幻灯、教学图片或相关录像资料等多媒体教学资源。有条件者，宜用临床患者进行示教。

【概述】

消渴内障是指由消渴病引起晶体、神膏及眼内血络受损，容易致盲的一类内障眼病。本节主要针对消渴病中晚期引起的眼内血络病变进行讨论，所致的其他眼病参见有关章节。本病多为双眼先后或同时发病，对视力造成严重损害。本病名首见于彭清华主编的全国中医药行业"十二五"规划教材《中医眼科学》，曾庆华主编的"十五"规划教材《中医眼科学》称为"消渴目病"。

本病类似于西医学的糖尿病视网膜病变（附彩图 12-54-1、附彩图 12-54-2、附彩图 12-55-1、附彩图 12-55-2），为糖尿病的严重并发症之一，是以视网膜血管闭塞性循环障碍为主要病理改变特征的致盲性眼病。西医学认为，糖尿病视网膜病变的实质是反映身体代谢、内分泌、血液系统损害的典型微小血管病变，发病机制至今还在探讨中。其早期病理改变为选择性毛细血管周细胞丧失、基底膜增厚和微血管瘤形成。周细胞丧失的原因是血糖浓度升高超过葡萄糖代谢通路处理能力。过量葡萄糖在醛糖还原酶作用下转变成山梨醇，山梨醇蓄积造成组织渗透压升高，同时高浓度糖还抑制周细胞对肌醇的摄取与合成，致周细胞 DNA 合成降低，这两方面均使周细胞活力渐失、终至死亡，毛细血管因此而失去张力，发生扩张、通透性增加、微血管瘤形成。血管基底膜增厚则与糖代谢异常致基底膜蛋白合成与胶原中多元醇水合作用有关。另外，高血糖本身可导致血液黏度增大、血液流动的能耗增加、红细胞能供减少，流动缓慢为其聚集、网络、叠加创造了条件，使微血管中的微血栓形成，糖尿病患者脂质过氧化反应增强可加重上述红细胞结构及功能的改变，而老年患者常合并的高血压等心血管病变可加重微血管损害，使血栓素（TXA_2）和前列环素（PGI_1）比例失调，对微血管的病变有促进作用。各种因素的综合，造成毛细血管高通透性、血流高黏滞性，导致毛细血管闭塞、出血、视网膜缺氧、刺激眼内血管生长因子释放、细胞增殖、新生血管形成。继之，反复出血、渗出、纤维化、牵拉性视网膜脱离，形成糖尿病视网膜病变复杂的特点。

【历史沿革】

中医学对"消渴"的认识见于《黄帝内经》，又称"消瘅"，《灵枢·五变》谓："五脏皆柔弱者，善病消瘅。"至汉·张仲景《金匮要略·消渴小便不利淋病脉证并治第十三》中已有消渴的初步辨证论治，如"渴欲饮水，口干舌燥者，白虎加人参汤主之"。至隋·巢元方《诸病源候论》中已有"消渴候"等八候的初步分类，唐代已初步形成了消渴病因、证候、治疗的理论体系。其后历代医家对其脏腑病机及治疗方法不断进行了补充发挥，如金元时期的四大医家各自在医著中用专篇论述"消渴"，从养阴清热等角度进一步阐明其发病机理及各种并发症，有关消渴内障的论述主要是从这一时期开始的。金·刘河间《三消论》记述"消渴"的众多并发症中，首次提到此病可致盲："夫消渴者，多变聋盲、疮癣、痤弗之类，皆肠胃燥热怫郁，水液不能浸润于周身故也。"提出燥热伤阴为消渴内障之病机，并在《黄帝素问宣明论方·燥门》中更进一步指出："又如周身燥热怫郁，故变为雀目或内障，痈疽疮疡……为肾消也。此为三消病也。"刘河间还解释了"热气怫郁"的病机："故知人之眼、耳、鼻、舌、身、意、神识，能为用者，皆有升降出入之通利也，有所闭塞，则不能用也。""若目无所见，耳无所闻……悉有热气怫郁，玄府闭塞而至津液血脉，荣卫清气，不能升降出入故也。"明确指出热气怫郁而致玄府闭塞，津液血脉阻滞为消渴内障之病机。明·戴原礼撰《秘传证治要诀及类方》一书，在"三消"一节中说："三消久之，精血既亏，或目无见，或手足偏废如风疾非风，然此证消肾得之为多。"认为"目无见"为三消中后期的并发症，因精血亏虚所致，因"肾消"多发，并在其后提出了此证候之病因病机及治法，谓："消肾为病，比诸为重……多因恣意色欲或饵金石，肾气既衰，石气独在，精水无取养，故常发虚阳……黄芪饮，吞玄兔丹。八味丸、鹿茸丸、加减肾气丸……皆可选用。"其后，明·王肯堂在《证治准绳·杂病·七窍门》有关"消瘅"中亦持此说。其中的黄芪饮、八味丸、加减肾气丸至今仍广泛用于消渴内障的临床。以上古代医籍中所说的消渴"盲""目无见"等并发症，在明、清以后的中医医著中较少提及。历代医家大多认为：

消渴日久，精亏液少，玄府闭塞，不能上承目络，目睛失养；或肝肾阴虚日甚，致阴虚火炽，灼伤目络，致视物昏蒙，甚至失明。根据症状及视力损害程度，已渐归入"云雾移睛""视瞻昏渺"或"暴盲"中辨证论治。现代中医根据消渴症病因病机研究的进展，结合眼部病变发生发展过程及近代研究的成果，认为消渴内障的发生，以阴虚燥热或脾虚气弱为本，素体阴虚，情志失调，或劳神过度，致伤津化热；脾肾素虚，或过食肥甘，或形胖湿盛，致运化失司。久病终必及肾，水不济火，致气阴两虚，虚火上炎，可伤络动血；气虚统摄无权，致血流脉外；运化失司，导致视衣水肿、渗出，最终为瘀血、痰湿互结、虚实夹杂，变证丛生。中医各家对消渴内障病因病机的认识虽在脏腑虚实，以及瘀、热、痰、湿兼证上各有侧重，但比较一致的认识是：消渴内障的发生发展是阴虚内热→气阴两虚→阴阳两虚的病理变化过程，而血瘀则贯穿本病的始终。

【病因病机】

《秘传证治要诀·三消》认为："三消久之，精血既亏，或目无视，或手足偏废如风疾……"结合临床，归纳如下：

1. 病久伤阴或素体阴亏，虚火内生，火性炎上，灼伤目中血络，血溢络外。
2. 气阴两亏，或因虚致瘀，血络不畅，目失所养，而成内障。
3. 饮食不节，脾胃受损，或情志伤肝，肝郁犯脾，致脾虚失运，痰湿内生，上蒙清窍。
4. 禀赋不足，脏腑柔弱，或房劳过度，伤耗肾精，脾肾两虚，目失濡养。

【临床表现】

1. 自觉症状
早期眼部常无自觉症状，随着病变加重而见视力减退、眼前有黑影飞动及视物变形等症，严重者可视力丧失。

2. 眼部检查
根据眼底病变，可分为单纯期和增殖期（附彩图12-56-1、附彩图12-56-2、附彩图12-56-3、附彩图12-56-4、附彩图12-56-5、附彩图12-56-6）。单纯期可见微血管瘤、视网膜毛细血管闭塞，有斑点状出血、硬性渗出、棉绒斑、视网膜及黄斑区水肿；增殖期还可见视网膜新生血管及视网膜大片出血；出血量多时，还可引起玻璃体混浊、积血，玻璃体可有灰白增殖条索，或牵拉视网膜，或出现视网膜脱离，视网膜可见纤维增殖膜等。

主要并发症有玻璃体积血、牵拉性视网膜脱离和新生血管性青光眼等。

3. 实验室及特殊检查
（1）荧光素眼底血管造影：可出现多种异常荧光形态。如微血管瘤呈点状强荧光（附彩图12-54-2），毛细血管扩张、渗漏，出血性遮蔽荧光、毛细血管的无灌注区以及视网膜新生血管（附彩图12-55-2）；荧光素眼底血管造影对毛细血管无灌注区的范围可做出定量估计；对黄斑病变（水肿、囊样变性、缺血等）的性质、范围、程度做出诊断；对新生血管的部位、活动程度进行评估。因此，可对本病的诊断、治疗、疗效评估提供根据。

（2）视网膜电图振荡电位（OPs）：OPs为视网膜电图的亚成分，OPs能客观而敏锐地反映视网膜内层血循环状态，特别是糖尿病视网膜病变的早期，在检眼镜下尚未能发现视网膜病变时，OPs就能出现有意义的改变。

【诊断依据】

1. 已确诊为糖尿病。

2. 眼底查见视网膜微血管瘤、出血、渗出、水肿、新生血管形成，或发生增生性玻璃体视网膜病变、视网膜新生血管。

3. 视网膜电图振荡电位异常；或荧光素眼底血管造影出现微血管瘤样强荧光、遮蔽荧光、毛细血管无灌注区、毛细血管扩张、荧光渗漏、黄斑区荧光积存等异常荧光形态。

【鉴别诊断】

本病需与络瘀暴盲进行鉴别，详见表12-3。

表12-3　消渴内障与络瘀暴盲鉴别表

病名	消渴内障	络瘀暴盲
病因	消渴（糖尿病）	血管硬化，高血压，结核等
眼别	双眼	多为单眼
视力	多缓慢下降，部分突然下降	多突然下降
视网膜	斑点状或大片出血水肿、渗出、增殖膜	火焰状、渗出
视网膜血管	微血管瘤、毛细血管闭塞、后期新生血管	静脉扩张、迂曲明显，可出现新生血管

【治疗】

本病根据病情，可分别采取内服中药、激光光凝及玻璃体切除等方法进行综合治疗。

1. 辨证论治

（1）阴虚燥热证

证候：眼底查见微血管瘤、出血、渗出等；兼见口渴多饮，消谷善饥，或口干舌燥，腰膝酸软，心烦失眠；舌红苔薄白，脉细数。

辨证分析：久病伤阴，肾阴不足，阴愈虚则燥热愈盛，燥热甚则阴愈虚，故见微血管瘤、出血、渗出等。而口渴多饮，消谷善饥，或口干舌燥，腰膝酸软，心烦失眠；舌质红舌苔薄白，脉细数乃阴虚燥热之候。

辨证要点：以消渴患者眼底出现微血管瘤、出血、渗出，伴口渴多饮及舌脉为本证要点。

治法：滋阴润燥，凉血化瘀。

方药：玉泉丸[28]合白虎加人参汤[54]加减。方中可加牡丹皮、赤芍药以凉血化瘀。口渴甚者，酌加天冬、麦冬、玄参、石斛等以润燥生津；尿频甚者，选加山药、覆盆子、金樱子、枸杞子、桑螵蛸以滋阴固肾；视网膜出血鲜红者，可选加生蒲黄、阿胶、侧柏叶、白茅根、仙鹤草、大蓟、小蓟以凉血止血。

（2）气阴两虚证

证候：视力下降，或眼前有黑影飘动，眼底可见视网膜、黄斑水肿，视网膜渗出、出血；面色少华，神疲乏力，少气懒言，咽干，自汗，五心烦热；舌淡，脉虚无力。

辨证分析：气虚水湿运化乏力，气虚不能摄血，故见视网膜水肿、渗出及出血；面色萎黄，五心烦热等全身症状及舌脉均为气阴两虚之候。

辨证要点：以消渴患者眼底出现微血管瘤，视网膜水肿、出血、渗出；伴面色萎黄、五心烦热等全身症状及舌脉为本证要点。

治法：益气养阴，利水化瘀。

方药：六味地黄丸[26]合生脉散[49]加减。自汗、盗汗，选加黄芪、生地黄、糯稻根、生牡蛎、浮小麦以益气固表；视网膜水肿、渗出多者，选加猪苓、车前子、泽兰、益母草以利水化瘀；视网膜出血者，可选加阿胶、侧柏叶、三七、旱莲草以止血化瘀。

（3）脾肾两虚证

证候：视力下降，或眼前黑影飘动，眼底可见视网膜水肿、棉绒斑、出血；形体消瘦或虚胖，头晕耳鸣，形寒肢冷，面色萎黄或浮肿，阳痿，夜尿频、量多清长或混如脂膏，严重者尿少而面色，舌苔白；舌质淡胖，脉沉弱。

辨证分析：脾肾阳虚不能温煦形体，阴寒内盛，气机凝滞，不能温化水湿，故见视网膜出现水肿、棉绒斑；或形寒肢冷、夜尿频多等全身症状及舌脉均为脾肾两虚之候。

辨证要点：以消渴患者视网膜水肿、棉绒斑，伴形寒肢冷、夜尿频多等全身症状及舌脉为本证要点。

治法：温阳益气，利水消肿。

方药：加味肾气丸[57]加减。视网膜水肿明显者，加猪苓、泽兰以利水渗湿；视网膜棉绒斑多者，宜加法半夏、浙贝母、苍术以化痰散结；夜尿频、量多清长者，酌加巴戟天、淫羊藿、肉苁蓉等以温补肾阳。

（4）瘀血内阻证

证候：视力下降，眼前有黑影飘动，眼底可见视网膜新生血管，反复发生大片出血、视网膜增殖膜；兼见胸闷，头昏目眩，肢体麻木；舌质暗有瘀斑，脉弦或细涩。

辨证分析：瘀血内阻，脉络不畅，脉络破损，故视力下降、眼前有黑影飘动、眼底可见视网膜新生血管及反复发生大片出血、视网膜增殖膜。而胸闷，头昏目眩，肢体麻木；舌质暗有瘀斑，脉弦或细涩乃瘀血内阻之候。

辨证要点：以消渴患者视网膜有新生血管或反复出血，伴肢体麻木全身症状及舌脉为本证要点。

治法：化瘀通络。

方药：血府逐瘀汤[68]加减。有视网膜新鲜出血者，选加大蓟、小蓟、生蒲黄、阿胶、三七粉以止血通络；陈旧出血者，酌加牛膝、葛根、泽兰、鸡血藤以活血通络；有纤维增殖者，选加生牡蛎、僵蚕、浙贝母、昆布以除痰软坚散结。

（5）痰瘀阻滞证

证候：视力下降，眼前有黑影飘动，眼底视网膜水肿、渗出，视网膜有新生血管、出血，玻璃体可有灰白增殖条索或牵拉视网膜、视网膜增殖膜；形盛体胖，头身沉重，身体某部位固定刺痛，口唇或肢端紫暗；舌紫有瘀斑，苔厚腻，脉弦滑。

辨证分析：痰瘀互结，有形之物阻滞，脉络不利，故见眼底视网膜水肿、渗出，玻璃体灰白增殖条索或牵拉视网膜、视网膜增殖膜等；全身症状及舌脉均为痰瘀阻滞之候。

辨证要点：以消渴患者玻璃体有灰白增殖条索或视网膜增殖膜形成，或出现牵拉性视网膜脱离，口唇或肢端紫暗及舌脉为本证要点。

治法：健脾燥湿，化痰祛瘀。

方药：温胆汤[163]加减。方中选加丹参、郁金、山楂、僵蚕以祛痰解郁，活血祛瘀；玻璃体有灰白增殖条索、视网膜增生膜者，酌加浙贝母、昆布、海藻、莪术以活血软坚散结。

2. 针灸治疗

除眼底有新鲜出血灶和视网膜脱离者外，可行针刺治疗。局部穴：太阳、攒竹、四白、承泣、睛明、球后、阳白；全身穴：百会、风池、完骨、合谷、外关、光明、足三里、肝俞、肾俞、阳陵泉、脾俞、三阴交。每次局部取穴 2～3 个，全身取穴 2～3 个，根据辨证虚实施补泻。每日 1 次，留针 30 分钟，10 日为 1 个疗程。

3. 中成药治疗

（1）六味地黄丸，适用于气阴两虚之单纯期糖尿病视网膜病变。口服，每次 8 丸，每日 3 次。

（2）知柏地黄丸，适用于气阴两虚之单纯期糖尿病视网膜病变。口服，每次 8 丸，每日 3 次。

（3）金匮肾气丸，适用于肾阳虚之视网膜水肿的糖尿病视网膜病变。口服，每次 8 丸，每日 3 次。

（4）复方丹参片，适用于糖尿病视网膜病变兼有血瘀者。口服，每次 3 片，每日 3 次。

（5）双丹明目胶囊，适用于肝肾阴虚、瘀血阻络之 2 型糖尿病视网膜病变单纯型。口服，每次 4 粒，每日 3 次。

（6）芪明颗粒，适用于气阴亏虚、肝肾不足、目络瘀滞之 2 型糖尿病视网膜病变单纯型。口服，每次 1 袋，每日 3 次。

（7）丹参注射液，适用于糖尿病视网膜病变兼有血瘀者。静脉滴注，每次 20mL，加入 0.9% 氯化钠注射液 250mL，每日 1 次，连续 7～14 天。

（8）川芎嗪注射液，适用于糖尿病视网膜病变兼有血瘀者。静脉滴注，每次 80mg，加入 0.9% 氯化钠注射液 250mL，每日 1 次，连续 7～14 天。

（9）生脉注射液，适用于糖尿病视网膜病变属气阴两虚者。静脉滴注，每次 20mL，加入 0.9% 氯化钠注射液 250mL，每日 1 次，连续 7～14 天。

（10）黄芪注射液，适用于糖尿病视网膜病变属气虚者。静脉滴注，每次 20mL，加入 5% 葡萄糖注射液 250mL，每日 1 次，连续 7 ～ 14 天。

4. 西医治疗

（1）药物：口服导升明，每次 500mg，每日 3 次；阿司匹林肠溶片，每次 100mg，每日 1 次；阿托伐他汀钙片，每次 20mg，每日 1 次。

（2）手术：①睫状体激光光凝术或睫状体冷凝术：适用于消渴内障所致的新生血管性青光眼。②玻璃体切割术：适用于消渴内障所致的玻璃体积血、增生性玻璃体视网膜病变、牵拉性视网膜脱离。③白内障超声乳化联合人工晶体植入术：适用于消渴病并发性白内障，光定位准确者。

（3）激光光凝：①局部或格子样激光光凝：适用于消渴内障非增殖期或消渴内障所致的黄斑囊样水肿。②全视网膜激光光凝：适用于消渴内障的增殖前期或增殖期。激光光凝的原理是破坏缺氧的视网膜，使其耗氧量减少，避免产生新生血管，并使其消退，同时封闭渗漏的病变血管及微动脉瘤以减轻视网膜水肿。

【预后与转归】

消渴内障的预后很大程度上取决于糖尿病是否积极有效地治疗及眼底病变的早期发现、早期治疗，是造成失明的主要原因。在未有激光治疗前，消渴内障特别是增殖期消渴内障，不但视功能的预后极差，绝大部分因牵拉性视网膜脱离、新生血管性青光眼而失明。如能早期发现并行有效的中西医结合治疗，则大多能保持有用视力。

【预防与调护】

1. 合理控制血糖、血压、血脂，防治糖尿病视网膜病变的发生发展。

2. 宣传糖尿病的防治知识和长期坚持饮食疗法的必要性及具体措施，饮食应清淡低盐，宜缓宜暖，适当多喝温开水，宜多吃低热量、生糖指数低、高容积的蔬菜，如菠菜、大白菜、黄瓜、苦瓜、茄子、西红柿等。减少细粮摄入，多吃荞麦面、燕麦面、高粱米、玉米面、绿豆、韭菜、芹菜、海带等纤维多的食物。忌食使血糖或血脂升高之品，戒烟慎酒。饮食应严格控制摄入的总热量，均衡膳食，定时、定量、少食多餐。并认真执行已建立的饮食方案。

3. 积极参加适当的体育运动，达到理想的健身效果。

4. 保持心理平衡，建立战胜疾病的信心。

5. 避免寒冷刺激，节制性生活，如有梦遗、滑精等要及时治疗。

6. 根据医嘱坚持药物治疗，包括合理应用口服药物或胰岛素等。

7. 做好糖尿病的健康教育。

8. 做好血糖和糖化血红蛋白的监测。

9. 每年进行全面检查，主要了解血脂以及心、颅脑、肾、神经和眼底情况，及时发现大血管、微血管并发症，并给予相应治疗。

10. 对未出现消渴内障的糖尿病患者，应每半年至一年检查眼底。对单纯期消渴内障患者应 1 ～ 2 个月到眼科检查眼底并根据条件进行预防性治疗。对增殖前期患者，应每半个月至 1 个月到眼科诊治 1 次，而增殖期患者则每周至半月 1 次。要让患者清楚知道：要控制消渴内障，必须在专科医师制订的治疗方案下循序渐进，进行有效治疗。目前无论应用中西医药物、激光光凝治疗都不可能"药到病除""彻底治愈"。切不可急于求成，乱求医求药，否则其结果必定事与愿违。

11.消渴病的患者应根据眼科医师的意见及时进行荧光素眼底血管造影检查，以确定糖尿病视网膜的程度以及治疗方案。

【文献选录】

1.《素问·奇病论》："此人必数食甘美而多肥也，肥者令人内热，甘者令人中满，故其上溢，转为消渴。"

2.《灵枢·五变》："怒则气上逆，胸中蓄积，血气逆流，髋皮充饥，血脉不行，转而为热，热则消肌肤，故为消瘅。"

3.《三消论》："故知人之眼、耳、鼻、舌、身、意、神识，能为用者，皆有升降出入之通利也。有所闭塞，则不能用也。"

4.《黄帝素问宣明论方·消渴总论》："此为三消病也，消渴、消中、消肾。《经》意，但皆热之所致也。"

【现代研究】

熊静等观察了益气养阴活血利水法治疗气阴两虚、血络瘀阻证早期糖尿病视网膜病变的临床疗效。将合格受试对象40例按就诊先后随机分成益气养阴、活血利水中药治疗组和导升明组（各20例，分别观察32只和34只患眼），分别予以中药汤剂（黄芪15g，黄精10g，生地黄10g，旱莲草15g，蒲黄6g等）和导升明口服，30天为1个疗程，连续用3个疗程，观察治疗前后各组相关体征及中医证候的改善情况，并评价临床疗效。结果：治疗前后相比，中药治疗组和导升明组均能显著改善患者视力，差异有统计学意义；在视力、眼底、荧光素眼底血管造影及综合疗效方面，两组总有效率均在80%以上，两组组间相比，差异有统计学意义（$P < 0.05$）；两组中医证候疗效相比差异有统计学意义（$P < 0.05$），中药组能明显改善中医证候。研究认为中药组和导升明组均能明显改善糖尿病视网膜病变气阴两虚、血络瘀阻证患者的视力、眼底；益气养阴活血利水法能明显改善中医证候。吴权龙等观察散血明目片联合激光治疗糖尿病性视网膜病变的疗效。方法：选择确诊为重度非增生性及增生性的糖尿病性视网膜病变患者81例（141只眼）并随机分组、对照治疗。根据FFA结果行标准全视网膜光凝，有临床意义的黄斑水肿者先行黄斑部格栅样或局灶性光凝，再行全视网膜光凝。药物联合激光组41例（72只眼），光凝后口服散血明目片，连续3个月；单纯激光组40例（69只眼）采用单纯光凝治疗。结果：药物联合激光组有效率为91.7%，优于单纯激光组的79.7%（$P < 0.05$）。药物联合激光组视力提高和不变率为90.3%，优于单纯激光组的76.8%（$P < 0.05$）。认为散血明目片联合激光治疗，可有效地治疗糖尿病性视网膜病变。

郭艺娟等通过阐述消渴病与肝脏的关系，指出肝强克脾、肝强犯胃、肝强灼肺、水亏肝强可导致消渴病的三多一少症状。以此为基础的消渴病日久发展至消渴目病，其病机多有病久伤阴耗血的特点，而肝开窍于目，阴血不足则目窍失养，治之宜柔肝以补肝体，这就为柔肝法治疗消渴目病提供了理论依据。在此基础上，作者又进一步探讨了临床上运用柔肝法对消渴目病进行辨证论治。

朱惠明等将单纯型糖尿病视网膜病变（DR）60 例患者随机分为观察组 30 例（58 眼）和对照组 30 例（57 眼）。对照组用羟苯磺酸钙胶囊口服，每次 0.5g，每日 3 次，6 周后每日 2 次。观察组用丹红化瘀口服液口服，每次 20mL，每日 3 次。两组疗程均为 12 周。观察视力并进行眼底检查，检测治疗前后 VEGF、bFGF 水平及血液流变学指标。结果：观察组有效率 82.75% 优于对照组的 66.67%；治疗后观察组视力上升优于对照组；治疗后观察组眼底微血管病变程度评分、黄斑水肿程度评分及视网膜总循环时间均明显下降，且优于对照组；治疗后两组 VEGF、bFGF 水平明显下降，观察组 VEGF、bFGF 水平低于对照组；观察组全血黏度、血浆黏度、纤维蛋白原、红细胞压积及红细胞沉降率等血液流变指标的改善均优于对照组。研究认为丹红化瘀口服液治疗单纯型 DR 有较好的临床疗效，并能改善血液循环；并能降低 DR 患者 VEGF、bFGF 水平，从而延缓 DR 的发展。

卢妙莲等将 30 例患者设为治疗组，采用益气活血法中药治疗 3 个月，观察治疗前后血液流变学指标的改变，并设 30 例健康人作为正常对照组。结果：与正常对照组比较，治疗组血液流变指标除血浆黏度及血细胞比容外，其余各项指标均出现异常，差异有显著性意义。治疗 3 个月后，治疗组血液流变学指标，除血沉外，其余各项指标均有显著改善，治疗前后比较，差异有显著性意义。研究认为益气活血法中药治疗对糖尿病视网膜病变患者的血液流变特性有显著改善，对预防和改善糖尿病视网膜病变症状有良好的治疗作用。

王跃进等将 68 例患者随机分为治疗组 36 例和对照组 32 例。治疗组服用自拟明目汤，对照组服用阿司匹林肠溶片，观察眼底改善情况和视力恢复情况。结果：眼底改善情况：治疗组有效率为 94.8%，对照组有效率为 76.67%；视力恢复情况：治疗组有效率为 91.66%，对照组有效率为 68.75%。两组有效率比较，差异均有统计学意义。研究认为自拟明目汤治疗单纯性糖尿病性视网膜病变疗效确切、安全。

曾志成等观察益气养阴、活血利水中药汤剂口服联合曲安奈德玻璃体内注射治疗非增生性糖尿病视网膜病变弥漫性黄斑水肿的疗效及安全性。方法：将 60 例 92 眼非增生性糖尿病视网膜病变弥漫性黄斑水肿患者随机分为治疗组（30 例 47 眼）和对照组（30 例 45 眼）。两组患者于治疗第 1 天均行患眼玻璃体内注射曲安奈德 4mg，治疗组同时予以益气养阴、活血利水中药汤剂口服，每日 1 剂，服药 3 个月。观察治疗前和注射后 3、6 个月的患眼视力、视网膜厚度及黄斑区渗漏情况。注射后第 1、3、7 天及 3、6 个月分别观测眼压、眼前节、眼后节。结果：注射后 3、6 个月，治疗组临床疗效有效率分别为 89.36% 和 87.23%，对照组分别为 73.33% 和 62.22%，治疗组临床有效率优于对照组（$P < 0.05$ 或 $P < 0.01$）；治疗组注射后 3、6 个月，视力、视网膜厚度均较治疗前显著改善，且显著优于对照组（$P < 0.05$ 或 $P < 0.01$）；治疗组未见明显不良反应，对照组 1 例患者 6 个月时发现晶状体后囊下呈锅底样混浊，严重影响视力。研究认为益气养阴、活血利水中药汤剂口服联合玻璃体内注射曲安奈德治疗非增生性糖尿病视网膜

病变弥漫性黄斑水肿，能够明显提高患者的视功能，减轻视网膜水肿和黄斑区渗漏，疗效稳定，安全性良好。

【教学重点】

1. 明确本病的病位在瞳神，消渴内障的临床分期，特别是非增殖期与增殖期的主要临床表现。
2. 消渴病与消渴内障需进行眼科检查的具体方案。
3. 消渴内障的治疗原则，治疗应用中西医结合的方法。

【教学难点】

1. 消渴内障的临床分期。充分利用电子幻灯、教学图片，特别是眼底彩色照片及荧光素眼底血管造影图片进行讲解，让学生能够基本理解糖尿病视网膜病变的临床分期，特别是非增殖期与增殖期的临床表现。

2. 消渴内障中西医结合的治疗方法。充分利用电子幻灯、教学图片特别是眼底彩色照片及荧光素眼底血管造影图片进行讲解，特别强调视网膜激光光凝的重要性与必要性，以及激光光凝的适应证。同时扼要提示消渴内障需要手术治疗的手术方式与适应证。

【复习思考题】

1. 何谓消渴内障的病因病机？
2. 消渴内障临床表现主要有哪些？
3. 消渴内障的中医辨证分型及其相应的治则及代表方剂包括哪些？
4. 消渴内障应与哪些病变进行鉴别诊断？
5. 怎样对消渴内障进行预防与调护？
6. 何谓中西医结合治疗消渴内障的基本原则？

附：糖尿病视网膜病变的临床分期标准

1. 中国糖尿病视网膜病变的临床分期（1984）

型期	视网膜病变
单纯型	
I	出现微血管瘤和小出血点
II	出现黄白色硬性渗出及出血斑
III	出现白色棉绒状斑和出血斑
增殖型	
IV	眼底出现新生血管或有玻璃体积血
V	眼底出现新生血管和纤维增殖
VI	眼底出现新生血管和纤维增殖，并发牵拉性视网膜脱离

我国糖尿病分期分类标准中缺乏糖尿病视网膜病变黄斑水肿（DME）的临床分类，故临床应用时可参考 DME 的国际临床分类。

2. 糖尿病黄斑水肿（DME）的国际临床分类法（2002）

建议的疾病严重程度	散瞳下检眼镜可观察的发现
无明显的 DME	后极部无明显的视网膜增厚或硬性渗出
有明显的 DME	后极部有明显的视网膜增厚或硬性渗出
轻	有些视网膜增厚或硬性渗出，但远离黄斑中心
中	视网膜增厚或硬性渗出趋向但没有累及中心
重	视网膜增厚或硬性渗出累及黄斑中心

与此同时，在国际眼科会议上也制定了 DR 的临床分级标准可供参考。

3. 糖尿病视网膜病变国际临床分级标准（2002）

建议的疾病严重程度	散瞳眼底检查所见
1 期　无明显视网膜病变	无异常
2 期　轻度非增生性糖尿病性视网膜病变	仅有微动脉瘤
3 期　中度非增生性糖尿病性视网膜病变	除微动脉瘤外，还存在轻于重度非增生性糖尿病性视网膜病变的病变
4 期　重度非增生性糖尿病性视网膜病变	出现以下任一改变，但无增生性糖尿病性视网膜病变的体征 （1）在四个象限中，每一象限中出现多于 20 处视网膜内出血 （2）在 2 个或以上象限出现静脉串珠样改变中，至少有一个象限出现明显的视网膜内微血管异常
5 期　增生性糖尿病性视网膜病变	出现下列一种或一种以上改变 （1）新生血管 （2）玻璃体积血或视网膜前出血

第九节　视瞻有色

【教学目的】

掌握视瞻有色的定义、对应的西医病名、诊断及治疗。了解眼底荧光血管造影、OCT 检查在本病诊治中的作用。

【教学要求】

详细讲述视瞻有色的发生、发展过程和诊治方法。采用课堂讲授，配合幻灯片、图片或临床病例示教。

【概述】

视瞻有色是指眼外观无异常，自觉视野中心出现灰色或淡黄色固定阴影，视力下降的眼病，可同时出现"视直如曲"（《证治准绳·杂病·七窍门》）、"视正反斜"（《证治准绳·杂病·七窍门》）、"视大为小"等症状。

视瞻有色类似于西医学的中心性浆液性脉络膜视网膜病变。本病多见于 20～50 岁的青壮年男性，多为单眼发病，有自限性和复发性。本病病因不明，诱因包括情绪波动、精神压力、妊娠及大剂量全身应用糖皮质激素等。其发病机制为脉络膜毛细血管通透性增加引起浆液性色素上皮（RPE）脱离，后者进一步诱发 RPE 屏障功能破坏，导致 RPE 渗漏和后极部浆液性视网膜脱离。其他可以引起黄斑水肿的眼底病或可参照本病辨证治疗。

【历史沿革】

该病名见于《证治准绳·杂病·七窍门》，曰："视瞻有色证，非若萤星、云雾二证之细点长条也，乃目凡视物有大片，甚则通行，当因其色而别其证以治之。"其病有因肝肾不足者，有因火伤络者，痰火湿热人每有此患。此后，《张氏医通·七窍门》于"视瞻有色"中指出："常见萤星、云雾及大片青绿蓝碧之色。"其论以《证治准绳》为基础，并无新的发展。至于其他眼科书籍，对视瞻有色大多没有收载。

【病因病机】

《证治准绳·杂病·七窍门》中对其病因病机记载较详，认为："当因其色而别其证以治之。若见青绿蓝碧之色，乃肝肾不足之病，由阴虚血少，津液衰耗，胆汁不足，气弱而散……若见黄赤者，乃火土络有伤也……"结合临床，归纳如下：

1. 忧思过度，内伤于脾，脾不健运，水湿上泛。
2. 情志不畅，肝气不舒，郁久化热，湿热上犯清窍。
3. 肝肾不足，精血两亏，目失所养。

【临床表现】

1. 自觉症状

自感视野中心部有圆形灰色或淡黄色的固定暗影，遮挡视线，视物变暗。同时出现视物变形、变小、变远。

2. 眼部检查

①视力下降，尤以近视力下降为明显。②眼底后极部可见 1～3PD 大小，圆形或椭圆形水肿之反光轮，黄斑中心凹光反射减弱或消失；发病一周后，病灶区可见针尖样灰白或灰黄色视网膜下渗出物沉着，在双目间接镜或三面镜下可见黄斑区呈圆顶状视网膜脱离（附彩图 12-57-1）。

3. 实验室及特殊检查

（1）荧光素眼底血管造影：在静脉期于病灶区内有 1 个或数个荧光素渗漏点（呈喷射状或墨渍样扩大），渗漏严重者晚期可见荧光积存，显示神经上皮脱离、色素上皮脱离的轮廓（附彩图 12-57-2、附彩图 12-57-3）。

（2）OCT检查：可发现并测量病灶区视网膜浆液性脱离的范围与高度（附彩图12-57-4）。

【诊断依据】

1. 眼前灰黄色固定暗影，视物变形。
2. 视力轻度下降。
3. 眼底黄斑区视网膜见局限性盘状浆液性脱离。
4. 荧光素眼底血管造影可见渗漏点；OCT检查可见视网膜浆液性脱离的范围与高度。

【治疗】

本病有一定的自限性，一般3～6个月或能自行痊愈。但部分患者经久不愈，视力下降明显，应积极治疗。

1. 辨证论治

（1）湿浊上泛证

证候：视物模糊，眼前出现有色阴影，视物变小或变形，眼底可见视网膜反光晕轮明显，黄斑水肿，中心凹光反射减弱或消失；胸闷，纳呆呕恶，大便稀溏；舌苔滑腻，脉濡或滑。

辨证分析：脾失健运，水湿上泛于目，故见视物变形模糊、眼前棕黄色阴影；纳呆便溏等全身症状及舌脉均为脾失健运，湿浊上泛之候。

辨证要点：以眼前固定阴影，视物变小或变形，眼底黄斑水肿，全身见湿浊困脾的症状为本证要点。

治法：利水化湿。

方药：三仁汤[9]加减。黄斑区水肿明显者，宜加车前子、琥珀末以利水化痰；纳呆便溏者，加白术、山药、芡实以健脾除湿；失眠多梦者，可用温胆汤[163]加减。

（2）肝经郁热证

证候：视物模糊，眼前棕黄色阴影，视物变小或变形，眼底可见黄斑水肿及黄白色渗出；胁肋胀痛，嗳气叹息，小便短赤；舌红苔黄，脉弦数。

辨证分析：情志不畅，肝气不舒，郁久化热，湿热上犯，故见眼前棕黄色阴影、黄斑水肿、黄白色点状渗出；全身症状及舌脉均为肝经郁热之候。

辨证要点：以眼前固定阴影，视物变小或变形，眼底黄斑水肿，全身及舌脉见肝经郁热症状为本证要点。

治法：疏肝解郁，清热化湿。

方药：丹栀逍遥散[23]加减。黄斑区黄白色点状渗出较多者，可加丹参、郁金、山楂以理气化瘀；脘腹痞满者，宜加鸡内金、莱菔子以消食散结；小便短赤者，加车前子、泽泻、黄柏以助清热利湿。

（3）肝肾不足证

证候：视物模糊，眼前可见暗灰色阴影，视物变小或变形，眼底可见黄斑区色素紊乱，少许黄白色渗出，中心凹光反射减弱；或兼见头晕耳鸣，梦多滑遗，腰膝酸软；舌红少苔，脉细。

辨证分析：肝肾亏虚，精血不足，目失濡养，故见眼底黄斑区色素紊乱、中心凹光反射减弱；全身症状及舌脉均为肝肾不足之候。

辨证要点：以眼前见暗灰色阴影，视物变小或变形，眼底可见黄斑区色素紊乱，全身见头晕耳鸣、腰膝酸软等肝肾精血不足的症状为本证要点。

治法：滋补肝肾，活血明目。

方药：四物五子丸[47]加减。黄斑区渗出较多、色素紊乱者，加山楂、昆布、海藻以软坚散结。

2. 外治

眼部直流电药物离子导入法，选用川芎嗪、丹参、三七注射液作离子导入，每日1次，每次15分钟，10次为1个疗程，间隔2~5日再进行第2个疗程。

3. 针灸治疗

主穴可选瞳子髎、攒竹、球后、睛明；配穴可选合谷、足三里、肝俞、肾俞、脾俞、三阴交、光明。每次选主穴2个，配穴2~3个。根据辨证选择补泻法，每日1次，留针30分钟，10日为1个疗程。

4. 中成药治疗

根据证型选用杞菊地黄丸、陈夏六君丸等口服。

5. 西医治疗

（1）药物：①口服迈之灵片，每次300mg，每日2次。②静脉给药：β–七叶皂苷钠，每次10mg加入250mL的5%的葡萄糖或0.9%的氯化钠溶液中，每日1次。③禁用糖皮质激素。

（2）激光光凝：适用于有明显荧光渗漏，且渗漏点位于视盘–黄斑纤维束外，离中心凹250μm以外，病程3个月以上仍见到荧光渗漏，并有持续存在的浆液性脱离者。

【预后与转归】

多数病例在3~6个月内自愈，视力恢复，但视物变形和变小可持续一年以上，且有复发倾向。

【预防与调护】

1. 保持环境安静，室内光线宜暗，注意休息，养成良好的生活习惯，避免过度疲劳、熬夜或情志不调等诱发本病的原因。

2. 饮食以容易消化、低脂肪、低蛋白、营养均衡为原则，多食新鲜水果、蔬菜、豆制品，忌烟戒酒，不喝咖啡、浓茶等兴奋类饮料。

【文献选录】

《证治准绳·杂病·七窍门》:"视瞻有色证……痰火湿热人每有此患。夫阴虚水少,则贼火得以燥烁,而清纯太和之气为之乖戾不和,故神光乏滋运之化源,而视亦因其本而见其色也。因而不能滋养,反有独犯者,内障生焉。若见白色者,病由金分元气有伤,及有痰沫阻滞道路者皆有此患。若视有大黑片者,肾之元气大伤,胆乏所养,不久盲矣。"

"视正反斜证,谓物本正,而自见为邪也。乃阴阳偏胜,神光欲散之候。阳胜阴者,因恣辛嗜酒怒悖,头风痰火气伤之病;阴胜阳者,因色欲哭泣,饮味经产血伤之病。此内之玄府郁滞有偏,而气重于半边,故发见之火亦偏而不正耳。治用培其本而伐其标,久而失治,内障成焉。"

【现代研究】

中心性浆液性视网膜脉络膜病变(CSC)的病因和发病机理不完全清楚,目前认为患 CSC 的主要危险因素有:A 型性格;糖皮质激素类药物的使用;精神压力大、吸烟、饮酒。其发病机理曾有两种看法:一种认为病变原发于 RPE,因其封闭小带的局限性损坏,导致 RPE 的屏障功能破坏;另一种看法是先有脉络膜的循环障碍,继发 RPE 屏障功能破坏。目前多倾向后一种看法,认为以上三个危险因素均可使体内肾上腺糖皮质激素和儿茶酚胺类物质水平升高,这两种物质可通过多个途径引起脉络膜循环障碍,进一步导致 CSC 的发生。

虽然大多数 CSC 可以自行恢复,但长时间的神经上皮脱离势必会影响视细胞的功能,而且有些职业要求尽快恢复视力,因此对本病应积极治疗。目前治疗方法有:激光治疗,包括传统的光凝渗漏点、微脉冲二极管(MPD)激光阈值下光凝、瞳孔温热疗法(TTT)、光动力治疗(PDT);药物治疗,包括抗血管内皮生长因子(VEGF)药物玻璃体腔注射、糖皮质激素拮抗剂、肾上腺素能受体抑制剂、促吸收的碳酸酐酶抑制剂、改善血液循环的阿司匹林、促进静脉回流的 β - 七叶皂苷钠、中医药等。其中半量或 1/3 量 PDT 治疗显示了令人鼓舞的结果,而对于抗 VEGF 等药物的疗效、安全性有待于进一步研究。

彭清华等观察活血利水法治疗中心性浆液性脉络膜视网膜病变的临床疗效。方法:对 108 例 129 眼中心性浆液性脉络膜视网膜病变患者采用在中医辨证论治基础上加以活血利水法治疗,肾虚证者采用补益肝肾、活血利水法,用杞菊地黄汤加减;脾虚湿泛证者采用健脾活血利水(湿)法,用参苓白术散加减;肝经郁热证者采用疏肝清热、活血利水法,用丹栀逍遥散加减;并与采用常规中医辨证论治 105 例 124 眼进行对照。结果:经 1 个疗程的治疗,治疗组临床治愈 39 眼,显效 47 眼,好转 40 眼,无效 3 眼,有效率 97.7%;对照组临床治愈 28 眼,显效 39 眼,好转 50 眼,无效 7 眼,有效率 94.4%。两组相比,差异有非常显著性意义($P < 0.01$)。两组患者经治疗后,视力均明显提高,每组治疗前后比较,差异有非常显著性意义($P < 0.01$);经治疗后,治疗组

和对照组相比较，差异亦有显著性意义（$P < 0.05$）。结论：在中医辨证论治基础上加以活血利水法治疗，能提高中心性浆液性脉络膜视网膜病变的临床疗效，恢复患者有用视力。

【教学重点】

重点讲解视瞻有色的病理是视网膜的色素上皮渗漏（视网膜的外屏障破坏），液体进入视网膜神经上皮下，引起神经上皮局限性浆液性脱离。由于视细胞位置改变，所以出现视物变形等。

【教学难点】

本病为黄斑局部损害，其病理改变微观，检眼镜下病灶隐匿，教学的难点是要让学生准确理解黄斑的解剖、组织、生理，特别是色素上皮的屏障功能，并能正确分析眼底荧光血管造影、脉络膜血管造影和 OCT 的图像。

【复习思考题】

1. CSC 产生视物变形的原理是什么？
2. 临床上常将视瞻有色分为哪几型论治？

第十节　视瞻昏渺

【教学目的】

掌握视瞻昏渺的定义、临床表现、诊断及治疗。

【教学要求】

详细讲述视瞻昏渺的发生、发展过程，不同阶段眼底的具体表现，眼底荧光血管造影和脉络膜血管造影在本病诊断和指导治疗中的作用。采用课堂讲授，配合幻灯片、图片或临床患者示教。

【概述】

视瞻昏渺是指眼外观无异常，中老年人出现的视物昏蒙，日渐加重的眼病，亦名"瞻视昏渺（《审视瑶函·目昏》）"。

本节主要针对西医学的年龄相关性黄斑变性（age related macular degeneration, ARMD）进行讨论。该病又称老年性黄斑变性，临床上根据其眼底的病变分为干性和湿性两种类型。其他黄斑部的营养不良、炎症、变性可参考本节进行治疗。该病多发生于50 岁以上的中老年人，常双眼患病。

【历史沿革】

视瞻昏渺作为症状，在《黄帝内经》中属于目昏。将其作为一个疾病名称，则始见于《证治准绳·杂病·七窍门》，书中指出："视瞻昏渺证，谓目内外别无证候，但自视昏渺，蒙昧不清也，有劳神，有血少，有元气弱，有元精亏而昏渺者，致害不一。若人年五十以外而昏者，虽治不复光明，盖时犹月之过望，天真日衰，自然目渐光谢。"不仅记述了本病的症状、病因病机和预后，而且还指出此目昏不同于外生翳障或晶珠混浊所致之目昏。《审视瑶函》亦赞同《证治准绳》的观点。其后医家认为，本病除有因神劳、血少、气弱、精亏等引起的虚证外，还有因湿热、痰浊、气滞、血瘀等所致的实证，临证时应当仔细诊察和辨证。

【病因病机】

《证治准绳·杂病·七窍门》认为本病："有神劳、有血少、有元气弱、有元精亏而昏渺者。"结合临床，归纳如下：

1. 饮食不节，脾失健运，不能运化水湿，浊气上泛于目。

2. 素体阴虚，或劳思竭虑，肝肾阴虚，虚火上炎，灼伤目络则视物昏蒙。

3. 情志内伤，肝失疏泄，肝气犯脾，脾失健运，气机阻滞，血行不畅为瘀，津液凝聚成痰，痰瘀互结，遮蔽神光则视物不清。

4. 年老体弱，肝肾两虚，精血不足，目失濡养，以致神光暗淡。

【临床表现】

1. 自觉症状

初起视物昏蒙，如有轻纱薄雾遮挡。随着年龄增长，视物模糊逐渐加重，眼前出现固定暗影，视物变形。或可一眼视力骤降，眼前暗影遮挡，甚至仅辨明暗。

2. 眼部检查

眼外观无异常，视力下降，不能矫正。①干性者（或称萎缩性、非新生血管性）：早期可见后极部视网膜有散在、边界欠清的玻璃膜疣，黄斑区色素紊乱，呈现色素脱失的浅色斑点和色素沉着小点，如椒盐状，中心凹光反射减弱或消失；后期视网膜色素紊乱或呈地图状色素上皮萎缩区（附彩图12-58-1）。②湿性者（或称渗出性、新生血管性）：初期可见后极部有污秽之灰白色稍隆起的视网膜下新生血管膜，其周围可见视网膜感觉层下或色素上皮下暗红色或暗黑色出血，病变区可隆起。病变范围小者约1个视盘直径，大者波及整个后极部（附彩图12-59-1）。出血多者，可见视网膜前出血，甚而达玻璃体内而成玻璃体积血。晚期黄斑部出血机化，形成盘状瘢痕，中心视力完全丧失。

3. 实验室及特殊检查

（1）荧光素眼底血管造影检查：萎缩性者，早期可见后极部玻璃膜疣样荧光，或色素脱失样荧光形态，或脉络膜毛细血管萎缩、闭塞而呈弱荧光区（附彩图12-58-2）。

渗出性者，于动脉期可见脉络膜新生血管呈花边状、辐射状或绒球状的形态，后期呈现一片荧光素渗漏区，出血区则显遮蔽荧光（附彩图 12-59-2）。病变晚期，视网膜下新生血管形成一片机化瘢痕。

（2）吲哚青绿脉络膜血管造影检查：主要表现为脉络膜染料充盈迟缓或不规则，脉络膜动脉迂曲和硬化；它能够显示荧光素眼底血管造影不能发现的隐匿性脉络膜新生血管，且清晰地显示脉络膜新生血管的位置，可进一步用于指导激光治疗。

（3）OCT 检查：在湿性 ARMD 检查中，可以清晰地显示脉络膜新生血管、出血、渗出及瘢痕的形态（附彩图 12-59-3）。

【诊断依据】

1. 年龄 ≥ 50 岁。

2. 视物昏蒙或视力逐渐下降。

3. 眼底检查，萎缩性者可见黄斑部有玻璃膜疣或黄斑区内脉络膜毛细血管萎缩区，渗出性者见出血灶或纤维血管膜等。

4. 荧光素眼底血管造影检查见玻璃膜疣样荧光灶，或荧光遮蔽，或色素上皮损害，或脉络膜新生血管等。

【鉴别诊断】

本病应与视瞻有色相鉴别，其内容详见表 12-4。

表 12-4 视瞻昏渺与视瞻有色的鉴别

鉴别点	视瞻昏渺（年龄相关性黄斑变性）	视瞻有色（中心性浆液性脉络膜视网膜病变）
视力	初期轻度下降，后期明显下降而不能矫正	中度下降，能用凸透镜部分矫正视力
年龄	50 岁以上中老年多见	青壮年多见
眼底	黄斑区可见出血、水肿机化物或玻璃膜疣样改变	黄斑区水肿、渗出，中心凹光反射消失
FFA	可见玻璃膜疣或有视网膜下新生血管	色素上皮及神经上皮脱离荧光表现并见色素上皮渗漏点
OCT	神经上皮下见不规则的新生血管和出血光团	神经上皮下见规则的液性暗区

【治疗】

1. 辨证论治

（1）脾虚湿困证

证候：视物昏蒙，视物变形，黄斑区色素紊乱，玻璃膜疣形成，中心凹反光消失，或黄斑出血、渗出及水肿；可伴胸膈胀满，眩晕心悸，肢体乏力；舌质淡白，边有齿印，苔薄白，脉沉细或细。

辨证分析：嗜食偏好，脾胃受损，湿困中焦，浊气上犯，故见视物昏蒙、后极部视网膜多个玻璃膜疣；全身症状及舌脉均为脾虚湿困之候。

辨证要点：以视物昏蒙，黄斑不见玻璃膜疣，胸膈胀满等全身症状及舌脉为本证要点。

治法：健脾利湿。

方药：参苓白术散[103]加减。水肿明显者，加泽兰、益母草利水消肿。

（2）阴虚火旺证

证候：视物变形，视力突然下降，黄斑部可见大片新鲜出血、渗出和水肿；口干欲饮，潮热面赤，五心烦热，盗汗多梦，腰酸膝软；舌质红，苔少，脉细数。

辨证分析：素体阴虚，或劳思竭虑，肝肾阴虚，虚火上炎，灼伤目络，故见黄斑区大片新鲜出血、渗出和水肿；全身症状及舌脉均为阴虚火旺之候。

辨证要点：以视物变形，视力突降，黄斑区见出血、水肿、渗出，五心烦热等全身表现及舌脉为本证要点。

治法：滋阴降火。

方药：生蒲黄汤[50]合滋阴降火汤[165]加减。可于方中加三七粉、郁金以助活血化瘀；若出血日久不吸收者，可加丹参、泽兰、浙贝母等活血消滞；大便干结者，可加火麻仁润肠通便。

（3）痰瘀互结证

证候：视物变形，视力下降，病程日久，眼底可见瘢痕形成及大片色素沉着；伴见倦怠乏力，纳食呆顿；舌淡，苔薄白腻，脉弦滑。

辨证分析：肝气郁结，气滞血瘀，瘀血阻滞，木郁土壅，脾失健运，水湿不化，聚湿成痰，痰瘀互结，故眼底可见瘢痕形成及大片色素沉着；全身症状及舌脉为痰瘀互结之候。

辨证要点：以视物变形，视降日久，黄斑区瘢痕形成，以及痰瘀互结的全身症状及舌脉为本证要点。

治法：化痰软坚，活血明目。

方药：化坚二陈丸[21]加减。常加丹参、川芎、牛膝等活血通络；瘢痕明显者，可加浙贝母、鸡内金软坚散结。

（4）肝肾两虚证

证候：视物模糊，视物变形，眼底可见黄斑区陈旧性渗出，中心凹光反射减弱或消失；常伴有头晕失眠或面白肢冷，精神倦怠，腰膝无力；舌淡红苔薄白，脉沉细无力。

辨证分析：肝肾两虚，精亏血少，故见后极部视网膜色素紊乱或陈旧性渗出；全身症状及舌脉均为肝肾两虚之候。

辨证要点：以视物模糊，视物变形，黄斑区见陈旧性渗出以及肝肾两虚的全身症状及舌脉为本证要点。

治法：补益肝肾。

方药：四物五子丸[47]或加减驻景丸[60]加减。

2. 外治

可选用施图伦滴眼液滴眼，每次1滴，每日2~3次。

3. 针灸治疗

主穴选睛明、球后、承泣、瞳子髎、攒竹、风池；配穴选完骨、百会、合谷、肝俞、肾俞、脾俞、足三里、三阴交、光明。每次选主穴 2 个，配穴 2～4 个，根据辨证补泻，每日 1 次，留针 30 分钟，10 日为 1 个疗程。

4. 中成药治疗

（1）参苓白术丸，适用于脾虚湿困证。口服，每次 9g，每日 2 次。

（2）知柏地黄丸，适用于阴虚火旺证。口服，每次 9g，每日 2 次。

（3）血府逐瘀口服液，适用于痰瘀互结证。口服，每次 1 支，每日 2 次。

（4）杞菊地黄丸，适用于肝肾两虚证。口服，每次 9g，每日 2 次。

5. 西医治疗

（1）药物治疗：抗血管生成药物：Ranibizumab 玻璃体腔或球后注射。糖皮质激素：曲安奈德、醋酸阿奈可他玻璃体腔或球后注射。

（2）激光治疗：①激光光凝：用于治疗软性玻璃膜疣和黄斑中心凹 200μm 外的 CNV。②光动力疗法（PDT）：用于治疗黄斑中心凹下的 CNV。③经瞳孔温热疗法（TTT）：用于治疗黄斑中心凹下的 CNV。

（3）手术：①清除视网膜下出血和 CNV。②黄斑转位术。

【预后与转归】

本病为双眼黄斑进行性的萎缩，或新生血管反复出血机化，引起中心视力不可逆性损坏，最终完全丧失中心视力。该病是 60 岁以上老人视力不可逆性损害的首要原因。

【预防与调护】

1. 饮食有节，食宜清淡，多吃新鲜水果、蔬菜，忌肥腻厚味、辛辣刺激、煎炸炙煿以及生冷之品，戒烟酒。

2. 因太阳辐射、可见光均可致黄斑损伤，日光下应戴遮阳帽，雪地、水面应戴滤光镜，以保护眼睛免受光的损害。

3. 一眼已患年龄相关性黄斑变性的患者，应严格监测其健眼，一旦发现病变应进行系统治疗。

【文献选录】

1.《证治准绳·杂病·七窍门》："视瞻昏渺症……此专言平人视昏，非因目病昏渺之比，各有其因，又当分别，凡目病外障而昏者，由障遮之故；欲成内障而昏者，细视瞳内亦有气色。"

2.《审视瑶函》："视瞻昏渺有多端，血少神劳与损元。若是人年过五十，要明须是觅仙丹。曾经病目后，昏渺各寻缘。"进一步指出"此症谓目内外无证候，但自视昏渺蒙昧不清也。有神劳，有血少，有元气弱，有元精亏而昏渺者。若人年五十以外而昏者，虽治不复光明，其时犹月之过望，天真日衰，自然目光渐衰。不知一元还返之功，虽妙药难回，故曰不复愈矣。"最后提出本病的治法是服用明目地黄丸（熟地黄、生地黄、山药、泽泻、山萸肉、柴胡、茯苓、当归、五味子）、龟鹿二仙膏（鹿角、龟板、枸杞子、人参）等。

"刘河间曰：目眛不明，热也……由热气怫郁，玄府闭塞，而致气液血脉、荣卫精神不能升降出入故也。各随郁结微甚，而为病之重轻。故知热郁于目，则无所见也。故目微昏者，至近则转难辨物，由目之玄府闭小，如隔帘视物之象也……故先贤治目昏花，如羊肝丸用羊肝引黄连等药入肝，解肝中诸郁。盖肝主目，肝中郁解，则目之玄府通利而明矣。故黄连之类，解郁热也；椒目之类，解湿热也；茺蔚之类，解气郁也；芎归之类，解血郁也；木贼之类，解积郁也；羌活之类，解经郁也；磁石之类，解头目郁，坠邪气使下降也；蔓菁下气通中，理亦同也。凡此诸剂，皆治气血郁结目昏之法……至于东垣、丹溪治目昏，用参芪补血气，亦能明矣，又必有说通之。盖目步调一致气血盛，则玄府得通利，出入升降而明；虚则玄府不能出入升降而昏，此则必用参芪四物汤等剂，助气血运行而明也。"

【现代研究】

年龄相关性黄斑变性的病因和发病机制目前仍不清楚，大多数学者认为是一种多因素疾病。除了与年龄有极强的相关性，代谢、功能、基因和环境等因素均影响其发病。在黄斑，这些因素引起脉络膜毛细血管、Bruch 膜、视网膜色素上皮细胞和光感受器等组织发生病变，引起 AMD。由于病因病理不清，所以在 ARMD 的治疗上仍然没有非常有效的方法。目前临床用于本病治疗的方法有一定的局限性，有些具有探索性。激光光凝仅适用于少数患者，而且疗效不尽如人意；光动力治疗和经瞳孔温热疗法等短期疗效较好，但不能解决 CNV 复发和残留问题；黄斑下手术、黄斑转位术等手术治疗还在探索中，由于病例较少，疗效有待进一步评价，同时减少手术并发症也是需要攻克的一个难关；放射治疗的方法和技术还需要进一步完善；近年来出现的血管内皮生长因子抑制剂，皮质类固醇药物，对 CNV 有一定的抑制作用，但仍不能解决其复发问题；维生素和矿物质元素，尤其是锌等这一类老药新用，在本病治疗中作用微弱；抗氧化类物质如银杏叶提取物等应用于 ARMD 治疗，国内外均有开展，但都因样本量较小而不好评价其疗效。

近年来，有不少中医药治疗年龄相关性黄斑变性的报道。唐由之对本病比较注重在化痰活血、益气补肾的基础上进行辨证治疗，其中尤其重视气血的辨治。气方面重视益气，善用生黄芪，且用量偏大；血方面重视化瘀，善用姜黄、蒲黄、川芎、三七等。补肝肾，填精血，常用枸杞子、菟丝子、山茱萸等，且枸杞子的用量偏大。常用的方药如：生蒲黄（包煎）、片姜黄、川芎、三棱、白及、法半夏、车前子、泽泻、枸杞子、菟丝子、生黄芪、牛膝等。李传课认为年老体衰、肝肾亏虚是本病发病的根本病机，滋补肝肾、益精明目为治疗本病之大法，常选用熟地黄、黄精、枸杞子、楮实子、茯苓、石决明、丹参等药，按现代制剂工艺制成滋阴明目丸；肝阳偏亢、心火动血是本病出血的常见病机，治疗以滋阴、潜阳、清心治其本，活血化瘀治其标，自拟养阴潜阳、清心活血方（生地黄、熟地黄、女贞子、旱莲草、麦冬、莲子心、天麻、石决明、丹参、牛膝、三七粉、牡丹皮）；肝脾失调、升降失常是本病渗液的常见病机，治以疏肝健脾、和胃化湿为主，兼以除痰化瘀。自拟疏肝健脾利湿方（柴胡、白芍、党参、白术、茯苓、薏苡仁、车前仁、昆布、海藻、陈皮、山楂、丹参、益母草、葛根）治疗。彭清华等研究发现，中药蛴螬提取物可以抑制实验性 CNV 中 VEGF、bFGF、CD34、Ang1、HTRA1、CCR3 及其配体 Eotaxin 的表达，提高 PEDF 的表达，从而抑制实验性 CNV 的形成。蛴螬通过激活 NF-KB 信号传导通路，增加 NF-KB 的表达，减少 Fasl、TNF-α 的表达，延迟并降低 Caspase-3 的活化，减少视网膜感光细胞凋亡。

蒋鹏飞等观察散血明目片联合康柏西普眼用注射液对湿性老年性黄斑变性（wAMD）患者的疗效。将 70 例 wAMD 患者随机分为治疗组 35 例（51 眼）和对照组 35 例（50 眼）。对照组予以玻璃体腔注射康柏西普眼用注射液 0.05mL 治疗，每个月 1 次，共 3 次；治疗组在对照组治疗基础上予以口服散血明目片，每次 2.4g，每日 3 次，共服用 3 个月。分别于治疗前及治疗 1、2、3 个月观察两组患者最佳矫正视力（BCVA）、视网膜电图（a 波、b 波振幅及潜伏时），超声检测两组患者眼部睫状后短动脉收缩期峰值流速（PSV）、舒张末期流速（EDV）及阻力指数（RI），光学相干断层成像（OCT）检测两组患者黄斑中心凹厚度（CMT）。观察术后并发症及治疗后随访 6 个月的复发情况。结果：与本组前一时间点比较，两组治疗 1、2、3 个月后 BCVA 均明显改善（$P < 0.05$）；治疗 1、2、3 个月后两组患者 BCVA 比较，治疗组均优于对照组（$P < 0.05$）。两组组内各时间点 a 波、b 波振幅，RI、CMT 两两比较，差异均有统计学意义（$P < 0.05$）。两组治疗 1、2、3 个月 a 波、b 波振幅及 RI、CMT 比较，差异均有统计学意义（$P < 0.05$）。与本组治疗前比较，除对照组治疗 1 个月 PSV 外，两组治疗 1、2、3 个月 PSV、EDV 差异均有统计学意义（$P < 0.05$）；两组治疗 2、3 个月 PSV 及治疗 1、2、3 个月 EDV 比较，差异均有统计学意义（$P < 0.05$）。术后治疗组出现结膜充血 1 眼，对照组出现结膜充血 2 眼，两组并发症情况比较差异无统计学意义（$P > 0.05$）。随访时，治疗组复发 4 例（5 眼）、复发率为 11.11% 对照组复发 11 例（15 眼）、复发率为 34.09%，治疗组复发率低于对照组（$P < 0.05$）。认为散血明目片联合康柏西普眼用注射液治疗能促进 wAMD 患者视网膜渗出及出血的吸收，提高视力，对 wAMD 有很好的改善作用。

【教学重点】

明确本病的好发年龄为 50 岁以上。通过对临床病理过程的介绍，使学生认识到本病引起的视功能损害为不可逆的，要尽可能地在早期采取一些中西医的干预措施最大限度的保护视功能。

【教学难点】

本病为黄斑部渐进性不可逆损害，其病理改变隐匿、微观，教学的难点是要让学生准确理解黄斑的解剖、组织、生理，并能正确分析眼底荧光血管造影、脉络膜血管造影和 OCT 的图像。

【复习思考题】

1. 视瞻昏渺的临床表现有哪些?

2. 临床上常将视瞻昏渺分为哪几型论治? 各型的代表方是什么?

附: 近视性黄斑变性、黄斑裂孔及黄斑部视网膜前膜

一、近视性黄斑变性

近视性黄斑变性(myopic macular degeneration)见于高度近视眼底。高度近视眼患者随年龄增长, 其眼轴进行性变长, 眼球后极部向后扩张, 产生后巩膜葡萄肿, 会发生以下眼底改变: 视盘颞侧出现脉络膜萎缩弧和 / 或脉络膜和视网膜色素上皮层从视盘边缘向后退缩(即近视弧)。严重者, 近视弧围绕视盘一周。黄斑 RPE 和脉络膜毛细血管层萎缩, 使萎缩区内可见裸露的脉络膜大血管及不规则色素。由于后极部向后扩张, 黄斑部玻璃膜线样破裂产生漆样裂纹(黄白色条纹)。Bruch 膜破裂和视网膜脉络膜萎缩可诱发 CNV, 进一步引起中心凹下出血、Fuchs 斑 (黑色类圆形微隆起斑) 等, 患者常因黄斑出血视力突然明显降低、视物变形或中心固定暗点来诊。FFA 检查有助于确定是否有 CNV 的存在。此外, 由于上述黄斑区视网膜和脉络膜的萎缩变性改变, 玻璃体液化、后脱离, 高度近视眼易发生黄斑裂孔, 继之发生视网膜脱离。

依据高度近视眼病史和典型眼底改变即可诊断。高度近视眼黄斑下 CNV 可行 PDT 治疗。

二、黄斑裂孔

黄斑裂孔(macular hole)是指黄斑的神经上皮层局限性全层缺损。按发病原因分为继发性和特发性黄斑裂孔。继发性黄斑裂孔较少, 可由眼外伤、眼内炎症、黄斑变性、长期 CME、高度近视眼等引起。80% 为特发性黄斑裂孔, 发生在老年人无其他诱发眼病的相对健康眼, 女性与男性之比为 7∶3, 病因不清, 目前认为玻璃体后皮质收缩对黄斑的切线向的牵拉力起重要作用。根据发病机制, Gass 将特发性黄裂孔分为 4期: Ⅰ期为裂孔形成前期, 仅中心凹脱离, 视力轻度下降, 中心凹可见黄色斑点或黄色小环, 约半数病例会自发缓解, 半数病例经 3 ~ 6 个月会发展成全层裂孔。Ⅱ ~ Ⅳ期为全层裂孔: Ⅱ期裂孔直径＜ 400μm, 呈偏心的半月形、马蹄形或椭圆形; Ⅲ期裂孔直径＞ 400μm 圆孔, Ⅱ ~ Ⅲ期时玻璃体后皮质仍与黄斑粘连; Ⅳ期为已发生玻璃体后脱离的较大裂孔, 可见 Weiss 环。

黄斑全层裂孔者视力显著下降(多在 0.5 以下), 中央注视点为暗点; 裂隙灯前置镜检查可见裂孔处光带中断现象; OCT 检查可直观显示玻璃体后皮质与黄斑裂孔的关系及黄斑裂孔处组织病变状况, 对黄斑裂孔的诊断和鉴别诊断提供了金标准。

继发于高度近视眼的黄斑裂孔发生视网膜脱离的危险很大, 需行玻璃体切割术治

疗。特发性黄斑裂孔一般不发生视网膜脱离，早期黄斑裂孔患眼视力多在 0.5 以上，手术治疗风险较高。对裂孔进行性发展，视力低于 0.3 者，可行玻璃体手术治疗。

三、黄斑部视网膜前膜

视网膜前膜（epiretinal membrane）是由多种原因引起视网膜胶质细胞及 RPE 细胞迁徙至玻璃体视网膜交界面，并增殖形成纤维膜。视网膜前膜可在视网膜任何部位发生，发生在黄斑及其附近的纤维细胞膜，称为"黄斑部视网膜前膜（macular epiretinal membrane）"，简称"黄斑前膜"。特发性黄斑前膜见于无其他眼病的老年人，多有玻璃体后脱离。推测是由于玻璃体后皮质与黄斑分离时，造成内界膜裂口，胶质细胞经由裂口移行至视网膜内表面，进而增生。继发于视网膜裂孔的黄斑前膜细胞主要由 RPE 细胞化生而来。黄斑前膜与以下因素有关：①内眼手术：视网膜脱离术、玻璃体手术、视网膜光凝或冷凝术后；②某些炎症性眼病：眼内炎、视网膜血管炎等；③出血性视网膜血管疾病；④眼外伤等。

该病根据发展阶段与临床表现，可分为：玻璃纸样黄斑病变（cellophane maculopathy）与黄斑皱褶（macular pucker）。玻璃纸样黄斑病变较常见，通常为特发性，黄斑视网膜表面仅有一层透明薄膜，患眼视力正常或仅有轻微视物变形。眼底检查黄斑区呈不规则反光或强光泽，似覆盖一层玻璃纸。随着膜的增厚和收缩，可出现视网膜表面条纹和小血管扭曲。黄斑皱褶是由前膜的增厚和收缩所致，可为特发性或继发性。患眼视力明显减退（≤ 0.5）、视物变形。眼底可见后极部灰白纤维膜，边界不清，视网膜皱纹，黄斑区视网膜血管严重扭曲可向中央牵拉移位。膜的收缩可引发黄斑囊样水肿、异位、浅脱离或裂孔。有时候厚膜中央的空隙在直接检眼镜下犹如黄斑裂孔，称为"假性裂孔"，在裂隙灯下就能一目了然。OCT 检查可清楚地看到视网膜表面薄膜，反射性能中等度或高度的膜连在视网膜表面或在视网膜的前面。

目前尚无有效治疗药物，如患眼视力轻度下降，无须处理。如视力进行性下降，明显的视物变形，可行玻璃体手术剥除黄斑前膜，视物变形可得到改善，约 50% 病例视力提高。手术适应证视手术医生经验而定，一般视力 < 0.1 才考虑手术，但术后视力与病程、术前视力有关，所以有经验的医生将手术适应证的视力放宽至 0.3 ~ 0.5。

第十一节　高风内障

【教学目的】

掌握高风内障的病因、症状、治疗要点。

【教学要求】

详细讲述本病的发生、发展过程，不同阶段具体的诊治方法。采用课堂讲授，配合幻灯片、图片或临床患者示教。

【概述】

高风内障是以夜盲和视野逐渐缩窄为特征的内障眼病。该病名始见于《证治准绳·杂病·七窍门》，又名"高风雀目（《太平圣惠方·治眼内障诸方》）""高风障症（《审视瑶函·内障》）""阴风障（《目经大成》）"等。病至后期视野极窄，犹如《秘传眼科龙木论·高风雀目内障》所形容的"唯见顶上之物"，同时书中对其并发症也有一定的认识，说："多年瞳子如金色。"而《目经大成·阴风障》中对夜盲和视野缩窄的记载更为形象，说："大道行不去，可知世界窄，未晚草堂昏，几疑大地黑。"本病多从青少年时期开始发病，均为双眼罹患。

高风内障相当于西医学的原发性视网膜色素变性。

【历史沿革】

关于本病，在隋唐时期只有夜盲症状方面的记载。如《诸病源候论·目病诸候》谓："人有昼而睛明，至瞑则不见物，世谓之雀目。言其如鸟雀瞑，便无所见也。"《备急千金要方·七窍门》又称"雀盲"，还介绍了治疗雀盲的药物及针灸疗法。至宋代，《太平圣惠方·治眼内障诸方》首次提出了高风雀目渐变内障的治法。直到《秘传眼科龙木论》才明确指出雀目有肝虚雀目内障和高风雀目内障之不同，并对两者进行了鉴别。谓小儿肝虚雀目能作"疳翳"，而大人肝肾虚劳夜盲，"兼患后冲风"，年久"瞳子如金色"，然后为"青盲"。在探讨高风雀目"昼视通明，夜视罔见"的病因病机方面，《原机启微·阳衰不能抗阴之病》认为，由于忧思恐怒、劳役饥饱之类，过而不节，脾胃受伤，致阳气下陷，阴气独盛。昼为阳，人之阳虽衰，亦应之而升，故昼视尚明；夜为阴，人之阳衰不能抗阴，故至夜晚时则盲无所见，治疗主张用镇阴升阳之剂。此后，《证治准绳》《审视瑶函》等皆宗此说。惟清代《杂病源流犀烛·目病源流》补充其病因说："亦有生成如此，并由父母遗体。"对其病因病机的认识与现代极为一致，还指出："不必治，治亦无效。"对于病至晚期者，《目经大成·阴风障》以"大道行不去，可知世界窄，未晚草堂昏，几疑大地黑"来形容视野缩小，暗处视力减退的严重，并说明其预后曰："变内障者有之，变青盲者有之。"综上所述，古人认为本病多由先天禀赋不足，肝肾亏损，脾阳虚衰等，致阳气不升，精血不荣，目失温养引起。其治疗效果不佳，终成内障或青盲而失明。

【病因病机】

《杂病源流犀烛·目病源流》对其病因病机的认识与现代极为一致："有生成如此，并由父母遗体。"结合临床，归纳如下：

1. 禀赋不足，命门火衰，阳虚无以抗阴，阳气陷于阴中，不能自振，目失温煦所致。

2. 素体真阴不足，阴虚不能济阳，阳气不能为用而病。

3. 脾胃虚弱，气血不足，养目之源匮乏，目不能视物。

以上诸种不足，均可导致脉道不充，血流滞涩，目失温养，神光衰微，目力受损。病久脉道瘀塞，气血不得流通，则目窍萎闭，遂致失明。

【临床表现】

1. 自觉症状

初发时白昼或光亮处视物如常，但入暮或在黑暗处视物不清，行动困难；病久则常有撞人碰物之现象，最终可致失明。

2. 眼部检查

双眼对称性、进行性视野缩小，但中心视力可长期保持。眼底早期可见赤道部视网膜色素稍紊乱，随之在赤道部视网膜血管旁出现骨细胞样色素沉着；随着病情发展，色素沉着逐渐增多，并向后极部及锯齿缘方向进展（附彩图12-60-1）。晚期视盘呈蜡黄色萎缩，视网膜血管一致性狭窄；视网膜呈青灰色，黄斑色暗；有的无骨细胞样色素沉着，仅见视网膜和色素上皮萎缩，或视网膜上呈现黄色、结晶样闪光点，或在视网膜深层出现白点。此外，可并发晶状体后囊下混浊。

3. 实验室及特殊检查

（1）视野检查：早期见环形暗点，晚期视野进行性缩小，最终呈管状。

（2）荧光素眼底血管造影：病程早期显示斑驳状荧光，病变明显时显现大片的透见荧光，色素沉着处为遮蔽荧光，视网膜血管充盈不良或充盈缺失（附彩图12-60-2）。晚期因脉络膜毛细血管萎缩而透见脉络膜大血管。

（3）视觉电生理检查：①mfERG振幅严重降低，并且其随离心度的增加更加明显，这是早期最灵敏的指标。②暗适应白光F-ERG的a、b波极度降低甚至熄灭是本病的典型改变。

（4）暗适应检查：暗适应能力差。

【诊断依据】

1. 夜盲。

2. 视野呈双眼对称性、进行性缩小，晚期呈管状视野。

3. 眼底视盘呈蜡黄色萎缩，视网膜血管普遍狭窄，视网膜呈青灰色，有骨细胞样或不规则状色素沉着，或视网膜上呈现黄色、结晶样闪光点或白色圆形小点。

4. 视网膜电图及暗适应检查异常。

【鉴别诊断】

本病应与疳积上目相鉴别。两者相同的是均有夜盲。不同的是疳积上目为后天所致，常见黑睛、白睛干燥斑，无视野缩窄，眼底检查无异常；高风内障为与生俱来，外眼正常，但有视野缩窄，眼底检查可见视网膜血管旁出现骨细胞样色素沉着、视盘呈蜡黄色、血管变细等，终致失明。

【治疗】

1. 辨证论治

治疗本病应抓住虚、瘀、郁的病机特点，从调理肝脾肾着手，采取综合治疗方法。本病总以虚为主，虚中夹瘀兼郁，在补虚同时，兼以活血化瘀、舒肝解郁，可望改善视功能或延缓病程。本病为难治之证，需耐心用药，缓以图功。

（1）肝肾阴虚证

证候：夜盲，视野进行性缩窄，眼底表现符合本病特征；伴头晕耳鸣；舌质红少苔，脉细数。

辨证分析：肝肾阴虚，精亏血少，目失濡养，故见夜盲、视野进行性缩窄等眼症；全身症状及舌脉均为肝肾阴虚之候。

辨证要点：以夜盲，视野缩窄，眼底出现骨细胞样色素沉着，伴失眠多梦等全身症状及舌脉为本证要点。

治法：滋补肝肾。

方药：明目地黄丸[87]加减。可于方中加用川芎、丹参、牛膝以增活血化瘀通络之功；如多梦盗汗者，加知母、牡丹皮、黄柏等以滋阴清热；眼干涩不适者，可加天花粉、玄参以养阴清热活血。

（2）脾气虚弱证

证候：眼症同前；兼见面色无华，神疲乏力，食少纳呆；舌质淡，苔白，脉弱。

辨证分析：脾胃虚弱，气血生化乏源，目失濡养，故见夜盲、视野进行性缩窄等；全身症状及舌脉均为脾气虚之候。

辨证要点：以夜盲，视野缩窄，眼底出现骨细胞样色素沉着，伴面色无华、神疲乏力等全身症状及舌脉为本证要点。

治法：健脾益气。

方药：补中益气汤[79]加减。方中可加川芎、丹参、三七、鸡血藤等，以助通络活血之功。

（3）肾阳不足证

证候：眼症同前；伴腰膝酸软，形寒肢冷，夜尿频频，小便清长；舌质淡，苔薄白，脉沉弱。

辨证分析：肾阳不足，命门火衰，目失温煦，神光不能发越，故见夜盲、视野进行性缩窄等眼症；全身症状及舌脉均为肾阳不足之候。

辨证要点：以夜盲，视野缩窄，眼底出现骨细胞样色素沉着，伴形寒肢冷等全身症状及舌脉为本证要点。

治法：温补肾阳。

方药：右归丸[36]加减。方中酌加川芎、鸡血藤、牛膝等以增活血通络之功。

2. 针灸治疗

主穴选睛明、上睛明、球后、承泣、攒竹、太阳；配穴选风池、完骨、百会、合谷、肝俞、肾俞、脾俞、足三里、三阴交、关元。每次选主穴2个，配穴2~4个，根据辨证补泻，每日1次。本病为退行性变，可每3~6个月针刺20~30日。

3. 中成药治疗

根据证型可选用金匮肾气丸、明目地黄丸、补中益气丸、复方丹参滴丸、复方丹参注射液等口服或静脉给药。

【预后与转归】

病程漫长，日久则发生视神经萎缩而致失明。

【预防与调护】

1. 注意避光，平时可戴太阳镜。
2. 避免近亲结婚。

【文献选录】

1.《原机启微·阳衰不能抗阴之病》："人有昼视通明，夜视罔见，虽有火光月色，终为不能睹物者，此阳衰不能抗阴之病。所谓雀目者也……忧思恐怒，劳役饥饱之类，过而不节，皆能伤动脾胃，脾胃受伤，阳气下陷，则于五脏六腑之中阳气皆衰，阴气独盛。夜为阴，人亦应之也，既受忧思恐怒劳役饥饱之伤，而阳气下陷，遇天阴盛阳衰时，我之阳气既衰，不得不应之时伏也，故夜视罔所见也。镇阴升阳之药，决明夜灵散（石决明、夜明砂、猪肝）主之。"

2.《秘传眼科七十二症全书·高风雀目内障》："高风雀目者，乃肝中积热，肾水衰不能制伏肝火，肝火壅盛，致伤于目。黄昏易物，至点灯全不见物，渐渐昏蒙，视物唯见直上之物。依方服药外，又可用夜明砂蘸白猪婆肝，空心食之，或羊肝连胆煮，露一宿，切薄，空心蘸夜明砂食之亦可。此症初患时，若不谙调理，延至日久，亦为青盲，终为不治之症。"

【现代研究】

彭清华等对视网膜色素变性患者虚中夹瘀的机制进行了多方面研究。从眼血液图、血液流变学、微循环、舌象及舌下静脉、血小板活化和血管内皮细胞受检指标等方面探讨了视网膜色素变性虚中夹瘀的机制。研究发现，该病患者眼循环血流量减少，流速减慢，血液充盈困难，血管紧张度增加，血管弹性减退；血液流变性中红细胞电泳时间延长，全血比黏度增加，红细胞沉降率加快，说明血液黏滞性和聚集性增强；球结膜及甲皱微循环表现为微血管走行异常，口径宽窄不一，微血管瘤出现率高，网格密度增加，粒缓流和粒摆流增加，血流减慢，血色暗红，红细胞集聚等；患者暗红类舌比例明显增加，舌下脉异常积分值增大；与正常人相比，血液中血栓素 B_2、血浆 β-血栓球蛋白、VWF 含量明显升高，6-酮-前列腺素 $F_{1\alpha}$，含量降低，血栓素 A_2 与前列腺素比例失衡等，说明患者血小板功能亢进，血管内皮细胞受损。证实了虚中夹瘀的机制，揭示在治疗本病时，须在补虚的基础上加用活血化瘀药。采用补虚活血中药滋阴明目丸、益气明目丸及枸杞丹参药对，分别对 RCS 大鼠和视网膜光损伤大鼠模型进行干预，证实补虚活血中药能改善"虚中夹瘀证" RCS（rdy-/-，p-/-）大鼠的"虚证"与"瘀证"，从而减少视网膜损伤因素，改善其视网膜组织匀浆中 cAMP、cGMP、cAMP/cGMP 等虚证指标；可以减轻 RCS（rdy-/-，p-/-）大鼠视网膜组织细胞凋亡指数，在抗线粒体凋亡途径上减轻视网膜色素变性大鼠的视网膜细胞凋亡；能诱导视网膜 CRYAB mRNA 的表达，对视网膜色素变性 RCS 大鼠的视网膜有一定的保护作用；可减轻视网膜细胞的 ERS，下调视网膜细胞内质网应激因子 XBP1 及内质网凋亡途径诱导因子 Caspase12，下调促凋亡因子 Bid 表达，上调抗凋亡因子 Bcl-2 和 CRYAB mRNA 的表达，促进 RHO 表达，减少视网膜感光细胞变性凋亡，从而保护视功能等。

罗明报道以针刺为主治疗本病 12 例 24 只眼，主穴为风池、翳明，配穴为球后、攒竹、四白、养老、合谷、三阴交、太冲。上述穴分为两组，每组主穴 1 个，配穴 2～3 个。肝肾不足，加肝俞、肾俞、太溪；气血不足，加膈俞、脾俞。每日针一组，1 次／日，交替轮流进行。眼周穴位针刺手法宜轻，远端穴位力求得气感扩散，留针 20～30 分钟。连续治疗 2 个月，结果视力和视野均有改善，总有效率为 75%。

近年来，视网膜色素上皮细胞移植、虹膜色素上皮细胞移植以及干细胞移植等作为视网膜变性疾病的再生性疗法进行了许多研究，包括遗传性视网膜色素变性（RP）、年龄相关性黄斑变性（AMD）、Sorby 黄斑营养不良等，为这些疾病的治疗开辟了新的途径。相对药物治疗而言，色素上皮细胞移植治疗更能直接地解决视网膜的局部问题。然而，多数方法还处在实验和试验阶段，或存在不足与风险，其手术适应证、手术方法、供体细胞来源、伦理问题、移植后细胞存活、免疫、生理功能等问题均需深入研究。

【教学重点】

高风内障病因、症状、治疗要点。

【教学难点】

本病早期的检查、诊断及治疗。

【复习思考题】

1. 高风内障的诊断。
2. 高风内障的治疗及辨证调护。

第十二节 青 盲

【教学目的】

掌握青盲的病名定义、病因病机、诊断与鉴别、辨证论治及其他治疗。

【教学要求】

详细讲授青盲的发病特点、预后转归、病因病机、临床表现、诊断及治疗措施。采用课堂讲授，配合幻灯、图片或多媒体课件等教学手段，有条件时配合临床患者示教。

【概述】

青盲是指眼外观正常，视盘色淡，视力渐降，甚至盲无所见的内障眼病。小儿罹患者称小儿青盲。本病与性别、年龄无关，可由高风内障、绿风内障、青风内障、络阻暴盲、目系暴盲等失治或演变而成，亦可由肿瘤、恶性贫血、奎宁中毒等其他全身性疾病或头眼外伤引起。可单眼或双眼发病。

青盲相当于西医学之视神经萎缩。视神经萎缩分原发性视神经萎缩（又称下行性视神经萎缩）、继发性视神经萎缩（又名上行性视神经萎缩）两类。

【历史沿革】

该病名首见于《神农本草经》，但无症状描述。《诸病源候论·目病诸候》始谓："青盲者，谓眼本无异，瞳子黑白分明，直不见物耳。"专门提到"小儿青盲"。《龙树菩萨眼论》则补充说："若眼曾无发动痛痒及花生，或一眼前恶（注：恶，指疾病），亦无障翳，瞳人平正如不患者，端然渐暗，名曰青盲。"不仅记载了青盲的局部症状，还介绍了发病的情况。至宋代，《太平圣惠方·治眼青盲诸方》已载有 12 个治青盲的处方。不过，古代对本病从病因病机到临床表现阐述最详细者，当推《证治准绳·杂病·七窍门》，书中并将本病与内障进行了鉴别，曰："世人但见目盲，便呼为青盲者，谬甚。夫青盲者，瞳神不大不小，无缺无损，仔细视之瞳神内并无些少别样气色，俨然与好人一般，只是自看不见，方为此证。若有何气色，即是内障，非青盲者也。"《眼科金镜》则对小儿青盲的病因病机有更精辟的论述。以后各家对青盲的认识，大抵皆宗《证治准绳》之说，并指出本病还可由青风内障、视瞻昏渺、高风内障等瞳神疾病演变而来，也可由其他全身疾病或头眼部外伤所引起。当代中医眼科名家的著作，如《眼科临证录》《韦玉英眼科经验集》《中医眼科临床实践》等对研究本病的证治有参考价值。

【病因病机】

《证治准绳·杂病·七窍门》中谓本病可因："玄府幽邃之源郁遏，不得发此灵明耳。其因有二：一曰神失，二曰胆涩。须询其为病之始，若伤于七情则伤于神，若伤于精血则损于胆。"结合临床，归纳如下：

1. 情志抑郁，肝气不舒，经络郁滞，目窍郁闭，神光不得发越。

2. 禀赋不足，肝肾两亏，精虚血少，不得荣目，目窍萎闭，神光遂没。

3. 久病过劳或失血过多，气血不足，失于荣润，目窍萎缩，神光泯灭。

4. 头眼外伤，目系受损，或脑部肿瘤压迫目系，致脉络瘀阻，目窍闭塞而神光泯灭。

【临床表现】

1. 自觉症状

视力渐降，或视野窄小，逐渐加重，终致失明。

2. 眼部检查

原发性视神经萎缩可见视盘色淡或苍白，边界清楚，筛板明显可见，视网膜血管一般正常；继发性视神经萎缩可见视盘色灰白、晦暗，边界不清，筛板不显，视网膜动脉变细，视盘附近血管可伴有鞘膜，后极部视网膜可见残留的硬性渗出（附彩图 12-61-1、附彩图 12-61-2）。

3. 实验室及特殊检查

（1）视觉诱发电位检查：P_{100} 潜时延长或振幅严重下降。

（2）头颅 CT 和 MRI 检查：排除或确诊有无颅内占位性病变压迫视神经等。

（3）11778 位点等基因检测：排除或确诊有无 Leber 遗传性视神经病变等疾病。

（4）视野检查：多见向心性缩小，有时可提示本病病因，如双颞侧偏盲应排除颅内视交叉占位病变，巨大中心或旁中心暗点应排除 Leber 遗传性视神经病变。

（5）色觉检查：可有后天性色觉障碍，红绿色觉障碍多见。

（6）OCT 检查：可通过观察视网膜神经纤维层厚度（RNFLT）、黄斑神经节细胞复合体厚度（mGCCT），有助于视神经萎缩的诊断，并对其视功能进行评价（附彩图 11-61-3）。

【诊断依据】

1. 视力逐渐下降。
2. 视盘色泽变淡或苍白。
3. 可有视野和视觉诱发电位的异常。
4. 色觉障碍。
5. 患眼或病情严重眼有 RAPD。

【鉴别诊断】

1. 对于原发性视神经萎缩，需做其他辅助检查，以明确病因。
2. 根据病史和眼底改变，一般可对原发性和继发性视神经萎缩做出鉴别。

其眼底变化：①病变位于眼球后方（如脊髓痨、外伤），视乳头苍白，边界清晰，筛板可见，血管一般变细，为原发性视神经萎缩。如仅乳头黄斑束受累（如球后视神经炎），则表现为视乳头颞侧苍白。②病变位于视乳头（如视乳头炎、视乳头水肿），视乳头颜色灰白而混浊，边界模糊，筛板不能见到，血管旁有白鞘，为继发性视神经萎缩。因眼压高所致的萎缩，视乳头可见典型的杯状凹陷，且筛板清晰可见。③病变位于视网膜脉络膜（如视网膜脉络膜的炎症和变性），视乳头呈蜡黄色，视网膜血管高度缩窄，为继发性视神经萎缩。

视神经萎缩以视功能损害和视乳头苍白为主要特征。苍白程度主要取决于视乳头上小血管消失及胶质增生和纤维化的程度。但由于正常人视乳头颜色很不一样，仅靠颜色很难诊断。故有人主张根据视乳头边缘小血管的数目决定有无萎缩，正常约 10 支，减少到 7 支以下者，可能有视神经萎缩。用无赤光线观察眼底时，可见正常视神经纤维呈白细线条状，而视神经萎缩者因其神经纤维被神经胶质所代替而呈现杂乱的斑点状。

一般来说，儿童的视神经萎缩多有脑部肿瘤或颅内炎症引起，青年患者以遗传性为主，中年患者则多为视神经炎、视神经外伤或颅内视交叉区肿瘤引起，老年患者则常与青光眼或血管性疾病（如缺血性视神经疾病）有关。

视乳头变白的区域和范围对鉴别不同病因有一定意义。视乳头颞侧苍白，常由选择性累及中心视力和视野的中毒性和营养障碍性视神经萎缩，Leber 遗传性视神经病变及球后视神经炎等引起。视乳头上方或下方苍白时，更可能是缺血性视神经病变，在视神经萎缩早期，视乳头粉红色调变浅，随病情进展，视盘组织缓慢消失，残留灰白，弯月形浅凹陷，裸露筛板，类似青光眼病理凹陷，但仔细观察，视神经萎缩患者的视盘罕见有任何区域的盘沿缺损，且盘沿是苍白的。有统计认为，盘沿苍白对非青光眼视神经萎缩有 94% 的特异性，而盘沿局灶性或弥漫性变窄，且盘沿区仍保留正常粉红色，对青光眼视神经损害有 87% 的特异性。当然，青光眼性视神经病变的视野缺损多发生在生理杯明显扩大时，且中心视力下降常发生在晚期。

【治疗】

1. 辨证论治

（1）肝气郁结证

证候：视物昏蒙，视盘色淡白或苍白，或视盘生理凹陷扩大加深如杯状，血管向鼻侧移位，动静脉变细；兼见情志抑郁，胸胁胀痛，口干口苦；舌红，苔薄白或薄黄，脉弦或细弦。

辨证分析：情志不舒，肝气郁结，气滞血瘀，脉道不利，不能输精于目，故见视物昏蒙、视盘生理凹陷扩大加深如杯状等眼症；全身症状及舌脉均为肝气郁结之候。

辨证要点：以视盘生理凹陷扩大加深如杯状，血管向鼻侧移位及胸胁胀痛、口苦等全身症状和舌脉为本证要点。

治法：疏肝解郁，开窍明目。

方药：丹栀逍遥散[23]加减。方中酌加枳壳、香附以助疏肝理气；加丹参、川芎、郁金以助行气活血；加菟丝子、枸杞子、桑椹以助滋养肝肾明目；加远志、石菖蒲以开窍明目；郁热不重者，可去牡丹皮、栀子。

（2）肝肾不足证

证候：眼外观正常，视力渐降，视物昏蒙，甚至失明；眼底表现符合本病特征；全身可见头晕耳鸣，腰膝酸软；舌质淡，苔薄白，脉细。

辨证分析：禀赋不足或久病过劳，肝肾两亏，精虚血少，目失滋养，故见视力渐降、视物昏蒙等眼症；全身症状及舌脉均为肝肾不足之候。

辨证要点：以视盘色苍白，伴头晕耳鸣、腰膝酸软等全身症状和舌脉为本证要点。

治法：补益肝肾，开窍明目。

方药：左归饮[34]或明目地黄汤[88]加减。方中加麝香、石菖蒲以增开窍明目之功，加丹参、川芎、牛膝以增活血化瘀之力。

（3）气血两虚证

证候：眼症同前；全身可见头晕心悸，失眠健忘，面色少华，神疲肢软；舌质淡，苔薄白，脉沉细。

辨证分析：久病过劳或失血过多，气血不足，目失荣润，故出现相应的眼症；头晕心悸、面色少华等全身症状及舌脉均为气血不足之候。

辨证要点：以视盘色苍白，伴面色少华、神疲肢软等全身症状和舌脉为本证要点。

治法：益气养血，宁神开窍。

方药：人参养荣汤[8]加减。方中可加石菖蒲以通络开窍；若气虚较轻，可将人参改为党参；血虚偏重者，可加制何首乌、龙眼肉以养血安神；并可加用枳壳、柴胡等理气之品，以通助补。

（4）气血瘀滞证

证候：多因头眼外伤，视力渐丧，视盘色苍白，边界清，血管变细；全身兼见头痛健忘，失眠多梦；舌质暗红，或有瘀斑，苔薄白，脉涩。

辨证分析：头眼外伤，脉络受损，脉道阻塞，气滞血瘀，不能输精于目，故见外伤后视力渐丧、视盘色苍白等眼症；全身症状及舌脉均为气血瘀滞之候。

辨证要点：以头眼外伤，视盘色苍白等眼症，头痛健忘等全身症状和舌脉为本证要点。

治法：行气活血，化瘀通络。

方药：通窍活血汤[137]加减。方中可加石菖蒲、苏合香以增芳香开窍之功；加丹参、郁金、地龙以助化瘀通络。

（5）脾气虚弱证

证候：视盘色苍白，边界清，面色苍白，神疲乏力，四肢酸软，少气懒言，食少便溏，舌淡嫩，脉细弱。

辨证分析：脾气虚弱，中气不足，运化无力，水谷精微无以滋养目系而见视力渐降、视盘苍白等眼症；全身症状及舌脉均为脾气虚弱之候。

辨证要点：以视盘色苍白，视力下降，伴目中无光、神疲乏力等全身症状和舌脉为本证要点。

治法：补中健脾，益气明目。

方药：补中益气汤[79]加减。方中人参、黄芪、白术、甘草补益中气，柴胡、升麻助参芪升阳之功，加山药、砂仁益气补中健脾。

2. 针灸治疗

（1）体针：以局部穴为主，配合躯干肢体穴；根据辨证虚实，施以补泻手法。主穴选攒竹、太阳、睛明、上睛明、四白、球后、承泣、丝竹空等；配穴选风池、完骨、天柱、百会、合谷、肝俞、肾俞、血海、足三里、三阴交、光明等。每次选主穴 2～3 个，配穴 3～5 个，补法为主，每日 1～2 次，30 日为 1 个疗程。属虚证者，可在肢体躯干穴施灸法。

（2）头针：取视区，两侧均由上向下平刺 3～4cm，快速捻转，使有较强胀、痛、麻等感觉。每日或隔日针 1 次。

（3）穴位注射：取肝俞、肾俞，用复方丹参注射液或维生素 B_1 作穴位注射。亦可用复方樟柳碱注射液做穴位或皮下注射。

3. 常用中成药

（1）杞菊地黄丸：适用肝肾阴虚的视物昏花证。口服，每次 9g，每日 2 次。

（2）明目地黄丸：适用肝肾不足的视物昏花证。口服，每次 9g，每日 2 次

（3）石斛夜光丸：适用肝肾不足，阴虚火旺的视物昏花证。口服，每次 6g，每日 2 次，1 个月为 1 个疗程。

（4）中药注射剂：川芎嗪注射液或生脉注射液等，按 10～14 天为 1 个疗程。

4. 西医治疗

主要为药物治疗。

（1）口服：本病治疗的目的，在于能使未受损害的视神经纤维不再恶化。临床上有时仅根据病程及眼底的推测，可给小剂量糖皮质激素。如病变已进入中晚期，再给激素似也无必要。维生素 B_1，口服 10mg，每日 3 次，可服用长达数月或数年。维生素 B_2，口服 5～10mg，每日 3 次。维生素 E，口服 10～100mg，每日 3 次。

（2）肌内注射：注射用鼠神经生长因子 30μg 加入注射用水 2mL，肌内注射，每日 1 次，4 周为 1 个疗程。

（3）局部注射：山莨菪碱（654-2）球后注射，常用 0.5mL，每日 1 次。

【预后与转归】

本病宜尽快确认病因而消除之。本病以中医治疗为主，辅助西医综合治疗，并宜早治及坚持治疗，活血通络贯穿治疗始终。

【预防与调护】

1. 慎用对视神经有毒害作用的药物，如乙胺丁醇、奎宁等。

2. 积极治疗高风内障、绿风内障、青风内障、络阻暴盲、目系暴盲、肿瘤、恶性贫血等疾病，以防并发本病。

3. 养成良好的生活习惯，起居有时，避免过度疲劳，积极参加力所能及的文娱体育活动，戒烟慎酒。

4. 预防头部或眼部损伤。

5. 本病预后较差，应告知患者必须采用综合措施坚持治疗方能奏效。定期检查，注意视力和视野的变化。

【文献选录】

1.《世医得效方·眼科》:"小儿青盲,胎中受风,五脏不和,呕吐黄汁,两眼一同,视物不明,无治法。"

2.《证治准绳·杂病·七窍门》:"青盲,目内外并无障翳气色等病,只自不见者是。……皆不易治,而失神者尤难。有能保真致虚,抱元守一者,屡有不治而愈。若年高及疲病,或心肾不清足者,虽治不愈。"

3.《圣济总录·眼目门》:"目青盲:内障有变青盲者,初患之时昏暗,不痛不痒,亦无翳膜,至于失明,与不患者相似,是知青盲之状,外无异证,瞳子分明而不见物。"

4.《古今医统·眼科》:"此证因酒色太过,内伤肾气,不痛不痒,渐失其明,眼目俱不伤损,有似常人。只因一点肾气不充,故无所见。"

5.《目经大成·青盲》:"青盲不似暴盲奇,暴盲来速青盲迟。"

6.《眼科金镜·小儿青盲》:"盖因病后热留经络,壅闭玄府,精华不能上升荣养之故……疹后余热未尽,得是病者不少。"

【现代研究】

西医强调不同原因引起的视神经萎缩,其治疗效果可完全不同。颅内占位病灶造成的下行性视神经萎缩,即使视功能已严重损害,只要根除肿物,至少可稳定现有视力,甚至有明显的视功能改善。本病治疗现状如前所述,由于大多数视神经萎缩最终导致不可逆视力丧失,各国学者正从不同角度和层次开展基础研究,如已开始尝试的视神经疾病的基因治疗有两条途径,当基因缺陷明确时可直接修复特定的基因缺陷,以及使用基因治疗改变宿主基因表达以减慢病情进展或对抗疾病予以某种形式的保护。

视神经萎缩的支持疗法:患者颞浅皮下注射士的宁,隔日 1 次,每次 0.3mL(1mL 含士的宁 1mg)。双眼患者,每次各 0.3mL,10 次为 1 个疗程,停药 5~7 天后的第 2 疗程改为每次每侧 0.6mL。亦可做球后注射,每次剂量和疗程同上,每 3 日 1 次。士的宁能兴奋视器官末梢感受器及传导细胞,但可因药物蓄积作用而引起抽搐,故疗程间隔极其重要。也可用高压氧(氧 93%~95%,二氧化碳 5%~7%)治疗。

【教学重点】

明确本病是指以视盘色泽变淡或苍白为特点的视神经萎缩,是常见的眼底病;病因以高风内障、绿风内障、青风内障、络阻暴盲、目系暴盲等失治或演变而成,亦可由肿瘤、恶性贫血、奎宁中毒等其他全身性疾病或头眼外伤引起;视神经萎缩主要讨论原发性视神经萎缩和继发性视神经萎缩两种,视力逐渐下降,视盘色泽变淡或苍白,可有视野和视觉诱发电位的异常,是主要诊断要点;早期正确的病因治疗措施,防止病情发展。辨证论治为主的内服药治疗。本病以中医治疗为主,辅助西医综合治疗,并宜早治及坚持治疗,活血通络贯穿治疗始终,这是本病的治疗要点;养成良好的生活习惯,起居有时,避免过度疲劳,积极参加力所能及的文娱体育活动,戒烟慎酒。预防头部或眼部损伤，是本病的预防要点。

【教学难点】

本病目前最大难点是如何明确诊断，寻找病因，进行病因治疗；皮质类固醇使用的时机及用量亦是本病早期治疗中的难点。本病以中医治疗为主，辅助西医综合治疗，并以早治及坚持治疗，活血通络贯穿治疗始终。

【复习思考题】

1. 请问青盲的临床表现、诊断要点是什么？指出儿童、青年、老人常是何种视神经萎缩？需做何种检查？
2. 请论述青盲的中医辨证治疗。

主要参考文献

1. 王玉霞，孙永娟.中西医结合法治疗虹膜睫状体炎的临床观察［J］.中医临床研究,2012,4（1）：96-97.

2. 王新立.中西医结合治疗虹膜睫状体炎 46 例［J］.医学信息，2011（5）：2211-2212.

3. 马芬俞.中西医结合法治疗虹膜睫状体炎的临床观察［J］.陕西中医学院学报，2010,11（6）：24-25.

4. 彭清华，朱文锋，罗萍.原发性闭角型青光眼血瘀水停的病理研究［J］.湖南中医药导报，2000,6（9）：16-18.

5. 彭清华，李伟力.益气活血利水法对抗青光眼手术后患者视功能的影响［J］.国医论坛，1994（1）：28.

6. 彭清华，朱惠安，李伟力.增视I号治疗抗青光眼手术后患者 114 例的临床观察［J］.中国医药学报，1994,9（3）：25-26.

7. 彭清华，罗萍，李传课，等.青光安颗粒剂对抗青光眼术后患者作用的临床研究［J］.中国中医眼科杂志，1997,7（3）：151-154.

8. 彭清华，李建超.青光安治疗抗青光眼术后患者临床研究［J］.湖南中医学院学报,2004,24（2）：36-39.

9. 罗萍，彭清华，李波，等.青光安颗粒剂对慢性高眼压兔眼滤过性手术后作用的实验研究［J］.中国中西医结合杂志，2000,20（基础理论研究专辑）：121-122.

10. 彭清华，罗萍，李波，等.青光安颗粒剂对慢性高眼压兔眼眼内组织的保护作用［J］.中西医结合眼科杂志，1998,16（3）：129-131.

11. 彭清华，罗萍，李波，等.青光安颗粒剂对慢性高眼压兔眼视网膜超微组织结构的影响［J］.湖南中医学院学报，1998,18（4）：9-10.

12. 彭清华，罗萍，李波.青光安颗粒剂对实验性高眼压大鼠视网膜节细胞代谢作用的研究［J］.湖南中医学院学报，1997,17（2）：53-56.

13. 赵海滨，彭清华，吴权龙，等.青光安颗粒对兔急性高眼压视神经轴突保护作用的研究［J］.

国际眼科杂志，2009，9（12）：2318-2321.

14. 吴权龙，彭清华，赵海滨，等.青光安颗粒剂对兔急性高眼压视网膜的保护作用［J］.中国中医眼科杂志，2004，14（4）：208-211.

15. 东长霞，彭俊，彭清华，等.中药青光安对急性高眼压模型兔视网膜组织结构及细胞凋亡的影响［J］.国际眼科杂志，2010，10（1）：51-54.

16. 彭清华，东长霞，李建超.青光安颗粒剂对急性高眼压实验模型兔视网膜组织酶活性影响的实验研究［J］.中华中医药学刊，2004，22（12）：2179-2181.

17. 李晓静，彭清华，曾志成，等.复方中药青光安对兔慢性高眼压模型筛板结构及Ⅳ型胶原纤维含量的影响［J］.国际眼科杂志，2009，9（12）：2310-2314.

18. 彭抿，彭清华，李建超，等.青光安颗粒剂含药血清对体外培养大鼠视网膜神经节细胞凋亡的实验研究［J］.医药世界，2006，8（7）：84-85.

19. 曾志成，彭清华，李波，等.中药青光安含药血清对体外加压后人小梁细胞凋亡的影响机制［J］.国际眼科杂志，2009，9（6）：1046-1049.

20. 彭清华，曾志成，李波，等.青光安颗粒含药血清对加压后人小梁细胞活性的影响［J］.国际眼科杂志，2009，9（5）：839-842.

21. 王万杰，周华祥，缪馨.王明芳教授治疗青光眼围手术期的经验［J］.成都中医药大学学报，2007，30（4）：18.

22. 郑晓丽，郑秀丽.毫针前房穿刺处理急性闭角型青光眼急性发作［J］.眼科新进展，2007，27（1）：60-61.

23. 张海翔，杜元灏，杨光，等.量化针刺法对青光眼房水动力学影响的研究［J］.天津中医药，2006，23（4）：274.

24. 黄燕然，刘芳.2231例近视人群中原发开角型青光眼发病情况的调查与分析［J］.广东医学院学报，2008，26（6）：660.

25. 张莉，徐亮，杨桦.原发性开角型青光眼进展的危险因素研究概括［J］.中华眼科杂志，2009，45（4）：380-384.

26. 付彦江.中医药治疗正常眼压性青光眼的临床观察［J］.辽宁中医杂志，2004，31（8）：665.

27. 彭清华.活血利水法降眼压作用的临床观察［J］.中国中医眼科杂志，1995，5（2）：110-111.

28. 彭清华.活血利水法治疗慢性高眼压临床体会［J］.实用中医药杂志，1994（6）：12-13.

29. 彭清华，曾自明，李伟力.活血利水治疗慢性单纯性青光眼31例［J］.辽宁中医杂志，1995，22（4）：167-168.

30. 王禹燕，王万杰，郑燕林.正常眼压性青光眼的中医辨治［J］.四川中医，2006，24（6）：31-32.

31. 张殷建.中医辨证论治对慢性单纯性青光眼临床疗效的干预研究［J］.甘肃中医，2007，20（8）：26-27.

32. 彭俊，李建超，姚小磊，等.原发性开角型青光眼房水蛋白含量的检测及其与中医证型关系的研究［J］.湖南中医药大学学报，2016，36（12）：31-33.

33. 李建超，彭俊，曾志成，等.原发性开角型青光眼眼血流动力学的改变及与中医证型关系的研究［J］.湖南中医药大学学报，2016，36（12）：27-30.

34.姚小磊，彭俊，李建超，等.原发性开角型青光眼患者眼底荧光造影及血液流变学改变与中医证型关系的研究［J］.湖南中医药大学学报，2016，26（11）：41-45.

35.徐剑，彭俊，姚小磊，等.原发性开角型青光眼患者血管内皮、血小板功能改变及与中医证型关系的研究［J］.湖南中医药大学学报，2016，26（11）：37-40.

36.王宁利，孙兴怀，李静贞，等.美尔瑞（灯盏细辛）治疗青光眼多中心临床研究（英文）.国际眼科杂志，2004，4（4）：587-592.

37.朱益华，蒋幼芹，罗忠浩，等.灯盏细辛注射液对大鼠实验高眼压视神经轴浆运输的影响［J］.中华眼科杂志，2000，36（4）：289-291.

38.贾莉君，蒋幼芹，吴振中.青光康片对眼压已控制的原发性晚期青光眼临床疗效观察［J］.实用眼科杂志，1994，12（5）：269-273.

39.刘杏，周文炳，葛坚，等.川芎嗪对原发性开角性青光眼患者的治疗作用［J］.眼科新进展，1999，19（4）：224-226.

40.宋愈，孙志敏，高勇.银杏叶片对眼压已控制的慢性青光眼的血流动力学影响［J］.临床眼科杂志，2005，13（1）：20-21.

41.梁远波，李建军.银杏叶提取物对正常眼压性青光眼的治疗作用［J］.国外医学眼科学分册，2003，27（5）：319.

42.罗国平，闫爱华，祝素英，等.葛根素注射液在晚期青光眼术后的应用［J］.中华现代眼耳鼻喉科杂志，2006，3（1）：64-65.

43.庞有慧，孙河.葛根、三七、银杏叶三种中药制剂对青光眼视神经保护作用优效性研究［J］.中医药信息，2008，25（2）：30-32.

44.接传红，高健生，宋剑涛，等.青风、绿风、黄风内障与闭角型青光眼的辨误［J］.中国中医眼科杂志，2010，20（3）：178-180.

45.王利民，李宗智.从郁论治青光眼［J］.时珍国医国药，2012，23（11）：2931-2933.

46.郭红建，李翔，文晓霞.新生血管性青光眼诊疗进展［J］.辽宁中医药大学学报，2010，12（6）：171-173.

47.王万杰，王明芳，朱劲.中医对乌风内障的认识及治疗［J］.四川中医，2008，26（2）：31-32.

48.王瑛璞，孙河，李陆军，等.中西医结合治疗糖尿病性新生血管性青光眼1例［J］.中国中医眼科杂志，2007，17（4）：190-191.

49.彭清华，彭俊，吴权龙.活血利水法治疗外伤性前房积血继发性青光眼33例［J］.中国中西医结合急救杂志，2010，17（4）：198.

50.杜植鹏，吴燕，李闻捷.晶体蛋白与白内障发病机制研究［J］.国际眼科杂志，2009，9（10）1923.

51.代广知，谭树华.白内障发病机制的研究进展［J］.生物技术世界，2014，10（3）：115.

52.魏远建，徐国兴.水通道蛋白与白内障研究进展［J］.国际眼科杂志，2013，13（7）：1341.

53.刘丽丽，陈涛，刘加顺.一氧化氮与白内障病理相关性的实验分析［J］.药物与人，2014，27

（7）：256.

54. 马伟凤，徐勤.金钗石斛提取物对晶状体上皮细胞氧化损伤防护作用［J］.国际眼科杂志，2010，10（4）：650.

55. 肖春莹，缪家林，连红.苦瓜霜滴眼液对白内障治疗作用的研究［J］.黑龙江医药，2014，27（3）：600.

56. 张健，欧阳云，翁小涛，等.障眼明胶囊治疗早期年龄相关性白内障56例［J］.河南中医，2014，34（6）：1128.

57. 雷春燕，张一迎.自拟活血补肾明目汤治疗未成熟老年性白内障临床观察［J］.光明中医，2014，29（6）：1238-1239.

58. 谢静华，杨新岩.软坚散结法治疗玻璃体混浊34例临床观察［J］.吉林中医药，2006，26（8）：26.

59. 王晓洁.补肾明目汤治疗玻璃体混浊临床观察［J］.中国中医基础医学杂志，2011，17（9）：1043.

60. 丁勇，陈丹.驻景明目片治疗玻璃体混浊临床观察［J］.实用中医药杂志，2010，26（5）：308-309.

61. 宋曼.利水散结方治疗玻璃体混浊临床观察［J］.中国民族民间医药，2012，22（3）：151.

62. 陈志强.明目清浊汤治疗玻璃体混浊疗效观察［J］.山西中医，2011，27（2）：12-13.

63. 周瑞雅，陈彬川，帖红艳.氨碘肽注射液在近视性玻璃体混浊治疗中的应用［J］.医药论坛杂志，2011，32（21）：156-157.

64. 彭清华，彭俊，吴权龙.活血利水法治疗外伤性前房积血临床研究［J］.中国中医药信息杂志，2010，17（3）：66-67.

65. 温利辉，农义军，莫明辉，等.中西医结合治疗外伤性前房积血的临床观察［J］.华夏医学，2013，26（3）：530-532.

66. 王跃进，王斐.生蒲黄汤结合甘露醇治疗外伤性前房积血112例［J］.河南中医，2013，33（2）：255-256.

67. 周春安.中西医结合治疗外伤性前房积血51例临床观察［J］.中医药导报，2011，17（6）：66-67.

68. 申德昂.中西医结合分期治疗外伤性前房积血102例疗效观察［J］.中国美容医学，2012，22（3）：169-170.

69. 李群英，冯小梅，汪伟，等.蒲七汤治疗外伤性前房积血46例［J］.辽宁中医杂志，2012，39（10）：2009-2011.

70. 杨玉青，臧乐红.益气养阴和血通络法治疗糖尿病性玻璃体积血疗效观察［J］.陕西中医，2011，32（12）：1629-1631.

71. 彭清华.辨证治疗玻璃体积血33例［J］.辽宁中医杂志，1990，18（10）：18-20.

72. 彭清华，喻京生，曾明葵，等.散血明目方治疗玻璃体积血37例［J］.辽宁中医杂志，2002，29（10）：601-602.

73. 彭清华.外伤性玻璃体积血的中医治疗体会［J］.辽宁中医杂志，1991，19（10）：23-24.

74. 彭清华，喻京生，曾明葵，等. 活血通脉、利水明目法治疗玻璃体积血的临床研究 [J]. 湖南中医药大学学报，2003，23（1）：39-42.

75. 彭清华，李建超，张琳，等. 散血明目片治疗玻璃体积血的临床及实验研究 [J]. 中国医药学报，2004，19（增刊）：61-64.

76. 彭清华，谢立科，曾自明. 中药为主治疗视网膜中央动脉阻塞 13 例 [J]. 中医杂志，1996，37（1）：38-40.

77. 陈莉. 活血化瘀法治疗视网膜中央动脉栓塞 34 例 [J]. 中国中医药远程教育，2013，11（2）：15-16.

78. 王祎成. 用补阳还五汤加味联合西药治疗视网膜中央动脉栓塞 43 例的临床效果观察 [J]. 求医问药，2013，11（1）：406-407.

79. 彭清华. 活血利水法为主治疗视网膜静脉阻塞的临床研究 [J]. 中国中医眼科杂志，1994，4（4）：206-209.

80. 魏燕萍，彭清华，吴权龙，等. 散血明目片治疗视网膜静脉阻塞气滞血瘀证的临床研究 [J]. 中国中医眼科杂志，2009，19（6）：20-23.

81. 彭清华，姚小磊，苏瑞冰. 活血通脉利水明目法治疗非缺血型视网膜静脉阻塞的临床研究 [J]. 中华中医药学刊，2009，27（12）：2475-2478.

82. 彭清华，姚小磊，曾志成，等. 活血通脉利水明目法对非缺血型视网膜静脉阻塞患者眼底荧光血管造影的影响 [J]. 中西医结合学报，2009，7（10）：901-904.

83. 姜秀芳，王伟. 激光光凝法联合中药治疗缺血型视网膜中央静脉阻塞 [J]. 临床误诊误治，2012，25（9）：68-69.

84. 郑燕林，高明敏，毛奕茜，等. 曲安奈德联合激光及中药治疗视网膜中央静脉阻塞性黄斑水肿的临床研究 [J]. 中国中医眼科杂志，2013，23（1）：25-26.

85. 李淑琳，姜春晓. 中西医结合治疗视网膜静脉周围炎疗效观察 [J]. 辽宁中医杂志，2010，37（2）：307-308.

86. 岳章显，刘汉珍，刘钊臣，等. 和血明目片联合激光光凝治疗 Eales 病的疗效观察 [J]. 国际眼科杂志，2012，12（4）：772-773.

87. 彭清华. 从肝论治视乳头炎 21 例临床观察 [J]. 贵阳中医学院学报，1991（3）：28-29.

88. 彭清华. 从肝论治球后视神经炎 45 例 [J]. 江苏中医，1991（3）：10-11.

89. 陈小华，肖汇颖，李娜新. 舒肝解郁通络中药联合针刺治疗前部缺血性视神经病变 30 例临床观察 [J]. 新中医，2011，43（6）：113-114.

90. 朱香. 中西医结合治疗额视神经炎疗效观察 [J]. 吉林医学，2012，33（18）：3913.

91. 孔祥蕴，张春华，张志春，等. 中药颗粒剂在视网膜脱离外路显微手术前后应用的临床研究 [J]. 中国中医眼科杂志，2012，22（6）：411-413.

92. 刘瑜，柯发勇，郑广志，等. 自拟益气利水汤治疗单纯性视网膜脱离术后视网膜下积液 [J]. 甘肃医药，2013，32（4）：256-257.

93. 彭清华. 加味补阳还五汤对视网膜脱离术后视力恢复的作用 [J]. 江苏中医，1992（1）：10-12.

94. 罗萍，彭清华，李伟力 . 益养活利法对视网膜脱离术后视功能的临床观察［J］. 辽宁中医杂志，1996，23（7）：303–304.

95. 彭清华，范艳华，朱志容，等 . 益气养阴活血利水法治疗视网膜脱离术后的临床研究［J］. 湖南中医药大学学报，2009，29（1）：47–49.

96. 彭清华，范艳华，朱志容，等 . 中药复明片对视网膜脱离术后患者视网膜电图的影响［J］. 国际眼科杂志，2009，9（4）：690–692.

97. 朱志容，彭清华，陈吉 . 复明片对视网膜脱离复位三磷酸腺苷、丙二醛含量和超氧化物歧化酶活性的影响［J］. 中国中医药信息杂志，2007，14（8）：33–35.

98. 朱志容，彭清华，陈吉 . 复明片对实验性视网膜脱离复位细胞凋亡的影响［J］. 辽宁中医杂志，2007，34（7）：993–994.

99. 朱志容，彭清华，陈吉 . 复明片对实验性视网膜脱离复位 Müller 细胞神经胶质纤维酸性蛋白表达的影响［J］. 中国中医眼科杂志，2006，16（3）：165–167.

100. 朱志容，彭清华，陈吉 . 复明片对实验性视网膜脱离时及复位后突触素表达的影响［J］. 眼科新进展，2006，26（10）：729–732.

101. 朱志容，彭清华，李建超，陈吉 . 复明片对实验性视网膜脱离复位视网膜的保护作用［J］. 湖南中医药大学学报，2006，26（6）：15–17.

102. 彭清华，刘娉，彭俊 . 益气养阴活血利水法对兔视网膜脱离后视网膜复位的影响［J］. 中国中医眼科杂志，2009，19（6）：316–320.

103. 朱志容，彭清华，曾红艳，李建超，陈吉 . 益气养阴活血利水法对实验性视网膜脱离复位视网膜电图的影响［J］. 国际眼科杂志，2009，9（12）：2292–2294.

104. 刘娉，彭清华，吴权龙，姚小磊 . 益气养阴活血利水法对兔视网膜脱离后 ERG 及视网膜组织超微结构的影响［J］. 湖南中医药大学学报，2010，30（1）：16–21.

105. 刘娉，彭清华，李建超，等 . 复明片对兔视网膜脱离后视网膜色素上皮细胞增殖的影响［J］. 湖南中医药大学学报，2007，27（5）：36–38.

106. 刘娉，彭清华 . 复明片对兔实验性视网膜脱离后玻璃体腔液 IL–6 表达的影响［J］. 国际眼科杂志，2009，9（6）：1063–1065.

107. 刘娉，彭清华 . 益气养阴活血利水法对兔视网膜脱离后玻璃体腔液中 ET–1 表达的影响［J］. 中华中医药学刊，2010，28（3）：526–528.

108. 熊静，彭清华，吴权龙，等 . 益气养阴活血利水法治疗单纯性糖尿病视网膜病变临床观察［J］. 中国中医眼科杂志，2009，19（6）：311–315.

109. 吴权龙，彭清华 . 散血明目片联合激光治疗糖尿病性视网膜病变的疗效观察［J］. 中医药导报，2008，14（5）：59–60.

110. 郭艺娟，杨叔禹 . 柔肝法治疗消渴目病理论探讨［J］. 辽宁中医杂志，2012，39（2）：256–257.

111. 朱惠明，江玉，李玲，等 . 丹红化瘀口服液治疗单纯型糖尿病视网膜病变［J］. 中国实验方剂学杂志，2013，19（17）：320–323.

112. 卢妙莲，吴新忠，马骥，等 . 益气活血法中药治疗糖尿病视网膜病变患者血液流变特性的影响［J］.新中医，2011，32（12）：127-129.

113.王跃进，王斐.自拟明目汤治疗单纯性糖尿病性视网膜病变临床研究［J］.中医学报，2011，32（12）：101-102.

114.曾志成，彭清华.中药汤剂口服联合玻璃体内注射曲安奈德治疗非增殖性糖尿病视网膜病变弥漫性黄斑水肿30例临床观察［J］.中医杂志，2015，56（11）：937-940.

115.李志华，彭晓燕.中心性浆液性视网膜脉络膜病变的研究进展［J］.国外医学眼科分册，2004，28（2）：120-123.

116.李建军，张风.中心性浆液性视网膜脉络膜病变的治疗进展［J］.眼科，2011，20（4）：230-234.

117.张亚娣.中心性浆液性视网膜脉络膜病变的中医治疗［J］.中西医结合眼科杂志，1994（2）：126-127.

118.彭清华，彭俊，吴权龙，等.活血利水法治疗中心性浆液性脉络膜视网膜病变的临床研究［J］.国际眼科杂志，2010，10（7）：1284-1286.

119.闫焱，王玲.年龄相关性黄斑变性发病机制的研究［J］.国际眼科杂志，2008，8（9）：1888-1890.

120.彭立，谢青.年龄相关性黄斑变性治疗的研究进展［J］.眼科新进展，2010，30（11）：1088-1091.

121.周至安，欧扬.唐由之教授治疗老年性黄斑病变经验［J］.广州中医药大学学报，2006，23（3）：232-233.

122.李波，魏燕萍.李传课教授辨治老年黄斑变性经验［J］.中医药导报，2006，12（1）：20-21.

123.陈梅，邱晓星，彭清华，等.蛴螬提取物对兔脉络膜新生血管VEGF和bFGF表达的影响［J］.国际眼科杂志，2008，8（12）：2443-2448.

124.邱晓星，彭清华，陈梅，等.蛴螬提取物对兔脉络膜新生血管中Ang1和PEDF表达的影响［J］.国际眼科杂志，2012，12（11）：2053-2058.

125.彭清华，李传课.视网膜色素变性虚中夹瘀的机制研究小结［J］.中国医药学报，1993，8（6）：7-10.

126.罗明.以针刺为主治疗原发性视网膜色素变性［J］.针灸临床杂志，1995，5（4）：217-218.

127.崔浩，王宁利.眼科学［M］.北京：人民卫生出版社，2008.

128.Martin KRG，Quigley，HA.Gene therapy for optic nerve disease［J］.Eye，2004（18）：1049-1055.

129.黄叔仁，张晓峰.眼底病诊断与治疗［M］.2版.北京：人民卫生出版社，2008.

130.徐剑.基于RHO、XBP1表达探讨枸杞、丹参对虚中夹瘀证RP模型大鼠的干预研究［D］.长沙：湖南中医药大学博士学位论文，2016.

131.王英.滋阴明目丸对RCS大鼠视网膜Bax及Caspase3表达的影响［D］.长沙：湖南中医药大学硕士学位论文，2017.

132.刘家琪.枸杞加丹参对视网膜色素变性大鼠视网膜组织形态学及CRYAB mRNA的影响［D］.长沙：湖南中医药大学硕士学位论文，2017.

133. 徐剑，彭俊，周亚莎，等. 补虚活血中药对虚中夹瘀证 RCS 大鼠视网膜 RHO、XBP1、Caspase12 表达的影响［A］.2016 世界中医药学会联合会眼科专业委员会第三届换届大会论文汇编［C］.北京：2016.

134. 徐剑，周亚莎，彭俊，等.RCS（rdy-/-，p-/-）大鼠虚中夹瘀证实验评价［A］.第五届全球华人眼科学术大会暨中华医学会第二十一次全国眼科学学术大会论文汇编［C］.江苏苏州：2016.

135. 曾志成，彭俊，沈志华，等. 益气养阴活血利水法对高度近视孔源性视网膜脱离复位术后残留视网膜下液的影响［J］.中华中医药杂志，2019，34（5）：2017-2021.

136. 蒋鹏飞，彭俊，曾志成，等. 散血明目片联合康柏西普眼用注射液对湿性老年性黄斑变性患者视网膜厚度的影响［J］.中医杂志，2020，61（2）：136-141.

137. 宋厚盼，曾梅艳，彭俊，等. 枸杞子 – 丹参药对治疗视网膜色素变性的分子机制探讨［J］.中国实验方剂学杂志，2019，25（14）：199-206.

138. 刘家琪，王英，蒋鹏飞，等. 枸杞丹参对视网膜色素变性大鼠视网膜组织形态学及 CRYAB mRNA 的影响［J］.中国医药导报，2019，16（14）：13-15，22.

139. 徐剑，周亚莎，彭俊，等. 枸杞加丹参对 RCS 大鼠视网膜匀浆中 cAMP、cGMP 含量的影响［J］.湖南中医药大学学报，2020，40（7）：784-787.

140. 王英，彭俊，刘家琪，等. 滋阴明目丸对 RCS 大鼠视网膜 Bax 及 Caspase-3 表达的影响［J］.湖南中医药大学学报，2018，38（7）：732-737.

141. 王英，蒋鹏飞，潘坤，等. 滋阴明目丸对 RCS 大鼠视网膜 Fas/FasL 表达的影响［J］.中国医药导报，2019，16（16）：25-27，53.

142. 蒋鹏飞，王英，潘坤，等. 益气明目丸对视网膜色素变性大鼠视网膜 Fas、FasL 蛋白表达的影响［J］.中医杂志，2019，60（4）：327-332.

143. 蒋鹏飞，王英，潘坤，等. 益气明目丸对视网膜色素变性大鼠视网膜 BaxmRNA、Caspase-3mRNA 表达的影响［J］.世界科学技术 – 中医药现代化，2018，20（10）：1834-1839.

144. 王英，蒋鹏飞，潘坤，等. 益气明目丸对视网膜色素变性大鼠视网膜 Bax、Caspase-3 表达的影响［J］.眼科新进展，2018，38（11）：1019-1023.

第十三章　目眶疾病 ▷▷▷▷

目眶又称"眼眶"，该类疾病的产生较为复杂。眼眶是由七块颜面骨组成的骨性锥形空腔，有眶上裂、眶下裂，还有眶上切迹、眶下沟、筛骨孔等骨性结构，均为血管、神经通过之处，各种原因引起眶部神经传导阻滞，均可引起眼眶疼痛。眼眶内主要容纳眼球，眼球在眶内的位置主要取决于眶内软组织的相互制约作用，一切增加眶内容的病变，或所有使眼外肌陷于弛缓或麻痹状态的病变，均可引起病理性眼球突出。由于眼眶与前颅窝、额窦、筛窦、上颌窦、颞窝、中颅窝等结构相邻，来自鼻窦静脉的血液有一部分流入眼眶，经眼眶静脉而入颅内的海绵窦，且眼眶静脉丛与面部、鼻部静脉以及海绵窦均无有效瓣膜以防止血液回流。因此，眼眶与鼻窦、颅腔的病变可以相互影响，引起较复杂的临床症状，而且一旦发生病灶感染，极易向颅内及附近组织扩散。

中医学根据目眶疾病的特点，多以自觉症状及局部体征，尤其是眼珠外突的征象为命名依据。认为本类疾病主要由风热邪毒、痰湿、气滞、血瘀，以及脏腑经络失调，阴阳气血亏虚等所致。治疗常用疏风清热、泻火解毒、理气通络、活血化瘀、祛痰散结、滋阴养血等方法。局部配合敷药、针灸等治疗。

第一节　眉棱骨痛

【教学目的】

熟悉眉棱骨痛的病因、症状及治疗要点。

【教学要求】

详细讲述眉棱骨痛的病因、诊治方法。采用课堂讲授，配合幻灯片、图片或临床患者示教。

【概述】

眉棱骨痛是指眉棱骨部或眼眶骨疼痛的眼病。本病在中医医籍中又称"攒竹痛"或"眼眶骨痛""眉骨痛"。本病可单侧出现，亦可双侧发生。多见于成年人，女性多于男性。

本病类似于西医学之眶上神经痛，其病因较为复杂，可能与上呼吸道感染、鼻窦炎、神经衰弱、屈光不正或经期有关。

【历史沿革】

本病病名见于《眼科阐微》。《儒门事亲》称之为攒竹痛，曰："攒竹痛，俗呼为眉棱痛者是也。"《审视瑶函》称该病为"眉骨痛"。《证治要诀》将眉棱骨痛包括在"眼眶骨痛"内；《张氏医通》将眉棱骨痛伴有前额板痛者，称为"阳邪风症"。其病因病机《太平圣惠方·治眼眉骨及头痛诸方》认为是"风邪毒气……攻头目"而致，亦可兼有"风痰"；《古今医统大全·眼科·眉痛论》则提出："多是肝火上炎……其谓风证，亦火所致，热甚生风是也。"《原机启微·亡血过多之病》中说："足厥阴肝，开窍于目，肝亦多血，故血亡目病……眉骨太阳，因为酸痛。"《审视瑶函》将该病证治分为两类，谓："有肝虚而痛，才见光明则眉骨痛甚，宜服生地黄丸；有眉棱眉骨痛，目不能开，昼夜剧，宜导痰丸之类。"

【病因病机】

1. 风热之邪外袭，循太阳经脉上扰目窍。
2. 风痰上犯，阻滞目窍脉道，清阳不能升运于目。
3. 肝郁气滞，郁久化火，肝火上炎，攻冲目窍。
4. 肝血不足，目窍脉络空虚，头目无所滋养。

【临床表现】

1. 自觉症状

单侧或双侧眉骨疼痛，或痛连眶内，或痛连两颞，阵阵发作，时轻时重；常伴眼珠胀痛，并有不耐久视、畏光、喜闭目，以及阅读后和夜间疼痛加重。

2. 眼部检查

患眼眶上切迹处有压痛。

【诊断依据】

1. 眉棱骨疼痛，常伴眼珠胀痛。
2. 患眼眶上切迹处有压痛。

【治疗】

本病有虚有实，或虚实夹杂。临证时，宜局部辨证与全身辨证相结合，必要时针药并施。

1. 辨证论治

（1）风热上扰证

证候：眉骨疼痛，突然发生，压之痛甚，且疼痛走窜；可兼发热恶风，鼻塞流涕；舌红苔薄黄，脉浮而数。

辨证分析：太阳主一身之表，其经脉经眉头之攒竹，风热外袭，上乘眼目，故而眉骨疼痛；疼痛走窜，乃风邪作祟；发热恶风，鼻塞流涕及舌脉表现均为风热在表之象。

辨证要点：以眉骨疼痛而走窜，发热恶风，鼻塞流涕及舌脉为本证要点。

治法：疏风清热，散邪止痛。

方药：驱风上清散[84]加减。可加蔓荆子、葛根、薄荷清利头目而止痛；鼻塞流涕明显者，加辛夷、细辛以散邪开窍；热象明显，可去羌活以防温燥太过。

（2）风痰上犯证

证候：眉骨疼痛，眼珠发胀，不愿睁眼；兼头晕目眩，胸闷呕恶；舌苔白，脉弦滑。

辨证分析：目为清阳之窍，风痰上犯，浊阴所乘，脉道阻塞，清阳不升，故而眉骨疼痛、眼珠发胀；风痰上逆，阳气阻隔，清气不能上达，故目不欲睁、头晕目眩；头晕目眩，胸闷呕恶及舌脉表现均为风痰之象。

辨证要点：以眉骨疼痛，眼珠发胀，目不欲睁，头晕目眩及舌脉为本证要点。

治法：燥湿化痰，祛风止痛。

方药：防风羌活汤[71]加减。可加天麻、僵蚕以增祛风化痰之功；眩晕较甚者，加白蒺藜、钩藤以息风定晕；目眩呕逆者，加牡蛎、珍珠母、代赭石等以平肝降逆止呕。

（3）肝火上炎证

证候：眉棱骨、眼眶骨及前额骨皆痛，目珠胀痛，目赤眩晕；伴口苦咽干，烦躁不宁，胁肋胀痛，小便短赤；舌红苔黄，脉弦数。

辨证分析：肝郁化火，循肝经上炎，攻冲头目，故出现眉棱骨、眼眶、前额多部位疼痛，目珠胀痛，目赤眩晕；全身症状及舌脉表现均为肝火之象。

辨证要点：以眉棱骨、眼眶、前额多部位疼痛，目珠胀痛，目赤眩晕及舌脉为本证要点。

治法：清肝泻火，解郁通窍。

方药：洗肝散[114]加减。可加白芷、细辛以散风利清窍；疼痛较甚者，加蔓荆子、夏枯草以泻热解郁止痛；热象明显者，酌加牡丹皮、栀子、黄芩以增清肝之效。

（4）肝血不足证

证候：眼眶微痛，目珠酸痛，不耐久视，目睫无力，羞明隐涩；可兼体倦神衰，健忘眠差；舌淡苔白，脉细。

辨证分析：肝血虚而循行目窍脉络之血亦亏乏，头目无所养，故有眼眶、目珠微痛酸楚不适；目得血而能视，肝血亏损，因此不耐久视，目睫无力，羞明隐涩；体倦神衰，健忘眠差及舌脉表现均为肝血不足之象。

辨证要点：以眼眶、目珠微痛酸楚不适，不耐久视，目睫无力，羞明隐涩及舌脉为本证要点。

治法：滋养肝血，温通目络。

方药：当归补血汤[65]加减。可加黄芪、桂枝、地龙以益气温经通络；失眠多梦者，加夜交藤、酸枣仁以养心安神。

2. 外治

于眶上切迹压痛处做射频温控热凝，或取艾叶、生姜适量炒热，用布包温熨患处。

3. 针灸治疗

（1）针刺：可取攒竹、鱼腰、丝竹空、阳白、太阳、风池等穴；全身取委中、承山、昆仑、阳陵泉等穴，均以泻法为主；亦可采用阳白透鱼腰、攒竹透丝竹空，捻转至局部有酸、胀、麻等得气感即止，留针 10～15 分钟，每日 1 次。

（2）穴位注射：取 2% 普鲁卡因注射液，或 2% 利多卡因注射液，以及维生素 B_{12} 注射液注射于攒竹穴。

4. 中成药治疗

有肝火者，可用龙胆泻肝丸口服；肝血不足者，可用归脾丸口服。

【预防与调护】

1. 有屈光不正者，应及时矫正。

2. 避免过用目力及熬夜等。

【文献选录】

1.《审视瑶函·眉骨痛》："眉棱骨痛有二，眼属肝，有肝虚而痛，才见光明则眉骨痛甚，宜服生地黄丸；有眉棱眉骨痛，目不能开，昼夜剧，宜导痰丸之类，加入芽茶二陈汤，吞青州丸子亦效。甫见眉棱骨痛者，多是肝火上炎，怒气甚者，多有此病，其谓风症，亦火之所致，热甚生风也。大抵抑肝火，有风痰则兼而治之。"

2.《眼科阐微》："眉骨疼眼证，凡眉棱骨痛甚，此肝虚而痛也，宜服生地黄丸。有目不能开，昼静夜剧，此痰甚而痛也，宜服导痰丸、二陈汤、青州白丸子。香附散治目珠、眉棱骨及头半边痛。黄柏散治眉骨风热痛。二乌散治眉骨冷风入痛……用除风汤熏头法……"

【现代研究】

司晓华等认为，眶上神经痛的病因不是很明确，但其发病与感冒、视疲劳、女性月经期、更年期、睡眠不好、邻近组织炎症、精神紧张、工作生活压力大有关。维生素 B_{12} 在体内因结合的基团不同，可有多种形式存在，甲钴胺素和 5- 脱氧腺苷钴胺素是维生素 B_{12} 的活性型，也是血液中存在的主要形式，参与蛋白质、糖、脂肪的代谢，保持脊髓传导束和周围神经功能的完整性，营养神经鞘，对神经的再生和改善其代谢有促进作用。利多卡因能暂时、完全和可逆性的阻断神经冲动的产生和传导，在意识清醒的条件下可使局部痛觉等感觉暂时消失，同时对各类组织无损伤性影响。中医学认为，穴位是分布于经络上的气血聚集点，通则不痛，痛则不通，穴位注射可使药物直接到达病痛部位，同时针刺可使穴位产生刺激，疏通经络气血，通过刺激穴位与药物的协同作用，达到治疗的目的。

于晶等用如意珍宝丸口服治疗眶上神经痛，经初步临床观察，如意珍宝丸治疗眶神经痛可达到标本兼治，具有疗效好，复发率低，无明显副作用的优点。如意珍宝丸是由 30 余味藏药材组成的经典方剂，始载于第司桑本嘉措的《藏医医诀补遗》，至今已有 500 多年的临床应用史，具有清热、醒脑开窍、舒经通络的功能。方中紫檀香治气血合并之症；珍珠有消毒之功效；甘草膏治脉病；红花有活血通络、泻火清热之功效；荜茇、豆蔻治寒病；肉豆蔻具有祛风的功效；牛黄有除余热之功效；海金沙、螃蟹有利尿清肾热之功效。因此，如意珍宝丸通过活血通脉、通络止痛、组织修复三方面同步作用，具有明显的疏通经络，醒脑开窍，改善神经调理的功能。

吕旭东等提出眶上神经痛按经络辨证属于三阳经合病，但以太阳经为主。因足太阳膀胱之脉，起于目内眦的睛明穴，上行额部，交会于头顶。手太阳小肠经与足太阳膀胱经有流注关系，本病的阿是穴位于手太阳小肠经后溪穴与养老穴之间，故可治疗膀胱经所过部位的疼痛如头痛、眶上神经痛、足跟痛、踝关节扭伤等。把现代全息诊疗法和传统针刺手法相结合，于第四、第五掌骨间最敏感点（压痛点）选取腧穴部位，即阿是穴；以经络循行交叉的特点为依据，本研究病例全部采用左右配穴法取效。

【教学重点】

明确本病与经络及肝的关系明显，外感与内生邪气易循经路上犯目眶；肝郁化火与肝血不足均可导致本病。

【教学难点】

本病的诱因；治疗的针药选择。

【复习思考题】

1. 眉棱骨痛类似于西医的什么病，其诱因有哪些？
2. 眉棱骨痛中医的病因病机是什么？
3. 眉棱骨痛怎样辨证施治，代表方药是什么？
4. 眉棱骨痛针灸怎样治疗？

第二节　突起睛高

【教学目的】

熟悉突起睛高的病因、症状及治疗要点。

【教学要求】

详细讲述突起睛高的病因、诊治方法。采用课堂讲授，配合幻灯片、图片或临床患者示教。

【概述】

突起睛高是指以眼珠突高胀起，转动受限，白睛红赤臃肿等为临床特征的急性眼病，又名"突起睛高外障""目珠子突出""睛高突起"。一般发病急，来势猛，治不及时，邪毒蔓延，可致毒入营血，邪陷心包而危及生命。

突起睛高类似于西医学之急性炎症性突眼，多为急性眶内炎症，如眼眶蜂窝织炎、眶骨膜炎、眼球筋膜炎、全眼球炎等引发。病原体多为溶血性链球菌及金黄色葡萄球菌等。

【历史沿革】

该病名首见于《世医得效方·眼科》。其证治记载于《太平圣惠方·治目珠子突出诸方》，谓："夫人风热痰饮，渍于脏腑，则阴阳不和；肝气蕴结生热，热冲于目，使睛疼痛；热气冲击目珠子，故立突出也……宜用气针引之，出恶浊汁以消毒气。如再发，宜更针之。"《秘传眼科龙木论·突起睛高外障》说："此眼初患之时，皆因疼痛发歇作时，盖是五脏毒风所致，令睛突出。此疾不宜针灸钩割，只宜服退热桔梗引子、还睛丸。若要平稳，用针刺破，流出青汁，即得平复。"《银海精微·突起睛高》强调了本病的危重性，指出："突起睛高，险峻厉害之症也……初起麻木疼痛，汪汪泪出，病势汹涌，卒暴之变莫测……治法稍迟，或控脓。"在治疗上强调用锋针针出恶水，方能止痛，但无复明之效。

【病因病机】

1. 风热毒邪循经上乘，邪毒内侵，正邪相搏，上攻于目，致眶内脉络气血郁阻而为。

2. 邪毒侵袭，脏腑积热，外邪内热相搏，火盛生风成毒，火热毒风攻冲于目，壅闭清窍。

3. 头面疖肿、丹毒、鼻渊、漏睛疮等病灶毒邪蔓延至眶内，火毒腐损血肉所致。

【临床表现】

1. 自觉症状

眼部疼痛，甚则跳痛难忍，泪热如汤，视力下降或骤降。全身常伴有头痛发热，重者恶心呕吐，甚则高热烦躁，神昏谵语。

2. 眼部检查

眼珠向前突出，转动受限，甚至完全不能转动；胞睑肿胀，甚则红肿，皮肤张紧发亮；白睛红赤臃肿（附彩图13-1），严重者可突出于睑裂之外；若病变侵及视神经，眼底可见视神经乳头充血水肿，视网膜静脉迂曲、扩张及出血等；若眼珠或眶内灌脓，最终可溃穿组织，脓液外流，甚则目珠塌陷。

3. 实验室及特殊检查

（1）超声检查：可见眼外肌轻度肿大；球后脂肪垫扩大，光点分散；球筋膜囊积液，表现为球壁外弧形无回声区；如脓肿形成，则可见不规则暗区，间杂回声光斑。

（2）CT 扫描：可显示眶内脂肪区密度较高；脓肿形成后，则为不规则高密度块影，均质而不增强。

【诊断依据】

1. 病前常有感冒或眼珠、眼眶周围或全身感染史。
2. 发病急速，眼痛剧烈，视力下降或骤降。
3. 眼珠突出，转动不灵；白睛红肿，甚则突出睑外。
4. 超声探查、CT 扫描可协助诊断。

【治疗】

本病为眼科急重之症，临证须循证求因，标本兼治；若病情危急者，宜中西医综合治疗。

1. 辨证论治

（1）风热毒攻证

证候：眼珠轻微突出，胞睑肿胀，白睛红肿；头目疼痛，发热恶寒；舌红，苔薄黄，脉浮数。

辨证分析：风热毒邪上攻，表热明显，病程尚在初期，故见眼珠突出较轻、胞睑白睛红赤肿胀；头目疼痛，发热恶寒及舌脉表现均为风热毒邪之象。

辨证要点：以眼珠轻微突出，胞睑、白睛红赤肿胀；头目疼痛，发热恶寒及舌脉为本证要点。

治法：疏风清热，解毒散邪。

方药：散热消毒饮子[159]加减。可于方中加野菊花、蒲公英、大青叶以增强清热解毒之力；红肿疼痛较重者，加赤芍、牡丹皮、紫花地丁、夏枯草以消肿散结止痛；兼有热痰者，可酌加胆南星、浙贝母、竹茹等以清热化痰。

（2）火毒壅滞证

证候：眼珠高突，转动受限，胞睑红肿，白睛红赤臃肿；头目剧痛，恶心呕吐，烦渴气粗，壮热神昏，便秘溲赤；舌红苔黄，脉数有力。

辨证分析：热毒入里炽盛，火气燔灼，蓄腐血肉，则眼珠赤肿高突、头目剧痛；木火刑金，则白睛红赤臃肿；全身症状及舌脉表现均为火毒之象。

辨证要点：以眼珠赤肿高突，头目剧痛，白睛红赤臃肿及舌脉为本证要点。

治法：泻火解毒，消肿止痛。

方药：清瘟败毒饮[156]加减。方中可加大黄、芒硝以通腑泄热；加板蓝根、天花粉以解毒散结；若出现神昏谵语者，可用清营汤[154]送服安宫牛黄丸以清营开窍。

2. 外治

（1）涂眼药膏：眼珠突出，黑睛暴露者，可涂抗生素眼膏，以保护黑睛。

（2）外敷：用野菊花、金银花、防风、桑叶、当归、黄连各 30g 水煎，取汁做眼部湿热敷，有物理及药物双重治疗作用。

（3）切开排脓：眼睑皮肤或穹隆部结膜若出现脓头者，应切开排脓，并放置引流条，至脓尽为止。

3. 西医治疗

（1）应用抗生素，可肌内注射或静脉滴注。

（2）高热昏迷，病情危重者，宜结合内科抢救治疗。

【预防与调护】

1. 面部若有疖肿等感染病灶，应积极治疗，并切忌挤压和过早切开，以免邪毒扩散。

2. 发病后应卧床休息，避风寒；多饮水，饮食宜清淡，忌食荤腥食物，保持大便通畅。

【文献选录】

1.《世医得效方·眼科》："突起睛高，风毒流注五脏，不能消散，忽发突起痒痛，乃热极所致。"

2.《银海精微·突起睛高》："突起睛高，险峻厉害之症也，同前旋螺尖大不伴矣。皆因五脏毒风所蕴，热极充眼者，内属五脏，外观五轮，五脏之气，毒攻五轮之瞳。初起麻木疼痛，汪汪泪出，病势汹涌，卒暴之变莫测，非精于龙木之奥旨，不能措手矣。"

【现代研究】

万冬梅认为眶骨膜炎多由于细菌或邻近组织感染引起，以致眶骨骨膜炎性改变的一种病证，临床治疗比较棘手。本研究病例根据中医学辨证论治，审病求因的原则，认为该病属心脾两虚。因心主血脉，心血不足则血液亏损而无以滋养于脾，致脾虚不能制水。脾主运化水谷精微，为气血生化之源。水谷精微蕴成湿浊，内困于脾，上扰于神明，上犯于目所致。治以扶脾养心，利湿解毒。方中党参、黄芪、白术、茯苓健脾养心以扶正治本，猪苓、薏苡仁、泽泻、蒲公英、金银花等利湿解毒以去标，标本兼治，则邪去正复而病痊愈。

滕晓明等以清热泻火、解毒散邪为大法，方以内疏黄连汤合五味消毒饮加减，药用大黄、赤芍、栀子、连翘、薄荷、黄芩、黄连、桔梗、金银花、蒲公英、地丁、菊花、夏枯草、白蒺藜、生地黄，每日 1 剂水煎，早晚温服。外以黄连解毒汤，每日 2 次熏洗患眼及湿敷，药用黄连、黄芩、黄柏、苦参、鹤虱。患眼局部滴用鱼腥草眼液，每小时 1 次。全身给予炎琥宁注射液静滴，每日 2 次。用药 10 天后症减轻；因患者仍有眼睑红肿，球结膜充血水肿，故前内服方加茯苓、泽泻、防风，加重金银花、连翘用量，以增强清热解毒、利水消肿之功；静脉给药改用喜炎平注射液静滴，每日 2 次。局部滴眼液及外用中药，其用法用量不变。治疗 24 天时，左眼睑轻度红肿，无压痛，球结膜充血水肿，角膜欠光泽，眼压正常，眼球各方向运动到位。本研究临证循因，标本兼治，以清热泻火、解毒散邪为其大法，在内用中药清热解毒的同时，加用外治中药以增强解毒祛邪之力，故突起睛高诸症缓解，病情得以控制，未见变证。

【教学重点】

明确本病发病急，来势猛；中医药治疗以解毒为基，或以疏风清热解毒，或以泻火解毒；同时可配合应用抗生素。

【教学难点】

本病为急性眶内炎症，通过检查定位炎症部位，对治疗及预后有指导意义；中西医对炎症的及时控制。

【复习思考题】

1. 突起睛高类似于西医的什么病？
2. 突起睛高中医的病因病机是什么？
3. 突起睛高怎样辨证论治？
4. 突起睛高外治法有哪些？

第三节　鹘眼凝睛

【教学目的】

熟悉鹘眼凝睛的病因、症状及治疗要点。

【教学要求】

详细讲述鹘眼凝睛的病因、诊治方法。采用课堂讲授，配合幻灯片、图片或临床患者示教。

【概述】

鹘眼凝睛是指以眼珠突出，红赤如鹘鸟之眼，呈凝视状为特征的眼病；又名"鹘眼凝睛外障""鱼睛不夜"。该病多伴有全身症状，可单眼或双眼发病。

鹘眼凝睛类似于西医学的甲状腺相关性免疫眼眶病，又称为"Graves 眼病"。患者可表现为甲状腺功能亢进、甲状腺功能低下及甲状腺功能正常。若甲状腺功能正常而出现 Graves 眼病时，称为"眼型 Graves 病"。

【历史沿革】

本病名首见于《世医得效方·眼科》。本病较为严重者记载见于《证治准绳·杂病·七窍门》："其状目如火赤，绽大胀于睥间，不能敛运转动。若庙塑凶神之目，犹鹘鸟之珠，赤而绽凝者，凝定也，乃三焦关格阳邪实盛，亢极之害，风热壅阻诸络，涩滞目欲爆出矣。"《秘传眼科龙木论·鹘眼凝睛外障》谓："此疾皆因五脏热壅，冲上脑中，风热入眼所使。"《银海精微·鹘眼凝睛》亦认为本病是"因五脏皆受热毒，致五轮振起，坚硬不能转运，气血凝滞"而引发。《目经大成·鱼睛不夜》认为此症与花缸变鱼之目，凸而变凝相似，故称"鱼睛不夜"。

【病因病机】

1. 长期情志失调，肝气郁结，郁久化火，上犯于目，使目眶脉络涩滞所致。

2. 素体阴虚，或邪热亢盛，日久伤阴，或劳伤过度，耗伤阴血，心阴亏虚，肝阴受损，阴虚阳亢，上犯目窍。

3. 七情所伤，肝失疏泄，肝气犯脾，脾失健运，气机阻滞，血行不畅为瘀，津液凝聚成痰，痰瘀互结，阻于眶内。

【临床表现】

1. 自觉症状

眼有异物感，羞明流泪，微痛，或视一为二；全身可伴有心跳加快，食欲亢进，消瘦多汗，烦躁失眠等。

2. 眼部检查

双眼眼珠渐进外突，眼珠转动受限，严重者不能转动而呈凝视状，白睛红赤，上睑活动滞缓，眼睑不能闭合（附彩图 13-2）；全身检查可伴甲状腺肿大，两手及舌伸出可有震颤现象。

3. 实验室及特殊检查

（1）超声波检查：早期眼外肌水肿明显时，内回声弱，光点少；随着病变发展，肌肉内出现纤维化，内回声增强，光点增多。同时由于眶内脂肪组织弥漫性肿胀，表现为回声光团增大；软组织水肿及炎性细胞浸润而使视神经侧后边回声向后延长。

（2）CT 扫描检查：可显示多条眼外肌增粗，外形呈梭形肿胀；眶尖部眼外肌增厚常压迫视神经，使其水肿增粗；多条肿胀的眼外肌汇聚于眶尖部而使眶尖密度增高。同时由于眼外肌和眶脂体肿胀而使眶隔前移，眼球突出。

（3）MRI 检查：可显示眼外肌增厚的中、高强度信号。

（4）全身检查：多数患者可有血清 T_3、T_4 升高，甲状腺吸碘率增高。

【诊断依据】

1. 眼有异物感，羞明流泪，微痛。
2. 眼珠突出，呈凝视状。
3. 超声探查、CT 扫描及 MRI 检查有助于诊断。
4. 基础代谢率检查有助于诊断。

【鉴别诊断】

本病须与突起睛高相鉴别，其内容详见表 13-1。

表 13-1 鹘眼凝睛与突起睛高的鉴别表

鉴别点	鹘眼凝睛	突起睛高
病性	甲状腺相关性免疫眼眶病	急性炎症性
病势	起病缓，多双眼渐进突出	起病急，多单眼急剧外突
全身症状	常伴有心跳加快、消瘦多汗等症	常伴有发热头痛、烦躁神昏等症

【治疗】

本病多为全身疾病的局部症状之一，故应结合全身情况进行辨证施治。

1. 辨证论治

（1）气郁化火证

证候：眼珠进行性突出，不能转动，白睛赤肿；全身可伴有急躁易怒，口苦咽干，怕热多汗，心悸失眠；舌红苔黄，脉弦数。

辨证分析：情志不舒，肝失条达，气机郁结，久而化火，肝火上炎目窠，火性暴烈，故见眼珠呈进行性外突、转动受限、白睛赤肿；全身症状及舌脉表现均为气郁化火之象。

辨证要点：以眼珠呈进行性外突，转动受限，白睛赤肿及舌脉为本证要点。

治法：清肝泻火，解郁散结。

方药：丹栀逍遥散[23]加减。肝火郁结较重者，可加夏枯草、决明子入肝经而清泻郁火；若有胸闷胁痛者，加香附、郁金以疏肝解郁；两手及舌伸出有震颤者，加石决明、钩藤以平肝息风。

（2）阴虚阳亢证

证候：眼珠微突，凝视不能转动，白睛淡红；全身可伴头晕耳鸣，怵惕不安，心烦不寐，消瘦多汗，腰膝酸软；舌红少苔，脉细数。

辨证分析：阴损血亏，目窍失于濡养，且虚阳上扰，清窍不利，故眼珠微突而白睛淡红；全身症状及舌脉表现均为阴虚阳亢之象。

辨证要点：以眼珠微突，白睛淡红及舌脉为本证要点。

治法：滋阴潜阳，平肝降火。

方药：平肝清火汤[40]加减。方中可加女贞子、麦冬增强养阴涵阳之力；心悸眠差较重者，加酸枣仁、夜交藤以养心安神；双手震颤者，加珍珠母、鳖甲以滋阴平肝息风。

（3）痰瘀互结证

证候：眼珠外突，运转受限，白睛暗红，视一为二，羞明流泪；胁肋胀满，胸闷不舒；舌质暗红，苔黄，脉弦。

辨证分析：肝气郁结，气滞血瘀，瘀血阻滞，木郁土壅，脾失健运，水湿不化，聚湿成痰，导致痰瘀互结阻于目窠，故见眼珠突出、不能运转、白睛暗红；全身症状及舌脉均为痰瘀互结之象。

辨证要点：以眼珠突出，不能运转，白睛暗红及舌脉为本证要点。

治法：疏肝理气，化瘀祛痰。

方药：逍遥散[128]合清气化痰丸[152]加减。若热象不明显者，可去黄芩；加郁金、川芎、桃仁以行气活血化瘀；加生牡蛎、浙贝母、夏枯草、昆布以软坚化痰散结。

2. 外治

（1）涂眼药膏：可用抗生素眼膏涂眼，以防暴露赤眼生翳。

（2）湿热敷：用桑叶、荆芥、防风、菊花、大青叶、当归、赤芍各30g水煎，过滤取汁做眼部湿热敷。

3. 针灸治疗

（1）针刺：选风池、天柱、百会、阳白、外关、内关、合谷、行间、太冲等穴，每次2~4穴，交替轮取，泻法为主，每日1次。

（2）点刺放血：选用内迎香、太阳、上星、合谷等穴点刺放血，以开郁导滞。

4. 西药治疗

（1）药物：①抗甲状腺药物：如检查指标有异常者，可选用甲基或丙硫氧嘧啶、甲巯咪唑、甲亢平等。②镇静及β–受体阻滞剂：根据病情需要选用艾司唑仑、苯巴比妥、普拉洛尔等。

（2）手术治疗：对于突眼严重或有视神经受压者，可行眼眶减压术。

【预防与调护】

1. 注意调节情志，避免情绪激动，保持心情舒畅。

2. 忌吃肥甘厚腻及辛辣炙煿之品，以免加重病情。

【文献选录】

1.《世医得效方·眼科》："轮硬而不能转侧，此为鹘眼凝睛。"

2.《秘传眼科龙木论·鹘眼凝睛外障》："此眼初患之时，忽然痒痛泪出，五轮胀起皆硬，难以回转，不辨人物。此疾皆因五脏热壅，冲上脑中，风热入眼，所使然也。"

3.《银海精微·鹘眼凝睛》："鹘眼凝睛，刺骤然所感，非久患之症，因五脏皆受热毒，致五轮振起，坚硬不能运转，气血凝滞，睁然如鹘鸟之眼，凝视不运之貌，难辨人物，因形而名曰鹘眼凝睛。"

4.《审视瑶函》："眸子起灾，转动不得，壅滞不通，三焦闭格，名鹘眼凝睛，防变出之疾。"

5.《目经大成·鱼睛不夜》："此症项强，面赤燥，目如火胀于睑间，不能开闭，若野庙凶神，与花缸变鱼之目，凸而变凝，故曰鱼睛不夜。"

【现代研究】

薛科辉认为，甲亢眼病发病机制首先在于肝肾阴虚于下，加之肝气郁滞，以致肝失疏泄，久郁化火，虚火夹风、痰、瘀血循肝经而上凝于目，最终以致"逸脱"现象而使甲亢加重，突眼更甚。其病理特点是本虚标实，虚实交杂，病程缠绵难愈。针对以上病理变化，以扶正祛邪、标本兼治为治疗原则，滋阴潜阳、化瘀祛痰消风为治法，自拟突眼消汤（太子参、生地黄、北沙参、熟地黄、夏枯草、羌活、白芷、川芎、炮山甲、防风、杭菊花、九里光、苦丁茶、柴胡、当归、石决明、谷精草、猪苓、车前子、酸枣仁、生甘草），在多年的临床应用中取得明显疗效。

唐鸥等亦认为，甲状腺相关免疫性突眼无论风热痰饮等外邪的侵袭，还是肝脏蕴蓄之热毒内扰，或二者合而为患，均会攻乘于目而灼伤其络，致络破血溢，离经之血与热毒痰饮相互结聚，阻塞络道，壅塞气机，久羁不散，日渐膨大，发为突睛。此外，肝郁化火，横乘脾胃，脾虚失运，水湿蕴蓄日久化火，亦可发病。本研究病例采用口服石斛消瘰丸（天冬、麦冬、生地黄、枸杞子、石斛、杭菊花、决明子、青葙子、白蒺藜、川芎、牛膝、防风、黄连、水牛角粉、枳壳、茯苓、贝母、玄参、牡蛎、甘草）联合复方樟柳碱（主要成分是氢溴酸樟柳碱0.12mg和盐酸普鲁卡因20mg）做患侧太阳穴注射，其可通过注射部位自主神经末梢调整自主神经系统、眼血管活性物质水平和相互比值及眼血管运动功能，增加眼血流量，改善眼组织供血，促进缺血组织迅速恢复，提高视功能。穴位注射可以加速恢复缺血区血管活性物质的正常水平，缓解血管痉挛维持脉络膜血管的正常紧张度及舒缩功能，增加血流量，改善血流供应，促进眼缺血组织迅速恢复。复方樟柳碱患侧太阳穴注射加石斛消瘰丸煎服治疗甲状腺相关免疫性突眼疗效较显著，可以在很大程度上改善眼突。

夏勇等以针药并用治疗甲状腺功能亢进性突眼症，针药组在眶区穴位取睛明、上明、瞳子髎、承泣、球后穴，眶周穴位取丝竹空、阳白、攒竹、风池、上天柱、太冲。甲状腺肿大者，加气瘿（相当于天突穴）、合谷、丰隆穴。其中合谷、丰隆、太冲采用提插捻转泻法；风池、上天柱采用导气法；其余穴位不施补泻手法。同时以药物治疗口服甲巯咪唑和左甲状腺素钠片，西药组仅予药物治疗。两组连续治疗3个月，通过比较两组患者突眼度的改善，结果针药组优于西药组。本研究通过针刺调节经络系统，配合抗甲状腺素药物，将传统的整体辨证思路结合西医学对眶区局部病理损伤机制的认识，对临床治疗穴位进行优化组合，提出了较以往更切合本病病机特点的针灸治疗方案。这一方案能有效地改善患者眼球突出度，具有疗效高、见效快、疗程短、副反应少等优点。

【教学重点】

明确本病的局部与全身的关系；影像检查在本病诊断中应用；中医治疗时注重微观与宏观辨证相结合。

【教学难点】

本病的影像学检查，超声波、CT 扫描、MRI 的不同表现；本病的鉴别诊断。

【复习思考题】

1. 鹘眼凝睛类似于西医学的什么病？
2. 鹘眼凝睛的病因病机是什么？
3. 鹘眼凝睛怎样辨证论治？
4. 鹘眼凝睛针灸及外治的方法有哪些？

第四节　珠突出眶

【教学目的】

了解珠突出眶的病因、症状及治疗要点。

【教学要求】

详细讲述珠突出眶的病因、诊治方法。采用课堂讲授，配合幻灯片、图片或临床患者示教。

【概述】

珠突出眶是指眼珠突出，并与头位改变有一定关系的眼病。本病多单眼为患，常有较为明显的诱因。

珠突出眶类似于西医学的血管性疾病引起的眼球突出，可分为搏动性和间歇性眼球突出两种。搏动性者多由创伤性颅底骨折或颈内动脉 – 海绵窦血管瘘引起；间歇性者则多为眶上静脉曲张所致。

【历史沿革】

本病名见于《证治准绳·杂病·七窍门》："乌珠忽然突出眶也。与鹘眼证因滞而慢慢胀出者不同……有因怒甚、吼喊而阄出者……亦有因打仆而出者。"指出了本病的主症。《目经大成·睛凸》称之为"睛凸"，谓："此症通睛突然凸处眶外，非鱼睛因滞而慢慢胀高者比。"提出了本病的鉴别要点。《眼科金镜·珠突出眶症》提出了本病与突起睛高的鉴别："珠突出眶与突起睛高症，外同内异。突起睛高乃热邪攻击，睛胀慢慢泛起。此症因元精亏损，精华败极，素无神光。"

【病因病机】

1. 眶内血脉异常，因暴怒气悖、高声吼叫、低头屏气等使气血并走于上，致眼珠外突。

2. 因头颅外伤，脉络受损，眶内血行异常，迫珠外突。

【临床表现】

1. 自觉症状

眼部胀痛，球后疼痛，视力有不同程度的下降，可有复视；全身可伴有头痛、眩晕、恶心等症。

2. 眼部检查

多为单侧眼珠突出（附彩图 13-3），时轻时重，在低头、弯腰、俯卧时加重；眼珠突出可随脉搏而搏动；发作时间可有上睑肿胀下垂，白睛红肿，瞳神散大；患眼可见视盘水肿，视网膜静脉迂曲张或有出血。

3. 实验室与特殊检查

（1）超声检查：若眶内有血肿，可见液性暗区；若为颈内动脉－海绵窦瘘，可在视神经与上直肌之间发现扩张而搏动的眼上静脉，呈圆形或管状无回声腔；若眶内静脉曲张，直立或平卧可表现为正常超声图像，或有眶脂肪缩小；当压迫颈内静脉时，可见眶脂肪强回声光团内出现无回声区，此无回声区便是眶内异常静脉充血的影像。

（2）CT 扫描：若为眶内血肿，可见眶内有形状不规则的高密度占位改变；若为颈内动脉－海绵窦瘘，可见眼上静脉和海绵窦扩张，增强扫描更为明显；若为眶内静脉曲张，一般扫描可正常，当颈部加压眼球突出后，则见不规则的高密度区，不均质，常伴有静脉石。

（3）MRI 检查：常作为诊断动脉－海绵窦瘘的手段，表现为无或低信号等。

【诊断依据】

1. 单眼眼珠外突，常有明显诱因。
2. 眼珠外突可随头位发生改变，低头、弯腰、俯卧时加重。
3. 超声检查、CT 扫描、MRI 检查有助于诊断。

【治疗】

本病属血管性疾病引起的眼珠突出，以疏通脉络为要旨，常需结合外治、手术等治疗。

1. 辨证论治

（1）脉络瘀滞证

证候：眼珠突出，低头、俯卧时加重；发作时眼胀不适，上睑下垂，白睛红肿，视盘水肿，视网膜静脉曲张；可伴有眩晕、头痛、恶心；舌紫暗或有瘀斑，脉涩或缓。

辨证分析：血瘀脉络，时通时阻，故眼珠突出多呈间歇性、体位改变时发作加重；血瘀则水停，故有胞睑肿胀下垂、白睛红肿、视盘水肿；血瘀在清窍，可伴有眩晕、头痛；舌紫暗或有瘀斑，脉涩或缓为血瘀之象。

辨证要点：以眼珠突出多呈间歇性，胞睑肿胀下垂、白睛红肿、视盘水肿及舌脉为本证要点。

治法：活血化瘀，疏通脉络。

方药：通血散[135]加减。体质壮实者，可加三棱、莪术破血行瘀；头目胀痛者，加地龙、蔓荆子以通络止痛。

（2）瘀血内阻证

证候：眼珠突然外突，弯腰及俯卧时加重，可呈搏动性；眼珠发胀，球后疼痛，视力下降；视盘水肿，视网膜静脉曲张及出血；可伴有患侧头痛；舌淡红苔薄，脉缓。

辨证分析：眶内脉络扩张，或外伤损及脉络，眶内血行异常，占据眶内空间，故眼珠突出可呈搏动性及患侧头痛，球后疼痛；舌淡红苔薄，脉缓为瘀血阻于眶内之象。

辨证要点：以眼珠突出可呈搏动性，患侧头痛，球后疼痛及舌脉为本证要点。

治法：凉血止血为先，后宜活血化瘀。

方药：早期用十灰散[4]加减。眼胀而痛者，加决明子、郁金解郁通络；待止血之后，其离经之血又当消散，用复元活血汤[110]加减。视盘水肿者，加泽兰、牛膝利水通络。

2. 外治

（1）眼球突出于眶外，可于眼部涂敷眼药膏后轻轻按摩眼球，使其纳入眶内。

（2）外伤所致者，早期可用生地黄捣烂外敷，并加压包扎。

（3）严重病例可行静脉切除或结扎术，或做瘘孔填塞术。

3. 其他治法

外伤有骨折者，应与骨折科协同治疗。

【预防与调护】

1. 有本病倾向者，尽量减少低头、弯腰以及大怒、屏气等加重脉络瘀滞的诱因。

2. 本病发作时，宜取平卧位，避免低头、扭颈以及用力动作。

【文献选录】

1.《证治准绳·杂病·七窍门》："乌珠忽然出眶也。与鹘眼证因滞而慢慢胀出者不同，其故不一，有因其元将散，精华衰败，致络脉俱损，痒极揩擦而出者，其人不久必死。有酒醉怒甚及呕吐，极而阉出。若有因患火证，热盛而关格亢及而胀出者。有因怒甚，近嗝而阉出者。此皆因水液衰少，精血耗损，故脉络涩脆，气盛极火无所从出，出而窍涩之不及，故涌胀而出，亦有因打扑而出者。凡出虽离两睑，而脉皮未断者，乘热捺入。虽入，脉络损动，终是光损。若突出阁，在睑中而含者，易入，光不损。若离睑，脉络皮俱断而出者，虽华佗复生不能救矣。"

2.《审视瑶函》："珠突出眶，疼痛难当，既离两睑，枉觅仙方，虚乃气血之不足，实则暴火之为殃。若然半出，犹可复康，脉络既动，终是无光。"

【教学重点】

明确本病的诱因；头位改变对眼珠外突的影响；外治法的合理应用。

【教学难点】

本病有发病倾向或发作时的调护；搏动性和间歇性眼球突出的不同诱因的诊断。

【复习思考题】

1. 珠突出眶类似于西医学的什么病？
2. 珠突出眶中医的病因病机是什么？
3. 珠突出眶怎样诊断？
4. 珠突出眶辨证论治的治法及代表方是什么？
5. 珠突出眶怎样应用外治法？

第五节　目眶假瘤

【教学目的】

了解目眶假瘤的病因、症状及治疗要点。

【教学要求】

详细讲述目眶假瘤的病因、诊治方法。采用课堂讲授，配合幻灯片、图片或临床患者示教。

【概述】

目眶假瘤，西医学称为"眼眶假瘤"，是一种非特异性慢性增殖性炎症的眼病，因具有真性眶肿瘤的症状而得名。本病多见于青壮年男性，单眼发病者多，但亦可为双侧性。起病较急，发病缓慢，屡有反复性炎症史。本病既往多归属于中医学"突起睛高"及"鹘眼凝睛"范畴。

【病因病机】

1. 多因风热毒邪侵袭，上犯于目，壅滞目眶，脉络瘀阻，致珠球出眶。
2. 因热毒日久不解，热盛伤阴，阴液亏耗，致目眶气血涩滞，使珠胀而欲出。
3. 由于七情内伤，肝气郁结，疏泄失常，气机阻滞，血气不畅为瘀，水湿停滞为痰，痰瘀互结，阻于内框，致珠突眶外。

【临床表现】

1. 自觉症状

先兆期可有眼神经分布区域阵痛，伴有流泪；病情发展加重，可出现复视、视力下降。

2. 眼部检查

早期有结膜水肿和眼球突出，致发展期，眼球向正前方中度突出（附彩图 13-4），运动障碍，同时眼睑和结膜水肿加剧；在眶下部、内下壁、沿眶上缘可触及肿块；在眼球受压时，偶见视网膜静脉扩张瘀滞、视盘水肿及视网膜脉络膜炎的征象。

3. 实验室及特殊检查

（1）X 射线片：少有骨质破坏，但可见致密阴影或仅眶腔扩大。

（2）超声检查：眶内可见低回声区，若肿物纤维组织多，则回声衰减明显，后界往往不能显示。

（3）CT 扫描：可见眶内有形状不规则的软组织块影，并常有眼外肌肿大、眼环增厚，纤维增生者，则眶内弥漫性密度增高，重要标志可被遮蔽。

【诊断依据】

1. 发病前多有眼睑、结膜水肿病史，起病急，发展慢。
2. 早期眼神经分布区疼痛，伴有流泪；随后有复视、视力下降。
3. 眼眶向正前方突出，运动障碍。
4. 眶内可扪及肿块。
5. X 射线片、超声检查、CT 扫描等检查有助于诊断。

【治疗】

本病以药物治疗为主，可采用中西医并举的方法。

1. 辨证论治

（1）风热毒壅证

证候：眼球突出，转动不灵，胞睑及白睛轻度红赤水肿，复视，流泪；伴头痛，流泪，舌苔薄黄，脉浮数。

辨证分析：风热毒邪上攻目窠清窍，故眼珠突出、胞睑及白睛红赤水肿；风热上扰，故有流泪、头痛；舌红苔薄黄，脉浮数为风热之象。

辨证要点：以眼珠突出，胞睑、白睛红赤水肿，流泪，头痛及舌脉为本证要点。

治法：清热散风，解毒散结。

方药：疏风清肝汤[167]加减。可加大青叶、蒲公英、夏枯草以增强清热解毒散结之力；头痛重者，加僵蚕、蔓荆子以祛风止痛。

（2）血瘀气滞证

证候：眼珠突出，运动受限，眼睑肿胀，白睛红肿，复视；口苦而渴，便秘溲赤；舌质紫暗苔黄，脉涩。

辨证分析：热毒久留不解，热盛伤阴，阴液亏滞，气血瘀阻目窠，积聚成块，热毒未尽，故眼珠突出明显及眼睑、白睛红肿；热毒内聚，故有口苦而渴、便秘溲赤；舌质紫暗苔黄，脉涩为热毒瘀滞之象。

辨证要点：以眼珠突出，运动受限，复视及舌脉为本证要点。

治法：活血化瘀，行气散结。

方药：血府逐瘀汤[68]加减。可加莪术、花粉、生牡蛎破气软坚散结；咽干而燥者，加玄参、麦冬养阴润燥；大便秘者，加决明子、大黄通便泻热。

（3）痰瘀互结证

证候：眼珠外突，运转受限，白睛暗红，复视，流泪；胁肋胀满，胸闷不舒；舌暗苔黄，脉弦。

辨证分析：病起于情志内伤，痰瘀互结阻于目窠，故珠突转动受限，并有胁胀胸闷；血瘀内阻，故白睛暗红；舌暗苔黄，脉弦为气机郁滞之象。

辨证要点：以眼珠外突，运转受限，白睛暗红，胁胀胸闷及舌脉为本证要点。

治法：疏肝理气，化瘀祛痰。

方药：逍遥散[128]合清气化痰丸[152]加减。若热象不显著者，可去黄芩；加郁金、川芎、桃仁以行气活血化瘀；加生牡蛎、海浮石以软坚化痰散结。

2. 外治

眼睑闭合不全者，可涂抗生素眼膏并加压包盖。

3. 西医治疗

（1）应用广谱抗生素合并皮质醇类固醇激素以及抗凝剂、碘剂等治疗。

（2）深部 X 射线放射治疗，用于早期细胞结构尚未纤维化者。

（3）慎重施行开眶术。

【预防与调护】

1. 在眼珠尚未突出的炎症阶段应积极治疗，以防止病变进一步发展。

2. 复视严重者，可遮盖患眼以减轻复视造成的眩晕。

【现代研究】

张南等以龙胆泻肝汤加减治疗证属肝胆湿热、肝火上炎之眼眶炎性假瘤。患者在激素减量即复发又不愿做放疗的情况下，本病例根据中医理论进行辨证施治，取得较好疗效。

【教学重点】

明确本病的病史；影像学检查在诊断中的应用；治疗方法的选择。

【教学难点】

本病早期的检查、诊断；抗生素与皮质醇类固醇激素的合理应用。

【复习思考题】

1. 眼眶假瘤是怎样形成的？
2. 眼眶假瘤中医的病因病机是什么？
3. 眼眶假瘤怎样辨证论治？其他治法有哪些？

主要参考文献

1. 司晓华，陈香兰，闫丽利，等.穴位注射治疗眶上神经痛 68 例［J］.中国现代医药杂志，2007，9（9）：108-109.

2. 于晶，于桂梅，于昕航.如意珍宝丸治疗眶上神经痛临床观察［J］.中国现代药物应用，2012，24（6）：97-98.

3. 吕旭东，杨安怀.针刺联合阿是穴注射药物治疗眶上神经痛 124 例［J］.医药导报，2011,30（4）：481-482.

4. 万冬梅.中药治疗眶骨膜炎 1 例［J］.四川中医，2007，25（10）：104.

5. 滕晓明，张莉.中药治疗突起睛高 1 例报告［J］.黑龙江中医药，2012，41（3）：18.

6. 薛科辉.自拟突眼消汤治疗 Graves 眼病 30 例临床研究［J］.中国当代医生，2012，50（31）：137-140.

7. 唐鸥，吴子镜，王宏，等.复方樟柳碱联合石斛消瘰丸治疗甲状腺相关免疫性突眼临床研究［J］.实用中医药杂志，2012，28（9）：732-733.

8. 夏勇，舒适，李艺，等.针药并用治疗甲状腺功能亢进性突眼症临床效应观察［J］.上海针灸杂志，2009，28（12）：691-693.

9. 张南，许家骏，高慧筠.龙胆泻肝汤加减治疗眼眶炎性假瘤 1 例［J］.北京中医药大学学报（中医临床版），2009，16（3）：36-37.

第十四章　外伤眼病 ▷▷▷▷

外伤眼病是指眼组织因意外而致损伤的一类眼病，西医学称为"眼外伤"。在古代医籍中常统称为"为物所伤之病"。根据致伤物不同，可分为机械性眼外伤和非机械性眼外伤两大类。

眼居高位，暴露于外，易受外伤，造成形态和功能的损害。眼珠脉道幽深细微，经络分布周密，气血纵横贯目，若有损伤，既可伤血，又可伤气，伤血则易致瘀滞，伤气则气机失调。外伤有隙，邪气易乘虚而入，致伤物大多污秽，受伤处易被感染，容易导致视功能障碍。眼外伤的临床表现及其预后与致伤因素、部位、程度及处理措施正确与否等密切相关。眼珠不同部位的组织对外伤的抵抗力与敏感性有较大的差异，如黑睛边缘易发生裂伤，黄仁根部易断裂，晶珠易混浊和脱位。此外，真睛破损还可发生邪毒传变而损伤健眼等。

外伤眼病的治疗常需内外兼治。若伤眼红肿疼痛、羞明流泪、黑睛生翳，多为风热之邪乘伤侵袭所致，治宜祛风清热，兼以活血；若伤眼赤肿疼痛、抱轮红赤或白睛混赤、黑睛溃烂、黄液上冲，则为邪毒炽盛之候，治当清热解毒，兼以凉血；若胞睑青紫、白睛溢血、血灌瞳神，可按"离经之血，虽清血鲜血，亦是瘀血"来辨证，治宜先凉血止血，后活血化瘀；若眼胀头痛伴胸闷纳呆、口苦咽干，多为七情内伤、气郁化火，则宜在以上治疗的基础上酌加疏肝理气泻火之品。

外伤眼病是眼科常见病、多发病，是常见的致盲因素之一，其预防十分重要。

第一节　异物入目

【教学目的】

掌握异物入目的病名定义、病因、诊断及治疗方法。

【教学要求】

讲述异物入目的病因、临床表现、诊断及治疗措施。采用课堂讲授，可配合幻灯或多媒体等教学手段。

【概述】

异物入目是指沙尘、金属碎屑等细小异物进入眼内，黏附或嵌顿于白睛、黑睛表层或胞睑内面的眼病。

本病相当于西医学的结膜、角膜异物。

【历史沿革】

该病名见于《中医临证备要》,《秘传眼科龙木论》称"眯目飞尘外障",《世医得效方》称"眯目飞尘飞丝",《原机启微》称"飞丝尘垢入目",《证治准绳·杂病·七窍门》称"物偶入睛",《银海精微》称"飞尘入眼",《目经大成》称"飞尘眯目"等。

古代对于本病的记载较早,如在《千金要方·七窍门》中就有"治目中眯不出方""治稻麦芒等入目中方""治沙石草木入目中不出方"等记载。《太平圣惠方·治眯目诸方》中指出:"失眯目者,是飞扬诸物尘埃之类入于眼中,粘睛不出,遂令疼痛难开也。"《秘传眼科龙木论》载有"眯目飞尘外障",谓:"此眼初患之时,皆因风吹尘物入眼,贴睑皮粘定睛上,疼痛隐涩难开,不辨人物,欲治之时,须翻眼皮,用绵裹针拨出眯物。"《证治准绳·杂病·七窍门》根据异物大多随风飘扬进入眼内而致眯目不敢睁视,称为"眯目飞扬",还有"飞丝入目""物偶入睛"等记载,并告诫人们,当异物入眼时,"不可乘躁便擦,须按住性,待泪来满",让泪液将异物冲去。《异授眼科·眼有七十二症医法》中对尘物入目载有用盐水冲洗的方法。《张氏医通·七窍门》载有:"风吹沙土入目……初起将绵簪脚,捻拨出尘物,久者翻转睥睑看有积处,刮洗至平,不须吹点。物落眼中,用新笔蘸缴出。治稻麦芒入眼,取蛴螬……从布上摩之,其芒出着布上。"《医宗金鉴·眼科心法要诀》除载有"眯目尘丝入目中,泪涩难开睛痛疼"症状外,还提出了"初宜外治久生翳,酒调散用草归芄,螵蛸赤芍苍菊栀,翘麻羌活大黄同"的内服药治疗异物入目致黑睛生翳的方法。此外,《一草亭目科全书》和《目经大成》等也有飞尘入目的记载。现代中医眼科教材统称为"异物入目",以概括上述诸物入目。

【病因病机】

多由于日常生活、工作中防护不慎或回避不及,尘埃沙土、煤灰粉渣、金属碎屑、麦芒、谷壳或昆虫之类进入眼内所致。

【临床表现】

1. 自觉症状

异物黏附于胞睑内面或白睛表面者,砂涩疼痛、流泪等症相对较轻;若黏附或嵌顿在黑睛表层,则砂涩疼痛、羞明流泪等症状较重。

2. 眼部检查

若异物黏附于胞睑内面或白睛、黑睛表层,可见白睛红赤,在胞睑内面或白睛表层、黑睛表层查见异物(附彩图14-1、附彩图14-2);若异物嵌于黑睛,可见抱轮红赤或白睛混赤,时间较长则在黑睛异物周围有边缘不清的翳障,异物若为铁屑,则其周围可见棕色锈环;若邪毒入侵,可变生凝脂翳,出现神水混浊、黑睛后壁沉着物、瞳神紧小等变症。

【诊断依据】

1. 有明确的异物入目史。
2. 伤眼碜涩疼痛，羞明流泪。
3. 在白睛、黑睛表层或胞睑内面见异物附着或嵌顿。

【治疗】

以及时清除异物、防止感染为要。

1. 黏附于睑内、白睛表层的异物，可用氯化钠注射液冲洗，或用无菌盐水棉签或棉球粘出；异物在黑睛表层，可滴 0.5% ~ 1% 丁卡因液 1 ~ 2 次后，用无菌棉签粘出，并涂抗生素眼膏或滴眼液，眼垫包封。

2. 嵌于黑睛表层的异物可采用角膜异物剔除术，须按无菌操作施行。先用氯化钠注射液冲洗结膜囊，再滴 0.5% ~ 1% 丁卡因液 1 ~ 2 次后，头部固定不动，双眼睁开，注视一固定目标；术者用左手分开患者上、下睑，右手持消毒异物针或注射针头从异物一侧呈 15°剔除异物，针尖朝向角膜缘方向（图 14-1），切忌针头垂直伸入，以免刺穿角膜。若有铁锈应剔除，注意勿损伤正常组织。术毕涂抗生素眼膏，症状重者可在结膜下注射抗生素，以眼垫封盖。术后亦可服用祛风益损退翳中药，用除风益损汤[119]加减。

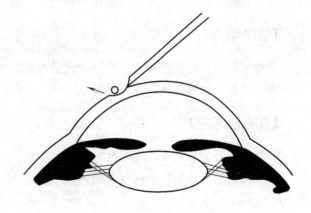

图 14-1　角膜异物剔除术

3. 次日复查，观察有无异物残留，以及创面愈合情况。若见并发凝脂翳者，按凝脂翳处理。

【预后与转归】

异物剔除，大多创面愈合，若并发凝脂翳，治疗后可能留有翳障。

【预防与调护】

1. 在异物入目机会较多的场地工作时，须戴防护眼镜。
2. 若有异物入目，须及时正确处理，切勿乱施揉擦或随意挑拨，以免加重病情或变生他症。

【文献选录】

1.《秘传眼科龙木论》："此眼初患之时……用棉裹针拨出眯物，宜服药将息忌口。

若有翳膜，急服退翳车前散、补肝丸。"

2.《证治准绳·杂病·七窍门》："物偶入睛证，谓偶然被物落在目中而痛也。凡人被物入目，不可乘躁便擦，须按住性，待泪来满而擦，则物润而易出。如物性重及有芒刺不能出者，急令人取出，不可揉擦，擦则物愈深入而难取。若入深须翻上睥取之，不取则转运阻碍，气滞血凝而病变。"

"眯目飞扬证：因出行间风吹沙土入目，频多揩拭，以致气血凝而为病也。初起涩湿赤脉，次后泪出忽涩，渐渐重结为障翳。然有轻重赤白，亦因人之感受血气部分，或时令之寒热不同耳。或变或不变，亦随人之戒触所致，当辨形证别经络而施治。"

3.《世医得效方·眯目飞尘飞丝》："尘埃入目，粘睛不脱，或被飞丝而侵，或被砂石而苦，疼痛隐涩，揩擦不开，宜用瞿麦散。"

【教学重点】

明确异物种类、所在部位不同，其病情轻重、临床表现也会不同。异物在结膜，附着于表面，临床表现轻；异物在角膜，嵌入部位深，时间长，异物体积大，临床表现重。异物剔除过程中要严格按照操作规程进行。若并发凝脂翳，必须即时规范处理。

【教学难点】

异物剔除操作的规范步骤、手法、术后处理，首先应从理论上了解。掌握这些，需要认真、谨慎，通过实践，不断提高。

【复习思考题】

1. 异物入目的临床表现有哪些？
2. 如何进行异物剔除术的规范操作？

第二节　撞击伤目

【教学目的】

掌握撞击伤目病名定义、病因病机、诊断、辨证论治、外治及其他治疗。

【教学要求】

讲授撞击伤目的发病特点、预后转归、病因病机、临床表现、诊断与治疗措施。采用课堂讲授，配合幻灯、图片或多媒体课件等教学手段，使学生更直观地了解本病。

【概述】

撞击伤目是指眼部受钝力撞击但无穿破伤口的眼病。古典医籍中虽无"撞击伤目"的病名记载，但有关眼部外伤的记载较多，因撞伤部位的不同而有"被物撞打""振胞瘀痛""惊振外障""触伤其气"等病名。其临床表现和预后与钝力的大小、受伤的部位等因素有关。

本病相当于西医学的机械性非穿通性眼外伤。

【历史沿革】

古代对于本病的记载较早，论述疗伤药物亦不少。如《龙树菩萨眼论》即有"眼忽被物撞打着睛出，眼带未断，当时内（通"纳"）入眶中"，以及"眼因物撞刺作翳"等眼外伤的记载。《圣济总录·眼目门》在"外物伤目"中，认为轻者可致眼胞肿痛，重者可致目睛突出。《世医得效方·眼科》在"被物撞打"中，认为外可伤眼睑，内可伤瞳人。《原机启微》"为物所伤之病"包括了撞击伤目之伤情。《秘传眼科龙木论》论述的"血灌瞳人外障"，主要是外伤引起，还有惊振内障的论述。《古今医统》在"打击伤损"中记载了"积血注目"和"眼眶内瘀血"的伤情。《证治准绳·杂病·七窍门》除有"物损真睛证"外，还专立了"振胞瘀痛""触伤真气""惊振外障"等撞击伤目的不同伤情。至20世纪60年代，广州中医学院主编的《中医眼科学》教材，根据致伤原因和眼珠是否穿破，分为"撞击伤目"与"真睛破损"两大类，后被多版中医眼科教材采用，本节病名即源于此。

【病因病机】

《证治准绳·杂病·七窍门》指出本病的病因病机为"偶被物撞打，而血停滞于睑眦之间，以致胀痛也"以及"盖打动珠中真气，络涩滞而郁遏，精华不得上运，损及瞳神而为内障之急"。结合临床，归纳如下：

1. 多因球类、拳头、棍棒、石块、金属制品、皮带等钝性物体撞击眼部。

2. 高压液体、气体冲击眼部。

3. 头面部突然撞击墙体等硬性物。

4. 眼部邻近组织损伤或头面部受到强烈震击，亦可伤及眼珠。

总之，钝力撞击损伤眼珠可致气血受伤，组织受损，以致血溢络外、血瘀气滞，此为本病的主要病机。

【临床表现】

1. 自觉症状

伤及胞睑、白睛者，轻则微感胀痛，重则疼痛难睁；伤及黑睛则畏光流泪、视力下降，且有刺痛感；伤及晶珠、神膏、视衣、目系则视力下降，甚或暴盲；伤及眼眶，则伤处及头部疼痛；伤及眼外肌，可见复视、头晕等症。

2. 眼部检查

（1）胞睑受伤：轻则胞睑青紫；重则胞睑青紫高肿（附彩图14-3），状如杯覆，有时对侧胞睑亦可青紫肿胀，或伴见上胞下垂。

（2）白睛受伤：可见白睛溢血（附彩图14-4）。量少者则呈片状分布，色如胭脂；

量多者布满整个白睛，色泽暗红。

（3）黑睛受伤：可见黑睛条状、片状混浊，伴有抱轮红赤；若邪毒外袭，重者可变生凝脂翳等。

（4）黄仁受伤：可见瞳神散大；若黄仁断裂，可见瞳神不圆，呈"D"形或新月形；若黄仁脉络受损，可见血灌瞳神，血量少则沉于瞳神以下，多则漫过瞳神；若日久不散，可致黑睛血染，失去晶莹明澈；也可致眼珠胀硬、黑睛混浊等多种变症。

（5）晶珠受伤：可见晶珠半脱位或全脱位，或脱于神膏中，或倚于瞳孔之间；或见晶珠日渐混浊，变生惊振内障。

（6）眼底受伤：可见视网膜水肿（附彩图14-5）；或见视网膜出血，甚则玻璃体积血，眼底不能窥见；或见视网膜脱离；或见视神经挫伤（附彩图14-6）；或见脉络膜视网膜破裂（附彩图14-7）等。

（7）眼眶受伤：可表现为眼眶骨折或眶内瘀血。若眶内瘀血较多者，可致眼珠突出而为物伤睛突；若合并颅骨骨折者，常伴口、鼻、耳出血，12小时后围绕眼眶缘之胞睑皮下和白睛下有瘀血出现。

（8）眼外肌受伤：可见眼珠转动失灵，视一为二。

3. 实验室及特殊检查

眼眶受伤时，用X射线摄片或CT检查排除是否有眶骨或颅骨骨折。

【诊断依据】

1. 有钝物撞击头目史。
2. 眼部有肿胀、疼痛、视力下降等症状和体征。

【治疗】

根据伤情，在辨证论治的同时可结合必要的手术治疗。

1. 辨证论治

（1）撞击络伤证

证候：胞睑青紫，肿胀难睁；或白睛溢血，色如胭脂；或眶内瘀血，目珠突出；或血灌瞳神，视力障碍；或眼底出血，变生络瘀暴盲、目系暴盲。

辨证分析：外物伤目，血络受损，血溢络外。若胞睑受伤，则多见肿胀难睁而青紫，白睛受伤则多溢血，血灌瞳神或眼底出血多见视力障碍。因所伤部位不同，故表现不一。

辨证要点：以眼不同部位出血为本证要点。

治法：早期止血，后期化瘀。

方药：止血用生蒲黄汤[50]加减，用于受伤早期。若出血较多，可加血余炭、仙鹤草以加强止血之功。化瘀用祛瘀汤[115]加减，用于受伤后期。若目中积血较多者，可加三棱、莪术、枳壳以增强行气祛瘀之力；若有化热倾向、大便秘结者，可加大黄泻下攻积。

（2）血瘀气滞证

证候：上胞下垂，目珠偏斜；或黑睛混浊，瞳神紧小或散大不收；或视衣水肿，视物不清；或眼珠胀痛，眼压升高。

辨证分析：外物伤目，组织受损，气血失和，血瘀气滞，水湿停聚。瘀血水湿停聚于胞睑则上胞下垂，目珠偏斜；停聚于黑睛或黄仁则黑睛混浊、瞳神紧小或散大不收；停聚于视衣，则视衣水肿、视物不清；因伤至瘀，瘀则不通，故眼珠胀痛；神水瘀滞不行，则可见眼压升高。

辨证要点：以上胞下垂、瞳神散大不收、眼珠胀痛等眼组织受损的症状表现为本证要点。

治法：行气活血，化瘀止痛。

方药：血府逐瘀汤[68]加减。上胞下垂、眼珠偏斜者，可酌加防风、葛根、白芷、白附子、僵蚕以祛风散邪、缓急通络；瞳神散大者宜去柴胡、川芎，加香附、五味子以顺气敛瞳；视衣水肿者可加茯苓、泽兰、薏苡仁、白茅根、芫蔚子以祛瘀利水。

2. 外治

（1）滴滴眼液：黑睛混浊者，可用熊胆滴眼液滴眼，亦可选抗生素滴眼液滴眼。

（2）外敷法：胞睑肿胀青紫者，24小时内宜冷敷，或用鲜生地黄、鲜赤芍等量捣碎加鸡蛋清外敷；24小时后则改为热敷。眼珠疼痛者，可用生地黄、芙蓉叶、红花等量捣烂，鸡蛋清调匀，隔纱布敷患眼。

（3）电离子导入：血灌瞳神者，可选用丹参、血栓通注射液电离子导入。

3. 中成药治疗

根据临床证型可选用丹红化瘀口服液、复方血栓通胶囊等口服；亦可选血栓通注射液静脉滴注。

4. 西医治疗

（1）高压氧疗法：若发生目系暴盲者，可配合高压氧疗法。

（2）手术：前房积血者经药物治疗4~5日无吸收迹象且眼压持续上升时，可行前房穿刺术；晶珠混浊，视力严重障碍者，可做白内障囊外摘除联合人工晶体植入术；若合并眶骨、颅底骨折者，须速请有关科室会诊手术。

【预后与转归】

预后好坏与损伤部位、程度、治疗时机等因素相关。胞睑、白睛受伤，一般预后好。伤及黑睛、晶珠、视衣、目系者预后不良。处理是否及时，方法是否得当，直接影响预后。

【预防与调护】

1. 加强宣传教育，严格执行安全操作制度，做好安全防护。
2. 患者饮食以清淡为宜，保持大便通畅。
3. 血灌瞳神者，宜用眼垫遮盖双眼，半卧位休息。

【文献选录】

1.《秘传眼科龙木论》:"此眼初患之时,皆因风吹尘物入眼,贴睑皮粘定睛上痛疼,隐涩难开,不辨人物。欲治之时,须翻眼皮,用棉裹针拨出眯物,宜服药将息忌口。若有翳膜,急服退翳车前散、补肝丸。"

2.《证治准绳·杂病·七窍门》:"振胞瘀痛证:谓偶被物撞打,而血停滞于睑睥之间,以致胀痛也。缓而失治,则胀入珠内,瘀血灌睛而睛有损坏之患,状亦与胀如杯覆同,外治开导敷治亦同,内治不同。盖胀如杯覆,因火从内起而后壅滞,此因外触凝滞,脉道阻塞,而后灌及神珠。或素有痰火风邪,因而激动,乘虚为患,又当验其形证丝络,各随其经而治之。"

"触伤真气证:乃被物撞打,而目珠痛。痛后视复如故,但过后渐觉昏冥也。盖打动珠中真气,络涩滞而郁遏,精华不能上运,损及瞳神而为内障之急。若视觉昏暗,速治之以免内障结成之患。若疾已成,瞳神无大小欹侧者,犹可拨治,内宜调畅气血,无使凝滞,此证既成,即惊振内障。"

"惊振外障证:目被物撞触而结为外障也,与伤在膏上急者不同。初撞目时亦有珠痛涩胀之苦,为其伤轻而瘀自潜消,故痛虽止而不戒禁,有所触发其火,致水不清,气滞络涩而生外障。有撞虽轻,反不知害,有所触犯,遂为外障者;有撞重不戒,反触而变为凶疾者。凡外障结而珠疼头痛及肿胀者,皆是恶证,防变急宜治之。"

3.《银海精微·撞刺生翳》:"被物撞刺生翳者,与撞破一理。然刺被竹木签刺,痕伤受血灌溉,遂生血翳,碜涩泪出,红筋满目。此症外伤,与眼生翳不同。眼者,五脏六腑之毒发出,为有根病也;刺伤者,外伤与内无预。"

【现代研究】

眼外伤根据受伤的部位、程度、性质的不同,可分为眼睑挫伤、眼球挫伤、外伤性前房积血、视网膜震荡伤、视神经挫伤等。属中医学"撞击伤目""目衄""暴盲"等病范畴。彭清华根据水血同治的原则,在临床上常采用活血利水法,方用桃红四物汤合四苓散(五苓散去桂枝)加减治疗,以桃红四物汤活血祛瘀以治其本,四苓散利水消肿以治其标,无论眼睑肿胀、眼底渗出水种、视盘水肿及外伤后房水瘀积、眼压升高等,均可收到较好的效果。且利水药不仅可消除水肿,降低眼压,而且与活血药相辅,可加速血液循环及房水的流出畅通,加快外伤后眼内外瘀血的吸收。然眼睑挫伤出血、外伤性前房积血和外伤性玻璃体积血的初期(3~5天以内),不可过用活血祛瘀药,而应以凉血活血止血为主,临床常用经验方蒲田四物汤加减治疗。

彭清华采用活血祛瘀、清肝明目法,药用桃红四物汤加减(桃仁 10g,红花 6g,生地黄 15g,当归尾 12g,川芎 10g,赤芍 10g,丹参 10g,决明子 10g,柴胡 10g,夏枯草 10g,甘草 5g,每日 1 剂,分 2 次温服),部分患者合用了维生素 B_1 及三磷酸腺苷等西药,治疗视神经挫伤 13 例,总有效率为 92.31%。对外伤性玻璃体积血的早期(受伤时间短,玻璃体积血新鲜),治宜祛风活血、凉血止血,用除风益损汤合生蒲黄汤加减,药用生地黄、赤芍、川芎、当归尾、防风、前胡、生蒲黄、炒蒲黄、白茅根、牡丹皮、荆芥炭等；中期（受伤时间较长，玻璃体呈大片暗红色积血块），治宜活血祛瘀，用血府逐瘀汤去枳壳加丹参、三七等；后期（玻璃体积血日久不吸收，或吸收同时出现机化条带），治宜养阴利水、活血散结，用桃红四物汤合五苓散加减，药用生地黄、茯苓、猪苓、泽泻、车前子、旱莲草、枸杞子、桃仁、红花、赤芍、川芎、昆布、丹参、海藻等。

【教学重点】

明确本病是眼科常见急症，因其所伤部位和伤势轻重不一，可造成不同的损害，轻者不影响视力，重者可造成视力损害，甚至视力丧失。因此，要根据伤情、伤势，按照眼的解剖结构从外到内认真检查诊断，即时、规范地进行处理和辨证论治，争取最好预后，防止不良转归。术前检查一定要认真、细致。注意自我保护，增强安全意识是本病的预防重点。

【教学难点】

本病难点在于如何将总论中学到的解剖知识与检查、诊断的实际能力结合起来，对本病做出正确诊断，防止漏诊、误诊发生。

【复习思考题】

1. 本病有哪些临床表现？
2. 本病常见证型有哪些，如何辨证治疗？

第三节　真睛破损

【教学目的】

掌握真睛破损的病名定义、病因病机、诊断、辨证论治、外治及其他治疗。

【教学要求】

详细讲授真睛破损的发病特点、预后转归、病因病机、临床表现、诊断及治疗措施。采用课堂讲授，配合幻灯、图片或多媒体等教学手段。

【概述】

真睛破损是指眼珠为物所伤且有穿透伤口的眼病，可伴眼内异物，甚至影响健眼，是一种严重的眼外伤。《证治准绳·杂病·七窍门》称其为"物损真睛"，又名"偶被物撞破外障""被物撞破"。该病预后主要与损伤的严重程度和部位、有无眼内异物有关。真睛破损最严重的并发症是交感性眼炎。

本病相当于西医学的机械性穿通性眼外伤。

【历史沿革】

本病名始于近代中医眼科，20世纪60年代后的多版中医眼科学教材均沿用此名。真睛破损，亦即物损真睛。在古代文献中，与撞击伤目不能截然分开。明确提到眼珠破损的，见于《秘传眼科龙木论》，该书专立"偶被物撞破外障"。继而《银海精微·被物撞破》指出，撞破风轮，血灌瞳人及多轮并伤，是最为厉害之症。《原机启微》称其为"为物所伤之病"，对伤后的病机变化治疗原则和方法都有论述。《证治准绳·杂病·七窍门》在"物损真睛"中论述眼外伤时，主要论述了眼球穿通伤，指出致伤物的形状有尖有钝，受伤程度有深有浅。除此之外，还详细论述了真睛破损的并发症，如谓："大凡此病，不论大小黄白，但有泪流赤胀等证者，急而有变，珠疼头痛者尤急。素有痰火、风湿、斫丧之人，病已内积，未至于发，今因外伤而激动，其邪乘此为害，痛甚便涩者最凶。"《张氏医通·七窍门》对于损害在黑睛的病变有详细记载："偶被物触打在风轮，伤有大小，色有黄白，黄者害速，白者稍迟。若触膏及破者，必有膏汁，或青黑，或如痰者流出，为患最急，纵然急治，瞳神虽在，亦难免欹侧之患。"《目经大成》称其为"物损真睛"，并对其预后有所记载，谓："其为细尖之物所触，浅小可治。若伤大而深，及内损神膏、外破神珠者，纵然急治，免得枯凸，明终丧尔。"

【病因病机】

《审视瑶函·为物所伤之病》认为："今为物之所伤，则皮毛肉腠之间，为隙必甚，所伤之际，岂无七情内移，而为卫气衰惫之原，二者俱召，风安不从。"结合临床，归纳如下：

1. 锐器刺破眼珠。
2. 高速飞溅之金石铁屑、碎石破片穿破眼珠。
3. 过猛钝力碰撞挤压致真睛破损。

真睛破损易招风热邪毒乘虚而入，致伤物又多污秽，则致邪毒入侵，热毒炽盛，化腐成脓。因此，真睛破损不仅使气血、经络、组织受伤，而且常出现邪毒为患之候。

【临床表现】

1. 自觉症状

伤眼多有疼痛剧烈，牵及头部，畏光流泪，眼睑难开，视力骤降；若感伤健眼，则健眼亦出现畏光流泪、头目疼痛、视力下降等症。

2. 眼部检查

伤眼可见大小、形状不一的伤口，有的可合并胞睑穿透伤。伤口可在白睛里层、黑睛、黑白睛交界之处（附彩图14-8-1、附彩图14-8-2），可见神水溢出，或黄仁脱出、状如蟹睛，或晶珠脱出、神膏外溢，甚至眼珠塌陷变软，睛毁珠坏。

若致伤物污秽，邪毒入侵，热毒炽盛，则伤后1~2日见胞睑肿胀，白睛混赤肿胀，神水混浊，黄液上冲，瞳神难辨，眼珠突出，转动失灵；伴见头痛及寒热往来等症，或眼珠变软、塌陷或呈突起睛高之症。

若伤口不大，或伤口经正规处理治疗后眼部症状仍不减轻，甚或加重者，应考虑伴有眼内异物。

若邪毒传变而致健眼受损，则可见健眼视力急剧下降，抱轮红赤或白睛混赤，黑睛后壁附有细小沉着物，瞳神紧小，神水混浊，神膏混浊，视盘水肿，视衣出现黄白色点状渗出等改变，此为真睛破损的一种严重并发症，相当于西医学的交感性眼炎。

3. 实验室及特殊检查

（1）影像学检查：若考虑有眼内异物，应做眼部 X 射线摄片或超声波检查，必要时行 MRI 检查，以明确异物属性和部位。

（2）血常规：可见白细胞总数及中性粒细胞比例增高。

【诊断依据】

1. 有外伤史及眼珠破损伤口。
2. 伤眼视力障碍，并有相应症状。
3. 部分患者可有眼内异物。

【治疗】

真睛破损是眼科的急症，应以手术治疗为主，术后加强中医辨证治疗；若发生交感性眼炎，可参照"瞳神紧小"进行辨证论治。

1. 辨证论治

（1）风热乘袭证

证候：伤眼疼痛，胞睑难睁，畏光流泪，视力骤降，白睛、黑睛破损，或眼珠内容物脱出；舌苔薄白或薄黄，脉弦紧或弦数。

辨证分析：目为物伤，腠理失密，气血失和，风邪乘隙而入，故伤眼疼痛、畏光流泪；黑睛破损，故而视力骤降；舌脉亦为风邪乘袭之候。

辨证要点：以伤眼疼痛，畏光流泪，眼珠破损及舌脉表现为本证要点。

治法：活血散瘀，止痛益损。

方药：除风益损汤[119]加减。可加菊花、金银花、黄芩、夏枯草以祛风清热解毒；加红花、苏木、郁金以增散瘀止痛之功。亦可用归芍红花散[42]加减以祛风清热、凉血活血。

（2）热毒壅盛证

证候：伤眼剧痛，视力骤降，伤口污秽浮肿，胞睑肿胀，白睛混赤，瞳神紧小，神水混浊，黄液上冲，眼珠突出，转动失灵；伴见头痛，口渴，小便黄；舌红苔黄，脉弦数。

辨证分析：真睛破损，故而视力骤降；邪毒内聚，蓄腐成脓，故见白睛混赤、瞳神紧小、黄液上冲等；舌脉亦为热毒壅盛之候。

辨证要点：以伤眼剧痛，白睛混赤，黄液上冲及全身症状和舌脉表现为本证要点。

治法：清热解毒，凉血化瘀。

方药：经效散[102]合五味消毒饮[18]加减。常以生地黄、玄参、牡丹皮代替方中犀角；若便秘溲赤者，可加芒硝、木通、车前子以通利二便，使邪热下泄；伤眼剧痛者，可加没药、乳香以化瘀止痛。

2. 外治

（1）清创缝合：用0.9%氯化钠注射液轻轻冲洗伤眼，清除一切污物。若黑睛伤口小于3mm，对合良好，无眼内容物脱出，前房存在者，可不缝合，治以散瞳、涂抗生素眼药膏、包扎伤眼；伤口大于3mm且有视功能者，应尽早在无菌条件下处理脱出的眼内物和缝合并进一步手术。如确实无法恢复视功能，眼球已变形者，应按知情同意规程，及时劝说患者行眼球摘除。

（2）滴滴眼液：用抗生素滴眼液滴眼，每日6次，症状严重者可每小时2次；用1%硫酸阿托品滴眼液散瞳，同时可根据病情选用糖皮质激素滴眼液滴眼。

3. 中成药治疗

可根据病情选用双黄连注射液或清开灵注射液静脉滴注。

4. 西医治疗

（1）全身用足量的广谱抗生素和糖皮质激素。

（2）注射破伤风抗毒素或破伤风免疫球蛋白。

【预后与转归】

本病预后与功能恢复情况与损伤原因、部位、严重程度密切相关，同时还与是否合并感染，治疗及时得当与否有直接关系。在本病治疗过程中，创口的修复并不等于功能恢复，即便创口处理得当，创口愈合，视功能还会受到影响，甚至失明。故本病预后一般不良，尤其是对视功能的影响，严重者可珠毁睛坏，极少数患者可因交感性眼炎而威胁健康。

【预防与调护】

1. 建立健全生产和操作过程的规章制度，遵守操作规程，加强劳动保护，避免眼外伤的发生。

2. 加强儿童、学生的安全教育，避免玩弄锐利、有弹伤性、爆炸性的物品。

3. 饮食以清淡为宜，保持大便通畅。

【文献选录】

1.《银海精微·被物所伤》："被物所伤者，并无所患而所因者三，此外因也。全然无事，误被物撞破，或打仆或跌仆，或撞破胞睑也。积血紫青，撞破白仁，外伤硬壳，此不能为害，惟撞破三风轮，血灌瞳人，五并轮混杂，最为利（厉）害之症也，痛恶瞳忍涩难开，治法服以酒调散。"

2.《银海精微·血灌瞳仁》："人患眼目无内患，忽因物刺着胞睑睛珠，血积不散，或用针误损恶肿痛难忍，或因恶拳打着睛珠脱出一二分者，将何治法？答曰：打伤之时，捣烂生地黄敷之以散其血，先服止痛没药散，后服坠翳明丸；若因伤风，服除风汤；若打着睛珠流出者，以手掌心搽进珠，亦以生地黄敷之；若无生地黄，用干地黄酒浸湿捣烂亦可，服止痛没药散。"

3.《秘传眼科龙木论·血灌瞳仁外障》："此病初患之时，忽被物误刺者，针或灸之失度，致令一眼先患，后乃相牵俱损，盖为疼痛难忍。"

4.《原机启微·为物所伤之病》："志于固者，则八风无以窥其隙，本之密者，则五脏何以受其邪。故生之者天地，招之者人也。虽生弗招，莫能害也。为害不已，召之甚也。生气通天论曰，风者百病之始也，清净则肉腠闭拒，虽有大风苛毒，弗之能害。阴阳应象大论曰，邪风之至，犹如风雨，故善治者治皮毛，夫肉腠固，皮毛密，所以为害者，安从其来也。今为物之所伤，则皮毛肉腠之间，为隙必甚，所伤之际，岂无七情内移，而为卫气衰惫之源，二者俱召，风安不从。故伤于目之上下左右者，则目之上下左右俱病，当总作除风益损汤主之；伤于眉骨者，病自目系而下，以其手少阴有隙也，加黄连，除风益损汤主之；伤于额者，病自抵过而上；伤于耳中者，病自锐眦而入，以其手太阳有隙也，加柴胡，除风益损汤主之；伤于额交颠耳上角及脑者，病自内眦而出，以其足太阳有隙也，加苍术，除风益损汤主之；伤于耳后耳角耳前者，病自客主人斜下，伤于颊者，病自锐眦而入，以其手少阳有隙也，加枳壳，除风益损汤主之；伤于头角耳前后及目锐眦后者，病自锐眦而入，以其足少阳有隙也，加龙胆草，除风益损汤主之；伤于额角及颠者，病自目系而下，以其足厥阴有隙也，加五味子，除风益损汤主之。诸有热者，更当加黄芩，兼服加减地黄丸。伤甚者，须从权倍加大黄，泻其败血。《六节藏象论》曰肝受血而能视，此盖滋血养血复血之药也，此治其本也。又有为物暴震，神水遂散，更不复治，故并识之于此。"

5.《证治准绳·杂病·七窍门》："物损真睛证：谓被物触打径在风轮之急者，物大则状大，物小则状小。有黄白二色，黄者害速，白者稍迟。若尖细之物，触伤浅小者，可治可消、若粗厉之物，伤大而深及缺损神膏者，虽愈亦有瘢痕。若触及破膏者，必有膏汁或青黑色或白色如痰者流出，为害尤急，纵然急治，瞳神虽在，亦难免欹侧之患。绽甚而瞳神已去者，不治。物有尖小而伤深膏破者，亦有细细黑颗如蟹睛出，愈后有瘢，且如草木刺、金石屑、苗叶尖、针尖触在风轮，浅而结颗黄者，状如粟疮，急而有变白者，状如银星，为害稍缓。每见耕苗人、竹木匠，往往误触竹丝、木屑、苗叶在风轮而病者。若飞扬之物，重大而打破风轮者，必致青黄牒出，轻而膏破者，膏汁流出，黑颗为蟹睛。又轻而伤浅者，黑膏未出，有白膏流出状如稠痰，凝在风轮，欲流不流，嫩白如凝脂者，此是伤破神珠外边，上层气分之精膏也，不可误认为外障。若视昏者，瞳神有大小欹侧之患，久而失治，目必枯凸。大凡此病，不论大小黄白，但有泪流赤胀等证者，急而有变，珠疼头痛者尤急。素有痰火风湿衰之人，病已内积，未至于发，今因外伤而激动，其邪乘此为害，痛甚便涩者最凶。又如木竹芒刺误触，断在风轮膏内者，必晓夜胀痛难当，急宜取出物，若粗大入深者，于此损处必有膏出，为蟹睛，治亦有瘢。取迟膏水滞结，障生者，物去而治障，障自退，障若大而厚者，虽退亦有迹，失取而攻损瞳神者不治。若刺伤断在气轮皮内，取迟者必有瘀血灌，取去物而先导之，后治余证。大抵此证物尖细者，伤亦小，易退而全好，粗大者，伤亦大，难退而有迹。小者能大，大者损目，风轮最急，气轮次之。其小物而触浅细者，年少精强及善于护养，性情纯缓之人，亦有不治而愈者，必其内外别无他证也。"

6.《目睛大成》："此泛言目忽被金被木打伤跌伤，迫在轮廓之甚者，初患必赤肿痛涩……稍瘥，始现伤痕……若伤大而深及内损神膏，外破神珠者，纵然急治，免及枯凹，明终丧尔。"

【现代研究】

彭清华认为眼球穿透伤的患者必须先行手术治疗以缝合伤口，如伴有晶体脱位、眼内异物、玻璃体积血、视网膜脱离等的患者，还需配合晶状体摘除和/或人工晶体植入术、眼内异物取出术、玻璃体切割术、网脱复位手术等。术后配合中药的使用对促进手术伤口的愈合，减少手术后并发症等具有重要作用。他在治疗眼球穿透伤时，均先清创缝合伤口，西药抗菌、消炎、扩瞳，同时中医以祛风活血为原则，用《原机启微》除风益损汤（熟地黄、当归、川芎、赤芍、藁本、前胡、防风）或《审视瑶函》归芍红花散（当归、大黄、栀子仁、黄芩、红花、赤芍、甘草、白芷、防风、生地黄、连翘）加减；眼球穿透伤所致外伤性白内障者，亦可用该方治疗。如眼内进入异物、感染严重的患者，则常用除风益损汤合五味消毒饮（野菊花、金银花、紫花地丁、蒲公英、天葵子）加减；若眼球穿透伤清创缝合术后出现前房积血、玻璃体积血等，在其出血初期（3～5天以内），不可过用活血祛瘀药，而应以凉血活血止血为主，临床常用经验方蒲田四物汤（炒蒲黄 10g，田三七粉 3g，生地黄 20g，当归 12g，川芎 10g，赤芍 10g，牡丹皮 10g，茯苓 30g，车前仁 20g）加减治疗。

眼内异物手术后患者的病理机制为阴血亏虚、血瘀水停。除此之外，因眼外伤可致风热毒侵袭眼内，故还兼有热毒的病机。故治疗宜养阴清热、活血利水，可用生四物汤加栀仁、金银花、地龙、益母草、茯苓、车前仁、旱莲草等。对减轻眼局部炎症反应，促进手术伤口的愈合和瘀血、渗出、水肿的吸收，恢复部分视功能有较好的作用。

【教学重点】

明确真睛破损是眼科危急重症，常会致视力严重损害，并有可能引起交感性眼炎。因此，必须掌握本病的临床表现和诊断要点，认真检查，轻巧操作，防止漏诊或造成新的损害。正确、及时进行处置和辨证论治是本病的重点。进行安全意识教育、加强劳动保护和安全操作是本病预防的关键。对于本病的治疗，要根据所在单位条件和自身能力，量力而行，及时转院时应做好相应处置，避免人为加重病情。

【教学难点】

真睛破损的难点在于临床表现与眼球解剖部位的对应，否则难以完成准确的诊断。本病处置需要高度认真和熟练技巧，以及良好的心理素质，这些都是需要向学生强调的。处置不当，可能加重病情。

【复习思考题】

1. 真睛破损的临床表现有哪些？
2. 真睛破损外治处理需注意哪些问题？
3. 真睛破损该如何进行辨证论治？

第四节　酸碱伤目

【教学目的】

掌握酸碱伤目的病名定义、病因病机、诊断与鉴别、辨证论治、外治及其他治疗。

【教学要求】

详细讲授酸碱伤目的发病特点、预后转归、病因病机、临床表现、诊断及治疗措施。采用课堂讲授，配合图片或多媒体课件等教学手段，有条件时配合临床患者示教。

【概述】

酸碱伤目是指因强酸、强碱及其他腐蚀性物质进入或接触眼部并引起眼部组织损伤，以眼睑或眼球蚀烂、剧痛以及视力障碍为主要临床表现的眼病。本病即西医学的化学性眼损伤。本节重点介绍酸碱入目而引起眼部组织损伤的眼病，即酸碱化学伤。本病为眼科急重症，其病情的轻重和预后与化学物质的性质、浓度、量的多少，以及与眼接触时间的长短、急救措施是否恰当等因素有关。

本病名见于国家标准《中医临床诊疗术语》。

【病因病机】

1. 碱性化学伤致伤物主要有氢氧化钾、氢氧化钠、石灰、氨水等。此类物质与眼组织接触后，除与组织蛋白结合外，还可与组织中的类脂质发生皂化反应而向深部组织渗透，故伤势常较严重。

2. 酸性化学伤致伤物主要有硫酸、硝酸、盐酸以及某些有机酸。酸与眼组织接触后与组织蛋白发生凝固反应，可以阻挡酸继续向深部组织渗透、扩散，造成的损害相对较轻。但若量多，浓度高，作用时间长，同样可造成严重损害。

【临床表现】

1. 自觉症状

轻者仅感眼部灼热刺痛,畏光流泪;重者伤眼剧烈疼痛,畏光难睁,热泪如泉,视力急剧下降。

2. 眼部检查

轻者白睛微红,黑睛轻度混浊,表层点状脱落;重者胞睑红肿或起疱糜烂,白睛混赤臃肿或显苍白,失去弹性,黑睛广泛混浊(附彩图 14-9),甚至完全变白坏死,并可伤及深部组织,出现黄液上冲、瞳神变小、干枯、晶珠混浊、甚或眼珠萎陷等症。病至后期可形成黑睛厚翳,或有赤脉深入,或成血翳包睛之势,严重影响视力。愈后可发生睥肉粘轮(附彩图 14-10)。

酸性损伤与碱性损伤的鉴别主要根据病史。其临床表现的区别是:酸性损伤的创面边界清楚且浅,可不扩大加深,坏死组织容易分离脱落,眼内组织反应较小而轻;碱性损伤的创面边界不清且较深,易扩大加深,坏死组织不易分离,眼内组织反应重,易引起瞳神紧小、晶珠混浊、绿风内障等。

【诊断依据】

1. 有明确的化学物质与眼部接触史。

2. 眼部刺痛,畏光流泪,视力下降。

3. 可出现白睛红赤或混赤,黑睛混浊或坏死等症。

【治疗】

本病治疗的关键在于急救冲洗,以彻底清除化学物质、减轻眼部组织损伤、预防并发症、提高视力为原则。

1. 辨证论治

以清热解毒、凉血散瘀为主,方用黄连解毒汤[141]合犀角地黄汤[166]加减。后期可加木贼、密蒙花、青葙子以退翳明目;若见瞳神紧小等变证者可参照有关章节论治。

2. 外治

(1)急救冲洗:最迫切和有效的急救措施是伤后立即就地用清水彻底冲洗,冲洗越迅速、彻底,预后越好。最好就地用氯化钠注射液或自来水冲洗;若条件不具备,也可用其他清洁干净水冲洗;或让患者将眼部浸于水中,反复开阖眼睑。应注意充分暴露穹隆部结膜,冲洗清除残余的化学物质。

(2)中和冲洗:在急救处理后可进行中和冲洗。若为酸性伤,可用 2% ~ 3% 碳酸氢钠液冲洗;碱性伤用 3% 硼酸液冲洗;石灰致伤用 37% 依地酸二钠液冲洗。

(3)创面清创处理:在眼部彻底冲洗后即进行适当的创面清创处理,清除颗粒样物质和失活的眼表组织,并进行抗感染治疗。

（4）药物治疗：伤后急性期应频滴抗生素滴眼液；如出现瞳神紧小或干缺须用1%硫酸阿托品滴眼液或眼药膏散瞳，或酌情给予糖皮质激素类滴眼液。

3. 西医治疗

（1）每日用玻璃棒在睑内和白睛之间分离2~3次，并涂抗生素眼膏，以预防睥肉粘轮。

（2）全身应用抗生素预防感染。碱性眼化学伤可适当全身或局部给予维生素C、胶原酶抑制剂等。

（3）手术治疗：病情严重者应根据病情选择球结膜切开冲洗术、前房穿刺术、结膜囊成形术及角膜移植术等。

【预防与调护】

1. 建立健全规章制度，加强防护措施，避免发生化学性眼损伤。
2. 少食辛辣刺激性食品，注意眼部卫生。

【文献选录】

《华佗神医秘传》："治碱水入目神方，以清水洗涤，眼部自愈。若用新鲜牛乳点之，尤效。"

【现代研究】

1. 基础研究

化学伤的病理过程至今未全部揭示，普遍认为：重度烧伤后24小时内表现为受损组织缺损、水肿、广泛的血栓形成；伤后1~2周，组织进入再生修复阶段，新生血管生成，多形核白细胞浸润和成纤维细胞增殖；伤后3周，眼组织处于再生修复和溃疡加深过程。

2. 治疗研究

（1）药物治疗：对于碱烧伤的治疗，万延英认为维生素C不但可以中和碱，还参与机体氧化还原反应，减少氧化型谷胱甘肽的存在，抑制胶原酶释放，加速组织修复，溃疡愈合。

（2）手术治疗：羊膜移植已成为重度烧伤的重要治疗方法。因羊膜组织半透明，有一定韧性，无神经、血管和淋巴管，无抗原性，不表达人白细胞抗原。将其用于治疗可立即重建眼表上皮，防治胶原组织暴露溶解，还能合成蛋白酶抑制剂等抑制炎症的活性成分，从而在眼表重建、减轻炎症，以及抑制瘢痕形成和在新生血管形成中发挥重要作用。

（3）其他疗法：姜浩等研究证实，高压氧治疗能降低角膜血管内皮细胞增殖水平，抑制角膜新生血管的形成。

【教学重点】

明确本病是因酸、碱及其他腐蚀性物质进入或接触眼部并引起眼部组织损伤；有明确的化学物质与眼部接触史是主要诊断要点；本病治疗的关键在于立即就地用清水彻底冲洗，冲洗越迅速、彻底，预后越好，以减轻眼部组织损伤、预防并发症、提高视力为原则。加强防护措施，避免发生化学性眼损伤是本病的预防要点。

【教学难点】

酸性损伤与碱性损伤的鉴别主要根据病史。其临床表现的区别：酸性损伤的创面边界清楚且浅，可不扩大加深，坏死组织容易分离脱落，眼内组织反应较小而轻；碱性损伤的创面边界不清且较深，易扩大加深，坏死组织不易分离，眼内组织反应重，易引起瞳神紧小、晶珠混浊、绿风内障等。

【复习思考题】

1. 酸碱伤目的诊断依据是什么？
2. 酸碱伤目外治法有哪些？
3. 酸性烧伤与碱性烧伤如何进行鉴别诊断？

第五节　辐射伤目

【教学目的】

掌握辐射伤目的病名定义、病因病机、诊断与鉴别、辨证论治、外治及其他治疗。

【教学要求】

详细讲述辐射伤目的病因病机、临床表现、外治及预防调护。

【概述】

辐射伤目是指辐射损伤白睛、黑睛浅层所致，以眼珠红赤畏光、流泪或疼痛为主要临床表现的眼病。本病即西医学的辐射性眼损伤，是指眼被电磁波谱中除可视光线外的其他电磁波所伤。其作用原理可分为物理的热作用，如红外线、微波损害；化学的光化学作用，如紫外线损害；电离的生物作用，如 X 射线、γ 射线、镭、中子流等损害。本节重点介绍紫外线造成的辐射性眼损伤，其病变的轻重与紫外线的强度、照射时间的长短以及与接受紫外线的距离有关。症状一般持续 6~8 小时，在 1~2 天内逐渐消失。电光性眼炎在国家标准《中医临床诊疗术语》中称为"电光伤目"。

【病因病机】

1. 多由电焊、气焊时被电弧、乙炔焰、熔化金属产生的紫外线照射后引起。
2. 用紫外线灯时防护不佳而受伤。
3. 在雪地、冰川、海洋、沙漠等环境工作，紫外线反射所伤。

眼被紫外线照射后，可引起胞睑、白睛、黑睛浅层病变。其病证似风火之邪外袭，猝然伤目之患。

【临床表现】

1. 自觉症状

受紫外线照射后，经过一定的潜伏期（最短半小时，最长不超过 24 小时，一般为 3～8 小时）而出现症状。轻者沙涩不适，畏光流泪，灼热疼痛；重者眼内剧痛，睑肿难睁，热泪如汤（附彩图 14-11），视物模糊，或有虹视、闪光幻觉等。

2. 眼部检查

胞睑红肿或有小红斑，瘙痒难睁，白睛红赤或混赤，黑睛微混，荧光素钠液染色可见点状着色，部分患者可见瞳神缩小。

【诊断依据】

1. 有接受紫外线照射病史。
2. 潜伏期一般为 3～8 小时，不超过 24 小时。
3. 眼部异物感、畏光、流泪、剧烈疼痛。
4. 胞睑痉挛，白睛混赤、水肿，黑睛点状星翳。

【治疗】

发作时应以止痛为要，主要依靠自身组织的修复。

1. 辨证论治

（1）病之初期多为风火外袭，猝犯于目所致，故以祛风清热、退翳止痛之法治之，方选新制柴连汤[168]加减，可加蝉蜕、木贼以散翳明目。

（2）病之后期多为风火伤津耗液，津液不能上荣于目，故以养阴退翳明目之法治之，方选消翳汤[132]加减。若白睛红赤未尽者，可加菊花、黄芩以清解余邪。

2. 外治

（1）点用抗生素滴眼液或眼药膏，以防感染。胞睑有水疱者，亦可用眼膏外涂。

（2）若剧烈疼痛者，可滴用 0.25%～0.5% 丁卡因滴眼液滴眼，但不宜多滴。

（3）局部冷敷可止痛。

3. 针刺治疗

针刺合谷、太阳、风池、四白穴，有针感后留针 15 分钟；或针刺耳穴肝、眼区等。

【预防与调护】

1. 焊接操作者和 10m 范围以内的工作人员应戴防护面罩，车间可用吸收紫外线的涂料粉刷墙壁。

2. 在雪地、冰川、沙漠、海面作业的人员工作时，应戴好防护眼镜。

【现代研究】

红外线白内障的典型改变常从后极部开始，初为晶体后皮质有一小墨渍样车轮状或盘状浑浊，也可呈蛛网状浑浊，中心有亮光结晶，具有浑浊较薄、边界清晰的特点。前囊的浅层可以剥落、游离、卷曲，在前房中自由飘动。对早期红外线白内障患者，应脱离红外线辐射环境，如果晶体已完全浑浊、视网膜功能正常时，可行白内障摘除术。日光性视网膜脉络膜烧伤主要症状，最初为耀光感，继之畏光、光幻觉及色觉异常。24 小时后，飘动的黑影成为致密暗点，可为暂时或永久性中心暗点。视力下降可至 0.5～0.1 以下，且有视物变形。眼底检查：病变仅限于黄斑区，轻者黄斑部颜色变暗；重者则水肿隆起，呈灰色，有小出血点；典型者，黄斑中心凹有黄白小点，围绕色素斑点严重者可形成穿孔、视网膜剥离等。受伤后，可服用皮质激素、B 族维生素、血管扩张剂，还可用散瞳剂滴眼及球后注射激素等。

【教学重点】

本病多由紫外线灯防护不佳及电焊、气焊时被电弧、乙炔焰、熔化金属、雪地、冰川、海洋、沙漠等环境产生的紫外线照射后引起。多有潜伏期，故夜间发病居多。症状一般持续 6～8 小时，在 1～2 天内逐渐消失。

【教学难点】

本病畏光、流泪、剧烈疼痛、角膜点状星翳症状，需与其他角膜疾病相鉴别，即本病 24 小时内有明显的紫外线照射病史。

【复习思考题】

1. 辐射伤目的诊断依据是什么？

2. 辐射伤目要怎么外治？

3. 如何预防辐射伤目？

附：其他辐射伤

1. 红外线辐射伤

红外线是较长的热辐射线，高强度的红外线有灼热感，使蛋白质凝固，组织坏死，低强度的红外线无灼热感，但若长期照射，可引起睛珠混浊，红外线若透过眼组织，聚焦于视网膜，可造成视网膜灼伤，早期视网膜后极部水肿，重者黄斑区形成裂孔。视力急剧下降或失明。

2. 激光辐射伤

激光作为一种新型光源，目前已被广泛应用，其对角膜和虹膜的损害是烧伤，损伤可局限于角膜上皮或扩展到实质形成白斑，或在虹膜形成穿孔和瞳孔变形。对晶状体的损害是浑浊；对视网膜的损害是轻则造成视网膜灼伤，重者可见出血、渗出，甚则穿孔。

3. 电离辐射伤

主要是放射性物质对眼的损伤。此外，还造成 H_2O 电离产生多个自由基，与体内有机物相互作用，形成氧化物，使细胞代谢过程受到破坏，产生细胞畸形、裂变等变化，同时造成组织血管的损伤，引起眼睑红斑、水疱、睫毛和眉毛脱落、球结膜水肿、坏死，虹膜萎缩，晶状体混浊，暗适应功能降低，视网膜出血等病变。

第六节　热烫伤目

【教学目的】

掌握热烫伤目的病名定义、病因病机、诊断与鉴别、辨证论治、外治及其他治疗。

【教学要求】

详细讲授热烫伤目的病因病机、临床表现、诊断及治疗措施、预后转归。采用课堂讲授，配合幻灯、图片或多媒体课件等教学手段，有条件时配合临床患者示教。

【概述】

热烫伤目是因高温物质烧伤或烫伤外眼或眼球所致，以眼部红肿剧痛，甚至影响视力为主要临床表现的眼病。本病相当于西医学的眼热烧伤。因致病物不同，眼热烧伤分为火烧伤和接触性烧伤两大类，直接接触高热固体、液体和气体的接触性眼烧伤中，通常由液体所致者称为眼烫伤。眼热烧伤中以火烧伤和烫伤多见。病情轻重及预后与致伤物的温度、数量及接触时间长短有密切关系。本病名见于国家标准《中医临床诊疗术语》。

【病因病机】

日常生活和工业生产中不慎被火焰烧伤，或被开水、沸油、钢水烫伤，造成眼睑、白睛、黑睛损害。

【临床表现】

1. 自觉症状

轻者仅觉畏光流泪；重者眼内剧痛，多泪难睁，视力下降或视物不见。

2. 眼部检查

眼睑皮肤发红，浮肿或起水疱，白睛红赤或呈灰白色坏死（附彩图 14-12），甚则成脓或见瘢痕形成，终成睥肉粘轮。黑睛可见局部或大面积翳障形成，或见翳障坏死脱落，形成凝脂翳，甚则直接形成厚翳或斑脂翳。

【诊断依据】

有明确的热烧伤史和发生在眼睑、白睛或黑睛的症状。

【治疗】

轻者外治为主，重者内外兼治。

1. 辨证论治

火毒犯目证

证候：眼内剧痛，多泪难睁，视力骤降，白睛混赤或呈灰白色坏死，黑睛出现大片新翳或呈凝脂翳状；伴心情烦躁，口干便秘，小便短赤；舌质红，苔黄，脉数或弦数。

辨证分析：热烧伤乃火热毒邪骤犯于目，不仅腐烂皮肉，还可伤及眼内，故而眼内剧痛、视力骤降；口干便秘、小便短赤等及舌脉表现均为火毒之候。

辨证要点：确切的眼部热烧伤病史，视力骤降，白睛混赤或呈灰白色坏死。

治法：清解热毒，养阴散邪。

方药：银花解毒汤[146]合石决明散[38]加减。可去龙胆，加玄参以增养阴增液之力。

2. 外治

（1）滴滴眼液：可滴用抗生素滴眼液。若疼痛剧烈，可在医师指导下滴用 0.25%～0.5% 丁卡因滴眼液，以缓解疼痛。

（2）涂眼膏：为预防睥肉粘轮，可涂抗生素眼膏，并用玻璃棒在睑内和白睛间每日分离 2～3 次。

（3）局部涂药：眼睑部轻度热烧伤可涂红花油，注意勿进入眼内。

（4）手术：胞睑深度热烧伤者，可做早期皮片覆盖；睥肉粘轮者，可做结膜囊成形术；黑睛有坏死穿孔或大片白斑形成时，可考虑角膜移植术。

3. 其他治法

根据病情可全身酌用抗生素以预防和控制感染。

【预防与调护】

加强劳动保护和自我防范意识。患者应保持心情平静，清淡饮食，预防便秘。

【现代研究】

眼部热烧伤的治疗，以防止感染，促进创面愈合，防止睑球粘连为原则，但由于眼部热烧伤更多是以全身热烧伤的一部分出现，所以在对眼部热烧伤处理同时要注意患者的生命体征和其他部位的烧伤，做到全面观察，认真对待，及时处理。

烧伤局部的处理以开放疗法为佳，先用肥皂水擦拭四周的健康皮肤，再用灭菌生理盐水冲洗清洁创面，用消毒湿棉球或纱布擦出创面污垢或异物。轻者直接涂抗生素眼药膏即可；重者应先抽出水疱内液体，擦去坏死组织，然后再涂广谱抗生素眼膏，盖以吸水纱布。球结膜水肿严重者，做放射状切开，放出结膜下积液。对已坏死的球结膜应早期切除，对角膜新生血管可采用角膜周围血管切除术或 β 射线照射。角膜已形成瘢痕，情况许可者，可行角膜移植术，同时应采用积极手段防治睑球粘连、瘢痕性睑闭不全等并发症。近年来，有报道应用抗生素、碱性成纤维细胞生长因子（bFGF）、维生素 C、皮质类固醇、散瞳等综合治疗眼部热烫伤等，取得良好效果。

【教学重点】

首先明确烫伤或烧伤的病史，区别于由化学物品或跌打损伤造成的眼部伤害。根据患者临床自觉症状，轻者仅觉畏光流泪；重者眼内剧痛，多泪难睁，视力下降或视物不见。眼睑皮肤发红，浮肿或起水疱，白睛红赤或呈灰白色坏死，甚则成脓或瘢痕形成，终成眦肉粘轮。黑睛可见局部或大面积翳障形成，或见翳障坏死脱落，形成凝脂翳，甚则直接形成厚翳或斑脂翳。

【教学难点】

本病以外治为主，预防并发症是治疗的关键，也是难点。眼睑部轻度热烧伤可涂红花油；严重者可用玻璃棒在睑内和白睛间分离，局部涂抗生素眼膏药，必要时采取手术治疗；胞睑深度热烧伤者，可做早期皮片覆盖；眦肉粘轮者，可做结膜囊成形术；黑睛有坏死穿孔或大片白斑形成时，可考虑角膜移植术。

【复习思考题】

1. 热烫伤目的临床表现是什么？该如何治疗？
2. 热烫伤目怎样防护？

主要参考文献

1. 成都中医学院. 中医眼科学［M］. 北京：人民卫生出版社，1985.

2. 李凤鸣. 中华眼科学（下册）［M］. 2 版. 北京：人民卫生出版社，2005.

3. 彭清华. 中西医结合眼科学［M］. 北京：中国中医药出版社，2010.

4. 彭清华. 眼科水血同治论［J］. 江西中医药，1994，25（S1）：9-11.

5. 彭清华. 水血同治眼科疾病［J］. 中医杂志，1995，36（10）：632-633.

6. 彭清华. 外伤性玻璃体积血的中医治疗体会［J］. 辽宁中医杂志，1991，19（10）：23-24.

7. 彭清华，彭俊，吴权龙. 活血利水法治疗眼睑挫伤124例［J］. 中国中医急症，2010，19（6）：1054.

8. 彭清华. 中西医结合治疗中重度眼睑挫伤46例［J］. 浙江中医杂志，1991（11）：499.

9. 彭清华，彭俊，吴权龙 . 活血利水法治疗外伤性前房积血临床研究［J］. 中国中医药信息杂志，2010，17（3）：66-67.

10. 彭清华，彭俊，吴权龙 . 活血利水法治疗视网膜震荡伤的临床研究［J］. 中华中医药学刊，2010，28（11）：2254-2255.

11. 彭清华 . 中药治疗视神经挫伤的临床小结［J］. 吉林中医药，1991（3）：24.

12. 彭清华 . 中药治疗外伤性玻璃体积血 10 例［J］. 新疆中医药，1992（3）：27.

13. 彭清华，彭俊 . 活血利水法治疗眼科疾病的临床研究［J］. 中华中医药学刊，2010，28（4）：681-685.

14. 彭清华，喻京生，陈艳芳，等 . 眼科围手术期的中医药治疗［J］. 中国中医眼科杂志，2009，19（3）：172-175.

15. 王卫群，孔令训，张效房 . 眼外伤早期继发青光眼的临床分析［J］. 中华眼科杂志，2005（5）：439-442.

16. 马志中 . 我国眼外伤近五年研究进展［J］. 中华眼科杂志，2010（10）：736-738.

17. 杨宏伟，陈晓隆，杨飏 . 眼外伤的流行病学分析及眼外伤评分的临床应用［J］. 眼外伤职业眼病杂志，2010（1）：1-4.

18. 赵倩，刘华 . 眼外伤住院患者临床回顾分析［J］. 国际眼科杂志，2013，13（9）：1915-1918.

19. 肖津安，谢安明，白清玉 . 机械性眼外伤 1373 例调查分析［J］. 陕西医学杂志，2014（2）：41-43.

20. 黄蔚如，马琳 . 十年住院眼外伤 1511 例分析［J］. 眼外伤职业眼病杂志，2005（1）：22-24.

21. 张黔义，蒋炜，韩非，等 . 化学性眼外伤 112 例临床治疗分析［J］. 四川医学，2003（12）：1269-1270.

22. 李梅菊，王晓 . 紫外线辐射对眼的损伤［J］. 眼外伤职业眼病杂志，2002（1）：115-116.

第十五章　其他眼病 ▷▷▷▷

本章所述近视、远视、老视、目倦、通睛、风牵偏视、弱视、辘轳转关等，系不能按五轮及外伤归类的眼科杂病。其病因虽然不尽一致，但均有禀赋不足，或肝肾亏虚，或脾气虚弱等。治疗上常需采取中西医结合综合治疗方案，除风牵偏视有相应的有效治疗方法外，对近视、远视、老视、通睛、弱视等，配以适宜精准的屈光矫正镜片和其他相关治疗方法则十分必要。

第一节　近　视

【教学目的】

熟悉近视的病名定义、病因病机、诊断、辨证论治、外治及其他治疗。

【教学要求】

讲授本病的发病特点、病因病机、临床表现、诊断及治疗措施。采用课堂讲授，配合幻灯、图片或多媒体课件等教学手段，有条件时配合临床患者示教。

【概述】

近视，在古代医籍中早有认识，称为"目不能远视"，又名"能近怯远症"，至《目经大成》始称"近视"。本病多由先天生成，近视程度较高者，又称"近觑"。近视的发生受遗传和环境等多因素的影响。

西医学认为，近视是眼在调节放松状态下，平行光线经眼的屈光系统后聚焦在视网膜之前。

【历史沿革】

近视一名，首见于清代的黄庭镜《目经大成》一书："双眼近觑是生来，不是生来却祸胎，真火不明真气弱……甚则子立身边，问为谁氏，行坐无晶镜，白昼有如黄昏。"由此可以反映出我国当时已采用眼镜矫正近视的治疗方法。然而，更早于隋代《诸病源候论·目病诸疾》在"目不能远视候"中说："夫目不能远视者，由目为肝之外候，脏腑之精华，若老伤脏腑，肝气不足，兼受风邪，使精华之气衰竭，故不能远视。"元代的倪维德《原机启微》称为"能近视不能远视"；明代傅仁宇《审视瑶函·内障》称

"能近怯远症"，并说到"怯远症，肝经不足肾经病，光华咫尺视模糊……能近不能远视者，阳不足，阴有余，病于少火者也，无火，是以光华发越于远，而收敛近耳……治目能近视，知其有水，不能远视，责其无火，当宜补心火"。他从两方面论述了近视的病因病机，同时还提出"禀受生成近觑"和"久视伤睛成近觑"，以说明高度近视和遗传有关。另外，由于长期近距离用眼，形成近视。明代王肯堂《证治准绳·杂病·七窍门》称经常眯眼视物者为"近觑"，因而民间又有"觑觑眼"之称。所述病象与此相同。1995年，中医学行业标准《中医病证诊断疗效标准》取名能近怯远；1997年，国家标准《中医临床诊疗术语·疾病部分》定义为近视。因青少年竭视劳倦，导致神光不足，或禀赋不足，以视近物清晰、视远物模糊为主要表现的内障眼病。现代统称为近视或能近怯远。

【病因病机】

《诸病源候论·目病诸候》中谓："劳伤肝腑，肝气不足，兼受风邪，使精华之气衰弱，故不能远视。"在《审视瑶函·内障》中认为，本病为"肝经不足肾经病，光华咫尺视模糊"及"阳不足，病于少火者也"。结合临床，归纳如下：

1. 心阳衰弱，阳虚阴盛，目中神光不能发越于远处。

2. 过用目力，耗气伤血，以致目中神光不能发越于远处。

3. 肝肾两虚，禀赋不足，神光衰弱，光华不能远及而仅能视近。

【临床表现】

1. 自觉症状

远距离视物模糊，近距离视物清晰，常移近所视目标，且眯眼视物。近视度数较高者，除远视力差外，常伴有夜间视力差、飞蚊症、闪光感等症状。部分患者可有视疲劳症状。

2. 眼部检查

远视力减退，近视力正常。可伴有外隐斜或外斜视或眼球突出；高度近视者，可发生程度不等的眼底退行性改变，如近视弧形斑、豹纹状眼底（附彩图15-1）。

【诊断依据】

1. 远视力减退，近视力正常。

2. 验光检查为近视，需用凹透镜矫正视力。

【治疗】

1. 辨证论治

（1）心阳不足证

证候：视近清楚，视远模糊；全身无明显不适，或兼见面色白，心悸，神倦，视物易疲劳；舌质淡，脉弱。

辨证分析：火在目而为神光，心阳衰微，阳虚阴盛，致神光不能发越于远处，故出现近视；全身症状及舌质淡，脉弱表现均为心阳不足之候。

辨证要点：以视近清楚，视远模糊，全身症状及舌质淡，脉弱为本证要点。

治法：补心益气，安神定志。

方药：定志丸[101]加减。若有食欲不振，加麦芽、山楂以健胃消食；心悸重者，加五味子、酸枣仁、柏子仁以养心安神；若伴神倦乏力者，可加白术、黄芪、大枣以健脾益气。

（2）气血不足证

证候：视近清楚，视远模糊，眼底或可见视网膜呈豹纹状改变；或兼见面色不华，神疲乏力，视物易疲劳；舌质淡，苔薄白，脉细弱。

辨证分析：久视耗血，血为气之母，血虚气亦虚，导致神光不能发越于远处，故出现近视；全身症状及舌脉表现均为气血不足之候。

辨证要点：以视近清楚，视远模糊，全身症状及舌质淡，苔薄白，脉细弱为本证要点。

治法：补血益气。

方药：当归补血汤[65]加减。若有眼胀涩者，可加首乌藤、木瓜以养血活络。

（3）肝肾两虚证

证候：能近怯远，可有眼前黑花飘动，眼底可见玻璃体液化混浊，视网膜呈豹纹状改变；或有头晕耳鸣，腰膝酸软，寐差多梦，视物易疲劳；舌质淡，脉细弱或弦细。

辨证分析：禀赋不足，阳衰过阴，以致光华不能远及，故视近而不能视远；全身症状及舌脉表现均为肝肾两虚之候。

辨证要点：以视近清楚，视远模糊，全身症状及舌质淡，脉细弱或弦细为本证要点。

治法：滋补肝肾。

方药：驻景丸加减方[104]加减。若眼底视网膜呈豹纹状改变者，可选加太子参、麦冬、五味子以助益气之功。

（4）脾气虚弱证

证候：视近清楚，视远模糊；不耐久视，喜垂闭，视物易疲劳；食欲不振，四肢乏力，舌质淡苔薄白，脉弱。

辨证分析：由于偏食，营养不良，致脾胃受损，脾气虚弱。脾主运化，主升清，脾虚则精微物质不能上输于目，致目窍失养而视远模糊；脾虚中气不足，升举无力则不耐久视、喜垂闭、视物易疲劳；脾虚运化无权，水湿内停，致全身气血不足，四肢乏力。舌质淡苔薄白，脉弱均为脾气虚弱之征。

辨证要点：以视近清楚，视远模糊，全身症状及舌脉表现为本证要点。

治法：健脾益气。

方药：参苓白术散[103]加减。食欲不振重者，加神曲、山楂；气血不足偏甚者，加当归、黄芪。

（5）肺阴不足证

证候：视近清楚，视远模糊；眼干涩不适，瞬目频频，泪少，不耐久视，白睛如常，黑睛可有细小点状星翳，病势迁延难愈；甚者干咳少痰，咽干便秘；舌红苔薄，脉细无力。

辨证分析：白睛属肺，肺阴不足，津亏液少，无以滋养，故能近怯远、目内干涩常瞬目以求得舒、少泪、白睛如常；阴虚内热，肺金凌木，黑睛生翳；虚热内生，肺气上逆，故干咳少痰；肺阴不足则咽干；肠失濡润则便秘。

辨证要点：以视近清楚，视远模糊，全身症状及舌脉表现的肺阴不足之候为本证要点。

治法：滋阴润肺。

方药：养阴清肺汤[112]加减。兼盗汗加浮小麦；午后潮热加白薇。

2. 外治

（1）滴滴眼液：可选用0.25%托吡卡胺滴眼液，每晚临睡前滴眼1次。

（2）中药超声雾化熏眼：对伴视疲劳者，可用内服药渣再次煎水过滤，做中药超声雾化熏眼，每次10~15分钟，每日2~3次。

3. 针灸治疗

（1）体针：按局部取穴（即眼部穴位）为主、全身取穴为辅的取穴原则，根据患者体质与病情的需要，选出2~3个穴位组，定期轮换使用。常用穴位组有：①承泣、翳明；②四白、肩中俞；③头维、球后；④睛明、光明、太冲；⑤照海、丝竹空。每天针刺1组，轮换取穴，10次为1个疗程。

（2）耳针：常取穴神门、肝、脾、肾、眼、目1、目2或在耳区寻找痛点；或用王不留行籽等压穴，每天自行按摩3~4次。

（3）梅花针：用梅花针轻轻打刺太阳穴，或打刺背部脊椎两侧（华佗夹脊穴），每日1次，10次为1个疗程。

4. 推拿治疗

主穴取攒竹下3分，配穴取攒竹、鱼腰、丝竹空、四白、睛明，可自我推拿或相互推拿，即以食指指端按住穴位，先主穴，后配穴，对准穴位做小圆圈按摩，共10分钟，通常1个月为1个疗程。

5. 屈光矫正

现代眼科视光学的重要目标之一，就是通过各类屈光矫治方法，达到看得清楚、看得舒服、看得持久的最佳视觉状态，并以"安全指数"和"有效指数"作为屈光矫治后是否存在眼病理改变以及矫治后是否达到了预期效果的评价指标。近视验光配镜的原则是选用使患者获得正常视力的最低度数镜片。

（1）佩戴框架眼镜：框架眼镜由于其安全、简便、经济，为目前应用最为广泛的矫治方法。框架眼镜主要使用球镜、柱镜或球柱镜。球镜用于矫正单纯远视或近视，柱镜或球柱镜用于矫正散光。框架眼镜片材料主要有玻璃和树脂，玻璃镜片透光率高、耐磨性好、化学性质稳定、折射率稳定，但较重、易碎；树脂镜片较轻、抗紫外线、不易破碎，虽然易磨损，但目前镀膜工艺可克服这一问题。

佩戴框架眼镜时，通常须将镜片的光学中心对准瞳孔中心，否则将产生棱镜效应。由于框架眼镜镜片与角膜顶点存在一定距离，高度数镜片存在放大率问题，尤其是屈光参差者因存在双眼像放大率差异而难以适应。

（2）佩戴角膜接触镜：角膜接触镜（contact lens）又称"隐形眼镜"，是直接戴在角膜的泪液层表面的镜片，在角膜与镜片之间存在着泪液构成的液体镜，这样就由镜片、液体镜、角膜和眼的其他屈光介质构成新的屈光系统，从而减少了框架眼镜所致的像放大率问题。但其缺点是易引起相应的眼表生理改变。

角膜接触镜分为硬镜和软镜，按用途可分为光学矫正、诊断检查、眼病治疗、美容或其他用途。①硬镜：其优点是透氧性强、抗蛋白沉淀、光学成像效果好、护理简便；由于角膜与镜片间存有泪液，适于矫正高度散光和圆锥角膜。但同时也有配验较复杂、佩戴者需较长时间适应的缺点。另外，角膜塑形术（orthokeratology，OK）是使用经过特殊设计的高透氧硬镜，通过机械压迫、镜片移动的按摩作用及泪液的液压作用，使角膜中央压平，可达到暂时降低近视度数的目的。但由于OK镜降低近视度数是暂时性的，因此一旦停止佩戴，原屈光度数将回复；且OK镜的配验较复杂，制作要求高，应由专业医疗人员进行规范的配验；如果使用不当，将引起严重的并发症。与此类相同发展的还有现称"数字化RGP"。②软镜：优点是吸水后质柔软，戴镜片后患者容易适应，透氧性能好，可较长时间戴镜；依镜片更换方式分为传统型、定期更换型和抛弃型。但也存在不足之处，如矫正角膜散光差；质地柔软较薄而容易破损和老化，容易沉着和吸附蛋白质或杂质以及化学物质；佩戴不当可引起一系列的并发症，如巨乳头性结膜炎、角膜炎、角膜溃疡等。

（3）屈光手术：屈光手术主要包括角膜屈光手术、晶状体屈光手术。由于角膜的屈光力约占眼球总屈光力的2/3，因此许多学者认为矫正眼的屈光不正首先应从角膜入手。

角膜屈光手术包括准分子激光角膜切削术、准分子激光角膜原位磨镶术、表层角膜镜片术、角膜基质环植入术等。

【预防与调护】

1. 养成良好的用眼习惯，阅读和书写时保持端正的姿势，眼与书本应保持30cm左右的距离，不在走路、乘车或卧床情况下看书。

2. 学习和工作环境照明要适度，照明应无眩光或闪烁，黑板无反光，不在阳光照射或暗光下阅读或写字。

3. 定期检查视力，对近期远视力下降者应查明原因，积极治疗；对验光确诊的近视者，应佩戴合适的眼镜，以保持良好的视力及正常调节与集合。

4. 加强体育锻炼，多做户外活动，注意均衡营养，增强体质。

【预后与转归】

低度近视患者，预后良好；属于变性近视或高度近视，可以出现多种并发症，其中以黄斑 Fuchs 斑及视网膜脱离最为严重，预后较差。

【文献选录】

《证治准绳·杂病·七窍门》："东垣云：'能近视不能远视者，阳气不足，阴气有余，乃气虚而血盛也。血胜者，阴火有余也；气虚者，元气虚弱也，此老人桑榆之象也。'海葬云：'目能近视，责其有水；不能远视，责其无火。法益补心，局方定志丸主之。'秘要云：'此证非谓禀受生成近视之病，乃平昔无病，素能远视而忽视不能者也。盖阳不足，阴有余，病于火者，故光华不能发越于外，而俱敛近视耳。治之在胆肾，胆肾足则神膏厚，神膏厚则经络润泽，经络润泽则神气和畅而阳光盛矣。夫气之所用谓之火，在身为运用，在目为神光，若耽酒嗜燥，头风痰火，忿怒暴悖者，必伤神损气，神气弱必发用衰，发用衰则经络涩滞，经络涩滞则阴阳偏胜，而光华不能发达矣。'定志丸：远志（去苗、心）、菖蒲各二两，人参、白茯苓（去皮）各一两。为细末，炼蜜，丸以朱砂为衣，每服十丸，加至二十丸，米饮下，食后。"

【现代研究】

我国研究近视的发病机制与中医药的疗效机制取得了一定的进展。赵瑾等随机选择 800 例，除屈光不正外，无其他疾病的健康学生发现：与微量元素锌、铜及必需元素钠的含量相关，有非常显著性；过度调节与近视发生密切相关；长期近距离工作，眼一直处于调节状态，眼外肌处于紧张状态；机械压迫巩膜，日久造成眼轴增长。动物实验表明，眼部血液循环障碍、眼部充血可致眼压升高，眼球发胀引起眼轴变化而成为近视眼。此外，近视还有一定的遗传倾向，随着年龄的增长，遗传倾向增强。

研究发现，肝肾阴虚患者血中锌的含量明显低于正常人，补肾中药与归肝经的明目药微量元素锌的含量较高。李玉涛研究发现，补益肝肾可以改变血液流变学，降低血液黏稠度，改善微循环，增加眼部的血液供应。谢学军等通过实验研究发现滋养肝肾，活血化瘀使大鼠的全血黏度、血浆黏度、全血黏度比值及红细胞聚集性明显降低，红细胞变形能力显著增强，与对照组比较具有显著性差异（$P < 0.01$）。此外，健脾益气法、活血化瘀法在近视的治疗中均能在免疫功能方面予以提高及改善眼部供血。

针刺治疗近视可提高视力，杨光对 40 例 80 只眼近视性屈光不正患者针刺前后的屈光状态变化做了初步的观察，有 51 只眼视力有所提高，他认为可能与针刺后改善眼部供血，暂时增强眼部组织功能，使视物的"能力"提高所致。所以，其作用机制尚不清楚。但从另一方面考虑，以上从控制近视的进展上是否可行，值得思考。

【教学重点】

明确本病远视力减退，近视力正常；验光检查为近视，需用凹透镜矫正视力是其诊断要点；正确的治疗措施，防止病情发展；增强体质，注意均衡饮食，减少长期近距离的使用目力是本病的预防要点。

【教学难点】

本病目前最大难点是如何控制青少年近视的快速增长，在课堂上如果把现代研究适当介绍给同学们，对于理解中医药治疗近视与预防可能会有帮助。

【复习思考题】

1. 近视的临床表现有哪些?

2. 为什么我国青少年的近视发病率与患病率与70年以前比较，具有显著性的提高? 试问如何有效地进行预防与积极治疗?

3. 近视的外治方法有哪些?

附：屈光的检查方法

屈光检查法分为客观检查法和主觉检查法两种，通过验光求得患者准确的屈光状态，以此给患者开出合适的眼镜处方。

1. 客观检查法

（1）检影法：检影镜光线投射入眼，通过观察瞳孔区的影动来判断眼的屈光状态，是一种比较客观准确的测量屈光不正的方法。被检查者注视远处目标，以放松调节。检影工作距离可选择1m，检查者手持平面检影镜把光投进患眼的瞳孔，轻轻转动镜面，并注意观察患者眼瞳孔区的光和影的表现以及运动方向来判断其屈光状态，即看光影是顺动或逆动来了解反射出来的光线是平行、集合或散开。如光影为顺动，则被检眼的远点位于检查者眼的后方，该眼的屈光状态可能是正视、–100D以内的近视或为远视；将凸球镜片置于眼前，逐渐增加度数至瞳孔区光影不动，即达到中和点（neutral point）。如光影为逆动，则表明被检眼的远点位于1m以内，即表示为–100D以上的近视，应加凹球镜，渐增度数至瞳孔区光影不动。在达到中和点之后，如再增加镜片度数，光影可由原来的移动方向转为相反方向，即由顺动变为逆动，或由逆动变为顺动。

被检眼的屈光度 = 中和所需透镜度数 –1/ 工作距（m）

如在检影中两主径线上的中和点不同，则表明有散光。两条主径线是互相垂直的，则可分别找出两个主径线的中和点，其屈光度数之差即为散光的度数。

（2）自动验光仪：目前较多应用计算机验光仪，其操作简便，可迅速测定眼的屈光度数，是一种快速和有价值的屈光筛选方法。

（3）睫状肌麻痹验光：对于一些特殊情况的患者，如儿童、内斜视患者以及有视疲劳症状的远视成人，需要睫状肌麻痹验光。常用的药物有0.5% ~ 1%阿托品眼药水或眼膏。

2. 主觉验光法

（1）插片验光法：是用镜片置于患眼之前，靠患者的判断力来寻求最佳视力的方法。插片前先测远视力和近视力，以便了解被检眼的可能屈光情况而选择所用矫正镜片。

（2）综合验光仪法：此法是将各种测试镜片组合在一起，不仅用于验光，而且用于隐斜等视功能的检测，从而达到矫正视力的最佳状态，即清晰、舒适、持久，并获得双眼调节平衡。规范程序如下：①首次 MPMVA（maximum puls to maximum visual acuity，最正球镜时的最佳视力）在检影或计算机验光的基础上进行。②进行首次红绿测试。因红绿光波长不同，折射率不同：红光波长长，成像于视网膜后；绿光波长短，成像于视网膜前。依此矫正镜片的过强或过弱。③交叉柱镜或使用散光表调整散光轴位和度数，使散光得到很好的矫正。④进行二次 MPMVA，在精确散光调整基础上进行。⑤再进行二次红绿测试。⑥双眼平衡。

第二节　远　视

【教学目的】

了解远视的病名定义、病因病机、诊断、辨证论治。

【教学要求】

讲授远视的发病特点、病因病机、临床表现、诊断及治疗措施。采用课堂讲授，配合幻灯、图片或多媒体课件等教学手段，有条件时配合临床患者示教。

【概述】

远视是视远较视近清晰的眼病，在古代医籍中称为能远怯近症，至《目经大成·远视》始名远视，书中载："此症目渐次昏昧，能远视而不能近视者也。甚则秉烛作书，举头落笔；出入非杖藜熟路，莫敢放步。"

西医学认为，远视是当眼调节放松时，平行光线经过眼的屈光系统后聚焦在视网膜之后，其远点在眼后，为虚焦点。典型的远视者视远不清，视近则更不清。

【历史沿革】

《此事难知》概括本病的病机为"能远视不能近视"为阴不足，谓："不能近视，责其无水，法当补肾。"《证治准绳·杂病·七窍门》称本病为"能远视不能近视"，主张用地芝丸以补肾水。《审视瑶函》尊其说，简名为"能远怯近症"。《目经大成·远视》则根据本病的特征，直书为远视，此名沿用至今，为临床所习用。1995 年，中医学行业标准《中医病证诊断疗效标准》取名能远怯近。

【病因病机】

《审视瑶函·能远怯近症》中谓："盖阴精不足，阳光有余，病于水者，故光华发见散乱而不能收敛近视。"在《目经大成·远视》中谓："盖阴不配阳，病于水者……淫泣劳极，斫耗风力，则元神飞越。"结合临床，归纳本病的病因病机为：禀赋不足，阳不生阴，阴精不能收敛，目失濡养则目中光华不能收敛视近。

【临床表现】

1. 自觉症状

轻度远视者，远、近视力均可正常；如为高度远视者，视远、视近均不清楚，而且近视力比远视力更差。严重者，可伴有眼球、眼眶隐痛，看书模糊，以及眩晕、恶心、泛呕等视疲劳症状。

2. 眼部检查

中度以上远视者，视盘较小、色红，边缘不清，稍隆起；远视程度大的儿童，易诱发内斜视。

【诊断依据】

1. 近视力减退，远视力正常；或远、近视力均异常。
2. 验光检查为远视，需用凸透镜矫正视力。

【治疗】

1. 辨证论治

肝肾不足证

证候：视远尚清，视近模糊，或用眼后感眼球酸痛，有视疲劳症状；或兼见头晕耳鸣，腰膝酸软，口咽干燥；舌红少苔，脉细数。

辨证分析：先天不足或肝肾俱亏，致使目中光华散漫不收，故出现远视；头晕耳鸣、腰膝酸软、口咽干燥及舌脉表现均为肝肾不足之候。

辨证要点：以视远尚清，视近模糊，头晕耳鸣，腰膝酸软及舌脉表现为本证要点。

治法：补益肝肾。

方药：地芝丸[61]或杞菊地黄丸[73]加减。前方宜用于偏阴虚有热者，后方适用于偏肝肾不足者。

2. 外治

伴视疲劳者，可用内服药渣再次煎水过滤，做中药超声雾化熏眼，每次10～15分钟，每日2～3次。

3. 针刺治疗

针刺治疗可取主穴百会、风池、颈三段，配合肝俞、肾俞、心俞、脾俞、睛明、阳白、承泣、合谷、光明等，每次取主穴及配穴各3～4个。

4. 屈光矫正

（1）验光配镜：轻度远视如无症状则无须矫正；如有视疲劳和内斜视，即使远视度数低也应戴镜。中度远视或中年以上远视者，应戴镜矫正视力，以消除视疲劳及防止内斜视的发生。

（2）屈光手术：除以准分子激光为代表的屈光手术外，还有角膜基质环植入术、有晶状体眼人工晶状体植入术等非激光手术方法。

【预后与转归】

及时发现远视，早期散瞳验光，预后较好。

【预防与调护】

1. 注重均衡饮食，常闭目调护。
2. 久视近物后，可眺望远目标以缓解视疲劳。

【文献选录】

《证治准绳·杂病·七窍门》："东垣云：'能远视不能近视者，阳气有余，阴气不足也，乃血虚而气盛。血虚气盛者，皆火有余，元气不足。火者，元气谷气真气之贼也。元气之来也，徐而和，细细如线；邪气之来也，紧而强，如巨川之水，不可遏也。'海藏云：'目能远视，责其有火；不能近视，则其无水，法当补肾，地芝丸主之。'秘要云：'阴精不足，阳光有余，病于水者，故光华发见，散乱而不能收敛近视。治之在心肾，心肾平则水火调，而阴阳和顺。阴阳和顺则收敛发用，各得其宜，夫血之所化为水，在身为津液，在目为膏汁。若贪淫恣欲，饥饱失节，形脉甚劳，过于悲泣，皆研耗阴精，阴精亏则阳火盛，火性炎而发见，阴精不能制伏挽回，故越于外而远照，不能治之而反触激者，有内障之患。'地芝丸：亦能治脉风成疠。生地黄（焙）、天门冬（去心）各四两，枳壳（炒）、甘菊花（去蒂）各二两。上为细末，炼蜜，丸如桐子大，每服一百丸，清茶送下。"

【教学重点】

明确远视是近视力减退，远视力正常；或远、近视力均异常；验光检查为远视，需用凸透镜矫正视力是主要诊断要点。

【教学难点】

本病目前最大难点是远视眼与"老花眼"的区别在哪里？需要在教学中向同学们从老视与远视的不同发病机理上区分开来。

【复习思考题】

1. 远视眼与老视的区别。
2. 远视的临床表现有哪些？

第三节 老 视

【教学目的】

了解老视的发生现象与治疗。

【教学要求】

讲授老视的发病特点、临床表现、治疗措施。采用课堂讲授，配合幻灯、图片或多媒体课件等教学手段，有条件时配合临床患者示教。

【概述】

老视是一种自然性老化现象，是随着年龄增长而导致晶状体生理性调节力减退而发生的近视力减退，俗称"老花眼"。在 40～45 岁以后发生，与年龄、体质、性别、工作性质及屈光状态有关。老视的症状一般有视近困难，阅读需要更强的照明度，视近不能持久；同时由于调节集合的联动效应，过度调节会引起过度的集合，看报易串行，字迹成双，以致无法阅读；某些患者甚至会出现眼胀、流泪、头痛等视疲劳症状。

本现象在《备急千金要方》中有记载："凡人年四十五以后，渐觉眼暗。"

【治疗】

首先应进行远视力检查和验光，矫正屈光不正；同时应了解被检者的工作性质和阅读习惯，选择合适的阅读距离进行老视验配。老视矫正应用凸透镜，可选择单光眼镜、双光眼镜或渐变多焦点眼镜。

如出现视疲劳症状，则参照"目倦"治疗。

【预防与调护】

1. 一般 40 岁左右正视眼用 +1D 镜片，以后每 5 年增加 +0.5D，应适时验光调整度数。

2. 若老视度数提高较快而频换眼镜也难得到满意视力者，应及时排除圆翳内障等眼疾。

3. 增加营养，加强锻炼，增强体质。

【教学重点】

明确老视是一种自然性老化现象，是随着年龄增长而导致晶状体生理性调节力减退而发生的近视力减退，俗称"老花眼"。在 40～45 岁以后发生，与年龄、体质、性别、工作性质及屈光状态有关。

【教学难点】

本病目前最大难点是如何给同学们讲明白，为什么近视眼在某些情况下可以在 50 多岁时不需要戴老花眼镜。

【复习思考题】

1.近视眼老年后可以不用戴老花镜吗？
2.老年近视也会出现老花眼吗？

第四节　目　倦

【教学目的】

掌握目倦的病名定义、病因病机、诊断与鉴别、辨证论治、外治及其他治疗。

【教学要求】

详细讲授目倦的发病特点、预后转归、病因病机、临床表现、实验室及特殊检查、诊断及治疗措施。采用课堂讲授，配合幻灯、图片或多媒体课件等教学手段，有条件时配合临床患者示教。

【概述】

目倦是指过用目力而出现视物不能持久，久则视物昏花、头痛、眼胀为主要表现的眼病。该病名见于国家标准《中医临床诊疗术语》。因肝开窍于目，又名肝劳。《医学入门·杂病分类·眼》谓："读书针刺过度而（目）痛者，名曰肝劳。"本病常有久视后出现眼胀、头痛、头晕、眼眶胀痛等自觉症状，以及眼或全身器质性因素与精神（心理）因素相互交织的综合征。

本病西医学称之为视疲劳，多累及双眼，各年龄段均可罹患。引起视疲劳的原因包括环境因素、眼部因素、体质因素和精神因素，并非独立的眼病，属于心身医学范畴。其中，环境因素包括不合理照明、精细目力工作等；眼部因素包括远视、近视、屈光参差、老视等患者屈光不正未及时矫正，过用目力致调节异常，过度使用调节力致辐辏异常，隐斜患者的眼肌平衡失常等均可引起视疲劳。

【历史沿革】

目倦病名见于国家标准《中医临床诊疗术语》，对本病症状的记载最早见于唐代孙思邈所著《备急千金要方·七窍门》，曰："其读书博弈等过度患目者，名曰肝劳。若欲治之，非三年闭目不视，不可得瘥，徒自泻肝，及作诸治，终是无效。"明代《医学入门·杂病分类·眼》中明确指出该病的病因、症状及预防调护为"极目远视，夜书细字，镂刻博弈伤神，皆伤目之本""读书针刺过度而痛者，名曰肝劳，但须闭目调护"。《审视瑶函·卷之一·内外二障论》则对该病的病因病机、治疗、预后做出更为详尽的阐述："盖心藏乎神，运光于目，凡读书作字，与夫妇女描刺，匠作雕銮，凡此皆以目不转睛而视，又必留心内营。心主火，内营不息，则心火动，心火一动，则眼珠隐隐作痛，诸疾之所由起也。且人未有不亏肾者，夫肾属水，水能克火，若肾无亏，则水能上升，可以制火，水上升，火下降，是为水火既济，故虽神劳，元气充足，亦无大害。惟肾水亏弱之人，难以调治，若再加以劳神，水不上升，此目之所以终见损也……务宜先审其邪正之虚实，当首驱其有余之邪气，而后补其不足之正气，治斯当而病斯愈矣。"可见，古代医家对本病的病因、病机、症状、治疗、预后均有较全面的认识。本病与季节气候、年龄、性别无关。可单眼或双眼发病。

【病因病机】

《审视瑶函·内外二障论》中提出："盖心藏乎神，运光于目，凡读书作字，与夫妇女描刺，匠作雕銮，凡此皆以目不转睛而视，又必留心内营。心主火，内营不息，则心火动，心火一动，则眼珠隐隐作痛，诸疾之所由起也。"结合临床，归纳如下：

1. 久视劳心伤神，耗气损血，目中经络涩滞所致。
2. 肝肾精血亏损不足，筋失所养，调节失司。
3. 劳瞻竭视，暗耗精气阴液而生虚火，上炎于目。
4. 内伤七情，肝郁气滞，过用目力，致气滞血瘀，脉络郁闭，目窍失养。

【临床表现】

1. 自觉症状

近距离工作或阅读不能持久、容易疲劳，长时间近距离用眼后视物模糊、复视、字行重叠，看远后看近或看近后看远须注视片刻后才逐渐看清；甚者眼睑困倦沉重难以睁开，眼球或眶周围酸胀感、疼痛、流泪、异物感、眼干涩等；或伴有头痛、头昏、偏头痛、眩晕、肩颈酸痛、嗜睡、乏力、注意力难以集中、多汗、恶心、呕吐、烦躁易怒、记忆力下降、食欲不佳等。

2. 眼部检查

有屈光不正，或无明显异常。

【诊断依据】

1. 久视后有视物模糊、眼胀、头痛、眼眶胀痛、睑沉重、眼干涩等症状，佩戴合适眼镜或休息后诸症可缓解或消失。
2. 常有屈光不正或老视。

【鉴别诊断】

本病需与青风内障相鉴别。两者均可见眼胀、头痛、眼眶胀痛，但后者眼底检查，可见视乳头生理凹陷扩大、加深，色泽变淡，血管呈屈膝样向鼻侧移位，目珠变硬，视野日渐缩小。

【治疗】

1. 辨证论治

（1）气血亏虚证

证候：久视后出现视物模糊、眼胀、头晕；眼部检查可有近视、远视等屈光不正或老视；可兼见心悸、健忘、神疲、便干；舌淡苔白，脉沉细。

辨证分析：气血亏虚，目中经络涩滞，失于濡养，故不能近距离久视；全身症状及舌脉表现均为气血亏虚之候。

辨证要点：以久视后视物模糊、眼胀、头晕，伴屈光不正、心悸神疲及舌脉表现为本证要点。

治法：补养气血，养心安神。

方药：八珍汤[6]加减。可加百合、远志以安神定志；大便干结者，可加火麻仁以润肠通便；头眼胀痛，加蔓荆子、菊花以清利头目、止痛。

（2）肝肾不足证

证候：久视后出现视物模糊、眼胀痛、干涩，眼部检查可有近视、远视等屈光不正或老视；兼见头晕目眩、耳鸣、腰膝酸软；舌质淡，苔少，脉细。

辨证分析：肝肾精血亏损不足，筋失所养，调节失司，故不能近距离久视；全身症状及舌脉表现均为肝肾不足之候。

辨证要点：以久视后视物模糊、眼胀、干涩，伴头晕目眩、腰膝酸软及舌脉表现为本证要点。

治法：滋养肝肾，益精明目。

方药：杞菊地黄丸[73]合柴葛解肌汤[127]加减。方中可去生石膏；眼干涩者，加北沙参、麦冬以益气养阴。

（3）阴虚火旺证

证候：久视后出现视物模糊、眼胀痛、干涩，眼部检查可有近视、远视等屈光不正或老视；可兼见头晕目眩、五心烦热、颧赤唇红、口干；舌红苔少，脉细数。

辨证分析：劳瞻竭视耗竭阴津，致虚火上炎，故不能近距离久视；全身症状及舌脉表现均为阴虚火旺之候。

辨证要点：以久视后视物模糊、眼胀、干涩，伴五心烦热、颧赤唇红及舌脉表现为本证要点。

治法：滋阴降火，益精明目。

方药：知柏地黄丸[90]加减。口干喜饮者，宜加石斛、天花粉、生石膏以生津止渴。

（4）肝郁气滞证

证候：视久易疲劳，视物模糊、眼胀痛、畏光流泪，眼部检查可有近视、远视等屈光不正或老视；兼见精神抑郁，心烦口苦，胸胁胀痛；舌红苔黄，脉弦。

辨证分析：平素情志抑郁，肝郁气滞，气郁化火，气火上逆，故见眼胀痛、畏光流泪、心烦口苦；肝郁气滞，脉络不通，故胸胁胀痛；舌脉均为肝郁之象。

辨证要点：以久视后视物模糊、眼胀、畏光流泪，伴心烦口苦、胸胁胀痛及舌脉表现为本证要点。

治法：疏肝解郁，理气明目

方药：逍遥散[128]加减。头眼胀痛明显者，宜加川芎、牛蒡子、白芷清利头目；心烦口苦，胸胁胀痛者，加栀子、青皮、香附泻火除烦、疏肝理气。

2. 外治

（1）滴滴眼液：珍视明滴眼液或珍珠明目滴眼液，每日3~5次，每次1~2滴；或用0.5%托吡卡胺滴眼液，每晚睡前滴用，每次1~2滴。

（2）中药超声雾化熏眼：内服药渣再次煎水过滤，做中药超声雾化熏眼，每次10~15分钟，每日2~3次。

3. 针灸推拿治疗

（1）针刺治疗：针刺攒竹、肝俞、肾俞、心俞、膏肓俞、照海、神门、风池、阳白、行间、太阳、丝竹空、瞳子髎，每次用4~6穴，10日为1个疗程，可行2~3个疗程。

（2）推拿按摩：选用眼周穴位如攒竹、承泣、睛明、丝竹空、阳白、鱼腰，用手指按摩穴位，轻揉、指压。每日1~2次，每次15~30分钟。

4. 其他治法

屈光不正或老视者均佩戴合适的眼镜，矫正屈光不正，定期复查。

【预后与转归】

一经确诊，需及时验光配镜以矫正屈光不正。注意辨证施治、内外兼治，一般预后良好。

【预防与调护】

1. 凡有近视、远视、老视者，宜先验光。若配镜后症状不减，可先检查配镜度数是否恰当，柱镜片轴向是否准确，屈光参差是否缩小，尽量使眼镜度数配得合适。

2. 注意用眼卫生，避免过度精细目力工作，常闭目调护。

3. 久视近物后可眺望远目标以缓解视疲劳。

【文献选录】

1.《备急千金要方·卷六上七窍病上·目病第一》："凡人少时不自将慎，年至四十，即渐眼昏，若能根据此慎护，可得白首无他。所以人年四十已去，常须瞑目，勿顾他视，非有要事，不宜辄开，此一术，护慎之极也。其读书博弈等过度患目者，名曰肝劳，若欲治之，非三年闭目不视，不可得瘥，徒自泻肝，及作诸治，终是无效。人有风疹，必多眼暗，先攻其风，其暗自瘥。"

2.《审视瑶函》："盖心藏乎神，……诸疾之所由起也。且人未有不亏肾者，夫肾属水，水能克火，若肾无亏，则水能上升，可以制火，水上升，火下降，是为水火既济，故虽神劳，元气充足，亦无大害。惟肾水亏弱之人，难以调治，若再加以劳神，水不上升，此目之所以终见损也。今吾辈治目，务宜先审其邪正之虚实，当首驱其有余之邪气，而后补其不足之正气，治斯当而病斯愈矣。治目之次第，至于临症圆机，神而明之，又在乎人，专是业者，宜究心焉。"

【现代研究】

视疲劳的基础研究，主要集中在对其发病机制的研究。研究发现，引起视疲劳是复合因素共同作用的结果，包括眼部、环境、体质和精神因素等。眼部因素：如屈光不正、双眼物像不等屈光因素；双眼异向运动功能失调、调节功能障碍、辐辏与调节联动分离等双眼视功能不良性因素；追随运动和扫视运动失能；干眼症、上睑下垂等。环境因素：如照明不足、物体对比度下降，长时间近距离工作、VDT工作环境致调节紧张。体质精神因素：如体质差、工作等压力过大，上述诸因素均易引发视疲劳。

针对上述复杂病因，视疲劳的治疗常采用综合疗法，对症对因治疗。如配戴合适眼镜矫正屈光不正是治疗视疲劳的首选措施。辐辏不足等双眼视功能不良者，先选视觉训练，包括调节和聚散训练，以维持双眼视觉功能；若疗效不佳者，选用双光镜和棱镜以缓解视疲劳。解除患者对视疲劳的精神压力，增强自我调控；改善工作环境，如VDT工作站应采取明亮背景深色字体、下视姿势及50～70cm观察距离。针对干眼症、上睑下垂进行病因治疗，采用神经营养剂、萘敏维眼水、花青素等对症治疗。中医中药治疗视疲劳疗效独特，可选用辨证论治、专方治疗、片剂、滴眼液、中药熏浴及离子透入、针刺按摩及耳穴贴压等方法综合治疗。视疲劳中医辨证以虚证为主，方选归脾汤、补中益气汤、八珍汤、四物五子丸、杞菊地黄丸、驻景丸、逍遥散、天王补心丹、当归养荣汤等加减治疗；片剂如视疲宁片、熊胆开明片等；滴眼液如麝珠明目滴眼液等，常取得良好疗效。

【教学重点】

明确本病是指视疲劳，常因眼部、环境、体质、精神等因素而致发病，属心身医学范畴。诊断要点为：久视后有视物模糊、头眼胀痛、睑沉重、眼干涩，戴镜或休息可缓解，常伴屈光不正、老视。治疗要点为：及时矫正屈光不正，辨证施治、内外兼治。预防要点：佩戴合适眼镜，注意用眼卫生，避免过用目力，常闭目调护。

【教学难点】

本病的教学难点在于明确视疲劳的病因及治疗方法。本病当与青风内障相鉴别，可从眼底、眼压、视力等方面加以鉴别。注意避免诱因，对屈光不正或老视者均佩戴合适的眼镜，并定期复查。

【复习思考题】

1. 简述目倦的临床表现。
2. 试述目倦的辨证论治方法。

第五节　通　睛

【教学目的】

掌握通睛的病名定义、病因病机、诊断、鉴别诊断和治疗。

【教学要求】

详细讲授通睛的发病特点、病因病机、临床表现、诊断、治疗措施与预后转归。采用课堂讲授，配合幻灯、图片或多媒体课件等教学手段，有条件时配合临床患者示教。

【概述】

通睛是指双眼同时注视时，目珠偏向内眦的眼病。本病多发于婴幼儿时期，若治疗不及时，常影响视觉的发育。

本病类似于西医学的共同性内斜视，其特点是眼球向各方向转动或用任何眼注视时，两眼的偏斜程度（斜视角）相等。共同性内斜视可分为调节性与非调节性两类，前者又进一步分为完全调节性和部分调节性两种，临床较为常见，多由屈光不正、眼过度调节而引起过强的集合所致；后者原因较为复杂，与眼外肌发育异常、集合力过强、分散力不足以及融合功能不良等有关。

【历史沿革】

"通睛"病名首见于《幼幼近编》，《秘传眼科龙木论》称之为"小儿通睛外障"，《证治准绳》称"双目睛通"，《目经大成》将本病称之为"天旋"，亦名"睊目"等，多自幼发病。《秘传眼科龙木论·小儿通睛外障》描述该病病因病机、治疗为："此眼初患之时，皆因失误筑打着头面额角，倒仆下，令小儿肝受惊风，遂使眼目通睛，宜服牛黄丸、犀角饮子、通顶石南散立效。"《证治准绳·杂病·七窍门》阐述该病症状、病因、治疗为："此证为幼时所患目珠偏斜，视亦不正，至长不能愈者。患非一端，有因脆嫩之时，目病风热，攻损脑筋急缩者；有因惊风天吊，带转筋络，失于散治风热，遂治筋脉滞定而者。凡有此病，急宜乘病嫩血气未定治之。若至长，筋络血气已定，不复愈亦。"《目经大成·天旋》对其病因、临床表现以及治则进行了详细描述，曰："此症通睛偏戾，白眼斜觑，盖乾廓下倾，幼时所患者也，故曰天旋。其致非一，有襁褓中，目病风热上攻，脑筋急缩者；有惊风天吊，带转经络，失于涣散者；有乳母挽抱饲乳，长夜不换手侧卧者。凡此急乘时治之，若长成，筋络已定，气血成性，不复愈亦。"可见，本病病因复杂，发病较早，早期治疗极为重要。

【病因病机】

关于本病的病因病机，《审视瑶函·双目睛通症》说："患非一端，有脆嫩之时目病风热，攻损脑筋急缩者；有因惊风天吊，带转筋络，失于散治风热，遂致凝结经络而定者；有因小儿眠于牖下亮处，侧视既久，遂致筋脉滞定而偏者。"结合临床，归纳如下：

1. 先天禀赋不足，眼带发育不良而致目偏斜与生俱来；或眼珠发育异常，致能远怯近，日久目珠偏斜。

2. 婴幼儿期长期逼近视物或头部偏向一侧，视之过久致筋脉挛滞，日久导致目偏视。

【临床表现】

1. 自觉症状

多无自觉症状，常由他人发现而就诊。

2. 眼部检查

眼呈内斜位，角膜映光法检查，映光投影位于斜视眼瞳孔外侧（附彩图 15-2）。双眼交替遮盖，去遮盖眼均自内向外侧转动。眼球各方向运动均不受限，用任何一眼注视时，其偏斜程度基本相等。部分患者可伴有视力下降。调节性内斜视多伴有远视，完全调节性内斜视在戴用远视屈光矫正镜后，两眼恢复正位，但摘去眼镜后斜视又出现。部分调节性内斜视屈光矫正后只能使斜视度数减少。对非调节性内斜视，单纯屈光矫正不能减轻斜视程度。

3. 实验室及特殊检查

（1）弧形视野计斜视角检查：第一斜视角等于第二斜视角。

（2）同视机检查：可确定斜视度、视功能级别、融合力等。

（3）三棱镜遮盖法：可确定斜视度。

【诊断依据】

1. 眼珠偏斜于内侧，第一斜视角等于第二斜视角。
2. 眼珠运动不受限。
3. 无复视。

【鉴别诊断】

本病需与麻痹性斜视相鉴别。后者多发生于成年人，常单眼突然发病，伴有复视、恶心、步态不稳等症状；斜视度数随眼球转动方向和程度改变而不同，第二斜视角大于第一斜视角，常伴有代偿头位。另外，本病尚需与内眦赘皮引起的假性内斜视相鉴别。后者因内眦部白睛暴露较少而貌似内斜视，但角膜映光投影位于瞳孔中心，双眼均为正位，即可排除内斜视。

【治疗】

有屈光不正者应及时佩戴适度眼镜；经保守治疗眼位不能完全矫正者，须手术治疗；有弱视者应同时配合弱视治疗。

1. 辨证论治

（1）肝肾亏虚证

证候：目珠向内侧偏斜，与生俱来或幼年逐渐形成；或伴目珠发育不良，能远怯近，视物模糊；舌淡红，苔薄白，脉弱或缓。

辨证分析：先天禀赋不足，眼带发育不良，缓急不均；或肝肾精血亏虚，筋脉失养，致斜视与生俱来。

辨证要点：以自幼发病，眼珠向内偏斜，目珠各方向运动正常为本证要点。

治法：补益肝肾。

方药：杞菊地黄丸[73]加减。若体弱气虚者，加党参、黄精以益气养阴；伴能远怯近者，可加何首乌、龙眼肉、肉苁蓉，以增滋补肝肾之功；偏肾阳虚者，加补骨脂、淫羊藿温补肾阳。

（2）筋络挛滞证

证候：小儿长期仰卧，或长期逼近视物，或偏视灯光及亮处，眼珠逐渐向内偏斜；全身及舌脉无异常。

辨证分析：以长期逼近视物致筋脉内收，眼带凝滞不展而致眼珠偏斜为本证要点。

辨证要点：长期逼近事物，目珠向内偏斜。

治法：舒筋通络。

方药：正容汤[29]加减。酌加白芍、天冬、当归以加强滋阴养血、舒筋通络之功。伴血瘀者，加桃仁、红花、川芎活血化瘀通络。

2. 外治

对小儿通睛日久，经针刺、服药及配戴眼镜均无效者，可考虑手术矫正眼位。先天性内斜视原则上应尽早手术，有利于视功能的恢复；后天性内斜视，应根据斜视性质采用相应的治疗方法。完全调节性内斜视，在戴用远视屈光矫正镜后，两眼恢复正位，不需手术。部分调节性内斜视，经手术矫正戴镜后，残留斜视度数。手术方式包括内直肌后退或/和外直肌缩短手术。手术的目的在于调整肌肉间不平衡，通过内直肌后退以减弱其内转和外直肌缩短以加强其外转，以实现矫正内斜视。

3. 针刺治疗

取瞳子髎、承泣、太阳、风池，右眼配左侧合谷、足三里，左眼配右侧合谷、足三里，每日1次，10次为1个疗程。

4. 其他治疗

（1）矫正屈光不正：既可以治疗调节性和部分调节性斜视，消除调节性内斜视，纠正眼位；又可以治疗非调节性斜视引起的弱视。对儿童患者，应使用阿托品眼膏以充分麻痹睫状肌而散瞳验光，并根据视力及眼位调整以佩戴相应度数的眼镜。远视合并内斜视、弱视配镜应足矫，内斜合并近视应低度矫正。对不能耐受全矫者，可适当降低配镜度数。

（2）三棱镜矫正：可消除异常视网膜对应，增强融像功能。适应于斜视度数在 15$^\triangle$ 以内的小度数斜视。

（3）有弱视者，参照弱视治疗。

【预防与调护】

1. 婴幼儿时期，不可让其过多逼近视物；仰卧时，避免让头经常侧视一侧光亮处，以免久后形成斜视。

2. 通睛患儿宜早期散瞳验光，对调节性内斜视尤为重要。

3. 患儿应注意增加饮食营养，增强体质，认真坚持治疗。

【文献选录】

1.《证治准绳·杂病·七窍门》："双目通睛，亦曰睊目。《甲乙经》云：睊目者，水沟主之。此证为幼时所患目珠偏斜，视亦不正，至长不能愈者。患非一端，有因脆嫩之时，目病风热，攻损脑筋急缩者；有因惊风天吊，带转筋络，失于散治风热，遂致凝滞经络而定者；有因小儿眠之牖下亮处，侧视久之，遂治筋脉滞定而偏者。凡有此病，急宜乘病嫩血气未定治之。若至长，筋络血气已定，不复愈矣。"

2.《银海精微·小儿通睛》："小儿通睛与鹘眼凝睛、辘轳展开此三症颇同，然此症或因外物打着头颅，或被诸般人物惊心，遂成惊风之症。风热伤肝魂不应目，风邪上壅黄仁不成关锁，瞳仁开，惟直视不辨人物，致眼通睛。通者黄仁、水轮皆黑，似无黄仁，瞳仁水散，似无瞳仁，此黄仁与瞳仁通混不分，号曰通睛。"

【现代研究】

共同性斜视的基础研究主要在于其病理机制的探讨。田亮等研究发现，通过对共同性内斜视患者眼外肌的分子生物学分析，分离差异蛋白，质谱分析差异蛋白，Western blotting 鉴定质谱测序，RT-PCR 法检测肌球蛋白重链（myosin heavy chain，MyHC）异构体眼肌型（MYH13）在眼外肌中的表达。结果发现，共同性内斜视患者的外直肌有 12 种蛋白表达差异（M1—M12），将这些蛋白进行质谱测序分析后，得到以 MyHC 为主的收缩蛋白的缺失。Western blotting 结果显示，共同性内斜视患者的眼外肌中不表达 MyHC。最终发现，MyHC 及 MYH 13 在共同性内斜视患者眼外肌中表达缺失，是共同性内斜视发生、发展的主要原因之一。

临床研究主要集中在手术设计、手术方式以及术后正常视功能的建立等方面。斜视矫正的目的是建立双眼视功能，因此，为促进儿童双眼单视功能的发育，必须尽早矫正斜视。共同性内斜视分为先天性内斜视、完全调节性内斜视、部分调节性内斜视、非调节性内斜视及继发性内斜视。需手术矫正的斜视度数为 ≥ 15$^\triangle$，手术时机的选择非常重要，内斜视患儿要佩戴全矫眼镜半年，双眼视力平衡后即可手术矫正。手术原则：集合过强型内斜视减弱内直肌；分开不足型内斜视则应加强外直肌。对无恢复双眼视希望的单眼视者，一般只在非注视眼上手术，但斜度过大者，必要时也可手术两眼。手术量以戴镜后的二棱镜斜度为准。一般情况下，≤ +25△者做一条水平肌肉，+25△~+60△做两条水平肌肉，> +60△者做三条水平肌肉，手术量也可随具体情况变化。王曦朗研究认为，三棱镜压贴于眼睛能使物像落在黄斑部，有利于消除单眼抑制，建立正常或接近正常的视网膜对应关系，从而建立双眼单视和立体视。由此，内斜视患者术前佩戴压贴三棱镜能达到较好地保护双眼视功能的作用。另外，术前行压贴三棱镜治疗，可发现患者潜在的未完全暴露的部分内斜视，根据戴镜后的斜视度数设计手术量，可使患者获得更好的手术效果，获得更高的功能治愈率。

【教学重点】

明确本病是指共同性内斜视，即双眼同时注视时，眼珠向内偏斜的眼病。本病多发于幼儿时期，常与先天性眼肌发育异常和高度远视有关。临床特征为眼球各方向运动正常，两眼的偏斜程度（斜视角）基本一致，且多不伴有复视。明确早期诊断、早期治疗对未来视功能具有重要影响。根据斜视原因、性质不同，分别采用手术、矫正屈光、辨证治疗以及针刺等不同治疗方法。对伴有弱视者，应同时加以治疗。

【教学难点】

本病难点在于明确斜视的原因，特别是应使用阿托品眼膏，充分麻痹睫状肌后进行散瞳验光，了解患者屈光状态以及与斜视的关系，进而确定治疗方法。对调节性斜视，矫正屈光是其主要治疗方法；对非调节性斜视，应采用手术治疗，并采用相应的手术方式。中医药辨证论治以及针刺等治疗的主要目的在于促进视功能发育，常与手术及矫正屈光协同应用。

【复习思考题】

1. 简述通睛的临床表现。
2. 通睛的治疗方法有哪些?

第六节　风牵偏视

【教学目的】

掌握风牵偏视的病名定义、病因病机、诊断与鉴别、辨证论治、外治及其他治疗。

【教学要求】

详细讲授风牵偏视的发病特点、预后转归、病因病机、临床表现、实验室及特殊检查、诊断及治疗措施。采用课堂讲授，配合幻灯、图片或多媒体课件等教学手段，有条件时配合临床患者示教。

【概述】

风牵偏视是以眼珠突然偏斜，转动受限，视一为二为临床特征的眼病。本病又名"目偏视""坠睛""坠睛眼"，均以眼珠偏斜为其主症。若眼珠严重偏斜，黑睛几乎看不到者，称"瞳神反背"。若眼珠向下偏斜，不能上转者，称"坠睛"。若眼珠向上偏斜，不能下转者，称"目仰视"。

风牵偏视类似于西医学的麻痹性斜视。其发病常责之于眼外肌或支配眼外肌的神经麻痹，进而导致眼外肌运动异常。分为先天性、后天性两类：前者由先天发育异常、产伤等引起；后者可由外伤、炎症、血管性疾病、肿瘤和代谢性疾病等引起。如颅底及眶部外伤、周围性神经炎、脑及脑膜炎、脑出血及脑血栓等脑血管疾病、眼眶或颅内肿瘤等。

【历史沿革】

风牵偏视又名目偏视、坠睛、坠睛眼、神珠将反、瞳神反背等。《灵枢·大惑论》最早记载该病病因、症状为："故邪中于项，因逢其身之虚，其入深则随眼系以入于脑，入于脑则脑转，脑转则引目系急，目系急则目眩以转矣，邪其精，其精所中不相比也则精散，精散则视歧，视歧见两物。""目偏视"一名最早记载于《诸病源候论·目病诸候》，书中描述其症状、病因为："人脏腑虚而风邪入于目，而瞳子被风所射，睛不正则偏视，此患有从小而得之者，亦有长大方病之者，皆由目之精气虚而受风邪所射故也。"坠睛一名最早见于《太平圣惠方·治坠睛诸方》，书中指出其病因、临床特点为："坠睛眼者，由眼中贼风所吹故也，风寒入贯瞳人，攻于眼带，则瞳人牵拽向下，名曰坠睛也。"神珠将反、瞳神反背首见于《证治准绳·杂病·七窍门》，书中描述其病因、症状、预后、鉴别为："神珠将反，谓目珠不正，人虽要转而目不能转，乃风热攻脑，筋络被其牵缩紧急，吊偏珠子，是以不能运转……血分有滞者，目亦赤痛，失治者，有反背之患，与双目通睛初起状相似而不同。"治疗时方选："石膏散、通肝散。血分有滞者，目赤肿痛，酒煎散加五灵脂。"并指出瞳神反背的病因、治疗、鉴别为："瞳神反背，因六气偏胜，风热搏急，其珠斜翻侧转，白向外而黑向内也。药不能疗，止用拨治，须久久精熟，能识其向入何，或带上带下之分，然后拨之，则疗在反掌。否则患者徒受痛楚，医者枉费心机。今人但见目盲内障，或目损风水二轮，坏而膏杂，白掩黑者，皆呼为瞳神反背，谬矣。夫反背实是斜翻乌珠向内，岂有珠正向外，而可谓之反背者哉。"可见，本病临床表现复杂，宜早发现、早治疗，避免误诊。

【病因病机】

《证治准绳·杂病·七窍门》谓："目珠不正，人虽要转而目不能转。乃风热攻脑，筋络被其牵缩紧急，吊偏珠子，是以不能运转。"《太平圣惠方·治坠睛诸方》则认为本病是"风寒入贯瞳人，攻于眼带，则瞳人牵拽向下"所致。结合临床，归纳如下：

1.气血不足，腠理不固，风邪乘虚侵入经络，目中筋脉弛缓而发病。

2.脾胃失调，津液不布，聚湿生痰，复感风邪，风痰阻络，致眼带转动不灵。

3.因头面部外伤或肿瘤压迫，致使脉络受损瘀阻所致。

4.肝肾阴虚，肝阳上亢，扰动内风，上攻头目，经络受阻而发病。

【临床表现】

1.自觉症状

猝然发病，视一为二，常伴有视物模糊、眩晕、恶心、步态不稳等，遮盖一眼，症状可消失。

2.眼部检查

眼珠斜向麻痹肌作用方向的对侧，运动受限（附彩图 15-3），甚至目珠严重偏斜，几乎仅见白睛。外展肌群麻痹时，眼位向鼻侧偏斜，产生同侧性复视；内转肌群麻痹时，眼位向颞侧偏斜，产生交叉性复视。一般头向麻痹肌作用方向偏斜，部分可伴有瞳孔散大、视力下降。

3.实验室及特殊检查

（1）弧形视野计检查：第二斜视角大于第一斜视角，即麻痹眼注视时，健眼的偏斜度大。

（2）同视机检查：可确定斜视度数。

（3）影像学检查：进行眼眶 X 光片、颅脑 CT 或 MRI 检查，以排除眼眶骨折、颅脑出血及占位性病变。

【诊断依据】

1.复视。

2.眼球斜向麻痹肌作用方向的对侧，出现不同程度的转动受限。

3.第二斜视角大于第一斜视角。

4.为减轻复视，常伴有头位偏斜。

【鉴别诊断】

本病应与通睛相鉴别。两者相同之处，是均有目偏斜。不同之处：通睛一般无复视，第一斜视角等于第二斜视角，无眼球运动障碍；风牵偏视常突然发病，有复视，第二斜视角大于第一斜视角，并有不同程度的眼球转动受限。

【治疗】

本病早期应针药并用，疗效更佳。若经 6 个月以上治疗而麻痹肌功能仍无恢复者，可考虑手术治疗；若有颅内、眶内病变者，应及早针对病因治疗。

1.辨证论治

（1）风邪中络证

证候：发病急骤，目珠偏斜，转动失灵，倾头瞻视，视物昏花，视一为二；兼见头晕目眩，步态不稳；舌淡，脉浮数。

辨证分析：气血不足，腠理不固，风邪乘虚侵入，阻滞经络，则气血运行不畅，致筋脉失于濡养而弛缓不用，故猝发眼珠偏斜、视一为二及头晕目眩；舌脉为风邪外袭之候。

辨证要点：以突发目珠偏斜，转动受限，复视，头晕目眩，步态不稳为本证要点。

治法：祛风通络，扶正祛邪。

方药：小续命汤[14]加减。肝虚血少者，可加当归、熟地黄以补血养血；风热为患者，可去方中生姜、肉桂、附子等温热之品，酌加生石膏、生地黄、秦艽、桑枝等以辛凉疏风、清热通络。

（2）风痰阻络证

证候：发病急骤，目珠偏斜，转动失灵，倾头瞻视，视物昏花，视一为二；兼见胸闷呕恶，食欲不振，泛吐痰涎；舌苔白腻，脉弦滑。

辨证分析：脾虚痰聚，复感风邪，风痰结聚，阻滞脉络，气血不行，致筋肉失养而迟缓不用，故出现目珠偏斜、转动失灵；全身症状及舌脉为风痰阻络之候。

辨证要点：以突发目珠偏斜，转动受限，复视，胸闷呕恶，纳呆吐涎及舌脉表现为本证要点。

治法：祛风除湿，化痰通络。

方药：正容汤[29]加减。可酌加赤芍、当归以活血通络；恶心呕吐甚者，加竹茹、姜半夏以涤痰止呕；痰湿偏重者，酌加薏苡仁、石菖蒲、佩兰以芳香化浊、除湿祛痰。

（3）脉络瘀阻证

证候：多系头部外伤、眼部直接受伤或中风后出现目珠偏位，视一为二；舌质淡或有瘀斑，脉涩。

辨证分析：外伤或中风后瘀血阻络，日久不消，筋脉失于濡养，故出现目珠偏位、视一为二；舌脉为瘀血阻络之候。

辨证要点：以外伤或中风后目珠偏斜，复视，舌有瘀斑、脉涩为本证要点。

治法：活血行气，化瘀通络。

方药：桃红四物汤[122]合牵正散[108]加减。病变早期，可加防风、荆芥、蒺藜以增祛风散邪之功；后期表现为气虚血瘀者，可加党参、黄芪等以益气扶正，或改用补阳还五汤[80]加减以益气活血通络。

（4）阳亢风动证

证候：目珠偏斜，转动受限，倾头瞻视，视物昏花，视一为二；兼见头晕耳鸣，腰膝酸软，舌红苔黄，脉弦细。

辨证分析：肝肾阴虚，肝阳上亢，扰动内风，上攻头目，阻滞脉络，气血不行，致筋肉失养而迟缓不用，故眼珠偏斜、视一为二；头晕耳鸣，腰膝酸软，舌脉为阳亢生风之候。

辨证要点：以素有脑血管病史，目珠偏斜，复视，头晕耳鸣，腰膝酸软及舌脉表现为本证要点。

治法：平肝潜阳，息风通络。

方药：镇肝熄风汤[171]加减。若风痰偏盛，上方去茵陈、川楝子，酌加胆南星、半夏、僵蚕、全蝎化痰息风。

2. 外治

保守治疗 6 个月无效，或病情好转停止、稳定 4 ~ 6 个月，可采用斜视矫正术，以矫正偏斜眼位。

3. 针灸推拿治疗

（1）针刺治疗：①主穴选用风池、完骨、天柱、太阳、百会、肝俞、肾俞、足三里、阳陵泉；配穴选眼局部与麻痹肌相对应的穴位，如内直肌麻痹选睛明、外直肌麻痹选瞳子髎、下直肌麻痹选承泣、上直肌麻痹选鱼腰。轮流选穴，平补平泻，每日针 1 ~ 2 次，留针 30 分钟。②眼肌直接针刺法：结膜囊表面麻醉后，以针灸针直接刺相应麻痹肌之眼球附着点后 1 ~ 3mm 处，每条肌肉可轻轻推刺数十下，刺后点抗生素眼药，每日或隔日 1 次。

（2）穴位敷贴：用复方牵正膏或正容膏敷贴患侧太阳、下关、颊车穴，先太阳后下关再颊车，每次 1 穴，每穴治疗间隔 7 ~ 10 天，适用于风痰阻络证。

（3）推拿治疗：患者仰卧位，医者坐于患者头侧，用双手拇指分别按揉百会、睛明、攒竹、鱼腰、太阳、瞳子髎、丝竹空、风池等穴；再用双手拇指指腹分抹眼眶周围。上述手法反复交替使用，每次治疗约 20 分钟。然后患者取坐位，医者在患者背部点揉肝俞、胆俞及对侧合谷、下肢光明穴 5 ~ 10 分钟。全套手法治疗时间 30 分钟，每日 1 次，10 日为 1 个疗程。

4. 西医治疗

（1）病因治疗：全身应用抗炎药物或治疗外伤。

（2）支持疗法：可配合用能量合剂、维生素 B 族及促进神经功能恢复的药物。

【预后与转归】

如能早发现、早治疗，可有效纠正眼位偏斜、消除症状；若日久失治误治，则眼斜难以矫正，常需手术治疗。

【预防与调护】

1. 遮盖麻痹眼，以消除复视。

2. 本病忌食肥甘厚腻，以免渍湿生痰而加重病情。

3. 慎起居，避风寒，以避免或减少本病的发生。

4. 避免眼外伤，慎用目力，勿过劳。

【文献选录】

1.《证治准绳·杂病·七窍门》："目病六气不和，或有风邪所击，脑筋如拽，神珠不待人转，而自蓦然察上，蓦然察下，下之不能上，上之不能下，或左或右，倏易无时。盖气搏激不定，筋脉振惕，缓急无常，被其牵拽而为害。轻则气定脉偏而珠歪，如神珠将反之状，甚则翻转而为瞳神反背矣。"

2.《证治准绳·杂病·七窍门》："因六气偏胜，风热搏急，其珠斜翻侧转，白向外而黑向内也。药不能疗，止用拨治，须久久精熟，能识其向入何，或带上带下之分，然后拨之，则疗在反掌。否则患者徒受痛楚，医者枉费心机。今人但见目盲内障，或目损风水二轮，坏而膏杂，白掩黑者，皆呼为瞳神反背，谬矣。夫反背实是斜翻乌珠向内，岂有珠正向外，而可谓之反背者哉。"

【现代研究】

麻痹性斜视的临床研究进展，主要着眼于手术方式的改进和手术效果的预测。MRI对机体软组织分辨率高，能充分显示眼外肌的详细解剖情况，并可多方位成像，并应用 MRI 观察眼球的详细运动过程。在此基础上创立的"滑车模型"理论，是指眼眶中部眼球赤道稍后处的纤维结缔组织与眶壁相连，并呈"袖套"样包裹直肌，相当于滑车的作用，由此称其为 pulley。它决定着直肌的走向和作用方向，而肌腹则位于滑车稍后处，即使眼球位于最大的牵拉角度，肌腹在框内的位置不变。这个理论的提出，使术者在计算手术量时应考虑这个因素。目前根据研究成果所构建的眼外肌生物力学模拟系统OrbitTM1.8，可以对眼球和眼外肌进行三维图像的展示，从而可以从生物力学角度分析斜视病因和眼外肌的变化，构建各种类型的斜视模型，辅助诊断并预测手术效果，有专家已经取得初步成效。中医中药治疗麻痹性斜视疗效独特，可选用辨证论治、专方治疗、针刺、电针、眼针等方法治疗。该病的病因病机多责之于风、痰、虚、湿、瘀，风又分外风与内风。本病为本虚标实之证，脾虚或肝肾亏虚为本，风痰阻络为标，病位在脏属脾、肝、肾，在眼为眼带，治疗常以健脾、滋补肝肾、祛风化痰通络为法，常选正容汤、牵正散、四物汤、小续命汤等，针灸治疗亦有显著疗效。特别是采用针药并施的治疗方法，具有提高神经兴奋性、改善微循环、改善神经肌肉营养的作用，进而促进麻痹肌功能恢复，常取得良好疗效。

【教学重点】

明确本病是指麻痹性斜视，分先天性、后天性两类，常因眼外肌或支配眼外肌的神经麻痹而致眼外肌运动障碍。诊断要点：复视、眼球斜向麻痹肌作用方向的对侧且转动受限；第二斜视角大于第一斜视角；有代偿头位。治疗要点：早发现、早治疗，治宜针药并用、辨证施治；经保守治疗6个月无效者，可考虑手术治疗。预防要点：遮盖麻痹眼以消除复视，忌肥甘厚腻，慎起居，避风寒。

【教学难点】

本病的教学难点在于明确麻痹性斜视的病因、分类、鉴别，进而确定治疗方法。本病当与通睛相鉴别。从复视、第一及第二斜视角的比较、眼球转动受限，以及代偿头位等方面加以鉴别。此外，要学会复像检查及结果判断：外展肌群麻痹时，眼位向鼻侧偏斜，产生同侧性复视；内转肌群麻痹时，眼位向颞侧偏斜，产生交叉性复视。代偿头位判断：一般头向麻痹肌作用方向偏斜。若合并颅内、眶内病变者，应及早病因治疗。

【复习思考题】

1. 简述风牵偏视的临床表现。
2. 试述风牵偏视的辨证论治方法。

第七节 弱 视

【教学目的】

了解弱视病名的定义、病因病机与鉴别、辨证论治、外治及其他治疗。掌握弱视的诊断要点。

【教学要求】

讲授弱视的发病特点、预后转归、病因病机、临床表现、诊断及治疗措施。采用课堂讲授，配合幻灯、图片或多媒体课件等教学手段，有条件时配合临床患者示教。

【概述】

弱视为西医学病名。弱视是在视觉发育的关键期，由于异常视觉经验的物理光学性状况使视觉图像质量下降而引起视觉中枢缺陷、最佳矫正视力低于正常及微小视、形觉异常的视觉发育异常性疾病。弱视分为斜视性弱视、屈光参差性弱视、斜视联合屈光参差性弱视、高度屈光不正性弱视和单眼注视综合征性弱视、形觉剥夺性弱视，并有单、双眼弱视。弱视从眼位正到微小斜视再到斜视，存在三种不同视觉功能性质的区分。弱视诊断时，要参考不同年龄儿童正常视力的下限使用 LogMAR 检测视力表，除与弱视相关因素外，临床检查无可见的器质性病变。弱视的发病率约 3%，其中有约 40% 的患者可导致终身的视力缺陷。弱视在视觉发育的可塑期中，能得到对其视觉治疗上更多的康复机会。

中医古籍虽无弱视病名记载，但有类似描述，如《眼科金镜》记载："症之起不痛不痒不红，如无症状，只是不能睹物，盲瞽日久，父母不知为盲。"根据弱视病因，中医眼科对本病的论述可能散见于小儿通睛、能近怯远、胎患内障等眼病中。针刺治疗弱视的临床研究，自 2010 年起已有 7 篇论文发表在领先的国际眼科期刊杂志上，并获得国际眼科同仁一定的认可；2013 年，中文版弱视临床指南（preferred practice pattern，PPP）治疗策略中列出 8 种方法，针刺治疗列为其中之一。

【历史沿革】

弱视（amblyopia）的希腊字是"视力迟钝"的意思。1955 年，瑞士学者 Bangerter

提出了弱视定义（即眼本身无器质性病变，但视力或矫正视力达不到正常者为弱视）后，相继被各国采用。临床资料表明，有些疾病与生理状态虽然也符合 Bangerter 的弱视定义，但并不是弱视。1970 年，在墨西哥举行了第一次国际斜视弱视会议，von Noorden 做了题为"弱视当代概念"的报告，以 Hubel 及 Wiesel 等首创的动物实验方法及其对斜视与弱视所取得的研究成果，阐释了用猴子制备的实验性弱视模型，证实了动物模型外侧膝状体的形态学变化和枕叶视觉区电生理及形态学改变，认为与人类的弱视有本质的相似性。他认为查明弱视的程度与外侧膝状体细胞的萎缩程度是否相关是至为重要的。Hubel 和 Wiesel 等首先应用视觉诱发电位研究弱视猫，在正常视觉系统发育及弱视发病的神经电生理机制上取得了重大突破，提出"视皮质为弱视主要受损部位"的观点，并因此荣获 1981 年诺贝尔生理医学奖。到 20 世纪 90 年代初，认为弱视患者可能存在屈光系统、视网膜感光细胞及注视性质的影响，使视网膜神经节 X 细胞有效视觉信息传入减少而影响视觉通路发育。这正是以 Ikeda 为代表的外周发生学说。有观点认为，弱视是一种从视网膜节细胞到视中枢的视觉传导系统及中枢全域的功能及形态学异常引起的临床症候群，但在弱视发病因素中不是主要的。弱视发病的主要机制是在儿童时期由于各种原因的视觉信息传入减少，使明显依赖于视觉经验的视皮层发育障碍而导致弱视。

【病因病机】

1. 先天禀赋不足，目中真精亏少，神光发越无力。

2. 小儿喂养不当，日久则脾胃虚弱，气血生化乏源，可致目失濡养，视物不明。

3. 西医将本病分为 6 类，其发病机理分别为：

（1）屈光参差性弱视：为单眼弱视。两眼之间存在屈光参差，正球镜相差 ≥ 0.50D，柱镜相差 1DC，屈光度较高的一眼可以形成弱视。这是由于两眼异常相互作用或形觉剥夺两个因素引起的。针刺治疗的疗效显著。

（2）单眼注视综合征性弱视：为单眼弱视。目前多数作者主张 5°（$10^{\triangle}$）为限，患者有周边的融合能力，注视眼单眼中央注视，对侧眼黄斑抑制，使用线状镜检查、立体图检查、4D 试验检查，其中有一项为阳性者即可诊断。将其双眼最佳矫正视力相差两行或更多的此种情形，称为单眼注视综合征性弱视。

（3）斜视性弱视：为单眼弱视。斜视 > 5°（$10^{\triangle}$），双眼屈光力、等效球镜相差 < 0.50D，柱镜相差 < 1D。发生在单眼性斜视，由于眼位偏斜引起异常的双眼相互作用，斜视眼的黄斑中心窝接受不同的物像（混淆视）受到抑制，导致斜视眼最佳矫正视力下降。

（4）斜视联合屈光参差性弱视：为单眼弱视。此为上述两种弱视的结合。斜视 > 5°（$10^{\triangle}$），双眼屈光力、等效球镜相差 ≥ 0.50D，柱镜相差 ≥ 1D。

（5）高度屈光不正性弱视：为双眼弱视。广义上讲是屈光不正性弱视，在深入研究探讨弱视的病因学和发病机制时，对"屈光不正"提法产生怀疑，因而仅保留了"高度屈光不正"可能导致了弱视的"异常视觉经验"，多发生于未戴过屈光矫正眼镜的高度屈光不正性患者。主要见于高度远视或散光，常为双侧性，两眼最佳矫正视力相等或相近。一般认为，远视≥5.00DS、散光≥2.00DC、近视≥10DS会增加产生弱视的危险性。高度近视引起的视力下降要和近视性视网膜病变相鉴别。由双眼高度散光引起的弱视，又称"子午线性弱视"。屈光不正性弱视佩戴合适的眼镜后，其视力可自行逐步恢复，针刺治疗可缩短疗程。

（6）形觉剥夺性弱视：形觉剥夺性弱视很少见（发病率为0.1%）。在视觉关键时期内，由于屈光介质混浊（角膜白斑或白内障），完全性上睑下垂造成该眼视力下降，单眼形觉剥夺易形成弱视。形觉剥夺性弱视一般为单眼弱视。其引起的原因，既有单眼形觉剥夺的主要因素，又有双眼异常相互作用的因素。

【临床表现】

1. 自觉症状与眼部检查

（1）单眼视力不良：差的一眼最佳矫正视力低于正常。经治疗后，多可以恢复或部分恢复。

（2）双眼视力不良：双眼最佳矫正视力相差一行以内且低于同龄儿童正常视力下限。经治疗后，多可以恢复或部分恢复。

（3）拥挤现象：分辨排列成行视标的能力较分辨单个视标差。

（4）无斜视。

（5）眼底检查有异常固视，斜视小于$10^{\triangle}$（5°），中心窝失去注视能力，形成旁中心注视。

（6）斜视大于$10^{\triangle}$（5°）。

（7）双眼单视功能障碍。

2. 实验室及特殊检查

（1）视觉电生理检查：在部分中度偏于重度弱视、特别是在重度弱视中可见到图形视觉诱发电位（P-VEP）P_{100}潜时延长，波幅下降。

（2）线状镜检查：用于判断黄斑中心对应情况的双眼视觉功能检查。

（3）4D试验检查：用于双眼4D以内斜视的双眼视觉功能检查。

（4）立体图检查：用于立体视力的双眼视觉功能检查。

（5）同视机检查：用于5°以上的斜视度的双眼视觉功能检查。

3. 弱视主要类别的自觉症状和眼部检查组合

（1）①+③+④+或⑦=屈光参差性弱视。　　　　　　（1/3有屈光参差）

（2）①+③+⑤+⑦=单眼注视综合征性弱视。

（3）①+③+⑥+⑦=斜视联合屈光参差性弱视。　　（1/3患者两者兼而有之）

（4）①+③+⑥+⑦=斜视性弱视。　　　　　　　　（近1/3弱视患者有斜视）

（5）②+③+④=高度屈光不正性弱视。

4. 说明

80%的屈光参差患者都有正常的双眼视功能，多数不伴斜视的屈光参差性弱视尚具有同时视、立体视。

对于部分重度屈光参差性弱视或遮蔽性弱视、单眼注视综合征性弱视、斜视联合屈光参差性弱视、斜视性弱视、高度屈光不正性弱视等有双眼单视功能障碍及拥挤现象。

单眼注视综合征性弱视存在旁中心注视，并存在立体视功能障碍。

在斜视联合屈光参差性弱视、斜视性弱视和单眼遮蔽性弱视伴斜视者，或伴有歪头和看书时易串行。该症状只在斜视患者中可能出现。

对于遮蔽性弱视和高度屈光不正性弱视及高度近视性弱视来说，应视临床具体情形，其对视觉发育的影响程度与是否早期进行干预治疗或手术而表现着上述不同的临床表现。然而由于各种因素所致其多数的临床症状表现较为严重，或可伴随有眼球震颤。

形觉剥夺性弱视很少见（发病率为 0.1%），以上组合没有列入。

除了高度屈光不正性弱视为双眼弱视外，其他均为单眼弱视。

【诊断依据】

1. 使用 LogMAR 检测视力表。

2. 弱视诊断时，要参考不同年龄儿童正常视力下限：3 岁儿童正常视力参考值下限为 0.5，4～5 岁为 0.6，6～7 岁为 0.7，7 岁以上为 0.8。单眼弱视的两眼最佳矫正视力，相差两行或更多，差的一眼为弱视；双眼弱视相差在一行以内。如果幼儿视力不低于同龄儿童正常视力下限，双眼视力相差不足两行，又未发现引起弱视的危险因素，暂不宜诊断为弱视，可列为观察对象。对于 3～7 岁的初诊及未曾治疗过的单眼弱视，优势眼视力 ≥ 20/40，当双眼视力差距 ≤ 1 行时，弱视视为痊愈。新版弱视 PPP 对于双眼弱视，不同年龄段的最佳矫正视力标准为：3 岁及以下儿童双眼视力 < 20/50；4 岁及以上儿童双眼视力 < 20/40 为弱视。

3. 除与弱视相关因素之外，临床检查无可见的器质性病变。

4. 弱视的排除标准：①如果幼儿视力不低于同龄儿童正常视力下限，双眼视力相差不足两行，临床未发现形成弱视相关的诸如单眼斜视、屈光参差、上睑下垂、屈光介质浑浊、高度屈光不正等因素，不宜诊断为弱视，可随访观察。②排除心因性、中枢性、幼稚型等类型的视功能不良。

【鉴别诊断】

因可能有某些可见的器质性病变的表现滞后，或察觉滞后，或因幼儿年龄尚小却不可以或者无法进行合作运用一些临床医学检查仪器做出检查，以及因其他原因所致。赵堪兴教授于 2012 年曾报道称，通过系统查阅文献资料报告统计，报道有误诊为弱视的其他疾病有达 20 余种，需要特别注意观察或再谨慎进行系统的检查。如黄斑病变、视神经疾病、葡萄膜病、全身疾病的眼部表现、性病的眼部表现、神经科的眼部表现、眼与耳鼻喉科疾病、眼与药物反应等需要引起注意，如有 Stargardt 病、黄斑视网膜前膜、Leber 病、视神经萎缩、视神经肿瘤、Vogt– 小柳原田综合征、贫血、维生素缺乏症、梅毒、脑血管瘤、脑炎和脑膜炎、脑肿瘤、癔症、中耳炎及乳突炎、乙胺丁醇中毒等。

【治疗】

弱视应根据其病因的不同，采取针对性治疗方法；重视斜视及屈光不正的矫正，以及黄斑固视和融合功能的训练等多方面综合治疗。

1. 辨证论治

（1）肝肾不足证

证候：胎患内障术后或先天远视、近视等致视物不清；或兼见小儿夜惊，遗尿；舌质淡，脉弱。

辨证分析：肾寓真阴真阳，肝肾同源而藏精血。禀赋不足则目失温煦濡养，致神光发越无力而视瞻不明；全身症状及舌脉表现均为肝肾不足之候。

辨证要点：以视物不清，小儿夜惊，遗尿，舌质淡，脉弱为本证要点。

治法：补益肝肾，滋阴养血。

方药：四物五子丸[47]加减。偏肾阳虚者，加山茱萸、补骨脂、淫羊藿以温补肾阳；肝肾阴虚明显者，加楮实子、桑椹、山萸肉以滋补肝肾；伴脾胃虚弱者，加白术、党参健脾益气。

（2）脾胃虚弱证

证候：视物不清，或胞睑下垂；或兼见小儿偏食，面色萎黄无华，消瘦，神疲乏力，食欲不振，食后脘腹胀满、便溏；舌淡嫩，苔薄白，脉缓弱。

辨证分析：脾胃虚弱，气血生化乏源，无以滋养先天，致目珠发育迟缓而视物不明；全身症状及舌脉表现均为脾胃虚弱之候。

辨证要点：以视物不清，全身症状及舌脉表现的脾胃虚弱之候为本证要点。

治法：健脾益气，渗湿和胃。

方药：参苓白术散[103]加减。兼食滞者可选加山楂、麦芽、神曲、谷芽、鸡内金。

（3）脾虚肝旺证

证候：视物不清，双眼频频眨动，眼干涩，常喜揉拭；白睛微红，干燥无泽；形体消瘦，烦躁易怒，饮食偏嗜；舌红，苔薄白，脉弦细。

辨证分析：脾胃气血不足，目失所养则视物不清而干涩不适，则频频眨目，常喜揉拭；形体失养则消瘦；血不养肝，肝火旺则易怒。舌脉为脾虚肝旺之征。

辨证要点：以视物不清，双眼频频眨动，全身症状及舌脉表现的脾虚肝旺证候为本证要点。

治法：健脾消积，疏肝清热。

方药：肥儿丸[92]加减。若伴挑食、用力挤眼、歪嘴、吸鼻者，加全蝎、天麻、石决明、太子参、白术、鸡内金以镇静息风，健脾消食。

（4）心脾血虚证

证候：视物不清，胞睑跳动，时疏时频，劳累或情绪紧张时加重；虚烦失眠，怔忡健忘；舌淡，脉细弱。

辨证分析：心脾血弱，致目珠发育迟缓而视物不明；血不养筋，胞睑跳动；劳累气血亏耗，故胞动加重；心血虚，虚火上扰而致虚烦失眠、怔忡健忘；舌脉为心脾血虚之症。

辨证要点：以视物不清，胞睑跳动，全身症状及舌脉表现的心脾血虚之证候为本证要点。

治法：补养心脾。

方药：归脾汤[41]加减。用本方使心脾得补，气旺血生，筋肉得血所养则动自止，诸症自消。

（5）肺阴不足证

证候：视物不清，眼干涩不适，瞬目频频，泪少，不耐久视，白睛如常；黑睛可有细小点状星翳，病势迁延难愈；甚者干咳少痰，咽干便秘；舌红苔薄，脉细无力。

辨证分析：白睛属肺，肺阴不足，津亏液少，无以滋养，故致目珠发育迟缓而视物不明，而且目内干涩不爽，常瞬目以求得舒、少泪、白睛如常；阴虚内热，肺金凌木，黑睛生翳；虚热内生，肺气上逆，故干咳少痰；肺阴不足则咽干；肠失濡润则便秘。

辨证要点：以视物不清，眼干涩不适，全身症状及舌脉表现的肺阴不足之候为本证要点。

治法：滋阴润肺。

方药：养阴清肺汤[112]加减。兼盗汗加浮小麦；午后潮热加白薇。

2. 外治

（1）中药离子导入：可依据对小儿辨证选取中药进行，一般每次10~15分钟。

（2）中药超声雾化熏眼：可依据对小儿辨证选取中药进行，一般每次约10分钟。

3. 针灸治疗

（1）针刺治疗：眼部取睛明、承泣、攒竹、球后穴；头部及远端取风池、光明、翳明穴。若肝肾不足，配肝俞、肾俞、三阴交；脾胃虚弱，配足三里、关元、脾俞、胃俞。于每组穴中各取1~2穴针刺，年龄小的患儿不留针，年龄大的患儿留针10~20分钟。每日或隔日1次，10次为1个疗程。针具宜使用直径为0.2mm的较好。

一般弱视的针灸治疗，疗程可以按每周治疗5次，80次为全程性治疗次数。对于遮蔽性弱视的术后治疗以及屈光有近视的弱视治疗，可在此基数上加倍，达到160次左右。通常在治疗后期视力有提高，可继续增加直到不再提高后终止治疗。

（2）梅花针叩刺：取与目系密切相关的膀胱经、督脉、胆经、大肠经和三焦经穴位，如百会、承光、风池、合谷、外关、夹脊穴等，具有很好的经络调节作用。

（3）皮内针：取麦粒无菌皮内针，针身埋入体内0.5~1cm，以无疼痛感及不影响正常活动为度。以肝俞、肾俞为一组，脾俞、足三里为一组。用胶布将留在皮外的针柄固定，每次留针3天，两组穴位交替使用。

（4）耳穴贴压：可依据对小儿辨证选取穴位。

（5）捏脊：每次可对华佗夹脊穴往返3~6次，每天1~3次，或早、中、晚进行。

4. 其他治法

形觉剥夺性弱视的术后治疗以及屈光有近视的弱视，大多对戴镜和遮盖的疗效不甚明显，其他辅助治疗方法也对此产生不利的近视化倾向，而针刺治疗对此类型是当前可能具有更加积极意义的治疗方法。

（1）矫正屈光不正。

（2）中心注视弱视宜选用传统遮盖优势眼、光学和药物压抑疗法、光栅刺激疗法等进行治疗。

（3）单眼注视综合征性弱视应选用后像疗法、红色滤光片疗法、三棱镜矫治、光刷治疗等方法进行治疗。

（4）伴有斜视的弱视者的临床治疗，一般是先提高视力，在适当时机考虑手术。

（5）温水泡脚：一般为每晚睡前进行，每次可使用温水或温热水泡脚 3 分钟左右后，再做些对脚部的穴位按摩 1 分钟左右。

（6）均衡饮食：饮食要求混杂多样，合理饮食和营养搭配，选择富含蛋白质、钙质、维生素类食物，以改善全身及眼部的营养，增强眼的抵抗力与调节作用。

（7）中成药：可对患儿运用辨证选药，予以口服。

在治疗预防上，对不宜诊断为弱视而可随诊观察者，需要注意其有约占遭遇率10.23% 的患儿可确诊为弱视，应当引起关注。其观察或先期予针刺治疗结合戴镜，进行积极处置一段时期后则可治愈，一般需 2 个月左右。

【预后与转归】

总体而言，弱视有约 40% 的患者可导致终身的视力缺陷。

弱视系列存在三种不同视觉功能性质。屈光参差性弱视、单眼注视综合征性弱视、斜视联合屈光参差性弱视和斜视性弱视等虽均属于单眼弱视，但其从眼位正到微小斜视再到斜视的状况存在三种不同视觉功能性质的区别，双眼弱视亦可以包括其中。首先，它们都需要解决在视力上的提高，对大多数屈光参差性弱视、高度屈光不正性弱视只要完成这一个目标，而其他则还需要完成解决同时视、立体视这个关键性目标；对于单眼注视综合征性弱视，只要完成前面这两个目标，但斜视联合屈光参差性弱视和斜视性弱视或形觉剥夺性弱视伴斜视者更需要完成它们均存在的第三个目标——明显斜视的目标。

其实有学者曾考虑从患者有无斜视或双眼视功能有无损害来对弱视进行分类：第一种基于对小样本弱视患者行为异常的特点的研究，认为应当按照有无斜视进行分类；另一种基于 400 例患者的大样本研究，认为应当按照双眼视功能有无损害进行分类。Mckee 等通过总结认为，只有 10% 的斜视患者有正常的双眼视功能，而 80% 的屈光参差患者都有正常的双眼视功能，因此这两种分类法非常相似。弱视并不是一种状态而是多种状态，在每个状态中都有许多基本视觉功能被破坏，从对比敏感度到定位能力再到高级认知能力。这些缺损大部分是皮质性的，并且累及 VI 之外包括纹状体外皮质背侧和腹侧信息输入不平衡所致。弱视按照病因学分类有斜视性弱视、屈光参差性弱视和形觉剥夺性弱视，近 1/3 弱视患者有斜视（眼位不正），1/3 有屈光参差（双眼不等的屈光不正），1/3 患者两者兼而有之。形觉剥夺性弱视很少见（发病率为 0.1%）。弱视最初被认为是这三种病因中的一种干扰正常视觉发育所致的一种状态，后来又出现了更为复杂的这两种分类。由此看来，将它们结合起来认识已有研究基础。对这三种弱视的类别若设定观察周期，可参考有关文献。刘家琦认为，综合治疗旁中心注视者视力 ≥ 1.0 者，需 8 ~ 14 个月。对于人类斜视，在 2 岁后立体视觉很难提高。立体视觉在手术 7 ~ 8 年后才得到提高，而斜视又比屈光参差更严重，同一分类的患者之间的差异也很大。

对于形觉剥夺性弱视和高度近视性弱视来说，视临床具体情形对视觉发育的影响程度与是否早期进行干预治疗而表现着上述不同的临床表现。由于各种因素所致，其多数的临床症状表现较为严重，尤其为形觉剥夺性弱视，其疗效较其他者差。上述凡症状严重者，个别或可伴随有眼球震颤。

治疗弱视年龄越小，疗效越好，且与弱视程度有关，轻度弱视疗效高，中度次之，重度最差；与注视性质也有关，单眼注视综合征性弱视疗效较差于中心注视 – 屈光参差性弱视等。不同类型中的疗效比较已如上述，斜视和屈光参差性弱视只要早治疗，其治愈率可达 75%，有效率达 90% 以上。遮蔽性弱视，特别是形觉剥夺者，疗效较差，预后不够理想。弱视治疗的目的之一是提高视力，而这类患儿尚需建立双眼立体视觉。因此，双眼单视巩固性治疗是必不可少的。弱视治疗也不必拘泥于 12 岁年龄的限制，如我们有对一例患者系从未戴镜的 56 岁老人，双眼屈光度均达 500 多的近视，双眼最佳矫正视力为 0.3 的弱视，在暂不予配镜矫正视力情形下针刺治疗 2 个月，每周 5 次，其双眼最佳矫正视力均达到了 1.0 的视力。西医药物治疗尚在探讨中。

总之，按目前国际针刺治疗弱视的临床研究证实，针刺能够显著提升弱视的视力，针刺治疗儿童弱视会有更佳疗效。

【预防与调护】

儿童弱视早期发现、及时治疗十分重要，年龄越小则治疗效果越好，因此应做好以下几项工作：

1. 普及弱视知识的宣传教育工作，使家长和托幼工作者了解和掌握有关弱视防治基本知识，以便及早发现。

2. 儿童 3 岁前为视觉发育关键期，此年龄前检查视力最为重要。如 3 岁以上儿童视力检查发现双眼视力差异 ≥ 2 行、矫正视力低于同龄正常儿童者，应及时到眼科就医。

3. 弱视治疗需要较长时间，应建立良好的医生与患者的合作关系。医务人员应将弱视的危害性、可逆性、治疗方法、注意事项告知家长，以取得合作。

4. 提倡患儿用眼卫生。在遮盖时，既要遮盖完全，又要保持一定的间隙，便于空气流通。保持眼罩清洁，勤洗勤换。

5. 注意安全，尤其是重度弱视，当对优势眼进行了严格遮盖后，要防止意外事故的发生。

6. 对于针刺治疗弱视，最初要特别细心、耐心，做好对小儿患者及家长在心理上的思想工作，以解除其对针刺的担心与顾虑。一旦小儿经过第一次、第二次针刺之后，其心理适应上便已基本解决。

7. 定期复诊。

在治疗预防上，对不宜诊断为弱视者可随诊观察。其中约有 10.23% 的患儿可确诊为弱视，应当引起关注，或亦可先期予针刺治疗并结合戴镜进行积极处置一段时期，一般需 2 个月左右。

【现代研究】

1. 中医针刺治疗弱视的临床研究

（1）弱视临床研究随机对照，国际领先眼科杂志文献常使用标准：不伴斜视的屈光参差性弱视是真正意义上的单纯性弱视。有人估计其占弱视的三分之一以上，且对治疗反应较好，效果利于观察。其特定视力标准分组特别受到国际重视：3～6 岁组收录无治疗史与初诊患者，7～12 岁组收录有治疗史的复诊患者或虽无治疗史与初诊患者但均经过仅单纯戴镜半年而达到稳定状态者；双眼视力均需相差两或三行以上；使用 LogMAR 检测视力表。其 3～6 岁组，好眼视力 ≥ 20/40，较差眼视力为 ≥ 20/400 至 ≤ 20/40；7～12 岁组，差的视力为 ≥ 20/400 至 ≤ 20/40，好的眼视力 ≥ 20/25。在筛查上，需要注意使用 4D 三棱镜试验方法，以排除单眼注视综合征性弱视。

（2）针刺治疗单纯性屈光参差性弱视的效果：自 2006 年底开始，林顺潮、赵建浩领导下的课题组进行了一项为针刺治疗不伴斜视的屈光参差性弱视临床研究。研究表明：对 3～6 岁组与 7～12 岁组单纯屈光参差性弱视患儿，以华佗牌针具 0.25mm×25mm，针刺穴位选为百会、攒竹双侧、太阳双侧、合谷弱视眼对侧、跗阳双侧（注：该五个穴位已在美国专利局申请针灸治疗弱视穴位专利，专利证号码：US2011/0306999A1），每天针刺 1 次，每次 15 分钟，每周 5 次针刺，共计 75 次。对于 3～6 岁组，第 1 组在治疗 15 周后，针刺结合戴镜治疗（治疗组平均视力提高 3 行）比单纯戴镜治疗（对照组平均视力提高 2 行）视力提高 1 行，即针刺治疗比传统戴镜治疗效果提高了 17%。针刺治愈率从单纯戴镜的 14.6% 提升至针刺治疗的 57.5%。针刺结合戴镜治疗组在停止针刺后的第 16 周到第 60 周中（共计 315 天），所有患儿的视力在只接受单纯戴镜的情况下均稳定，未见反弹。

在 7～12 岁组别中，到第 15 周时，遮盖组儿童弱视眼最佳矫正视力平均提高了 1.83 行，而针刺组视力平均提高了 2.27 行，即针刺治疗比传统遮眼治疗提升 6% 的视力；治愈率则从单纯戴镜遮眼的 16.7% 提升至针刺治疗的 41.5%。

上述研究结果，有 7 篇分别发表在国际领先眼科医学杂志上，其中一篇被美国 archives of ophthalmology 刊登为封面故事。

2. 关于对弱视的定义

弱视是在视觉发育的关键期，由于异常视觉经验的物理光学性状况，使视觉图像质量下降至引起视觉中枢缺陷，最佳矫正视力低于正常及微小视、形觉异常的视觉发育异常性疾病。弱视分为斜视性弱视、屈光参差性弱视、斜视联合屈光参差性弱视、高度屈光不正性弱视和单眼注视综合征性弱视、形觉剥夺性弱视，并有单、双眼弱视。弱视从眼位正到微小斜视再到斜视，存在三种不同视觉功能性质的区分。弱视诊断时，要参考不同年龄儿童正常视力的下限，使用 LogMAR 检测视力表，除与弱视相关因素外，临床检查无可见的器质性病变。弱视的发病率约 3%，其中有约 40% 的患者可导致终身的视力缺陷。弱视在视觉发育的可塑期中，能得到对其视觉治疗上更多的康复机会。

上面第一句表述为弱视概念定义的内涵，其后为其外延。

3. 如何对弱视下定义

弱视定义的内涵需要高度概括该病本质特有属性的总和；其外延则是具体的、具有概念所反映弱视特有属性的性质的那些事物，它概括该病具体的数量和所涉及范围。

一个概念的形成，总是先从概念的外延的确定开始的。定义是为了确定概念的内涵，划分（分析）事物是为了确定概念的外延。

定义是对于一种事物的本质特征或一个概念的内涵和外延的确切而简要的说明。

Hubel DH，Wiesel TN 和 von Noorden 的报告表明，弱视本质存在器质性改变，细胞萎缩一定有亚细胞结构的异常，这是整个形态学改变的基础。细胞萎缩一定伴有细胞器数目的减少或功能的异常与相邻细胞之间的突触可塑性异常，这些都已被证实。

4. 弱视定义解读

（1）对弱视定义内涵相关内容的解读

①弱视关键期相关信息：形成弱视存在一个关键期，该结论来自大量清晰的研究，在 7～8 岁后发生的斜视将不会导致弱视，人和动物实验均显示弱视的关键期不是一个，而是多个。弱视在关键期结束后可以逆转，因为弱视的产生已经结束；对于不同的视觉功能存在不同的关键期，在有些情况下成人也可以发生弱视。在关键期后逆转弱视的能力很明确地出现在对人类屈光参差的研究中，通过完全的屈光矫正，透镜或者棱镜来提高定位，每天 2～5 小时的遮盖及 10～20 周的主动视觉治疗可以使年龄在 8～49 岁的患者提高视力的程度达到 75%～100%。有一个案例，其在 40 岁时恢复了立体视觉。目前已在小鼠发现成年动物在单眼失明和轻度麻醉剂的情况下发生弱视 – 单眼失明是较斜视更严重的单眼剥夺形式，而斜视又比屈光参差更严重。

②物理光学性状况的抽象意义：所谓光学性质，则指线性光学和非线性光学。物理性质就是指物质的色味状态密熔沸以及溶解度。物理光学性，则是光学中研究光的属性和光在媒质中传播时各种性质的学科。有以"眼部接受的有效光线刺激减少"来描述，但欠缺非线性光学和光在媒质中的传播；"有效光线"也较为费解。美国眼科学会眼科临床指南对弱视的定义为："由于视觉中枢缺陷而导致的最好矫正视力下降，是在儿童早期由于光学性、物理性或眼位异常而引起的视觉发育异常。"美国眼科学会眼科基础与临床教程中斜视与小儿眼科分册将弱视定义为："不能直接归因于眼部或视觉通路的任何结构异常而引起的单眼或双眼最佳矫正视力下降，是由于生命的早期异常的视觉经验引起的，常发生于眼位偏斜、未矫正的屈光不正和各种造成视觉图像质量下降的疾病。"新版 2013 年中文版弱视临床指南（preferred practice pattern，PPP）对弱视的定义为："弱视是单侧的，或在少数情况下为双眼的最佳矫正视力的下降，这种情况发生于其他方面均正常的眼中，或有累及眼部或视路的结构性异常，而这种视力的下降不能只归因于结构的作用。弱视眼可能也有对比敏感度和调节的缺陷。对侧眼常常也不是正常

的，但只是有细微的缺陷。"这体现出目前对弱视的理解不应只关注视力及弱视眼本身，尤其是关于对侧眼也存在异常现象。还指出："感染性或非感染性眼内炎症、玻璃体积血等也与形觉剥夺性弱视相关。""光学性、物理性"描述可产生歧义，以"物理光学性状况"予以概括比较恰当。对于眼部视觉系统正常需要的自然物理光学性状况出现的异常，诸如在视觉中伴有单眼斜视、屈光参差、上睑下垂、眼球震颤、屈光介质浑浊、感染性或非感染性眼内炎症、玻璃体积血以及双眼高度屈光不正等这些异常视觉经验所造成的物理光学性状况均可能引起视觉图像质量的下降；异常视觉经验还包括患幼儿居住环境中，固定的睡眠床位和体位与长期为固定的双眼不均匀光源照射，对眼睛可能导致的影响或人为不适当地对眼睛遮盖等造成的物理光学性状况，亦使得视觉图像质量的下降。由异常视觉经验的物理光学状况使得视觉图像质量的下降，这些是缺一不可。它们是引起弱视产生的外部条件——外因；而在视觉发育的关键期和视觉中枢缺陷则是引起弱视在机体的内部原因，是弱视疾病发生的根据——内因。内因是通过外因而引起的变化；外因也通过内因而起作用。

③弱视发病病因没有先天性：在弱视概念上，明确了发病的时期以及异常视觉经验导致弱视这一成因。这一共识，就明确地排除了在弱视旧概念上论及有先天性弱视的类别。斜视、高度屈光不正、高度屈光参差、眼球震颤等是有遗传性可能的，当此情形出现时，这在一定情况下，可能将会构成产生弱视的异常视觉经验。新版弱视 PPP 指出："斜视或弱视的阳性家族史、早产、胎龄较短、发育迟缓、环境因素等都是弱视或斜视发生的危险因素。首位因素为斜视，尤其是内斜视患者，大约有 50% 在初次诊断时有弱视，其次为屈光参差。"但不宜把斜视、眼球震颤、形觉剥夺、屈光参差的发病和发生原因与弱视的发病和发生紧密地联系起来并相混为一体，而应要区分开。

④异常视觉经验导致单双眼弱视：屈光参差、单眼斜视以及包括单眼注视综合征（微小斜视）、单眼形觉剥夺等异常视觉经验有可能导致单眼弱视。在其弱视的诊断上，双眼最佳矫正视力相差应有两行或更多，较好眼及优势眼的最佳矫正视力不低于同龄儿童正常视力下限。高度屈光不正的异常视觉经验有可能导致双眼弱视。双眼交替性斜视不形成斜视性弱视。在定义的内涵抽象概括中，不可运用"单眼或双眼"模棱两可的词，而在其外延可写单眼和双眼弱视，然而更多见于单眼弱视。弱视的单眼视功能损害可以是双眼视觉受损的结果，双眼视功能需要在单眼视功能恢复前得到纠正，弱视本身可能并不是双眼视功能的障碍。因此，任何治疗方法都应当同时刺激双眼同视功能，而不能仅致力于恢复单眼视功能，还应当减少其较好眼对弱视眼的抑制。

⑤双眼交互作用异常属"假说"：双眼交互作用异常不是弱视直接的首先发病原因，虽然从压抑遮盖疗法可证实确实有效，但它是对单眼弱视双眼之间的相互矛盾对立统一关系上一个方面的解释与理解；而比较 Hubel DH，Wiesel TN 的由异常视觉经验的物理光学性状况使视觉图像质量下降至引起视觉中枢缺陷的学说来讲，双眼交互作用异常的说法属于"假说"，它们二者之间的重要关系不是一个层面上的并列关系。针刺疗法也证实对弱视的治疗与遮盖疗法相若，甚至还要好于遮盖疗法，但针刺治疗有效的作用与压抑遮盖法却无直接的因果关系。

⑥微小视、形觉异常为弱视症状之一：弱视功能受损表现有如拥挤现象及存在一些微小的空间扭曲，边缘与中心凹临近的字母相对清晰，用中心视力看简单、重复而结构精密（即很高的空间频率）的图形时会发生变形。有更多空间和运动信息处理的异常，在双眼视物时，弱视患者的双眼无法同时正常工作。弱视患者双眼视物时的视觉损伤包含多种成分，包括完全的单眼弱视、与对侧固视眼中心凹对应的弱视眼周边视野功能减弱（斜视引起的异常视网膜对应）以及对侧固视眼的抑制和遮蔽作用。弱视的视功能受损是多方面的，此不赘述，而其影响与弱视的轻重程度具有一定的正相关性。

（2）对弱视定义外延相关内容的解读

①弱视屈光参差性界定与高度屈光不正性的关系及问题：弱视"屈光参差"概念外延的扩大和"屈光不正"外延的缩小是对其病因学研究的结果，这是因为在深入研讨弱视的病因学和发病机制对广义上"屈光不正性弱视"提法产生怀疑，因而仅保留了"高度屈光不正"有可能引起弱视的"异常视觉经验"。为明确表示出对上述认识发生了变化，具体明确地称为高度屈光不正性弱视更为适宜。若按照对"屈光参差性弱视的界定为双眼之间存在屈光参差的正球镜相差≥1.5D，柱镜相差≥1D；屈光不正性弱视的远视≥5.00DS、散光≥2.00DC、近视≥10DS"，如此情形存在着对这类弱视在诊断上的某些疏漏，原因在于此前在正视眼位方面，屈光不正性弱视上尚无屈光不正方面的设限性界定，从定义外延的包含性逻辑上认识，在屈光不正性弱视不设限性状况中，其包容性是全部的，屈光参差性弱视的界定无论怎样修改界定，在眼位正的屈光不正性范畴中均不会产生定义外延涵盖上的问题，但当对其屈光不正性做出设限性界定，那么需要对其设限界定以外的部分做出一个新的分类处置，或者就是需要对屈光参差性弱视的外延做出尽量扩大性调整，必选其一。而今对屈光不正性弱视在屈光度方面，由全国高等学校教材供8年制及7年制第2版《眼科学》设限了界定，其未被概括部分是临床屈光不正表现较常见的范畴。"当双眼之间存在屈光参差的正球镜相差<1.50D或柱镜相差<1D"以下时，为其屈光参差性弱视的界定范围之外的，仅从其划分设置的理据上讲则是不可以诊断为屈光不正性弱视或屈光参差性弱视的部分。然而在这个部分，例如"当双眼屈光参差在1.00D或柱镜相差0.75D，屈光不正性弱视的远视为4.50DS、散光为1.00DC、近视为8DS"的情形时，事实上仍存在着双眼最佳矫正视力相差两行以上及其低于儿童正常视力下限者当属弱视就会被其定义所排除，在临床运用中必将产生疑惑，会引起对该定义在外延概括上存在着缺陷的质疑。

另有对屈光参差性弱视做出如下的界定安排："双眼屈光力、等效球镜相差≥0.50D；或双眼屈光力在任何一条子午线上的散光屈光力相差≥1.50D"。如果对上述两种的相关界定做出部分修改而归纳整合成为："双眼屈光力、等效球镜相差≥0.50D，或柱镜相差≥1D"就不致在定义上遗漏掉那些实际仍然存在的弱视患例。虽在此情况下，或可能还会有个别的遗漏发生，但因其治疗预后良好，而其出现的概率会很小，是可忽略不计的。上述对屈光不正性弱视所明确的新界定，亦可称为高度屈光不正性弱视。弱视的屈光参差与高度屈光不正均属正视眼位，即不伴斜视者范畴，新版弱视PPP将其统称为屈光性弱视。

②单眼注视综合征性弱视的概念：因本病常在幼年时被发现且多见于内斜，斜视角小，外观不明显，用交替遮盖或同视机检查法不能查出斜视和异常视网膜对应，只有用 $4^{\triangle}$ 三棱镜试验才能查出微斜，所以临床上确诊者较少命名反而较多，如微斜视、小角度、超小角度等常合并有不同程度的弱视旁中心注视和异常视网膜对应的斜视。关于小度数的界限，各作者标准不一致，目前多数作者主张 $5°$（$10^{\triangle}$）为限，患者有周边的融合能力，注视眼单眼中央注视，对侧眼黄斑抑制，使用线状镜检查、立体图检查、4D试验检查，其中有一项为阳性者即可诊断，Parks 建议用单眼固视综合征来命名。

旁中心性弱视，异常固视或旁中心注视为眼科教科书和论著上为笼统指出弱视常有此症状或有指出是部分程度较重的弱视由于视力下降显著中心窝失去注视能力，形成旁中心注视。该情形也常在临床研究筛查上，从屈光参差性弱视中被甄别出。将其双眼最佳矫正视力相差两行或更多的此种情形称为单眼注视综合征性弱视，有利于对该症状在弱视处境中的定位而更有清晰明确的认识。其所占比例则显著低于屈光参差性弱视。

③斜视性弱视与斜视联合屈光参差性弱视的关系：屈光参差性弱视的界定如上述所说，有不同的界定。但斜视性弱视没有设限性的界定，斜视联合屈光参差性弱视的屈光参差的界定无论怎样修改界定，在斜视的范畴中均不会产生定义外延涵盖上的问题。微小斜视的单眼注视综合征性弱视的外延是以 $5°$（$10^{\triangle}$）为限。如果斜视联合屈光参差性弱视的屈光参差的界定按照采纳上述的"双眼屈光力、等效球镜相差 $\geq 0.50D$，柱镜相差 $\geq 1D$"，而其在斜视方面则是斜视 $> 5°$（$10^{\triangle}$）；那么，对于斜视性弱视的斜视和屈光不正的外延在上述两种弱视外延界定的分割下，斜视性弱视则会界定为"斜视 $> 5°$（$10^{\triangle}$）；双眼屈光力、等效球镜相差 $< 0.50D$，柱镜相差 $< 1D$"。这种状况在斜视性弱视的临床中确实能够遇见。弱视的类别划分应确立各自具有互不相容、互不交叉，遵循外延划分的 4 点规则。它们是相互并列独立的严谨的逻辑性包含关系。

④弱视诊断要参考不同年龄儿童正常视力的下限：3 岁儿童正常视力参考值下限为 0.5，4～5 岁为 0.6，6～7 岁为 0.7，7 岁以上为 0.8。单眼弱视的两眼最佳矫正视力相差两行或更多，差的一眼为弱视；双眼弱视的双眼最佳矫正视力相等或相近。如果幼儿视力不低于同龄儿童正常视力下限，双眼视力相差不足两行，又未发现引起弱视的危险因素，不宜诊断为弱视，可列为观察对象。对于 3～7 岁的初诊及未曾治疗过的单眼弱视，优势眼视力 $\geq$ 20/40，当双眼视力差距 $\leq$ 1 行时，弱视视为痊愈。新版弱视 PPP 对于双眼弱视，不同年龄段的最佳矫正视力标准为：3 岁及以下儿童双眼视力 $<$ 20/50；4 岁及以上儿童双眼视力 $<$ 20/40 为弱视。

⑤LogMAR 检测视力表的意义：对单眼弱视双眼最佳矫正视力相差两行或更多，以其中较好眼及优势眼参照性地验证其另只眼的视觉确实属于异常视觉经验所导致的弱视。由于微小视、形觉异常形成的拥挤等现象而使用 LogMAR 检测视力表更要精准，在相差是否两行以上或是否不足两行具有如此重要，故在其定义强调使用 LogMAR 检测视力表。仅从所谓的 0.1 到 0.3 上的视力行数上讲，即存在显著差异性，以国际视力表检测时相差 2 行；而 LogMAR 检测视力表检测显示则相差 5 行。新版弱视 PPP 显示以"高质量的证据，强烈建议"指出："在检查弱视患者中，以单个视标进行视力检查

有可能高估视力。以成行的视标来呈现或在要检查的单个视标周围绕拥挤的棒状图案，可以获得更为准确的单眼视力的评估。"

⑥弱视存在视觉中枢缺陷而需排除眼及视中枢其他病变：von Noorden 对弱视的定义中说"临床检查无可见的器质性病变"，有认为这句的意思是指弱视在视觉中枢，枕叶视区、外侧膝状体或眼部完全不存在形态学变化是错误的，但为了表明弱视存在视觉中枢的缺陷及在眼部或有如屈光介质浑浊为具有器质性病变，以归纳上"除与弱视相关因素之外"词句，又可表示弱视需排除某些视皮质、外侧膝状体和眼部的其他病变（脑瘤、炎症、结核、出血、梗死、变性等）。

⑦弱视的流行病学在数量上归纳了"弱视的发病率约 3%，但其中有约 40% 的患者可导致终身的视力缺陷"：笔者在定义上没有采纳 von Noorden 对弱视定义中的那句"经恰当治疗后视力可以提高或完全恢复"。不可否认，以积极的态度对待弱视疗效的预期评估是可以理解的。弱视眼的最佳矫正视力减退经适当的治疗是可逆的，这是弱视的另一个特点。而若从整体弱视上说会有过于乐观的表态，当有统计数据时则在概念上比较明确，虽然斜视性弱视及屈光参差性弱视早治疗后的治愈率可达 75%，但还有其他弱视类别的疗效则不会有如此这般，而且这是带有假设前提条件的。"弱视在视觉发育的可塑期中能得到对其视觉治疗上更多的康复机会。"此句没有刻意强调治疗弱视宜尽早在 6 岁左右或 12 岁的年龄限制。实践表明，对 12 岁以上患儿的系统治疗，也不乏良好效果者。新版弱视 PPP 对弱视治疗有效性不再进行界定，而是指出："无论患者的年龄大小，包括年长的儿童，都应对其提供治疗的尝试。"

5. 关于 2013 年中文版弱视临床指南（preferred practice pattern，PPP）治疗策略

（1）消除形觉剥夺原因。

（2）矫正屈光不正。

（3）遮盖。

新版 2013 弱视 PPP 列出有 8 种方法：光学矫正、遮盖、药物压抑、光学压抑、Bangerter 滤光镜、手术治疗弱视的原因、针刺、视觉治疗。

同时，新版 2013 弱视 PPP，对光学压抑、手术、针刺、视觉治疗，认为或因缺乏随机临床试验证据支持或因机制不清或因存在争论，提出需要进一步研究。

虽然医学并不是一门完美的科学，它比人类涉足的任何领域都要复杂，它是一个时刻变幻，难以琢磨的知识系统。但弱视的诊断需要分析、发现和确定其视力低下的可能原因。

而把握概念与遵循对其如何下定义的规则要求，充实完善，甚至对传统的弱视的定义提出质疑。研究弱视的定义将使之对弱视的认识更深刻，有助于确定弱视的严重程度及选择合适的治疗方案，有利于把握其在临床中的诊断、鉴别诊断及其防治和研究工作。

【教学重点】

明确弱视是在生命的早期及视觉发育的关键期，因异常的视觉经验引起的，是发病机制的重点；异常的视觉经验引起了视觉中枢缺陷而导致的最好矫正视力下降是弱视的本质过程；属于视觉发育异常性疾病是对弱视疾病属性的本质定性。要强调使用 LogMAR 检测视力表和双眼最佳矫正视力相差 2 行以上在弱视诊断中的重要性。详解主要诊断要点，应详解不同症状表现是在弱视的不同类别或情形中出现的。弱视的诊断需要分析、发现和确定其视力低下的可能原因。

强调治疗要点为：①屈光矫正戴镜；②长期的针刺治疗，针灸针的直径以 0.2mm 为妥，且不宜行针；③6 岁以上可加遮盖。

【教学难点】

本病目前最大难点是我国对弱视的概念在现行专业眼科书籍或教科书上多数还是保留在 20 世纪八九十年代的主要观点上，而自那时起到目前国际眼科学界对于弱视的概念定义在发病机制、分类及其治疗上的研究成果及对弱视的认识发生了很多深刻变化。双眼最佳矫正视力相差 2 行以上的重要性以及是在什么情况下运用的？而在哪些情形下不适用？这需要向同学们在教学中讲得明白清楚。这其实就是具体对待单眼弱视和双眼弱视的问题。预测未来人们对屈光不正性弱视的印象将会逐渐地淡化的道理是为什么？这也是因为对引起弱视发生的三个主要原因，其中之一是对正眼位的屈光参差的认识，在认识中进步的必然结果。对于较早认识的屈光不正性弱视，升华认识到高度屈光不正性弱视，并且和屈光参差性弱视一起组成了可能造成弱视形成的异常视觉经验的一个要素之一。新版弱视 PPP，将其称为"屈光性弱视"。它已不再是具体的，如我们看待中医眼科内障与外障的概念一样。而斜视性弱视，虽然仍会保留着，但将会更多地关注与对待斜视联合屈光参差性弱视和单眼注视综合征性弱视。

要以眼睛视力的原理去讲解为什么使用剑桥大学研究发明的 LogMAR 检测视力表在弱视中的诊断是非常重要的，这可化解同学们对使用不同检测视力表似乎没有分别的模糊认识。

【复习思考题】

1. 请问弱视定义的内涵是什么？

2. 为什么说如果幼儿视力不低于同龄儿童正常视力下限，双眼视力相差不足两行，临床未发现形成弱视相关的诸如单眼斜视、屈光参差、上睑下垂、屈光介质浑浊、高度屈光不正等因素，不宜诊断为弱视，可随访观察。

3. 您如何理解国际研究弱视上对于 3～7 岁的初诊及未曾治疗过的单眼弱视，优势眼视力 ≥ 20/40，当双眼视力差距 ≤ 1 行时，弱视视为痊愈。新版弱视 PPP 对于双眼弱视，不同年龄段的最佳矫正视力标准：3 岁及以下儿童双眼视力 < 20/50；4 岁及以上儿童双眼视力 < 20/40 为弱视？

注：在国际研究弱视的临床治疗上，均使用的是 LogMAR 检测视力表。

4. 试问如果您需要做一项针刺治疗弱视的基础或临床研究试验课题，那么您对其课题设计的思路将会是怎样进行构思、计划安排和具体实施，并将是如何进行安排其研究工作的操作流程的?

5. 如果您在临床中面对弱视幼儿时，您会如何告知家长，可以给其儿童进行针刺治疗弱视?

第八节　辘轳转关

【教学目的】

熟悉辘轳转关的病名定义、病因病机、诊断与鉴别、辨证论治、外治及其他治疗。

【教学要求】

详细讲授辘轳转关的发病特点、病因病机、临床表现、实验室及特殊检查、诊断及治疗措施、预后转归。采用课堂讲授，配合幻灯、图片或多媒体课件等教学手段，有条件时配合临床患者示教。

【概述】

辘轳转关是指眼珠有节律的不自主颤动或旋转，形如转动之辘轳的眼病，又名"辘轳转关外障""辘轳转睛""辘轳自转""目眴动""目睛眴动"。

辘轳转关类似于西医学的眼球震颤，常由中枢神经系统、视觉系统、眼外肌、内耳迷路疾病引起。常为上述疾病的临床表现，而非独立的疾病。眼球震颤可呈水平型、垂直型、斜向型、旋转型和混合型，其中以水平型最常见，又分为钟摆型和冲动型两型。钟摆型，眼球向两侧摆动的速度、幅度相等；冲动型，一侧为慢相，另一侧为快相。眼球震颤分为生理性、病理性两类。前者如在火车上双眼注视外部快速引动的目标时，出现视动性眼球震颤；后者分先天性、后天性及前庭性：先天性又分眼性眼球震颤、运动缺陷型眼震、隐性眼震。后天性，常由耳性、中枢性等疾病引起。

【历史沿革】

辘轳转关病名首见于《世医得效方·辘轳转关》："此乃睛藏上下睑，不能归中，所以言之为辘轳也。"《秘传眼科龙木论》称之为"辘轳转关外障"，书中描述其病因、症状、治疗为："辘轳转关外障，此眼初患之时，皆因膈中壅毒，肝脏极热，内毒入脑，致令眼吊，眼瞳难以回转，不辨人物。有在胎中患者，乃不可治。若初患之时，急需治疗，宜服天门冬饮子、泻肝散。"《审视瑶函》称其为"目睛眴动"："目者肝胆风木之所归，相火相乘。肝藏血，血不足则风火内生，故目睛为之眴动。"《证治准绳·杂病·七窍门》中详细阐述该病的特点："辘轳转关，目病穴气不和，或有风邪所击，脑筋如搜神珠，不待人转而自蓦然察上，蓦然察下，下之不能上，上之不能下，或左或右，倏易无时，盖气搏激不定，筋脉振惕，缓急无常，被其牵拽而为害。轻则气血脉偏而珠歪，如神珠将反之状，甚则翻转而为瞳神反背矣。"《明目至宝·眼科七十二证受疾之因》阐述该病的病因病机、治法为："辘轳转睛是肝风，热积生成此疾凶。双目转动无安静，脏神邪气患双瞳。辘轳转，邪气攻，世医有药妙难通……此是肝经风毒也，此病多难治也。宜服还睛散、聚宝散、岩电丸。"《目经大成》称之为"辘轳自转"。可见，古代医家对本病的临床特点、病因治疗均有所认识。本病常双眼发病，治疗较为困难。

【病因病机】

《秘传眼科龙木论》曰"辘轳转关外障，此眼初患之时，皆因膈中壅毒，肝脏极热，内毒入脑"及"在胎中患者"；《目经大成》将本病病因归结为"脏气乖塞，阴阳不和，中风中痰，并脱血脱气，肝气违和，内邪搏击，致筋脉振惕，双睛运动不定"。结合临床，归纳如下：

1.腠理不固，外风乘袭，风邪上犯脑筋，筋脉拘急，牵拽目珠而颤动。

2.素体肝血亏虚，气血不足，阴不制阳，肝风内动，而致目睛瞤动。

3.禀赋不足，目珠发育不良，如眼球畸形、胎患内障等，致视力严重障碍而致眼球震颤。

4.脑部及耳部疾病所致。

【临床表现】

1.自觉症状

双眼外无红痛，视力较差，或伴头痛、耳鸣、目眩头晕、恶心、呕吐等症。

2.眼部检查

目珠不由自主地或左右，或上下，或旋转摆动，可伴目偏视及摇头，或头向肩部倾斜、歪头视物。

3.实验室及特殊检查

（1）散瞳验光：于静止眼位行散瞳验光，矫正屈光不正。

（2）影像学检查：进行颅脑 CT 或 MRI 检查，以排除颅内肿瘤、血管性病变所致后天突发性眼震。

【诊断依据】

1.目珠有节律地不由自主地摆动。

2.多自幼发病。

3.视力不同程度减退。

4.可伴斜视、倾头。

【治疗】

本病病因复杂，若有颅内、内耳迷路等疾病者，应及早针对病因治疗。先天禀赋不足、眼球发育不良者，辨证论治结合局部治疗以增进视力、缓解症状，但多难以治愈。有手术指征者，可手术治疗。

1. 辨证论治

（1）风邪中络证

证候：突然眼珠不自主震颤；伴有恶风，头痛头晕，舌质红，苔薄黄，脉浮数。

辨证分析：腠理不固，风邪乘袭，侵入经络，筋脉拘急，牵拽目珠而颤动；全身症状及舌脉均为风邪入里化热之候。

辨证要点：以突发目珠震颤，伴恶风头痛及舌脉表现为本证要点。

治法：祛风散邪通络。

方药：钩藤饮子[109]加减。若兼头痛发热者，酌加菊花、黄芩、黄连祛风清热；若兼胸闷呕恶、头晕目眩者，酌加制半夏、胆星燥湿化痰止呕。

（2）肝风内动证

证候：眼珠震颤，头晕目眩，耳鸣眼干，面色少华，舌质红苔黄，脉弦细。

辨证分析：素体肝虚血少，阴不制阳，肝风内动，上扰头目，致目睛眴动、头晕目眩；舌脉均为肝风内动之候。

辨证要点：以眼珠震颤，头晕目眩，耳鸣眼干及舌脉表现为本证要点。

治法：益阴养血，平肝息风。

方药：镇肝熄风汤[171]加减。酌加熟地黄、枸杞子、山萸肉、菊花、夏枯草滋阴养血平肝。

（3）禀赋不足证

证候：自幼眼珠震颤，常伴睛珠发育不良；伴面色㿠白或萎黄，神疲倦怠，少气懒言；舌淡苔白，脉沉细。

辨证分析：禀赋不足，致睛珠发育不良伴震颤；先天不足，后天失养，脾失健运，气血精微化生不足，机体失养，致面色萎黄、神疲倦怠、少气懒言。

辨证要点：自幼眼珠震颤，伴睛珠发育不良及舌脉表现为本证要点。

治法：健脾益气，滋补肝肾。

方药：益气聪明汤[129]合右归饮[37]加减。伴严重视力下降者，酌加菊花、石菖蒲明目开窍。

2. 外治

（1）矫正屈光不正：40岁以下患者，于静止眼位行散瞳验光以矫正屈光不正。

（2）三棱镜：消除异常头位，增进视力。

（3）生物反馈疗法：生物反馈疗法是利用听觉反馈技术，使眼球震颤运动声音化，由患者自我训练来控制眼震。

3. 手术治疗

为改善、消除代偿头位，提高视力，减轻眼震程度，可行眼外肌手术，不同眼震类型选择不同式式。代偿头位小于15°者，一般不需手术。

【预后与转归】

部分患者经及时治疗或随年龄增大，病情可能减轻，但多数眼珠震颤、视力低下患者难以治愈。

【预防与调护】

1. 本病有遗传倾向，应避免近亲结婚，提倡优生优育。
2. 加强锻炼，增强体质，注意用眼卫生。

【研究进展】

眼球震颤的基础研究，主要集中在对患者遗传基因突变、基因定位以及眼外肌超微病理变化等方面。先天性运动型眼球震颤（CMN）的遗传方式为常染色体显性、常染色体隐性和 X 连锁等。而 X 连锁遗传 CMN 致病基因 FRMD7 已被定位于 Xq26-q27，但 FRMD7 基因的功能和致病机制有待深入研究。超微病理变化研究发现，先天性眼球震颤患者眼外肌纤维和线粒体存在形态学异常，影响眼球本体感受信息的传入，导致眼球产生及维持固视功能障碍。

临床研究常借助眼震图、眼动仪对眼震的振幅、震强、震频等进行量化记录和分析，指导疾病治疗。非手术治疗方面，除常规屈光矫正、三棱镜矫正、接触镜治疗外，获得性眼球震颤可尝试采用眼外肌注射肉毒素以减轻眼球震颤。近年来，许多研究报道中枢神经系统药物可改善眼球震颤，如 4- 氨基吡啶、3,4- 二氨基吡啶或氯硝西泮可治疗下视性眼球震颤。美金刚、4- 氨基吡啶或巴氯芬可缓解上视性眼球震颤，加巴喷丁可缓解旋转性眼球震颤。加巴喷丁和美金刚能部分抑制在多发性硬化中的获得性钟摆型眼球震颤。加巴喷丁、美金刚或苯海索对部分获得性眼球震颤有效。巴氯芬能完全抑制获得性周期性交替性眼球震颤，而美金刚对难治性的病例有效。跷跷板状眼球震颤能被酒精、氯硝西泮和美金刚减轻。加巴喷丁、美金刚或乙酰唑胺等药物也能缓解有症状INS。局部使用碳酸酐酶抑制剂布林佐胺眼液可改善 INS 的 NAFX 并扩大注视野。手术治疗方面，手术治疗时机一般认为年龄在 6 ~ 10 岁为佳，因为这时患儿不但病情趋于稳定，而且容易配合检查，使手术效果相对容易把握。常用方法有配对肌矫正法、人工散开手术、直肌断腱 + 原位缝合术、直肌超常量后徙术、眼球震颤合并斜视矫正等。

【教学重点】

明确本病是指眼球震颤，常由中枢神经系统、视觉系统、眼外肌、内耳迷路疾病引起。诊断要点：目珠有节律地不自主地摆动，多自幼发病，视力减退，伴斜视、倾头。治疗要点：本病病因复杂，应及早对因治疗。采用辨证论治结合局部治疗以增进视力，缓解症状。预防要点：避免近亲结婚、注意用眼卫生。

【教学难点】

本病的教学难点在于明确辘轳转关的病因、分类及治疗方法。若有颅内、内耳迷路等疾病者，应及早针对病因治疗，但较难治愈。有手术指征者，可手术治疗。

【复习思考题】

1. 简述辘轳转关的临床表现。
2. 试述辘轳转关的辨证论治方法。

主要参考文献

1. 赵瑾. 青少年近视发病机理的研究［J］. 眼科，1994，4（3）：142-145.

2. 李玉涛. 杞菊地黄口服液治疗老年性黄斑变性患者血液流变学的影响［J］. 中国中医眼科杂志，1994，4（4）：210-211.

3. 谢学军，邓亚平. 滋养肝肾、活血化瘀治疗糖尿病视网膜病变的初步观察［J］. 中西医结合杂志，1992，2（5）：270.

4. 杨光. 针刺的近视眼屈光状态影响的初步观察［J］. 中国中医眼科杂志，1997，7（4）：232.

5. 陈丽萍，赵堪兴. 视疲劳病因研究及防治［J］. 国外医学眼科学分册，2005，29（6）：367-370.

6. 田亮，邓大明，申煌煊. 共同性内斜视患者眼外肌中肌球蛋白重链表达的研究［J］. 眼科新进展，2011，31（6）：508-510.

7. 薛华，王艳青. 共同性内斜视的手术治疗［J］. 中国实用眼科杂志，2004，22（5）：377.

8. 王曦朗，王平，何容，等. 共同性内斜视患儿术前压贴三棱镜对术后双眼视功能的影响［J］. 中国斜视与小儿眼科杂志，2013，21（1）：14-17.

9. Hubel D H，Wiesel T N.Reccptive field，binocular interaction and functional architecture in the cat's visual cortex［J］.J Physiol，1962（160）：106-154.

10. 中华医学会眼科学分会编译. 眼科临床指南［M］. 北京：人民卫生出版社，2005.

11. Webber A L，Wood J. Amblyopia：prevalence，natural history，functional effects and treatment［J］. Clin Exp Optom，2005（88）：365-375.

12. Zhao J，Lam D S，Chen L J，et al.Randomized controlled trial of patching vs acupuncture for anisometropic amblyopia inchildren aged 7 to 12 years［J］.Arch Ophthalmol，2010（128）：1510-1517.

13. Lam D S，Zhao J，Chen L J，et al. Adjunctive Effect of Acupuncture to Refractive Correction on Anisometropic Amblyopia One-Year Results of a Randomized Crossover Trial［J］. Ophthalmology，2011（118）：1501-1511.

14. 贺静，朱宝生. 先天性运动型眼球震颤的分子遗传学研究进展［J］. 分子诊断与治疗杂志，2011，3（2）：107-110.

15. Thurtell M J，Leigh R J.Treatment of nystagmus［J］.CurrTreat Option s Neurol，2012，14（1）：60-72.

16. Dell'osso L F，Hertle R W，Leigh R J，et al. Effects of topical brinzolamide on infantile nystagmus syn-drome waveforms：eyedrops fo rnystagmus［J］.J Neur ooph-thalmol，2011，31（3）：228-233.

17. 杨景存. 眼外肌病学［M］. 郑州：郑州大学出版社，2003.

18. 杨红，阴正勤. 眼球震颤的诊断与治疗研究进展［J］. 眼科新进展，2012，32（5）：497-500.

附　录

附录一　眼部先天异常 ▷▷▷▷

眼部出生前存在的状态或出生后的形状、结构、位置、机能与正常状态不相符合者，成为眼部的先天异常。其异常主要基于遗传因素及出生前的环境因素，包括某种病原体引起的母体感染、妊娠期母体内分泌异常、饮酒、药物、吸毒、射线等对畸形发生有关的环境因素。遗传因素和环境因素的相互关系已逐渐被重视。先天发育异常或出生缺陷，在人群中占有的比例和数量都值得引起关注，尤其是先天性眼病在致盲原因中占有一定的比重。这表明诊断和治疗先天性眼病，对保护人群健康，优生优育，提高人类素质，具有重要的意义。

第一节　眼睑先天异常

一、内眦赘皮和下睑赘皮

内眦赘皮和下睑赘皮（epicanthus and epiblepharon of lower lid）都是比较常见的先天异常，所有人种在胎儿期均有内眦赘皮，白种人及黑种人出生前即消失。鼻梁扁平的儿童多有内眦赘皮，待鼻梁充分发育后，内眦赘皮大多消失，仅有约 2.5% 永存。蒙古人种的成年人也比较多见这种皱褶。故内眦赘皮可能与颅骨及鼻骨的发育不良有关，或是由于眼轮匝肌于内眦韧带起始部错位、错构，并伴有皮下组织增厚所致。本症为常染色体显性遗传，有的病例无遗传关系。

内眦赘皮通常是双侧的，皮肤皱褶起于上睑，呈新月状绕内眦走行，至下睑消失。少数患者由下睑向上延伸。皱褶亦可很宽，有时覆盖内眦及泪湖，使部分鼻侧巩膜不能充分暴露，形成一种貌似内斜的外观，称为"假性内斜视"，须用交替遮盖法加以鉴别。

下睑赘皮是指平行于下睑睑缘的皮肤皱襞。它可以覆盖全部下睑睑缘，但多数情况下只占据下睑睑缘的内 1/3。有时这一横行皮肤皱襞经内眦部向上垂直延伸，形成逆向内眦赘皮（epicanthus inversus）。赘皮往往把下睑部分睫毛向内推移，当眼球下转时，睫毛就接触角膜，引起不适，但一般不会造成严重损害。

内眦赘皮和下睑赘皮在婴幼儿时期明显，随着患儿年龄的增长，鼻骨充分发育，外观可得到一定改善，通常不需治疗。如果有比较严重的角膜损害或明显影响外观，可考虑手术矫正。

二、先天性上睑缺损

先天性上睑缺损（congenital coloboma of upper eye lid）为较少见的先天异常，女性多于男性。本病大多数与遗传无关，可能和胚胎期接触 X 射线或萘等化学性致畸物有关，有的患者家族有血亲结婚史。

单纯性眼睑缺损多见于睑缘，典型者呈三角形，底向睑缘。也可为四边形、W 形或不规则形。上睑的先天缺损常在睑缘内、中 1/3 交界处，下睑则常位于外、中 1/3 交界处。一睑可有数个缺损处，缺损也可在两眼的各一睑上或一眼的两睑上。有时两眼上下睑都发生缺损，但以单眼上睑异常者较为多见，偶尔发生双侧眼对称性的缺损畸形。眼睑缺损区的大小各异，有的只累及睑游离缘成为一小的切迹；有的则很广泛，似乎没有眼睑，缺损区甚至可延伸至眶缘和眉弓。通常缺损侵及眼睑的全层，其边缘为圆形，由结膜遮盖，外连皮肤，睫毛止于缺损边缘的两角。较轻的眼睑缺损患者一般无自觉症状，缺损过于广泛，可发生角膜暴露，导致干燥或感染。

眼睑缺损常可伴有其他先天畸形，常见者如在同一眼上与缺损相对的角膜缘处发生皮样瘤或皮肤脂肪瘤。此外，还可有角膜混浊、圆锥角膜、结膜下脂肪瘤、永存性瞳孔膜、瞳孔异位、虹膜缺损、前极性白内障、晶状体脱位、泪阜畸形和眼外展功能不全等。下睑外侧缺损则常伴颧骨发育不全、面部较平和下颌骨发育不全。睑缺损伴发之面部畸形，有时还有鼻腭畸形、多耳、大舌、兔唇、面裂；全身畸形则有无脑、半脑、水脑、腹疝，并缺指（趾）和肢等。

手术修补可达到保护角膜和改善仪容的目的。

第二节 泪器先天异常

一、泪腺异常

1. 先天性无泪腺（absence of the lacrimal gland）
极少见，常见于无结膜、无眼球和隐眼畸形，也见于一些无泪液的病例。

2. 先天性无泪液（lacrima）
发生于 Riley-Day 综合征（家族性自主神经机能异常）和外胚层发育异常，常为双侧性，也有单侧性。患者无泪，schirmer 试验阴性，任何刺激因素都不能使其流泪。患者早期可无症状，以后发展为角结膜干燥，表现为畏光，结膜充血，并有黏稠分泌物。角膜上皮深层和实质浅层点状混浊。结膜上皮最终水肿性退变。有时发生中心性角膜实质炎。可滴人工泪液或手术，封闭泪点以尽量保持眼表面湿润，对严重病例，则须做部分睑缘缝合术以保护角膜。

3. 反常性味觉 – 流泪反射

即吸吮或咀嚼时泪液增多，亦称"鳄鱼泪"（crecodile tears），可以是单侧或双侧性。常伴有第Ⅵ脑神经麻痹，或有广泛的颅骨、腭骨、脊柱和肢体畸形。此种异常，可能为脑干异常累及上涎核和外展核，也可能是面神经运动核附近的灰质柱分化异常。

二、泪道异常

1. 泪小管和泪点缺如或闭锁（atresia）

单纯泪点闭锁不少见，表面开口甚小，或被上皮遮盖而完全闭塞，表现为一小凹或突起，泪小管可正常。下泪小点受累较多，亦有四个泪点全闭塞者。这些畸形多为常染色体显性遗传。泪小管正常，泪点开口小者，可用探针扩大；无开口者，做泪点切开术；无泪小管者，可做结膜泪囊造口术。

2. 额外的泪点和泪小管（supernumerary punctum and canaliculus）

多发生于下睑，在正常泪点的鼻侧另有一个泪点；也有三个泪点成群，并各有一泪小管者。泪小管的外侧端开口可以位于睑缘、眼睑皮肤面、结膜或泪阜上。额外的泪小管内侧端可以汇入一个泪总管，或分别进入泪囊，也可以终止于一个囊状盲端而与泪道无关。

3. 鼻泪管闭锁（atresia）

这是常见的先天性异常，多为管道化过程中的缺陷。阻塞部位最多在下口，有时是上皮残屑堵塞，有的是因管道化不完全而形成的皱褶、瓣膜或黏膜憩室，而大部分的鼻泪管阻塞都是由于鼻泪管下口被一薄膜阻塞所致。这种先天异常可表现为常染色体显性遗传。婴儿有流泪或泪道有黏液脓性分泌物时，首先保守治疗几周，滴用抗生素眼液，每日多次向下按摩泪囊区，促使鼻泪管下口膜穿破。如无效，再试泪道冲洗。仍无效，再试用泪道探针探通，多数病例一次探通治愈。

4. 先天性泪囊瘘（fistula）

可为单侧或双侧，也有一侧有两个瘘管者。开口于鼻外侧，内眦韧带下方，或位于上下泪小管之间，与泪囊相通，常流出清液，有的排出脓性分泌物。瘘管可烧灼封闭或手术切除。先天性泪囊瘘具有家族性，表现为常染色体显性遗传。

第三节　角膜先天异常

一、小角膜

小角膜（microcornea）是一种角膜直径小于正常，同时常伴有其他眼部异常的先天性发育异常。小角膜发生的原因不明，可能与婴儿生长停滞有关。另外，也可能与视杯前部的过度发育而使角膜发育的空间减少有关。为常染色体隐性或显性遗传。

单眼或双眼发生，无性别差异。临床表现为角膜直径小于10mm，角膜扁平，曲率半径增大，眼前节不成比例地缩小，而眼球大小可以正常。小角膜若不伴有其他异常，则视力较好，而小角膜常伴眼前段多种先天异常，如虹膜缺损、脉络膜缺损、先天性白内障等可使视力严重受损。另外，小角膜前房较浅，易发生闭角型青光眼。

二、圆锥角膜

圆锥角膜（keratoconus）是一种表现为局限性角膜圆锥样突起，伴突起区角膜基质变薄的先天性角膜发育异常。它可以是一种独立的疾病，也可以是多种综合征的组成部分，为常染色体显性或隐性遗传。可伴有其他先天性疾患，如先天性白内障、Marfan综合征、无虹膜、视网膜色素变性等。

一般青春期前后，双眼发病，初期视力下降，能以近视镜片矫正，以后逐渐向不规则散光发展，需佩戴接触镜矫正。其特征性的体征是出现向前锥状突起的圆锥，锥顶往往位于角膜中央偏鼻下侧，愈向锥顶角膜愈薄。圆锥可大可小，可圆形或卵圆形。角膜中央的感觉由敏感变为迟钝，称"Axenfeld征"。由于角膜前面呈圆锥状，当向下注视时，锥顶压迫睑缘后出现一个弯曲，称"Munson征"；圆锥基底部的上皮下可见黄褐色的环，称"Fleischer环"，主要由于泪液中含铁血黄素沉着于上皮或前弹力膜所致。角膜基质层可出现栅栏状排列的条纹，早期细，渐变粗，称"Vogt条纹"。前弹力层可发生自发性破裂而出现角膜水肿，修复后形成浅层瘢痕性混浊；也可因长期戴用接触镜磨损角膜表面，引起圆锥顶端的瘢痕或角膜上皮下的组织再生。这些混浊可引起严重的眩光，也可引起视力显著下降，用眼镜和接触镜均不能矫正。如角膜后弹力层发生破裂，角膜实质可突然发生水肿、混浊，称为"急性圆锥角膜"，此时视力可急剧下降。其后角膜水肿吸收，但角膜顶端残留不规则线状瘢痕和混浊，不规则散光加重，视力严重下降。

明显的圆锥角膜易于诊断。当外观及裂隙灯所见不典型时，早期圆锥角膜的诊断比较困难。目前，最有效的早期诊断方法为角膜地形图检查，显示角膜中央地形图畸变，颞下象限角膜变陡斜，随着病情的发展，角膜陡斜逐渐扩张到鼻下、颞上、鼻上象限。对可疑的变性近视散光的青少年，应常规进行角膜地形图检查。其他的检查方法还有Placido盘、角膜曲率计、角膜测厚仪和超声生物显微镜。

轻度圆锥角膜患者可根据验光结果戴框架眼镜或硬性角膜接触镜以提高视力。不能满意矫正视力，或圆锥角膜发展较快，应行角膜移植。早中期的圆锥角膜且角膜中央无混浊者，可考虑行板层角膜移植。如果圆锥突起很高，且角膜有全层不规则混浊时，应行穿透性角膜移植术。急性圆锥角膜宜延期手术。

第四节　晶状体先天异常

晶状体先天异常可发生在胚胎晶状体疱形成至出生的不同阶段，一般包括晶状体形成的异常、形态异常、位置异常和透明度异常。

一、晶状体形成异常

包括先天性无晶状体、晶状体形成不全和双晶状体等。

1. 先天性无晶状体

分为原发性无晶状体和继发性无晶状体。前者为胚胎早期未形成晶状体板，极罕见；后者为晶状体形成后发生退行性变，致其结构消失而仅遗留其痕迹，多合并小眼球和眼部其他结构发育不良。

先天性无晶状体偶尔可发生在 D– 三染色体征（D-trisomy），下颌 – 眼 – 面部头颅发育不良（Ullrich–Fremerey–Donna syndrome），和非典型外胚叶发育不全（atypical ectodermal dysplasia）等综合征。

2. 晶状体形成不全

胚胎期晶状体疱未能和表面外胚叶分离，会发生角膜深层混浊；晶状体疱与表面外胚叶分离延迟，则发生角膜混浊和后部锥形角膜及晶状体前部圆锥畸形。晶状体纤维发生异常时，可发生晶状体双核或无核或晶状体内异常裂隙。

3. 双晶状体

即一个眼球内有两个晶状体。

以上异常多伴有眼部其他异常，无特殊治疗。

二、晶状体形态异常

1. 球形晶状体（spherophakia）

亦称"小晶状体（microphakia）"，系胚胎期 5 ~ 6 个月时晶状体系发育受阻所致，有遗传性，常为双侧。晶状体呈球形，体积较正常小而前后径较长，由于晶状体曲折力增高，常伴有高度近视。充分散瞳后，晶状体赤道部和悬韧带可完全暴露。常伴有悬韧带发育不良而并发晶状体异位及其他先天异常。晚期晶状体可变混浊，由于悬韧带松弛使晶状体变凸，致瞳孔阻滞而并发青光眼。即使轻微外伤，也易导致晶状体脱位或半脱位。

给患者配戴凹透镜可矫正部分视力。并发青光眼者，忌用缩瞳剂，因为缩瞳剂使睫状肌收缩而使悬韧带更松弛，可加重瞳孔阻滞。因此，早期可施行周边虹膜切除术而缓解瞳孔阻滞，晚期应行滤过性手术。

2. 圆锥形晶状体（lenticonus）

晶状体前极或后极突出呈圆锥形或球形，通常为皮质突出，为少见的晶状体先天异常，前圆锥更罕见。常有家族史。男性多于女性，多双眼同时发病，可伴有不同类型的先天性白内障和高度近视，故视力相当差。

本病常同时发生肾炎。前圆锥晶状体可伴有假性视神经炎，视神经乳头玻璃小疣，并经常成为 Alport 综合征的一个体征，后者有家族性肾病和耳聋。

3. 晶状体缺损（lenticular coloboma）

常与胚胎裂闭合不全的过程有关，多与葡萄膜缺损同时存在。在晶状体下方偏内赤道部有一个乃至数个切迹样缺损，缺损形态、大小不等，缺损处悬韧带减少或缺如。因晶状体各方向屈光力不等而产生散光，多为单眼，也可为双眼。无特殊治疗。

4. 晶状体脐状缺陷（umblicaton of lens）

此为一极少见的先天异常，晶状体表面有一小的凹陷，可发于晶状体的前表面或后表面。

三、先天性晶状体异位或脱位

正常情况下，晶状体由悬韧带悬挂于瞳孔区正后方，其轴与视轴几乎一致。若出生后即有晶体位置异常，称为"异位（ectopia lentis）"。若在出生后因先天或后天因素造成晶体位置异常，称为"脱位（dislocation of lens）"。但在先天性晶体位置异常的情况下，有时很难确定晶状体位置发生改变的时间，因此晶状体异位和脱位并无严格的分界，两个术语常通用。

先天性晶状体异位或脱位，可作为单独发生的先天异常；或与瞳孔异位和其他眼部异常伴发，或与中胚叶尤其是骨发育异常的全身综合征并发。以上情况，多由于一部分晶体悬韧带薄弱，牵引晶体的力量不对称，使晶体朝向与发育较差的悬韧带相反方向移位。

1. 先天性晶状体脱位的分类

（1）单纯性晶状体异位：有较明显的遗传倾向，为规则的或不规则的常染色体显性遗传，少数为常染色体隐性遗传，常为双眼对称性。可伴有裂隙状瞳孔畸形。悬韧带发育不良的原因，可能与中胚叶发育紊乱有关。

（2）伴晶状体或眼部异常：常见的有小球形晶状体（microspherophakia）、晶状体缺损（coloboma of lens）和无虹膜症（aniridia）等。

（3）伴有全身性综合征：

①马方综合征（Marfan syndrome）是一种常染色体显性遗传病，最近发现本病由编码原纤维蛋白-1（原纤蛋白-1，Fibrillin-1）的基因 FBN1 的突变引起，病变侵犯全身结缔组织，主要累及眼部、骨骼和心血管系统。与下颌缩小、弓形上腭、蜘蛛样指趾、脊柱侧弯、胸部畸形、过强运动关节、主动脉瓣脱垂、主动脉扩张、近视和晶体脱位有很强的相关性。50%～80% 的患者眼部表现主要为晶状体脱位，尤其是向上方和颞侧移位。眼部有前房角异常，脉络膜和黄斑缺损；还可产生青光眼、视网膜脱离、眼球震颤、斜视、弱视等并发症。

②同型胱氨酸尿症（homocystinuria）是一种常染色体隐性遗传病。多为双侧对称性，30% 出现在婴儿期，80% 出现在 15 岁以前。本病是由于缺乏脱硫醚合成酶，不能使同型胱氨酸转化为胱氨酸所致。它具有骨质疏松和全身血栓形成趋势为特征。晶状体多向鼻下方移位，晶体易于脱至前房和玻璃体腔内。晶状体悬韧带的组织机构及超微结构有异常改变。眼部也可合并先天性白内障、视网膜变性和脱离、无虹膜等异常。实验室检查可检出血、尿中含有同型胱氨酸。

③马切山尼综合征（Marchesani syndrome）是一种常染色体隐性遗传病，患者四肢短粗，身材矮小，心血管系统正常。晶状体呈球形，小于正常，常向鼻下方脱位，脱位后晶体进入前房，易发生青光眼，常伴有高度近视，亦可有其他眼部先天异常如上睑下垂、眼球震颤、小角膜等。

④全身弹力纤维发育异常综合征（Ehlers-Danlos syndrome）患者全身表现为皮肤变薄、关节松弛而易脱臼。眼部主要表现为晶状体的不全脱位，同时伴有因眼睑皮肤弹性纤维增加所致的睑外翻等。

2. 晶体脱位的临床表现

（1）晶状体不全脱位：也称半脱位。其产生的症状取决于晶体移位的程度。如晶体轴仍在视轴上，则仅出现由于悬韧带松弛、晶体弯曲度增加引起的晶体性近视。如果晶体轴发生水平性、垂直性或斜性倾斜，可导致用眼镜或接触镜无法矫正的严重散光。更常见的不全脱位是晶体纵向移位，可出现单眼复视。眼部检查可见前房加深，虹膜震颤，瞳孔区仍可见到部分晶状体，散瞳后可见到部分晶状体的赤道部，这一区域的晶状体悬韧带已断裂，玻璃体疝可脱入前房，表面有色素。检眼镜下可见到双影，系部分光线通过晶状体、部分未通过晶状体所致。

（2）晶状体全脱位：移位的晶状体完全离开瞳孔区，可脱位到以下部位：

①瞳孔嵌顿：晶状体部分进入前房。

②晶体脱入前房：脱位的晶状体多沉在前房下方，呈油滴状。

③晶体脱入玻璃体腔：浮在玻璃体上或沉入玻璃体内。早期可在下方玻璃体腔内见到可活动的透明晶状体，后期晶状体变混浊，并与视网膜粘连而固定。

④严重外伤可以使晶状体脱位于球结膜下，甚至眼外。

（3）并发症：晶体完全离开瞳孔区后，视力为无晶体眼视力，表现为严重的屈光不正，前房变深，虹膜震颤。还可引起以下并发症：

①葡萄膜炎：一种是葡萄膜组织受到脱位晶状体的机械性刺激而引起的炎症反应；还有一种是脱位晶状体皮质溢出，引起晶体过敏性葡萄膜炎。两种葡萄膜炎都是顽固性的炎症，并可导致继发性青光眼。

②继发性青光眼：晶体脱入瞳孔区或玻璃体疝嵌顿在瞳孔而影响房水循环，导致急性眼压升高。长期晶体脱位可产生晶体溶解、破裂，导致晶体溶解性青光眼。

③视网膜脱离：是常见而严重的并发症，尤其见于先天性异常如 Manfan 氏综合征，甚至为双眼性。由于脱位的晶体往往会妨碍寻找视网膜裂孔的准确位置和视网膜脱离的范围，所以晶体脱位引起的视网膜脱离，治疗起来较为困难。

④角膜混浊：脱位的晶状体损伤角膜内皮，或引起继发性青光眼，可导致角膜水肿混浊。

四、先天性白内障

具体见"晶状体病"章节。

第五节　玻璃体先天异常

一、玻璃体动脉残留

玻璃体动脉残留（persistent hyaloid artery）是眼内最多见的血管异常。在胚胎发育过程中，自视乳头表面经玻璃体到晶状体后面有一玻璃体动脉，属于眼胚胎时期的暂时性血管系统，通常在胚胎 7 个月时血供停止，8 个月退行完全，玻璃体内动脉萎缩消失。在早产婴儿偶尔可见到未完全退行的玻璃体动脉，成人眼内的玻璃体动脉遗迹残留，则成为玻璃体动脉残留。其少数有血管未闭，多数为条索组织残存。可有以下几种表现：

1. 玻璃体动脉从视乳头到晶体全部残留，呈细线状或条索状，有的还有血液流通。有时可引起晶体的混浊或脱位。也有条索中断而残留一端在视乳头前，另一端在晶体后面。

2. 玻璃体动脉后段永存于视乳头上。视乳头前面有一灰白色半透明的条索状物残留，并伸向玻璃体，当眼球转动时可随之飘动。

3. 玻璃体动脉止端永存，附着于晶体后面，常位于晶体后极鼻侧偏下，这种血管残端呈螺旋状，在玻璃体内浮动。

患者多无症状，也可感到眼前有条索状黑影飘动，不影响视力，无须治疗。

二、原始玻璃体增生症

原始玻璃体增生症（persistent hyperplasia of primary vitreous）临床少见，其原因为胚胎发育时期的原始玻璃体在晶体后方增殖，形成纤维斑块。多单眼发病，临床表现为白瞳症，患眼眼球小，前房浅，晶状体后面有纤维组织伴有残留的玻璃体动脉，使瞳孔区呈白色反光，纤维斑块与睫状突相连，将睫状体突拉长且牵向瞳孔区。散瞳后，可窥见平时看不到的睫状突，为本症的特征性表现。

原始玻璃体增生症，宜在出生后 4~6 周做玻璃体切割手术。

第六节　葡萄膜先天异常

一、先天性无虹膜

先天性无虹膜（congenital aniridia）为一种较少见的先天异常，发病可能与早期胚胎发育过程中胚裂闭合不全有关。本病遗传倾向特别明显，为常染色体显性遗传，大多患者为双侧性。

临床上表现为极度的大瞳孔，几乎与角膜等大；裂隙灯下，可见晶状体悬韧带和睫状突；前房角镜检查，能看到隐藏在角膜缘后宽窄不等的虹膜根部残基，后者可能与房角小梁发生粘连。患眼无虹膜遮光，临床上出现畏光症状，视力差，常有眼球震颤，经常导致弱视；还有约 50% 的患者因虹膜残根阻塞房角，发生继发性青光眼。患者同时伴有其他眼部发育异常，如小角膜、晶体异位、先天性白内障、睫状体发育不全、黄斑发育不全等。还可伴发周身骨骼畸形，如颜面骨发育不良、多指趾等，有时还可伴有不同程度的智力发育障碍。

本病治疗困难，预后不良。可戴有色角膜接触镜以减轻畏光症状。患者常因进行性角膜混浊、晶状体混浊或继发性青光眼而失明。

二、先天性瞳孔异常

1. 瞳孔大小不等

正常的瞳孔双侧等大，并有同等的反射活动。一般在日光下，眼处于休息状态，瞳孔直径为 2.5 ~ 4mm，左右眼瞳孔大小可稍有差异。当两眼瞳孔的大小差别超过 20% 时，则为先天畸形，可呈不规则性常染色体显性遗传。正常人眼约 2% 可以出现这种异常，但两侧差异多在 2mm 以内，并不合并其他畸形，对功能亦无影响。

2. 多瞳孔

真正的多孔症极为罕见，大多是虹膜上的缺损性穿孔，不具有瞳孔括约肌和开大肌组织。这些假瞳孔随着真瞳孔的缩小和开大而启闭。假瞳孔可呈裂隙状等异常状态。

3. 瞳孔异形

多表现为裂隙状瞳孔，很少发生。在暗环境或散瞳时，这种瞳孔可呈圆形或卵圆形，也可保持裂隙状态。此种畸形多为双眼对称，患眼如无其他先天畸形，一般不影响视力。

4. 瞳孔异位

正常发育的瞳孔位于虹膜正中稍偏内下方。明显异位者较为罕见，可位于虹膜周边。常为双眼对称，也可出现在两眼相反的部位，单侧发生者少见。多数异位的方向为向上和向外，且瞳孔常呈卵圆形或不规则形，反射活动常不灵敏，有常染色体显性遗传倾向。瞳孔异位眼常有近视、晶体异位、白内障，还可合并有瞳孔残膜、虹膜和眼底缺损、玻璃体动脉残留、小眼球等。

三、葡萄膜缺损

葡萄膜缺损（coloboma of uvea）系眼在早期发育为胚眼的过程中，胚裂闭合不全，导致相关位置的葡萄膜发育不全，其相应部位的神经上皮和色素上皮也发育不全。这种眼内的先天性缺损，在眼底为视盘和脉络膜、视网膜，在睫状体和虹膜则包括它们的两层上皮组织。因胚裂位于视杯的下方略偏鼻侧，故这些眼内组织的缺损也都在下方偏鼻侧，被称为眼的"典型性缺损"。而发生于胚裂位置以外，由其他原因导致的眼组织缺损，则称为"非典型性缺损"。

1. 典型性缺损

与胚裂有关的组织结构包括视盘、视网膜、脉络膜、睫状体、虹膜甚至晶体全部受累者，称为完全性缺损。这种情况很少发生，多数表现为眼底或虹膜睫状体各自的单独缺损，或两者都有一定范围的缺损。

（1）眼底的典型性缺损：多数是限于脉络膜和视网膜的缺损，也有同时存在视盘或睫状体或虹膜受累者，多为双眼畸形。脉络膜视网膜典型性缺损表现为视盘下方，通过菲薄的视网膜透见白色巩膜背景卵圆形缺损区，间或缺损也包括视盘在内，偶尔包括睫状体和虹膜。缺损区边缘界限清楚，并常有色素沉着。缺损区常表现一定程度的凹陷向眼外扩张，显著者呈囊肿样。少数缺损区内有少许正常视网膜血管。患者的中心视力一般不受很大影响，而常能查出与缺损区相应位置的视野有缺损。

（2）睫状体和虹膜的典型性缺损：睫状体可出现单独的典型性缺损或作为胚裂完全性缺损的一个部分。小的睫状体缺损不易被发现；大而宽的缺损，由于缺损两侧的睫状突增生突入玻璃体腔内呈息肉状，有时可形成较大的上皮性囊肿。虹膜在下方偏内的缺损，若又伴有脉络膜视网膜下方的缺损时，易于明确是来源于胚裂前端的闭合不全。

（3）视神经入口处的缺损：可表现为完全性典型性缺损的一部分，也可能是在胚裂近端并有较大区域的脉络膜视网膜缺损。视神经入口处缺损的临床表现各异，轻者似一较深的生理凹陷，重者则凹陷深而大，有时还可伴有球后囊肿。眼底白色缺损区为圆形或竖卵圆形，可以毗邻视盘，或占据视盘的一大部分或大部分甚至全部视盘区。比正常的视盘大 2 ~ 数倍。视盘区表面呈白色，扩张凹陷处呈灰色。如存在一部分视盘结构，则表现为白色缺损区止端上方一个界限清楚但视盘不完整的粉红区，视网膜血管从此处通向视网膜。眼的其余结构可能正常，也可伴有其他异常。这种眼底缺损多为单眼发病。

2. 非典型性缺损

眼组织的非典型性缺损除黄斑缺损偶有发现以外，其他较少见。

（1）眼底的非典型性缺损：除绝大多数发生的位置与典型性者不同外，其他的临床表现则大体相似。在缺损的位置有视功能的缺陷，表现为视野中的暗区。

黄斑缺损是较多见的一种眼底非典型性缺损，有部分病例显示有家族遗传性。患者的视力极差，大多为近视，中心视野可查出中央绝对性暗点。可有眼球震颤。眼底表现为黄斑区椭圆形或圆形的缺损区，边界清楚，大小从一个到几个视盘直径不等。根据缺损区内色素的分布多少不一，可有三种类型。

①色素性黄斑缺损：缺损区表现为一显著的色素斑团，在其浅面的视网膜血管正常，而脉络膜毛细血管缺如。

②无色素性黄斑缺损：外观呈凿孔状，缺损区底部裸露大片白色巩膜，有一定程度的巩膜向外扩张，无视网膜和脉络膜血管，缺损区周围常有不规则的色素包绕。

③黄斑缺损伴异常血管：这种类型比较少见，可有视网膜和脉络膜血管的异常交通；或缺损区中央发生血管进入玻璃体，甚至向前达晶体。

（2）睫状体和虹膜的非典型性缺损：

①睫状体缺损出现于非典型性位置，常伴有虹膜缺损和晶体缺损。缺损有时与玻璃体血管残留或晶体血管膜相连。

②虹膜的单纯性或非典型性缺损一般不合并葡萄膜其他部分的缺损。单纯性虹膜缺

损无性别和单双侧眼的差别。缺损形状通常为梨形或三角形，较宽的底朝瞳孔缘，也有呈裂隙状的。缺损多位于虹膜下方或内下方。如缺损范围为虹膜某一扇形区到睫状体，称为"全部"，否则称为"部分"。缺损在瞳孔缘称为"刻痕"，在基质称为"孔"；缺损在睫状体缘，称为"虹膜根部脱离"。如虹膜缺损为全层，称为"完全缺损"；如仅为外胚叶或中胚叶缺损，称为"不完全缺损"或"假性缺损"。当中胚层组织，自瞳孔膜发出横跨于缺损区上时，称为"桥状缺损"。有遗传性的单纯性虹膜缺损大多为常染色体显性遗传，极少数表现为隐性遗传。

第七节　视网膜先天异常

一、视乳头前血管袢

视网膜前血管袢，又名视乳头前或玻璃体内血管袢，是视网膜动脉或静脉的先天异常。通常血管袢的起点和止点，都在视乳头血管上；偶尔也有起点在视乳头上，止点在视网膜血管上者。有极少数血管袢两端都在视网膜血管者，称为"视网膜前血管袢"。袢的形状、大小、长短不一，为弯弓形或螺旋型袢，有的有白色胶质鞘包绕，向玻璃体突临，视力一般不受影响。

二、视网膜有髓神经纤维

视网膜有髓神经纤维（retinal medullated nerve fibers）在正常情况下，视神经纤维的髓鞘在视神经穿越筛板时即告消失，因此视网膜内的视神经纤维不戴有髓鞘，质地透明。但在发育过程中，髓鞘偶尔也可超过筛板进入视网膜，而在临床上造成特殊的眼底形态。病因可能与筛板发育异常及生成神经纤维髓鞘的少突细胞从视神经异位于视网膜上有关。男性发生者约为女性的一倍，双眼性者约占20%，大多数无遗传倾向。有髓神经纤维沿视网膜神经纤维分布，其部位、形状和疏密度变异较大，常见于视乳头边缘，沿上下血管弓弧形分布，甚至包绕黄斑。亦可不以视乳头起点而出现于视网膜上，呈现孤立的小片白色羽毛状斑。浓密的有髓神经纤维呈乳白色而有光泽，可遮盖该处的视网膜血管。在稀薄或其边缘处可见沿神经纤维走行的一丝丝羽毛状条纹。浓厚的有髓鞘神经纤维斑遮挡光线，使光线不能到达锥、杆细胞，可产生相应的视野缺损，但很少出现中心暗点。有髓神经纤维如过于致密，压迫视网膜的小血管，日久可引起视网膜循环紊乱，眼底可见小的出血及渗出。有髓神经纤维极少出现于黄斑正中，一般不影响视力，如位于黄斑区可致视力下降。受累眼有少数伴高度近视或其他眼部或颅面部发育畸形。

三、先天性视网膜皱襞

先天性视网膜皱襞（congenital retinal fold）有轻重两种类型，都是视网膜内层异常增殖所致。轻型者比较多见，重型者又称为"镰状视网膜皱襞"。

1. 增殖性皱襞

典型的先天性视网膜皱襞常起于视盘，向颞侧水平方向扩展，直达锯齿缘部或晶状体赤道部。单纯的增殖性皱襞与玻璃体或玻璃体血管系统无牵连，少数继发性的先天性皱襞则常伴有玻璃体动脉残迹等。增殖性皱襞常累及视网膜一或二核性层，也可影响整个视网膜神经层。该表现通常是双眼性，并可伴有小角膜、小睑裂、瞳孔残膜、内斜视和眼球震颤等。

2. 镰状视网膜皱襞

又名"先天性镰状脱离"或"视网膜隔"。皱襞可位于视网膜任何部位，但多见于颞侧和颞下方，可为单侧或双侧，双侧者常为对称形。皱襞为视网膜内层卷起的实状束状物，从视乳头向锯齿缘和睫状体延伸，偶尔皱襞仅达黄斑附近而中止，呈不完全型。沿着皱襞有呈平行走行的视网膜中央动脉分支或伴有残存的玻璃体动脉，皱襞上或其附近有色素沉着。同时还有广泛的呈帐篷样的视网膜脱离。

皱襞的形成可能与视杯、视网膜发育不良，初发玻璃体和发育中的视网膜发生局限性粘连有关。患者视力不佳，常有斜视和眼球震颤。本病有遗传倾向，为性状隐性遗传。

四、Leber 先天性黑蒙

Leber 先天性黑蒙是一种先天性视网膜营养不良性退变。受累婴儿重度视力不良，甚至无光感，可表现为眼球游动性的转动或震颤，但瞳孔反射可能正常。患儿常有不停地用手指戳自己眼眶的指眼体征。眼底改变不一，有的可正常，但也有视乳头苍白，视网膜血管细窄，视网膜周边部椒盐状色素改变，脉络膜血管暴露，有时还可发现黄斑色素沉着。有些病例早期眼底正常，以后逐渐出现改变。视网膜电图波幅低平或有少许反应，有的病例可合并锥形或球形角膜和白内障。本病多数表现为常染色体隐性遗传，也有少数有显性遗传。

第八节　视神经先天异常

一、视神经未发育与发育不全

视神经未发育很罕见。患者无光感，瞳孔无直接光反射。常同时为小眼球，有白内障或眼底视网膜脉络膜缺损，并可能伴发中枢神经系统的发育不良。

视神经发育不全偶有发生，可单眼或双眼受累，男性较多。患者有不同程度的视力障碍，少数正常，也有只存光感者。眼底表现为视神经乳头明显较小，色苍白，视乳头周围有浓淡不一的黄白色环，眼底血管正常，黄斑中央凹反射正常或消失。多数患眼发生内斜视，双眼患者常有眼球震颤。患眼可能有视野的部分缺损，广泛缩窄或乳头黄斑束暗点，以及不对称的双颞侧或鼻侧偏盲等。此外，还可伴有小眼球、无虹膜和其他眼组织缺损等先天异常。颅内伴发症多见无脑畸形和水脑。

该病因尚不明了，少数为常染色体显性遗传。有些可能与孕妇服用药物或病毒感染有关。

二、视神经乳头的大小和形状异常

1. 大视神经乳头

正常视乳头大小的变异为 1.60±0.2mm（竖径和横径的平均数）。大视神经乳头多在 2.1～2.5mm 之间。通常发生于单侧眼。受累眼视力常不受影响，生理盲点有相应扩大。很少伴发其他全身的先天异常。

2. 视乳头的形状和位置异常

正常视乳头的轻度形态变异比较多见，明显的先天性形态较少发生，可以呈显著的卵圆形、竖椭圆形、横椭圆形或斜椭圆形，并可略现四方形、三角形、多边形、半月形或肾形等。高度变形的视乳头边缘常有弧形斑。

3. 视乳头大生理凹陷

正常情况下，视神经穿过筛板处形成一小的生理凹陷。先天性大凹陷则异常增大和加深，有时宛如视盘缺损。视网膜血管从其边缘呈屈膝状爬出，呈青光眼样凹陷或缺损样凹陷。但先天性大生理凹陷限制于视乳头境界之内，除偶尔到达颞侧缘，一般不侵犯极边缘处；有时仅表现为视乳头的一部分凹陷。

4. 假性视神经炎

或称"假性视乳头水肿"，与先天性视乳头凹陷相反，为视乳头处的神经纤维堆积并有过量神经胶质，呈隆起外观，是一种较常发现的先天异常。多为双眼对称。轻者仅视乳头鼻侧缘的境界模糊不清并现肿胀；显著者视乳头整个膨隆，血管迂曲，颜色发红似充血，隆起可高达 10 屈光度。这种先天异常几乎都见于眼球较小的远视眼，偶有家族倾向。应注意与病理性的视神经炎或视乳头水肿相鉴别。

三、先天性视乳头小窝

先天性视乳头小窝（congenital pit of the optic disc）是一种较为罕见的视神经乳头的先天异常，发生率约为眼病患者的万分之一。一般为单侧发病，15% 左右为双眼发生。临床表现为视乳头内圆形或卵圆形局限性的陷窝，呈灰色或灰蓝色；其大小及深浅因人而异；半数以上位于视乳头的颞侧。小窝若紧邻视乳头边缘，绝大多数在靠近小窝处有视乳头周围的脉络膜视网膜病变。有小窝的视乳头一般都比正常增大。大多数视乳头仅有一个小窝，但偶有 2 个或 2 个以上者。有视乳头小窝的眼，约 40% 出现限于黄斑区的浆液性视网膜脱离。

眼底荧光血管造影，早期小窝处为弱荧光，后期显强荧光。伴有后极部视网膜脱离者，大多数血管照影均未见到荧光素渗漏，仅少数人可见到视网膜脱离区显有荧光素的弥散性渗漏。病程后期色素上皮有色素脱失者，病灶区显透见荧光。

视乳头小窝患眼除非有并发症，视力一般不受影响或影响不大。

四、牵牛花综合征

牵牛花综合征（morning-glory syndrome）是一种较为罕见的非典型的和不能分类的视神经乳头先天性发育异常。多为单眼受累。

临床表现为在儿童时期即有视力减退或斜视，视力多在指数到 0.02 之间，并伴有一些其他的眼部先天异常。有时这些先天异常系在对侧眼发生，如视乳头缺损、永存玻璃体动脉、前房分裂综合征、小眼球、瞳孔残膜等。眼底见视乳头范围明显增大，相当于 4～6 个正常视乳头大小，呈粉红色，视乳头中心有一漏斗形的凹陷区，凹陷的底部被一些白色不透明绒毛状组织填满。视乳头周围有一宽大的灰白色或灰黑色高起的环状组织，环中常有色素沉着。此环之外周还有一宽窄不等的视网膜脉络膜的萎缩区，萎缩区内有时可见节段状的脉络膜血管。从这种变异视盘中部四周发出呈放射形的血管20～30 枝，径直延伸到视网膜周边部，这些血管的大小和形态相似，在检眼镜下常不易区分动静脉。畸形的视乳头形状似牵牛花。

荧光素眼底血管造影：可见到视网膜大血管的不同分支，异常的血管来自视网膜中央血管，并非来自睫状血管系统。

附录二　眼部常见肿瘤概要 ▷▷▷▷

眼科肿瘤包括眼睑、泪器、结膜、角膜、葡萄膜、视网膜、视神经、眼眶等部位的肿瘤，可分为良性肿瘤和恶性肿瘤。对于眼科肿瘤的诊断不仅要根据眼部病变的特征，尚应结合病理学检查及影像学检查，如超声波、X 射线摄片、CT 扫描、MRI 等相关检查。

中医眼科古代文献对眼部肿瘤描述不多，且仅局限于外眼肿瘤，如《眼科纂要》中记载的"眼瘤"、《石室秘箓》中描述的"眼生长肉"，类似今之眼睑良性肿瘤；《秘传眼科龙木论》中记载的"鸡冠蚬肉"、《目经大成》中记载的"鱼子石榴"，类似今之眼睑及结膜恶性肿瘤。

1. 血管瘤（hemangioma）

这是一种血管组织的先天性发育异常，可分为毛细血管瘤和海绵状血管瘤两类。前者位于表浅、扁平，色泽较红，累及的范围不一，可仅限于眼睑极少部分，亦可遮盖整个颜面；后者位于皮下较深层，呈紫蓝色，稍隆起，低头、咳嗽、用力或哭泣时可增大。

血管瘤可在出生时存在，或在出生后 6 个月内发生。由于其有自行退缩的倾向，故可观察至 5 岁以后治疗。若因肿瘤引起上睑不能睁开而影响视力者，则不能等待，应积极治疗，以免造成弱视。

目前治疗血管瘤的首选方法是用糖皮质激素如长效的曲安西龙 40～80mg 和速效的倍他米松 6～12mg 混合液注射于肿瘤内，若治疗无效，可改用冷冻、放射或手术切除。

2. 黄色瘤（xanthelasma）

常见于中老年人，以女性为多。位于上下睑内侧皮肤上，双侧对称呈柔软的扁平黄色斑，稍隆起，与周围正常皮肤的境界清楚。此种病变实际上并非肿瘤，而是类脂样物质在皮肤组织中的沉积。本病可发于遗传性血脂过高、糖尿病和其他继发性血脂过高患者，亦可见于血脂正常者。一般无须治疗，若为美容，可行手术切除。

3. 基底细胞癌（basal cell carcinoma）

多见于中老年人，是眼睑恶性肿瘤中发病率最高的一种，好发于下睑近内眦部。初起时呈小结节，表面可见小的毛细血管扩张，因富含色素，有时被误认为黑色素痣或黑色素瘤。但其隆起较高，质地坚硬，生长缓慢，病程稍久。其表面覆盖的痂皮脱落，中央出现溃疡，溃疡边缘隆起潜行，形似火山口，并逐渐向周围组织侵蚀，引起广泛破坏。少数病例可发生淋巴结转移。

此肿瘤对放射敏感，应早期切除后再行放疗。

4. 睑板腺癌（carcinoma of meibomian glands）

多见于中老年人，且以女性为多，好发于上睑。早期表现为眼睑皮下结节，质硬，与皮肤无粘连，颇似睑板腺囊肿，易造成误诊，故中年以上睑板腺囊肿切除术后应常规做病检。切除术后迅速复发者尤应关注。肿块继续增大后，可在结膜或皮下透见黄白色分叶状结节，继而形成溃疡或呈菜花样。其可向眶内侵犯，引起眼球突出。本病早期即可转移，可向局部淋巴结和内脏转移。

此肿瘤对放射线不敏感，应早期手术彻底切除，并行眼睑成形术。若病变广泛者，应行眶内容物及淋巴切除术。

5. 泪腺混合瘤（mixed tumor of lacrimal gland）

又称"多形性腺瘤（pleomorphic adenomas）"。多见于中年人，且以男性为多，一般单侧受累，发病缓慢，表现为眼眶外上方相对固定的包块。眼球受压向内下方移位。由于肿瘤生长缓慢，因此没有复视或疼痛。CT扫描可清楚显示肿瘤的大小及泪腺窝骨质变大。年龄大的患者可能为恶性混合瘤，生长较快，并有明显的骨质破坏。

本病宜早期手术，应尽可能连同包膜完整切除。确定为恶性者，应行眶内容物剜除术，受累的眶骨也应切除。

6. 结膜血管瘤（conjunctival angioma）

多为先天性，出生时或出生后不久即出现，分毛细血管瘤和海绵状血管瘤两型。前者为一团扩张的毛细血管，无明显界限；后者为一隆起的紫红色肿物，可为多叶，外有包膜。血管瘤有压缩性，可随结膜一起移动，常伴发眼睑、眼眶或颅内血管瘤。

结膜血管瘤可行手术切除或电凝、冷凝，亦可^{90}锶放射治疗，或用糖皮质激素结膜下注射或口服治疗。

7. 结膜皮样脂肪瘤（dermolipoma）

为先天性良性肿瘤，多位于颞上象限近外眦部的球结膜下，呈黄色，质软的光滑包块。包块可向上、向外延伸，并界于外直肌、上直肌之间。可向前生长至角膜，向后长入眼眶，多为双侧性。病理表现为实性皮样肿瘤，但上皮结构稀少或缺如，主要由脂肪组织构成。

由于结膜皮样脂肪瘤多为眼睑遮盖，显露不多，故一般不需切除。如影响美容，可部分切除。前部切除时，要注意勿损伤外直肌；后部切除更要谨慎，因其常与眶脂肪相连，手术可引起眶内出血及眼眶紊乱等并发症，比原发病更为厉害。

8. 角结膜皮样瘤（dermoid tumor of cornea）

这是一种类似肿瘤的先天性异常。其来自胚胎性皮肤，肿物表面覆盖上皮，肿物内有纤维组织和脂肪组织组成，也可含有毛囊、毛发及皮脂腺、汗腺。病变一般侵及角膜实质浅层，偶尔可达角膜全层甚至前房内。

肿物多位于颞下方球结膜及角膜缘处，为圆形淡黄色实性肿物，有时表面有纤细的毛发。肿物的角膜区前缘，可见弧形的脂质沉着带；有时肿物可位于角膜中央，仅遗留周边角膜。若角膜皮样瘤伴有耳郭畸形、脊柱异常等，即为 Coldenhar 综合征。

角结膜皮样瘤位于浅层或较小者，可行板层切除，或板层角膜移植术；对位于深层或较大者，宜行穿透角膜移植；位于角膜中央者，要在6个月前手术切割，并做板层角膜移植，以防弱视。手术时，如果见皮样瘤组织侵入全层角膜，则改做穿透性角膜移植。

9. 脉络膜恶性黑色素瘤（malignant melanoma of the choroid）

这是起源于葡萄膜色素细胞和痣细胞的恶性肿瘤，多见于50岁以上的中老年人，常为单侧性。若肿瘤位于黄斑区，病变早期即表现为视力减退或视物变形；若位于眼底的周边部，则无自觉症状。根据肿瘤生长情况，可分为局限性与弥漫性两种，以前者多见。局限性者，表现凸向玻璃体腔的球形隆起肿物，周围常有渗出性视网膜脱离；弥漫性者，沿脉络膜水平发展，呈普遍性增厚而隆起不明显，易被漏诊或误诊，并易发生眼外和全身性转移，可转移至巩膜外、视神经、肝、肺、肾和脑等组织，预后极差。恶性黑色素瘤可因渗出物、色素及肿瘤细胞阻塞房角，或肿瘤压迫涡静脉，或肿瘤坏死所致的大出血等，引起继发性青光眼。多数肿瘤因血供不足而发生坏死，引起葡萄膜炎或全眼球炎。

对本病宜早期诊断，应详细询问病史、家族史，进行细致的眼部及全身检查，同时还应结合巩膜透照、超声波、荧光素眼底血管造影、CT及磁共振等检查。

局限性脉络膜黑色素瘤可考虑局部切除，激光光凝和放疗。后极部大范围肿瘤，宜做眼球摘除。肿瘤已穿破眼球壁者，应做眼眶内容物剜除术。

10. 视网膜母细胞瘤（retinoblastoma，RB）

这是婴幼儿最常见的眼内恶性肿瘤，不仅致盲而且危及生命。大多数在3岁以前发病，偶见于成年人。本病具有遗传因素，与基因的变异有一定的关系。无种族、性别或眼别的差异。单眼发病多于双眼，双眼发病率约为30%。

本病约40%为遗传型，由患病的父母或父母为突变基因携带者遗传，或由正常父母的生殖细胞突变所致，为常染色体显性遗传。此型发病早，多为双眼发病，视网膜上可有多个肿瘤病灶，且易发生第二恶性肿瘤。约60%的病例属非遗传型，由患者本人的视网膜母细胞发生突破（体细胞突变）所致，多为单眼发病，为散发性，发病年龄稍大，此型不遗传，视网膜不仅有单个病灶，而且不易发生第二恶性肿瘤。

根据视网膜母细胞瘤的发展过程，可分为眼内期、青光眼期、眼外增殖期和眼外转移期四期。

（1）眼内期：由于肿瘤发生于婴幼儿，早期不易被发现。若肿瘤位于后极部或累及黄斑区，则影响视力，出现斜视；或因肿瘤发展较大，瞳孔区呈现黄白色反光如"猫眼"时，才引起家长注意而就医。眼底检查：可见视网膜上有圆形或椭圆形的结节隆起的黄白色肿块，以后极部偏下方为多见；肿块的表面可有视网膜血管扩张或出血，或伴有浆液性视网膜脱落；肿瘤可播散于玻璃体及前房中，造成玻璃体混浊、假性前房积脓、角膜后沉着物，或在虹膜表面形成灰白色肿瘤结节。

（2）青光眼期：肿瘤继续生长，可使眼内容物增多，而引起眼压升高，继发青光眼，出现结膜充血、角膜水肿、雾状混浊，甚者角膜变大、眼球膨大，形成"牛眼"或巩膜葡萄肿。

（3）眼外增殖期：肿瘤向外发展，可向前穿破眼球壁而突出睑裂之外，或向后穿出而占据眼眶位置，致使眼球突出，运动障碍。

（4）眼外转移期：肿瘤细胞可经视神经或眼球壁上神经血管的孔道向颅内或眶内发展，或经淋巴管的附近淋巴结、软组织转移或经血循环向全身转移，最终导致死亡。

根据患者年龄、病史及典型的临床表现，结合超声波、X 射线摄片、CT 扫描及核磁共振，即可明确诊断。眼 B 超检查：早期可发现实质性肿块回波，晚期可见肿块坏死空隙形成囊性回波。眼眶 X 射线摄片可显示肿瘤内有钙化点阴影。CT 扫描及核磁共振检查，可显示眼球内或眼眶内实质性占位性病变。

本病临床宜注意与转移性眼内炎与 Coats 病相鉴别。转移性眼内炎见于儿童在高热急性传染病后，有玻璃体脓肿形成，瞳孔呈黄白色。后期低眼压，并发性白内障或眼球萎缩。Coats 病多发于 6 岁以上男性儿童，病程缓慢，多为单眼发病，可见视网膜血管广泛异常扩张，有大片黄白色脂质渗出及胆固醇结晶。晚期可引起继发性青光眼，视网膜脱落，并发性白内障等。超声波检查无实质性肿块回波。

目前对视网膜母细胞瘤的治疗，以手术切除肿瘤为主。若局限于视网膜的早期小肿瘤，可考虑用激光或冷冻治疗，以使肿瘤坏死萎缩；中等大小但较局限者，可用敷贴器放疗。若病变局限于眼内但超过一个象限者，以眼球摘除为首选治疗。手术操作应轻柔，以防肿瘤细胞进入血循环，切除视神经应尽量长一些，不得短于 10mm。若肿瘤扩散到巩膜或视神经，应进行眶内容物剜除术，术后应联合放射与化学治疗。

11. 视神经胶质瘤（glioma of optic nerve）

起源于视神经内的神经胶质成分，属于良性或低度恶性肿瘤。常见于 10 岁以下儿童，且以女性多见。多为单侧发病，病情发展缓慢。

视神经胶质瘤一般起自视神经孔附近，根据其发病方向，可分为眶内视神经胶质瘤和颅内视神经胶质瘤。

眶内视神经胶质瘤早期视力明显减退，晚期逐渐出现眼球突出，其特征是视力障碍在先，眼球突出在后。眼底表现为原发性视神经萎缩，极少数亦可出现视盘水肿，可见脉络膜视网膜皱褶，眼球突出方向多向正前方，严重突出者可向颞下方。

颅内视神经胶质瘤仅有视力减退或丧失，不发生眼球突出，常合并颅内占位性病变的表现。

X 射线和 CT 扫描均可显示视神经孔或视神经管扩大。CT 及 MRI 可显示眶内眼球后有椭圆形肿物，位于肌肉圆锥内，边界光滑清楚，密度均匀一致。

视神经胶质瘤应尽早手术切除，一般位于眶内者预后较好，位于颅内者预后较差。

12. 视神经脑膜瘤（meningioma of nerve）

起于视神经外周的鞘膜，由硬脑膜或蛛网膜的内层细胞组成。一般为良性肿瘤，多见于中年女性，偶发于儿童，病程较长，发展缓慢。

临床表现为眼球突出，视力减退及眼球运动障碍。其特点是视力下降常发生在眼球突出之后。眼球呈进行性突出，早期向正前方突出，晚期肿瘤增大时向颞下方突出，伴有眼球运动障碍。

X 射线摄片提示眼眶扩大，视神经孔扩大或骨质增生。

CT 及 MRI 可显示眶内眼球后的圆锥形或雪茄形肿物。前者为高密度块影，边界锐利而不整齐，质地不均匀；后者视神经普遍增粗。

对视神经脑膜瘤的治疗，应尽早手术彻底切除。晚期肿瘤占据整个眼眶，视力丧失者，可行眶内容物摘除术。

附录三　常见全身疾病的眼部表现 ▷▷▷▷

一、动脉硬化与高血压的眼部表现

动脉硬化分为老年性动脉硬化、动脉粥样硬化、小动脉硬化等。

1. 动脉硬化性视网膜病变

通常眼底所见的视网膜动脉硬化为老年性动脉硬化和小动脉硬化。硬化的程度反映了脑血管和全身其他血管系统的情况，又称"动脉硬化性视网膜病变"。

眼部表现：①视网膜动脉变细、弯曲，颜色变淡，动脉光反射增宽，血管走行平直；②动静脉交叉处可见静脉隐蔽和静脉斜坡现象；③视网膜尤其是后极部可见渗出和出血，一般不伴有水肿。

2. 高血压性视网膜病变

高血压主要影响视网膜小动脉。年轻人小动脉对中度血压升高的反应是收缩，视网膜弥漫性或局部小动脉收缩；中年患者小动脉表现为管壁变厚，管壁反光增宽，呈铜丝状，随后呈银丝状。在动静脉交叉处，增厚的小动脉壁移位，压迫静脉（动静脉压迹）。这些改变常见于慢性高血压的中年患者，并可导致视网膜静脉阻塞。严重的高血压患者小动脉可受到坏死性损害，视网膜出现微小梗死，引起火焰状出血和软性渗出；有时发生视网膜水肿，最后引起视盘水肿，此时表明患者患有恶性高血压。黄斑部的慢性视网膜水肿可造成以黄斑为中心的放射状硬性渗出（星芒状黄斑病变），黄斑受损时视力下降。

对于高血压的分级，目前采用国际上普遍应用的 Keith-Wegener 分级方法。其分级方法如下：

Ⅰ级：主要为血管收缩、变窄。见于轻度高血压患者，视网膜小动脉不规则和极轻微收缩。年龄较大者，通常没有小动脉收缩，但由于硬化的小动脉壁增厚，所以小动脉反光增强（附彩图附录 3-1-1、附彩图附录 3-1-2）。

Ⅱ级：主要为动脉硬化。小动脉与Ⅰ级相似，但动静脉交叉处的视网膜静脉变细，检查可见动静脉压迹。

Ⅲ级：主要为出血及渗出，可见棉絮斑、硬性渗出、出血及广泛微血管改变。

Ⅳ级：视盘水肿是恶性高血压先兆体征，如视网膜水肿时间持久、小的硬性渗出以黄斑为中心呈放射状分布，构成特征性星状图（附彩图附录 3-1-3、附彩图附录 3-1-4）。

二、肾脏疾病的眼部表现

肾脏疾病主要指肾小球肾炎。肾小球肾炎分为急性和慢性，两者均可引起眼部变化。

急性肾小球肾炎除表现为眼睑水肿外，常伴有高血压引起的眼底改变，主要表现为视网膜血管痉挛、视网膜出血和渗出等（附彩图附录 3-2-1、附彩图附录 3-2-2）。这些病变为可逆性的，可因疾病的痊愈而恢复正常。

50% 以上的慢性肾炎患者眼底有改变，伴肾功能不全者约 75% 有眼底改变，尿毒症者几乎全部有眼底改变。眼底表现为视网膜动脉细，呈铜丝状或银丝状；视网膜可见动静脉交叉征，静脉迂曲扩张；视网膜弥漫性灰白色水肿、硬性渗出，黄斑星芒状渗出；视盘充血、水肿，视网膜有出血和棉绒斑。这些病变在全身病变好转后，可逐渐缓解。本病预后差，当出现视盘水肿和视网膜棉絮斑时，预后更差。

慢性肾功能不全者，还可出现角膜带状变性和白内障；肾透析者，视网膜水肿明显；肾脏移植患者因糖皮质激素和其他免疫抑制剂的使用，常发生白内障和巨细胞病毒感染综合征等。

三、妊娠高血压综合征的眼部表现

妊娠高血压综合征是孕妇在妊娠期间常见的并发症，眼部表现是本病重要症状之一。

妊娠高血压综合征的眼部表现有眼睑皮肤和结膜水肿，球结膜小动脉痉挛，小静脉呈颗粒状，毛细血管弯曲。重症患者球结膜血管多呈蛇行状弯曲，此现象一般在产后 6 周才逐渐恢复正常，并可有瞳孔震颤、瞳孔散大、上睑下垂等。眼底视网膜小动脉出现痉挛性收缩，继之动脉反光增强，可见动静脉交叉征，黄斑部星芒状渗出，视网膜水肿、出血和渗出，严重者产生浆液性视网膜脱离或视盘水肿。浆液性视网膜脱离在分娩后数周内可自行复位。由妊娠高血压综合征引起的眼底变化，称为"妊娠高血压综合征性视网膜病变"。

视网膜出血、水肿、渗出或小动脉硬化者，说明心、脑、肾等全身血管系统均受损害。

四、颅内肿瘤的眼部表现

颅内肿瘤可起源于外胚叶或中胚叶的各种颅内组织，包括脑膜、脑血管和脑神经等。颅内肿瘤种类繁多，患病年龄范围颇广，成人多见大脑半球肿瘤，儿童多见颅后窝肿瘤。视盘水肿是颅内压增高的重要体征之一，大约 80% 的颅内肿瘤患者出现视盘水肿，故对肿瘤诊断有重要价值。

颅内肿瘤的眼部表现分两大类：①因颅内压增高引起的原发性视盘水肿（附彩图附录 3-3-1、附彩图附录 3-3-2），晚期出现视神经萎缩。②视野改变：根据肿瘤所在的位置而出现不同的视野改变。额叶肿瘤表现为向心性视野缩小，伴患侧视神经萎缩、对侧视盘水肿，称"Foster Kennedy 综合征"；枕叶肿瘤表现为对侧同向偏盲，常有黄斑回避；颞叶肿瘤表现为同侧偏盲或上象限盲；蝶鞍部肿瘤表现为双颞侧偏盲。

五、常见神经科疾病的眼部表现（视神经脊髓炎）

视神经脊髓炎，又名"Devic病"，是一种原因不明的亚急性视神经和脊髓的脱髓鞘病变，主要为白质的髓鞘破坏消失，血管因细胞浸润而出现少量胶质细胞增生。其眼部表现为急性视神经炎或球后视神经炎（附彩图附录3-4-1、附彩图附录3-4-2、附彩图3-4-3），同时或先后发生由脊髓炎引起的截瘫。偶见有眼外肌麻痹，一般为双侧，视力急剧下降或失明。因脱髓鞘病灶不规则，视野改变有多种类型，中心暗点为常见，也有向心性视野缩小、同侧偏盲或象限盲。

六、性传播疾病的眼部表现（梅毒）

梅毒为慢性全身性传染病，可侵犯人体多个器官，危害极大，眼部亦常累及。梅毒分获得性梅毒和先天性梅毒两类，均可累及眼部，表现为基质性角膜炎、葡萄膜炎；亦可见脉络膜视网膜炎，多见于先天性梅毒患儿，患儿出生后不久双眼发病，眼底表现为弥漫性散在蓝黑色斑点及同样大小的脱色素斑点，呈椒盐状。视网膜散在片状脉络膜萎缩区，黑色素斑外围以黄白色陈旧病变，以及片状脉络膜萎缩灶与骨细胞样色素沉着。脉络膜视网膜炎有时伴视盘色苍白，可有视神经炎、视神经视网膜炎、视神经萎缩。脑血管梅毒侵犯脑神经，可出现斜视、上睑下垂、神经麻痹性角膜炎等。二期梅毒偶见单纯性结膜炎、巩膜炎和眶骨骨膜炎。

七、常用抗结核药物引起的眼部表现

1. 乙胺丁醇

少数长期应用此药的患者可出现视神经炎（每日用量超过25mg/kg）、视交叉受损，前者视力下降，后者引起双颞侧偏盲，停药后可恢复。

2. 利福平

长期应用者，眼部表现为有色泪液，即橘红色或粉红色泪液，以及渗出性结膜炎、睑缘结膜炎等。

八、血液病的眼部表现

1. 贫血

贫血患者可出现视力下降、视力疲劳或视野缺损等症状。眼部表现有：

（1）结膜苍白。

（2）眼底改变：轻度贫血者，眼底可无异常；血红蛋白浓度或红细胞计数低于正常的30%～50%时，则可出现眼底变化。常见视网膜出血，呈火焰状和圆点状，也可为线状或不规则形，多位于后极部；视网膜血管颜色变淡，动脉管径正常或稍细，静脉扩张、迂曲、色淡；视网膜有棉绒斑，偶可见硬性点状渗出；视网膜水肿或视网膜呈雾状混浊；视盘水肿、色淡。严重者，可出现缺血性视神经病变或视神经炎外观；或表现为视神经萎缩，可致失明。

2. 白血病

可引起视力下降或失明，偶见视野缺损、夜盲和眼球突出。眼部表现有：

（1）眼底改变：视网膜有深层点状出血或浅层火焰状出血，出血的中心常伴有中心白点，微微隆起，大小不一致。这种现象已被认为是白血病视网膜病变的特征（附彩图附录 3-5），可以发生于各型白血病患者，然而以慢性粒细胞性白血病患者较多见。黄斑部有硬性星芒状渗出或棉绒斑。视网膜静脉迂曲、扩张、有白鞘。慢性白血病患者周边视网膜可见微动脉瘤、血管闭塞和新生血管，视盘水肿及出血。

（2）眼眶改变：急性粒细胞性白血病患者的眶内组织受白血病细胞浸润，引起眼球突出、眼球运动障碍、上睑下垂、结膜充血水肿等，在眶缘可触及坚硬的肿物，称为"绿色瘤"，多发生于幼儿。眼眶浸润提示病情严重，预后不良。

（3）虹膜改变：临床表现类似急性虹膜睫状体炎。多见于急性淋巴细胞性白血病，也可见于粒细胞型或单核型白血病。

（4）其他：角膜溃疡、玻璃体混浊、继发性青光眼及眼前端缺血等较少见。

3. 真性红细胞增多症

当红细胞超过（6 ~ 6.3）$\times 10^{12}/mm^3$ 以上，或血红蛋白超过 170g/L 以上时，可出现眼部表现：视网膜静脉迂曲、扩张，呈紫红色或紫黑色；动脉管径扩大；视网膜有浅层出血，渗出较少见。严重者，可发生视网膜中央静脉或分支静脉阻塞。颅内压升高者，可出现视盘充血水肿。此外，还可见眼睑皮肤呈紫红色，以及结膜、浅层巩膜、虹膜血管扩张等改变。

九、化学中毒的眼部表现

1. 甲醇中毒

急性甲醇中毒常发生于摄入甲醇 8 ~ 96 小时后。眼部表现为：双眼视力障碍，通常患者急性中毒全身情况恢复后即视力丧失；多数患者在出现初期症状后有暂时的视力好转，随后为持久性的视力极度减退或失明。视野出现中心或旁中心暗点与周边视野缩窄，偶有眼外肌麻痹。初期眼底常无变化，偶见视盘边界模糊，血管弯曲；6 ~ 12 周后视盘变为苍白色，视网膜血管变细。

2. 奎宁中毒

眼部主要表现为视力障碍，有时有色觉障碍，也可有夜盲症状，最后发生视神经萎缩。视力障碍严重者产生黑矇，虽不至于发生永久性全盲，但视野为永久性缩窄。眼底表现可见视盘苍白，视网膜血管变细，视网膜有渗出物，黄斑部呈樱桃红。

3. 氯喹中毒

长期或大剂量应用氯喹，总剂量超过 100g 或长期服用超过 1 年，可引起眼部损害。大多数患者角膜上皮或上皮下有细小的灰白色小点，呈环状沉着，可引起视物模糊，停药后即可逆转。也可引起严重的视网膜病变，导致视力下降，周边视野向心性缩小。眼底表现可见黄斑色素沉着，外围以环形脱色素区，再外围以色素沉着，呈"靶心"状，晚期血管变细。

十、糖尿病的眼部表现

1. 糖尿病视网膜病变（DR）

早期的病理改变有毛细血管内皮细胞的基底膜增厚，周细胞丧失，毛细血管自动调节功能失代偿，继之内皮细胞屏障功能损害，血液成分渗出，毛细血管闭塞。由于广泛的视网膜缺血，可引起视网膜水肿和新生血管形成，其中慢性黄斑囊样水肿和新生血管引起的并发症是造成视力下降或丧失的主要原因。在病变早期，一般无眼部自觉症状；随着病情发展，可引起不同程度的视力障碍、视物变形、眼前有黑影飘动及视野缺损等症状，最后可致失明。

（1）非增殖性糖尿病视网膜病变：以往称为单纯性（或背景性）糖尿病视网膜病变。可出现微血管瘤，视网膜内出血，硬性渗出，视网膜水肿，棉絮斑。

（2）增殖性糖尿病视网膜病变：最主要的标志是新生血管形成，可发生在视盘及其附近，也可发生在视网膜，主要沿血管弓生长。严重者，出现纤维增生、出血、机化及牵拉性视网膜脱离。

2. 糖尿病性白内障

多发生于老年患者，其症状、体征与老年性白内障相似，发展的快慢与其血糖高低有一定的关系；还有一种为真性糖尿病性白内障，常发生于较严重的青少年糖尿病者，多发展快，两眼同时发病，晶状体后囊下的皮质区出现无数分散的、灰色或蓝色雪花样或点状混浊，可伴有屈光变化。

3. 糖尿病视神经病变

糖尿病性视乳头病变主要发生在青年起病的1型糖尿病患者，主要表现为视力下降、视乳头水肿；其周围毛细血管扩张，可有出血及棉絮样斑，视野生理盲点扩大；荧光素眼底血管造影，早期显示视盘毛细血管扩张，后期荧光渗漏呈强荧光。糖尿病缺血性视神经病变主要表现为视力突然减退，早期眼底视乳头可正常或稍充血，边界不清，后期色淡或苍白；视野表现为与生理盲点相连的象限性或扇形缺损；造影早期表现为动脉早期呈弱荧光，造影后期毛细血管渗漏呈强荧光。后部缺血性视神经病变可为正常。

4. 糖尿病性眼肌麻痹

糖尿病性眼肌麻痹常发生在40岁以上患者，与糖尿病的病程、轻重无关，主要累及动眼神经和外展神经。外展神经受累，表现为单眼内斜位、外转不能或不到位；其次为一侧动眼神经麻痹，表现为上睑下垂、眼球向外下方移位并轻度内旋，瞳孔一般不受影响。多为单眼发生，可表现为一条或多条肌肉发生完全性或不完全性麻痹，同时伴有同侧头痛或眼眶痛。

5. 虹膜新生血管和新生血管性青光眼

糖尿病虹膜新生血管的发生率为1%～17%，而在增殖性糖尿病视网膜病变可高达65%。原因是广泛的视网膜缺血，诱发血管内皮生长因子，刺激虹膜和房角新生血管产生。表现为虹膜上出现一些细小弯曲、不规则的新生血管，多位于瞳孔缘，并发展到虹膜周边部，又称"虹膜红变"。房角的新生血管阻塞小梁网，或牵拉小梁网粘连，引起继发性青光眼。

附录四　眼科相关正常值 ▷▷▷▷

一、解剖生理正常值

眶的深度：46.9 ~ 47.9mm。

睑裂长度：男性约 28.30mm，女性约 27.14mm。

两侧内眦距离：男性约 33.55mm，女性约 32.84mm，平均约 32.88mm。

两侧外眦距离：男性约 88.88mm，女性约 90.27mm，平均约 86.72mm。

上睑板中部宽：6 ~ 9mm。

下睑板中部宽：约 5mm。

睑板长度：约 29mm。

睑板厚度：约 1mm。

睑缘动脉弓距睑缘：约 3mm。

上睑缘至眉弓距离：约 20mm。

泪液在正常状态下，泪腺每日分泌量：在清醒的 16 小时内为 0.5 ~ 0.6mL。

泪液比重：约 1.008，pH 值约 7.2。

泪点直径：0.2 ~ 0.3mm。

泪小管：长度约 10mm，管径 0.5mm，泪小管垂直部长 1.5 ~ 2mm。

泪囊：平均长约 12mm，宽 4 ~ 7mm，上 1/3 位于内眦韧带上方，2/3 在内眦韧带下方。

眼球：前后径约 24mm，垂直径 23mm，水平径 23.5mm。

角膜：横径 11.5 ~ 12mm，垂直径 10.5 ~ 11mm。

角膜厚度：中央部 0.5 ~ 0.55mm，周边部约 1mm。

角膜曲率半径：前面约 7.8mm，后面约 6.8mm。

角膜屈光力：前面 +48.83D，后面 –5.88D，总屈光力 +43D。

角膜屈光指数：约 1.337。

角膜内皮细胞数：$2899\pm410/mm^2$。

角膜缘宽度：1.5 ~ 2mm。

巩膜厚度：后极部约 1mm，赤道部 0.4 ~ 0.5mm，直肌附着处约 0.3mm。

前房深度：2.75 ± 0.03mm。

瞳孔直径：2.5 ~ 4mm（双眼差 < 0.25mm）。

两眼瞳距：男性约 60.9mm，女性约 58.3mm。

睫状体宽度：6 ~ 7mm。

睫状冠宽度：约 2mm。

睫状体扁平部：在角膜缘后 2 ~ 6.7mm（手术时取角膜缘后 3.5 ~ 4mm）。

晶状体直径：9 ~ 10mm。

晶状体厚度：4 ~ 5mm。

晶状体曲率半径：前面约 10mm，后面约 6mm。

晶状体屈光力：前面约 +7D，后面约 +11.66D，总屈光力约 +19D。

视网膜动静脉直径比例：动脉：静脉 =2：3。

视神经长度：全长 42 ~ 47mm，球内段长约 1mm，眶内段长 25 ~ 30mm，管内段长 6 ~ 10mm，颅内段长约 10mm。

眼外肌距角膜缘距离：内直肌约 5.5mm，外直肌约 6.9mm，下直肌约 6.5mm，上直肌约 7.7mm。

二、检查部分

正常远视力（5m 处）：1.0 ~ 1.5。

正常近视力（30cm 处）：1.0 ~ 1.5。

Schirmer 泪液分泌试验：35mm×5mm 滤纸，一端折 5mm，挂于睑缘内侧 1/3 处，5 分钟后滤纸被泪液渗湿的长度。正常平均为 15mm，不足 5mm 为异常。

视野检查：用直径为 3mm 的白色视标，检查周边视野。正常：颞侧 90°，鼻侧 60°，上方 55°，下方 70°。蓝色、红色、绿色视野依次递减 10°左右。

生理盲点：呈长椭圆形，垂直径约 7.5° ±2°，横径约 5.5° ±2°。其中心在注视点外侧 1 5.5°，水平中线下 1.5°处。

眼压和青光眼的数据：

正常眼压 10 ~ 21mmHg。

双眼眼压差＜ 5mmHg。

24 小时眼压波动＜ 8mmHg。

视盘杯 / 盘（C/D）：正常值≤ 0.3，异常值≥ 0.6，两眼差≤ 0.2。

巩膜硬度（E）：正常值 0.0215。

房水流畅系数（C）：正常值 0.19 ~ 0.65，病理值≤ 0.13。

房水流量（F）：正常值 1.838±0.05，分泌过高＞ 4.5。

压畅比（P/C）：正常值≤ 100，病理值≥ 120。

饮水试验：饮水前后相差，正常值≤ 5mmHg，病理值≥ 8mmHg。

暗室试验：试验前后眼压相差正常值≤ 5mmHg，病理值≥ 8mmHg。

暗室加俯卧试验：试验前后眼压相差正常值≤ 5mmHg，病理值≥ 8mmHg。

荧光素眼底血管造影：臂 – 脉络膜循环时间平均 8.4 秒，臂 – 视网膜循环时间为 7 ~ 12 秒。

附录五 方剂名录 ▷▷▷▷

二画

〔1〕二圣散（《眼科阐微》）：明矾　胆矾　大枣

〔2〕二至丸（《医方集解》）：墨旱莲　女贞子

〔3〕二陈汤（《太平惠民和剂局方》）：半夏　橘红　茯苓　炙甘草

〔4〕十灰散（《十药神书》）：大蓟　小蓟　荷叶　侧柏叶　白茅根　茜草　大黄　栀子　棕榈　牡丹皮

〔5〕十珍汤（《审视瑶函》）：生地黄　当归　白芍　地骨皮　知母　牡丹皮　天冬　麦冬　人参　甘草

〔6〕八珍汤（《正体类要》）：人参　白术　茯苓　甘草　熟地黄　当归　川芎　白芍

〔7〕八味大发散（《眼科奇书》）：麻黄　蔓荆　藁本　细辛　羌活　防风　川芎　白芷　老姜引

〔8〕人参养荣汤（《太平惠民和剂局方》）：白芍　当归　陈皮　黄芪　肉桂　人参　白术　炙甘草　熟地黄　五味子　茯苓　远志　生姜　大枣

三画

〔9〕三仁汤（《温病条辨》）：杏仁　飞滑石　通草　竹叶　豆蔻　厚朴　薏苡仁

半夏

〔10〕**三仁五子丸**（《证治准绳》）：柏子仁　肉苁蓉　车前子　薏苡仁　酸枣仁　枸杞子　菟丝子　当归　覆盆子　茯苓　沉香　五味子　熟地黄

〔11〕**大黄当归散**（《医宗金鉴》）：大黄　当归　木贼　黄芩　栀子　菊花　苏木　红花

〔12〕**万应蝉花散**（《原机启微》）：蝉蜕　蛇蜕　川芎　防风　当归　茯苓　羌活　炙甘草　苍术　赤芍　石决明

〔13〕**川芎茶调散**（《太平惠民和剂局方》）：川芎　防风　羌活　白芷　细辛　荆芥　薄荷　甘草　茶叶泡汤冲服

〔14〕**小续命汤**（《备急千金要方》）：麻黄　防己　人参　黄芩　肉桂　白芍　川芎　杏仁　附子　防风　生姜

四画

〔15〕**天麻钩藤饮**（《杂病证治新义》）：天麻　钩藤　石决明　栀子　黄芩　川牛膝　杜仲　桑寄生　益母草　首乌藤　朱茯神

〔16〕**五皮散**（《中藏经》）：桑白皮　陈橘皮　生姜皮　大腹皮　茯苓皮

〔17〕**五苓散**（《伤寒论》）：桂枝　白术　茯苓　猪苓　泽泻

〔18〕**五味消毒饮**（《医宗金鉴》）：金银花　野菊花　蒲公英　紫花地丁　紫背天葵子

〔19〕**止泪补肝散**（《银海精微》）：蒺藜　当归　熟地黄　白芍　川芎　木贼　防风　夏枯草

〔20〕**内疏黄连汤**（《医宗金鉴》）：栀子　连翘　薄荷　甘草　黄芩　黄连　桔梗　大黄　当归　白芍　木香　槟榔

〔21〕**化坚二陈丸**（《医宗金鉴》）：陈皮　制半夏　茯苓　生甘草　僵蚕　黄连

〔22〕**分珠散**（《眼科集成》）：蒲黄　苏木　红花　丹参　血竭　乳香　当归尾　大黄　紫草　牡丹皮　槐花　朱砂

〔23〕**丹栀逍遥散**（《内科摘要》）：柴胡　当归　白芍　茯苓　白术　甘草　薄荷　生姜　牡丹皮　栀子

〔24〕**乌风补肝散**（《医宗金鉴》）：川芎　熟地黄　当归　蒺藜　白芍　木贼　夏枯草　防风

〔25〕**六君子汤**（《太平圣惠方》）：白术　人参　茯苓　陈皮　法半夏　甘草

〔26〕**六味地黄丸**（《小儿药证直诀》）：熟地黄　山茱萸　山药　泽泻　茯苓　牡丹皮

五画

〔27〕**玉女煎**（《景岳全书》）：石膏　熟地黄　麦冬　知母　牛膝

〔28〕**玉泉丸**（《中国中成药优选》）：葛根　天花粉　生地黄　麦冬　五味子　糯

米　甘草

〔29〕**正容汤**（《审视瑶函》）：羌活　白附子　防风　秦艽　胆南星　半夏　僵蚕　木瓜　甘草　黄松节　生姜

〔30〕**甘露饮**（《阎氏小儿方论》）：熟地黄　麦冬　枳壳　甘草　茵陈　枇杷叶　石斛　黄芩　生地黄　天冬

〔31〕**甘露饮**（《太平惠民和剂局方》）：生地黄　熟地黄　石斛　天冬　麦冬　黄芩　黄柏　知母　石决明　木贼草

〔32〕**甘露消毒丹**（《温热经纬》）：飞滑石　绵茵陈　淡黄芩　石菖蒲　川贝母　木通　藿香　射干　连翘　薄荷　白豆蔻

〔33〕**左归丸**（《景岳全书》）：熟地黄　山药　山茱萸　枸杞子　川牛膝　菟丝子　鹿角胶　龟胶

〔34〕**左归饮**（《景岳全书》）：熟地黄　山药　枸杞子　山茱萸　茯苓　炙甘草

〔35〕**左金丸**（《丹溪心法》）：黄连　吴茱萸

〔36〕**右归丸**（《景岳全书》）：熟地黄　山药　山茱萸　枸杞子　鹿角胶　菟丝子　杜仲　当归　肉桂　制附子

〔37〕**右归饮**（《景岳全书》）：熟地黄　山药　山茱萸　枸杞子　炙甘草　杜仲　肉桂　制附子

〔38〕**石决明散**（《普济方》）：石决明　决明子　赤芍　青葙子　麦冬　羌活　栀子　木贼　大黄　荆芥

〔39〕**龙胆泻肝汤**（《医方集解》）：龙胆　生地黄　当归　柴胡　木通　泽泻　车前子　栀子　黄芩　生甘草

〔40〕**平肝清火汤**（《审视瑶函》）：生地黄　连翘　白芍　柴胡　夏枯草　枸杞子　当归　车前子

〔41〕**归脾汤**（《济生方》）：白术　茯神　黄芪　龙眼肉　酸枣仁　人参　木香　甘草　当归　远志

〔42〕**归芍红花散**（《审视瑶函》）：当归　大黄　栀子仁　黄芩　红花　赤芍　甘草　白芷　防风　生地黄　连翘

〔43〕**四苓散**（《伤寒论》）：白术　茯苓　猪苓　泽泻

〔44〕**四君子汤**（《太平惠民和剂局方》）：人参　白术　茯苓　炙甘草

〔45〕**四味大发散**（《眼科奇书》）：麻黄　蔓荆　藁本　细辛　老姜引

〔46〕**四物汤**（《太平惠民和剂局方》）：当归　川芎　白芍　熟地黄

〔47〕**四物五子丸**（《审视瑶函》）：熟地黄　当归　地肤子　白芍　菟丝子　川芎　覆盆子　枸杞子　车前子

〔48〕**四顺清凉饮子**（《审视瑶函》）：当归身　龙胆　黄芩　柴胡　羌活　木贼　黄连　桑白皮　车前子　生地黄　赤芍　枳壳　炙甘草　熟大黄　防风　川芎

〔49〕**生脉散**（《内外伤辨惑论》）：人参　麦冬　五味子

〔50〕**生蒲黄汤**（《中医眼科六经法要》）：生蒲黄　墨旱莲　丹参　荆芥炭　郁金

生地黄　川芎　牡丹皮

〔51〕**失笑散**（《太平惠民和剂局方》）：五灵脂　蒲黄

〔52〕**仙方活命饮**（《校注妇人良方》）：白芷　浙贝母　防风　赤芍　当归尾　甘草　皂角刺　穿山甲　天花粉　乳香　没药　金银花　陈皮

〔53〕**白附子散**（《证治准绳》）：荆芥　白菊花　防风　木贼　白附子　甘草　苍术　人参　羌活　蒺藜

〔54〕**白虎加人参汤**（《伤寒论》）：人参　石膏　知母　甘草　粳米

〔55〕**白薇丸**（《审视瑶函》）：白薇　石榴皮　白蒺藜　羌活　防风

〔56〕**宁血汤**（《中医眼科学》）：仙鹤草　墨旱莲　生地黄　栀子炭　白芍　白及　白蔹　侧柏叶　阿胶　白茅根

〔57〕**加味肾气丸**（《济生方》）：熟地黄　炒山药　山茱萸　泽泻　茯苓　牡丹皮　肉桂　炮附子　川牛膝　车前子

〔58〕**加味修肝散**（《银海精微》）：栀子　薄荷　羌活　荆芥　防风　麻黄　大黄　连翘　黄芩　当归　赤芍　菊花　木贼　桑螵蛸　蒺藜　川芎　甘草

〔59〕**加减地黄丸**（《原机启微》）：生地黄　熟地黄　牛膝　当归　枳壳　杏仁　羌活　防风

〔60〕**加减驻景丸**（《银海精微》）：楮实子　菟丝子　枸杞子　车前子　五味子　当归　熟地黄　花椒

六画

〔61〕**地芝丸**（《审视瑶函》）：天冬　生地黄　枳壳　菊花

〔62〕**托里消毒散**（《医宗金鉴》）：生黄芪　皂角刺　金银花　甘草　桔梗　白芷　川芎　当归　白芍　白术　茯苓　人参

〔63〕**当归龙胆汤**（《银海精微》）：当归　龙胆草　升麻　甘草　赤芍　柴胡　五味　石膏　羌活　防风　黄芩　黄芪　黄柏　黄连

〔64〕**当归四逆汤**（《伤寒论》）：当归　桂枝　芍药　细辛　炙甘草　通草　大枣

〔65〕**当归补血汤**（《原机启微》）：生地黄　熟地黄　当归身　川芎　牛膝　防风　炙甘草　白术　天冬　白芍

〔66〕**当归活血饮**（《审视瑶函》）：当归身　白芍　熟地黄　川芎　黄芪　苍术　防风　羌活　甘草　薄荷

〔67〕**竹叶泻经汤**（《原机启微》）：柴胡　栀子　羌活　升麻　炙甘草　黄芩　黄连　大黄　茯苓　泽泻　赤芍　决明子　车前子　青竹叶

〔68〕**血府逐瘀汤**（《医林改错》）：桃仁　红花　当归　川芎　生地黄　赤芍　牛膝　桔梗　柴胡　枳壳　甘草

〔69〕**导赤散**（《小儿药证直诀》）：生地黄　木通　生甘草　竹叶

〔70〕**如意金黄散**（《外科正宗》）：姜黄　大黄　黄柏　苍术　厚朴　陈皮　甘草　生天南星　白芷　天花粉

〔71〕防风羌活汤（《审视瑶函》）：防风　羌活　细辛　川芎　半夏　白术　黄芩　南星　甘草

〔72〕防风通圣散（《黄帝素问宣明论方》）：防风　川芎　大黄　赤芍　连翘　麻黄　芒硝　薄荷　当归　滑石　甘草　黑栀子　桔梗　生石膏　荆芥　黄芩　白术　生姜

七画

〔73〕杞菊地黄丸（《医级》）：枸杞子　菊花　熟地黄　山茱萸　山药　泽泻　茯苓　牡丹皮

〔74〕还阴救苦汤（《原机启微》）：升麻　苍术　炙甘草　柴胡　防风　羌活　细辛　藁本　川芎　桔梗　红花　当归尾　黄连　黄芩　黄柏　知母　生地黄　连翘　龙胆

〔75〕抑阳酒连散（《原机启微》）：独活　生地黄　黄柏　防己　知母　蔓荆子　前胡　甘草　防风　栀子　黄芩　寒水石　羌活　白芷　黄连

〔76〕吴茱萸汤（《审视瑶函》）：半夏　吴茱萸　川芎　炙甘草　人参　茯苓　白芷　广陈皮　生姜

〔77〕羌活胜风汤（《原机启微》）：柴胡　黄芩　白术　荆芥　枳壳　川芎　防风　羌活　独活　前胡　薄荷　桔梗　白芷　甘草

〔78〕沈氏息风汤（《沈氏尊生书》）：犀角（水牛角代）　沙参　黄芪　天花粉　生地黄　当归　麻黄　蛇蜕　钩藤　防风

〔79〕补中益气汤（《脾胃论》）：黄芪　甘草　人参　当归身　橘皮　升麻　柴胡　白术

〔80〕补阳还五汤（《医林改错》）：黄芪　当归尾　赤芍　川芎　桃仁　红花　地龙

〔81〕阿胶鸡子黄汤（《通俗伤寒论》）：阿胶　生白芍　石决明　双钩藤　大生地黄　清炙草　茯神木　鸡子黄　络石藤　生牡蛎

〔82〕附子理中汤（《阎氏小儿方论》）：人参　白术　干姜　炙甘草　黑附子

〔83〕坠血明目饮（《审视瑶函》）：生地黄　赤芍　当归尾　川芎　牛膝　知母　石决明　白蒺藜　防风　细辛　党参　山药　五味子

〔84〕驱风上清散（《审视瑶函》）：柴胡梢　酒黄芩　川芎　荆芥　防风　羌活　白芷　甘草

〔85〕驱风散热饮子（《审视瑶函》）：连翘　牛蒡子　羌活　薄荷　大黄　赤芍　防风　当归尾　甘草　栀子　川芎

八画

〔86〕拨云退翳丸（《原机启微》）：川芎　菊花　蔓荆子　蝉蜕　蛇蜕　密蒙花　薄荷叶　木贼　荆芥穗　黄连　蒺藜　当归　花椒　炙甘草　天花粉　地骨皮　桃仁

〔87〕明目地黄丸（《审视瑶函》）：熟地黄　生地黄　山药　泽泻　山茱萸　牡丹

皮　柴胡　茯神　当归身　五味子

〔88〕**明目地黄汤**（《眼科证治经验》）：熟地黄　山药　黄肉　牡丹皮　茯苓　泽泻　当归　白芍　枸杞子　菊花　石决明　蒺藜

〔89〕**明目细辛汤**（《审视瑶函》）：麻黄　细辛　羌活　防风　荆芥穗　川芎　藁本　蔓荆子　花椒　桃仁　红花　当归　生地黄　茯苓

〔90〕**知柏地黄丸**（《医宗金鉴》）：知母　黄柏　生地黄　山茱萸　山药　茯苓　泽泻　牡丹皮

〔91〕**金匮肾气丸**（《金匮要略》）：生地黄　山药　茯苓　牡丹皮　山茱萸　泽泻　附子　桂枝

〔92〕**肥儿丸**（《医宗金鉴》）：人参　白术　茯苓　黄连　胡黄连　使君子　神曲　麦芽　山楂　芦荟　炙甘草

〔93〕**泻心汤**（《银海精微》）：黄连　黄芩　大黄　连翘　荆芥　赤芍　车前子　菊花　薄荷

〔94〕**泻白散**（《小儿药证直诀》）：地骨皮　桑白皮　甘草　粳米

〔95〕**泻肝汤**（《审视瑶函》）：大黄　地骨皮　玄参　车前子　茺蔚子　知母　玄明粉

〔96〕**泻肝散**（《银海精微》）：玄参　大黄　黄芩　知母　桔梗　车前子　羌活　龙胆　当归　芒硝

〔97〕**泻青丸**（《小儿药证直诀》）：当归　龙胆　川芎　栀子　大黄　羌活　防风

〔98〕**泻肺汤**（《审视瑶函》）：桑白皮　黄芩　地骨皮　知母　麦冬　桔梗

〔99〕**泻肺饮**（《眼科纂要》）：生石膏　赤芍　黄芩　桑白皮　枳壳　木通　连翘　荆芥　防风　栀子　白芷　羌活　甘草

〔100〕**泻脾除热饮**（《银海精微》）：黄芪　防风　茺蔚子　桔梗　大黄　黄芩　黄连　车前子　芒硝

〔101〕**定志丸**（《审视瑶函》）：人参　茯神　远志　石菖蒲

〔102〕**经效散**（《审视瑶函》）：柴胡　犀角（水牛角代）　大黄　赤芍　当归　连翘　甘草梢

〔103〕**参苓白术散**（《太平惠民和剂局方》）：人参　白术　茯苓　炒甘草　山药　桔梗　白扁豆　莲子肉　薏苡仁　缩砂仁

〔104〕**驻景丸加减方**（《中医眼科六经法要》）：菟丝子　楮实子　茺蔚子　枸杞子　车前子　木瓜　寒水石　紫河车粉　生三七粉　五味子

九画

〔105〕**荆防败毒散**（《摄生众妙方》）：荆芥　防风　羌活　独活　川芎　柴胡　前胡　桔梗　枳壳　茯苓　甘草

〔106〕**茺蔚丸**（《秘传眼科龙木论》）：茺蔚子　人参　山药　茯苓　石决明　大黄　黑参　黄芩　干地黄

〔107〕**栀子胜奇散**（《原机启微》）：蒺藜　蝉蜕　谷精草　炙甘草　木贼　黄芩

决明子　菊花　栀子　川芎　羌活　荆芥穗　密蒙花　防风　蔓荆子

〔108〕**牵正散**（《杨氏家藏方》）：白附子　僵蚕　全蝎

〔109〕**钩藤饮子**（《审视瑶函》）：钩藤　麻黄　炙甘草　天麻　川芎

〔110〕**复元活血汤**（《医学发明》）：柴胡　栝楼根　当归　红花　穿山甲　大黄　桃仁　甘草

〔111〕**修肝散**（《银海精微》）：防风　羌活　薄荷　麻黄　菊花　栀子　连翘　大黄　赤芍　当归　苍术　木贼　甘草

〔112〕**养阴清肺汤**（《重楼玉钥》）：甘草　白芍　生地黄　薄荷　玄参　麦冬　川贝母　牡丹皮

〔113〕**将军定痛丸**（《审视瑶函》）：黄芩　僵蚕　陈皮　天麻　桔梗　青礞石　白芷　薄荷　大黄　半夏

〔114〕**洗肝散**（《审视瑶函》）：当归尾　生地黄　赤芍　菊花　木贼　蝉蜕　甘草　羌活　防风　薄荷　川芎　苏木　红花　蒺藜

〔115〕**祛瘀汤**（《中医眼科学讲义》）：川芎　当归尾　桃仁　赤芍　生地黄　墨旱莲　泽兰　丹参　仙鹤草　郁金

〔116〕**退红良方**（《中医眼科学讲义》）：龙胆　焦山栀　连翘　甘菊花　密蒙花　桑叶　黄芩　生地黄　决明子　夏枯草

〔117〕**退赤散**（《审视瑶函》）：桑白皮　甘草　牡丹皮　黄芩　天花粉　桔梗　赤芍　当归尾　瓜蒌仁　麦冬

〔118〕**退热散**（《审视瑶函》）：黄连　黄芩　黄柏（盐水炒）　栀子　生地黄　牡丹皮　赤芍　木通　甘草

〔119〕**除风益损汤**（《原机启微》）：熟地黄　白芍　当归　川芎　藁本　前胡　防风

〔120〕**除风清脾饮**（《审视瑶函》）：陈皮　连翘　防风　知母　玄明粉　黄芩　玄参　黄连　荆芥穗　大黄　桔梗　生地黄

〔121〕**除湿汤**（《眼科纂要》）：连翘　滑石　车前子　枳壳　黄芩　黄连　木通　甘草　陈皮　荆芥　茯苓　防风

十画

〔122〕**桃红四物汤**（《医宗金鉴》）：桃仁　红花　当归　川芎　熟地黄　白芍

〔123〕**真武汤**（《伤寒论》）：茯苓　白芍　白术　生姜　制附子

〔124〕**破血红花散**（《银海精微》）：当归梢　川芎　赤芍　枳壳　苏叶　连翘　黄连　黄芪　栀子　大黄　苏木　红花　白芷　薄荷　升麻

〔125〕**柴芍六君子汤**（《医宗金鉴》）：人参　白术　茯苓　陈皮　半夏　炙甘草　柴胡　白芍　钩藤

〔126〕**柴胡疏肝散**（《景岳全书》）：柴胡　炙甘草　枳壳　白芍　川芎　陈皮　香附

〔127〕**柴葛解肌汤**(《医学心悟》)：柴胡　葛根　甘草　黄芩　赤芍　知母　浙贝母　生地黄　牡丹皮

〔128〕**逍遥散**(《太平惠民和剂局方》)：柴胡　当归　白芍　白术　茯苓　薄荷　煨姜　炙甘草

〔129〕**益气聪明汤**(《东垣试效方》)：黄芪　黄柏　甘草　人参　升麻　葛根　白芍　蔓荆子

〔130〕**凉胆丸**(《太平惠民和剂局方》)：黄连　黄芩　荆芥　龙胆　芦荟　防风　黄柏　地肤子

〔131〕**消风散**(《太平惠民和剂局方》)：荆芥穗　羌活　防风　川芎　僵蚕　蝉蜕　茯苓　陈皮　厚朴　人参　炒甘草　广藿香叶

〔132〕**消翳汤**(《眼科纂要》)：密蒙花　柴胡　川芎　当归尾　甘草　生地黄　荆芥穗　防风　木贼　蔓荆子　枳壳

〔133〕**海藏地黄散**(《审视瑶函》)：当归　酒大黄　生地黄　熟地黄　蒺藜　沙苑子　谷精草　玄参　木通　羌活　防风　蝉蜕　木贼　犀角（水牛角代）　连翘　甘草

〔134〕**涤痰汤**(《济生方》)：半夏　胆南星　橘红　枳实　茯苓　人参　菖蒲　竹茹　甘草

〔135〕**通血散**(《异授眼科》)：决明子　防风　荆芥　赤芍　当归　大黄　山栀　羌活　木贼　蒺藜　甘草

〔136〕**通明补肾丸**(《银海精微》)：楮实子　五味子　枸杞子　人参　菟丝子　肉苁蓉　熟地黄　当归　牛膝　知母　黄柏　青盐

〔137〕**通窍活血汤**(《医林改错》)：赤芍　川芎　桃仁　红花　老葱　红枣　麝香　黄酒

〔138〕**通脾泻胃汤**(《审视瑶函》)：麦冬　茺蔚子　玄参　知母　车前子　石膏　防风　黄芩　天冬　熟大黄

〔139〕**桑白皮汤**(《审视瑶函》)：桑白皮　泽泻　玄参　甘草　麦冬　黄芩　旋覆花　菊花　地骨皮　桔梗　茯苓

〔140〕**桑菊饮**(《温病条辨》)：桑叶　菊花　杏仁　连翘　薄荷　桔梗　甘草　苇根

十一画

〔141〕**黄连解毒汤**(《外台秘要》)：黄连　黄芩　黄柏　栀子

〔142〕**菊花决明散**(《证治准绳》)：决明子　石决明　木贼　羌活　防风　菊花　蔓荆子　川芎　生石膏　黄芩　炙甘草

〔143〕**菊花通圣散**(《济生方》)：菊花　石膏　黄芩　黄连　防风　荆芥　栀子　薄荷　连翘　赤芍　紫草

〔144〕**眼珠灌脓方**(《韦文贵眼科临床经验选》)：生石膏　栀子　黄芩　玄参　玄明粉　生大黄　枳实　瓜蒌仁　竹叶　天花粉　夏枯草　金银花

〔145〕**银花复明汤**（《中医眼科临床实践》）：金银花　蒲公英　桑白皮　天花粉　黄芩　黄连　龙胆　生地黄　知母　大黄　玄明粉　木通　蔓荆子　枳壳　甘草

〔146〕**银花解毒汤**（《中医眼科临床实践》）：金银花　蒲公英　生大黄　龙胆　黄芩　蔓荆子　蜜桑白皮　天花粉　枳壳　生甘草

〔147〕**银翘散**（《温病条辨》）：连翘　金银花　桔梗　薄荷　竹叶　生甘草　芥穗　淡豆豉　牛蒡子

〔148〕**猪肝散**（《银海精微》）：猪肝　蛤粉　夜明砂　谷精草

〔149〕**猪苓散**（《银海精微》）：猪苓　车前子　木通　栀子　狗脊　滑石　萹蓄　苍术　大黄

〔150〕**羚羊角饮子**（《审视瑶函》）：羚羊角　犀角（水牛角代）　防风　桔梗　茺蔚子　玄参　知母　大黄　草决明　甘草　黄芩　车前子

〔151〕**羚羊钩藤汤**（《通俗伤寒论》）：羚羊角　钩藤　桑叶　菊花　生地黄　白芍　川贝母　竹茹　茯神　甘草

〔152〕**清气化痰丸**（《医方考》）：瓜蒌仁　陈皮　黄芩　杏仁　枳实　茯苓　胆南星　制半夏

〔153〕**清胃汤**（《审视瑶函》）：栀子　枳壳　紫苏子　生石膏　黄连　陈皮　连翘　当归尾　荆芥穗　黄芩　防风　生甘草

〔154〕**清营汤**（《温病条辨》）：犀角（水牛角代）　生地黄　玄参　淡竹叶　麦冬　丹参　黄连　金银花　连翘

〔155〕**清脾散**（《审视瑶函》）：栀子　黄芩　石膏　藿香　陈皮　薄荷　防风　赤芍　升麻　枳壳　甘草

〔156〕**清瘟败毒饮**（《疫疹一得》）：生石膏　生地黄　犀角（水牛角代）　黄连　栀子　桔梗　黄芩　知母　玄参　连翘　牡丹皮　鲜竹叶　甘草

〔157〕**绿风羚羊饮**（《医宗金鉴》）：玄参　防风　茯苓　知母　黄芩　细辛　桔梗　羚羊角　车前子　大黄

十二画

〔158〕**散风除湿活血汤**（《中医眼科临床实践》）：羌活　独活　防风　当归　川芎　赤芍　鸡血藤　前胡　苍术　白术　忍冬藤　红花　枳壳　甘草

〔159〕**散热消毒饮子**（《审视瑶函》）：牛蒡子　羌活　黄连　黄芩　薄荷　防风　连翘

〔160〕**葛花解毒饮**（《审视瑶函》）：黄连　玄参　当归　龙胆　茵陈　甘草　葛花　熟地黄　茯苓　山栀子　连翘　车前子

〔161〕**舒肝解郁益阴汤**（《中医眼科临床实践》）：当归　白芍　白术　丹参　赤芍　银柴胡　熟地黄　山药　生地黄　茯苓　枸杞子　焦神曲　磁石　升麻　五味子　生栀子　甘草

〔162〕**普济消毒饮**（《东垣试效方》）：黄连　黄芩　甘草　玄参　柴胡　桔梗　连

翘　板蓝根　马勃　牛蒡子　僵蚕　升麻　陈皮　薄荷

〔163〕**温胆汤**（《三因极一病证方论》）：陈皮　半夏　茯苓　甘草　枳实　竹茹

〔164〕**滋阴退翳汤**（《眼科临床笔记》）：知母　生地黄　玄参　麦冬　蒺藜　菊花　木贼　菟丝子　蝉蜕　青葙子　甘草

〔165〕**滋阴降火汤**（《审视瑶函》）：当归　川芎　生地黄　熟地黄　黄柏　知母　麦冬　白芍　黄芩　柴胡　甘草梢

〔166〕**犀角地黄汤**（《备急千金要方》）：犀角（水牛角代）　生地黄　赤芍　牡丹皮

〔167〕**疏风清肝汤**（《一草亭目科全书》）：当归　赤芍　金银花　川芎　菊花　甘草　柴胡　连翘　栀子　薄荷　龙胆　荆芥　防风　牛蒡子　灯心草

十三画以上

〔168〕**新制柴连汤**（《眼科纂要》）：柴胡　川黄连　黄芩　赤芍　蔓荆子　栀子　木通　荆芥　防风　甘草　龙胆

〔169〕**蝉花无比散**（《审视瑶函》）：蛇蜕　蝉蜕　羌活　当归　石决明　川芎　防风　茯苓　甘草　赤芍　蒺藜　苍术

〔170〕**镇肾决明丸**（《秘传眼科龙木论》）：石决明　菟丝子　五味子　细辛　干山药　干地黄　知母

〔171〕**镇肝熄风汤**（《医学衷中参西录》）：怀牛膝　白芍　生牡蛎　生龟板　玄参　天冬　生赭石　生龙骨　生麦芽　川楝子　茵陈　甘草

参考文献

1.隋·巢元方.诸病源候论［M］.北京：人民卫生出版社，1955.

2.唐·王焘.外台秘要［M］.北京：人民卫生出版社，1955.

3.孙思邈辑.银海精微［M］.上海：上海科学技术出版社，1956.

4.宋·葆光道人.秘传眼科龙木论［M］.北京：人民卫生出版社，1958.

5.明·王肯堂.证治准绳［M］.上海：上海科学技术出版社，1959.

6.明·傅仁宇.审视瑶函［M］.上海：上海人民出版社，1959.

7.明·张介宾.景岳全书［M］.上海：上海科学技术出版社，1959.

8.清·吴谦.医宗金鉴［M］.北京：人民卫生出版社，1963.

9.清·张璐.张氏医通［M］.上海：上海科学技术出版社，1963.

10.清·黄庭镜.目经大成［M］.北京：中医古籍出版社，1987.

11.刘衡如校.灵枢经［M］.上海：上海人民出版社，1964.

12.陈达夫.中医眼科六经法要［M］.成都：四川人民出版社，1978.

13.唐由之，肖国士.中医眼科全书［M］.北京：人民卫生出版社，2011.

14.成都中医学院.中医眼科学［M］.北京：人民卫生出版社，1985.

15.廖品正.中医眼科学［M］.上海：上海科学技术出版社，1986.

16.祁宝玉.中医眼科学［M］.北京：人民卫生出版社，1995.

17.李传课.中医眼科学［M］.北京：人民卫生出版社，2011.

18.朱文锋.中医诊断与鉴别诊断学［M］.北京：人民卫生出版社，1999.

19.欧阳琦.临床必读［M］.北京：中国中医药出版社，1993.

20.彭清华，朱文锋.中国民间局部诊法［M］.长沙：湖南科学技术出版社，1995.

21.曾庆华.中医眼科学［M］.北京：中国中医药出版社，2007.

22.彭清华.中医眼科学［M］.北京：中国中医药出版社，2016.

23.彭清华.中西医结合眼底病学［M］.北京：人民军医出版社，2011.

24.彭清华.中西医结合眼科学［M］.北京：人民卫生出版社，2019.

25.李志英.中医眼科疾病图谱［M］.北京：人民卫生出版社，2010.

26.李凤鸣.眼科全书［M］.北京：人民卫生出版社，1996.

27.严密.眼科学［M］.北京：人民卫生出版社，1997.

28.惠延年.眼科学［M］.北京：人民卫生出版社，2002.

29.葛坚.眼科学［M］.北京：人民卫生出版社，2010.

30.赵家良.眼科疾病临床诊疗规范教程［M］.北京：北京大学医学出版社，2007.

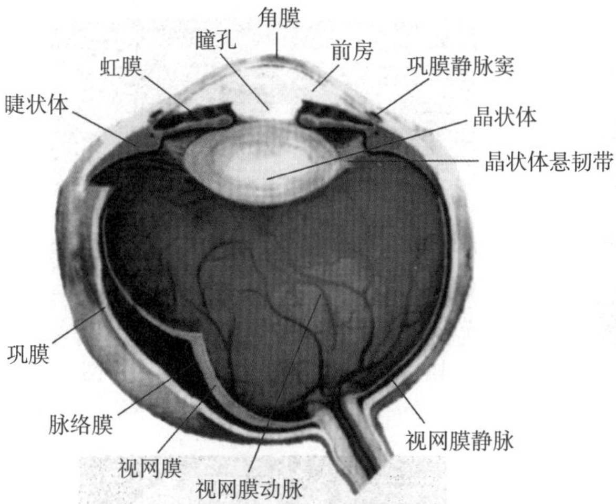

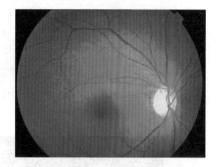

角膜
瞳孔
虹膜 前房 巩膜静脉窦
睫状体 晶状体
晶状体悬韧带

巩膜
脉络膜
视网膜 视网膜静脉
视网膜动脉

附彩图 2-1 眼球壁示意图

附彩图 2-2 正常眼底图

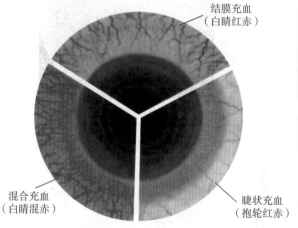

结膜充血
（白睛红赤）

混合充血
（白睛混赤）

睫状充血
（抱轮红赤）

附彩图 2-3 结膜三种充血图

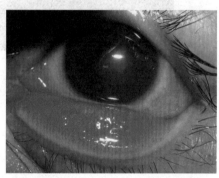

附彩图 2-4 白睛红赤（结膜充血）

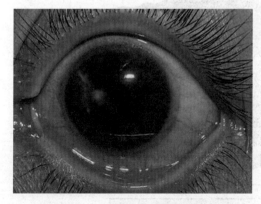

附彩图 2-5 抱轮红赤（睫状充血）

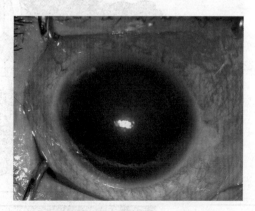

附彩图 2-6 白睛混赤（混合充血）

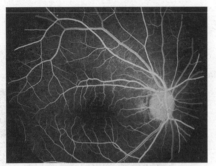

附彩图 5-1　正常人荧光素眼底
血管造影（FFA）图像

附彩图 5-2　正常人 ICGA 造影图

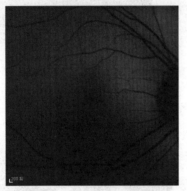

附彩图 5-3　正常 FAF 图像

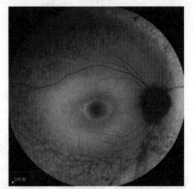

附彩图 5-4　RP 的 FAF 图像［周边部
表现为点状低荧光（RPE 萎缩），
黄斑区低荧光周围有一圈高荧光环］

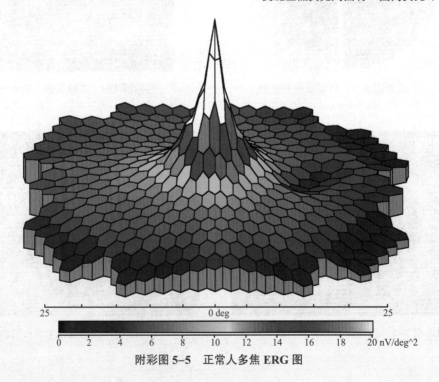

附彩图 5-5　正常人多焦 ERG 图

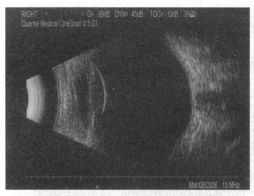

附彩图 5-6　正常 B 型超声波图像

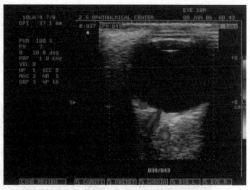

附彩图 5-7　正常人眼部彩色多普成像图

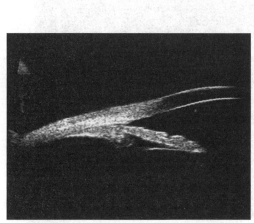

附彩图 5-8　正常人眼前段 UBM 图像

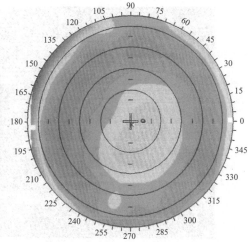

附彩图 5-9　正常人角膜地形图像

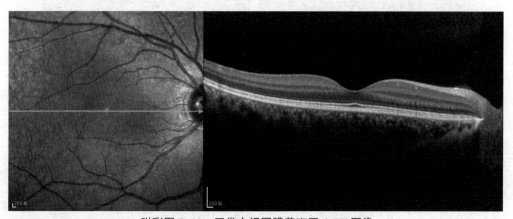

附彩图 5-10　正常人视网膜黄斑区 OCT 图像

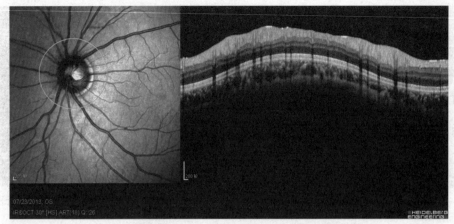

附彩图 5-11 正常人视盘 OCT 图像

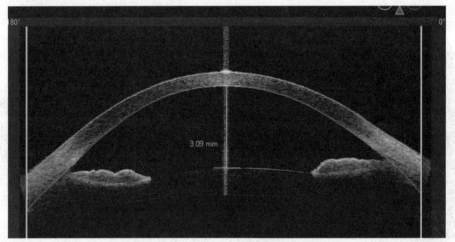

附彩图 5-12 正常人前房角的 OCT 图像

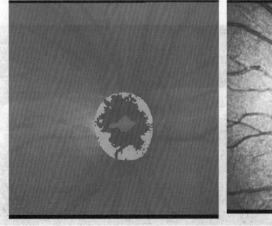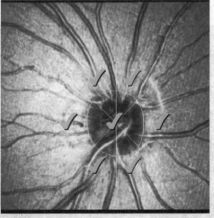

附彩图 5-13 正常视乳头 HRT 图像

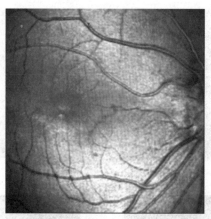

附彩图 5-14　正常人黄斑区 HRT 图像

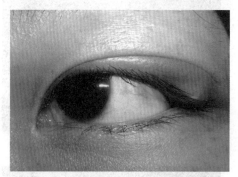

附彩图 8-1　针眼

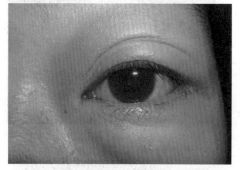

附彩图 8-2　眼丹

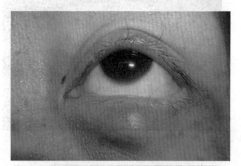

附彩图 8-3　胞生痰核外面观

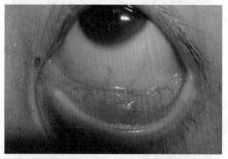

附彩图 8-4　胞生痰核内面观

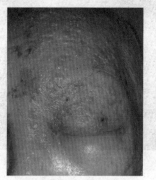

附彩图 8-5　风赤疮痍

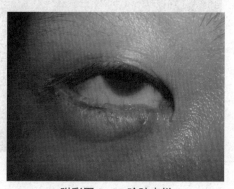

附彩图 8-6　睑弦赤烂

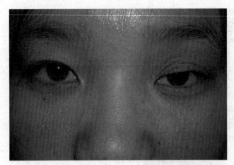

附彩图 8-7　上胞下垂

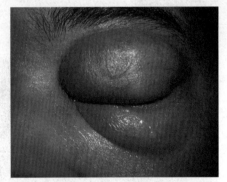

附彩图 8-8　胞肿如桃

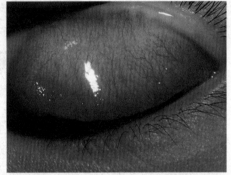

附彩图 8-9　椒疮（沙眼Ⅰ期）

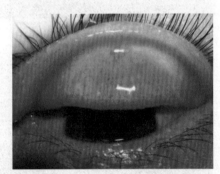

附彩图 8-10　椒疮（沙眼Ⅱ期）

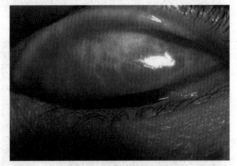

附彩图 8-11　椒疮（沙眼Ⅲ期）

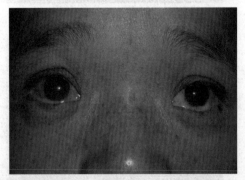

附彩图 8-12　倒睫拳毛（睑内翻倒睫）

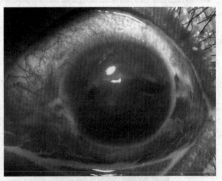

附彩图 8-13　赤膜下垂

中医眼科学 → 715

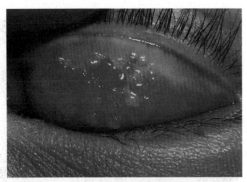

附彩图 8-14　粟疮

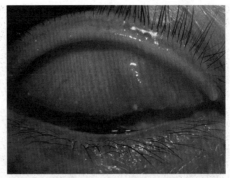

附彩图 8-15　睑内结石

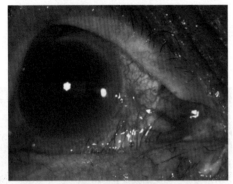

附彩图 8-16　皮宽弦紧

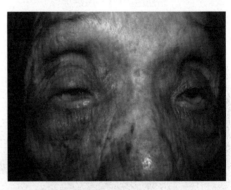

附彩图 8-17　睥翻粘睑（老年性睑外翻）

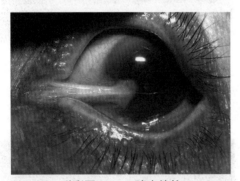

附彩图 8-18　睥肉粘轮

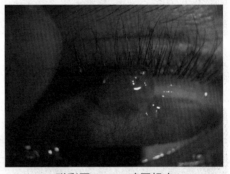

附彩图 8-19　鸡冠蚬肉

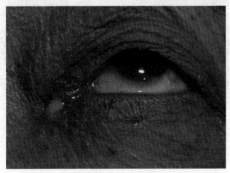

附彩图 9-1　漏睛

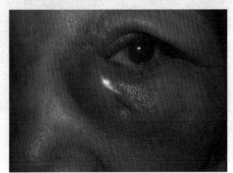

附彩图 9-2　漏睛疮

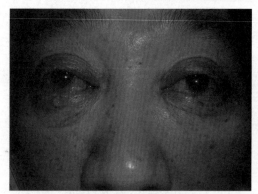

附彩图 10-1 风热赤眼

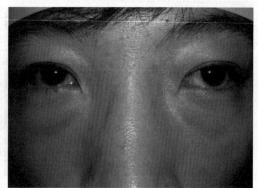

附彩图 10-2 天行赤眼

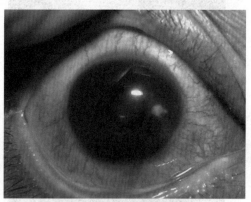

附彩图 10-3 天行赤眼暴翳

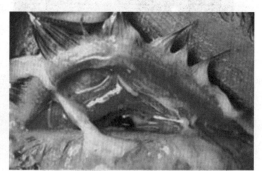

附彩图 10-4 脓漏眼

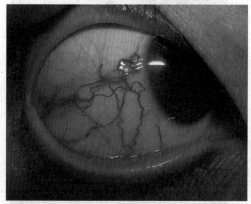

附彩图 10-5 赤丝虬脉

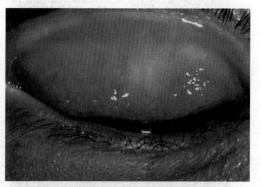

附彩图 10-6 时复目痒

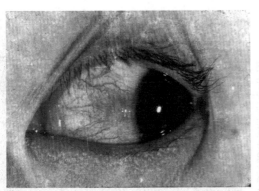

附彩图 10-7　金疳

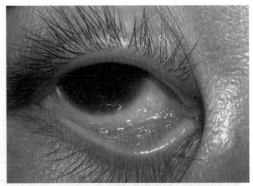

附彩图 10-8　白涩症（干眼、结膜松弛症）

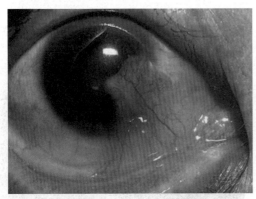

附彩图 10-9　胬肉攀睛

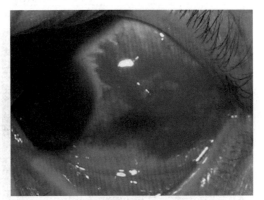

附彩图 10-10　白睛溢血

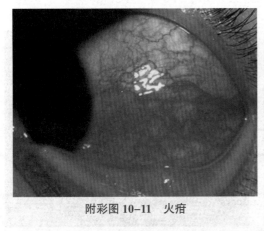

附彩图 10-11　火疳

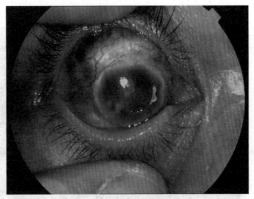

附彩图 10-12　白睛青蓝

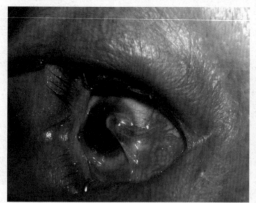

附彩图 10-13　流金凌木

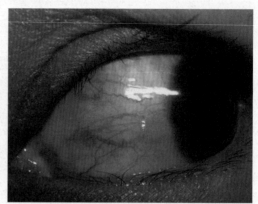

附彩图 10-14　黄油症

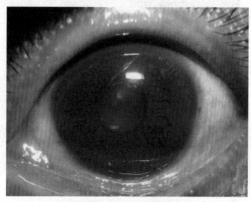

附彩图 11-1　银星独见

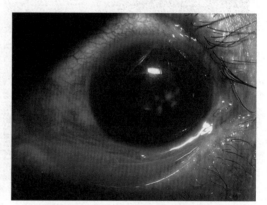

附彩图 11-2-1　聚星障（树枝状）

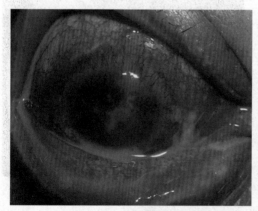

附彩图 11-2-2　聚星障（地图状）

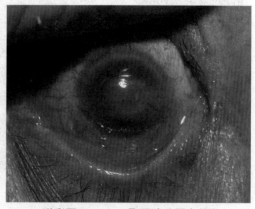

附彩图 11-2-3　聚星障（圆盘状）

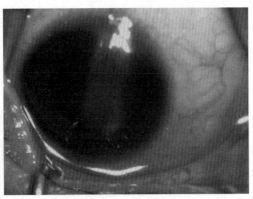

附彩图 11-3 风轮赤豆

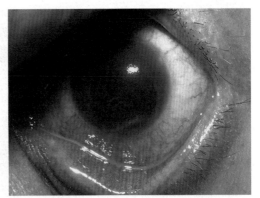

附彩图 11-4 木疳（大泡性角膜病变）

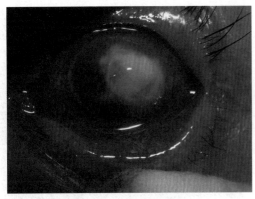

附彩图 11-5-1 凝脂翳

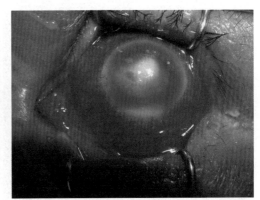

附彩图 11-5-2 凝脂翳、黄液上冲
（细菌性角膜炎）

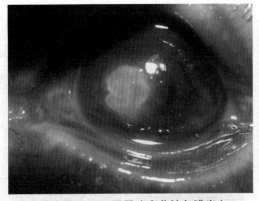

附彩图 11-6 湿翳（真菌性角膜炎）

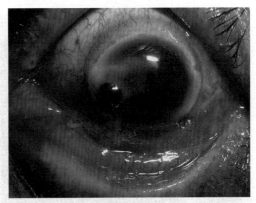

附彩图 11-7 蟹睛

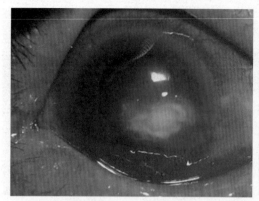

附彩图 11-8　花翳白陷

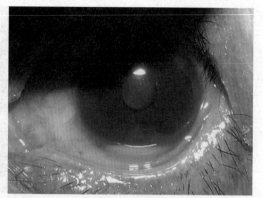

附彩图 11-9　黄液上冲

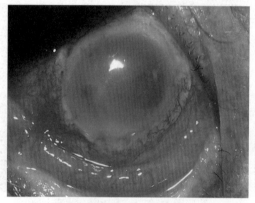

附彩图 11-10　混睛障

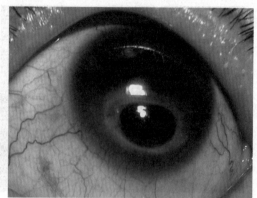

附彩图 11-11　黑翳如珠（角膜后弹力层膨出）

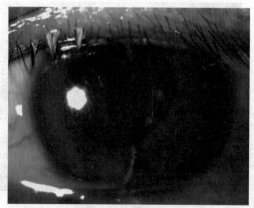

附彩图 11-12　正漏
（角膜穿孔荧光素染色试验）

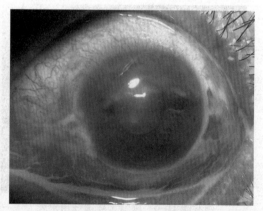

附彩图 11-13　赤膜下垂

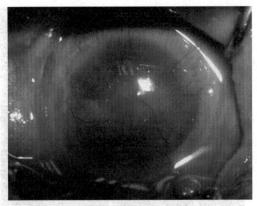

附彩图 11-14　血翳包睛（角膜血管翳）

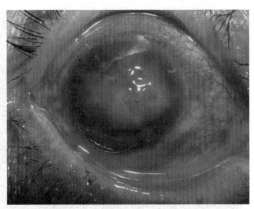

附彩图 11-15　疳积上目（角膜软化症）

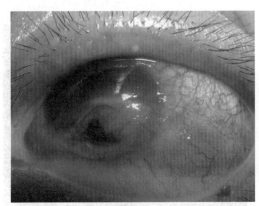

附彩图 11-16　暴露赤眼生翳（暴露性角膜炎）

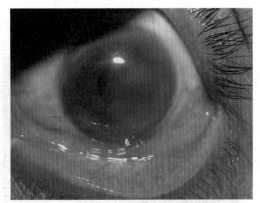

附彩图 11-17　宿翳（云翳）

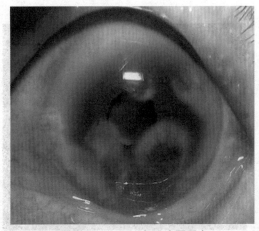

附彩图 11-18　宿翳（厚翳）

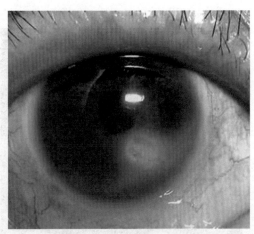

附彩图 11-19　宿翳（斑脂翳）

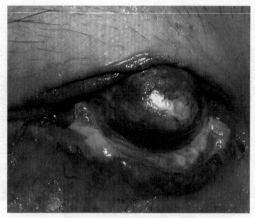

附彩图 11-20 旋螺突起

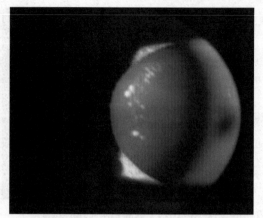

附彩图 11-21 旋胪泛起（球形角膜）

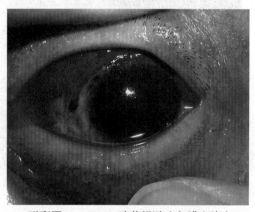

附彩图 11-22-1 睛黄视渺（角膜血染）

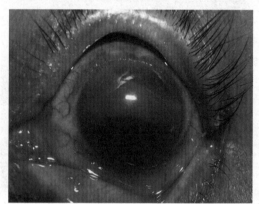

附彩图 11-22-2 睛黄视渺

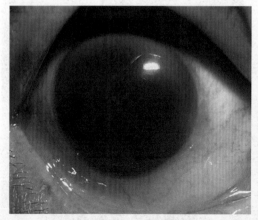

附彩图 12-1 瞳神紧小

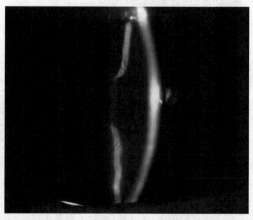

附彩图 12-2 神水混浊（丁道尔现象阳性）

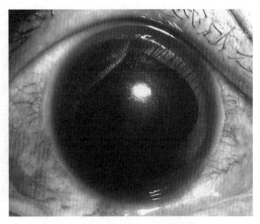

附彩图 12-3　血灌瞳神

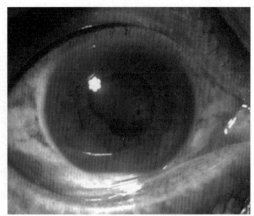

附彩图 12-4　瞳神干缺

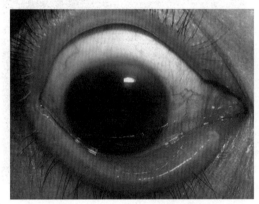

附彩图 12-5　瞳神干缺（瞳孔闭锁）

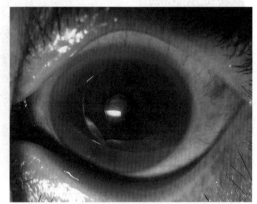

附彩图 12-6　瞳神干缺（瞳孔膜闭）

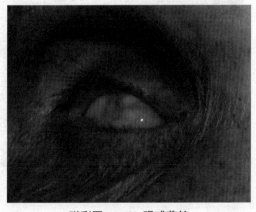

附彩图 12-7　眼球萎缩

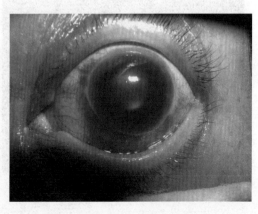

附彩图 12-8　绿风内障

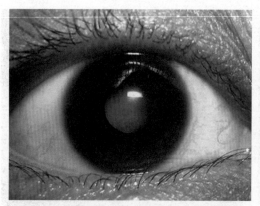
附彩图 12-9　青风内障

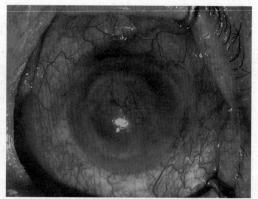
附彩图 12-10　黄风内障

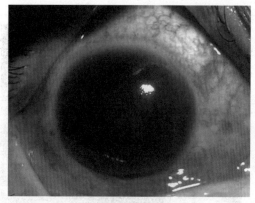
附彩图 12-11　黑风内障

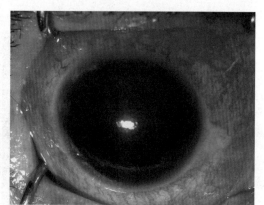
附彩图 12-12　乌风内障

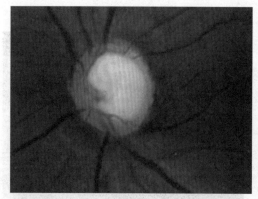
附彩图 12-13　青风内障视盘血管鼻侧移位

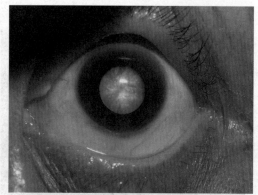
附彩图 12-14　圆翳内障（晶体全混浊）

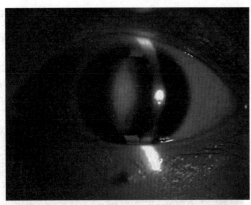

附彩图 12-15 圆翳内障（核性白内障）

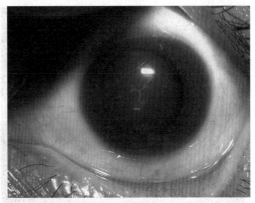

附彩图 12-16-1 胎患内障

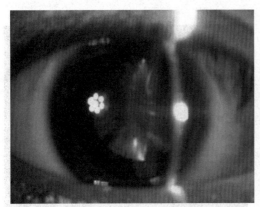

附彩图 12-16-2 胎患内障

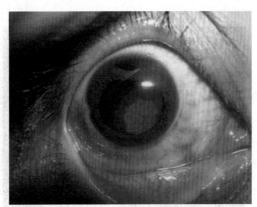

附彩图 12-17-1 惊振内障

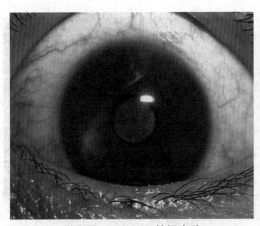

附彩图 12-17-2 惊振内障

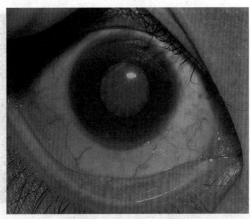

附彩图 12-18 金花内障

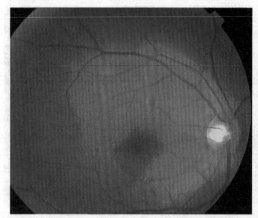

附彩图 12-19　云雾移睛（玻璃体混浊）

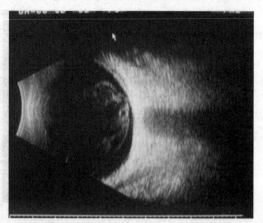

附彩图 12-20　眼部 B 型超声检查玻璃体混浊

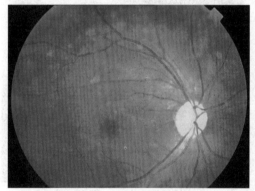

附彩图 12-21　闪辉性玻璃体变性

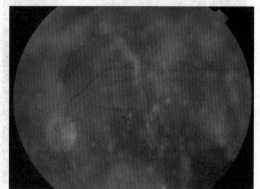

附彩图 12-22　玻璃体淀粉样变性

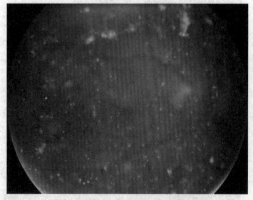

附彩图 12-23　星状玻璃体变性

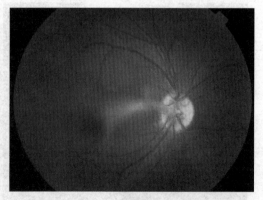

附彩图 12-24　原始玻璃体动脉残留

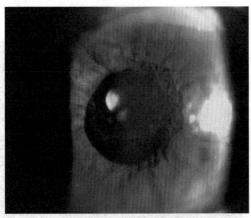

附彩图 12-25　真性晶状体囊膜剥脱征

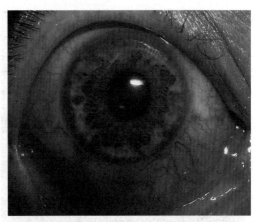

附彩图 12-26　Fuchs 虹膜异色性
葡萄膜炎综合征

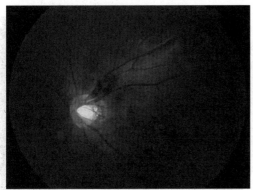

附彩图 12-27-1　先天性视盘前血管襻

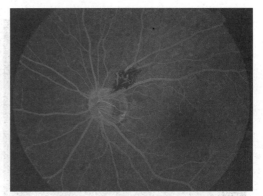

附彩图 12-27-2　先天性视盘前
血管襻 FAA501 秒

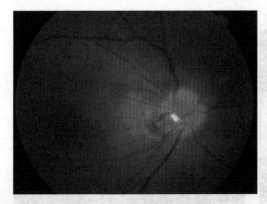

附彩图 12-28-1　埋藏视盘玻璃疣

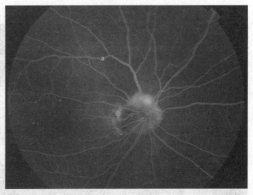

附彩图 12-28-2　埋藏视盘玻璃疣 FFA283 秒

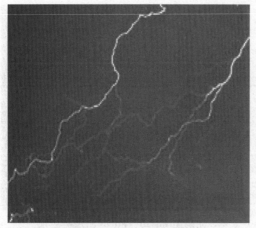

附彩图 12-29-1　神光自见

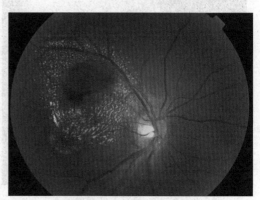

附彩图 12-29-2　神光自见
（黄斑部小分支静脉阻塞）

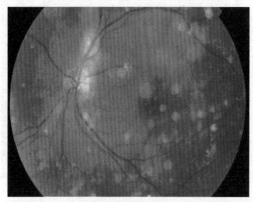

附彩图 12-30　萤星满目（糖尿病视网膜病变）

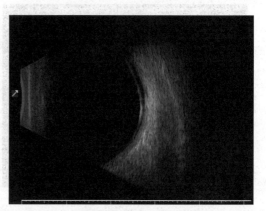

附彩图 12-31　左眼 B 型
超声检查玻璃体后脱离

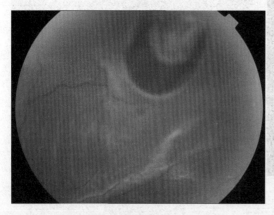

附彩图 12-32　视网膜脱离（马蹄状裂孔）

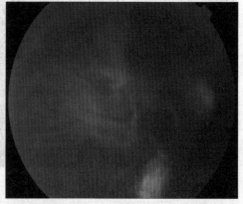

附彩图 12-33　牵拉性视网膜脱离

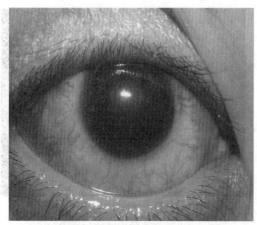

附彩图 12-34 血灌瞳神（前房积血）

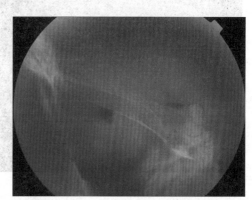

附彩图 12-35 血灌瞳神（玻璃体积血）

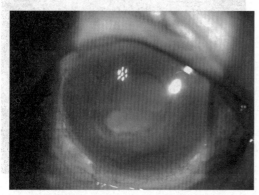

附彩图 12-36 新生血管性青光眼

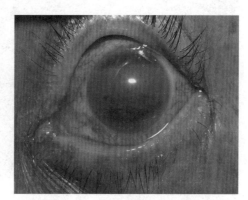

附彩图 12-37 左眼角膜血染（睛黄视渺）

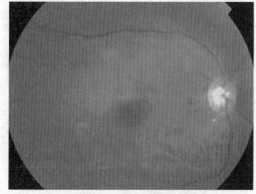

附彩图 12-38-1 络阻暴盲
（视网膜中央动脉阻塞）

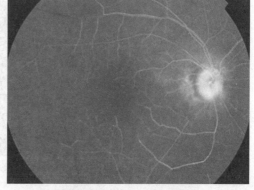

附彩图 12-38-2 络阻暴盲
（视网膜中央动脉阻塞 FFA 改变）

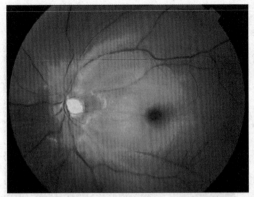

附彩图 12-38-3　络阻暴盲（樱桃红斑）

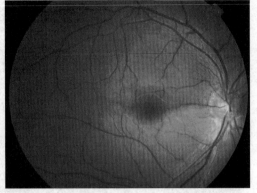

附彩图 12-38-4　络阻暴盲
（视网膜分支动脉阻塞）

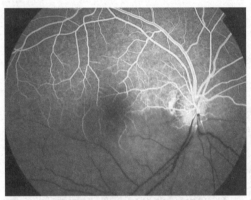

附彩图 12-38-5　络阻暴盲
（视网膜分支动脉阻塞 FFA 改变）

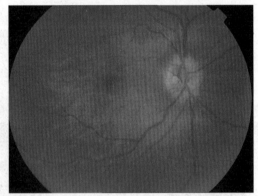

附彩图 12-39-1　缺血性视神经病变

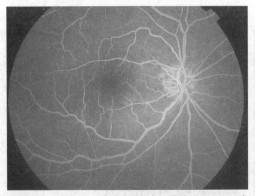

附彩图 12-39-2　缺血性视神经病变 FFA391 秒

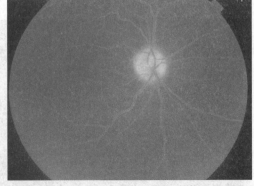

附彩图 12-39-3　缺血性视神经病变 FFA 后期

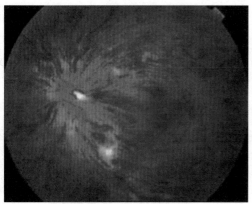

附彩图 12-40-1　络瘀暴盲
（视网膜中央静脉阻塞）

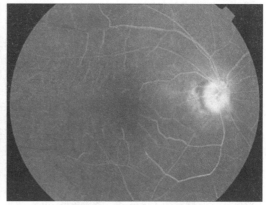

附彩图 12-40-2　络瘀暴盲
（视网膜中央静脉阻塞 FFA 改变）

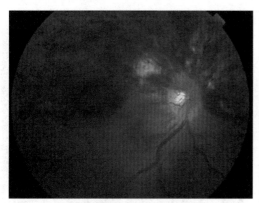

附彩图 12-41-1　络瘀暴盲
（视网膜分支静脉阻塞）

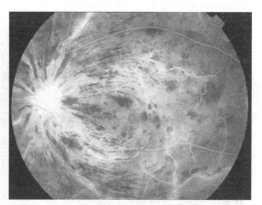

附彩图 12-41-2　络瘀暴盲
（视网膜分支静脉阻塞 FFA 改变）

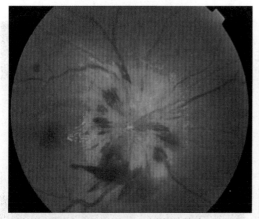

附彩图 12-42-1　视盘血管炎

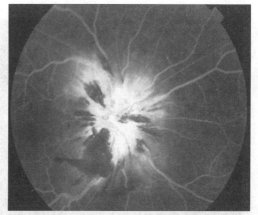

附彩图 12-42-2　视盘血管炎 FFA326 秒

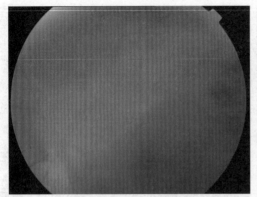

附彩图 12-43-1　络损暴盲
（视网膜静脉周围炎玻璃体积血）

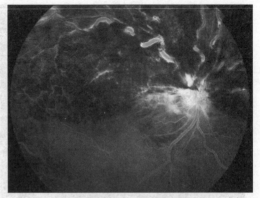

附彩图 12-43-2　络损暴盲
（视网膜静脉周围炎 FFA 改变）

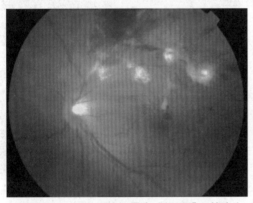

附彩图 12-44-1　络损暴盲（视网膜血管炎）

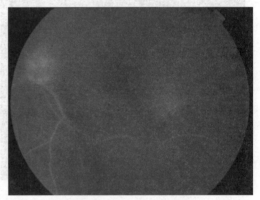

附彩图 12-44-2　络损暴盲
（视网膜血管炎 FFA 改变）

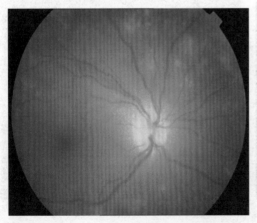

附彩图 12-45-1　急性视网膜坏死综合征

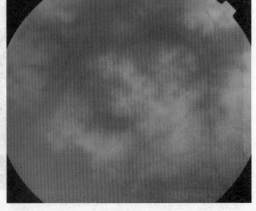

附彩图 12-45-2　急性视网膜坏死综合征进展期

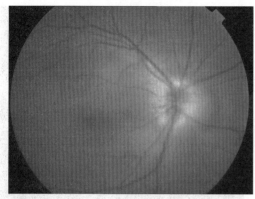

附彩图 12-46-1　目系暴盲（急性视神经炎）

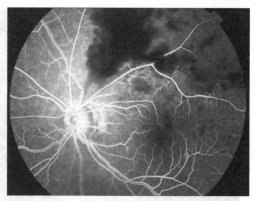

附彩图 12-46-2　目系暴盲
（急性视神经炎 FFA 改变）

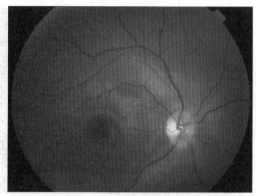

附彩图 12-47　急性球后视神经炎

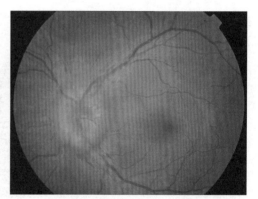

附彩图 12-48-1　视神经乳头水肿

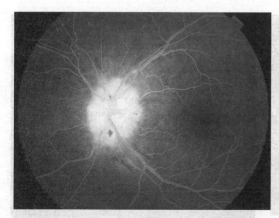

附彩图 12-48-2　视神经乳头水肿（FFA 改变）

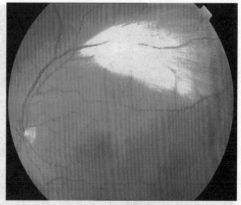

附彩图 12-49　有髓神经纤维

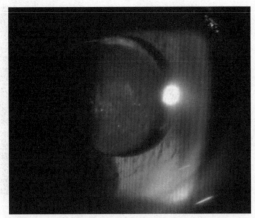

附彩图 12-50　晶状体后囊混浊

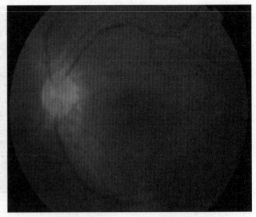

附彩图 12-51-1　黄斑囊样水肿

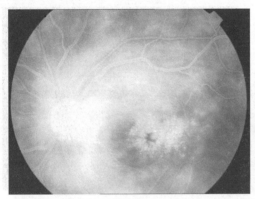

附彩图 12-51-2　黄斑囊样水肿 FFA 652 秒

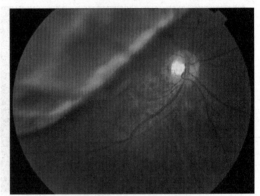

附彩图 12-52-1　视衣脱离

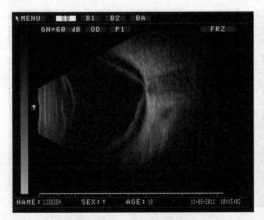

附彩图 12-52-2　视衣脱离 B 超图

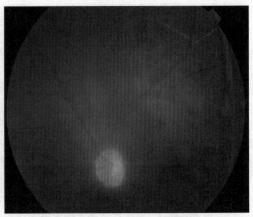

附彩图 12-53-1　视网膜劈裂症

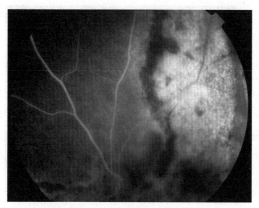

附彩图 12-53-2　视网膜劈裂症 FFA189 秒

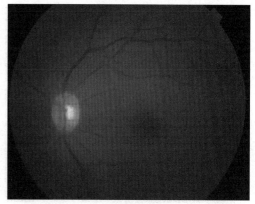

附彩图 12-54-1　消渴内障（微血管瘤）

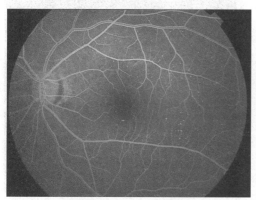

附彩图 12-54-2　消渴内障
（微血管瘤 FFA 改变）

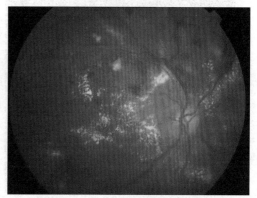

附彩图 12-55-1　消渴内障（出血与渗出）

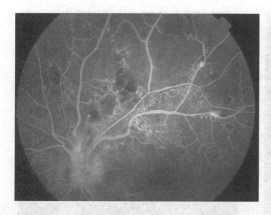

附彩图 12-55-2　消渴内障
（出血与渗出 FFA 改变）

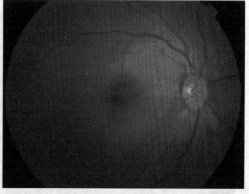

附彩图 12-56-1　消渴内障
（糖尿病视网膜病变 Ⅰ 期）

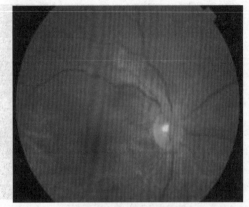

附彩图 12-56-2　消渴内障
（糖尿病视网膜病变Ⅱ期）

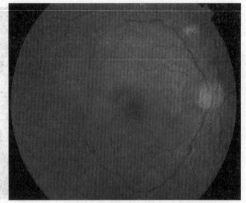

附彩图 12-56-3　消渴内障
（糖尿病视网膜病变Ⅲ期）

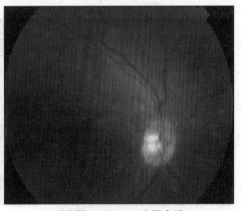

附彩图 12-56-4　消渴内障
（糖尿病视网膜病变Ⅳ期）

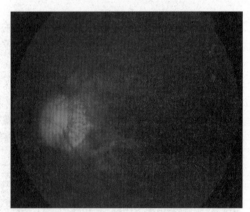

附彩图 12-56-5　消渴内障
（糖尿病视网膜病变Ⅴ期）

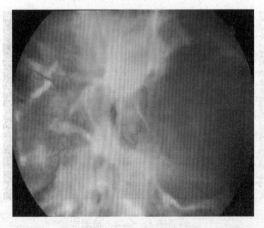

附彩图 12-56-6　消渴内障
（糖尿病视网膜病变Ⅵ期）

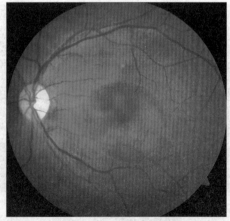

附彩图 12-57-1　视瞻有色

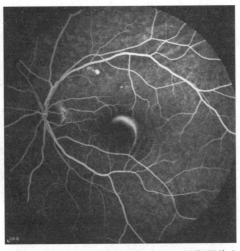
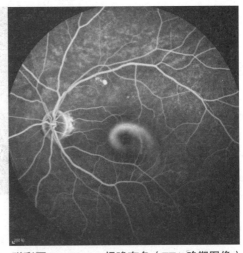

附彩图 12-57-2　视瞻有色（FFA 早期图像）　　　附彩图 12-57-3　视瞻有色（FFA 晚期图像）

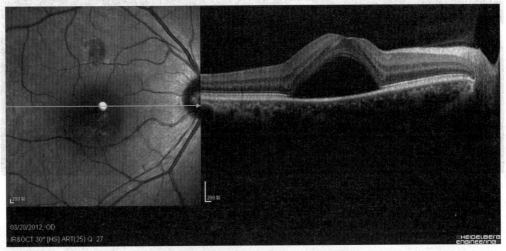

附彩图 12-57-4　视瞻有色（OCT 图像）

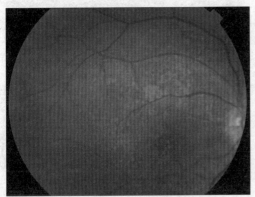
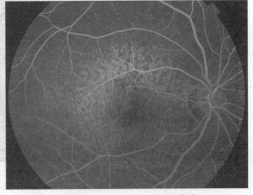

附彩图 12-58-1　视瞻昏渺　　　　　　　　附彩图 12-58-2　视瞻昏渺
（干性年龄相关性黄斑变性）　　　　　　（干性年龄相关性黄斑变性 FFA 图像）

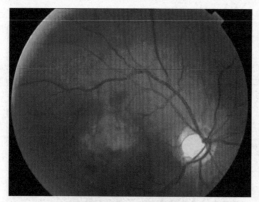

附彩图 12-59-1 视瞻昏渺
（湿性年龄相关性黄斑变性）

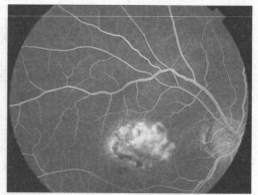

附彩图 12-59-2 视瞻昏渺
（湿性年龄相关性黄斑变性 FFA 图像）

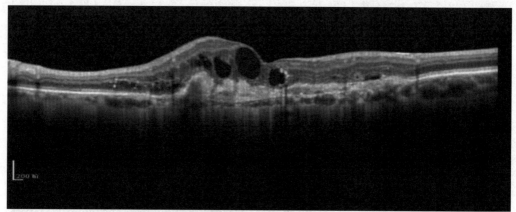

附彩图 12-59-3 视瞻昏渺（湿性年龄相关性黄斑变性 OCT 图像）

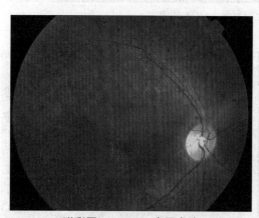

附彩图 12-60-1 高风内障

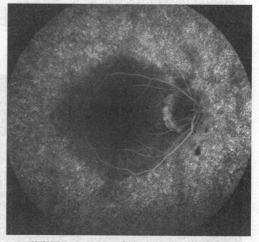

附彩图 12-60-2 高风内障（FFA 图像）

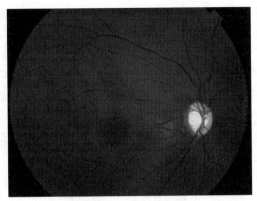

附彩图 12-61-1　青盲

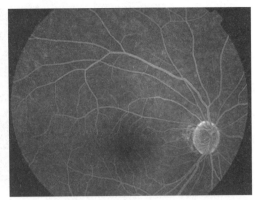

附彩图 12-61-2　青盲（FFA 图像）

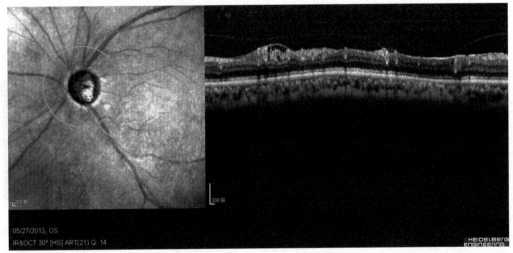

附彩图 12-61-3　青盲（OCT 图像）

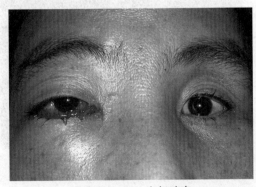

附彩图 13-1　突起睛高

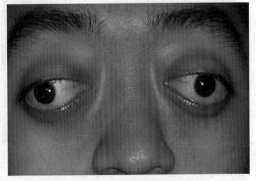

附彩图 13-2　鹘眼凝睛

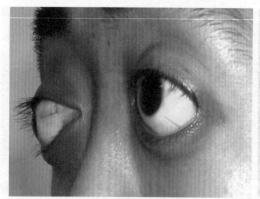

附彩图 13-3　珠突出眶

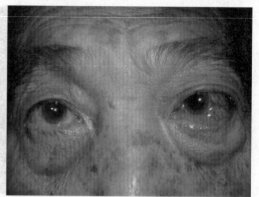

附彩图 13-4　目眶假瘤（左眼眶炎性假瘤）

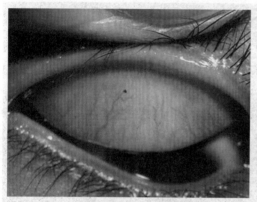

附彩图 14-1　结膜异物

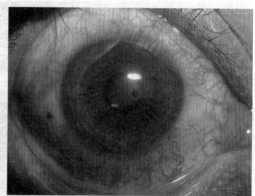

附彩图 14-2　角膜异物

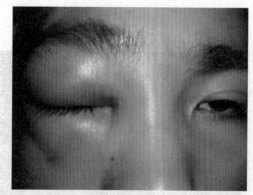

附彩图 14-3　眼睑挫伤（振胞瘀痛）

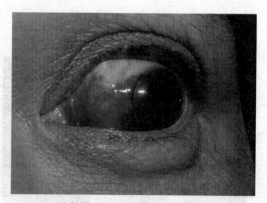

附彩图 14-4　外伤性白睛溢血

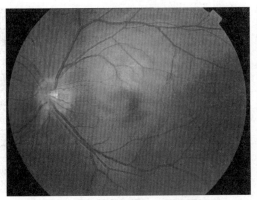

附彩图 14-5 撞击伤目（视网膜震荡伤）

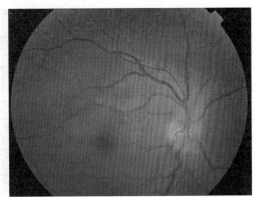

附彩图 14-6 撞击伤目（视神经挫伤）

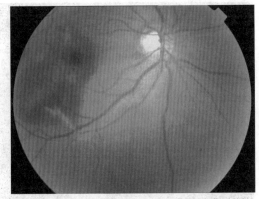

附彩图 14-7 撞击伤目（脉络膜视网膜裂伤）

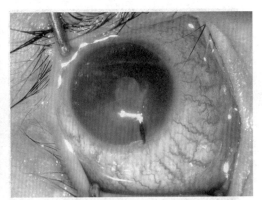

附彩图 14-8-1 真睛破损

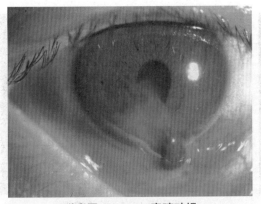

附彩图 14-8-2 真睛破损

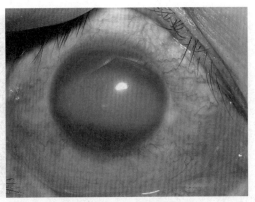

附彩图 14-9 酸碱伤目

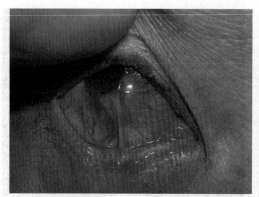

附彩图 14-10　胬肉粘轮

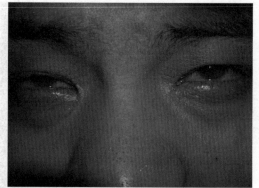

附彩图 14-11　辐射伤目（电光性眼炎）

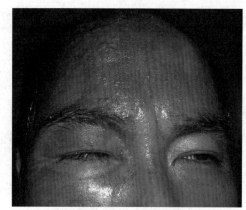

附彩图 14-12　热烫伤目

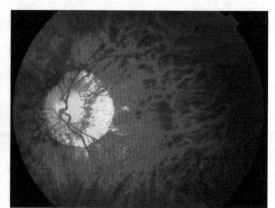

附彩图 15-1　近视豹纹状眼底改变

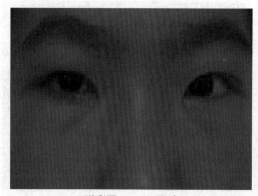

附彩图 15-2　通睛

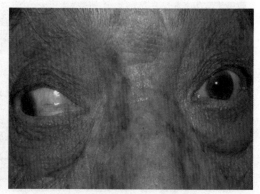

附彩图 15-3　风牵偏视

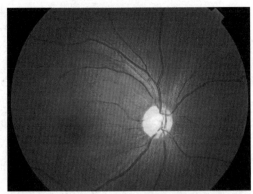

附彩图附录 3-1-1　高血压性视网膜病变Ⅰ级

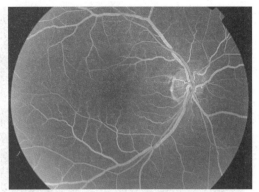

附彩图附录 3-1-2　高血压性视网膜病变Ⅰ级
（FFA 改变）

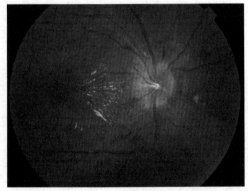

附彩图附录 3-1-3　高血压性视网膜病变Ⅳ级

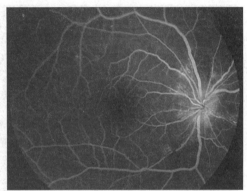

附彩图附录 3-1-4　高血压性视网膜病变Ⅳ级
（FFA 改变）

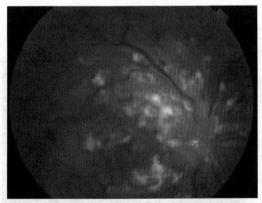

附彩图附录 3-2-1　肾性视网膜病变

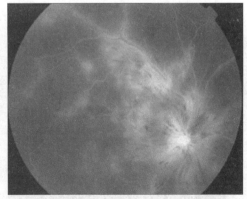

附彩图附录 3-2-2　肾性视网膜病变
（FFA 改变）

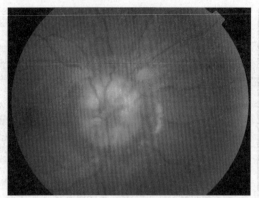

附彩图附录 3-3-1　颅内肿瘤
（垂体瘤视盘水肿）

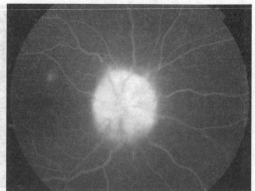

附彩图附录 3-3-2　颅内肿瘤
（垂体瘤视盘水肿 FFA 改变）

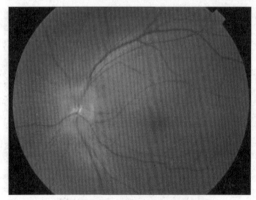

附彩图附录 3-4-1　视神经脊髓炎

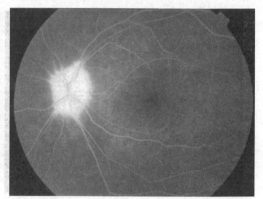

附彩图附录 3-4-2　视神经脊髓炎（FFA 改变）

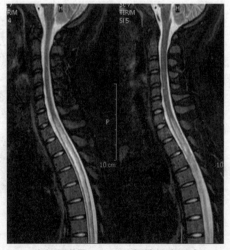

附彩图附录 3-4-3　视神经脊髓炎
（MRI 改变）

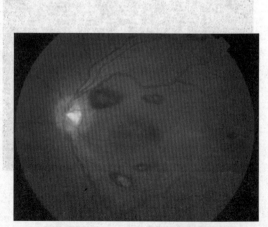

附彩图附录 3-5　白血病视网膜病变